"十四五"时期国家重点出版物出版专项规划项目

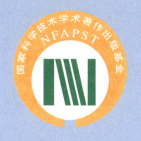

Modern Clinical Frontier of Kidney Disease

现代肾脏病临床前沿焦点

主　编　林善锬

主要编写者（按编写章节先后排列）

尤　莉　林善锬　吴永贵　刘必成　游怀舟　余　晨
黄志强　赖凌云　谢琼虹　郝传明　薛　骏　张　敏
文　晖　孙　晶　彭　艾　郁胜强　王小钦　沈　雯
杨海春　蔡　晖　顾　勇　陈　靖　张敏敏　赵景宏
丁　峰　丁小强　徐　钢　陈　建　徐　虹　沈　茜
胡晔时　马　骏　朱彤莹　张　明　陆福明　孔维信
张欣洲　马　骥　陈　伟　姚　颖　徐玉兰　苏　震
张汝忠　邹文泉　张登海

学术秘书　余　晨　尤　莉　薛　骏

复旦大学出版社

主编简介

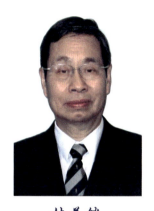

林善锬
复旦大学附属华山医院
终身教授
复旦大学肾脏病研究所
所长

1959年毕业于上海第一医学院，1981—1988年先后在美国哈佛大学麻省总医院、加州大学心血管研究所以及旧金山总医院肾脏中心担任博士后。美国心脏协会"中枢神经与体钠代谢平衡调节""弓状核、阿片黑素促皮质激素原（pro-opiomelenocortin，POMC）与糖尿病和高血压"分课题研究员、加州大学副教授。

参加首创中国肾脏学会，积极引进当代肾脏生理与临床、肾脏病一体化治疗、肾素-血管紧张素系统（RAS）与心、肾、糖尿病临床以及低氧诱导因子与慢性肾脏病贫血等概念。1990年起担任中华肾脏病学会副主任委员、主任委员，《中华肾脏病杂志》主编，国际肾脏病学会理事，国际肾脏病学会临床实践指南委员会副主任委员。

主编《现代肾脏病临床》（2004）、《现代肾脏生理与临床》（2009）、《慢性肾脏病贫血》（2018）等。发表SCI收录论文100多篇。2000年获教育部科学技术进步奖二等奖；2001年获全国学术期刊优秀主编奖；2004年美国肾脏基金会（NKF）全球杰出贡献奖章获得者（International Distinguish Medal Receiver）；2009年获全国优秀教师奖；2012年获上海优秀肾科医师奖；2015年获国际肾脏病学会先锋奖；2020年荣获"国之大医·特别致敬"荣誉称号。

序 一

林善锬教授是我国肾病学界前辈,他所在的复旦大学附属华山医院在他名下培养了不少有成就的肾病学人。

林教授作风正派、学识渊博,虽已是耄耋老人,依然广阅有关新近进展,并且乐于结合临床实践,笔耕不止。他和他的多位分布于国内外的知名肾脏专业学生,根据当前部分重要肾脏病研究进展的热点写出本书,具有内容新、与临床关系密切、聚焦性强等特点。

我作为林教授最早认识的晚辈之一,非常希望本书得到同道共享。

中国工程院院士
解放军总医院肾病专科医院院长

2021 年 8 月

序 二

《现代肾脏病临床前沿焦点》由国际著名肾脏病学家林善锬教授主编。本书汇集了诸多在国内外相应领域颇有造诣的专家学者参与编写，立意新颖，内容丰富，聚焦医学前沿，注重临床实践。本书共分为48章，对肾脏病一些重要的基础和临床问题进行了系统的梳理和较全面的解读，为读者了解肾脏病的新进展、新理论、新方法、新模式提供了独特的视角和有用的工具，是一本值得研读和推荐的好书。

值此《现代肾脏病临床前沿焦点》付梓出版之际，送上我们真诚的祝愿，希望本书能得到广大读者的喜爱，希望中国肾脏病的学术百花园，云兴霞蔚，蒸蒸日上。

中国工程院院士 刘志红
浙江大学医学院院长

2021年8月

序 三

林善锬教授主编的《现代肾脏病临床前沿焦点》一书即将付梓，不啻为肾脏病学领域的又一次丰收。

林善锬教授于我，亦师亦友。几十年来，他治学严谨、孜孜以求，在学术上取得了丰硕的成果，成为我国肾脏病学和水、电解质研究领域的一代宗师。同时作为肾脏病学领域的杰出教育家，林善锬教授桃李满天下，培养的学生们许多已经成为国内外肾脏病学领域的著名学者。本书既有他的学生们，又有他的同仁在各自擅长的领域编撰而成。

此次我有幸预先拜读本书，深刻体会到主编及编者的良苦用心。本书超脱于传统肾脏病学之外，从现代遗传学、免疫学、分子生物学、生物工程学和系统生物学等现代生命科学研究角度，用浅显的语言探讨肾脏病学研究的进展，展望肾脏病学发展的方向。这些章节，如同悬于肾脏病学研究深海迷雾中的明星，隐约指明了方向。相信许多读者都会像我一样，读时如饮甘醴，读后又灵思泉涌，有奋臂踊跃投入研究的冲动。

希望本书尽快出版，以飨读者。祝愿这本立意新颖又深刻的杰作成为我国肾脏病专著中的又一里程碑，成为促进我国肾脏病学研究迅猛发展的催化剂！

浙江大学医学院肾脏研究所所长、教授
中华肾脏病学会主任委员

陈江华

2021 年 8 月

前　言

　　肾脏病是危害人类健康，影响患者生存质量的常见病，给社会和家庭带来了沉重的负担。相关流行病学资料显示，我国人群中慢性肾脏病（CKD）的发生率为 11% ～ 13%，据此，我国 CKD 的患者超过 1 亿人。另一方面，肾脏病缺乏特效的治疗，传统的药物诸如激素、免疫抑制剂长期应用等带来的不良反应也不容小觑。1990—2016 年，全球 CKD 导致的病死率增加了 98%。如何提高 CKD 的诊断和治疗水平一直是肾脏病学者关注的焦点问题。近年来，随着生命科学领域的进展，特别是免疫学、细胞生物学、基因工程、生物医学工程、生物信息学等技术的广泛应用，肾脏病发病机制及其转化研究的速度明显加快。我们充分认识到，现代肾脏病学的发病机制已不仅限于肾脏本身，而是与许多相关脏器紧密相连，《现代肾脏病临床前沿焦点》就这些新的认识加以论述。

　　CKD 病因多种多样，临床表现更是累及全身多种脏器。随着 CKD 进展，健存肾单位减少，肾脏启动一系列代偿机制，以继续排泄代谢产物、维持人体内环境稳定。常见的诸如肾素血管紧张素系统（RAS）的激活；甲状旁腺激素（PTH）、成纤维细胞生长因子-23（FGF-23）的高分泌等，往往也是心脏、血管病变的参与者。高血压所导致的异常血流动力学使全身血管 Nox 系统［还原型烟酰胺腺嘌呤二核苷酸磷酸（NADPH）氧化酶系统］功能障碍，介导的氧化应激引起的微血管内皮细胞功能障碍，导致严重氧化应激反应，产生大量活性氧（ROS）、过氧化氢，影响血管内膜的完整性。另外，CKD 时多种代谢障碍，也加剧了内膜代谢功能的失常，这些都是造成多种脏器损害的主要机制。而作为 FGF-23 受体一部分的 *Klotho* 基因则发现在 CKD 及其并发症中却有保护作用。

　　糖尿病肾病是最常见的累及肾脏的代谢性疾病。有关糖尿病肾病的发病机制曾有诸多理论，然而针对不同发病机制的治疗方案，效果不尽如人意。最近发表的多项钠-葡萄糖耦联转运体 2（SGLT2）抑制剂应用于糖尿病肾病以及心力衰竭领域的临床试验获得了令人瞩目的结果，使我们对糖尿病肾病的发病机制有了崭新的认识。能量代谢异常在糖尿病肾病的发病中具有重要作用，将 SGLT2 抑制剂用于对非糖尿病 CKD 的治疗，结果也能获益，这进一步证明了能量代谢异常不仅见于糖尿病肾病，也是参与 CKD 进展的重要因素。与糖尿病肾病发病机制不同的是：随着肾脏组织的毁损，残余肾单位为承担全身代谢产物的排出以及维持电解质,特别是体内钠的平衡,需要消耗更多的能量,由此造成CKD进展。另一方面,肾脏损伤导致的内环境异常,也影响了正常能量代谢的生化过程,这一能量代谢异常的恶性循环,使得CKD全身器官的功能损害尤为突出。

随着对免疫学研究的深入,人们逐渐认识到生命活动和免疫功能密切相关。正是因为免疫学基础和理论的进展,使得我们对许多原发性肾小球疾病的免疫学机制有了更清楚的认知。例如,应用全基因测序技术检测出IgA肾病(IgAN)患者存在染色体1q32上的一个变异,与补体H因子功能不良有关,另一个变异则会导致整合素亚单位的异常,据此开发出针对补体和凝集素途经的IgAN精准治疗方案。类似的研究也阐明干预补体系统可以治疗阵发性睡眠性血红蛋白尿。磷脂酶A2受体(PLA2R)抗体的发现,对探讨膜性肾病的发病机制,开发诊断和疗效,判断生物标志物具有重要的意义,可以避免盲目长期激素治疗带来的弊端。同样,免疫学研究的进展使我们认识到多种免疫机制中,B细胞活化在系统性红斑狼疮(SLE)发病中具有举足轻重的作用,也为针对B细胞活化因子-BAFF的贝利尤单抗药物的研发和应用奠定了主要的基础。

在对多种疾病的病理生理机制的探讨过程中,我们还发现,这些疾病的触发因素通常都是异常的病原体引起机体的免疫反应,继而或通过天然免疫功能直接清除病原,或通过损伤修复功能去除死亡细胞等。在这一过程中涉及多种因素,包括各种免疫细胞、细胞因子、炎症因子、生长因子,以及为募集这些因子或改变血管通透性、凝血活性的物质,如化学趋化因子、神经递质、凝血因子、纤溶酶原激活物抑制剂-1(PAI-1)、血管活性物质等。它们的作用虽然纷繁复杂,但有一些节点在发病过程中常常具有关键作用,了解这些关键点并加以干预已经成为治疗的重要手段。另外,由于肿瘤发生过程中常牵涉众多生长、增殖、凋亡的异常,与众多肾脏病的发生、发展过程十分相似,因此本书专设"慢性肾脏病进展标志物的研究现况与展望""生物制剂在免疫性肾脏病中的应用"及"从肿瘤靶向药物看肾脏病靶向治疗的未来"三章,就相关内容进行探讨。

肾脏病常合并高血压,而肾性高血压具有发病率高、与肾脏病预后紧密相关的特点,人们对高血压的机制和治疗广为探讨和关注。阻断过度兴奋的RAS早就成为治疗的共识。然而高血压不仅表现为血压升高,更重要的是在于同时合并全身多系统,特别是血管、心脏、脑的病变。研究发现,Na^+可以非渗透性结合血管内皮蛋白多糖,这一发现为钠盐与高血压以及高血压全身病变的机制开启了全新的认识。血管内皮蛋白多糖不仅可作为Na^+的缓冲部位,同时还随Na^+的结合程度而改变厚度和特性。当Na^+与其结合而潴留该处后,可以招募巨噬细胞并产生一种特殊转录因子引导血管内皮生长因子(VEGF)生成,后者又可以促进淋巴管的生成,并将过量的 Na^+ 引流到血液循环。然而长期过多钠盐的积聚可以使内皮多糖蛋白层缓冲能力下降,过多巨噬细胞聚集,最终引发细胞表型改变;再加上由于高血压的压力等对内膜的损伤,血管紧张素的作用,使损伤的组织具有抗原特性,继而引起 T 细胞、B 细胞等活化,大量细胞因子、炎症因子等致病因子生成,最终造成永久性小血管病变。上述过程同样发生于脑血管,造成脑部病变。循环中的血管紧张素 Ⅱ 又可以通过分布于血脑屏障外的神经核,激发交感神经兴奋,进一步加剧和增加高血压的程度和复杂性。

近代有研究发现,肾病综合征严重高血压与水肿的发生可能与远端肾小管上皮钠通道(ENaC)过度激活有关,肾病综合征时足细胞足突损伤,导致纤维蛋白原经小管尿激酶激活之后,对分布于远端肾单位的 ENaC 发生作用,导致后者过度激活。应用 ENaC 的特殊阻断剂阿米洛利(amiloride)对某些严重高血压伴水肿的病例有效,似乎可以印证这一假说。但是尚未被更多临床试验证实。

低氧诱导因子(HIF)系统的发现是人类从细胞的角度了解氧代谢调节的里程碑。由此研发出的稳定该系统的药物低氧诱导因子脯氨酰羟化酶抑制剂(HIF-PHI),开创了 CKD 贫血治疗的全新篇章。HIF-PHI 的明显疗效,完全改变了传统 CKD 贫血治疗的模式,也使我们深刻地认识到 CKD 贫血的发病涉及多种因素,不完全是促红细胞生成素(EPO)缺乏这一核心因素。实际上,肾脏本身虽然接受了 1/5 的心搏出量,然而因为多种解剖、功能等的特点,其对缺氧依然极度敏感。从病理生理角度来看,许多肾脏病以及全身疾病都有低氧机制的参与。如何根据这一理论设计出作用更为广泛的药物是基础和临床学家共同面临的挑战。

遗传性肾脏病占肾脏病因的第 5 位,发病率虽然不如肾小球肾炎高,但它是揭示不同肾脏单位功能的基础。在本书的儿科疾病以及远端肾小管生理前沿章节介绍的许多遗传性肾小球和肾小管的离子通道异常相关疾病就是例子。由于它们发病基因遗传学和离子通道的信号传递系统的澄清,也为临床十分复杂的电解质、酸碱平衡异常提供了清晰的遗传背景和治疗基础。

内皮素以及由心脏分泌的多种利尿钠肽早已被人们熟知。随着研究的深入,除了血管活性作用之外,他们的许多崭新作用也逐渐被揭示。内皮素参与足细胞完整性维持,病理状态下导致蛋白尿的形成。本书相关章节介绍了多项阻断内皮素受体治疗糖尿病肾病的临床试验。另外，内皮素通过与其B型受体结合，还参与集合管钠的排泄，因此在肾脏病高血压的发生中具有重要的地位。有趣的是，代谢性酸中毒可以导致内皮素和血管紧张素分泌及作用加强，因此又增加了对酸中毒危害性机制的认识。同样，心脏分泌的利尿钠肽除排钠以外还有扩张入球小动脉、纠正肾脏病时压力-利钠关系异常的作用。CKD时常伴有容量过多，利尿钠肽代偿性分泌增多，而CKD高血压常伴发心脑血管疾病（CVD），因此，应用血管紧张素受体阻滞剂与阻断脑钠肽降解的沙库巴曲复合制剂为治疗肾性高血压，特别是合并心功能不全的高血压提供了又一合理的新选择。

营养不良是CKD患者常见的临床表现以及决定预后的重要因素。准确的营养评价系统以及深刻理解CKD营养不良的机制对于CKD患者合理干预十分重要。蛋白能量耗竭（PEW）是综合CKD营养不良发病机制的核心。肾脏病营养章由全国该领域的权威对肾脏病营养相关的要点和重点详细介绍，为读者提供了本领域最前沿的内容。此外，本书另一作者介绍了作为CKD营养不良的脏器——骨骼肌与肾脏病的当代认识，详细讨论了骨骼肌与肾脏交互作用，并从分子水平揭示它们之间的关系。难能可贵的是作者结合自己的科研及临床工作介绍了相关内容，充分印证了营养-骨骼肌-肾脏病的关系。

肾脏纤维化是各种肾脏病导致终末期肾功能毁损的基础。了解肾脏纤维化所涉及的多种机制以及相应的分子生物学基础为干预纤维化的研究提供了重要的基础。本书详细描述了TGF-β/Smad通路导致纤维化的核心信号系统。此外，本书还详尽介绍了该通路依赖的表观基因修饰，包括DNA甲基化、组氨酸乙酰化、赖氨酸/精氨酸甲基化磷酸化、沉默信息调节因子1（SIRT1）障碍以及非编码RNA等作用。RAS系统过度兴奋是纤维化另一关键因素，本书还专列一章应用阻断RAS治疗或延缓肾脏纤维化的内容。

肾脏与体外因素交互沟通的现实最近广受关注。其中，在晚期CKD中肠道菌群改变可以促进肾脏病进展，加剧尿毒症毒素产生的详细机制也有相关章节讨论。

肾脏活检病理是诊断肾脏疾病的重要手段之一。通过活检可以明确病因（包括细胞和分子机制）、协助诊断、指导治疗、确定疾病的活动性和可逆性、预测和验证预后。本书肾脏病理专章中详细讨论了现代肾脏活检病理学的进展，应用肾脏病理结合各种组学（基因组学、转录组学、蛋白质组学和代谢组学），生成各种数据集，并与相应的形态学数据及临床数据进行整合，有助于加深对疾病病因的理解、对患者进行亚组分型及风险分层，提供以患者为中心的靶向精准治疗，还可以为临床药物开发提供主要评价基础。

急性肾损伤（AKI）是肾脏病的重要课题。各种原因导致的AKI不仅危及生命，更为重要的是不少还转为 CKD。由感染引起的脓毒血症合并的 AKI，具有极高的病死率；当前广泛开展的心脏手术也常并发 AKI，本书相应章节介绍了脓毒症及心脏手术并发肾脏损伤的机制及诊断、相应处理的指南。新冠肺炎常有肾脏病变累及，同时与预后密切相关。本书也单列一章。与此同时，本书也包括各种常见终末期肾病（ESRD）治疗手段，包括血液透析、腹膜透析、肾移植的新进展，还包括单采血液成分相关技术在特殊疾病的临床应用。

本书还介绍了妊娠与肾脏病，老年肾脏病特点，尿酸性肾病，环氧化酶-2 在肾脏治疗领域的可能地位，间充质干细胞治疗以及线粒体代谢、朊粒蛋白等的研究进展，以供读者参考，同时就"临床数据挖挖掘的思考"进行介绍。

本书特别列出"生命日夜节律（生物钟）的研究进展与重要的临床意义"一章。生命活动具有昼夜节律，北欧有关研究提示，长期夜班的工人不仅日间食欲受影响、精神不振，还可以导致一些更重要疾病如一些癌症发病的增加。之后，科学家研究发现人体有一套与时间紧密联系的系统，它的核心是为各种生命活动的正常进行创造一个合适的环境。日夜节律由转录-翻译反馈回路（TTFL）调控，在核心转录环中，BMAL1 和 CLOCK 蛋白形成一个异二聚体的转录因子，通过结合 E-box 元件，促进靶基因表达，其中包括负反馈环成分 PER 和 CRY 蛋白在细胞质形成异二聚体，并转移到细胞核中，又与 CLOCK-BMAL1 相互作用并抑制其转录活性，在深夜 PER 和 CRY 蛋白通过泛素依赖途径降解，抑制作用被解除后，开始一个新的转录周期，周期约为 24 h。生物钟包含的内容极为丰富，涉及代谢、免疫、内分泌、中枢神经活动、心血管及肾脏功能维持，等等。此研究获得 2017 年诺贝尔生理学或医学奖。在肾脏功能受损后，由于必须代偿运行机体各种调节作用，正常按时间运行的生命活动必然不再可能，因此了解生物钟的知识对肾科基础、临床具有十分重要和实际的意义。有鉴于此，作者不赘将此章列入本书。

生命科学知识日新月异，同时充分考虑读者大多是从事一线工作的临床医生，更由于编者知识水平有限，肾脏病前沿焦点不拟全部展开。主编欢迎读者批评指正，同时感谢所有参与编写同道的大力支持和帮助。

林善锬

2021 年 8 月

贺　词

知其然才知其所以然

祝贺

当代肾脏病
临床前沿焦点

出版

张训

张训　南方医科大学南方医院教授

林善锬教授是我国著名的肾脏病专家，他的崇高的求学精神和严谨治学态度令人敬佩，在本著作体现得淋漓尽致。

　　本著作从分子生物学、遗传学、免疫学及水盐代谢等方面结合肾脏病及相关疾病治疗，进行了全面深入的论述。特别是肾脏病与其他疾病的关联及对治疗方面的探讨，非常有意义。

　　林善锬教授桃李满天下，新一代人才济济，作为老朋友，我衷心祝贺新作发行！

天津医科大学总医院　瞿德佩

瞿德佩　天津医科大学总医院教授，原中华肾脏病学会常委林善锬教授是国内外著名肾脏病学家，国际肾脏病学会先锋奖（ISN Pioneer Awards）得主。他不但建设和领导了复旦大学附属华山医院肾脏病学科并使其发展和壮大，更是一直关心并致力于中国肾脏病学事业的发展。在北大医院和华山医院肾脏病学科的长期相互支持和学术交流中，我们受益匪浅。

　　林善锬教授一直致力于肾脏病学的教育事业，桃李满天下。《现代肾脏病临床前沿焦点》一书正是林善锬教授携众多国内外学有所成的弟子们打造的专业力作。本书聚焦临床和应用基础研究的学术前沿，内容新颖，在理论水平和临床实践上将助力于我国现代肾脏病事业的发展。

赵明辉

北京大学第一医院肾内科

北京大学肾脏病研究所

赵明辉　北京大学第一医院教授，中华肾脏病学会副主任委员

恭贺林善锬教授
书籍出版

医学刷新
科学循证
与时俱进
造福人类

陈楠

陈楠　上海交通大学医学院附属瑞金医院教授，上海市医师协会肾脏内科医师分会会长林善锬教授是我非常敬重的老师，他培养了一大批肾脏病优秀人才。长期以来，林教授博汲医源，笔耕不辍，著作等身。《现代肾脏病临床前沿焦点》的出版给肾脏病领域又增添了一部佳作。我们一定会从中汲取丰富的知识，努力提高我们的学术水平。

梅长林

梅长林　海军军医大学教授，解放军肾脏病研究所所长
原中华医学会肾脏病学分会副主任委员，原中华肾脏病学会上海分会主任委员

林善锬老师是公认的医学泰斗，世界著名的肾脏病学专家。他品德高尚、知识渊博、治学严谨，是一位受人尊敬的好老师、好医师。他长期引领和关心中国肾脏病学事业的发展，为我国肾脏病学快速发展，进入世界先进行列作出了巨大贡献。我们有幸长期请他来湖南传经送宝，亲身聆听他的教诲，他将严谨的临床思维、丰富的学科建设经验，毫无保留地传授给我们，为中南大学（湘雅二医院）肾脏病研究所快速进入国内先进行列倾注心血和智慧，我们是直接受益者，也是林善锬思想的继承者、传播者。

　　《现代肾脏病临床前沿焦点》一书是林善锬老师长期刻苦钻研，谦虚谨慎，不断创新，与时俱进，追求卓越，发奋进取精神的缩影。我们将从中吸取丰富而宝贵的经验，造福人类、造福社会。

刘伏友

刘伏友　中华医学会肾脏病学分会原常委，湖南省分会主任委员
中南大学湘雅医院院长、肾脏病研究所所长

林善铵老师是我们特别尊敬的肾脏病学家，欣闻他主编的《现代肾脏病临床前沿焦点》即将出版，有幸提前拜读，收获颇丰。本书立足肾脏病前沿，将最新的知识和发展趋势介绍给国内同行，基础与临床并重，对国内肾脏病学界有非常重要帮助。林老师知识渊博，见解独到，教书育人，诲人不倦。多年来他坚持不懈，辛勤耕耘，把自己的全部精力投入肾脏病事业中，不断探索与研究，硕果累累，为我国肾脏病事业作出了卓越的贡献。我也有幸在早年进入肾脏病领域时就认识林老师，得到他的指教和帮助，在此向他致以最真挚的敬意和祝福。

王　莉

王莉　四川省人民医院副院长、教授，中华肾脏病学会常委林善铉教授是我辈敬仰的杏林前辈、医界楷模。从医60余年，他筚路蓝缕、硕果累累，深刻地影响着几代肾科人。《现代肾脏病临床前沿焦点》一书，聚焦热点、见解独到，系统、全面、详实地阐释了肾科领域的新进展、新技术、新策略、新思维，架起了连接基础科学与临床医学的桥梁。它既立足于现在，又着眼于未来，值得肾科人反复、深入、潜心研读。

倪兆慧　上海交通大学医学院附属仁济医院肾脏病科主任、教授，原中华肾脏病学会上海分会主任委员随着生命科学的飞速发展，肾脏病基础和临床科学研究亦进入了日新月异的时代。为此，我们迫切需要一本能够聚焦肾脏病前沿，系统性介绍最新理论、最新成果并紧密结合临床的著作。得悉林善锬教授主编的《现代肾脏病临床前沿焦点》即将面世，内心异常激动。

林善锬教授是我最尊敬的老师之一，他严谨的治学态度，精深的学术造诣，开阔的科学视野，孜孜不倦的钻研精神，无不令人敬仰。林教授桃李芬芳，培养了众多国内外知名的肾脏病学专家、学者，现在他们聚在一起，为我们编写了这部填补国内空白的学术力作，可谓是雪中送炭。本书摒弃了传统的教科书式的内容体系，精准聚焦临床前沿，基础研究与临床相结合，内容新颖丰富，对中青年肾脏科医生拓展视野、提高理论和实践水平必将大有裨益！

袁伟杰

袁伟杰　上海交通大学附属第一人民医院教授

耄耋之年，笔耕还未止，旧日共奋情景犹存，值此新著发行，有幸先阅，当代关注焦然，受益匪浅。

谨此短言，以学生挚友和同道之名祝贺林善铁教授新书出版。

王笑云　原中华肾常委
　　　　原江苏省分会主委

王秀玲　原新疆分会主委

徐玉兰　原浙江省分会主委

王笑云　江苏省人民医院教授，原中华肾脏病学会常委，中华肾脏病学会原江苏省分会主任委员
徐玉兰　温州医科大学附属第一医院教授，中华肾脏病学会原浙江省分会主任委员
王秀玲　新疆医科大学第一附属医院教授，中华肾脏病学会原新疆分会主任委员

编者简介

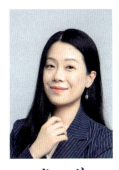

尤 莉
医学博士
复旦大学附属华山
医院肾病科
副主任医师

1994—2001 年就读于上海医科大学临床医学七年制专业，2004—2008 年在复旦大学上海医学院攻读临床医学博士研究生，师从顾勇教授和林善锬教授，从事肾脏间质纤维化的机制研究，2008 年获医学博士学位。2009—2010 年作为 ISN 访问学者，在美国范德堡大学高血压和肾病科及流行病学中心进修。2016—2017 年参加华山医院—哈佛医学院临床学者科研培训项目（C-CSRT），具备扎实的临床流行病学和统计学知识。

长期从事肾脏病的临床、科研和流行病学研究工作，擅长慢性肾脏病进展机制的基础及临床研究。作为助理研究者（Sub-I）参与多项国际多中心临床研究，如 SONAR（阿曲生坦治疗糖尿病肾脏病的Ⅲ期临床研究）、FG-4592-808（低氧诱导因子脯氨酰 4 羟化酶抑制剂治疗肾脏病贫血的Ⅲ期临床研究）、BLISS-LN（贝利尤单抗治疗狼疮性肾炎的Ⅲ期临床研究）等。在核心期刊发表论文 20 余篇，承担国家自然科学基金青年科学基金、高等学校博士学科点专项科研基金各 1 项，参编专著 4 部。

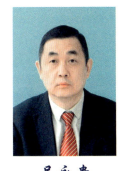

吴永贵
医学博士
安徽医科大学科研
实验中心副主任
肾脏病研究所所长
第一附属医院肾脏
内科主任
主任医师（一级）
博士生导师

1996—1999 年在上海医科大学附属华山医院肾病科攻读博士学位，师从林善锬教授，主要从事 RAS 阻断剂对糖尿病肾病保护作用机制研究。毕业后回安徽医科大学第一附属医院工作。兼任中华医学会肾脏病学分会全国委员，中国医师协会肾脏内科医师分会常委，华东肾脏病协会副主任委员，安徽省医学会肾脏病学分会主任委员，安徽省学术技术带头人，享受政府特殊津贴。

从事临床医疗、教学、科研工作 30 年。擅长肾小球疾病诊治及肾脏替代治疗。主要研究方向为糖尿病肾病分子发病机制与干预。主持国家自然科学基金面上项目、国际合作项目课题等 10 余项。发表 SCI 收录论文 70 余篇。主编《当代内科学进展》《专家解读常见肾病》，参编著作 10 余部。

先后获教育部科技进步二等奖 1 项，安徽省科技进步二、三等奖各 1 项。荣获安徽省江淮名医和安徽省医学领军人才等称号。

编者简介

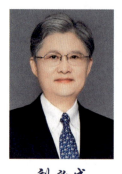

刘必成
医学博士
东南大学医学院
　院长
肾脏病研究所所长
首席教授（二级）
主任医师
博士生（后）导师

1989—1992 年在上海医科大学附属华山医院肾病科攻读硕士学位，师从林善锬教授。在导师指导下，建立大鼠离体灌注肾技术，并利用此模型探讨 NO 在环孢素 A 所致急性肾毒性发生中的作用。毕业后经导师推荐去英国谢菲尔德大学任国际肾病学会研究员（ISN fellow）2 年，并在南京医科大学完成博士学位教育。兼任中华肾脏病学会副主任委员、中国肾脏生理学会副主任委员、华东肾脏病协会主任委员等学术职务，国家自然科学基金委医学科学部专家评审组成员。国家卫健委突出贡献中青年专家，享受国务院特殊津贴。

从事临床医疗、教学、科研工作 34 年。擅长肾小球疾病、慢性肾衰竭等诊治。主要研究方向为肾脏纤维化机制及转化研究。主持国家重点研发计划、国家自然科学基金重点、重大国际合作项目和面上项目等课题 20 余项。在 NEJM, Lancet, JASN, KI, Cell Death Diff 等本领域重要期刊发表论文、综述 450 多篇，其中 SCI 收录论文 160 多篇。主编 Renal Fibrosis：Mechanisms and Therapies《肾脏纤维化——基础与临床》中英文著作 6 部，副主编、参编著作 40 余部。

先后获国家科技进步二等奖 1 项，教育部自然科学一等奖等省部级一等奖 3 项，教育部科技进步二等奖等省部级二等奖 3 项，其他成果奖 10 余项。荣获江苏省突出医学成就奖和江苏省医学领军人才等称号。

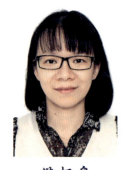

游怀舟
医学博士
复旦大学附属华山
　医院肾病科
副主任医师

1997—2002 年就读于上海医科大学临床医学专业，2002—2007 年在复旦大学上海医学院攻读临床医学博士研究生，师从顾勇教授及林善锬教授。美国范德堡大学医学中心肾病科访问学者。现任中华医学会肾脏病学分会青年委员，上海市中西医结合学会第四届器官纤维化专业委员会委员，JASN 中文版青年编委等。

主要研究方向为急性肾损伤发病机制以及老年肾功能减退的防控。擅长各种原发性肾脏病、继发性肾脏病（包括狼疮性肾炎、糖尿病肾病等）、肾功能不全的诊断和治疗。主持国家自然科学基金项目 2 项，国家重点研发计划项目秘书兼课题骨干。发表 SCI 收录论文 20 余篇，参编专著 10 部。

编者简介

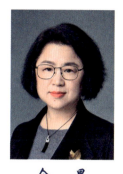

余 晨
医学博士
主任医师
同济大学附属同济
  医院肾内科主任
美国布朗大学博士后
博士生导师

1984 年本科毕业于遵义医学院；1989—1992 年在上海医科大学攻读硕士，师从林善锬教授；2004 年博士毕业于南京大学，师从黎磊石院士和刘志红院士；2005—2007 年在美国布朗大学继续博士后深造。兼任中国医师协会肾脏内科医师分会委员，上海市医师协会肾脏内科医师分会副会长，上海市康复医学会肾脏康复分会主任委员，中国生理学会肾脏生理专业委员会委员，中国病理生理学会肾脏病专业委员会委员。

长期从事肾脏病的临床和科研工作，擅长原发性肾脏疾病、糖尿病肾病、狼疮性肾病、危重症肾脏病及血液净化治疗等。主要研究方向为肾脏纤维化。发表论文 100 余篇，其中 SCI 收录论文 30 余篇（包括肾脏专业顶级期刊 JASN，JI，CDD，AJP-renal 等）。获国家自然科学基金项目 4 项，以及教育部、上海科委、上海市浦江人才等课题 10 余项。副主编及参编书籍 8 部。获专利 6 项。获上海市浦江人才、上海市首届"仁心医者——杰出专科医师"奖、上海市"德医双馨医师"等荣誉。

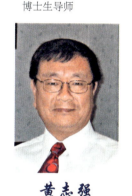

黄志强
医学博士
美国阿拉巴马伯明
翰大学微生物
系—IgA 肾病研究
组顾问

1965—1970 年就读于上海第一医学院临床医学系，1978—1981 年于上海第一医学院附属华山医院肾病科攻读硕士学位，师从邱传禄教授。后赴美国加州大学旧金山医学院深造两年，师从沃洛克（Warnock）教授，研究细胞膜蛋白转运机制。1991 年起供职于阿拉巴马伯明翰大学肾脏病科及外科肾移植中心。

基础研究的主要方向为骨髓瘤性肾病的发病机制。临床研究的主要方向是肾移植排斥的病理机制及相应临床治疗措施，IgA 肾病的发病机制及临床相应治疗探讨，以及中医药治疗 IgA 肾病及膜性肾病的药理机制。在 JCI，JASN，KI 等期刊发表多篇文章，主持并参与上海中医药大学与伯明翰大学 IgA 肾病研究组合作研究课题。

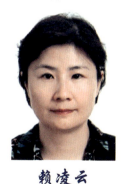

赖凌云
医学博士
复旦大学附属华山
  医院肾病科
副主任医师

1997 年毕业于上海医科大学临床医疗系，获学士学位；2005 年毕业于复旦大学附属华山医院肾病科，师从顾勇教授、林善锬教授，获医学博士学位。2005 年起在复旦大学附属华山医院肾病科工作。

长期从事临床一线工作，熟悉掌握各类肾脏病的诊断和治疗。2013—2014 年在美国阿拉巴马大学进修，师从 IgA 肾病机制研究的著名专家诺瓦克（Novak）教授。目前专注于 IgA 肾病和紫癜性肾炎的诊治工作。以第一作者或通讯作者发表 SCI 收录论文 11 篇，参编专著 4 部，负责国家自然科学基金项目 1 项。

编者简介

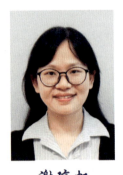

谢琼虹
医学博士
复旦大学附属华山
  医院肾病科
副主任医师

2001年就读复旦大学上海医学院临床医学七年制，2008年获硕士学位。2011年考取复旦大学内科学科研型博士生，师从复旦大学附属华山医院肾病科郝传明教授，主要从事细胞外基质蛋白与肾脏损伤修复的研究，2015年获博士学位。2008年起在复旦大学附属华山医院肾病科工作，任住院医师；2013年晋升主治医师；2020年晋升副主任医师。

负责华山医院肾病科膜性肾病患者的全病程管理，从事膜性肾病相关的基础和临床研究。主持国家自然科学基金青年项目，以第一或通讯作者发表SCI收录论文10篇。

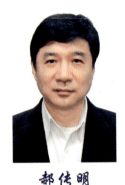

郝传明
医学博士
复旦大学附属华山
  医院肾病科主任
复旦大学肾脏病研
  究所常务副所长
复旦大学特聘专家

1987—1991年在上海医科大学附属华山医院攻读博士学位，师从林善锬教授。学位论文是"关于肾脏对机体水钠平衡调控的研究"，就脑钠肽、内皮素和肾神经在调节水钠平衡中的生理、病理生理作用进行了探讨。1994—2010年在美国范德堡大学肾病科先后担任博士后、研究助理教授、助理教授。2010年受聘为复旦大学特聘教授、华山医院肾病科主任。兼任中国生理学会肾脏生理专业委员会主任委员，中华肾脏病学会常务委员，中国医师协会肾脏内科医师分会常务理事、副理事长，上海市医师协会肾脏内科医师分会副会长，上海市医学会内科专科分会副主任委员，亚太肾脏病学会最佳临床实践推荐委员会委员，亚太肾脏病学会继续教育委员会委员。

擅长高血压、肾脏水盐代谢、糖尿病肾病及各种肾小球疾病的临床和基础研究等。先后主持国家自然科学基金重点项目，重点国际合作项目及数项面上项目，卫生部行业基金子课题，"973"子课题，美国国立卫生院科研基金等。近年来发表SCI收录论文100余篇，包括JCI，JASN，KI，Hypertension，Nature Med，NEJM等。担任Kidney Disease副主编，Am J Physiol-Renal编委，《中华医学百科全书肾脏病学》《实用内科学》等杂志副主编，参编Brenner & Rectors The Kidney。

编者简介

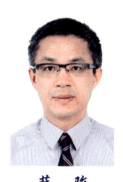

薛 骏
医学博士
主任医师
复旦大学附属华山
　医院肾病科
副主任
复旦大学附属华山
　医院北院肾病科
执行主任
硕士生导师

1987—1993 年就读于上海医科大学临床医学专业，获学士学位；1999—2005 年，攻读复旦大学研究生院内科学（肾脏病专业）博士，师从顾勇教授、林善锬教授，2005 年获博士学位。 2003 年赴德国罗斯托克大学人工脏器中心，完成访问学者训练。 熟练掌握各类肾脏病的诊治，包括各类原发性和继发性肾小球疾病、小管间质疾病、急性和慢性肾衰竭、急性和慢性肾盂肾炎、难治性尿路感染等。 2003 年自德国罗斯托克大学血液净化中心进修归来后，组建国内第一个血浆净化中心。 兼任上海市宝山区血液净化质控中心主任，中国医院协会血液净化分会委员，血管通路学组委员，上海市医学会肾脏病专科分会委员，华东肾脏病协作委员会委员。

近年来主要从事和发展各种血液净化技术，在国内率先将显微外科技术应用于动静脉内瘘术中，大大提高手术成功率。 结合国内实情，积极开展各种特殊血液净化治疗，包括人工肝、双重血浆置换、免疫吸附、血脂净化等，对危重病患者的血液净化治疗有独到的见解；主要完成了尿毒症患者血管病变的相关因素及其发病机制的研究，各种血液净化方式对血管内皮功能的影响及其相关机制的系列研究。 目前主要的研究方向为人工肾小球滤过膜、PDF 治疗脓毒症肾损伤、新型免疫抑制剂治疗肾小球疾病等。 参与"211"工程有关血液净化部分的基础和临床研究、上海科委"扩大血液净化适应证"的系列研究、上海科委重大项目"急性肾衰竭早期检测和规范化治疗"的部分工作。 主持国家自然科学基金面上项目 3 项。《危重病人的血液净化治疗》获上海医学科技奖三等奖。 以第一或通讯作者在核心期刊发表论文 30 余篇，其中 SCI 收录论文 18 篇。 参与多部著作的编写，包括《血液净化学》《内科学新理论与新技术》《透析手册》等。 获国家实用新型专利 1 项，3 次受邀参加 ISFA 和 WAA 国际年会，并作主题发言。

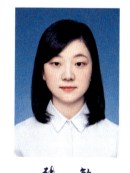

张 敏
医学博士
复旦大学附属华山
　医院肾病科
副主任医师

2005 年毕业于复旦大学上海医学院临床医学七年制专业，2012 年取得复旦大学博士学位，硕士及博士学习期间先后师从顾勇教授、郝传明教授及林善锬教授。 2005 年起在复旦大学附属华山医院肾病科工作，先后任住院医师、主治医师、副主任医师。

长期从事肾脏病临床及部分科研工作。 主持国家自然科学基金青年基金 1 项，院基金 1 项，以第一作者发表 SCI 收录论文 6 篇，核心期刊论文 5 篇，先后参编《实用内科学》《中国肾脏病学》《现代老年肾病诊治重点与难点》等专著（约 5 万字）。 亚专业研究方向为糖尿病肾病的早期诊断及治疗，开设并主持糖尿病肾病专病门诊。 先后参与多项糖尿病重要国际多中心临床研究，如非奈利酮（finerenone）对糖尿病肾病研究、DAPA-CKD 等。

编者简介

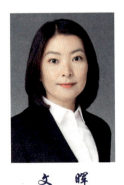

1993—1996年在上海医科大学附属华山医院肾脏科攻读硕士学位，师从林善锬教授。在导师指导下，研究血管紧张素受体阻滞剂和他汀类药物对糖尿病肾病的治疗作用。研究生毕业后在欧洲医学传播公司担任医学总监，为心血管疾病、糖尿病、呼吸系统疾病、消化系统疾病、抗感染、肿瘤等多个治疗领域提供高质量的医学信息支持。曾任美国旧金山研发公司法博进（Fibrogen）医学顾问，评估R&D产品的中国市场潜力，并协助推动治疗肾性贫血创新产品罗沙司他在中国率先上市，让中国肾性贫血患者早日获益。分别在默沙东、赛诺菲和阿斯利康负责心血管和糖尿病产品的市场营销，致力于优化中国心血管肾脏代谢疾病的管理，提供创新解决方案。

文 晖
医学硕士
医药企业教育培训
高级讲师

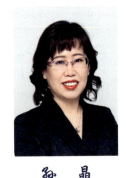

1993—2001年就读于大连医科大学临床医学系，2001—2004年于上海医科大学附属华山医院肾病科攻读博士学位，师从林善锬教授，从事慢性肾脏病间质纤维化中PPARγ相关研究。临床和基础研究主要集中于肾小球疾病的发生机制及腹膜透析方面。兼任中华医学会肾脏病学分会委员，山东省医学会肾脏病学分会副主任委员，山东省医学会血液净化分会副主任委员，山东省医师协会肾脏内科医师分会常务委员，山东省肾内科医疗质量控制中心秘书。

近年来参与肾脏病及血液透析质控等工作，积累了丰富的临床经验。参与承担国家自然科学基金项目2项，承担山东省科技厅基金项目2项。在核心期刊发表论文数十篇，其中SCI收录论文数篇。

孙 晶
医学博士
山东第一医科大学
　附属省立医院
肾内科副主任
教授
硕士生导师

编者简介

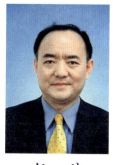

彭艾

同济大学肾脏病代谢组学研究中心主任
同济大学附属第十人民医院肾脏风湿科主任
主任医师
教授
博士生导师
"863"首席专家

1992—1995 年在上海医科大学附属华山医院肾病科攻读硕士学位，师从林善锬教授。在导师指导下，建立大鼠慢性心力衰竭模型，并利用此模型探讨黄芪对肾脏损伤的保护作用及机制。在南京军区总医院解放军肾脏病研究所完成博士学位教育。2009 年到美国得克萨斯大学西南医学中心（UTSW）做访问教授 1 年，擅长百草枯中毒的血液净化治疗和高尿酸痛风的诊治。兼任国际中毒体外治疗工作组（EXTRIP）成员，中国毒理学会中毒与救治专业委员会常委，上海市医学会肾脏病专科分会委员，上海市医师协会肾脏内科医师分会委员，华东肾脏病协作委员会委员，上海市康复医学会肾脏康复分会委员，上海市肾脏病质控委员，中国非公立医疗机构协会肾脏病透析专业委员会委员。

从事临床医疗、教学、科研工作 32 年。主要研究方向为中毒的血液净化和痛风肾病发病机制及转化研究。主持国家"863"重点研发计划 1 项、国家自然科学基金面上项目等 10 余项。以第一或通讯作者在 Kidney Int，Crit Care Med 等重要期刊发表 SCI 收录论文 38 篇。参编全国普通高等医学院校五年制临床医学专业"十三五"规划教材《内科学》以及《肾脏纤维化——基础与临床》等著作 3 部。获国家实用新型和发明专利各 1 项。

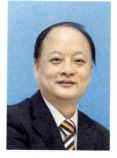

郁胜强

海军军医大学附属长征医院肾脏病科主任
解放军肾脏病研究所副所长
约翰·霍普金斯大学、复旦大学博士后

2001—2003 年在复旦大学附属华山医院肾病科进行博士后工作，师从林善锬教授。出站后至美国约翰·霍普金斯大学继续博士后训练。上海市浦江人才获得者。历任中华医学会肾脏病分会青年委员会副主任委员，中国研究型医院学会肾脏病学专业委员会常委，中国研究型医院学会罕见病分会理事，中国生物医学工程学会人工器官分会委员，中国生理学会肾脏生理专业委员会委员，中国药理学会肾脏药理学专业委员会委员，中国医院协会血液净化中心管理分会委员，华东肾脏病协作委员会副主任委员等。

从事临床医疗、教学、科研工作 27 年，擅长肾小球肾炎、急性肾损伤、慢性肾衰竭以及多囊肾病的诊治。主要研究方向为多囊肾病的基础和临床研究。以负责人身份获国家自然科学基金面上项目 4 项，教育部回国人员科研启动基金、上海市科委基金等 10 余项。在 PNAS，JBC 等期刊发表论文 100 余篇，参编专著 10 余部。作为主要完成人获国家科技进步二等奖、上海市科技进步一等奖、中华医学科技奖二等奖、上海市医学科技一等奖以及国家高等学校科技进步一等奖，获总后教学奖银奖等。

编者简介

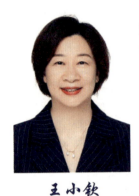

王小钦
医学博士
复旦大学附属华山医
　院血液科教授
博士生导师

　　1986—1992 年毕业于上海医科大学医疗系，毕业后进入上海医科大学附属华山医院工作。1994—1999 年上海医科大学硕博连读，获博士学位。研究方向为血液学、临床流行病学和循证医学。

　　现任复旦大学附属华山医院血液科副主任，复旦大学循证医学中心副主任，中华医学会临床流行病学和循证医学分会候任主任委员，中国老年医学学会血液学分会红细胞疾病学术工作委员会委员等，曾任上海市医学会临床流行病学与循证医学专科分会主任委员等。

　　负责多项大型国际合作课题、国家级和省部级课题。发表论文 150 余篇，其中 SCI 收录论文 50 篇，主编和参编医学专著 10 余部。曾获上海市科技进步三等奖和上海市医学奖三等奖。

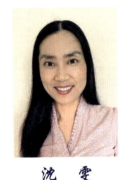

沈　雯
医学博士
美国乔治城大学附
　属医院肾病科
医生、副教授
透析中心主任

　　1992 年毕业于上海医科大学，获临床医学学士学位。2001 年获上海医科大学临床医学博士学位，师从林善锬教授。同年赴美国埃默里大学肾病科进行博士后研究，专攻蛋白质降解的细胞信号转导通路。在博士后研究期间获美国实验生物及医学协会的青年研究学者奖及美国国家肾脏病基金会的优秀论文奖。2006—2009 年进入耶鲁大学附属医院进行内科住院医师培训。2009—2012 年进入哈佛医学院的贝斯以色列女执事医疗中心（BIDMC）进行肾脏专科培训。期间连续两年任哈佛医学院肾脏病理生理的临床病例分析项目带教老师，获医学生的高度评价，并在美国科学院院士波拉克（Pollak）教授的实验室进行 Apol‐1 基因变异与肾脏病关系的研究。2012 年加入美国乔治城大学附属医院肾病科，进行临床、教学及科研工作。在繁忙的临床及教学工作之余，担任 2 项临床研究的课题负责人，并是 1 项临床研究的主要参与者。

　　致力于蛋白尿形成的机制及干预的临床研究，急性肾损伤与心血管疾病关系的流行病学研究。在肾脏病及心血管核心期刊发表多篇学术论文。带领多名住院医师及专科培训医师进行临床及转化医学研究。

编者简介

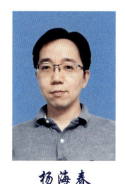

杨海春
临床医学博士
生物医学博士
美国范德堡大学病理系、小儿肾病科助理教授

1989—1996年就读于上海医科大学临床医学系，2002—2005年于复旦大学附属华山医院肾病科攻读博士学位，师从林善锬教授。博士在读期间曾赴美国范德堡大学医学院深造2年，师从福戈（Fogo）教授。其中，硕士毕业后在华山医院肾病科承担临床与科研工作，跟随复旦大学病理系郭慕依教授学习肾脏病理，并创立华山医院肾病科肾脏病理室，从1998年只接收本院病例、每年200余例，发展到2006年覆盖华东医院等10家医院、每年1000余例。2007年赴美攻读博士后，2013年起供职于范德堡大学病理系及小儿肾病科。

基础研究的主要方向为慢性肾小球病变的逆转、肾脏淋巴管的作用机制；临床研究的主要方向是FSGS和糖尿病肾病的病理机制。曾获中华医学科技奖二等奖、美国/加拿大肾脏病理协会青年科学家奖（Young Investigator Award），在 JCI，JASN，KI 等期刊发表文章117篇、综述16篇，主持并参与基金项目14项、临床/动物的肾脏病理学习班3次。

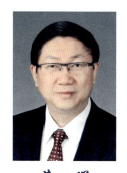

蔡 晖
医学博士
美国埃默里大学医学院内科学副教授和生理学副教授
美国埃默里大学附属医院及亚特兰大美国退伍军人医院肾病科
主诊医师

1986—1989年在上海医科大学附属华山医院肾病科攻读硕士学位，师从林善锬教授。在导师的指导下，应用离体和在体的实验方法，研究内皮素的生理和药理作用机制以及对肾功能的调节作用。毕业后留校任华山医院肾病科主治医师。1992年在美国新奥尔良市路易斯安娜州立大学医学院和杜兰大学医学院接受博士后训练。完成博士后训练后，进入纽约布鲁克代尔大学医院内科住院医师培训，其后进入约翰·霍普金斯医学院肾病科再次接受专科医师培训。在完成住院医师（Clinical Fellowship）培训后，留任约翰·霍普金斯医学院内科学助理教授和主治医师，后转任埃默里大学医学院肾病科工作。

在中美从事临床、教学和科研工作36余年，并担任美国20多家杂志的特约审稿人。任美国医学研究联合会南方分会的常务理事，美国肾脏生理和上皮细胞转运体前沿杂志的副主编，美国《生理学——肾脏生理杂志》的编委，美国国立肾脏基金会基金评委，美国心脏协会科研基金终身评委，美国内科医师协会、肾脏病学会、生理学会和心脏协会的会员以及美国肾脏病协会的高级会员。

擅长急性和慢性肾脏疾病，水盐电解质紊乱，酸碱平衡失调，以及难治性高血压等疾病的诊治；致力于临床住院医师和专科医师培训工作；科研方向主要为WNK对肾脏Na^+-Cl^-共转运体和钾离子通道的调节作用及其与高血压发病机制的相关性研究。研究课题一直获得包括美国国立卫生研究院、美国心脏协会和美国退伍军人部等的奖励和资助，并在 PNAS，JASN，KI，Cell Death Dis，AJP Renal 等期刊发表SCI收录论文50余篇。

编者简介

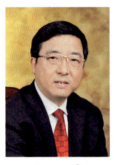

硕 勇
医学博士
原复旦大学附属华山医院内科主任、肾病科主任，上海医学院内科系副主任，华山医院副院长，兼任复旦大学附属上海市第五人民医院院长

1980—1986 年上海医科大学医学系英文班毕业，1986—1991 年上海医科大学硕博研究生连读，师从林善锬教授，研究方向为梗阻性黄疸的肾脏影响，获博士学位。1991 年入职华山医院肾病科。1996—1998 在日本东京医科齿科大学肾脏中心攻读博士后。担任各种国家级及省（市）部级基金、人才项目及奖项的评审专家。曾任第五届中华医学会肾脏病分会青年委员、秘书，第六至八届中华医学会肾脏病分会常务委员，第九届中华医学会肾脏病分会委员，上海肾脏病学会副主任委员、青年学组组长，上海内科学会委员，国家医学考试中心命审题专家委员会委员。

长期从事肾脏疾病慢性进展、水肿性疾病水钠潴留肾脏机制以及血液净化等方面的科研和临床工作。先后承担国家自然科学基金、"211"工程、"九五"至"十二五"攻关项目、"973"子课题、教育部博士点基金等多项科研任务。1990 年至今在国内外发表论文 100 余篇，参与《实用内科学》《肾脏病学》《默克手册》等 20 多部专著的编写和翻译。任《中华肾脏病杂志》《临床肾脏病杂志》等多本学术期刊编委、常务编委及副主编。获多项省部级奖项及各种荣誉奖项。培养硕博研究生 80 余人、博士后 4 人。

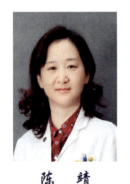

陈 靖
医学博士
复旦大学附属华山医院教授
主任医师
博士生导师

1993 年本科毕业于上海医科大学医疗系，免试直升研究生院硕博连读，师从林善锬教授。主要从事继发性甲状旁腺功能亢进症发病机制的研究，1999 年获临床医学博士学位。2003—2004 年于美国范德堡大学医学中心肾病科进行博士后培训，研究方向为前列腺素与水盐代谢。1996 年起于复旦大学附属华山医院工作至今。现任复旦大学附属华山医院肾病科行政副主任、血液净化中心负责人，兼任复旦大学附属华山医院科研处处长，国家老年疾病临床医学研究中心副主任和办公室主任，以及上海老年疾病人工智能辅助医疗工程技术研究中心主任等。历任中华肾脏病学分会青年委员会副主任委员、中国药理学会肾脏药理学专业委员会常委、中国女医师协会肾脏病及血液净化专家委员会常委、中国医院协会血液净化中心分会委员、上海市医学会肾脏内科医师分会委员兼秘书等。

长期从事肾脏病及血液净化临床工作，致力于血透信息化管理和血透诊疗新技术研发，以肾脏病钙磷代谢紊乱、肾脏衰老为主要学术方向。主持科技部重点研发专项、国家自然科学基金重点项目等国家和省部级课题研究 20 余项，发表 SCI 收录论文 50 余篇，获省部级科研成果奖 4 项，主编《血液净化关键技术》专著 1 部。先后入选教育部"新世纪优秀人才"、上海市"医学领军人才"、上海市科委及卫生系统"优秀学术带头人"等省部级人才计划，获全国三八红旗手、中华肾脏病学会"青年研究者"等荣誉 20 余项。

编者简介

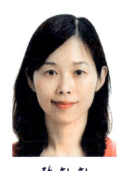

张敏敏
医学博士
复旦大学附属华山
　医院肾病科
主任医师
硕士生导师

1992—1997 年就读于皖南医学院，获学士学位。2003 年就读于复旦大学附属华山医院，2008 年获博士学位。2013 年受 ISN 资助赴美国范德堡大学肾病科进修学习，2019 年赴美国麻省总医院肾病科进修。现任中国医师协会肾脏内科医师分会第四届青年委员会委员，中国研究型医院学会甲状旁腺及骨代谢疾病专业委员会青年委员。

致力于醛固酮所致肾损害发病机制以及尿毒症、继发性甲状旁腺功能亢进症方面的临床研究。独立承担国家自然科学基金项目 3 项，在国内外学术期刊发表论文 10 余篇，参编专著 3 部。

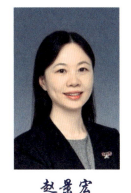

赵景宏
医学博士
陆军军医大学新桥
　医院肾内科、全军
　肾脏病中心教授
主任医师
博士生导师

2010 年曾在美国加州大学圣地亚哥分校进行博士后研究。现任陆军军医大学新桥医院肾内科、全军肾脏病中心主任，慢性肾脏病防治重庆市重点实验室主任，重庆市肾病与泌尿系统疾病临床医学研究中心主任。

从事肾脏病领域医疗、教学和科研工作 26 年，擅长原发和继发性肾脏病的诊治以及慢性肾脏病一体化治疗。主要研究方向为慢性肾脏病及其并发症的基础与临床转化研究。主持国家自然科学基金重点项目、国家重点研发计划等科研课题 18 项，发表中英文论文和综述 200 余篇，其中以第一和通讯作者在 *JASN, Blood, Nat Commun, Advance Sci, Acs Nano* 等期刊发表 SCI 收录论文 60 余篇。担任 *Kidney Diseases* 杂志副主编。主编、副主编和参编专著 10 余部。获重庆市科技进步一等奖、重庆英才-创新领军人才、重庆十佳科技青年奖等奖励。

编者简介

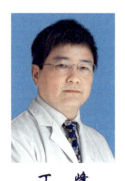

丁 峰
医学博士
上海交通大学医学院附属第九人民医院肾脏内科主任
教授
博士生导师

1991年本科毕业于上海医科大学医学系，2001年获复旦大学医学博士学位，2008年在美国密歇根大学完成博士后训练。现任中国医师协会肾脏内科医师分会委员，上海市医师协会肾脏内科医师分会副会长，中国药理学会肾脏药理专业委员会委员，中国非公立医疗机构协会肾脏病透析专业委员会常务委员，上海市康复医学会肾脏康复分会副主任委员，上海市医学会肾脏病专科分会、内科专科分会、临床药学专科分会委员等。

师从林善锬教授。长期从事肾脏病的临床和科研工作，擅长各种原发性和继发性肾小球、肾小管间质疾病，尿毒症急性和慢性并发症，急性肾损伤的诊治，尤其擅长难治性肾病综合征、狼疮性肾炎、肾性高血压、合并多脏器功能衰竭的重症急性肾损伤等疑难肾脏病的处理，精通各种血液净化技术。曾先后赴欧洲和美国系统学习血液净化和危重肾脏病学。发表论文100余篇，其中SCI收录论文50余篇，包括 Kidney Int，AJKD，NDT，Cell Mol Immunol，Intensive Care Med，AJP-Renal 等重要期刊。先后承担国家自然科学基金，国家科技支撑项目子课题，上海市科委重点项目、面上项目，教育部回国留学人员启动基金等10余项。2010年入选上海市浦江人才计划。2018年荣获上海市杰出专科医师奖。申请国家发明专利、实用新型专利、PCT国际专利10余项，授权5项。

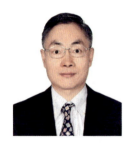

丁小强
医学博士
复旦大学附属中山医院肾内科教授
博士生导师

1986年毕业于苏州医学院（现苏州大学）医学系，同年考入上海医科大学（现复旦大学上海医学院）附属中山医院肾内科攻读研究生，师从廖履坦教授。1991年获医学博士学位，留任肾内科工作至今。1997—1998年在日本大阪大学学习，任客座副教授。1999年晋升教授、博士生导师，担任肾内科主任。兼任上海市肾脏疾病临床医学中心主任，上海市肾病与透析研究所所长，上海市肾脏疾病与血液净化重点实验室主任，上海市血液透析质量控制中心主任和上海市病理质控中心肾脏病理质控专家组组长。

主要从事急性肾损伤、肾小球疾病和尿毒症透析等的临床和科研工作。主持科技部重大研发计划等国家和上海市重大及重点项目15项、国家自然科学基金重点项目1项和面上项目等10项、上海市领军人才计划等人才项目9项，以第一作者或通讯作者发表论文300余篇，其中SCI收录论文150余篇。以第一完成人获上海市科技进步一等奖等12项。主编专著9部，包括英文专著2部。培养研究生80余人，博士后5人。

编者简介

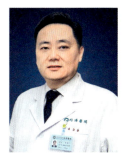

徐 钢
医学博士
华中科技大学同济医学院附属同济医院肾病内科主任
华中科技大学同济医学院附属同济医院教授（二级）
博士生导师

1990 年毕业于同济医科大学第二临床学院，2006 年在华中科技大学同济医学院获博士学位。

现任中华医学会肾脏病学分会常委、中国医师协会肾脏内科分会全国常委、中国医院协会血液净化中心管理分会全国常委、中国研究型医院学会肾脏病学专业委员会副主委、湖北省医学会肾脏病学分会第八届主任委员、湖北省医师协会肾脏内科医师分会主任委员等。

主要从事慢性肾脏病与肾纤维化，腹膜透析，血液净化等的临床和科研工作。目前已发表 SCI 收录论文 85 篇，以第一作者/并列第一作者/通讯作者/并列通讯作者发表 SCI 收录论文 41 篇。担任《临床肾脏病杂志》主编、《中华肾脏病杂志》编委、《中国血液净化杂志》编委，主编《肾脏病诊疗指南》。

获国家自然科学基金重点项目 2 项，国家重点研发计划子课题 2 项，国家自然科学基金面上项目 6 项，省部级项目 3 项，国际横向课题 1 项。2006 年获"湖北省自然科学基金杰出青年基金"资助，2007 年荣获"中华科技奖一等奖"。

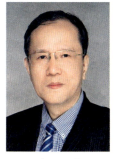

陈 建
原南京军区福州总医院肾内科主任
南京军区肾脏病中心主任
海军军医大学、厦门大学、福建医科大学教授
主任医师
硕士生导师

1992—1993 年上海医科大学附属华山医院进修生，师从林善锬教授，2005 年由林善锬教授推荐到美国范德堡大学担任访问学者 1 年。担任中华医学会肾脏病学分会第六、七届委员，中国医师协会肾脏内科医师分会第一、二届常务委员，解放军肾脏病专业委员会第八届常务委员，原南京军区肾脏内科专业委员会副主任委员，中华医学会福建省肾脏病学分会第三届主任委员，中华医学会福建省内科学分会副主任委员。

从事肾脏病临床、教学和科研工作 32 年。科研方向为 CRRT 联合常规方法治疗热射病、乙型肝炎病毒相关性肾炎的治疗及肾活检穿刺技术等。发明自动负压活检枪，被国家卫生部列入面向基层推广"十年百项计划"之一。以第一作者或通讯作者发表论文 60 多篇，其中 SCI 收录论文 7 篇，主编著作 3 部。担任《中华肾脏病杂志》《中华国际医学论坛（电子版）——肾病专刊》《中华临床医师杂志》等 7 种期刊编委。

曾获南京军区优秀中青年科技干部、南京军区优秀人才一类岗位津贴、第二军医大学优秀教师等荣誉。获军队及省部级科研课题 5 项，带教硕士研究生 10 多名。

编者简介

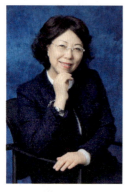

徐 虹

医学博士
复旦大学附属儿科医
　院肾内科和风湿科
　教授
主任医师
博士生导师

1984年毕业于上海医科大学，1996—1998年赴日本大阪大学攻读博士后。目前担任国际儿科肾脏病学会中国理事，中国医师协会儿科医师分会肾脏专业委员会主任委员，国家儿童医学中心互联网+肾脏专科联盟主任，上海市肾脏发育和儿童肾脏病研究中心主任。

从事临床工作36年，长期致力于儿童肾脏病的诊治。建立达国内领先、国际先进水平的儿童肾脏病一体化防治策略并向全国推广应用，包括创建早期发现儿童肾脏病的"两阶段双项筛查"体系；围绕儿童肾脏病精准诊治，创建国内首个儿童遗传性肾脏疾病数据库；推动以居家自动腹膜透析技术为核心的肾脏替代治疗等。主编代表性专著6部，主持或参编国内外指南/专家共识6篇。近年来，在 CJASN，Pediatrics 等重要学术期刊发表 SCI 收录论文98篇。先后获上海市科技进步奖、宋庆龄儿科医学奖、中国儿科医师奖，以及上海市优秀学科带头人，上海市医学领军人才，上海市劳动模范等称号。

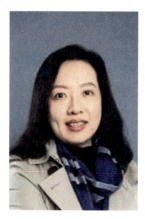

沈 茜

医学博士
复旦大学附属儿科医院肾内科
　主任医师
博士生导师

1998年毕业于上海医科大学，先后赴新加坡国立大学医院儿童肾脏科和美国加州大学圣地亚哥分校肾脏科进修学习。现任复旦大学附属儿科医院肾内科主任，中华医学会儿科分会肾脏学组副组长，中国医师协会儿科医师分会肾脏专委会秘书，上海市医学会儿科分会肾脏学组组长，上海市医学会儿科分会委员兼秘书，上海市医学会医学遗传学专科分会委员。

长期从事儿童肾脏疾病的临床诊治、科研及教学工作，临床和研究领域主要包括儿童终末期肾病（尿毒症）的透析及肾移植，先天性肾脏和尿路畸形（CAKUT）致病新基因及分子机制研究等。先后主持国家自然科学基金项目3项，近5年以第一作者或通讯作者在 CJASN, Am J Physiol Renal Physiol, Pediatr Nephrol 等期刊发表 SCI 收录论文20篇。2019年获"上海市杰出青年医学人才"的称号。

编 者 简 介

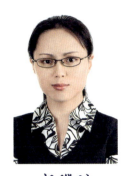

胡眸时
医学硕士
旧金山东北医疗中心儿科医师

2004年毕业于复旦大学上海医学院七年制临床医学专业，硕士期间师从复旦大学附属华山医院肾病科马骥副教授以及林善锬教授。2005—2006年在新加坡国立大学药理系担任研究助理。2010—2012年在美国纽约法拉盛医院任儿科住院医师。2012—2013年在美国洛杉矶凯撒医疗医院完成3年儿科住院医师培训。2013—2015年在美国加州弗雷斯诺西尔拉·维斯塔诊所（Clinica Sierra Vista）任儿科医师。2016年至今在美国旧金山东北医疗中心任儿科医师。

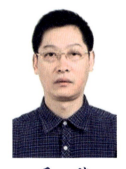

马 骏
上海市静安区中心
医院内科副主任
肾内科主任
教授（三级）
主任医师
硕士生导师

1989—1994年在上海医科大学附属华山医院肾病科硕博连读，师从林善锬教授。曾在同济大学附属同济医院肾内科工作18年，任科主任10余年。2012年作为人才引进至静安区中心医院工作。曾在美国内布拉斯加大学的医学中心（UNMC）进行短期参观学习。兼任上海市中西医结合学会肾病专业委员会委员，中国非公立医疗机构协会肾脏病透析专业委员会第二届委员会委员，中国民主建国会上海市第十三届委员会医卫委员会委员，上海市肾内科临床质量控制中心专家委员，上海市血液透析质量控制中心专家委员等。

从事临床医疗、教学、科研工作31年。擅长急性和慢性肾脏病、风湿性疾病引起的肾损伤、难治性高血压、难治性尿路感染的防治。发表论文70余篇，其中SCI收录论文8篇，参编著作3部，主持、参与课题8项。获科学技术成果奖1项，发明专利1项，实用新型专利1项。2017年获上海肾科特殊贡献奖。

编者简介

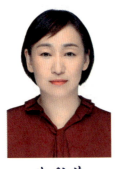

朱彤莹

医学博士
复旦大学附属华山
  医院肾病科
  主任医师
仁和医院肾病科
  主任
  主任医师
  硕士生导师

1991年毕业于上海医科大学。1997—2002年硕博研究生连读获博士学位，师从林善锬教授和顾勇教授。在导师的指导下，建立心力衰竭大鼠模型，探讨水通道蛋白和ENaC在心力衰竭肺水肿发生中的作用。2005年起建立复旦大学附属华山医院腹膜透析团队，建立和完善腹膜透析管理的各项规章制度。2010年，作为国际肾脏病学会的访问学者，在香港玛丽医院和东华医院观摩学习。兼任上海市医师协会肾脏内科医师分会委员，上海市医学会肾脏病专科分会腹膜透析学组副组长，中国非公立医疗协会肾脏病透析专业委员会腹透学组委员。

从事临床医疗、科研、教学工作近30年。擅长各种肾脏病变、急性和慢性肾功能不全及其并发症的诊治，对腹膜透析有丰富的经验。主要研究方向为腹膜透析方面的临床科研，包括腹膜透析代谢紊乱、血管钙化及心血管危险因素等。主持国家自然科学基金面上项目1项，百特亚太区腹透科研项目及宝山区科委研究项目各1项。发表SCI收录论文20余篇。参编《实用内科学》《现代肾脏生理及临床》《现代腹膜透析治疗学》《实用透析手册》《自动化腹膜透析标准操作规程》等专著。

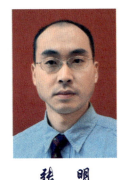

张　明

医学博士
复旦大学附属华山
  医院肾病科
  副主任医师
  硕士生导师

1995年毕业于上海医科大学临床医学专业，获博士学位。在肾移植领域工作近20年。曾赴美国范德堡大学移植中心及哈佛大学麻省总医院进修。兼任上海市医学会器官移植专科分会委员，上海市医师协会肾脏内科医师分会委员，上海市移植免疫学会委员。

擅长肾移植前的配型，移植病理，及难治性排异的治疗。近年来主要的研究项目有CMV感染在肾移植中的预防性治疗；MMF浓度测定在肾移植领域的应用；药物代谢酶对肾移植后血药浓度的影响等。其中，咪唑立宾血药浓度的测定方法获国家专利，并获上海市药学科技奖。在核心期刊发表论文30余篇，参编《肾脏生理与临床》《实用内科学》等专著。2014年被评选为复旦大学附属华山医院十佳优秀临床医生。

编者简介

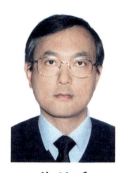

陆福明
复旦大学附属华山
医院肾病科
主任医师

1982年毕业于上海第一医学院医疗系。毕业后，在华东医院内科任住院医生二年半。1985年考取上海第一医学院肾病专业研究生，1988年获硕士学位，师从邱传禄教授及林善锬教授。研究生毕业后留上海医科大学附属华山医院肾病科，历任主治医师、副教授、主任医师至今。从事肾病专业30余年（其中任科行政副主任20余年）。1991—1992年曾在比利时鲁汶大学医学院实验室进修1年。多年为医学院本科生讲授课程"慢性肾脏病（CKD）""肾小球肾炎"，研究生讲授课程"急性肾损伤（AKI）""肾脏病与免疫"。先后在国内外期刊以第一作者发表论文15篇，参编专著11部。其中，"吗替麦考酚酯治疗213例狼疮性肾炎多中心临床研究"论文发表于国外权威期刊。"糖尿病、肾病发病机制及防治的系列研究"获卫生部中华医学二等奖。

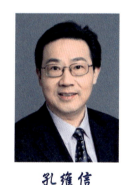

孔维信
医学博士
上海交通大学医学
  院附属苏州九龙
  医院肾脏内科主
  任
主任医师
江苏大学医学院
  硕士生导师

1999—2002年在上海医科大学附属华山医院肾病科攻读博士学位，师从林善锬教授。在导师的指导下，建立大鼠肾大部切除模型及大鼠阿霉素损伤模型，研究在肾小球高滤过、高灌注以及肾小管间质损伤状态下肾皮质COX-2的表达情况，以及使用特异性COX-2抑制剂罗非昔布对肾脏功能的保护作用。担任中国非公立医疗机构协会肾脏病透析专业委员会血管通路分会委员，江苏省肾脏病学会、血液净化学会及内科学会委员，苏州市肾脏病学会副主任委员、苏州市血液净化学会常委。

从事临床医疗、教学、科研工作30余年。擅长肾小球疾病、慢性肾衰竭等诊治。主要研究方向为慢性肾损伤发病机制及干预的临床及实验研究。目前承担苏州市及苏州工业园区科技发展计划项目。

编 者 简 介

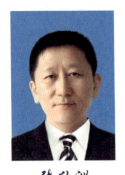

张欣洲
医学博士
深圳市人民医院
内科主任
肾内科主任
主任医师
博士生导师

1986—1991 年于上海医科大学附属华山医院肾病科攻读临床博士学位，师从林善锬教授，毕业后在深圳市人民医院工作。 1994—1996 年在意大利米兰大学做博士后，研究移植肾功能保护。 1996—1998 年在美国西弗吉尼亚大学从事博士后训练，在贝利斯（Baylis）教授指导下做肾脏微穿刺。 现任深圳市人民医院主任医师，暨南大学博士生导师，南方科技大学博士生导师。 兼任中国医师协会肾脏内科医师分会委员，中国中西医结合学会肾脏疾病专业委员，中国医院协会血液净化中心管理分会委员，中国非公立医疗机构协会肾脏病透析专业委员会常委，亚太医学免疫学会肾脏病分会副主任委员，广东省医院协会血液净化管理委员会副主任委员，广东省医学会肾脏病学分会副主任委员、血液净化学分会副主任委员，深圳市医学会肾脏病专业委员会主任委员，深圳市血液净化医疗质量控制中心主任委员。

担任《临床肾脏病杂志》《国际移植与血液净化杂志》编委。 发表 SCI 收录论文 20 余篇，主编《临床实用肾脏病学》。 主持国家教委科研课题及省市科研课题 9 项。

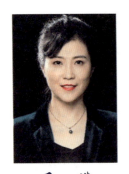

马 骥
临床医学博士
临床研究硕士
美国范德堡大学
研究副教授

1987—1993 年就读于上海医科大学临床医学系，1993—1998 年于上海医科大学附属华山医院肾病科攻读临床博士学位，师从林善锬教授。 博士在读期间曾赴美国范德堡大学医学院深造 1 年余，师从市川家国(Iekuni Ichikawa)教授，在中国与美国各完成 1 项课题。 博士毕业后在华山医院肾病科承担临床与科研工作，先后担任主治医师、副主任医师、副教授、硕士生导师及肾病科副主任。 获复旦大学"世纪之星"、上海市卫生局"医苑新星"、上海市教育委员会"曙光计划"等荣誉称号和人才项目资助，并获教育部霍英东基金，以及卫生部、国家自然科学基金青年项目和面上项目资助。 彼时临床研究和实验室科研项目的主攻方向为慢性肾脏病进展机制与临床干预。 期间曾在日本东海大学市川家国教授实验室作为访问博士后学者，完成 AT1 受体 ASO 基因转移技术防治大鼠 Thy1 肾炎的研究。 2002—2014 年以研究助理教授供职于美国范德堡大学医学院小儿肾脏科，从事肾小球足细胞损伤与肾脏纤维化方向的研究，作为项目负责人获美国心脏协会（AHA）和国立卫生研究院（NIH）的基金项目。 2003—2005 年在美国范德堡大学医学院同时以临床研究硕士生身份师从布朗（Brown）教授，修习生物统计、临床研究设计等课程，完成醛固酮受体拮抗剂在高血压小鼠和血液透析患者中的治疗方面研究，并获临床研究硕士学位(MSCI)。 在 *JASN*、*KI*、*Hypertension*、*Lab Invest*、*Ped Res*、*Hum Pathol* 等期刊发表多篇科研论文。 2014—2019 年供职于美国艾伯维（AbbVie）公司，担任高级研究员、临床前模型和生物标志物顾问、药物安全顾问，从事肾脏病、免疫性疾病、抗衰老相关药物的研发工作。 2019 年回国加入"医界"，担任首席文化官（CCO），负责医学内容策划和运营。

编者简介

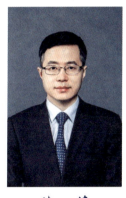

陈 伟
医学博士
中国医学科学院北京
 协和医院临床营养科
 主任医师
教授
博士生导师

1990—1995 年毕业于青岛大学医学院医学营养系，1995—2018 年在北京协和医院临床营养科担任住院医师至主任医师。2011 年在美国约翰·霍普金斯医学院任访问学者。现任中国营养学会临床营养分会主任委员，中国医师协会营养医师专业委员会总干事等。

长期致力于临床患者各种类型营养不良的防治工作，主攻人工营养支持的实施全过程以及肥胖相关慢性疾病、糖尿病等营养干预。掌握国际前沿的技术，在行业内编写基于医学减重、糖尿病的循证指南和专家共识多部。在国内率先开发医学营养减重体系、家庭营养支持、临床营养诊断的教育和培训工作。参加国家多项课题研究工作，获省级科技奖 3 项。发表学术论文 86 篇，以第一作者或通讯作者发表 SCI 收录论文 28 篇。

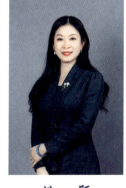

姚 颖
医学博士
华中科技大学附属同
 济医院临床营养科
 主任，肾内科副主任
教授
主任医师
博士生导师

1991 年毕业于同济医科大学德语医学专业。2004 年学成回国后继续从事肾脏病领域的临床和基础研究工作以及疾病与营养方面的研究。2013 年 3 月作为高级访问学者赴美国堪萨斯大学肾脏病研究所学习。现任中国营养学会理事及临床营养分会副主任委员，中国老年医学学会营养与食品安全分会副会长，中华医学会肠外肠内营养学分会肾病营养协作组组长等。

从事临床医疗工作 30 年，在肾脏病的发病机制研究以及慢性肾脏病、腹膜透析、糖尿病、代谢综合征及肿瘤患者的营养治疗方面有较丰富的临床经验。主持和完成多项国家自然科学基金面上项目和教育部重大项目，获第二届全国创新争先奖，2018 年湖北省科技进步二等奖，2018 年荣耀医者"人文情怀奖"，2015 年度湖北省科协"科技创新源泉"人才奖。主持多项国家继续教育项目，发表 SCI 收录论文 30 余篇。培养硕博研究生 47 人。

编者简介

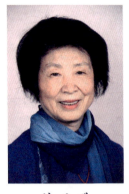

徐玉兰
温州医科大学附属第
一医院肾内科
主任医师
硕士生导师

1962年7月本科毕业于西安医学院医疗系。1963年至温州医科大学附属第一医院工作至今。1992年晋升为主任医师，1998年晋升为硕士生导师。现任温州医科大学附属第一医院肾内科创始人、负责人、学科带头人。历任中华医学会肾脏病学分会第四、第五届全国委员，中国透析移植研究会全国委员，浙江省医学会肾脏病学分会第三、第四届主任委员等。

从事内科临床医疗、教学、科研57年，早期偏重于心血管专业，1979年起转攻肾脏病学。擅长急性和慢性肾脏病的诊治。主要研究方向是血液透析以及并发症的临床研究。在《中华医学杂志》等国家和省级医学期刊上发表论文50余篇。主编专著4部。主持省级课题5项。担任《中华肾脏杂志》《浙江医学》《浙江实用医学》《临床肾脏病杂志》编委。获多项浙江省科技奖项。

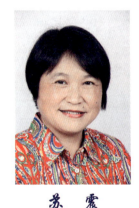

苏震
医学博士
温州医科大学附属第
一医院教授
主任医师
博士生导师

1992年毕业于温州医科大学医疗系。2002年获中国协和医科大学硕士，师从郑法雷教授。2009年获第二军医大学博士，师从梅长林教授。在美国埃默里大学、华盛顿大学、加拿大渥太华大学从事博士后训练3年半，师从王晓楠教授、伯恩斯（Burns）教授。现任温州医科大学附属第一医院肾内科执行主任。历任中华医学会肾脏病分会青年委员会委员，中国医药教育协会老年医学与健康促进专业委员会常务委员，中国女医师协会肾脏病与血液净化分会委员等。

从事临床医疗、教学、科研工作29年，擅长急性和慢性肾脏病、慢性肾脏病肌少症、多囊肾病的诊治。主要研究方向是慢性肾脏病肌少症的基础和临床研究。主持国家自然科学基金面上项目3项，主持教育部回国人员科研启动基金、浙江省自然科学基金等课题8项。以第一作者或通讯作者在 KI，J Intern Med，AJP，AJP Renal 等期刊发表论文60余篇。主编专著1部、参编专著15部。

编者简介

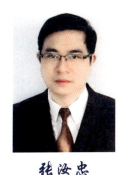

张汝忠
医学博士
上海市黄浦区肿瘤
防治院肾内科
主任

1995—2000 年上海医科大学附属华山医院肾病科师从林善锬教授，博士研究生课题《T 型钙离子通道拮抗剂对实验性糖尿病模型肾脏病变保护作用及其机制的研究》。毕业 20 年主要从事临床工作。研究方向为血液透析患者能量和营养代谢，内容涉及单中心血液透析患者透析前、中、后的能量代谢；血液透析心力衰竭患者蛋白质能量营养不良症（PEM）程度、静息能量代谢、营养状态三者间关系；不同程度 PEM 的血液透析患者间的静息能量代谢（REE）情形及影响因素。近年关注血液透析患者感染成因和诊治；尤精于真菌感染，治愈老年糖尿病肾衰竭腹膜透析并隐球菌脑膜炎 1 例。在专业期刊发表论文近 20 篇。曾获上海市医师协会肾脏内科分会肾衰竭论文竞赛二等奖。

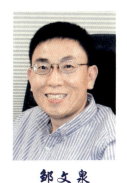

邹文泉
医学博士
美国凯斯西储大学
克利夫兰医学中
心神经科学研究
所教授

1984 年毕业于江西医学院医疗系，获学士学位；1989 年毕业于武汉同济医科大学，获硕士学位；1995 年毕业于上海医科大学附属华山医院肾病科，获博士学位，师从林善锬教授。美国俄亥俄州克利夫兰市凯斯西储大学及加拿大多伦多大学神经退行性疾病博士后。曾在南昌市第四医院内科及第二军医大学附属长征医院肾内科从事临床工作。现为美国国家朊粒病病理监测中心副主任，朊粒病和帕金森病皮肤诊断项目主任，美国俄亥俄州克利夫兰市凯斯西储大学医学院病理和神经内科系教授、终身教职，北京中国疾病预防控制中心朊粒病实验室兼职教授，吉林大学第一医院神经内科唐敖庆客座教授，南昌大学客座教授及赣江学者，南昌大学第一附属医院讲座教授。

主要研究方向为朊粒病及其他神经退行性疾病，包括老年帕金森病和阿尔茨海默病发病机制和诊断、治疗。兼任《神经科学前沿——神经变性》Frontiers in Neuroscience Neurodegeneration 杂志副主编，为《新英格兰医学杂志》《美国神经内科学年鉴》《PLoS 病原体》《神经病理学学报》《美国病理学杂志》《细胞报告》《科学报告》等近 50 种期刊特邀评稿人。为美国国立卫生研究院（NIH）和阿尔茨海默病协会、英国医学研究理事会（Medical Research Council）、法国医疗保险基金会（Fondation Pour la Recherche Médicale）、意大利特勒菘基金会（Fondazione Telethon）及加拿大艾伯塔省朊粒病研究所等课题特邀评审人。主编朊粒病相关专著 2 卷，在国际学术期刊发表科研论文 60 余篇，包括 Science 子刊 Science Translational Medicine 和 Nature 子刊 Nature Communications 等。先后主持美国 NIH 基金及不同基金会等课题共 820 万美金科研项目，科研成果曾被美国《纽约时报》及中国新华社报道。

编 者 简 介

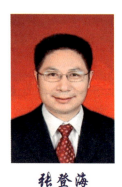

张登海

医学博士
留法博士后
海军军医大学附属
　公利医院副院长
研究员
博士生导师

　　1989 年第二军医大学军医本科专业毕业。1992 年和 1995 年分别在上海医科大学（现复旦大学上海医学院）获皮肤病学硕士和内科学博士学位，师从林善锬教授。1995—1997 年第二军医大学实验诊断中心博士后。2003—2005 年法国医学与健康研究院博士后。现任上海市浦东新区公利医院（海军军医大学附属公利医院）副院长，中法合作实验室中方主任，上海市卫健委炎症与慢病管理人工智能重点实验室负责人，上海市中西医结合学会常务理事。

　　从事实验诊断和中西医结合药理研究 20 多年，近年来致力于大数据在临床研究中的应用研究。获国家自然科学基金等各级各类科研项目 20 余项，发表科研论文 100 余篇，其中 SCI 收录论文近 40 篇。参编著作 7 部，其中 1 部为英文著作。2019 年入选上海市医学领军人才。先后入选上海市青年科技启明星计划，上海市高层次中西医结合临床科研人才计划，法中科学与应用基金会优秀博士后交流计划，上海市浦江人才计划，上海市卫生系统优秀学科带头人等。获上海医学科技奖三等奖 1 项，浦东新区科技进步二等奖 2 项。

目　　录

1　慢性肾脏病的定义和挑战 ·· 1
　　1.1　慢性肾脏病术语的变迁 ··· 1
　　1.2　慢性肾脏病定义的具体化 ·· 2
　　1.3　慢性肾脏病定义临床认识的要点 ·· 4
　　1.4　慢性肾脏病分期管理的策略 ··· 5
2　全面了解及延缓慢性肾脏病 ··· 10
　　2.1　慢性肾脏病的危险因素 ·· 10
　　2.2　延缓慢性肾脏病进展的治疗方法 ·· 11
　　2.3　新兴治疗方法 ·· 15
　　2.4　总结与展望 ··· 17
3　慢性肾脏病进展标志物的研究现况与展望 ··· 24
　　3.1　影响慢性肾脏病病情进展的因素 ·· 24
　　3.2　预测慢性肾脏病进展的传统标志物 ·· 25
　　3.3　慢性肾脏病进展的新型生物标志物 ·· 26
　　3.4　组学研究对生物标志物研究带来的新发现 ··· 29
　　3.5　挑战和展望 ··· 29
4　氧代谢调节的当代认识 ··· 35
　　4.1　氧代谢的调节 ·· 36
　　4.2　低氧诱导因子系统的复杂性 ··· 38
　　4.3　低氧诱导因子系统发现的重要意义 ·· 42
5　氧代谢与肾脏病临床 ·· 47
　　5.1　慢性肾脏病贫血 ··· 47
　　5.2　慢性肾脏病进展 ··· 49
　　5.3　慢性肾脏病时缺氧与代谢异常 ··· 53
　　5.4　氧代谢与慢性肾脏病心血管并发症 ·· 56
6　生命日夜节律（生物钟）的研究进展与重要的临床意义 ···································· 65
　　6.1　生物钟的工作机制 ·· 66
　　6.2　生物钟与代谢 ·· 72
　　6.3　生物钟与肾脏 ·· 77
　　6.4　生物钟与免疫 ·· 81
　　6.5　生物昼夜节律改变的启示 ·· 87
7　利尿钠肽临床应用的新进展 ·· 96
　　7.1　概述 ·· 96
　　7.2　心房利尿钠肽对肾脏的作用 ··· 98

- 7.3 心房利尿钠肽的其他作用 …… 99
- 7.4 利尿钠肽系统与心力衰竭 …… 100
- 7.5 利尿钠肽抵抗 …… 101
- 7.6 利尿钠肽在肾脏病中的作用 …… 102
- 7.7 总结与展望 …… 103

8 内皮素与肾脏病 …… 107
- 8.1 概述 …… 107
- 8.2 内皮素参与肾脏功能的调节 …… 108
- 8.3 内皮素系统与肾脏病 …… 111
- 8.4 内皮素受体拮抗剂在肾脏病中的应用 …… 112
- 8.5 总结与展望 …… 113

9 IgA 肾病的当代认识 …… 117
- 9.1 可能的发病机制 …… 117
- 9.2 临床表现 …… 120
- 9.3 病理特征 …… 120
- 9.4 治疗 …… 121
- 9.5 最新临床研究解读 …… 123
- 9.6 新型预后预测指标 …… 124

10 原发性膜性肾病的当代认识 …… 130
- 10.1 Heymann 肾炎在膜性肾病认识过程中的贡献 …… 130
- 10.2 在人类膜性肾病中发现的自身抗原 …… 131
- 10.3 血清 PLA2R 抗体的临床意义 …… 131
- 10.4 原发性膜性肾病的治疗 …… 132
- 10.5 总结与展望 …… 136

11 狼疮性肾炎研究热点和进展 …… 141
- 11.1 狼疮性肾炎的现状 …… 141
- 11.2 狼疮性肾炎的诊疗更新 …… 142
- 11.3 狼疮性肾炎的发病机制 …… 145
- 11.4 狼疮性肾炎和 B 细胞 …… 146
- 11.5 靶向 B 细胞活化因子的治疗 …… 149

12 糖尿病肾病的新认识及治疗进展 …… 157
- 12.1 定义及诊断 …… 157
- 12.2 治疗策略 …… 159
- 12.3 治疗展望 …… 163

13 肾脏糖代谢和能量代谢在 2 型糖尿病病理生理机制中的作用 …… 166
- 13.1 肾脏在 2 型糖尿病病理生理机制中的作用 …… 166
- 13.2 SGLT2 抑制剂在 2 型糖尿病和慢性肾脏病中的应用 …… 168
- 13.3 肾脏能量代谢在糖尿病肾病发病机制中的作用 …… 173
- 13.4 以肾脏能量代谢为靶点的在研药物 …… 174

14 妊娠与肾脏病 · · · · · · 179
- 14.1 慢性肾脏病患者的生殖 · · · · · · 179
- 14.2 妊娠与肾脏生理 · · · · · · 182
- 14.3 慢性肾脏病患者的妊娠 · · · · · · 183
- 14.4 终末期肾病患者的妊娠 · · · · · · 184
- 14.5 慢性肾脏病患者妊娠的治疗管理 · · · · · · 186

15 尿酸性肾病 · · · · · · 191
- 15.1 高尿酸血症概述 · · · · · · 191
- 15.2 尿酸肾损伤的病理机制 · · · · · · 191
- 15.3 尿酸性肾病的病理特点 · · · · · · 192

16 多囊肾病的治疗及新靶点 · · · · · · 197
- 16.1 致病基因 · · · · · · 198
- 16.2 发病机制 · · · · · · 199
- 16.3 治疗 · · · · · · 201
- 16.4 治疗新靶点 · · · · · · 203
- 16.5 遗传学阻断 · · · · · · 204

17 干预补体系统治疗阵发性睡眠性血红蛋白尿症 · · · · · · 207
- 17.1 分子发病机制 · · · · · · 208
- 17.2 临床表现 · · · · · · 209
- 17.3 诊断 · · · · · · 210
- 17.4 治疗 · · · · · · 211
- 17.5 展望 · · · · · · 213

18 肾病综合征水肿形成新观点：纤溶酶及其临床意义 · · · · · · 215
- 18.1 肾病综合征水肿形成的机制假说 · · · · · · 215
- 18.2 纤溶酶及其在上皮钠通道激活中的作用 · · · · · · 216
- 18.3 临床意义 · · · · · · 216

19 肾脏病理的新进展及其应用 · · · · · · 221
- 19.1 新技术 · · · · · · 221
- 19.2 新理念 · · · · · · 225
- 19.3 临床应用 · · · · · · 227
- 19.4 总结 · · · · · · 230

20 从肾脏科医生的角度全面认识高血压 · · · · · · 234
- 20.1 概述 · · · · · · 234
- 20.2 高血压与肾脏密切相关 · · · · · · 235
- 20.3 高血压发病机制的崭新认识 · · · · · · 237
- 20.4 高血压的治疗 · · · · · · 241

21 远端肾单位的重要生理和临床 · · · · · · 246
- 21.1 髓袢升支粗段离子转运的生理和疾病 · · · · · · 246
- 21.2 远曲小管离子转运的生理和疾病 · · · · · · 249
- 21.3 连接小管和集合管离子转运的生理和疾病 · · · · · · 254

22 慢性肾脏病酸中毒 264
- 22.1 慢性肾脏病合并代谢性酸中毒 264
- 22.2 肾脏对酸碱平衡的调节作用 265
- 22.3 慢性肾脏病酸中毒对全身系统的影响 266
- 22.4 治疗 269
- 22.5 总结与展望 269

23 肾脏病与高钾血症 275
- 23.1 高钾血症概述 275
- 23.2 正常钾平衡及其机制 276
- 23.3 肾脏病常伴高钾血症的原因 279
- 23.4 高钾血症的后果 279
- 23.5 肾脏病高钾血症诊断的难点 280
- 23.6 血钾升高对治疗肾脏病的影响 280
- 23.7 慢性心脏病和心血管意外与高钾血症相关 280
- 23.8 对抗高血钾药物的局限性 281
- 23.9 新型降血钾药物带来的希望 281

24 磷代谢异常处理的临床实践与评价 284
- 24.1 磷代谢及其主要调节机制 284
- 24.2 异常磷代谢 286
- 24.3 慢性肾脏病高磷血症的临床诊治 287

25 抗衰老基因 Klotho 在慢性肾脏病及其并发症中的保护作用 292
- 25.1 抗衰老基因 Klotho 的概述 292
- 25.2 Klotho 蛋白与慢性肾脏病 294
- 25.3 Klotho 蛋白与慢性肾脏病心血管并发症 295
- 25.4 Klotho 蛋白在慢性肾脏病中的应用前景 298

26 脓毒症急性肾损伤血液净化治疗的现状和进展 305
- 26.1 脓毒症急性肾损伤血液净化治疗的可能机制 305
- 26.2 脓毒症急性肾损伤的常用血液净化疗法 306
- 26.3 脓毒症急性肾损伤的新型血液净化疗法 307

27 心脏术后急性肾损伤 314
- 27.1 病理生理机制 314
- 27.2 风险评估 315
- 27.3 诊断与监测 316
- 27.4 预防 318
- 27.5 治疗 319

28 新冠肺炎肾脏损害 325
- 28.1 流行病学 325
- 28.2 病理生理机制 326
- 28.3 临床表现和危险因素 326
- 28.4 诊断 327
- 28.5 治疗 327

目录

29 老年肾脏病的特点及诊治重点与难点 …… 334
- 29.1 老年肾脏病的临床表现 …… 334
- 29.2 老年人肾功能的评估 …… 336
- 29.3 老年患者肾活检的价值 …… 336
- 29.4 常见老年原发性肾脏病诊治重点与难点 …… 336
- 29.5 常见老年继发性肾脏病诊治重点与难点 …… 338
- 29.6 合理用药 …… 342

30 儿童肾脏病热点 …… 345
- 30.1 儿童慢性肾脏病的病因及早期筛查 …… 346
- 30.2 儿童遗传性肾脏病的热点问题进展 …… 348
- 30.3 儿童肾病综合征的治疗进展 …… 356
- 30.4 儿童系统性红斑狼疮的生物靶向治疗 …… 361
- 30.5 儿童慢性肾脏病常见并发症的治疗进展 …… 365
- 30.6 儿童自动腹膜透析治疗的发展 …… 370
- 30.7 儿童肾移植关注的热点问题 …… 376

31 儿童慢性肾脏病向成人过渡 …… 389
- 31.1 过渡的必要性 …… 390
- 31.2 如何优化过渡过程 …… 391
- 31.3 儿科到成人肾脏科过渡的现状 …… 393
- 31.4 几点建议 …… 393

32 血液透析膜研究进展 …… 396
- 32.1 透析器 …… 397
- 32.2 透析膜 …… 397

33 提高腹膜透析治疗质量的策略 …… 405
- 33.1 提高患者的依从性 …… 405
- 33.2 减少腹膜透析相关并发症 …… 405
- 33.3 展望 …… 409

34 当代肾脏病中肾移植的热点 …… 411
- 34.1 排斥反应 …… 411
- 34.2 巨细胞病毒感染 …… 415
- 34.3 BK 病毒感染 …… 416
- 34.4 肾脏原发性疾病复发 …… 417

35 单采血液成分相关技术及临床应用 …… 421
- 35.1 发展历史与现状 …… 421
- 35.2 分类与方法 …… 422
- 35.3 治疗原理 …… 424
- 35.4 治疗要点 …… 425
- 35.5 临床应用 …… 426

36 肾脏纤维化研究现状与展望 …… 443
- 36.1 肾脏炎症反应的启动 …… 443

36.2 细胞外基质形成的调控机制 ……………………………………………………… 445
  36.3 肾脏纤维化形成过程的无创性动态监测 ………………………………………… 448
  36.4 肾脏纤维化的靶向治疗 …………………………………………………………… 450

37 拮抗肾素-血管紧张素-醛固酮系统治疗肾脏纤维化的进展 …………………………… 456
  37.1 经典的 RAAS 抑制剂 ……………………………………………………………… 457
  37.2 针对 AngⅡ-AT1/2R 轴的新型 RAAS 抑制剂 …………………………………… 458
  37.3 针对 AngⅣ-AT4R 轴的新药 ……………………………………………………… 459
  37.4 针对醛固酮的新药 ………………………………………………………………… 460
  37.5 总结 ………………………………………………………………………………… 460

38 环氧化酶-2在肾脏病治疗领域的可能地位 …………………………………………… 464
  38.1 COX-2在肾脏病领域的传统观点 ……………………………………………… 464
  38.2 COX-2/PGE2/EP 通路的新认识 ………………………………………………… 465
  38.3 COX-2/mPGES-1/PGE2信号通路介导足细胞损伤的分子机制 ……………… 466
  38.4 COX-2/mPGES-1/PGE2信号通路的靶向抑制在临床中的作用 ……………… 467

39 间充质干细胞治疗肾脏病研究进展 ……………………………………………………… 469
  39.1 间充质干细胞与慢性肾小球肾炎 ………………………………………………… 469
  39.2 间充质干细胞与糖尿病肾病 ……………………………………………………… 469
  39.3 间充质干细胞与狼疮性肾炎 ……………………………………………………… 470
  39.4 间充质干细胞与慢性马兜铃酸肾病 ……………………………………………… 471
  39.5 间充质干细胞与急性肾衰竭 ……………………………………………………… 472
  39.6 间充质干细胞与慢性肾衰竭 ……………………………………………………… 473
  39.7 间充质干细胞与肾移植 …………………………………………………………… 473

40 肠道菌群与肾脏病 ………………………………………………………………………… 478
  40.1 肠道菌群与缺血性急性肾损伤的交互作用 ……………………………………… 478
  40.2 肠道菌群与慢性肾脏病的交互作用 ……………………………………………… 480
  40.3 治疗 ………………………………………………………………………………… 481
  40.4 展望 ………………………………………………………………………………… 482

41 生物制剂在免疫性肾脏病中的应用 ……………………………………………………… 485
  41.1 针对 B 细胞的治疗药物 …………………………………………………………… 487
  41.2 针对 T 细胞和 T、B 细胞协同刺激作用的治疗药物 …………………………… 490
  41.3 靶向干扰素途径 …………………………………………………………………… 491
  41.4 针对细胞因子和补体的生物制剂 ………………………………………………… 492
  41.5 多靶点治疗 ………………………………………………………………………… 493

42 从肿瘤靶向药物看肾脏病靶向治疗的未来 ……………………………………………… 498
  42.1 靶向治疗的定义 …………………………………………………………………… 498
  42.2 分子靶点药物的研发要素 ………………………………………………………… 499
  42.3 肿瘤靶向药物与肾脏病靶向治疗 ………………………………………………… 500
  42.4 展望 ………………………………………………………………………………… 503

43 肾脏病与营养热点研究 …………………………………………………………………… 506
  43.1 肾脏病与营养素 …………………………………………………………………… 506

| 43.2 | 慢性肾脏病合并疾病的营养治疗 | 514 |

44 骨骼肌与肾脏病的当代认识 524
- 44.1 骨骼肌-肾脏的交互作用 524
- 44.2 慢性肾脏病骨骼肌萎缩发病机制新进展 526
- 44.3 慢性肾脏病骨骼肌萎缩治疗新进展 528
- 44.4 总结 529

45 肾脏病与营养治疗 532
- 45.1 营养物质的正常代谢 532
- 45.2 慢性肾脏病营养物质代谢异常的原因 533
- 45.3 蛋白质能量耗竭 534
- 45.4 急性肾损伤与营养代谢 536
- 45.5 慢性疾病与饮食的相关性 537
- 45.6 能量供给要求 541
- 45.7 蛋白尿和低蛋白饮食 542
- 45.8 慢性肾脏病患者的运动要求 543
- 45.9 慢性肾脏病患者的微量元素补充 543

46 线粒体代谢在肾脏病理生理过程中的研究进展 546
- 46.1 线粒体的结构和能量生成 546
- 46.2 线粒体的调控 547
- 46.3 线粒体在肾脏病中的研究进展 549
- 46.4 总结与展望 552

47 朊粒蛋白在肾脏缺血再灌注损伤中的保护作用 556
- 47.1 概述 556
- 47.2 细胞朊粒蛋白及其生理功能 556
- 47.3 细胞朊粒蛋白在肾脏缺血再灌注中的保护作用 557

48 临床数据挖掘的思考 565
- 48.1 数据挖掘及其走向临床的必然性 566
- 48.2 医务人员在数据挖掘中的作用 568
- 48.3 为数据挖掘时代到来做好准备工作 571

 慢性肾脏病的定义和挑战

- 1.1 慢性肾脏病术语的变迁
- 1.2 慢性肾脏病定义的具体化
  - 1.2.1 病因
  - 1.2.2 白蛋白尿
  - 1.2.3 肾功能异常的影响因素
- 1.3 慢性肾脏病定义临床认识的要点
  - 1.3.1 症状的隐匿性
  - 1.3.2 症状的突然性和代偿性
  - 1.3.3 白蛋白尿对预后的预测价值有异质性
- 1.3.4 CKD进展伴发多种器官损害和代谢紊乱
- 1.4 慢性肾脏病分期管理的策略
  - 1.4.1 CKD 1~2期
  - 1.4.2 CKD 3期
  - 1.4.3 CKD 4~5期（CKD G4+）
  - 1.4.4 CKD 5期（围透析期）
  - 1.4.5 ESRD透析初始期

慢性肾脏病（chronic kidney disease，CKD）的概念，现在大家都已十分熟悉，但其完整概念的提出经历了多年的演变。对于这一概念的全面认识有助于更好地理解CKD定义、分期及并发症防控的意义。

1.1 慢性肾脏病术语的变迁

历史上，在CKD之前出现过各种各样描述肾功能减退的术语。仅1998—1999年美国肾脏病学会摘要中描述肾小球滤过率（glomerular filtration rate，GFR）下降情况的术语就多达23种[1]，其中比较耳熟能详的有"慢性肾衰竭""慢性肾功能不全"等，反映出临床医师尚未对CKD术语、定义及分类等达成共识，严重影响了CKD全球流行病学研究的开展及防治策略的制订。

这一状况直到20世纪末终于得以改善。1997年，美国肾脏基金会（National Kidney Foundation，NKF）透析生存质量工作组（Dialysis Outcomes Quality Initiative，DOQI）发表了关于透析的指南；2年后的1999年，NKF决定关注更早期的慢性肾脏病，工作组更名为肾脏病生存治疗工作组（Kidney Disease Outcomes Quality Initiative，KDOQI）；2000年KDOQI咨询部批准制订"CKD定义和分期的临床实践指南"；2002年，KDOQI发表第一个CKD定义指南，统一了CKD定义，代替了之前不成熟的、模糊的或描述性的术语，是肾脏病学的重要进步。CKD定义为：出现肾脏损伤的表现（蛋白尿、肾活检异常或者是影像学异常），有/无GFR异常；或GFR<60 mL/(min·1.73 m²)超过3个月，有/无肾脏损伤证据[2]。这一定义2005年经改善全球肾脏病预后组织（Kidney Disease：Improving Global Outcomes，KDIGO）修改后进行全球推广。

上述CKD定义同时涵盖了肾功能和肾脏损伤2个要素，具有重要的意义：①使全球获得统一的CKD定义及分期标准，且不依赖CKD复杂的病因类型，增进世界各国研究资料的可比性；②促进全球范围内CKD的流行病学调查，获得各地CKD的

患病率资料；③发现 CKD 已是全球性公共卫生问题，增强人们对 CKD 的关注，影响政府公共卫生政策的制定；④倡导用敏感检验指标筛查患者，推动 CKD 的早期发现与干预治疗；⑤促进估算肾小球滤过率（estimated GFR，eGFR）公式的研究和开发；⑥促进尿白蛋白与肌酐比值（albumin-to-creatinine ratios，ACR）测定方法的标准化及应用。

然而，随着对 CKD 研究的进一步开展，人们对 CKD 的定义提出了一些质疑。首先，单纯依靠 eGFR 可能导致 CKD 的过度诊断。举例来说，美国 2003—2009 年 CKD 的流行病学调查报道显示：CKD 1~4 期的患病率达 10.80%~13.75%[3,4]；我国 2003—2009 年在以大城市自然人群为主的 CKD 患病率调查中发现：CKD 患病率为 11.8%~13.0%[5,6]；2010 年完成的全国性 CKD 流行病学调查显示：我国 18 岁以上成年人群中 CKD 的患病率为 10.8%[7]。实际上，临床上因终末期肾病（end-stage renal disease，ESRD）而行血液透析或肾移植的患者在美国不足人口的 0.20%，这与 CKD 患病率差别很大，说明 CKD 患病率被高估[8]。其次，多项研究发现，CKD 3 期患病率不成比例地升高，不符合疾病演变规律，即使没有肾脏病的特征，根据现行定义，容易把年龄增长造成的肾功能正常丢失诊断为疾病所致，这意味着相当一部分"健康"的男性甚至更多的老年女性将被归类为患有 CKD 3 期[8,9]。另外，在评估 CKD 并发症时仅考虑 eGFR 水平，未与白蛋白尿相关联。越来越多的研究发现，eGFR 值与 CKD 风险度并不呈线性相关，而白蛋白尿却与 CKD 的不良预后存在密切关系，但现有 CKD 定义及分期中并未涉及白蛋白尿。

面对上述质疑，KDIGO 对 CKD 定义进行了多次修改，并于 2009 年 10 月在伦敦召开全球多学科专家讨论会，决定对 CKD 定义进行更新，修订 KDOQI-CKD 标准的宗旨是为了改善患者预后。此次会议成立了以莱文（Levin）（加拿大）和史蒂文斯（Stevens）（英国）为首的指南工作组，于 2010 年开始工作，修订于 2012 年完成[10]（表 1-1）。

新指南继续使用之前对 CKD 的定义[10,11]：肾脏结构或功能异常，持续时间>3 个月；CKD 的分期依据是 eGFR 和白蛋白尿的水平，而非之前单纯的 eGFR；把白蛋白尿纳入 CKD 分期的同时，对 CKD 患者的评估还包括尿检异常，特别是血尿；CKD 病因分析时依据患者有无系统性疾病和肾脏病变的部

表 1-1　2012 年 KDIGO-CKD 定义

肾脏损伤标志	（1）白蛋白尿（AER≥30 mg/24 h；ACR≥30 mg/g）； （2）尿沉渣异常； （3）肾小管相关病变； （4）组织学异常； （5）影像学所见结构异常； （6）肾移植病史
GFR 下降	GFR≤60 mL/(min·1.73 m²)（GFR 分期：G 3a~G 5 期）

注：AER，白蛋白排泄率；ACR，白蛋白与肌酐比值。

位来确定。

2012 年 KDIGO 指南重新定义了 CKD 的分期依据病因、eGFR 和尿白蛋白分期系统（CGA 系统）。提出 CKD 患者的预后与 eGFR 呈非线性相关，推荐结合 CKD 的病因、白蛋白尿、其他危险因素及合并症，以更好地判断预后，并制订了根据白蛋白尿及 eGFR 水平联合预测全因死亡率、心血管疾病死亡率、ESRD、急性肾损伤（acute kidney injury，AKI）、进展性肾病等预后的判断模型（图 1-1）。

2012 年 KDIGO-CKD 修订的意义在于：①进一步明确 CKD 定义和分期系统，引入新的分期系统及预后的判断模型；②根据 eGFR 和蛋白尿进行的危险分层不仅能更好地判断预后，而且使各期患病率呈现"金字塔"样疾病理想分布规律；③提出了较为翔实的 CKD 评估管理策略，为 CKD 临床实践的规范化和合理化创造了条件。

1.2 慢性肾脏病定义的具体化

1.2.1 病因

导致 CKD 的主要原因包括糖尿病、高血压、慢性肾小球肾炎、慢性肾盂肾炎、长期使用抗感染药物、自身免疫性疾病、多囊肾、奥尔波特综合征（Alport syndrome）、先天性畸形、AKI 等。CKD 的病因不同，因而发病机制、疾病的进程、治疗方法也完全不同。

1.2.2 白蛋白尿

肾脏损伤包括白蛋白尿、尿沉渣异常、肾小管异常导致的电解质紊乱、病理检查异常、影像学检查识

			持续白蛋白尿分级 描述与范围		
			A1	A2	A3
			正常至轻度升高	中度升高	重度升高
			<3 mg/mmol (<30 mg/g)	3~30 mg/mmol (30~300 mg/g)	>30 mg/mmol (>300 mg/g)
GFR分级[mL/(min·1.73 m^2)] 描述与范围	G1	正常或升高	≥90	低危	中危	高危
	G2	轻度降低	60~89	低危	中危	高危
	G3a	轻至中度降低	45~59	中危	高危	极高危
	G3b	中至重度降低	30~44	高危	极高危	极高危
	G4	重度降低	15~29	极高危	极高危	极高危
	G5	肾衰竭	<15	极高危	极高危	极高危

图 1-1 基于 GFR 与白蛋白尿分级判断 CKD 预后(KDIGO, 2012)

别的结构异常和肾移植等多方面。临床较为常规的判断指标为尿白蛋白异常。然而,白蛋白尿的出现与肾功能损伤并不完全平行[12],即可早于或晚于肾功能下降。例如:在伴有微量白蛋白尿的2型糖尿病患者中,GFR 起先正常,随后以每年 3～4 mL/min 的速率下降,即在糖尿病肾病(diabetic nephropathy, DN)患者中,可能首先表现为尿白蛋白增加;在高血压性肾硬化中,患者多可出现肾功能下降,而白蛋白尿等在早期并不多见。

1.2.3 肾功能异常的影响因素

(1) 血肌酐水平受诸多因素影响

①检测方法[贾菲(Jaffe)反应法或酶法]的干扰;②机体肌肉含量;③排泄途径:GFR 较低时肌酐部分可经肾外途径排泄;④饮食影响:煮熟的动物蛋白等[13-15]。

(2) 胱抑素 C 受诸多因素影响

胱抑素 C(cystatin C, CysC)是由有核细胞的管家基因编码的一种半胱氨酸蛋白酶抑制剂,可以由肾小球自由滤过,随后被近端小管重吸收并分解。与血清肌酐相比,CysC 的水平与肌肉含量无关。但仍受检测方法(颗粒增强投射免疫比浊法或颗粒增强散射免疫比浊法)、检测时间(CysC 检测结果会随时间发生漂移)、伴发疾病及用药[甲状腺功能异常、肥胖、炎症反应、吸烟、人类免疫缺陷病毒(HIV)携带者的病毒负荷量、大剂量类固醇激素治疗等]的影响。

(3) 其他

肾脏损伤标志物也可受除肾脏之外的因素影响,如血尿素氮(blood urea nitrogen, BUN)的浓度与产生受蛋白代谢的影响;可经肾小管分泌和重吸收;BUN 与血肌酐的比值升高可提示上消化道出血和肾前性肾功能损伤状态,也可见于接受糖皮质激素治疗或高蛋白饮食者。β_2 微球蛋白(β_2-microglobulin, B_2M)可被肾小管全部重吸收和代谢,除受肾功能影响之外,还受机体炎症状态的影响;在淋巴增生性疾病、肿瘤和感染等情况下,B_2M 的浓度可不依赖于 GFR 而升高。上述临床用于反映肾脏损伤的指标均可受到除肾功能之外的其他多种因素的影响,单独用于评估肾损伤,权威性较低。

(4) GFR 受多种因素影响

GFR 是目前评估肾脏功能最确切的指标,CKD 的定义与分期主要依据 GFR。影响 GFR 的因素如下[16-19]:①昼夜变异。GFR 值在健康人群中存在昼夜变异,即正常人不同时间所做的 GFR 可以存在较大变异。②年龄变异。GFR 值随年龄的增长出现生理性下降。正常情况下,GFR 大概每 10 年下降

10 mL/min。在 20～29 岁时 GFR 平均为 123 mL/(min·1.73 m²)，之后随着年龄的增长 GFR 持续下降，至 80～89 岁时 GFR 平均为 65 mL/(min·1.73 m²)。③直接测量方法的变异。如前所述，内源性标志物，如 BUN、血肌酐等均受多种病理、生理因素影响，因此，目前多采用外源性标志物测量 GFR。但不同的外源性标志物测量的敏感性存在一定的差异。④GFR 估算公式变异。目前大部分临床指南推荐使用以血清肌酐为基础的 CKD 流行病学（CKD epidemiology，CKD-EPI）公式和肾脏病饮食改良（modification of diet in renal disease，MDRD）公式计算成人 GFR，但两者均不适用于儿童和青少年。MDRD 公式需加入种族协同系数，对低风险人群可能不准确。2 个公式均高估了 70 岁以上人群的 GFR。值得注意的是，公式推导时多采用 CKD 患者的数值，且在以血肌酐为基础的公式中没有校正影响肌酐浓度的因素，如肥胖、食欲缺乏、肝硬化、HIV 感染、危重症、高滤状态等。

1.3 慢性肾脏病定义临床认识的要点

1.3.1 症状的隐匿性

某些以急性发病为典型特征的肾病，如各种 AKI、链球菌感染后肾小球肾炎等，它们的症状往往典型而严重，容易被肾科医师最先关注。大部分病因造成 CKD 的早期症状没有特异性；加之肾脏功能有强大的储备代偿能力，受损虽然已经明显，但未必出现相应的症状。此种隐匿性质常常为人们所忽视，导致许多患者就诊时肾脏损害已经持续很久。因此定期健康体检，特别是尿常规、血压等的检测对肾脏病的早期发现有十分现实的意义。

1.3.2 症状的突然性和代偿性

随着 GFR 的逐渐下降，血肌酐水平对应上升，但这种上升并不呈直线相关。如前所述，由于肾脏具备强大的储备功能，一定程度的肾小球损坏，血肌酐水平依然可以维持在正常范围。一般而言，GFR 下降达到 60% 时，血肌酐可能还在"正常上限"，容易被人忽视；GFR 下降达到 45% 时，血肌酐才超过或略超过"正常上限"；继续下降，则肌酐上升渐渐明显，GFR 下降达到 30% 时，血肌酐往往≥176.8 μmol/L（2 mg/dL）；继续下降，特别是 GFR≤20%，血肌酐快速上升，此时 GFR 仅仅继续改变 2～3 mL/min，血肌酐可以上升到 353.6～530.4 μmol/L（4～6 mg/dL）以上；一旦 GFR 继续下降，肌酐水平达到 707.2～884 μmol/L（8～10 mg/dL）甚至更高，将出现严重尿毒症的症状。

上述肾功能指标 GFR 与肌酐的变化反映了肾功能可代偿的过程。它给我们的提示如下：①不能低估血肌酐近乎正常，而肾脏损害可能已相当严重的事实；②CKD 到达一定阶段，肾脏功能虽可依靠代偿得到维持，但十分脆弱，此时如出现任何诱发肾功能减退的因素，即使是功能性的，如脱水、血压下降、应用肾脏损害的药物等，肾脏损害的临床表现就可以立刻出现。另一方面，CKD 患者出现肾功能急剧恶化，医务人员必须详细排查可能的诱发因素，尽早解除，此时患者肌酐可以暂时下降，从而避免严重尿毒症的出现。

1.3.3 白蛋白尿对预后的预测价值有异质性

一般来说，肾脏病的临床表现与病变程度及预后相平行。一项纳入 920 985 例成年人的社区队列研究发现[20]，在一定 eGFR 水平上，尿白蛋白水平可以预示 CKD 进展至 ESRD 的风险。然而，白蛋白尿对预后的预测价值具有较大的异质性。例如大量蛋白尿造成的严重水肿，既可以代表严重的肾小球病变，也可以仅仅是病变轻微的微小病变肾病所引起，两者预后完全不同。同样，少量蛋白尿、血尿，病变可能仅仅是系膜增生，但也可以是严重肾小球硬化，两者预后也完全不同。有鉴于此，在没有绝对禁忌证的前提下均应开展肾脏活检，肾脏病理在判断肾脏病的病因、严重程度、预后甚至治疗方面具有十分重要的作用。

1.3.4 CKD 进展伴发多种器官损害和代谢紊乱

如上所述，随着 GFR 下降，肾脏代偿及维持稳态的能力受损。到透析前，内环境紊乱达到极致，并发症显著增加。这些并发症包括：高血压、矿物质和骨代谢异常、肾性贫血、脂代谢紊乱、凝血功能紊乱、尿毒症性心包炎、胃肠道功能紊乱、尿毒症性神经病变和脑病、尿毒症睡眠障碍、性功能障碍、心理障碍、免疫系统紊乱及皮肤并发症等。因而，从 CKD 3 期开始，并发症的管理就变得越来越重要。

1.4 慢性肾脏病分期管理的策略

按照不同CKD分期,临床防治的策略有所不同(表1-2)。

表1-2 CKD分期和临床治疗方案

分期	描述	GFR[mL/(min·1.73 m²)]	方案
1期	GFR正常或增加	≥90	诊断或治疗并发症,延缓进展,减少心血管疾病患病风险
2期	GFR轻度下降	60~89	评估进展
3期	GFR中度下降	30~59	评估进展和治疗并发症
4期	GFR严重下降	15~29	准备肾脏替代治疗
5期	肾衰竭	<15(或透析)	肾脏替代治疗(尿毒症期)

1.4.1 CKD 1~2期

特异性不强,有无蛋白尿是关键,这在2型糖尿病伴有微量白蛋白尿的患者中尤为重要。这个阶段若能有效减少蛋白尿,将极大延缓CKD进展,减少心血管疾病(cardiovascular disease,CVD)患病风险。

1.4.2 CKD 3期

需要密切关注可能引起CKD进展的危险因素,治疗并发症。引起CKD进展的危险因素包括:CVD、蛋白尿、AKI、高血压、糖尿病、吸烟、家族史、长期使用非甾体抗炎药(NSAID)及泌尿系统梗阻等。

其中,AKI与CKD之间的相互关系近年来成为研究的热点[21,22]。一方面,AKI在CKD的发生和发展中具有重要作用,AKI如何过渡到CKD已有大量深入的机制研究;另一方面,也有许多研究发现CKD患者容易发生AKI,AKI程度更为严重且难以恢复。可能的机制有:①在分子水平,CKD时,肾脏组织中细胞信号转导发生显著变化,包括转化生长因子-β(transforming growth factor - β,TGF-β)、p53、低氧诱导因子(hypoxia inducible factor,HIF)系统等通路改变;②在细胞水平,造成线粒体功能障碍、氧化应激和自噬异常等;③在组织水平,出现慢性炎症和血管功能障碍。这些病理变化可能导致CKD患者对AKI的敏感性增高或无法恢复。对这些机制的探讨有望确定有效的治疗靶点,以降低CKD患者AKI的发生率,并促进肾脏修复,延缓慢性进程。

1.4.3 CKD 4~5期(CKD G4⁺)

关注和治疗心血管并发症。GFR<30 mL/(min·1.73 m²)的个体(CKD G4⁺),无论白蛋白尿何种水平都属于高危人群。CKD的各种并发症在这个阶段显著增加,而CVD则是导致CKD患者死亡最主要的原因。大多数患者CVD风险增加归因于非动脉粥样硬化性病变,如伴有舒张和/或收缩功能异常的左心室肥大、瓣膜疾病和动脉钙化,可表现为心律失常、心力衰竭(heart failure,HF)和猝死[23,24]。控制传统的CVD危险因素,如高血压、高脂血症等在CKD 1~3期的患者中可带来益处,而在CKD G4⁺期的患者中,除了控制血压、血脂外,其他非传统的危险因素,如高磷、成纤维细胞生长因子-23(fibroblast growth factor - 23,FGF-23)水平升高以及克老素(Klotho)代谢失调,都可能导致心肌和血管病变,深入探讨这方面的机制并开发新的治疗靶点必然会为CVD防控带来益处[25,26]。

为了更好地了解CKD G4⁺患者的预后,给治疗策略提供信息,KDIGO与CKD预后协会(CKD-PC)于2016年合作开展了全球队列研究的荟萃分析[24],主要目的是明确CKD G4⁺期患者肾脏替代治疗(renal replacement treatment,RRT)、CVD事件、死亡事件的预后。CVD事件主要聚焦于心力衰竭。CKD G4⁺患者的代谢异常、尿毒症毒素蓄积、交感神经系统(SNS)异常激活等都可造成心力衰竭的高发,而一旦发生心力衰竭,患者的死亡、住院事件都明显增加,这在年龄更大、心力衰竭更严重及GFR更低的CKD人群中尤为显著;心力衰竭的发生还和AKI及CKD进展密切相关[27,28]。

(1) 心力衰竭的定义、危险因素和诊断

心力衰竭是由于心脏充盈和/或泵出功能不足以满足系统需求所导致的综合征,是CKD G4⁺期患者最为常见的CVD。CKD G4⁺期患者存在2种类型的心力衰竭:①射血分数保留的心力衰竭(heart failure with preserved ejection fraction,HFpEF);②射血分数降低的心力衰竭（heart failure with reduced ejection fraction，HFrEF），其中HFpEF在CKD患者中更为常见。

心力衰竭的诊断具有一定的挑战性，需要结合症状、超声心动图中结构和/或功能异常综合判断。荟萃分析的结果提示，CKD患者并未常规开展超声心动图的检查，造成诊断不足；除此之外，心力衰竭的诊断尚需除外高容量的因素。

（2）心力衰竭的治疗和管理

治疗和管理CKD，尤其是CKD G4$^+$期患者的心力衰竭非常复杂。几乎所有的心力衰竭临床研究都排除了进展期的CKD患者，并且很少有成功改善HFpEF患者预后的方法。对一部分涉及中度CKD患者临床研究的事后分析提示：β受体阻滞剂和可植入的心脏复律除颤器的作用也不如无CKD的人群。此外，可能的高钾血症风险限制了CKD G4$^+$期患者肾素-血管紧张素-醛固酮系统（renin-angiotensin-aldosterone system，RAAS）抑制剂和盐皮质激素受体拮抗剂的使用。即使在透析的心力衰竭患者中RAAS抑制剂和β受体阻滞剂的使用率也非常低[29-32]。因此，需要对CKD G4$^+$期患者心力衰竭的药物、心脏设备的应用、透析方式的选择开展进一步的临床研究。

1.4.4 CKD 5期（围透析期）

围透析期合理治疗对于CKD患者具有重要的意义。2012年KDIGO-CKD分期管理的策略指出[33]，CKD患者存在以下表现：肾衰竭所致的症状或体征（浆膜炎、酸碱或电解质异常、瘙痒）、不能控制的容量状态或血压、营养状况逐渐恶化且饮食干预无效、认知障碍等是开始肾脏替代治疗（RRT）的时机，通常但不总是发生在GFR 5～10 mL/(min·1.73 m^2)。这就意味着不少进入CKD 5期的患者暂时还无须肾脏替代治疗，我们将这个时期称为围透析期。

围透析期的CKD患者肾脏储备功能已处于极限，患者往往已出现严重的营养不良、酸中毒、高钾血症等，此时任何诱因（如感染、容量负荷增加等）都会产生严重后果，患者的尿毒症症状完全暴露，需要"计划外透析"；另外，肾脏损害导致的肾外表现，特别是CVD并发症的表现（如致命的心律失常、心力衰竭等）甚至远比尿毒症本身严重，可以直接导致死亡。因此，这一时期的合理治疗对于降低CVD并发症的病死率，减少计划外透析，使患者平稳过渡至透析、改善长期预后都至关重要。

围透析期的治疗包括控制高血压、CVD、贫血、矿物质和骨代谢异常（CKD-MBD）、限制盐分和水分摄入，改善代谢性酸中毒和电解质紊乱，改善尿毒症症状等，其中CVD（尤其是心力衰竭）的治疗前文已有描述，在此重点强调贫血的治疗。

贫血是CKD最常见的并发症之一，随着CKD病程进展，贫血发生率逐渐升高，到CKD 4期时已达79.2%，CKD 5期时更高达90.2%[34]。CKD贫血的发生与肾脏促红细胞生成素（erythropoietin，EPO）生成细胞（REPC）表型变化，EPO生成减少；肾脏清除率下降及炎症等因素造成铁调素增加，铁吸收减少、利用障碍；肠黏膜屏障受损，叶酸和维生素B$_{12}$缺乏；尿毒症毒素或炎症直接抑制造血，引起红细胞寿命缩短；甲状旁腺功能亢进等造成红细胞破坏等因素有关[34,35]。贫血是CKD 4～5期患者ESRD进展的独立危险因素，增加CKD患者左心室肥厚的风险，与CKD患者心肌梗死、心力衰竭等相关，围透析期的血红蛋白（Hb）水平甚至与透析后12个月病死率增高有关[36,37]。因此，各大指南均推荐积极纠正贫血。目前临床上常用红细胞生成刺激剂（erythropoiesis stimulating agent，ESA）纠正贫血，然而多项临床研究（如NHCT、CHOIR、CREATE）均指出Hb靶目标更高以及为达到这一靶目标而使ESA剂量增加与心血管不良事件增加相关[38-42]；超生理剂量的ESA对表达EPO受体的其他细胞类型（包括内皮细胞等）具有脱靶效应，与高血压的发生、血栓形成具有相关性；也有报道ESA与诱导肿瘤进展相关。ESA治疗的局限性迫切需要从CKD贫血机制的角度来开发新的靶向药物。

从能量代谢的角度来看，围透析期患者由于贫血、尿毒症毒素、神经/体液反应、免疫炎症反应等因素使全身各脏器（包括肾脏本身）处于绝对或相对缺氧状态，而此时由于细胞信号相互传递和反馈异常，HIF系统代偿性启动不足、作用不良或过度淬灭，使低氧情况及其后果广泛存在。应用药物在低氧情况下稳定HIF系统，有望从能量代谢的角度全面改善贫血和缺氧。

HIF稳定剂主要是指脯氨酰羟化酶（prolyl hydroxylase domain enzyme，PHD）抑制剂，通过与包含铁的激活位点结合，抑制2-氧代戊二酸（2OG）共底物，进而抑制PHD催化活性。HIF稳定剂可维持血浆 EPO 浓度在一个相对的生理学范畴,可以避免大剂量静脉给药造成 EPO 过量,减少心血管事件的发生,同时可以增加铁的吸收和利用,减少静脉铁剂的使用。该药物可以通过口服给药,大大提高患者的依从性。以罗沙司他为代表的此类药物的上市为 CKD 贫血,尤其是围透析期贫血的治疗带来里程碑式的突破,相信必将获得良好的结果[35,43,44]。

1.4.5 ESRD 透析初始期

关注 CVD,降低死亡风险,基于多国透析登记系统和队列研究提供了透析初始期患者死亡风险的数据[45-47]。结果发现:ESRD 患者在透析初始的前 4 个月病死率最高,而在随后的几个月内下降。DOPPS 队列中,各个国家的数据都呈现这一特点,并且≥65 岁的患者与年轻患者相比,透析初始期和晚期病死率之间的差异更为明显;透析初始期 CVD 事件的发生率要高得多。

这一现象和多种机制有关:ESRD 患者内环境紊乱,在透析过程中剧烈变化,包括代谢性酸中毒过快纠正;大量钾进出细胞内外,在已有严重病变的心脏可以导致各种心律失常;透析过程中钠浓度的剧烈改变以及容量改变等因素导致的透析低血压。这些因素都会导致 CVD 的高发,严重时危及生命。

透析本身对心脏结构及功能的影响目前尚无定论。在 CRIC 研究[48]中,开始替代治疗后平均左心室质量指数没有变化,但左心室射血分数有轻度及统计学意义的下降。CASCADE 研究[49]检查了 CKD G3+期患者的超声心动图,发现左心室质量指数和左心房容量均在一年之内增加;而左心室射血分数的变化没有统计学意义。在 IDEAL[50]试验中,间隔 12 个月超声心动图检查显示透析开始后左心室质量指数、左心房直径、舒张功能障碍或左心室射血分数均无变化。同样,血管通路与 CVD 的发生也无定论。小样本的研究或病例报告表明,动静脉内瘘可能导致高输出性心力衰竭。有小样本研究发现,建立动静脉内瘘可加剧右心室肥大和肺动脉高压,并与右心室扩张和重塑有关,增加发生心力衰竭的风险。另一方面,其他研究发现建立通路后肾脏功能得以保持稳定。

无论如何,在初始透析治疗期,患者因为内环境的急剧改变等因素,病死率增高,应引起临床医师的密切关注,需要我们合理选择透析模式和参数,平稳改善内环境,减少 CVD 的发生,降低死亡率。

(尤 莉 林善锬)

参考文献

1. HSU C Y, CHERTOW G M. Chronic renal confusion: insufficiency, failure, dysfunction, or disease[J]. Am J Kidney Dis, 2000, 36(2): 415-418.
2. NATIONAL KIDNEY FOUNDATION. KDOQI clinical practice guidelines for chronic kidney disease: evaluation, classification, and stratification[J]. Am J Kidney Dis, 2002, 39(2 Suppl 1): S1-S266.
3. LEVEY A S, de JONG P E, CORESH J, et al. The definition, classification, and prognosis of chronic kidney disease: a KDIGO controversies conference report[J]. Kidney Int, 2011, 80(1): 17-28.
4. SNYDER J J, FOLEY R N, COLLINS A J, et al. Prevalence of CKD in the United States: a sensitivity analysis using the National Health and Nutrition Examination Survey (NHANES) 1999-2004[J]. Am J Kidney Dis, 2009, 53(2): 218-228.
5. CHEN N, WANG W, HUANG Y, et al. Community-based study on CKD subjects and the associated risk factors[J]. Nephrol Dial Transplant, 2009, 24(7): 2117-2123.
6. ZHANG L X, ZHANG P WANG F, et al. Prevalence and factors associated with CKD: a population study from Beijing[J]. Am J Kidney Dis, 2008, 51(3): 373-384.
7. ZHANG L X, WANG F, WANG L, et al. Prevalence of chronic kidney disease in China: a cross-sectional survey[J]. Lancet, 2012, 379(9818): 815-822.
8. CORESH J, SELVIN E, STEVENS L A, et al. Prevalence of chronic kidney disease in the United States[J]. JAMA, 2007, 298(17): 2038-2047.
9. WETZELS J F, KIEMENEY L A, SWINKELS D W, et al. Age-and gender-specific reference values of estimated GFR in caucasians: the nijmegen biomedical study[J]. Kidney Int, 2007, 72(5): 632-637.
10. INKER L A, ASTOR B C, FOX C H, et al. KDOQI US commentary on the 2012 KDIGO clinical practice guideline for the evaluation and management of CKD[J]. Am J Kidney Dis, 2014, 63(5): 713-735.
11. MORENO J A, MARTÍN-CLEARY C, GUJIÉRREZ E, et al. Haematuria: the forgotten CKD factor[J]. Nephrol Dial Transplant, 2012, 27(1): 28-34.
12. GAEDE P, TARNOW L, VEDEL P, et al. Remission to normoalbuminuria during multifactorial treatment pre-

serves kidney function in patients with type 2 diabetes and microalbuminuria[J]. Nephrol Dial Transplant, 2004,19(11):2784-2788.

13. COBBAERT C M, BAADENHUIJSEN H, WEYKAMP C W, et al. Prime time for enzymatic creatinine methods in pediatrics[J]. Clin Chem, 2009,55(3):549-558.

14. MYERS G L, MILLER W G, CORESH J, et al. Recommendations for improving serum creatinine measurement: a report from the laboratory working group of the national kidney disease education program [J]. Clin Chem, 2006,52(1):5-18.

15. RULE A D, BAILEY K R, SCHWARTZ G L, et al. For estimating creatinine clearance measuring muscle mass gives better results than those based on demographics [J]. Kidney Int, 2009,75(10):1071-1078.

16. KOOPMAN M G, KOOMEN G C, KREDIET R T, et al. Circadian rhythm of glomerular filtration rate in normal individuals[J]. Clin Sci, 1989,77(1):105-111.

17. DAVIES D F, SHOCK N W. Age changes in glomerular filtration rate, effective renal plasma flow, and tubular excretory capacity in adult males[J]. J Clin Invest, 1950,29(5):496-507.

18. XIROUCHAKIS E, MARELLI L, CHOLONGITAS E, et al. Comparison of cystatin C and creatinine-based glomerular filtration rate formulas with 51Cr-EDTA clearance in patients with cirrhosis[J]. Clin J Am Soc Nephrol, 2011,6(1):84-92.

19. SCHAEFFNER E S, EBERT N, DELANAYE P, et al. Two novel equations to estimate kidney function in persons aged 70 years or older[J]. Ann Intern Med, 2012,157(7):471-481.

20. HEMMELGARN B R, MANNS B J, LLOYD A, et al. Relation between kidney function, proteinuria, and adverse outcomes[J]. JAMA, 2010,303(5):423-429.

21. JAMES M T, HEMMELGARN B R, WIEBE N, et al. Glomerular filtration rate, proteinuria, and the incidence and consequences of acute kidney injury: a cohort study [J]. Lancet, 2010,376(9758):2096-2103.

22. HE L, WEI Q, LIU J, et al. AKI on CKD: heightened injury, suppressed repair, and the underlying mechanisms[J]. Kidney Int, 2017,92(5):1071-1083.

23. KOTTGEN A, GRAMS M E, LOEHR L R, et al. Reduced kidney function as a risk factor for incident heart failure: the atherosclerosis risk in communities (ARIC) study[J]. J Am Soc Nephrol, 2007,18(4):1307-1315.

24. BANSAL N, KATZ R, ROBINSON-COHEN C, et al. Absolute rates of heart failure, coronary heart disease, and stroke in chronic kidney disease: an analysis of 3 community-based cohort studies [J]. JAMA Cardiol, 2017,2(3):314-318.

25. YANCY C W, JESSUP M, BOZKURT B, et al. 2013 ACCF/AHA guideline for the management of heart failure: a report of the American college of cardiology foundation/American heart association task force on practice guidelines[J]. J Am Coll Cardiol, 2013,62(16): e147-e239.

26. KENDRICK J, CHEUNG A K, KANFMAN J S, et al. FGF-23 associates with death, cardiovascular events, and initiation of chronic dialysis[J]. J Am Soc Nephrol, 2011,22(10):1913-1922.

27. BANSAL N, McCULLOCH C E, LIN F, et al. Different components of blood pressure are associated with increased risk of atherosclerotic cardiovascular disease versus heart failure in advanced chronic kidney disease [J]. Kidney Int, 2016,90(6):1348-1356.

28. DUBIN R F, DEO R, ANDERSON A H, et al. Associations of conventional echocardiographic measures with incident heart failure and mortality: the chronic renal insufficiency cohort[J]. Clin J Am Soc Nephrol, 2017,12(1):60-68.

29. RONKSLEY P E, HEMMELGARN B R, MANNS B J, et al. Potentially preventable hospitalization among patients with CKD and high inpatient use[J]. Clin J Am Soc Nephrol, 2016,11(11):2022-2031.

30. SUD M, TANGRI N, PINTILIE M, et al. Risk of end-stage renal disease and death after cardiovascular events in chronic kidney disease[J]. Circulation, 2014,130(6): 458-465.

31. PUN P H, AL-KHATIB S M, HAN J Y, et al. Implantable cardioverter-defibrillators for primary prevention of sudden cardiac death in CKD: a meta-analysis of patient-level data from 3 randomized trials[J]. Am J Kidney Dis, 2014,64(1):32-39.

32. CHANG T I, ZHENG Y, MONTEZ-RATH M E, et al. Antihypertensive medication use in older patients transitioning from chronic kidney disease to end-stage renal disease on dialysis[J]. Clin J Am Soc Nephrol, 2016,11(8):1401-1412.

33. FOLEY R N, COLLINS A J. The USRDS: what you need to know about what it can and can't tell us about ESRD[J]. Clin J Am Soc Nephrol, 2013, 8(5): 845-851.

34. LI Y, WANG W M, WANG W M, et al. Prevalence, awareness, and treatment of anemia in Chinese patients

with nondialysis chronic kidney disease: first multicenter, cross-sectional study[J]. Medicine, 2016, 95(24): e3872.

35. SCHÖDEL J, RATCLIFFE P J. Mechanisms of hypoxia signalling: new implications for nephrology[J]. Nat Rev Nephrol, 2019, 15(10): 641-659.

36. LEVIN A, THOMPSON C R, ETHIER J, et al. Left ventricular mass index increase in early renal disease: impact of decline in hemoglobin[J]. Am J Kidney Dis, 1999, 34(1): 125-134.

37. KLEINE C-E, SOOHOO M, RANASINGHE O N, et al. Association of pre-end-stage renal disease hemoglobin with early dialysis outcomes[J]. Am J Nephrol, 2018, 47(5): 333-342.

38. BESARAB A, BOLTON W K, BROWNE J K, et al. The effects of normal as compared with low hematocrit values in patients with cardiac disease who are receiving hemodialysis and epoetin[J]. N Engl J Med, 1998, 339(9): 584-590.

39. DRÜEKE T B, LOCATELLI F, CLYNE N, et al. Correction of anemia with epoetin alfa in chronic kidney disease[J]. N Engl J Med, 2006, 355(20): 2085-2098.

40. DRÜEKE T B, LOCATELLI F, CLYNE N, et al. Normalization of hemoglobin level in patients with chronic kidney disease and anemia[J]. N Engl J Med, 2006, 355(20): 2071-2084.

41. FISHBANE S, BESARAB A. Mechanism of increased mortality risk with erythropoietin treatment to higher hemoglobin targets[J]. Clin J Am Soc Nephrol, 2007, 2(6): 1274-1282.

42. CORWIN H L, GETTINGER A, FABIAN T C, et al. Efficacy and safety of epoetin alfa in critically Ill patients [J]. N Engl J Med, 2007, 357(10): 965-976.

43. CHEN N, HAO C, PENG X, et al. Roxadustat for anemia in patients with kidney disease not receiving dialysis[J]. N Engl J Med, 2019, 381(11): 1001-1010.

44. CHEN N, HAO C, LIU B C, et al. Roxadustat treatment for anemia in patients undergoing long-term dialysis[J]. N Engl J Med, 2019, 381(11): 1011-1022.

45. SARAN R, LI Y, ROBINSON B, et al. US renal data system 2014 annual data report: epidemiology of kidney disease in the United States[J]. Am J Kidney Dis, 2015, 66(1 Suppl 1): Svii, S1-S305.

46. EVANS R, CASKEY F, FLUCK R, et al. UK renal registry 18th annual report: chapter 12 epidemiology of reported infections amongst patients receiving dialysis for established renal failure in England 2013 to 2014: a joint report from public health england and the UK renal registry[J]. Nephron, 2016, 132 (Suppl 1): 279-288.

47. ECKARDT K-U, GILLESPIE I A, KRONENBERG F, et al. High cardiovascular event rates occur within the first weeks of starting hemodialysis[J]. Kidney Int, 2015, 88(5): 1117-1125.

48. BANSAL N, KEANE M, PELAFONTAINE P, et al. A longitudinal study of left ventricular function and structure from CKD to ESRD: the CRIC study[J]. Clin J Am Soc Nephrol, 2013, 8(3): 355-362.

49. CAI Q Z, LU X Z, LU Y, et al. Longitudinal changes of cardiac structure and function in CKD (CASCADE study) [J]. J Am Soc Nephrol, 2014, 25(7): 1599-1608.

50. WHALLEY G A, MARWICK T H, DOUGHTY R N, et al. Effect of early initiation of dialysis on cardiac structure and function: results from the echo substudy of the IDEAL trial[J]. Am J Kidney Dis, 2013, 61(2): 262-270.

2 全面了解及延缓慢性肾脏病

2.1　慢性肾脏病的危险因素
2.2　延缓慢性肾脏病进展的治疗方法
　　2.2.1　控制血压
　　2.2.2　控制蛋白质摄入
　　2.2.3　血脂管理
　　2.2.4　血糖管理
　　2.2.5　降尿酸治疗
　　2.2.6　碱性药物治疗
　　2.2.7　低盐饮食
2.2.8　控制血磷
2.3　新兴治疗方法
　　2.3.1　内皮素受体拮抗剂
　　2.3.2　抗纤维化治疗
　　2.3.3　抗炎制剂
　　2.3.4　钠-葡萄糖耦联转运体2抑制剂
　　2.3.5　再生医学
2.4　总结与展望

慢性肾脏病(CKD)具有患病率高、知晓率低、预后差和医疗费用高等特点，影响着全世界7%~12%的人口[1]，是严重威胁人类健康的常见疾病。近年来，随着我国人口老龄化，高血压、糖尿病等疾病的发病率增加，CKD的发病率也逐年上升。CKD在早期如未及时干预，将持续性进展至终末期肾病(ESRD)，最终需行肾脏替代治疗，同时还增加了心血管并发症的风险，导致病死率的大幅上升。因此，明确CKD的诊断及分期，了解影响其进展的危险因素，并基于循证医学依据进行规避和干预，对延缓CKD进展、减少ESRD的发生率、改善预后具有重要意义。本章着重介绍CKD的危险因素及其干预措施。

2.1　慢性肾脏病的危险因素

CKD的危险因素包括临床、社会人口及遗传因素[2](表2-1)。临床因素中最常见的潜在疾病是糖尿病和高血压。在糖尿病患者中，CKD患病率为30%~40%，而未经治疗的糖尿病肾病(DN)肾小球滤过率(GFR)下降速度每年高达10 mL/(min·1.73 m²)。在中低收入国家，感染性疾病、自身免疫性疾病和肾毒性药物使用等相关危险因素也是临床不可忽视的一部分[3]。多种社会人口因素会增加CKD进展的风险，包括年龄(老年)、种族(非白种人)、性别(男性)[4,5]。此外，遗传因素也与CKD进展有关。

表2-1　CKD的临床、社会人口学和遗传危险因素

临床因素
糖尿病
高血压
自身免疫性疾病
感染[如人类免疫缺陷病毒(HIV)、乙型肝炎病毒、丙型肝炎病毒]
肾毒性药物(如非甾体抗炎药、质子泵抑制剂)
反复尿路感染
肾结石
尿路梗阻
恶性肿瘤
肥胖
急性肾损伤
低出生体重儿或胎儿成熟障碍，导致出生时肾脏过小
吸烟
静脉使用毒品
肾脏病家族史

2. 全面了解及延缓慢性肾脏病

续 表

社会人口因素
  年龄
  种族
  性别
遗传因素
  多囊肾
  奥尔波特(Alport)综合征
  法布里(Fabry)病
  足细胞病
  先天性肾脏或泌尿道异常
  其他家族原因

积极干预上述多种危险因素有助于延缓CKD的进展。然而遗传因素仍有很大的研究空间。与此相比,CKD发展相关的危险因素,如高血压、代谢因素及蛋白尿等更值得重视。

2.2 延缓慢性肾脏病进展的治疗方法

CKD治疗的主要目的是减缓其进展,预防心血管疾病及其他并发症的发生,提高患者生存率和生活质量。目前循证医学依据证实的有效治疗方法,以及一些新兴治疗的临床价值仍待进一步检验(表2-2)。

表2-2 延缓CKD进展的推荐措施

已有治疗方法
  控制血压
  拮抗肾素-血管紧张素-醛固酮系统(RAAS)
  控制蛋白质摄入
  调节代谢因素(控制血脂、血糖、尿酸)
  碱性药物治疗
  低盐饮食
  控制血磷
新兴治疗方法
  内皮素受体拮抗剂
  抗纤维化治疗
  抗炎制剂
  钠-葡萄糖耦联转运体2(SGLT2)抑制剂
  再生医学

2.2.1 控制血压

高血压在CKD患者中很常见,是这些患者预后不良的一个很强的危险因素[6]。据报道,CKD患者的高血压患病率远高于非CKD患者[7]。适当的血压控制既可减缓CKD的进展,也可降低发生重大心血管事件的风险[8-10]。

(1) 血压靶目标

在不增加不良事件(包括AKI)风险的同时,延缓肾脏进展的最佳目标血压值目前尚有争论。事实上,近几年发布了多种来自不同组织的一些指南,但基于不同的证据,每个指南推荐的目标血压值并不完全相同。

2012年,改善全球肾脏病预后组织(KDIGO)[8]推荐对于糖尿病或非糖尿病合并CKD患者,如白蛋白与肌酐比值(ACR)<30 mg/g,血压应控制在140/90 mmHg以下,而对于ACR>30 mg/g的患者,血压应控制在130/80 mmHg以下。2014年,鉴于肾脏病饮食改良(MDRD)研究[11]、非裔美国人肾病和高血压研究(AASK)[12]等大型随机对照试验(RCT)的依据,美国成人高血压管理指南(JNC 8)[13]认为,在年龄≥18岁的CKD患者中,血压目标值应<140/90 mmHg,更低目标值无益于延缓肾病进展。JNC 8发布后,收缩压(SBP)干预实验(SPRINT)等多个RCT[14-16]相继公布结果,极大地影响了后续的指南。SPRINT试验随机将50周岁以上,具有至少1项心血管疾病和慢性肾病危险因素的患者分为强化降压组(SBP<120 mmHg)和标准降压组(SBP<140 mmHg)。对CKD队列的这一亚组分析显示,与标准降压相比,强化降压组对复合肾脏终点(GFR下降≥50%、进展至ESRD)发生率并无影响(图2-1、图2-2),但年龄≥75岁人群且估算肾小球滤过率(eGFR)<60 mL/(min·1.73 m^2)的参与者中,强化降压可降低主要心血管事件及全因死亡率。2017年美国心脏协会(AHA)[17]提出对于合并有高血压和CKD的患者应当治疗,使血压<130/80 mmHg。此外,欧洲心脏病学会/欧洲高血压学会(ESC/ESH)[18]在2018年发布了指南,建议CKD患者推荐血压目标值为<140/90 mmHg,在能耐受的基础上可降至130/80 mmHg。回顾目前的研究结果,随着血压控制的加强,心血管事件和病死率有所降低,并可能伴随着肾脏的益处,尽管缺乏有关肾脏影响的长期数据。同时,强化降压对延缓蛋白尿进展方面优于标准降压。然而,更低的血压目标值并不适用于所有CKD患者,还应综合考虑年龄、耐受性及合并症等相关因素[19],给予个体化血压管理。

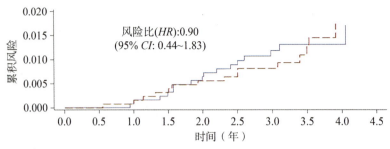

图2-1　SPRINT试验中2组的肾脏结局

肾脏结局定义为GFR下降≥50%或进展至ESRD,虚线表示强化组,实线表示标准组。

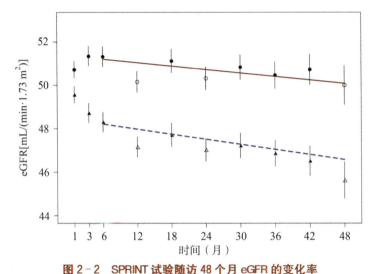

图2-2　SPRINT试验随访48个月eGFR的变化率

强化组eGFR为20.47 mL/(min·1.73 m^2),标准组为20.32 mL/(min·1.73 m^2),无显著性差异(虚线和三角形代表强化组,实线和圆圈代表标准组)。

(2) 肾素-血管紧张素系统抑制剂

目前大量证据表明[20—22],肾素-血管紧张素系统 (renin-angiotensin system, RAS) 抑制剂,包括血管紧张素转换酶抑制剂 (angiotensin converting enzyme inhibitor, ACEI) 和血管紧张素受体阻滞剂 (angiotensin receptor blocker, ARB) 可延缓CKD的进展,并降低心血管事件的风险。ACEI和ARB类药物可通过抑制血管紧张素Ⅱ (angiotensin Ⅱ, AngⅡ) 的作用,扩张出球小动脉,改善肾小球内高压、高灌注和高滤过,增加肾血流量,延缓肾损害。路易斯 (Lewis) 等[23]的研究将479例1型糖尿病相关的CKD患者随机分配至卡托普利组或安慰剂组,结果提示卡托普利组可使死亡、透析或移植的终点风险降低50%,且独立于其降压效应。大规模临床试验RENAAL研究[24]在2型糖尿病患者中评估氯沙坦的肾脏保护作用,提示与安慰剂组相比,氯沙坦组尿蛋白排泄率明显减少,复合终点 (肌酐加倍、ESRD或死亡) 的发生危险显著降低。在患有CKD的非糖尿病人群的研究中表明,ACEI具有相似的作用。REIN研究[25]对352例慢性非糖尿病性肾病患者进行了前瞻性、双盲试验,发现在相同的血压控制下ACEI减少蛋白尿、限制GFR下降的作用均优于常规治疗。然而,在晚期CKD患者[eGFR<30 mL/(min·1.73 m^2)]中使用肾素-血管紧张素-醛固酮系统 (RAAS) 抑制剂,可能增加高钾血症的风险,甚至加速疾病进展[26]。最近,美国肾脏基金会的肾脏病生存治疗工作组 (NKF-KDOQI) 提出ACEI或ARB单药治疗似乎对晚期非糖尿病性

CKD 伴蛋白尿的患者有益,而在反复 AKI 发作或低血压情况下应考虑停用 RAS 抑制剂[27]。尽管在早期 CKD 患者中开始 ACEI 或 ARB 治疗后,血清肌酐水平最多增加 30% 被认为是可以接受的,但是在使用 RAS 抑制剂后 12 周内 eGFR 急剧下降>20%,则需考虑停药。同时,对于 RAS 阻断治疗出现的高血钾风险,新型口服钾结合剂帕替罗默(patiromer)和环硅酸锆钠展现出良好的降钾疗效和安全性[28]。

(3) ACEI 与 ARB 类药物的联合应用

ACEI 与 ARB 联用,在 CKD 的治疗中曾一度被寄予厚望。这个方案在理论上具有一定合理性,但是否可以进一步改善肾脏结局,目前尚无定论。日本的一项研究提示,与单一疗法相比,联合治疗可安全地延缓非糖尿病肾病(non-diabetic kidney disease, NDKD)的进展[29]。帕尔默(Palmer)等对 153 个临床试验进行荟萃分析,主要包括 43 256 例合并 2 型糖尿病和慢性肾脏病的患者,研究发现使用 ARB 和 ACEI 联合方案能够显著降低 ESRD 患病率,且未显著增加高钾血症和 AKI 的发生率[30]。然而,另一部分试验并不支持这一观点。ONTARGET[31] 试验纳入 25 620 例 55 岁及以上动脉粥样硬化性疾病或糖尿病合并器官损害的患者,随机分配雷米普利、替米沙坦或 2 种药物联合用药,中位随访 56 个月,结果显示联合疗法比单一治疗能在更大程度上减少蛋白尿,但增加了肾脏不良结局(透析、血清肌酐加倍和死亡)的风险。一项荟萃分析发现联合 RAAS 阻断疗法与单药治疗相比,未发现额外肾脏的益处,反而高钾血症及低血压的发生率增加[32]。目前,尚无指南推荐 ACEI 与 ARB 联合治疗用于 CKD 的管理,对于其临床获益仍需深入研究。

(4) 醛固酮拮抗剂治疗

多项研究表明,醛固酮拮抗剂如螺内酯和依普利酮,能显著减少已用 ACEI 和/或 ARB 治疗的 CKD 患者的蛋白尿[33—35]。加藤(Kato)等[36] 评估了螺内酯对 52 例接受 ACEI 或 ARB 治疗的 2 型糖尿病患者的疗效。患者每日接受一次 25 mg 螺内酯的附加治疗,并与对照组进行为期 8 周的比较,发现使用螺内酯在 8 周时尿蛋白减少了 33%。与对照组相比,螺内酯组的血压及 eGFR 均有所降低。当通过对收缩压和 eGFR 进行调整时,螺内酯治疗在线性混合模型中仍显示出降低蛋白尿的显著效果。波士比(Boesby)等[37] 评价了依普利酮对非糖尿病性 CKD 患者的短期抗蛋白尿作用及安全性,发现其可以降低尿蛋白排泄率,同时也导致肌酐清除率的轻微下降及平均血钾值的小幅度上升。一项对 46 例具有高血压的 CKD 2~3 期患者的研究发现,将醛固酮拮抗剂添加到包括 RAS 抑制剂和适当剂量利尿剂的三联降压方案中,可以有效地实现降压目标,但存在高钾血症的风险。为安全起见,在血清钾>4.5 mmol/L 的晚期肾脏病患者中使用醛固酮阻滞剂进行血压控制时,应谨慎行事[38]。

2.2.2 控制蛋白质摄入

长期以来,低蛋白饮食以防止 CKD 进展的理念受到了广泛关注。MDRD 研究[11] 评估了 840 例患者的蛋白质摄入水平,平均随访时间为 2.2 年。结果发现低蛋白质饮食[0.58 g/(kg·d)]与正常蛋白质摄入[1.3 g/(kg·d)]相比,在最初 4 个月内前者 GFR 下降较快,第 4~36 个月前者 GFR 下降比后者减慢 28%。而极低蛋白质饮食[0.28 g/(kg·d)]与低蛋白质饮食对肾功能变化的影响并无显著差异。不过 2 种蛋白质限制水平在每日尿蛋白量>3 g 的亚组中似乎都有益处。另有一些研究表明[39,40],低蛋白质饮食可以减少尿蛋白,延缓 GFR 的下降速率,降低发生 ESRD 或死亡的相对风险。而严重的蛋白质限制可能导致生长迟缓和血清白蛋白水平降低,适当补充必需氨基酸可纠正这些异常,达到更好的肾脏保护作用[41,42]。一项纳入 17 个 RCT、1 459 例参与者的荟萃分析[43] 发现,在低蛋白质饮食的基础上补充酮酸类似物可有效改善肾脏终点,包括保护 eGFR、减少蛋白尿、降低血清磷酸盐和甲状旁腺激素(PTH)水平,而不会导致营养不良。

饮食蛋白质的摄入类型对肾脏病的进展也很重要。一项对 63 257 例平均体重指数(BMI)为 23 的中国成年人进行了为期 15 年的肾脏病转归研究发现,较高的红肉摄入量与 ESRD 风险呈剂量依赖性强相关[44];与由红肉等蛋白质构成的饮食方式相比,食用鱼类、蔬菜、大豆等可能与较低的 CKD 风险相关[45,46]。KDIGO 指南[47] 建议 CKD 患者低蛋白质饮食,若 GFR<30 mL/(min·1.73 m^2),推荐摄入蛋白质量低至 0.8 g/(kg·d),同时应避免营养不良。

2.2.3 血脂管理

CKD 患者心血管事件发病率和病死率较高[48]。

有数据表明,他汀类药物可以降低CKD患者心血管疾病(CVD)的风险,但其对肾功能的保护作用仍存在争议[49,50]。SHARP试验是一项关于联合降脂药(20 mg/d辛伐他汀+10 mg/d依折麦布)与安慰剂治疗效果的大型前瞻性研究,结果显示他汀类药物加依折麦布的联合治疗显著减少了CKD患者心血管事件的发生率,但对肾功能的进展无明显获益[50]。与此不同的是,一项纳入88 523例参与者的荟萃分析发现,他汀类药物可以延缓CKD患者GFR的下降速度,并减慢蛋白尿的进展[51]。考虑到CKD本身即是心血管疾病的主要危险因素,KDIGO指南提出,不管血脂水平如何,对于年龄≥50岁,所有尚未接受维持性透析治疗或肾移植的CKD患者,建议使用他汀类或他汀类联合依折麦布药物进行调脂治疗[52]。

2.2.4 血糖管理

糖尿病和CKD是心血管事件和进展至ESRD的独立危险因素[53,54]。因此,合并这2种疾病的患者不良事件的风险极高,而多项研究证实强化控制血糖可减少蛋白尿,延缓肾脏病的进展[55,56]。舒拉(Shurraw)等[57]研究纳入23 296例患有糖尿病和CKD 3~4期的成年人,平均随访46个月。在CKD 3期的队列中观察到与糖化血红蛋白(HbA1c)<7%相比,HbA1c水平在7%~9%和>9%的患者,肾衰竭的风险分别增加了22%和152%;而在CKD 4期的患者中,相应风险分别增加3%和13%。糖尿病控制和并发症试验(DCCT)研究了1型糖尿病患者血糖控制与并发症的关系,结果提示强化治疗组(HbA1c中位值为7%)的蛋白尿发生率显著低于常规治疗组(HbA1c中位值为9%)[56]。糖尿病干预和并发症的流行病学(DCCT-EDIC)研究在DCCT结束后继续随访8年,发现了强化治疗对肾功能进展及心血管疾病具有长期有益影响[58]。值得注意的是,HbA1c<6.5%可能与病死率增加有关[57]。因此,2012年KDOQI指南推荐CKD患者HbA1c目标值为7%,但对于预期寿命不长的严重合并症患者,HbA1c目标值应≥7.0%[59]。

2.2.5 降尿酸治疗

高尿酸血症普遍存在于CKD患者中,研究表明其与激活RAAS系统,引发炎症反应,介导内皮细胞损伤,诱发肾小球血管病变相关[60—63]。利维(Levy)等对高尿酸血症患者的大型队列研究中,以GFR下降≥30%、透析或GFR≤15 mL/(min·1.73 m²)为观察终点,平均随访36个月后发现,经治疗后血尿酸<357 μmol/L(6 mg/dl)的患者其终点事件风险减少了37%[64]。在一项CKD 2~4期合并高尿酸血症患者的研究中,随机予以别嘌醇300 mg/d或普通治疗,发现别嘌醇治疗组肌酐清除率、血清碳酸氢盐水平及内皮细胞功能较对照组显著升高[65]。一项包括12个随机对照实验、832例CKD患者的荟萃分析提示,使用别嘌醇降尿酸治疗可以降低肾功能恶化、ESRD或死亡的风险[66]。莫梅尼(Momeni)等证实别嘌醇还能降低DN患者的尿蛋白,从而进一步保护肾脏[67]。另一种黄嘌呤氧化酶抑制剂,即非布司他,亦被部分学者证实其降尿酸的作用与eGFR增加和蛋白尿减少趋势有关[68],可用于无法耐受别嘌醇治疗的患者。不论是别嘌醇或非布司他,在降低尿酸的同时具有抗氧化应激的作用[69,70],因此对于无抗氧化作用的降尿酸药物是否具有肾脏保护作用仍需进一步的临床试验证实。

2.2.6 碱性药物治疗

代谢性酸中毒是CKD患者常见的并发症。在对慢性肾功能不全队列的观察性研究中发现血清碳酸氢盐水平每升高1 mmol/L,肾终点(ESRD或eGFR下降50%)发生的风险降低3%,提示血清碳酸氢盐是CKD进展的独立预测因子[71,72]。动物实验表明,给5/6肾切除合并代谢性酸中毒的大鼠补充碱剂可降低肾组织内皮素、血管紧张素Ⅱ和醛固酮的含量,延缓肾脏病的进展[73,74]。研究者将134例CKD 3~4期合并酸中毒的患者随机分为碳酸氢钠治疗组和对照组,随2年后与对照组相比,发现碳酸氢钠治疗组的肌酐清除率下降较慢,进展至ESRD的风险明显降低[75]。郑(Jeong)等探讨了口服碳酸氢钠对晚期CKD患者肾功能及营养指标的影响,证实补碱治疗可以减慢CKD 4期肾功能下降的速度,改善ESRD患者的营养指标[76]。另一项研究将89例高血压肾病伴酸中毒的患者分为2组,一组接受柠檬酸钠[3 mmol/(kg·d)]治疗,另一组未服用作为对照组,2年后柠檬酸钠治疗组尿内皮素-1(ET-1)排泄量和肾小管间质损伤的标志物均显著降低,且GFR下降的速度明显减慢。因此,纠正CKD患者的酸中毒具有一定的肾脏保护作用。值得注意的是,即使血清碳酸氢根在正常低值的CKD

患者中,碱治疗也可以延缓 CKD 的进展[77]。

2.2.7 低盐饮食

高盐饮食可限制 RAS 抑制剂在 CKD 患者中的降压和降尿蛋白作用,是肾功能进展的重要预测因子。研究证实,在接受 ACEI 的非糖尿病 CKD 患者中,尿钠/肌酐排泄量每增加 100 mmol/g,ESRD 风险增加 1.61 倍,且与血压作用无关[78]。齐亚鲁索(cianciaruso)等分析了 57 例 CKD 患者的临床资料,在排除使用利尿剂及 RAS 拮抗剂后,根据每日尿钠排出量,将患者分为 2 组:一组患者持续摄入量>200 mmol/d NaCl(高钠摄入,HSD),另一组患者盐摄入量<100 mmol/d(低钠摄入,LSD),结果发现 HSD 组的蛋白尿显著升高,而 LSD 组的蛋白尿无明显变化,GFR 下降速度明显减缓,提示控制盐的摄入可以改善 CKD 患者的预后[79]。另一项纳入 245 例高血压性 CKD 患者前瞻性队列研究证实,强化低盐饮食可以降低肾功能恶化的风险,并且这种作用独立于蛋白尿的影响[80]。

目前盐摄入量作为 CKD 患者一个可干预的危险因素得到学者的广泛重视,然而其长期安全性及有效性仍需进一步研究。美国 NKF-KDOQI 指南[81]表明,非透析 CKD 患者的推荐钠摄入量应<2.4 g/d(104 mmol/d,以 Na 计),但对于具体盐摄入量应根据个体敏感性、盐阈值等情况综合评估。

2.2.8 控制血磷

早期 CKD 患者可通过成纤维细胞生长因子-23(FGF-23)和 PTH 分泌的增加来维持体内血磷的平衡。但随着疾病的进展,肾脏调节血磷功能受损,进而出现高磷血症[82,83]。来自美国和意大利的肾脏数据库系统显示血磷≥1.4 mmol/L(4.3 mg/dL)的 CKD 患者进展至 ESRD 的风险增加 1.88 倍,而血磷≥2.1 mmol/L(6.5 mg/dL)的 ESRD 患者将面临更高的死亡风险[84,85]。在对 CKD 患者的研究中证实高磷血症是肾功能进展的危险因素之一[86,87],因此血磷管理是 CKD 治疗的重要部分。目前临床上主要通过限制磷的摄入、口服磷结合剂及充分透析等治疗方法控制血磷水平。然而,CKD 患者血磷水平的最佳范围仍有争议。KDOQI 指南[88]建议 CKD 3~4 期患者血磷应保持在实验室指标正常范围 0.8~1.5 mmol/L(2.5~4.5 mg/dL),而对于 CKD 5 期患者目标范围为 1.1~1.8 mmol/L(3.5~5.5 mg/dL);而此后的 KDIGO 指南[89,90]提出了更严格的控制目标,建议 CKD 患者血磷水平应降至实验室指标正常范围。

2.3 新兴治疗方法

2.3.1 内皮素受体拮抗剂

内皮素-1(ET-1)是血管内皮细胞(epithelia cell,EC)分泌的小分子调节肽,可加重肾脏系膜细胞及足细胞的损害、肾小管间质的纤维化,促进 CKD 的进展。贝尼尼(benigni)首次在大鼠模型中证实内皮素受体拮抗剂治疗后蛋白尿和肾小球硬化显著减少[91]。因此,阻断特定内皮素系统通路有望成为 CKD 治疗新的靶点。

一项大型、随机、双盲、对照临床研究纳入 11 087 例 2 型糖尿病患者,其 eGFR 为 25~75 mL/(min·1.73 m^2),尿白蛋白与肌酐比值(ACR)为 300~5 000 mg/g,随机给予选择性内皮素 A 受体(ET$_A$R)拮抗剂阿曲生坦(atrasentan)或安慰剂,结果发现阿曲生坦组复合肾脏终点事件(血清肌酐加倍或 ESRD)的风险明显降低[92]。特拉赫特曼(trachtman)等[93]对 eGFR>30 mL/(min·1.73 m^2),ACR>1.0 mg/g 的原发性局灶性节段性肾小球硬化症(focal segmental glomerulosclerosis,FSGS)患者随机分组,分别给予斯巴生坦(sparsentan,ET$_A$R 与血管紧张素Ⅱ受体联合抑制剂)或 ARB 类药物厄贝沙坦,治疗 8 周后斯巴生坦组的 ACR 下降更为显著,FSGS 达到部分缓解的比例更高。此外,在高血压性肾病或其他原因引起 CKD 患者的临床试验中也证实 ET$_A$R 拮抗剂可降低蛋白尿,保护肾脏[94,95]。

另一方面,选择性 ET$_A$R 的拮抗作用可增加肾一氧化氮合酶(NOS)的活性,改善动脉硬化及血脂分布,降低 CKD 患者心血管疾病的风险,可能在心脏保护中也具有一定的价值[96-98]。然而,这类药物也存在一定的潜在不良反应,如水、钠潴留,在高危患者中需谨慎使用。

2.3.2 抗纤维化治疗

肾脏纤维化包括肾小球硬化、肾小管间质纤维化和血管硬化,是 CKD 后期共有的病理形态学特征,其严重程度对 CKD 患者的预后有着重要影响。

虽然目前没有特异性治疗肾脏纤维化的药物,但部分药物已经展现了良好的临床应用前景。

吡非尼酮是一种具有抗纤维化作用的小分子化合物,作用机制尚不明确,可能是通过抑制 TGF-β 信号途径来发挥作用的。动物实验证实吡非尼酮可降低 5/6 肾切除大鼠 TGF-β 的表达,减少残肾皮质中胶原蛋白的含量,延缓肌酐清除率的下降[99]。一项纳入 77 例 DN 患者的随机、双盲、对照实验中,吡非尼酮剂量在 1 200 mg/d 时有改善 eGFR 的作用,但 2 400 mg/d 剂量组较安慰剂组相比 eGFR 的变化无明显统计学差异[100]。另一项纳入 18 例 FSGS 患者的开放性研究中也证实吡非尼酮可延缓 eGFR 的下降,但对血压和蛋白尿无明显影响[101]。

抗 TGF-β 中和性抗体是干预肾脏纤维化的另一个潜在方向。研究者评估弗雷索里单抗(fresolimumab,一种抗 TGF-β 单克隆抗体)在 36 例激素抵抗型 FSGS 患者中的疗效,发现在为期 9 个月的治疗后,主要疗效终点(ACR<300 mg/g)与安慰剂相比无显著性差异,但经弗雷索里单抗治疗的患者确实经历了 eGFR 的稳定过程,而安慰剂治疗的患者 eGFR 逐步下降[102]。考虑弗雷索里单抗具有良好的耐受性,可在大型 RCT 研究中进一步评估。

2.3.3 抗炎制剂

甲基巴多索龙(bardoxolone methyl)是一种新型口服抗氧化炎症调节剂,可有效激活 Keap1-Nrf2 通路,并抑制核因子-κB(NF-κB)炎症途径,在维持肾脏结构和功能方面发挥重要作用。一项随机双盲安慰剂对照的Ⅱ期临床试验评估了甲基巴多索龙对 2 型糖尿病(T2DM)和 CKD 3b~4 期患者肾功能的影响,227 例受试者被平均分成 4 组,分别服用安慰剂和 25、75、150 mg 的甲基巴多索龙,24 周后接受甲基巴多索龙治疗的患者与安慰剂组相比,平均 eGFR 显著改善,且这种效果持续至 52 周[103]。随后的Ⅲ期临床试验纳入了 2 185 例 T2DM 和 CKD 4 期患者,结果提示甲基巴多索龙并未减少 ESRD 发生和心血管死亡的风险[104]。尽管甲基巴多索龙对于 T2DM 合并 CKD 的疗效尚无法完全确定,但其抗感染、抗氧化的作用机制也促进了其他适应证的研究。目前在 Alport 综合征、FSGS、常染色体多囊肾病患者中都有初步试验正在进行,旨在评估甲基巴多索龙对于延缓 CKD 进展的疗效及安全性。

CCX140-B 是一种趋化因子受体 2(CCR2)拮抗剂,可阻断单核细胞的活化和趋化性,已成为热门研究的另一种抗感染制剂。在 DN 小鼠模型中,CCX140-B 的治疗可降低空腹血糖,减少脂肪组织炎性巨噬细胞数量,同时改善蛋白尿[105]。一项随机双盲对照临床试验中,研究者招募了 332 例 18~75 岁的 T2DM 合并 CKD 的患者,随机给予安慰剂、5 mg/d 或 10 mg/d CCX140-B,用药 52 周后发现 CCX140-B 5 mg/d 组和 10 mg/d 组尿白蛋白排泄率分别降低 18% 和 11%[106]。因此,靶向足细胞中的 CCR2 信号级联可能是治疗 DKD 的新方法。

2.3.4 钠-葡萄糖耦联转运体 2 抑制剂

钠-葡萄糖耦联转运体 2(sodium-dependent glucose transporters 2, SGLT2)抑制剂是新研制出的抑制肾小管葡萄糖重吸收的靶点治疗药物,不仅可以调节体内高血糖状态,还具有独立于降糖作用之外的减轻体重、降压、降尿酸和改善肾小球高滤过等作用。目前在中国上市的主要有卡格列净、达格列净和恩格列净等。

在一项对卡格列净的心血管和肾脏评估(CANVAS)项目中,共纳入 10 142 例具有心血管事件高风险的 T2DM 患者,随机分配卡格列净或相匹配的安慰剂,结果与安慰剂相比,卡格列净治疗组蛋白尿进展和肾脏复合终点(血清肌酐加倍、ESRD 或因肾脏病死亡)的风险均显著降低[107]。维维奥特(Wiviott)等[108]开展了一项纳入 17 160 例 T2DM 和心血管疾病高风险的受试者,结果显示达格列净与安慰剂相比降低了心血管事件的住院率和病死率,同时延缓了肾脏病的进展。另一项包含 27 项研究、涉及 7 363 个 T2DM 和 CKD 患者的荟萃分析也提示 SGLT2 抑制剂具有心血管和肾脏的保护作用[109]。鉴于上述研究成果,2019 年美国糖尿病协会(ADA)在指南中推荐 SGLT2 抑制剂用于 T2DM 合并 CKD 的患者[eGFR 为 25~75 mL/(min·1.73 m^2),ACR>30 mg/g],可降低肾脏病进展和心血管疾病的风险[110]。对于非糖尿病 CKD 患者,SGLT2 抑制剂的应用价值仍不明确。科莫罗斯基(Komoroski)等[111]在健康受试者的研究中证实即使高剂量的达格列净也极少引起低血糖。这为 SGLT2 抑制剂治疗非糖尿病 CKD 患者提供可能,但能否延缓其进展仍需进一步研究来评估。

2.3.5 再生医学

近年来,随着干细胞技术的发展和再生医学的兴起,干细胞移植为肾脏病的治疗提供了新途径。在 DN、部分肾切除、肾移植等多种动物模型中均已证实间充质干细胞(mesenchymal stem cell,MSC)可降低组织学损害,抑制炎症和纤维化,改善肾功能[112—115]。维兰纽瓦(Villanueva)等[116]对 6 例 CKD 患者单次静脉注射自体骨髓 MSC,随访 1 年后发现移植组尿蛋白明显减少,且未发现细胞输注的不良反应。而在另一项纳入 7 例 CKD 患者的单臂临床试验中,通过输注自体骨髓 MSC,结果在细胞移植后 18 个月未发现血清肌酐和 eGFR 的明显改善[117]。目前基于 MSC 治疗 CKD 患者的临床研究仍处于早期阶段,后续仍需更多的研究来评估其可行性及有效性。

对于肾衰竭患者,传统的透析治疗只能替代肾脏的部分功能,而肾移植因供体匮乏和免疫排斥问题无法大规模应用,因此研究者们开始设想用特定的细胞和生物合成膜构建生物人工肾,从而发挥肾脏滤过、重吸收、内分泌和自身平衡调节的功能[118]。在体外实验中已证实三维培养的人体肾脏细胞能有效扩增并保留其功能,产生肾脏结构[119]。山中(Yamanaka)等[120]利用胚胎的肾脏发育系统,移植外源性肾单位祖细胞(NPC),成功地在小鼠体内实现肾脏再生。随着组织工程学和细胞治疗学的不断深入,生物人工肾必将为肾脏病的治疗带来美好的前景。

2.4 总结与展望

CKD 严重威胁着人类健康,已成为全球特别是发展中国家主要的医疗卫生问题。因此,如何延缓其进展,减少 ESRD 的发生率已成为医学界关注的重点。适当控制血压已被证实是 CKD 肾脏保护非常有效的方法,似乎较低的血压目标值获益更多,但降压靶点的选择应遵守个体化原则,目前尚无统一的定论。RAS 阻滞剂是改善肾脏预后的另一条重要途径,然而对于 ACEI 联合 ARB 双重阻断及醛固酮拮抗剂的使用仍然需要谨慎。低蛋白饮食可以延缓 CKD 的进展,但尚缺乏大规模循证医学依据的支持,可能制订合理的饮食谱,适当补充必需氨基酸更为重要。CKD 中,血脂、血糖及血尿酸的代谢异常也相当常见,积极控制这些代谢因素也是治疗的重要手段。此外,纠正酸中毒、低盐饮食及控制血磷在一定程度上对 CKD 的进展具有不容忽视的作用。

尽管研究证实上述治疗方法可以延缓 CKD 的进展,但我国仍有很多患者未从中受益。这可能与未早期诊断、缺乏系统的随访治疗相关,因此加强对高危人群的筛查,提高人群对 CKD 及其防治的认识也是一体化治疗的重要途径。目前临床上对于 CKD 的治疗方案仍有限,未来对于内皮素、肾脏纤维化、炎症、细胞治疗等机制的研究可能为延缓肾功能进展提供新的方向。

(吴永贵)

参考文献

1. HILL N R, FATOBA S T, OKE J L, et al. Global prevalence of chronic kidney disease-a systematic review and meta-analysis[J]. PLoS One, 2016,11(7):e0158765.
2. STEVENS P E, LEVIN A. Evaluation and management of chronic kidney disease: synopsis of the kidney disease: improving global outcomes 2012 clinical practice guideline[J]. Ann Intern Med, 2013,158(11):825-830.
3. JHA V, GARCIA-GARCIA G, ISEKI K, et al. Chronic kidney disease: global dimension and perspectives[J]. Lancet, 2013,382(9888):260-272.
4. ROMAGNANI P, REMUZZI G, GLASSOCK R, et al. Chronic kidney disease[J]. Nat Rev Dis Primers, 2017, 3:17088.
5. CHEN T K, KNICELY D H, GRAMS M E. Chronic kidney disease diagnosis and management: a review[J]. JAMA, 2019,322(13):1294-1304.
6. NATIONAL KIDNEY FOUNDATION. KDOQI clinical practice guidelines for chronic kidney disease: evaluation, classification, and stratification[J]. Am J Kidney Dis, 2002,39(2 Suppl 1;):S1-S266.
7. WHALEY-CONNELL A T, SOWERS J R, STEVENS L A, et al. CKD in the United States: kidney early evaluation program (KEEP) and national health and nutrition examination survey (NHANES) 1999-2004[J]. Am J Kidney Dis, 2008,51(4 Suppl 2):S13-S20.
8. KIDNEY DISEASE: IMPROVING GLOBAL OUTCOMES (KDIGO) BLOOD PRESSURE WORK GROUP. KDIGO clinical practice guideline for the management of blood pressure in chronic kidney disease

[J]. Kidney Int, 2012,2:337-414.
9. DUNI A, DOUNOUSI E, PAVLAKOUL P, et al. Hypertension in chronic kidney disease: novel insights [J]. Curr Hypertens Rev, 2020,16(1): 45-54.
10. SARAFIDIS P A, RUILOPE L M. Aggressive blood pressure reduction and renin-angiotensin system blockade in chronic kidney disease: time for re-evaluation? [J]. Kidney Int, 2014,85(3):536-546.
11. KLAHR S, LEVEY A S, BECK G J, et al. The effects of dietary protein restriction and blood-pressure control on the progression of chronic renal disease[J]. N Engl J Med, 1994,330(13):877-884.
12. WRIGHT JR J T, BAKRIS G, GREENE T, et al. Effect of blood pressure lowering and antihypertensive drug class on gression of hypertensive kidney disease: results from the AASK trial[J]. JAMA, 2002,288(19): 2421-2431.
13. JAMES P A, OPARIL S, CARTER B L, et al. 2014 evidence-based guideline for the management of high blood pressure in adults: report from the panel members appointed to the Eighth Joint National Committee (JNC8)[J]. JAMA, 2014,311(5):507-520.
14. WRIGHT JR J T, WILLIAMSON J D, WHELTON P K, et al. A randomized trial of intensive versus standard blood-pressure control [J]. New Engl J Med, 2015, 373(22):2103-2116.
15. CHEUNG A K, RAHMAN M, REBOUSSIN D M, et al. Effects of Intensive BP Control in CKD[J]. J Am Soc Nephrol, 2017,28(9):2812-2823.
16. MALHOTRA R, CRAVEN T, AMBROSIUS W T, et al. Effects of intensive blood pressure lowering on kidney tubule injury in CKD: a longitudinal subgroup analysis in SPRINT[J]. Am J Kidney Dis, 2018,73(1):21-30.
17. QASEEM A, WILT T J, RICH R, et al. Pharmacologic treatment of hypertension in adults aged 60 years or older to higher versus lower blood pressure targets: a clinical practice guideline from the American college of physicians and the American academy of family physicians[J]. Ann Intern Med, 2017,166(6):430-437.
18. WILLIAMS B, MANCIA G, SPIERING W, et al. 2018 ESC/ESH guidelines for the management of arterial hypertension[J]. Eur Heart J, 2018, 39 (33): 3021-3104.
19. BAVISHI C, BANGALORE S, MESSERLI F H, et al. Outcomes of intensive blood pressure lowering in older hypertensive patients[J]. J Am Coll Cardiol, 2017, 69 (5):486-493.
20. CHIURCHIU C, REMUZZI G, RUGGENENTI P. Angiotensin converting enzyme inhibition and renal protection in nondiabetic patients: the data of the meta-analyses[J]. J Am Soc Nephrol, 2005,16 (Suppl 1): S58-S63.
21. SARAFIDIS P A, RUILOPE L M. Aggressive blood pressure reduction and renin-angiotensin system blockade in chronic kidney disease: time for re-evaluation? [J]. Kidney Int, 2014,85(3):536-546.
22. DEVONALD M A J, KARET F E. Targeting the renin angiotensin system in patients with renal disease[J]. J R Soc Med, 2002,95(8):391-397.
23. LEWIS E J, HUNSICKER L G, BAIN R P, et al. The effect of angiotensin-converting-enzyme inhibition on diabetic nephropathy[J]. N Engl J Med, 1993,329(20): 1456-1462.
24. BRENNER B M, COOPER M E, de ZEEUW D, et al. Effects of losartan on renal and cardiovascular outcomes in patients with type 2 diabetes and nephropathy[J]. N Engl J Med, 2001,345(12):861-869.
25. Randomised placebo-controlled trial of effect of ramipril on decline in glomerular filtration rate and risk of terminal renal failure in proteinuric, non-diabetic nephropathy[J]. Lancet, 1997,349(9069):1857-1863.
26. OH Y J, KIM S M, SHIN B C, et al. The impact of renin-angiotensin system blockade on renal outcomes and mortality in predialysis patients with advanced chronic kidney disease[J]. PLoS One, 2017,12(1):e0170874.
27. WEIR M R, LAKKIS J I, JAAR B, et al. Use of renin-angiotensin system blockade in advanced CKD: An NKF-KDOQI controversies report [J]. Am J Kidney Dis, 2018,72(6):873-884.
28. WEIR M R, BAKRIS G L, BUSHINSKY D A, et al. Patiromer in patients with kidney disease and hyperkalemia receiving RAAS inhibitors[J]. N Engl J Med, 2015,372(3):211-221.
29. NAKAO N, YOSHIMURA A, MORITA H, et al. Combination treatment of angiotensin-II receptor blocker and angiotensin-converting-enzyme Inhibitor in non-diabetic renal disease (COOPERATE): a randomised controlled trial[J]. Lancet, 2003,361(9352):117-124.
30. PALMER S C, MAVRIDIS D, NAVARESE E, et al. Comparative efficacy and safety of blood pressure-lowering agents in adults with diabetes and kidney disease: a network meta-analysis[J]. Lancet, 2015, 385 (9982):2047-2056.
31. MANN J F, SCHMIEDER R E, McQUEEN M, et al.

Renal outcomes with telmisartan, ramipril, or both, in people at high vascular risk (The ONTARGET Study): a multicentre, randomised, double-blind, controlled trial [J]. Lancet, 2008, 372(9638): 547-553.

32. SUSANTITAPHONG P, SEWARALTHAHAB K, BALK E M, et al. Efficacy and safety of combined vs. single renin-angiotensin-aldosterone system blockade in chronic kidney disease: a meta-analysis [J]. Am J Hypertens, 2013, 26(3): 424-441.

33. CHRYSOSTOMOU A, PEDAGOGOS E, MacGREGOR L, et al. Double-blind, placebo-controlled study on the effect of the aldosterone receptor antagonist spironolactone in patients who have persistent proteinuria and are on long-term angiotensin-converting enzyme inhibitor therapy, with or without an angiotensin Ⅱ receptor blocker[J]. Clin J Am Soc Nephrol, 2006, 1(2): 256-262.

34. MEHDI U F, ADAMS-HUET B, RASKIN P, et al. Addition of angiotensin receptor blockade or mineralocorticoid antagonism to maximal angiotensin-converting enzyme inhibition in diabetic nephropathy[J]. J Am Soc Nephrol, 2009, 20(12): 2641-2650.

35. EPSTEIN M, WILLIAMS G H, WEINBERGER M, et al. Selective aldosterone blockade with eplerenone reduces albuminuria in patients with type 2 diabetes[J]. Clin J Am Soc Nephrol, 2006, 1(5): 940-951.

36. KATO S, MARUYAMA S, MAKINO H, et al. Anti-albuminuric effects of spironolactone in patients with type 2 diabetic nephropathy: a multicenter, randomized clinical trial[J]. Clin Exp Nephrol, 2015, 19(6): 1098-1106.

37. BOESBY L, ELUNG-JENSEN T, KLAUSEN T W, et al. Moderate antiproteinuric effect of add-on aldosterone blockade with eplerenone in non-diabetic chronic kidney disease: a randomized cross-over study[J]. PLoS One, 2011, 6(11): e26904.

38. KHOSLA N, KALAITZIDIS R, BAKRIS G L, et al. Predictors of hyperkalemia risk following hypertension control with aldosterone blockade[J]. Am J Nephrol, 2009, 30(5): 418-424.

39. HANSEN H P, CHRISTENSEN P K, TAUBEK-LASSEN E, et al. Low-protein diet and kidney function in insulin-dependent diabetic patients with diabetic nephropathy[J]. Kidney Int, 1999, 55(2): 621-628.

40. HANSEN H P, TAUBER-LASSEN E, JENSEN B R, et al. Effect of dietary protein restriction on prognosis in patients with diabetic nephropathy[J]. Kidney Int, 2002, 62(1): 220-228.

41. GARNEATA L, MIRCESCU G. Effect of low-protein diet supplemented with keto acids on progression of chronic kidney disease[J]. J Ren Nutr, 2013, 23(3): 210-213.

42. PICCOLI G B, DEAGOSTINI M C, VIGOTTI F N, et al. Which low-protein diet for which CKD patient? An observational, personalized approach [J]. Nutrition, 2014, 30(9): 992-999.

43. CHEWCHARAT A, TAKKAVATAKARN K, WONGRATTANAGORN S, et al. The effects of restricted protein diet supplemented with ketoanalogue on renal function, blood pressure, nutritional status, and chronic kidney disease-mineral and bone disorder in chronic kidney disease patients: a systematic review and meta-analysis[J]. J Ren Nutr, 2019, 2276(19): 30291-30292.

44. LEW Q J, JAFAR T H, KOH H W, et al. Red meat intake and risk of ESRD[J]. J Am Soc Nephrol, 2017, 28(1): 304-312.

45. MIRMIRAN P, YUZBASHIAN E, AGHAYAN M, et al. A prospective study of dietary meat intake and risk of incident chronic kidney disease[J]. J Ren Nutr, 2019, 30(2): 111-118.

46. ROBERTSON L, WAUGH N, ROBERTSON A, et al. Protein restriction for diabetic renal disease (review)[J]. Cochrane Database Syst Rev, 2007, 4: 1-19.

47. INKER L A, ASTOR B C, FOX C H, et al. KDDQI US commentary on the 2012 KDIGO clinical practice guideline for the evaluation and management of CKD[J]. Am J Kidney Dis, 2014, 63(5): 713-735.

48. HARPER C R, JACOBSON T A. Managing dyslipidemia in chronic kidney disease[J]. J Am Coll Cardiol, 2008, 51(25): 2375-2384.

49. PALMER S C, NAVANEETHAN S D, CRAIG J C, et al. HMG CoA reductase inhibitors (statins) for people with chronic kidney disease not requiring dialysis [J]. Cochrane Database Syst Rev, 2014, (5): CD007784.

50. BAIGENT C, LANDRAY M J, REITH C, et al. The effects of lowering LDL cholesterol with simvastatin plus ezetimibe in patients with chronic kidney disease (study of heart and renal Protection): a randomised placebo-controlled trial [J]. Lancet, 2011, 377(9784): 2181-2192.

51. GENG Q, REN J, SONG J, et al. Meta-analysis of the effect of statins on renal function[J]. Am J Cardiol, 2014, 114(4): 562-570.

52. WANNER C, TONELLI M. KDIGO clinical practice guideline for lipid management in CKD: summary of recommendation statements and clinical approach to the patient[J]. Kidney Int, 2014, 85(6): 1303-1309.
53. GO A S, CHERTOW G M, FAN D, et al. Chronic kidney disease and the risks of death, cardiovascular events, and hospitalization[J]. N Engl J Med, 2004, 351(13): 1296-1305.
54. CHRONIC KIDNEY DISEASE PROGNOSIS CONSORTIUM, MATSUSHITA K, VAN DER VELDE M, et al. Association of estimated glomerular filtration rate and albuminuria with all-cause and cardiovascular mortality in general population cohorts: a collaborative meta-analysis [J]. Lancet, 2010, 375(9731): 2073-2081.
55. Effect of intensive blood-glucose control with metformin on complications in overweight patients with type 2 diabetes (UKPDS 34)[J]. Lancet, 1998, 352(9131): 854-865.
56. THE DIABETES CONTROL AND COMPLICATIONS TRIAL RESEARCH GROUP, NATHAN D M, GENUTH S, et al. The effect of intensive treatment of diabetes on the development and progression of long-term complications in insulin-dependent diabetes mellitus[J]. N Engl J Med, 1993, 329(14): 977-986.
57. SHURRAW S, HEMMELGARN B, LIN M, et al. Association between glycemic control and adverse outcomes in people with diabetes mellitus and chronic kidney disease: a population-based cohort study[J]. Arch Intern Med, 2011, 171(21): 1920-1927.
58. NATHAN D M, CLEARY P A, BACKLUND J Y, et al. Intensive diabetes treatment and cardiovascular disease in patients with type 1 diabetes[J]. N Engl J Med, 2005, 353(25): 2643-2653.
59. NATIONAL KIDNEY FOUNDATION. KDOQI clinical practice guideline for diabetes and CKD: 2012 Update [J]. Am J Kidney Dis, 2012, 60(5): 850-886.
60. CONVENTO M S, PESSOA E, DALBONI M A, et al. Pro-inflammatory and oxidative effects of noncrystalline uric acid in human mesangial cells: contribution to hyperuricemic glomerular damage[J]. Urol Res, 2011, 39(1): 21-27.
61. KHOSLA U M, ZHARIKOV S, FINCH J L, et al. Hyperuricemia induces endothelial dysfunction [J]. Kidney Int, 2005, 67(5): 1739-1742.
62. CORRY D B, ESLAMI P, YAMAMOTO K, et al. Uric acid stimulates vascular smooth muscle cell proliferation and oxidative stress via the vascular renin-angiotensin system[J]. J Hypertens, 2008, 26(2): 269-275.
63. MAZZALI M, KANELLIS J, HAN L, et al. Hyperuricemia induces a primary renal arteriolopathy in rats by a blood pressure-independent mechanism[J]. Am J Physiol Renal Physiol, 2002, 282(6): F991-F997.
64. LEVY G D, RASHID N, NIU F, et al. Effect of urate-lowering therapies on renal disease progression in patients with hyperuricemia[J]. J Rheumatol, 2014, 41(5): 955-962.
65. BAYRAM D, TUĞRUL SEZER M, INAL S, et al. The effects of allopurinol on metabolic acidosis and endothelial functions in chronic kidney disease patients[J]. Clin Exp Nephrol, 2015, 19(3): 443-449.
66. LIU X, ZHAI T, MA R, et al. Effects of uric acid-lowering therapy on the progression of chronic kidney disease: a systematic review and meta-analysis[J]. Ren Fail, 2018, 40(1): 289-297.
67. MOMENI A, SHAHIDI S, SEIRAFIAN S, et al. Effect of allopurinol in decreasing proteinuria in type 2 diabetic patients[J]. Iran J Kidney Dis, 2010, 4(2): 128-132.
68. SHIBAGAKI Y, OHNO I, HOSOYA T, et al. Safety, efficacy and renal effect of febuxostat in patients with moderate-to-severe kidney dysfunction [J]. Hypertens Res, 2014, 37(10): 919-925.
69. GOICOECHEA M, DE VINUESA S G, VERDALLES U, et al. Effect of allopurinol in chronic kidney disease progression and cardiovascular risk[J]. Clin J Am Soc Nephrol, 2010, 5(8): 1388-1393.
70. OMORI H, KAWADA N, INOUE K, et al. Use of xanthine oxidase inhibitor febuxostat inhibits renal interstitial inflammation and fibrosis in unilateral ureteral obstructive nephropathy[J]. Clin Exp Nephrol, 2012, 16(4): 549-556.
71. DOBRE M, YANG W, CHEN J, et al. Association of serum bicarbonate with risk of renal and cardiovascular outcomes in CKD: a report from the Chronic Renal Insufficiency Cohort (CRIC) study[J]. Am J Kidney Dis, 2013, 62(4): 670-678.
72. RAPHAEL K L, WEI G, BAIRD B C, et al. Higher serum bicarbonate levels within the normal range are associated with better survival and renal outcomes in African Americans[J]. Kidney Int, 2011, 79(3): 356-362.
73. GADOLA L, NOBOA O, MÁRQUEZ M N, et al. Calcium citrate ameliorates the progression of chronic renal injury[J]. Kidney Int, 2004, 65(4): 1224-1230.
74. PHISITKUL S, HACKER C, SIMONI J, et al. Dietary

protein causes a decline in the glomerular filtration rate of the remnant kidney mediated by metabolic acidosis and endothelin receptors[J]. Kidney Int, 2008, 73(2): 192 – 199.

75. DE BRITO-ASHURST I, VARAGUNAM M, RAFTERY M J, et al. Bicarbonate supplementation slows progression of CKD and improves nutritional status[J]. J Am Soc Nephrol, 2009, 20(9): 2075 – 2084.

76. JEONG J, KWON S K, KZM H Y, et al. Effect of bicarbonate supplementation on renal function and nutritional indices in predialysis advanced chronic kidney disease[J]. Electrolyte Blood Press, 2014, 12(2): 80 – 87.

77. GORAYA N, SIMONI J, JO C H, et al. Treatment of metabolic acidosis in patients with stage 3 chronic kidney disease with fruits and vegetables or oral bicarbonate reduces urine angiotensinogen and preserves glomerular filtration rate[J]. Kidney Int, 2014, 86(6): 1031 – 1038.

78. VEGTER S, PERNA A, POSTMA M J, et al. Sodium intake, ACE inhibition, and progression to ESRD[J]. J Am Soc Nephrol, 2012, 23(1): 165 – 173.

79. CIANCIARUSO B, BELLIZZI V, MINUTOLO R, et al. Salt intake and renal outcome in patients with progressive renal disease[J]. Miner Electrolyte Metab, 1998, 24(4): 296 – 301.

80. AHN S Y, KIM D K, PARK J H, et al. Long-term effects of intensive low-salt diet education on deterioration of glomerular filtration rate among non-diabetic hypertensive patients with chronic kidney disease[J]. Kidney Blood Press Res, 2019, 44(5): 1101 – 1114.

81. WRIGHT J A, CAVANAUGH K L. Dietary sodium in chronic kidney disease: a comprehensive approach[J]. Semin Dial, 2010, 23(4): 415 – 421.

82. ISAKOVA T, WAHL P, VARGAS G S, et al. Fibroblast growth factor 23 is elevated before parathyroid hormone and phosphate in chronic kidney disease[J]. Kidney Int, 2011, 79(12): 1370 – 1378.

83. SUGIURA H, MATSUSHITA A, FUTAYA M, et al. Fibroblast growth factor 23 is upregulated in the kidney in a chronic kidney disease rat model[J]. PLoS One, 2018, 13(3): e0191706.

84. BELLASI A, MANDREOLI M, BALDRATI L, et al. Chronic kidney disease progression and outcome according to serum phosphorus in mild-to-moderate kidney dysfunction[J]. Clin J Am Soc Nephrol, 2011, 6(4): 883 – 891.

85. BLOCK G A, HULBERT-SHEARON T E, LEVIN N W, et al. Association of serum phosphorus and calcium x phosphate product with mortality risk in chronic hemodialysis patients: a national study[J]. Am J Kidney Dis, 1998, 31(4): 607 – 617.

86. VOORMOLEN N, NOORDZIJ M, GROOTENDORST D C, et al. High plasma phosphate as a risk factor for decline in renal function and mortality in pre-dialysis patients[J]. Nephrol Dial Transplant, 2007, 22(10): 2909 – 2916.

87. SANTAMARÍA R, DÍAZ-TOCADOS J M, PENDÓN-RUIZ DE MIER M, et al. Increased phosphaturia accelerates the decline in renal function: a search for mechanisms[J]. Sci Rep, 2018, 8(1): 13701.

88. NATIONAL KIDNEY FOUNDATION. KDOQI clinical practice guidelines for bone metabolism and disease in chronic kidney disease[J]. Am J Kidney Dis, 2003, 42(4 Suppl 3): S1 – S201.

89. KIDNEY DISEASE: IMPROVING GLOBAL OUTCOMES (KDIGO) CKD-MBD WORK GROUP. KDIGO clinical practice guideline for the diagnosis, evaluation, prevention, and treatment of chronic kidney disease-mineral and bone disorder (CKD-MBD)[J]. Kidney Int Suppl, 2009, (113): S1 – S130.

90. ERRATUM: KIDNEY DISEASE: IMPROVING GLOBAL OUTCOMES(KDIGO)CKD-MBD UPDATE WORK GROUP. KDIGO 2017 clinical practice guideline update for the diagnosis, evaluation, prevention, and treatment of chronic kidney disease-mineral and bone disorder (CKD-MBD)[J]. Kidney Int Suppl, 2017, 7(3): 1 – 59.

91. BENIGNI A, ZOJA C, CORNA D, et al. A specific endothelin subtype a receptor antagonist protects against injury in renal disease progression[J]. Kidney Int, 1993, 44(2): 440 – 444.

92. HEERSPINK H J L, PARVING H H, ANDRESS D L, et al. Atrasentan and renal events in patients with type 2 diabetes and chronic kidney disease (SONAR): a double-blind, randomised, placebo-controlled trial[J]. Lancet, 2019, 393(10184): 1937 – 1947.

93. TRACHTMAN H, NELSON P, ADLER S, et al. DUET: A phase 2 study evaluating the efficacy and safety of sparsentan in patients with FSGS[J]. J Am Soc Nephrol, 2018, 29(11): 2745 – 2754.

94. DHAUN N, MACINTYRE I M, KERR D, et al. Selective endothelin-A receptor antagonism reduces proteinuria, blood pressure, and arterial stiffness in chronic proteinuric kidney disease[J]. Hypertension, 2011, 57(4): 772 – 779.

95. KOHAN D E, BARTON M. Endothelin and endothelin antagonists in chronic kidney disease[J]. Kidney Int, 2014,86(5):896-904.
96. KASSAB S, MILLER M T, NOVAK J, et al. Endothelin-a receptor antagonism attenuates the hypertension and renal injury in Dahl salt-sensitive rats [J]. Hypertension, 1998,31(1 Pt 2):397-402.
97. BARTON M, VOS I, SHAW S, et al. Dysfunctional renal nitric oxide synthase as a determinant of salt-sensitive hypertension: mechanisms of renal artery endothelial dysfunction and role of endothelin for vascular hypertrophy and glomerulosclerosis[J]. J Am Soc Nephrol, 2000,11(5):835-845.
98. DHAUN N, MELVILLE V, BLACKWELL S, et al. Endothelin-a receptor antagonism modifies cardiovascular risk factors in CKD[J]. J Am Soc Nephrol, 2013,24(1):31-36.
99. SHIMIZU T, FUKAGAWA M, KURODA T, et al. Pirfenidone prevents collagen accumulation in the remnant kidney in rats with partial nephrectomy[J]. Kidney Int Suppl, 1997,63:S239-S243.
100. SHARMA K, IX J H, MATHEW A V, et al. Pirfenidone for diabetic nephropathy[J]. J Am Soc Nephrol, 2011,22(6):1144-1151.
101. CHO M E, SMITH D C, BRANTON M H, et al. Pirfenidone slows renal function decline in patients with focal segmental glomerulosclerosis[J]. Clin J Am Soc Nephrol, 2007,2(5):906-913.
102. VINCENTI F, FERVENZA F C, CAMPBELL K N, et al. A phase 2, double-blind, placebo-controlled, randomized study of fresolimumab in patients with steroid-resistant primary focal segmental glomerulosclerosis [J]. Kidney Int Rep, 2017,2(5):800-810.
103. PERGOLA P E, RASKIN P, TOTO R D, et al. Bardoxolone methyl and kidney function in CKD with type 2 diabetes[J]. N Engl J Med, 2011,365(4):327-336.
104. DE ZEEUW D, AKIZAWA T, AUDHYA P, et al. Bardoxolone methyl in type 2 diabetes and stage 4 chronic kidney disease[J]. N Engl J Med, 2013,369(26):2492-2503.
105. SULLIVAN T, MIAO Z, DARAGHI D J, et al. CCR2 antagonist CCX140-B provides renal and glycemic benefits in diabetic transgenic human CCR2 knockin mice[J]. Am J Physiol Renal Physiol, 2013,305(9):F1288-F1297.
106. DE ZEEUW D, BEKKER P, HENKEL E, et al. The effect of CCR2 inhibitor CCX140-B on residual albuminuria in patients with type 2 diabetes and nephropathy: a randomised trial[J]. Lancet Diabetes Endocrinol, 2015,3(9):687-696.
107. PERKOVIC V, DE ZEEUW D, MAHAFFEY K W, et al. Canagliflozin and renal outcomes in type 2 diabetes: results from the CANVAS Program randomised clinical trials[J]. Lancet Diabetes Endocrinol, 2018,6(9):691-704.
108. SD WIVIOTT, RAZ I, BONACA M P, et al. Dapagliflozin and Cardiovascular Outcomes in Type 2 Diabetes[J]. N Engl J Med, 2019,380(4):347-357.
109. TOYAMA T, NEUEN B L, JUN M, et al. Effect of SGLT2 inhibitors on cardiovascular, renal and safety outcomes in patients with type 2 diabetes mellitus and chronic kidney disease: A systematic review and meta-analysis[J]. Diabetes Obes Metab, 2019,21(5):1237-1250.
110. BUSE J B, WEXLER D J, TSAPAS A, et al. 2019 Update to: Management of hyperglycemia in type 2 diabetes, 2018. A consensus report by the American diabetes association (ADA) and the European association for the study of diabetes (EASD)[J]. Diabetes Care, 2020,43(2):487-493.
111. KOMOROSKI B, VACHHARAJANI N, BOULTON D, et al. Dapagliflozin, a novel SGLT2 inhibitor, induces dose-dependent glucosuria in healthy subjects [J]. Clin Pharmacol Ther, 2009,85(5):520-526.
112. FRANQUESA M, HERRERO E, TORRAS J, et al. Mesenchymal stem cell therapy prevents interstitial fibrosis and tubular atrophy in a rat kidney allograft model[J]. Stem Cells Dev, 2012,21(17):3125-3135.
113. CHOI S, PARK M, KIM J, et al. The role of mesenchymal stem cells in the functional improvement of chronic renal failure[J]. Stem Cells Dev, 2009,18(3):521-529.
114. EZQUER F E, EZQUER M E, PARRAU D B, et al. Systemic administration of multipotent mesenchymal stromal cells reverts hyperglycemia and prevents nephropathy in type 1 diabetic mice[J]. Biol Blood Marrow Transplant, 2008,14(6):631-640.
115. SEMEDO P, PALASIO C G, OLIVEIRA C D, et al. Early modulation of inflammation by mesenchymal stem cell after acute kidney injury[J]. Int Immunopharmacol, 2009,9(6):677-682.
116. VILLANUEVA S, GONZÁLEZ F, LORCA E, et al. Adipose tissue-derived mesenchymal stromal cells for

treating chronic kidney disease: a pilot study assessing safety and clinical feasibility[J]. Kidney Res Clin Pract, 2019,38(2):176-185.
117. MAKHLOUGH A, SHEKARCHIAN S, MOGHADASALI R, et al. Bone marrow-mesenchymal stromal cell infusion in patients with chronic kidney disease: A safety study with 18 months of follow-up [J]. Cytotherapy, 2018,20(5):660-669.
118. FISSELL W H, ROY S, DAVENPORT A. Achieving more frequent and longer dialysis for the majority: wearable dialysis and implantable artificial kidney devices[J]. Kidney Int, 2013,84(2):256-264.
119. GUIMARAES-SOUZA N K, YAMALEYEVA L M, ABOUSHWAREB T, et al. In vitro reconstitution of human kidney structures for renal cell therapy [J]. Nephrol Dial Transplant, 2012,27(8):3082-3090.
120. YAMANAKA S, TAJIRI S, FUJIMOTO J, et al. Generation of interspecies limited chimeric nephrons using a conditional nephron progenitor cell replacement system[J]. Nat Commun, 2017,8(1):1719.

3 慢性肾脏病进展标志物的研究现况与展望

3.1 影响慢性肾脏病病情进展的因素
3.2 预测慢性肾脏病进展的传统标志物
 3.2.1 估算肾小球滤过率的水平
 3.2.2 白蛋白尿
3.3 慢性肾脏病进展的新型生物标志物
 3.3.1 成纤维细胞生长因子-23
 3.3.2 肿瘤坏死因子受体-1/2
 3.3.3 肾小管损伤标志物
 3.3.4 转化生长因子-β1
 3.3.5 单核细胞趋化蛋白-1
3.4 组学研究对生物标志物研究带来的新发现
 3.4.1 蛋白组学
 3.4.2 代谢组学
 3.4.3 尿液 RNA 标志物
3.5 挑战和展望

  慢性肾脏病（CKD）定义为各种原因导致的肾脏损伤或者肾小球滤过率（GFR）$<$ 60 mL/(min·1.73 m^2)，持续时间 $>$ 3 个月。美国肾脏基金会（NKF）的肾脏病生存治疗工作组（KDOQI），根据估算肾小球滤过率（eGFR）不同将 CKD 分为 5 期[1]。英国国家健康与临床质量研究所（the U. K. National Institute of Health and Clinical Excellence, NICE）在 2008 年修订了 KDOQI 的 CKD 分期，将 CKD 3 期进一步分为 3a 和 3b 期[2]。CKD 是一组严重威胁人类健康且消耗巨额医疗资源的常见慢性疾病，已经成为世界性公共卫生难题。由于早期 CKD 通常没有症状，CKD 确切的发生率很难计算，多个流行病学研究得出相似的结论，即 CKD 的患病率为 10%～14%[3]，我国 CKD 患病率约为 10.8%[4]，其中蛋白尿（主要为微量白蛋白尿）的发生率约为 7%，而 eGFR $<$ 60 mL/(min·1.73 m^2) 的发生率为 3%～5%。终末期肾病（ESRD）是 CKD 进展的最终结果，ESRD 患者需要终身依赖肾脏替代治疗，有较高的心血管事件发生率和病死率，给患者家庭和社会造成沉重的经济负担。

3.1 影响慢性肾脏病病情进展的因素

  CKD 并非一组单一的疾病，其进展速度因病因不同和患者个体间差异而表现不同，患者所接受的药物治疗是否规范以及治疗的依从性也会影响疾病的结局。一般来说，糖尿病肾病（DN）患者的 eGFR 下降速度最快，伴有大量蛋白尿的显性 DN 患者 eGFR 每年下降速率可达 10 mL/(min·1.73 m^2)。在血压控制理想的情况下，可以使 GFR 的下降速度减慢至每年 5 mL/(min·1.73 m^2) 左右，而血糖得到最佳控制的患者和使用肾素-血管紧张素-醛固酮系统（RAAS）抑制剂治疗 DN 的患者，GFR 下降速度可以取得进一步的改善。在非 DN 的 CKD 患者中，高血压性肾细小动脉硬化患者 eGFR 的下降速度较 DN 患者缓慢，而肾小球肾炎患者 eGFR 下降速率受病理类型、是否合并高血压和大量蛋白尿影响较大。CKD 的病情进展受到多种因素的影响，根据是否可以进行干预，将 CKD 的进展因素分为不可干预和可干预两大类。不可干预的因素包括年龄、性别、种族、CKD家族史、遗传因素等。可干预的因素包括：①个人生活习惯和社会因素；②诱发疾病加重的因素，如血压波动、基础疾病状态、病理改变、可逆因素(如感染、尿路梗阻、心力衰竭和药物等)；③传统的生物标志物：eGFR、蛋白尿、血肌酐等；④近年来发现的可以预测CKD进展的新型生物标志物，如成纤维细胞生长因子-23(FGF-23)、肿瘤坏死因子受体(TNFR)-1/2、肾小管损伤标志物、炎症因子，等等。

ESRD是CKD进展的终点，但多数情况下早期CKD需要10年或数十年才会进展为ESRD。由于多数临床研究的随访周期较短，且没有公认的CKD进展的确切定义，以及CKD进展缺乏敏感和特异性的生物标志物，因此预测和定义CKD的进展是非常困难的[5]。临床和基础研究工作者已在进行多种新型生物标志物的开发，并取得了一些进展。新型生物标志物的检测不仅可以改善风险分层，还可以增加我们对肾脏病理生理学和发病机制的认识，并为新的治疗靶点的研究提供依据[6]。通过检测传统的和新型生物标志物，结合患者的临床特征，可以构建出临床特征与生物标志物组合的风险预测模型，帮助识别和及时处理可纠正的CKD进展的危险因素，确定GFR进展较快的高风险个体。对高危患者进行有效的积极干预，延缓CKD患者肾功能恶化，使很大一部分患者避免进展为ESRD，以降低CKD患者的病死率和改善生存质量。

3.2 预测慢性肾脏病进展的传统标志物

CKD进展的结果是肾功能进行性下降，出现急性心血管事件、矿物质和骨代谢异常等并发症，导致ESRD的发生和病死率增加。肾功能下降的直接表现是血肌酐浓度的升高或者eGFR水平的下降。血肌酐浓度翻倍是常用的评估CKD进展的指标，此时eGFR的水平下降约57%[CKD流行病学(CKD-EPI)公式][7]。大量的基础和临床研究证实，eGFR的下降和蛋白尿的持续升高是预测CKD进展和进行风险分层的稳健的生物标志物，是ESRD、急性心血管事件及全因死亡率的明确危险因素[8,9]。稳定肾功能、降低蛋白尿水平已经成为CKD治疗中的重要目标。

3.2.1 估算肾小球滤过率的水平

GFR无法直接测定，可以通过计算外源性标志物(菊粉)或内源性标志物(肌酐、胱抑素C)的清除率间接计算，但其操作步骤烦琐，不便于广泛开展。临床上，多采用公式法进行估计，如肾脏病饮食改良(MDRD)公式或CKD-EPI公式，得到用于评估肾脏滤过功能的eGFR水平。eGFR下降是肾小球硬化、肾小管萎缩和肾间质纤维化导致肾单位大量损害、丢失，肾脏滤过功能下降的结果。eGFR是肾功能基线水平的直接依据，但基线eGFR水平是否可以预测CKD进展呢？

大量研究表明，不同病因的CKD患者，无论是否合并糖尿病、高血压，低eGFR基线水平与患者病程后期肾功能进展具有显著的相关性，且这种关系不因年龄、性别和种族的不同而有本质的改变[10—18]。格拉姆斯(Grams)等[19]进行的一项荟萃分析中，作者分析了eGFR>60 mL/(min·1.73 m^2)的376万例CKD人群和eGFR<60 mL/(min·1.73 m^2)的12万例CKD人群，计算第1~3年eGFR的下降水平以及5年内ESRD的发生率。结果发现，eGFR<60 mL/(min·1.73 m^2)组，ESRD的发生率是8.3%，通过积极治疗使eGFR年下降速度减少0.75 mL/(min·1.73 m^2)后，ESRD的发生率可以减少1.6%。在eGFR>60 mL/(min·1.73 m^2)组，ESRD的5年发生率为0.58%，而进行有效的干预治疗后，ESRD的发生风险可以下降0.13%。阿里(Ali)和卡尔拉(Kalra)[20]在新近发表的一项研究中，综合分析30个国家28个研究队列中18.5万例进展期CKD患者，平均年龄为70岁，平均eGFR水平为24 mL/(min·1.73 m^2)，ACR为48 mg/g，进行了为期3.3年的随访，研究9种变量(年龄、性别、种族、收缩压、糖尿病史、吸烟史、心血管疾病史、eGFR和ACR)，将需要肾脏替代治疗、急性心血管事件和全因死亡率作为主要结局指标。结果发现，较低的eGFR水平和较高的ACR与3种结局密切相关，其中与肾脏替代治疗之间的相关性最高。既往的研究中低eGFR的CKD患者往往同时伴有较高的蛋白尿水平。维斯(Vistisen)等[21]对935例1型糖尿病患者和1984例2型糖尿病患者进行了长达16年的临床随访，在正常蛋白尿的亚组中发现，CKD 3期的DN患者eGFR水平呈进行性下降，提示eGFR在预测DN进展方面可能不依赖于蛋白尿水平，可以作为DN进展的独立危险因素。

尽管已有较多的临床研究证明eGFR在预测CKD进展方面有较为稳健的作用，但同时存在一些局限性。例如eGFR降低时CKD已达中晚期，因此，在eGFR正常的早期CKD患者中，eGFR的基线水平不适用于CKD进展的预测和评估[22]。此外，基于血清肌酐水平进行估算GFR的各种eGFR公式，其估算的准确性在不同年龄、种族之间存在差别，采用胱抑素C CKD-EPI公式代替血肌酐GFR预测公式估测GFR水平[23]，eGFR的预测效能可能会更好。

3.2.2　白蛋白尿

白蛋白尿是应用广泛的经典的肾脏损伤生物标志物，可以用白蛋白排泄率（albumin excretion rate，AER）表示，尿蛋白定量30~300 mg/24 h或AER 20~200 μg/min定义为微量白蛋白尿，提示早期CKD。改善全球肾脏病预后组织（KDIGO）在指南中指出[24]：随机尿液样本检测AER可以达到24 h尿蛋白定量的准确度，并推荐使用。微量白蛋白尿的标准可以用ACR表示为30~300 mg/g，>300 mg/g提示显性蛋白尿。在目前的临床实践指南中，强调使用白蛋白尿和eGFR水平对CKD进行定义和分期[25]。大量的研究表明，在CKD患者中，白蛋白尿是疾病进展的一项可靠的预测因子，包括ESRD、心血管事件和全因死亡率等[26-28]，有独立于GFR之外的预测价值。大量的证据支持蛋白尿与非糖尿病和糖尿病患者CKD进展风险之间的密切联系。在琉球群岛对10万余例普通民众进行的大规模筛查中[29]，蛋白尿被认为是10年来发生ESRD风险最有力的预测因子。在雷米普利对274例有临床蛋白尿的非糖尿病CKD疗效试验中（REIN研究）[30]，基线的尿蛋白排泄率是唯一的与GFR下降和ESRD发生相关的危险因素。此外，RENAAL研究[31]数据的分析发现，基线蛋白尿是所有种族（包括白种人、黑种人、亚洲人和西班牙人）发生ESRD风险中最重要的独立预测因子。

近期的研究发现，不仅是基线水平，尿白蛋白的动态变化同样可以预测CKD的进展。在瑞典斯德哥尔摩进行的一项观察性研究（SCREAM）[32]中，作者纳入31 732例CKD患者，动态检测ACR，评估ACR变化与ESRD或死亡之间的关系。结果发现，ACR增加4倍时ESRD风险增加3.08倍；而ACR减少至1/4基线水平时，ESRD风险降低至原先的34%。无论患者是否合并糖尿病或者高血压，结果都是相似的。史密斯（Smith）等[33]的研究中，纳入212 810例受试者，平均随访4年时间，结果发现ACR的基线值和病程后期蛋白尿水平的增加都与发展为晚期CKD的风险显著相关。在儿童CKD的研究中也得到了相似的研究结果。ESCAPE研究[34]中，对CKD 2~4期的280例CKD儿童进行长达5年的随访。结果发现，雷米普利治疗后蛋白尿水平可降低约43.5%，与蛋白尿下降<30%组相比，蛋白尿下降30%~60%和>60%的患者，发生ESRD的风险比（HR）分别为0.70和0.42，提示在儿童CKD患者中，降低蛋白尿可以延缓CKD的进展和降低ESRD的发生率。

蛋白尿用于CKD进展预测同样具有局限性。不同病因的CKD患者蛋白尿可能会自发或治疗后缓解，而在临床研究的实施过程中，随访期间蛋白尿水平的改善可能影响蛋白尿对CKD进展的预测结果。此外，某些病因导致的CKD如高血压肾病、蛋白尿可能并非其主要的临床表现，甚至部分患者不出现蛋白尿，此类蛋白尿阴性的CKD患者是无法评估蛋白尿的预测作用[21]。亦有临床研究发现，对于早期CKD患者，蛋白尿的水平并不能够预测CKD的进展[22]。

3.3　慢性肾脏病进展的新型生物标志物

除了传统的预测CKD进展的标志物，如eGFR、白蛋白尿外，近年研究发现，多种新型的血、尿生物标志物有良好的预测CKD进展的效能，包括FGF-23，TNFR-1/2，肾小管损伤标志物如中性粒细胞明胶酶相关脂质运载蛋白（neutrophil gelatinase associated lipocalin，NGAL）和肾损伤分子-1（kidney injury molecule-1，KIM-1），炎症因子如转化生长因子-β1（TGF-β1）和单核细胞趋化蛋白-1（monocyte chemoattractant protein-1，MCP-1）等，这些新型的生物标志物可以增加eGFR、白蛋白尿的预测效能，甚至有独立预测CKD进展的作用。

3.3.1　成纤维细胞生长因子-23

FGF-23是由骨细胞和成骨细胞合成的具有内分泌功能的蛋白质，FGF-23在其辅助因子克老素

(Klotho)蛋白的协助下抑制肾脏对磷酸盐的重吸收,促进尿磷排泄;同时FGF-23-Klotho还影响维生素D[1,25-$(OH)_2D_3$]和甲状旁腺激素(PTH)的合成与分泌[35]。研究发现,CKD患者的FGF-23水平明显高于健康人群,在血磷、PTH、1,25-$(OH)_2D_3$还未出现异常改变的CKD早期,FGF-23就可开始升高[36]。在CKD中,FGF-23水平升高可能是在Klotho水平降低和肾脏对磷酸盐排泄能力降低的情况下,维持磷酸盐平衡的适应性反应[37]。研究表明,FGF-23在预测CKD进展方面也具有重要的价值。越来越多的研究发现,FGF-23水平的升高与CKD肾功能进展、心血管事件和透析前CKD患者的病死率之间存在显著的剂量依赖关系。在欧洲中部进行的轻度和中度CKD研究(MMKD)[38],和4个在美国进行的大型临床研究[39-42]中,均证明血浆高FGF-23水平与肾功能恶化、心血管事件和CKD患者的病死率密切相关。重要的是,在大多数研究中,FGF-23水平升高与临床观察终点之间的关系与血清磷酸盐浓度无关,在血清磷酸盐水平正常的患者中同样呈现出显著的相关性。

近期在美国进行的一项多中心前瞻性研究(CRIC)中[43],作者纳入3 875例CKD 2~4期患者,检测基线的FGF-23水平,平均随访6.9年,结果发现FGF-23水平是肾功能恶化和全因死亡率独立的危险因素(HR: 1.45)。佳拉尔(Jialal)等[44]进行了一项关于FGF-23在998例加拿大亚裔eGFR<60 mL/(min·1.73 m^2)CKD患者中作用的研究,随访3年后发现,基线FGF-23水平越高,ESRD风险越高(HR: 2.16)。我国学者综合分析了15项前瞻性队列研究[45],对15 355例CKD 1~5期患者进行分析,发现FGF-23高水平增加了全因死亡率(RR: 1.46)、心血管事件(RR: 1.37)和ESRD(RR: 1.31)的发生风险,并呈正相关、非线性、剂量-反应关系。在儿童CKD的研究中亦发现相似的结果。波尔塔莱(Portale)等[46]研究了419例1~16岁儿童CKD患者,随访5.5年,将需要血液透析或肾移植、eGFR下降>50%定义为复合的临床观察终点,结果发现,高FGF-23水平可以独立增加复合临床观察终点的发生风险(HR: 2.52)。上述大量研究表明,FGF-23可能成为预测CKD进展稳健的生物标志物。

3.3.2 肿瘤坏死因子受体-1/2

TNFR-1/2是Ⅰ型跨膜糖蛋白,能够与肿瘤坏死因子-α(TNF-α)结合,参与细胞凋亡、存活、炎症和免疫反应等多方面的作用。TNFR被TNF-α裂解酶裂解后,可以脱落到细胞外空间,包括进入血液循环而成为可溶性TNFR。可溶性TNFR-1和TNFR-2是微炎症的循环标志物,是受体从膜结合物中脱落的循环形式,最近也被证明可能是肾脏病的生物标志物[47-49]。研究发现,在实验性DN大鼠模型中,TNF通路参与了疾病的发生和发展[50]。在实验性膜性肾病大鼠模型中,使用可溶性TNFR-2融合蛋白依那西普可以抑制TNF信号通路,从而改善蛋白尿的水平和肾组织损伤[51]。

在CKD患者临床研究方面,科卡(Coca)等[52]进行了一项巢式病例-对照研究和一项纳入1 156例患者的前瞻性队列研究,探讨了早期DN(ACCORD)和晚期DN(VA NEPHRON-D)人群中的血浆基线TNFR-1和TNFR-2水平变化,发现在TNFR-1和TNFR-2基线水平的中位浓度在晚期DN人群中大约高出2倍。在这2组研究队列中,进展到ESRD的患者基线TNFR-1和TNFR-2水平高于未进展为ESRD的患者。2组患者TNFR-1、TNFR-2水平加倍并与肾脏病预后风险之间存在显著相关性,显著提高了对肾脏病预后的预测能力。巴特拉朱(Bhatraju)等[53]检测了血液循环中基线的TNFR-1浓度与eGFR 10年下降幅度之间的关系,在多种族动脉粥样硬化研究(MESA)中观察了2 548例患者,平均随访9.3年,结果发现110例参与者的eGFR下降了40%;循环中TNFR-1的浓度越高,eGFR下降40%的风险越大(HR: 1.43),提示在多种人群中,血浆TNFR-1浓度的升高与eGFR在10年间的较快下降有相关性,且不依赖于此前已知的CKD进展的危险因素。既往的研究主要支持TNFR在DN中的预测作用,亦有研究证明TNFR在非糖尿病患者中的作用。内瑞尼克(Neirynck)等[54]报道,在131例CKD 4~5期未进行肾脏替代治疗的CKD患者中,测定TNFR-1、TNFR-2水平,随访3.3年,矫正糖尿病病史之后,TNFR的水平同样与CKD不良后果的风险相关(HR: TNFR-1为1.51,TNFR-2为1.13)。

3.3.3 肾小管损伤标志物

当受到损伤因素刺激时,肾小管上皮细胞可以发生损伤性变化,释放特异性蛋白质进入尿液和血液循环,成为肾小管损伤特异性标志物,如NGAL、KIM-1、肝型脂肪酸结合蛋白(liver fatty acid binding protein, L-FABP)等,相比于血液循环中的水平,尿液中的NGAL和KIM-1对肾脏损伤更有特异性。目前,多种肾小管损伤生物标志物包括白细胞介素-18(IL-18)、NGAL和KIM-1等,已被证明可以在血清肌酐升高之前预测急性肾损伤(AKI)的风险,为公认的敏感且特异的诊断AKI的生物标志物[55]。由于AKI和CKD具有相似的发病机制,且AKI有慢性化转变为CKD的可能,因此AKI的生物标志物也有可能具有诊断和预测CKD进展的作用。例如在CKD患者中研究发现,尿NGAL水平与eGFR呈负相关,与间质纤维化和肾小管萎缩呈正相关[56]。在686例参与动脉粥样硬化多种族研究(multi-ethnic study of atherosclerosis, MESA)的患者进行的巢式病例-对照研究[57]中发现,高水平的KIM-1与CKD 3期发病率增加以及eGFR的快速下降具有相关性。在研究开始时,那些KIM-1浓度最高的10%人群与KIM-1浓度较低的90%人群相比,临床终点的发生风险增加了2倍,并且这种预测CKD病情进展的能力不受蛋白尿水平的影响。容鲍尔(Jungbauer)等[58]调查了149例患有慢性充血性心力衰竭(congestive hearts failure, CHF)的人群,将eGFR下降较基线值>25%定义为肾功能恶化,随访5年后发现尿KIM-1水平与CKD进展密切相关。

然而,肾小管损伤标志物在预测CKD进展方面是不够稳定的,不同研究结果之间存在不一致性。例如近期的一项慢性肾功能不全(CRI)队列研究显示,未经校正的分析中,尿KIM-1、NGAL和L-FABP水平与CKD的进展显著相关,然而,在校正eGFR和尿ACR这2种传统肾功能进展的标志物之后,这些肾小管标志物就不再能够独立地预测CKD进展。此外,没有一种肾小管损伤生物标志物能够改善CKD进展的临床模型的风险分层,表明在肾储备减少的CKD患者中,此类标志物预测病情进展的价值是有限的[59]。对CKD患者的其他临床研究也表明,在校正了传统的肾功能指标之后,肾小管损伤标志物并不能够增加疾病进展的风险预测[60-62]。

3.3.4 转化生长因子-β1

肾纤维化是各种进展性肾脏病的共同病理表现,可以导致肾单位的丢失和肾功能的损害,最终导致ESRD的发生。细胞外基质的过度沉积可以使健康的肾单位结构丧失,肾小管损伤、萎缩,导致肾小球硬化和肾间质炎症和纤维化。动物实验和在CKD人群的临床试验中[63]均证实,TGF-β1是促进肾纤维化发生的主要因素。早期的研究发现,DKD、膜性肾病患者的尿液中TGF-β1水平较正常人显著增高,且与蛋白尿水平密切相关[64,65]。陈(Chen)等[66]发现,与正常人和蛋白尿水平正常的CKD患者相比,有大量蛋白尿的CKD患者尿TGF-β1水平显著升高。另外,除了尿TGF-β1以外,在非洲裔美国人的研究中发现,血浆TGF-β1的水平与微量白蛋白尿的发生有关[67],可能是非裔美国人ESRD发生的危险因素之一。古蒙斯(Goumenos)等[68]的研究发现,在有严重蛋白尿的肾病综合征患者中,尿液中TGF-β1水平较正常人显著增高,而采用糖皮质激素和环磷酰胺治疗后,蛋白尿完全缓解的患者中,尿液TGF-β1水平较治疗前显著减少。以上系列研究提示,TGF-β1可能成为预测CKD进展的生物标志物。

3.3.5 单核细胞趋化蛋白-1

MCP-1是趋化分子家族成员,在急性和慢性炎症过程中具有招募T淋巴细胞和单核细胞的作用。MCP-1最早在膜性肾病、IgA肾病和肾小球硬化中被发现和描述,自此之后,肾组织和尿液中检测MCP-1被应用于多种肾脏病的研究中。在狼疮性肾炎(lupus nephritis, LN)动物模型中,MCP-1表达在肾小球和肾小管上皮细胞中,并随巨噬细胞浸润和疾病的进展表达水平逐渐增加,而采用治疗策略抑制MCP-1活性后,炎症反应和LN的进展都得到了延缓[69,70]。几项LN患者的临床研究[71-73]发现,尿MCP-1可以作为疾病进展的潜在生物标志物,活动性LN患者的尿MCP-1水平明显高于非活动性LN患者或健康对照组。刘(Liu)等[74]采用抗体芯片技术,检测IgA肾病、LN和DN等7例CKD患者尿液15种细胞因子水平,发现与正常对照组相比,MCP-1、TGF-β1、TNF-α等多种细胞因子水平在CKD 1~2期的患者中升高2~5倍,CKD 3~5期的患者中上述细胞因子的水平更高。此外,在实验性DN动物模型和DN患者中,也发现尿MCP-1较正常对照组升高[75,76]。塔姆(Tam)等[77]评估了尿MCP-1在判断DN预后方面的价值,发现大量蛋白尿的 DN 患者中尿 MCP-1 水平高于正常人或微量蛋白尿的 DN 患者,并且在 6 年的随访中,发现尿 MCP-1 与肾功能恶化显著相关。

3.4 组学研究对生物标志物研究带来的新发现

新兴的高通量组学技术使得生物标志物研究的广度和深度得到非常大的提高。组学技术可以在短时间内集中分析血液、尿液中海量数据的分子标志物水平,与传统的血、尿生物标志物检测方法相比具有较大的优势。此外,组学平台产生的海量数据集有助于开发出多种分子标志物组合的"模块",可能比单一或者少量分子组合具有更好的诊断和评估预后的功能。

3.4.1 蛋白组学

近年来,随着人们对蛋白组学研究的进一步深入,CKD 生物标志物分类模型——CKD273 作为早期诊断及预测 DN 进展的生物标志物逐渐受到重视。古德(Good)等[78] 采用毛细管电泳-质谱分析技术对 230 例多种病因导致的 CKD 患者和 379 例健康人进行研究,发现尿中 273 条多肽片段在 CKD 患者和健康人中存在明显差异,利用支持向量机将这 273 条多肽片段整合到单一的分类模型中,即 CKD273 分类模型。随后的研究表明,CKD273 也与基线 eGFR 的水平和肾功能进展有关[79,80]。在评估 CKD 预后方面,一项大型多中心研究发现,对 1 990 例患者平均随访 54 个月后发现,CKD273 在预测肾功能进展方面(定义为 eGFR 斜率每年下降 5%)的价值优于蛋白尿[81]。另一项多中心研究中,在 2 672 例不同分期的 CKD 患者中比较了 CKD273 和尿白蛋白排泄率(UAE)的预测价值,发现在 CKD 早期,CKD273 预测病情进展方面的作用明显优于 UAE,而 UAE 在 CKD 晚期的患者中表现较好,但两者对肾功能中度下降患者的预后判断方面无显著差异[82]。

3.4.2 代谢组学

代谢组学是对细胞代谢过程中所有低分子量代谢产物的测量。在 CKD 发生时,可以出现广泛的代谢途径失调。与蛋白组学相似,质谱分析技术也为代谢组学的研究提供了强大的平台。在一项横断面研究中,波萨达-阿亚拉(Posada-Ayala)等[83] 通过对 15 例 CKD 患者的尿液进行磁共振分析,并与 15 例健康人的代谢物进行比较,发现 CKD 组与正常人的 8 种尿液代谢物存在显著差异,包括焦谷氨酸、谷氨酸脂、胍基乙酸、α-苯基乙酰谷氨酰胺、牛磺酸、柠檬酸盐、氧化三甲胺和氧氮芥。恩库普-肯法克(Nkuipou-Kenfack)等[84] 在 49 例不同 CKD 分期患者中开发了一个包含 13 种代谢产物的分类器,比较晚期 CKD 与早期 CKD 2 组患者,发现这些代谢物的表达水平有显著差异,并发现其与基线和随访的 eGFR 水平相关。

3.4.3 尿液 RNA 标志物

2005 年,司徒(Szeto)等[85] 率先将尿液 mRNA 检测应用于 CKD 患者,发现尿液 MCP-1 及 TGF-β1 mRNA 可反映肾脏病理损伤。笔者的研究也发现[86],CKD 患者尿液中足细胞和肾小管上皮细胞上皮-间质细胞转分化相关的 mRNA 水平与肾脏病严重程度密切相关,特别是尿波形蛋白 mRNA 在早期肾脏纤维化诊断方面优于常规肾功能指标。足细胞和肾小管上皮细胞是 DN 患者尿液中丰度最高的肾脏固有细胞,捕捉并分析这些肾脏固有细胞的尿液 mRNA 信息,可能为 DN 诊断和进展预测提供十分重要的生物标志物。东南大学附属中大医院肾脏科的研究[87] 发现,在不同分期的 DN 患者中,尿液中足细胞特异性分子足荸糖蛋白(Podocalyxin)、CD2-AP、肌动蛋白(α-actin-4)和 Podocin mRNA 水平较正常人显著升高,且与血肌酐的浓度呈正相关。在预测 CKD 进展方面,司徒(Szeto)等[88] 研究了有肾活检病理诊断的 131 例 CKD 患者,检测了 TGF-β1、MCP-1、肝细胞生长因子(hepatocyte growth factor, HGF)等 11 种靶基因,平均随访 27.4 个月,以血肌酐翻倍或 ESRD 作为主要终点,结果发现 HGF 为 CKD 预后不良的预测因子(HR: 1.003~1.067),在校正临床指标(eGFR 和蛋白尿)和病理损伤(肾小球硬化和间质纤维化评分)的因素之后,其表达水平可以作为预测 CKD 进展的独立危险因素。

3.5 挑战和展望

众所周知,CKD 并非单一的疾病,各种原发性肾小球病、继发性肾脏病、急性和慢性肾间质疾病、AKI慢性演变、梗阻性肾病等,均可使血肌酐水平升高和蛋白尿的出现,最终导致ESRD发生。由于病因不同,CKD的发病机制千差万别,其血、尿生物标志物的诊断价值也不尽相同。CKD是一种病程很长的慢性疾病,在病程的不同阶段测定血、尿生物标志物,其水平存在很大的差异,且临床意义亦有较大差别。在临床工作中,多数中晚期CKD患者已失去行肾活检病理诊断的机会,病因的无法明确也为CKD生物标志物的研究带来挑战。

近年来,蛋白组学、转录组学、表观遗传学、代谢组学等领域取得了令人瞩目的快速发展,在临床大数据的支持下,精准医学的时代已经到来。譬如CKD273的开发和商业化使用,已经逐渐应用于CKD临床诊断和预后的风险分层,为CKD早期正确诊断和病情发展的预警带来了希望。生物信息学为疾病标志物的研究提供了开放性的丰富的数据资源,采用合理的方法可以挖掘出有CKD诊断意义的生物标志物。有学者[89]采用生物信息学方法及临床验证,筛选出的BBOX1 mRNA能够作为DN诊断的生物标志物。外泌体是纳米级大小的细胞外囊泡,近年来,尿液外泌体在肾脏病中的作用受到了广泛关注。作为多种生物活性分子的载体和传递介质,外泌体中的成分可以参与CKD的发病机制并可作为CKD诊断的生物标志物。研究[90]发现,在CKD患者的尿液外泌体中,足细胞特异性分子CD2AP mRNA水平较正常人显著升高。研究[91]发现,IgA肾病患者的尿液外泌体中CCL2 mRNA水平显著升高,并可以预测IgA肾病患者随访期间的肾功能加重。除了mRNA,外泌体中还包含丰富的miRNA信息。有学者[92]通过对CKD患者尿液外泌体中肾脏纤维化相关miRNA的检测,发现miR-29c在CKD患者中显著下降,且与肾脏纤维化评分呈负相关。这些研究提示尿液外泌体在CKD生物标志物方面具有潜在的应用价值。

近年来,CKD进展的生物标志物研究已经取得了一些进展,随着对CKD各种病因发病机制研究的深入,更接近人类疾病状态动物模型的建立和推广使用,大型多中心临床研究的涌现,以及蛋白组学、代谢组学等新技术的不断应用,在不远的将来,一定会开发出更多新型、理想的CKD生物标志物,并最终应用于临床,为CKD患者找到更精准的无创性诊断方法。

(刘必成　冯松涛)

参考文献

1. NATIONAL KIDNEY FOUNDATION. KDOQI kidney disease outcome quality initiative[J]. Am J Kidney Dis, 2002,39(Suppl 1):S1-S266.
2. NATIONAL COLLABORATING CENTRE FOR CHRONIC CONDITIONS (UK). Chronic kidney disease: National clinical guideline for early identification and management in adults in primary and secondary care [M]. London: Royal College of Physicians (UK), 2008.
3. HILL N R, FATOBA S T, OKE J L, et al. Global prevalence of chronic kidney disease-a systematic review and meta-analysis [J]. PLoS One, 2016, 11 (7): e0158765.
4. ZHANG L, WANG L. Prevalence of chronic kidney disease in China: a cross-sectional survey[J]. Lancet, 2012,379(9818):815-822.
5. ZHONG J, YANG H C, FOGO A B, et al. A perspective on chronic kidney disease progression[J]. Am J Physiol Renal Physiol, 2017,312(3):F375-F384.
6. PENA M J, DE ZEEUW D, MISCHAK H, et al. Prognostic clinical and molecular biomarkers of renal disease in type 2 diabetes[J]. Nephrol Dial Transplant, 2015,30 (Suppl 4):iv86-iv95.
7. LEVEY A S, STEVENS L A, SCHMID C H, et al. A new equation to estimate glomerular filtration rate[J]. Ann Intern Med, 2009,150(9):604-612.
8. GANSEVOORT R T, MATSUSHITA K, van der VELDE M, et al. Lower estimated GFR and higher albuminuria are associated with adverse kidney outcomes. A collaborative meta-analysis of general and high-risk population cohorts[J]. Kidney Int, 2011,80(1):93-104.
9. MATSUSHITA K, CORESH J, SANG Y, et al. Estimated glomerular filtration rate and albuminuria for prediction of cardiovascular outcomes: a collaborative meta-analysis of individual participant data[J]. Lancet Diabetes Endocrinol, 2015,3(7):514-525.
10. MATSUSHITA K, VAN DER VELDE M, ASTOR B C, et al. Association of estimated glomerular filtration rate and albuminuria with all-cause and cardiovascular mortality in general population cohorts: a collaborative meta-analysis[J]. Lancet, 2010,375(9731):2073-2081.
11. VAN DER VELDE M, MATSUSHITA K, CDRESH J, et al. Lower estimated glomerular filtration rate and higher albuminuria are associated with all-cause and cardiovascular mortality. A collaborative meta-analysis of

high-risk population cohorts[J]. Kidney Int, 2011, 79 (12):1341-1352.

12. GANSEVOORT R T, MATSUSHITA K, van der VELDE M, et al. Lower estimated GFR and higher albuminuria are associated with adverse kidney outcomes. A collaborative meta-analysis of general and high-risk population cohorts[J]. Kidney Int, 2011, 80(1):93-104.

13. ASTOR B C, MATSUSHITA K, GANSEVOORT R T, et al. Lower estimated glomerular filtration rate and higher albuminuria are associated with mortality and end-stage renal disease. A collaborative meta-analysis of kidney disease population cohorts[J]. Kidney Int, 2011, 79(12):1331-1340.

14. MAHMOODI B K, MATSUSHITA K, WOODWARD M, et al. Associations of kidney disease measures with mortality and end-stage renal disease in individuals with and without hypertension: a meta-analysis[J]. Lancet, 2012,380(9854):1649-1661.

15. FOX C S, MATSUSHITA K, WOODWARD M, et al. Associations of kidney disease measures with mortality and end-stage renal disease in individuals with and without diabetes: a meta-analysis[J]. Lancet, 2012,380 (9854):1662-1673.

16. HALLAN S I, MATSUSHITA K, SANG Y, et al. Age and association of kidney measures with mortality and end-stage renal disease[J]. JAMA, 2012, 308(22): 2349-2360.

17. NITSCH D, GRAMS M, SANG Y, et al. Associations of estimated glomerular filtration rate and albuminuria with mortality and renal failure by sex: a meta-analysis [J]. BMJ, 2013,346:F324.

18. WEN C P, MATSUSHITA K, CORESH J, et al. Relative risks of chronic kidney disease for mortality and end-stage renal disease across races are similar[J]. Kidney Int, 2014,86(4):819-827.

19. GRAMS M E, SANG Y, BALLEW S H, et al. Evaluating glomerular filtration rate slope as a surrogate end point for ESKD in Clinical trials: an individual participant meta-analysis of observational data[J]. J Am Soc Nephrol, 2019,30(9):1746-1755.

20. ALI I, KALRA P. Risk prediction in chronic kidney disease[J]. Curr Opin Nephrol Hypertens, 2019, 28(6): 513-518.

21. VISTISEN D, ANDERSEN G S, HULMAN A, et al. Progressive decline in estimated glomerular filtration rate in patients with diabetes after moderate loss in kidney function-even without albuminuria[J]. Diabetes Care, 2019,42(10):1886-1894.

22. DUNKLER D, GAO P, LEE S F, et al. Risk prediction for early CKD in type 2 diabetes[J]. Clin J Am Soc Nephrol, 2015,10:1371-1379.

23. FAN L, LEVEY A S, GUDNASON V, et al. Comparing GFR estimating equations using cystatin C and creatinine in elderly individuals[J]. J Am Soc Nephrol, 2015,26(8):1982-1989.

24. LAMB E J, LEVEY A S, STEVENS P E, et al. The kidney disease improving global outcomes (KDIGO) guideline update for chronic kidney disease: evolution not revolution[J]. Clin Chem, 2013,59(3):462-465.

25. ANDRASSY K M. Comments on 'KDIGO 2012 clinical practice guideline for the evaluation and management of chronic kidney disease'[J]. Kidney Int, 2013, 84(3): 622-623.

26. CHRONIC KIDNEY DISEASE PROGNOSIS CONSORTIUM, MATSUSHITA K, VAN DER VELDE M, et al. Chronic kidney disease prognosis consortium: association of estimated glomerular filtration rate and albuminuria with all-cause and cardiovascular mortality in general population cohorts: a collaborative meta-analysis[J]. Lancet, 2010,375(9731):2073-2081.

27. ASTOR B C, MATSUSHITA K, GANSEVOORT R T, et al. Lower estimated glomerular filtration rate and higher albuminuria are associated with mortality and end-stage renal disease. A collaborative meta-analysis of kidney disease population cohorts[J]. Kidney Int, 2011, 79(12):1331-1340.

28. HEMMELGARN B R, MANNS B J, LLOYD A, et al. Relation between kidney function, proteinuria, and adverse outcomes[J]. JAMA, 2010,303(5):423-429.

29. ISEKI K, ISEKI C, IKEMIYA Y, et al. Risk of developing end-stage renal disease in a cohort of mass screening[J]. Kidney Int, 1996,49(3):800-805.

30. RUGGENENTI P, PERNA A, MOSCONI L, et al. Proteinuria predicts end-stage renal failure in non-diabetic chronic nephropathies. the "gruppo italiano di studi epidemiologici in nefrologia" (GISEN)[J]. Kidney Int Suppl, 1997,63:S54-S57.

31. DE ZEEUW D, RAMJIT D, ZHANG Z, et al. Renal risk and renoprotection among ethnic groups with type 2 diabetic nephropathy: a post hoc analysis of RENAAL [J]. Kidney Int, 2006,69(9):1675-1682.

32. CARRERO J J, GRAMS M E, SANG Y, et al. Albuminuria changes are associated with subsequent risk

of end-stage renal disease and mortality[J]. Kidney Int, 2017,91(1):244-251.

33. SMITH M, HERRINGTON W G, WELDEGIORGIS M, et al. Change in albuminuria and risk of renal and cardiovascular outcomes: natural variation should be taken into account[J]. Kidney Int Rep, 2018,3(4):939-949.

34. VAN DEN BELT S M, HEERSPINK HJ L, GRACCHI V, et al. Early proteinuria lowering by angiotensin-converting enzyme inhibition predicts renal survival in children with CKD[J]. J Am Soc Nephrol, 2018,29(8):2225-2233.

35. MURALI S K, ROSCHGER P, ZEITZ U, et al. FGF23 regulates bone mineralization in a 1,25-$(OH)_2D_3$ and Klotho-independent manner[J]. J Bone Miner Res, 2016,31(1):129-142.

36. MIRZA M A, LARSSON A, LIND L, et al. Circulating fibroblast growth factor-23 is associated with vascular dysfunction in the community[J]. Atherosclerosis, 2009,205(2):385-390.

37. ISAKOVA T, WAHL P, VARGAS G S, et al. Fibroblast growth factor 23 is elevated before parathyroid hormone and phosphate in chronic kidney disease[J]. Kidney Int, 2011,79(12):1370-1378.

38. FLISER D, KOLLERITS B, NEYER U, et al. MMKD study group. fibroblast growth factor 23 (FGF23) predicts progression of chronic kidney disease: the mild to moderate kidney disease (MMKD) study[J]. J Am Soc Nephrol, 2007,18(9):2600-2608.

39. ISAKOVA T, XIE H, YANG W, et al. Chronic renal insufficiency cohort (CRIC) study group: fibroblast growth factor 23 and risks of mortality and end-stage renal disease in patients with chronic kidney disease[J]. JAMA, 2011,305(23):2432-2439.

40. KENDRICK J, CHEUNG A K, KAUFMAN J S, et al. HOST investigators: FGF-23 associates with death, cardiovascular events, and initiation of chronic dialysis[J]. J Am Soc Nephrol, 2011,22(10):1913-1922.

41. SEMBA R D, FINK J C, SUN K, et al. Serum fibroblast growth factor-23 and risk of incident chronic kidney disease in older community-dwelling women[J]. Clin J Am Soc Nephrol, 2012,7(1):85-91.

42. SCIALLA J J, ASTOR B C, ISAKOVA T, et al. Mineral metabolites and CKD progression in African Americans[J]. J Am Soc Nephrol, 2013,24(1):125-135.

43. MUNOZ MENDOZA J, ISAKOVA T, ISAKOVA T, et al. Inflammation and elevated levels of fibroblast growth factor 23 are independent risk factors for death in chronic kidney disease[J]. Kidney Int, 2017,91(3):711-719.

44. JIALAL I, CAMACHO F, NATHOO B, et al. Fibroblast growth factor 23 predicts mortality and end-stage renal disease in a canadian Asian population with chronic kidney disease[J]. Nephron, 2017,137(3):190-196.

45. XUE C, YANG B, ZHOU C, et al. Fibroblast growth factor 23 predicts all-cause mortality in a dose-response fashion in pre-dialysis patients with chronic kidney disease[J]. Am J Nephrol, 2017,45(2):149-159.

46. PORTALE A A, WOLF M S, MESSINGER S, et al. Fibroblast growth factor 23 and risk of CKD progression in Children[J]. Clin J Am Soc Nephrol, 2016,11(11):1989-1998.

47. BAE E, CHA R H, KIM Y C, et al. Circulating TNF receptors predict cardiovascular disease in patients with chronic kidney disease[J]. Medicine, 2017,96(19):e6666.

48. GOHDA T, NIEWCZAS M A, FICOCIELLO L H, et al. Circulating TNF receptors 1 and 2 predict stage 3 CKD in type 1 diabetes[J]. J Am Soc Nephrol, 2012,23(3):516-524.

49. NIEWCZAS M A, GOHDA T, SKUPIEN J, et al. Circulating TNF receptors 1 and 2 predict ESRD in type 2 diabetes[J]. J Am Soc Nephrol, 2012,23(3):507-515.

50. HASEGAWA G, NAKANO K, SAWADA M, et al. Possible role of tumor necrosis factor and interleukin-1 in the development of diabetic nephropathy[J]. Kidney Int, 1991,40(6):1007-1012.

51. HUANG Y S, FU S H, LU K C, et al. Inhibition of tumor necrosis factor signaling attenuates renal immune cell infiltration in experimental membranous nephropathy[J]. Oncotarget, 2017,8(67):111631-111641.

52. COCA S G, NADKARNI G N, HUANG Y, et al. Plasma biomarkers and kidney function decline in early and established diabetic kidney disease[J]. J Am Soc Nephrol, 2017,28(9):2786-2793.

53. BHATRAJU P K, ZELNICK L R, SHLIPAK M, et al. Association of soluble TNFR-1 concentrations with long-term decline in kidney function: the multi-ethnic study of atherosclerosis[J]. J Am Soc Nephrol, 2018,29(11):2713-2721.

54. NEIRYNCK N, GLORIEUX G, SCHEPERS E, et al. Soluble tumor necrosis factor receptor 1 and 2 predict outcomes in advanced chronic kidney disease: a

prospective cohort study [J]. PLoS One, 2015, 10(3):e0122073.
55. PARIKH C R, THIESSEN-PHILBROOK H, GARG A X, et al. Performance of kidney injury molecule-1 and liver fatty acid-binding protein and combined biomarkers of AKI after cardiac surgery[J]. Clin J Am Soc Nephrol, 2013,8(7):1079-1088.
56. NICKOLAS T L, FORSTER C S, SISE M E, et al. NGAL (Lcn2) monomer is associated with tubulointerstitial damage in chronic kidney disease[J]. Kidney Int, 2012,82(6):718-722.
57. PERALTA C A, KATZ R, BONVENTRE J V, et al. Associations of urinary levels of kidney injury molecule 1 (KIM-1) and neutrophil gelatinase-associated lipocalin (NGAL) with kidney function decline in the Multi-Ethnic Study of Atherosclerosis (MESA)[J]. Am J Kidney Dis, 2012,60(6):904-911.
58. JUNGBAUER C G, UECER E, STADLER S, et al. N-actetyl-β-D-glucosaminidase and kidney injury molecule-1: new predictors for long-term progression of chronic kidney disease in patients with heart failure [J]. Nephrology (Carlton), 2016,21(6):490-498.
59. HSU C, XIE D, WAIKAR S S, et al. Urine biomarkers of tubular injury do not improve on the clinical model predicting chronic kidney disease progression[J]. Kidney Int, 2017,91(1):196-203.
60. FOSTER M C, CORESH J, BONVENTRE J V, et al. Urinary biomarkers and risk of ESRD in the atherosclerosis risk in communities study[J]. Clin J Am Soc Nephrol, 2015,10(11):1956-1963.
61. LIN H Y, HWANG D Y, LEE S C, et al. Urinary neutrophil gelatinaseassociated lipocalin and clinical outcomes in chronic kidney disease patients[J]. Clin Chem Lab Med, 2015,53(1):73-83.
62. FUFAA G D, WEIL E J, NELSON R G, et al. Association of urinary KIM-1, L-FABP, NAG and NGAL with incident end-stage renal disease and mortality in American Indians with type 2 diabetes mellitus[J]. Diabetologia, 2015,58(1):188-198.
63. MENG X M, NIKOLIC-PATERSON D J, LAN H Y, et al. TGF-beta: the master regulator of fibrosis[J]. Nat Rev Nephrol, 2016,12(6):325-338.
64. HONKANEN E, TEPPO A M, TORNROTH T, et al. Urinary transforming growth factor-beta 1 in membranous glomerulonephritis [J]. Nephrol Dial Transplant, 1997,12(12):2562-2568.
65. FAGERUDD J A, GROOP P H, HONKANEN E, et al. Urinary excretion of TGF-beta1, PDGF-BB and fibronectin in insulin-dependent diabetes mellitus patients [J]. Kidney Int Suppl, 1997,63:S195-S197.
66. CHEN L, YANG T, LU D W, et al. Central role of dysregulation of TGF-β/Smad in CKD progression and potential targets of its treatment [J]. Biomed Pharmacother, 2018,101:670-681.
67. SUTHANTHIRAN M, GERBER L M, SCHWARTZ J E, et al. Circulating transforming growth factor-beta1 levels and the risk for kidney disease in African Americans[J]. Kidney Int, 2009,76(1):72-80.
68. GOUMENOS D S, TSAKAS S, EL NAHAS A M, et al. Transforming growth factor-beta(1) in the kidney and urine of patients with glomerular disease and proteinuria [J]. Nephrol Dial Transplant, 2002,17(12):2145-2152.
69. HASEGAWA H, KOHNO M, SASAKI M, et al. Antagonist of monocyte chemoattractant protein 1 ameliorates the initiation and progression of lupus nephritis and renal vasculitis in MRL/lpr mice [J]. Arthritis Rheum, 2003,48(9):2555-2566.
70. KULKARNI O, PAWAR R, PURSCHKE W, et al. Spiegelmer inhibition of CL2/MCP-1 ameliorates lupus nephritis in MRL-(Fas)lpr mice [J]. J Am Soc Nephrol, 2007,18(8):2350-2358.
71. ROVIN B H, SONG H, BIRMINGHAM D J, et al. Urine chemokines as biomarkers of human systemic lupus erythematosus activity[J]. J Am Soc Nephrol, 2005,16(2):467-473.
72. MARKS S D, SHAH V, PILKINGTON C, et al. Urinary monocyte chemoattractant protein-1 correlates with disease activity in lupus nephritis [J]. Pediatr Nephrol, 2010,25(11):2283-2288.
73. KIANI A N, JOHNSON K, CHEN C, et al. Urine osteoprotegerin and monocyte chemoattractant protein-1 in lupus nephritis[J]. J Rheumatol, 2009,36(10):2224-2230.
74. LIU B C, ZHANG L, LV L L, et al. Application of antibody array technology in the analysis of urinary cytokine profiles in patients with chronic kidney disease [J]. Am J Nephrol, 2006,26(5):483-490.
75. BANBA N, NAKAMURA T, MATSUMURA M, et al. Possible relationship of monocyte chemoattractant protein-1 with diabetic nephropathy [J]. Kidney Int, 2000,58(2):684-690.
76. TAKEBAYASHI K, MATSUMOTO S, ASO Y, et al. Aldosterone blockade attenuates urinary monocyte

chemoattractant protein-1 and oxidative stress in patients with type 2 diabetes complicated by diabetic nephropathy [J]. J Clin Endocrinol Metab, 2006,91(6):2214 - 2217.

77. TAM F W, RISER B L, MEERAN K, et al. Urinary monocyte chemoattractant protein-1 (MCP - 1) and connective tissue growth factor (CCN2) as prognostic markers for progression of diabetic nephropathy [J]. Cytokine, 2009,47(1):37 - 42.

78. GOOD D M, ZUERBIG P, ARGILES A, et al. Naturally occurring human urinary peptides for use in diagnosis of chronic kidney disease [J]. Mol Cell Proteomics, 2010,9(11):2424 - 2437.

79. ARGILES A, SIWY J, DURANTON F, et al. CKD273, a new proteomics classifier assessing CKD and its prognosis[J]. PLoS One, 2013,8(5):e62837.

80. OVREHUS M A, ZUERBIG P, VIKSE B E, et al. Urinary proteomics in chronic kidney disease: Diagnosis and risk of progression beyond albuminuria [J]. Clin Proteomics, 2015,12(1):21.

81. SCHANSTRA J P, ZURBIG P, ALKHALAF A, et al. Diagnosis and prediction of ckd progression by assessment of urinary peptides[J]. J Am Soc Nephrol, 2015,26(8):1999 - 2010.

82. PONTILLO C, JACOBS L, STAESSEN J A, et al. A urinary proteome-based classifier for the early detection of decline in glomerular filtration [J]. Nephrol Dial Transplant, 2017,32(9):1510 - 1516.

83. POSADA-AYALA M, ZUBIRI I, MARTIN-LORENZO M, et al. Identification of a urine metabolomic signature in patients with advanced-stage chronic kidney disease [J]. Kidney Int, 2014,85(1):103 - 111.

84. NKUIPOU-KENFACK E, DURANTON F, GAYRARD N, et al. Assessment of metabolomic and proteomic biomarkers in detection and prognosis of progression of renal function in chronic kidney disease[J]. PLoS One, 2014,9(5):e96955.

85. SZETO C C, CHAN R W, LAI K B, et al. Messenger RNA expression of target genes in the urinary sediment of patients with chronic kidney diseases[J]. Nephrol Dial Transplant, 2005,20(1):105 - 113.

86. CAO Y H, LV L L, ZHANG X, et al. Urinary vimentin mRNA as a potential novel biomarker of renal fibrosis [J]. Am J Physiol Renal Physiol, 2015,309(6):F514 - F522.

87. ZHENG M, LV L L, CAO Y H, et al. A pilot trial assessing urinary gene expression profiling with an mrna array for diabetic nephropathy[J]. PLoS One, 2012, 7 (5):e34824.

88. SZETO C C, CHOW K M, LAI K B, et al. mRNA expression of target genes in the urinary sediment as a noninvasive prognostic indicator of CKD [J]. Am J Kidney Dis, 2006,47(4):578 - 586.

89. ZHOU L T, LV L L, QIU S. Bioinformatics-based discovery of the urinary BBOX1 mRNA as a potential biomarker of diabetic kidney disease[J]. J Transl Med, 2019,17(1):59.

90. FENG Y, LV L L, WU W J, et al. Urinary Exosomes and Exosomal CCL2 mRNA as Biomarkers of Active Histologic Injury in IgA Nephropathy[J]. Am J Pathol, 2018,188(11):2542 - 2552.

91. LV L L, CAO Y H, PAN M M, et al. CD2AP mRNA in urinary exosome as biomarker of kidney disease[J]. Clin Chim Acta, 2014,428:26 - 31.

92. LV L L, CAO Y H, NI H F, et al. MicroRNA - 29c in urinary exosome/microvesicle as a biomarker of renal fibrosis[J]. Am J Physiol Renal Physiol, 2013,305(8):F1220 - F1227.

4 氧代谢调节的当代认识

4.1 氧代谢的调节
    4.1.1 主动脉体-肾上腺髓质轴对低氧的调节
    4.1.2 低氧诱导因子对氧代谢的调节
4.2 低氧诱导因子系统的复杂性
    4.2.1 低氧诱导因子-α
    4.2.2 脯氨酰羟化酶
    4.2.3 低氧诱导因子抑制因子
    4.2.4 其他导致低氧诱导因子启动的因素
    4.2.5 低氧的概念
    4.2.6 其他调节低氧诱导因子的因素及低氧的非低氧诱导因子依赖调节
    4.2.7 不同细胞结果不同
    4.2.8 不同背景、不同低氧模式,低氧诱导因子启动后果不同
4.3 低氧诱导因子系统发现的重要意义

    氧是生命活动的重要因素。低氧可以引起众多不良后果。人们早就知道处于空气不流通的空间可致头晕、食欲下降、记忆力减退等,后来也知道许多疾病过程也常出现类似症状,其原因除与基本病变有关外,不少依然与疾病导致的缺氧有关。因此缺氧不一定就是环境氧浓度过低,疾病过程造成的代谢异常以致细胞内氧相对不足或利用不良也可以引起。

    正常人血氧浓度为 20.9%,19.5% 的氧浓度是生命正常活动的最低限制。当血氧浓度<19.5% 时则有明显的工作效率下降,出现诸多神经系统、循环系统代偿性改变,包括心率增快、心搏加强等;血氧浓度<15%,可以出现明显呼吸急促、口唇发绀以及判断力明显下降,等等;血氧浓度<10% 则可导致智力消失、昏迷;血氧浓度<8% 时在 8~10 min 内即可死亡。当然,与过低氧浓度危害相反的另一方面——氧浓度过高,也可以引起许多不良后果。机体暴露于 100% 纯氧几乎立即死亡,即使暴露在氧浓度 50% 下也可能致命。血氧浓度在 23% 以上称为富氧,一般是在输氧治疗一些疾病的情况下发生,如高压氧舱治疗某些特殊疾病;在该背景下,实际上一般细胞并不会过度获得氧。

    氧对机体影响的严重程度又受其他多种情况影响。健康人突然攀登高山(海拔 4 000 m 以上)大多出现症状,但是久居高原的民众虽然暴露于同等低氧环境,因为慢性适应、部分基因改造等可以相当正常程度地生存。但有基础病理背景者,特别是心血管疾病者,可以因为临时短时缺氧导致严重后果。

    机体各脏器对缺氧的耐受情况很不一样。其中中枢神经的功能对正常氧的依赖特别明显。一些情况(例如一氧化氮中毒),虽然救治后生命体征可以持续,但是意识可能不能恢复。胃肠道器官为了适应新陈代谢的需要,黏膜细胞每日快速更新,对缺氧也非常敏感,因此食欲下降、恶心、呕吐等也是低氧环境中很常见的症状。心血管组织器官虽然对缺氧相对较为耐受,但在缺氧过程中,实际上是处于不断代偿的状态中;最终代偿付出的代价,依然可以导致

严重后果。肝脏是人体代谢重要器官，许多食物营养代谢在肝脏进行，该过程牵涉许多酶的活动，在缺氧时虽然不一定在表面直接看出异常，但是最终也会反映出如代谢性酸中毒等。肌肉组织是消耗大量能量的器官，缺氧时正常能量代谢途径可以出现异常，表现为无力、酸痛等。身体也有一些组织对缺氧耐受能力较强，其中骨骼、软骨细胞等可以耐受较长时间的缺氧。

氧对人体如此重要，但直到200多年前，人类才真正确认氧的存在。人们很早就发现空气可以助燃，但一直到200年前，瑞典和德国学者才通过简单的化学反应实验证实空气助燃的本质是氧的存在。这些学者通过一些特殊电解方法发现水经处理后确实可以析出一种物质并可以燃烧。100多年以前才明白，氧本身不仅仅能助燃，更重要的是在体内参与许多与生命活动基本过程有关的反应，即氧化还原作用。由此才认识到氧是生命活动本质中不可分割的一部分。近代随着对线粒体功能研究的深入，氧在各种分子信号传递、交联的重要作用被澄清。因此，氧代谢的研究又上了一层。

4.1 氧代谢的调节

4.1.1 主动脉体-肾上腺髓质轴对低氧的调节

主动脉弓升处一些结构与血氧浓度的调节有关，是最早被人发现的与氧浓度调节有关的事实。1924年，赫林（Hering）第一个证明电刺激或化学刺激颈动脉窦（颈动脉分叉处的膨大区）可触发该反射（窦反射），并发现其由舌咽神经的分支（即窦神经）支配。后来西班牙科学家卡哈尔（Cajal）分别研究了颈动脉窦压力感受器和主动脉体（carotic body，CB）的支配神经，后者当时称为颈动脉球，存在丰富的血液灌注和感觉神经，从而提出CB是监测血液成分的化学感受器，是呼吸反射的起源。后来一系列研究证实低氧、高碳酸血症、酸中毒都可以刺激CB呼吸反射，进一步明确了CB的真正刺激因素是动脉血中的氧分压（PO_2）。1951年德卡斯特罗（de Castro）提出"化学感受突触"的概念，即氧的感受是由球细胞（真正的化学感受器）、紧密相连的毛细血管和介导信息传递入脑的传入神经纤维共同组成。进一步的研究显示在低氧条件下，球细胞分泌神经递质，如乙酰胆碱、多巴胺和各种肽类[1-6]。

CB由功能单位"小球"细胞簇组成，每个功能小球包含神经元样的球细胞，或称Ⅰ型细胞，该细胞是CB中最丰富和最主要类型的细胞。球细胞是高代谢率细胞，对动脉PO_2降低十分敏感；球细胞包含分泌小泡，充满各种神经递质（尤其是多巴胺、乙酰胆碱和ATP）、神经肽类及线粒体。这些细胞作为突触前成分与传入感觉神经纤维联系，传导神经冲动进入呼吸中枢。球细胞是CB中的O_2感受成分，属于可兴奋细胞，包含各种电压门控的和背景离子通道，可产生电压；球细胞的一些K^+通道可被低PO_2可逆抑制[7-11]。在低氧条件下，抑制氧敏感的K^+通道，触发球细胞去极化和胞外Ca^{2+}通过电压门控依赖的Ca^{2+}通道内流，胞质Ca^{2+}升高，分泌递质，激活窦神经传入神经纤维，将信息传入呼吸中枢引发过度通气[11,12]。球细胞包含多种递质（主要包括乙酰胆碱、多巴胺、血清素、ATP）和神经肽（P物质、内皮素、脑啡肽等）。在各种球细胞分泌的递质中，ATP和乙酰胆碱激活感觉传入神经，而CB基质其他细胞或传出自主神经纤维产生的其他递质又可以调控球细胞的化学感受敏感性，如阿片类物质和多巴胺通过自分泌或旁分泌方式抑制Ca^{2+}内流，从而降低球细胞的分泌活性[13-15]。

PO_2降低是CB激活的主要刺激，其他刺激如高碳酸血症或细胞外pH值降低，也可刺激CB活动，这些刺激直接与细胞内或细胞外物质成分相互作用，导致Ca^{2+}内流，细胞内Ca^{2+}增加，递质释放。除了这些经典的刺激因子，晚近研究显示CB球细胞还可感受血液温度、渗透压、血糖刺激，因此CB还参与了对低血糖的调节作用[15-17]。

肾上腺髓质（adrenal medulla，AM）的嗜铬细胞是交感神经系统的内分泌成分，低氧血症条件下，继发于CB刺激引起的广泛交感反应，AM细胞活动可被激活，通过肾上腺素能系统等影响心血管系统功能，参与对低氧的代偿。嗜铬细胞本身存在固有化学感受特性。新生儿的嗜铬细胞与球细胞相似，也包含多种类型K^+通道，可对低氧产生反应。但与CB不同的是，啮齿动物出生以后，随着内脏胆碱能神经支配，AM的氧敏感性下降，但是在去神经后，化学敏感性可重新恢复[18-20]。

由CB球细胞感受到的氧浓度下降从而激起的

复杂信号由神经传导到延髓,其中以孤束核为主,产生舌咽神经动作电位,兴奋延髓孤束核(NTS)神经元。这些 NTS 神经元指向脑干回路,产生通气反应、潮气量和呼吸频率的增加,并协调改变交感神经和副交感神经作用,从而增加心输出量(cardiac output, CO)和血管张力,维持或重建组织 PO_2,以满足代谢需求[21]。与此同时,低氧被感知后还可兴奋舌和口咽肌及一系列下游隔膜、其他吸气肌及气道阻力肌的运动前和运动神经元等,达到调节的目的[22-25]。

已知传递到延髓的信号还可以进一步上传到更高部位,包括中脑、下视丘等。它们通过引起更多神经、内分泌等系统的改变,更广泛、深入地改变包括代谢性质等,以应对氧浓度的改变及其后果。

肾脏的氧分压是紧密调控的,维持氧耗和氧供平衡。在正常麻醉情况下,肾动脉氧分压在皮质为 $2.0 \sim 6.7$ kPa($15 \sim 50$ mmHg),髓质为 $0.7 \sim 3.3$ kPa($5 \sim 25$ mmHg)[26]。肾脏内皮髓质不同部位 PO_2 的差异主要由于肾单位不同部位功能的不同,包括重吸收 Na^+ 的高耗能、动静脉氧分流和尿浓缩的逆流倍增系统。由于肾脏独特的解剖结构和功能,肾脏髓质接受的氧供最少,最易受 PO_2 降低的影响,对缺血/低氧损伤高度敏感,因此肾脏是参与长期低氧适应的合适且重要的器官,主要通过低氧诱导肾间质纤维样细胞产生促红细胞生成素(EPO)来维持系统氧水平。肾脏受多个传入神经支配。肾传入神经纤维的细胞体位于背根神经节,并投射到同侧背角,在那里与心血管调节相关神经元形成突触联系,投射到孤束核和延髓腹侧,与其他传入信号整合并产生交感兴奋[27,28]。动脉 PO_2 的降低或缺血代谢产物可直接或间接刺激肾脏感觉神经纤维,激活交感神经活动反射,升高血压。用低氧血液灌注肾脏,通过肾传入神经,可增加股动脉灌注压 4.0 kPa(30 mmHg)以上[29,30]。

许多研究证实急性和慢性低氧可被肾脏和颈动脉体同时感受,并激活传入神经,促进交感神经活动反射。由于肾脏对低氧反应更敏感,可能首先参与低氧反应。随着低氧进一步加重,来自肾脏的信号可激活颈动脉体,与肾脏协同作用,维持长期的交感兴奋作用。颈动脉体窦神经和肾传入神经在多个中枢心血管调节区域整合,而肾素-血管紧张素-醛固酮系统(RAAS)又是两者交互作用的重要物质。

RAAS 激活是维持器官灌注的重要功能反应。RAAS 主要通过 AngⅡ AT1 受体起作用,包括收缩血管,激活交感神经系统,促进醛固酮分泌等。在肾脏,肾交感神经激活引起 RAAS 兴奋又可通过多种机制改变肾脏血流分布以及氧的消耗等,降低肾脏 PO_2,尤其是皮质 PO_2,并激活低氧诱导因子(HIF)和增加 EPO 表达,从而通过前馈机制与造血系统协同应对低氧反应。另外,它们也可能参与对盐浓度改变作出的对应性改变[31-33]。

有趣的是,颈动脉体感受器与葡萄糖水平改变也有关系。有人观察到低血糖可以刺激分离的Ⅰ型 CB 细胞分泌神经递质[19,34]。例如血管内注射葡萄糖可抑制 CB 活动,颈动脉去神经可显著减弱清醒犬对低血糖的稳态调节反应。在常氧期间低血糖可刺激血浆中稳态调节激素增加,如胰高血糖素、肾上腺素、皮质醇、生长激素、多巴胺和去甲肾上腺素,以动员或合成葡萄糖。而在高氧条件下,低血糖刺激血浆中稳态调节激素的升高较常氧条件下下降近 50%。此外,高氧实验期间的血糖输注速率显著高于常氧实验,提示在高氧实验中稳态调节激素被抑制,内源性血糖产生功能下降。上述发现在人的长时间无氧运动试验也得到证实。人踏车运动期间,呼吸高氧可抑制 CB 活动,导致血糖比低氧条件下低,由此证明氧代谢的调节与葡萄糖代谢调节相关的重要性[35-40]。

4.1.2 低氧诱导因子对氧代谢的调节

HIF 是一组由 α 和 β 亚单位组成的二聚体转录因子,它的作用是可以在细胞水平上感知 PO_2 变化,通过作用于含有低氧反应成分(HRE)序列(核心序列 $5'$- RCGTG -$3'$)的基因的启动子和增强子,同时招募其他需要的辅助因子,转录出一系列基因,然后编码出众多以克服由低氧造成后果为目的的一系列蛋白,对低氧起到保护作用[41]。在低氧改善以后,依靠一组氧依赖的脯氨酰羟化酶(PHD),以及低氧诱导因子抑制因子(factor inhibiting HIF, FIH),分别对 HIF - α 序列上的氧依赖性降解域(ODD)起羟化作用[促进与冯希佩尔-林道(von Hippel-Lindau, pVHL)蛋白结合后形成 E3 泛素化连接酶复合物,进而被降解]和 C 端反式激活域(CTAD)的羟化作用(阻止与辅助因子 P300 结合,抑制转录活性),HIF 的 α 亚单位(HIF - α)的稳定性和转录活性被抑制,最终致使转录下调[42]。

HIF 的转录产物众多,归纳起来主要有 3 大类:第 1 类包括与促进红细胞生成有关的各种蛋白(如 EPO、EPO 受体),与铁代谢有关的转铁蛋白、转铁蛋白受体等[43];第 2 类是与促进血管增生有关的一系列分子,以血管内皮生长因子(vascular endothelial growth factor,VEGF)及其受体为代表,以促进氧气输送到缺氧组织;第 3 类包括一系列与能量和代谢相关的酶,通过改变代谢反应,使细胞适应低氧环境及应对低氧后果[44]。此外,还表达一系列与免疫炎症,细胞发育分化、凋亡、迁徙等相关的蛋白。最后,HIF 还通过转录其他转录因子,染色质的表观遗传调节因子,非编码 RNA 等间接调控其他更广泛的生物学功能[45—48]。

HIF 由 α 亚单位和 β 亚单位组成,α 亚单位是一个氧敏感的活性亚单位,β 亚单位是不受氧调控持续表达的结构亚单位,又称芳基烃受体核转运体。HIF 亚单位属于碱性螺旋环螺旋(basic helix-loop-helix,bHLH)/PAS(Per - Ahr/ARNT - Sim)蛋白超家族。HIF - α 和 HIF - β 均包含 1 个 N 端 bHLH 域,2 个 Per - ARNT - Sim (PAS)域,两者通过共享的 PAS 结合,并通过 bHLH 介导与 DNA 的结合。HIF - α 还包含 PAS 相关的 COOH 末端域(PAC)、ODD,参与 O_2 依赖的降解和氧敏感性;位于 ODD 域中的 NH_2 末端反式激活域(N - TAD)和位于 COOH 末端区域的 C - TAD 介导基因转录。在低氧条件下,HIF - α 羟基化过程受抑制,不能被降解,在细胞质内累积,然后转入细胞核与 HIF - β 结合,形成功能性 HIF 二聚体,与包含序列 $5'-[A/G]CGTG-3'$ 的 DNA 低氧反应元件(HRE)结合,在转录共激因子 P300/CREB 结合蛋白(CBP)的协同作用下,诱导基因表达[49—51]。

PHD 和 FIH 属于双加氧酶,都使用 α 酮戊二酸(2OG)以及其他包括 Fe(Ⅱ)、抗坏血酸等作为底物,完成羟化作用[52]。其中 FIH 较 PHD 与 O_2 结合的米氏常数(Km)值更低,一般需要在更低的 O_2 浓度下才起作用[53—55]。PHD 广泛存在于各种组织中,是实现 HIF 氧感受的关键酶。在有氧条件下,PHD 将 O_2 提供的氧原子与 HIF - α 上 ODD 区的特定部位脯氨酰残基(如 HIF - 1α 的 Pro4O2 和 Pro564)结合导致羟化,进而导致 HIF 活化过程阻断。图 4-1 示 HIF 系统的工作模式。

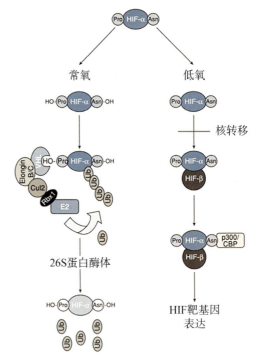

图 4-1　HIF 系统的工作模式

引自:COLEMAN M L, PETER J R. Oxygen sensing and hypoxia-induced responses[J]. Essays Biochem,2007,43:1-16.

4.2　低氧诱导因子系统的复杂性

4.2.1　低氧诱导因子-α

已知 HIF - α 有 3 种亚型,即 HIF - 1α、HIF - 2α 和 HIF - 3α。其中,HIF - 1α 和 HIF - 2α 被研究得较多;HIF - 3α 存在较多的变异体,功能研究得较少,大部分研究认为其对 HIF - 1α 和 HIF - 2α 起调解作用。这 3 个 HIF - α 旁系同源物具有不同的转录功能,对于产生转录多样性很重要。图 4-2 示 HIF - α 3 种亚型结构的差异。

3 种 HIF - α 的分布存在差异。HIF - 1α 在组织广泛表达,HIF - 2α 最初被鉴定为内皮 PAS 结构域蛋白 1(EPAS1),主要表达在内皮系统[56]。其后发现 HIF - 2α 还可以在许多其他组织中表达,包括脑、心脏、肺脏、肾脏、肝脏、胰腺和肠道,表明它在缺氧反应中也具有广泛的作用[57]。在肾脏,HIF - 1α

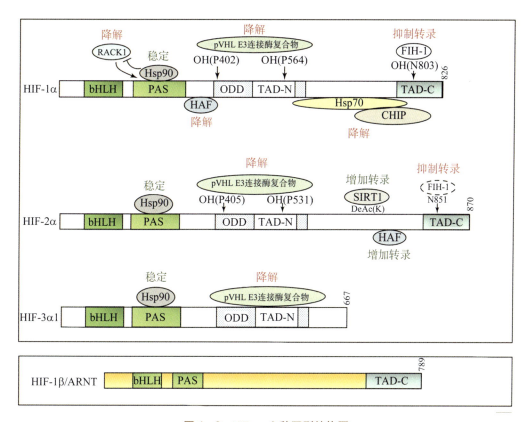

图 4-2 HIF-α 3 种亚型结构图

主要表达在肾小管细胞,HIF-2α 主要表达在肾间质细胞、内皮细胞和肾小球[58]。

HIF-1α 和 HIF-2α 存在 48% 的氨基酸序列同源性和相似的蛋白结构,但他们的激活动力学和 O_2 依赖性(低氧的时间和程度)及转录靶基因不同。它们在时间上和功能上的差异一部分是由羟化酶的选择性(见下文),以及它们存在的转录反馈环(如 HIF-1/2α 依赖表达的反义链 RNA 可负调控 HIF-1α 表达[59],HIF-1α 也可调节 HIF-3α[60],低氧也可上调 PHD2 和 PHD3 转录[61])决定的。HIF-1α 主要在更低的严重缺氧时起作用(<0.1%氧),其作用在 4~8 h 达高峰,在 18~24 h 时不可测。而 HIF-2α 在较高氧浓度时即可稳定(<5%氧,因 PHD 和 FIH 对 HIF-2α 的有效性小于 HIF-1α),作用持续时间较长,在慢性低氧时起重要作用[62-64]。这种 HIF"转换"导致 HIF-1 和 HIF-2 在生理和病理生理条件下的组织缺氧反应中发挥不同但互补的作用。

4.2.2 脯氨酰羟化酶

PHD 也有 3 种亚型,即 PHD1、PHD2 和 PHD3,它们的分布和作用特点各有不同,对 HIF 亚型及 HIF 内 2 个脯氨酰残基的选择性不同。PHD2 分布广泛,是大部分细胞 HIF 活动,尤其是 HIF-1α 的主要调节者[65];PHD1 和 PHD3 的分布存在一定的组织特异性,对 HIF-2α 的作用大于 HIF-1α(HIF-2α 主要依赖 C 端的脯氨酰羟基化)[66]。如在肾脏不同细胞,3 种酶的表达不同,在远曲小管和集合管表达 PHD1、PHD2 和 PHD3;在肾小球足细胞中表达 PHD1 和 PHD3;在间质成纤维细胞中表达 PHD1 和 PHD3;在低氧的髓内小管,PHD 的表达尤其高[67]。因此在不同组织或同一组织的不同细胞,抑制不同 PHD 亚型或亚型组合后,可产生不同的结果。小林(Kobayash)的研究显示,FOXD1 谱系肾间质细胞由不同的亚群组成,PHD 活性水平存在显著差异,这些亚群在对 PHD2 失活的反应性以及因此在缺氧或药理或遗传性PHD失活条件下对HIF-2活性和EPO产生的调节不同。仅PHD2失活会在有限数量的肾间质细胞中诱导肾EPO。PHD1和PHD3的杂合子缺乏可增加 $phd\ 2^{-/-}$ 小鼠的REPC数量[68]。另外武田真太郎(Kotaro Takeda)等研究显示,$phd\ 2$ 基因敲除小鼠,肝和肾HIF-1α水平均升高,而HIF-2α无明显改变,肾脏EPO增加;在 $phd\ 1/phd\ 3$ 基因敲除小鼠,仅肝脏HIF-2α升高,肝脏EPO表达增加,而肾脏EPO表达下降[69]。因此在纠正慢性肾脏病(CKD)贫血时,临床使用对PHD选择性不同或组织分布不同的脯氨酰羟化酶抑制剂(PHI)类药物,可能有不同的结果[70]。另外,PHD2和PHD3本身可被低氧诱导,反馈调控降低HIF-α,使HIF系统适应新的氧气阈值并应对另一次低氧损伤[65],还参与了常氧域值的调控[71]。这种自我调节可改变不同细胞类型。在不同的氧水平下,PHD的相对丰度及其对HIF调节的相对贡献和HIF亚型的选择性激活[72]。而且除了氧,PHD活性受琥珀酸和延胡索酸、细胞内Fe(Ⅱ)浓度、活性氧(ROS)、2OG类似物、抗坏血酸等多种物质调节[73]。最近研究还显示,机体存在第4种HIF脯氨酰羟化酶(P4H-TM),该酶在肾脏大量表达,位于内质网,可能也参与肾脏EPO产生的调节[74]。

4.2.3 低氧诱导因子抑制因子

如上文提到,FIH对HIF的抑制作用机制与PHD不同,不同基因表达对PHD和/或FIH抑制的依赖不同[75],因此可利用两者的差异,选择性地作用于FIH与PHD,产生需要的结果,避免一些不良反应。另外FIH还可羟化锚蛋白重复域(ARD)包含蛋白质,动力学研究显示一些ARD包含蛋白对FIH的亲和力高于HIF[76],因此ARD底物可作为缓冲池,与HIF竞争结合FIH,其丰度和羟基化水平影响HIF的转录活性[77]。

4.2.4 其他导致低氧诱导因子启动的因素

除了绝对性低氧,还有其他很多因素均可导致HIF启动。如在高原,心肺功能障碍或心血管疾病、贫血等可导致绝对性低氧和HIF启动,另外由细胞本身导致的相对低氧也可导致HIF启动,如组织结构改变、氧需求大于氧供、组织异常生长、氧化应激等。在肾脏病时,各种情况可导致低氧,如贫血可导致氧输送障碍;慢性纤维化可导致氧到达障碍;高灌注和高重吸收导致氧过度消耗;肾单元减少时,单个肾单位作功增加导致高负荷耗氧;肾脏本身存在的动静脉短路可导致低效率用氧;RAAS过度激活导致耗氧增加。肾脏本身的结构特点和功能特点导致肾脏对低氧尤其敏感,各种临床情况可导致肾脏缺氧和损伤。

4.2.5 低氧的概念

由于HIF和PHD系统的复杂性,导致"正常氧"的阈值存在可塑性[77],因此,"低氧"是个相对的概念,其实很多组织即使在正常生理条件下,也处于较低但不同的 PO_2。如一系列组织,包括视网膜、肾脏的髓质、胃肠道的上皮、皮肤的表皮、胸腺、骨髓以及脾脏等均处于低氧环境,这些体内稳态和生理性缺氧可以激活生理学上的缺氧反应。这些反应在维持生理稳态,例如红细胞生成、生理血管生成、骨髓多能干细胞自我更新、免疫细胞成熟等生理过程中很重要[78]。病理性低氧可导致细胞功能紊乱和疾病进展,如炎症部位也可被认为是缺氧的,炎性缺氧是由代谢供需变化的多种因素共同导致的;代谢活跃的白细胞积聚,中性粒细胞向炎症部位的浸润以及由于呼吸暴发而导致的大量氧气消耗[79];在炎症过程中,间质性水肿的产生会增加毛细血管间的距离,导致局部环境低氧。另外,在炎症情况下,除了局部环境低氧,炎症因子如脂多糖(LPS),也可不依赖于氧而通过核因子-κB(NF-κB)增加HIF的转录过程导致HIF启动,这种情况称为"假性低氧"导致的HIF启动[80]。

4.2.6 其他调节低氧诱导因子的因素及低氧的非低氧诱导因子依赖调节

除了受氧的调节,HIF本身还受转录、翻译、翻译后修饰等一系列步骤调节。如磷脂酰肌醇-3-激酶/蛋白激酶B(PI3K/Akt)途径是在调节细胞周期中重要的细胞内信号转导途径,与细胞静止、增殖、癌症和寿命直接相关。研究显示,HIF-1α在翻译水平可被PI3K/Akt/哺乳动物雷帕霉素靶蛋白(mTOR)途径调控。多种生物分子可激活PI3K/Akt,包括表皮生长因子(EGF)、胰岛素样生长因子-1(IGF-1)、胰岛素和钙调蛋白,通过受体酪氨酸激酶途径(RTK)激活PI3K/Akt信号通路,进而增强HIF表达[81]。此外,除HIF外,已知多种信号途径、转录因子(如NF-κB、AP-1和CEBP)和蛋白酶

[如 PKA、PKC、PI3K、AKT、JNK、PTK2B(Pyk2)、SRC、MAPK14(p38)和 ERK1/2]对缺氧有反应,可被低氧激活,从而以独立于 HIF 的方式诱导生物反应[82]。李东哲等研究显示 NDRG3(NDRG family member 3)蛋白在常氧时以 PHD2/VHL 依赖性方式降解,但在低氧条件下,与累积的乳酸结合,可避免被降解,并结合 c-Raf 激活 Raf-ERK 通路,促进血管形成和细胞生长[83]。因此低氧应答还包括非 HIF 依赖的氧依赖性调节。最后 HIF 的转录产物还可进一步调节其他转录过程,产生十分复杂的交互作用(图 4-3)。因此在评估低氧/HIF 信号通路的最终效果时,需要考虑很多因素。

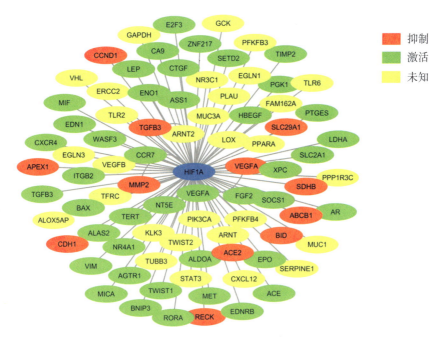

图 4-3 HIF 的调控系统

引自:DAVIS C K, JAIN S A, BAE O N, et al. Hypoxia mimetic agents for ischemic stroke[J]. Front Cell Dev Biol, 2019,6:175.

4.2.7 不同细胞结果不同

在脂肪细胞,缺氧会引起脂肪细胞脂质代谢的重排。低氧时,脂肪细胞抑制细胞外游离脂肪酸(FFA)进入,抑制脂肪合成,并增加脂解。HIF-1α 也抑制白色脂肪细胞的 β-氧化过程[84—86]。但在心肌细胞,低氧条件下心肌细胞中 HIF-1α 诱导的过氧化物酶体增殖物激活受体 γ(PPARγ)促进细胞外 FFA 进入并用于三酰甘油(甘油三酯,triacylglycerol,TG)合成[87]。因此,在不同的细胞,低氧可能导致脂质代谢的不同适应。

4.2.8 不同背景、不同低氧模式,低氧诱导因子启动后果不同

如多个 HIF 通路基因已通过自然选择作用于多代高海拔人群,可对低氧产生适应,使机体适应长期的低氧环境,同时避免一些不良反应,如与海拔相关的血红蛋白水平升高幅度较小[88,89]。间歇短暂稳定 HIF 的方式可纠正 CKD 贫血。但是在某些病理情况下,如睡眠呼吸暂停(OSA)、肥胖等,间歇或持续低氧可产生严重的后果。

调节 HIF 活性的多种机制(依赖于 O_2 和不依赖于 O_2,反馈和前馈)的意义在于:①多种机制在 HIF 水平上,可整合各种关键生理刺激,如 O_2、ROS、代谢产物、细胞因子和生长因子等;②多种机制提供了灵活性,在任何给定的细胞内,特定的刺激反应途径都可能比其他途径具有优先权。因此 HIF 信号通路不是线性的单相关系,而是一个复杂的网络,可能包含数百个输入刺激和数千个潜在的输出响应,每个响应代表一个不同的靶基因。因此 HIF

介导的对缺氧转录反应的效应很复杂,并且在不同的背景下,涉及各种正反馈和负反馈环。HIF信号的细胞和分子复杂性为缺氧反应提供了巨大的可塑性,这在进化和发育的时间尺度上以及在不同的解剖和生理环境中都有表现,代表了所有动物体内O_2稳态的基础。

4.3 低氧诱导因子系统发现的重要意义

(1) 证明了氧稳态调节的广泛性

从部分器官到每一细胞均参与调控了氧稳态,从简单的呼吸、心率改变到更为全面和深入的造血、代谢、分子等改变的多维度调节,以协调的方式在多个水平引起针对缺氧的补偿反应。传统的对氧变化调节的认识,主要集中在动脉系统,虽然之后对其机制及信号传递方式和参与调控的器官部位(中枢神经包括延髓、腹背侧面部孤束核和中脑部分神经核)以及反应方式都有了更深入的认识,也认识到这条通路不仅能感应低氧,而且对葡萄糖浓度的改变也有感应,但是这种反应和调控比较局部,属于动脉系统,而氧与生命活动的相关性更多地在细胞水平,因此存在本质的差别。

(2) 从绝对缺氧到相对缺氧概念的扩展

生物生命活动过程对氧的依赖实际上存在多种不同的方式,各个脏器担负的基本功能不同。正常生理条件下,氧分压本身也存在显著差异,以CB-AM为中心的调节显然不能区分和满足这些十分不同的现实情况。实际上,生命活动对氧的依赖在生理情况下也是在不断变化的,比如餐后或运动时,不同器官对氧的需要不同,但是颈动脉窦此时无法精确检测并产生反应。

(3) 证明了生物体缺氧的本质

新陈代谢是机体生存的关键,新陈代谢的过程与氧的代谢过程是密切相关的。众所周知,线粒体是能量产生的最重要器官,但在特殊情况下,线粒体功能受损,线粒体以外的其他细胞器依然可以依靠其他底物提供能量。因此,缺氧的概念是十分复杂的。单纯从氧饱和度出发是不能认识生命活动过程的更精细本质的;生命活动过程是动态的,HIF-PHD系统对低氧感受的复杂性,包括不同的PHD亚型、PHD催化反应底物的多样性、对氧反应的动力学(不同的Km值)、不同的分布部位、与FIH的差异、对不同

HIF亚型的选择性等,提供了多种组合的可能性,刚好可以满足生命活动过程复杂的代偿作用。

(4) 澄清了氧调节启动和制动的精密过程

包括HIF的组成、转录的详细分子过程、多种调控机制等,从而对许多疾病的病理生理过程可以从氧调节过程的各个精细步骤加以分析,进而可能针对不同的病理过程所导致的疾病,开发出精准的治疗手段。根据稳定HIF(HIF-PHI)的原则,开发出全面治疗CKD贫血的药物就是一个典型的例子。

(5) 证明了氧代谢的调节十分广泛

氧代谢受氧以外的多因素的广泛调节,例如免疫、炎症等。因此,不同病理生理条件引起的HIF启动结果是不同的。通过对氧调节机制更广泛的认识,对多种疾病如肿瘤、免疫、关节炎、肥胖、代谢性疾病等病理生理机制有了更深的认识,从而为探索新的治疗手段提供线索。通过干预HIF用于CKD贫血的治疗就是一个佐证。

(6) 对铁代谢在氧代谢及CKD贫血中的重要地位有了更深入的认识

目前认识到铁除了对贫血外,还对骨矿物质代谢、FGF-23、糖代谢等产生影响,因此需要重新思考当前临床使用的铁参数和补铁指征,以及新的疗法对贫血以外的其他影响,包括慢性肾脏病-矿物质和骨代谢异常(CKD-MBD)等。

上述机制的发现主要来自凯林(Kellin)、拉特克利夫(Ratcliffe)以及塞门扎(Semeza)的科学研究成果,因此这3位科学家获得了2019年诺贝尔生理学或医学奖[90]。

(林善锬 游怀舟)

参考文献

1. COMROE JR JH, SCHMIDT CF. The part played by reflexes from the carotid body in the chemical regulation of respiration in the dog[J]. Am J Physiol, 1937, 121(1):75-97.
2. DUKE H N, GREEN J H, NEIL E, et al. Carotid chemoceptor impulse activity during inhalation of carbon monoxide mixtures[J]. J Physiol, 1952,118(4):520.
3. EYZAGUIRRE C, KOYANO H, TAYLOR J R. Presence of acetylcholine and transmitter release from carotid body chemoreceptors[J]. J Physiol, 1965,178(3):463-476.
4. EYZAGUIRRE C, LEWIN J. The effect of sympathetic stimulation on carotid nerve activity [J]. J Physiol,

1961,159(2):251-267.

5. EYZAGUIRRE C, KOYANO H. Effects of some pharmacological agents on chemoreceptor discharges[J]. J Physiol, 1965,178(3):410.

6. EYZAGUIRRE C, KOYANO H, TAYLOR J R, et al. Presence of acetylcholine and transmitter release from carotid body chemoreceptors[J]. J Physiol, 1965,178(3):463-476.

7. PÉREZ-GARCÍA M T, COLINAS O, MIGUEL-VELADO E, et al. Characterization of the Kv channels of mouse carotid body chemoreceptor cells and their role in oxygen sensing [J]. J Physiol, 2004, 557 (2): 457-471.

8. KIM D, CAVANAUGH E J, KIM I, et al. Heteromeric TASK-1/TASK-3 is the major oxygen-sensitive background K^+ channel in rat carotid body glomus cells [J]. J Physiol, 2009,587(12):2963-2975.

9. BUCKLER K J. A novel oxygen-sensitive potassium current in rat carotid body type I cells[J]. J Physiol, 1997,498(3):649-662.

10. GANFORNINA M D, LOPEZ-BARNEO J. Single K^+ channels in membrane patches of arterial chemoreceptor cells are modulated by O_2 tension[J]. P Natl Acad Sci, 1991,88(7):2927-2930.

11. BUCKLER K J, VAUGHAN-JONES R D. Effects of hypoxia on membrane potential and intracellular calcium in rat neonatal carotid body type I cells[J]. J Physiol, 1994,476(3):423-428.

12. LOPEZ-BARNEO J, BENOT A R, URENA J. Oxygen sensing and the electrophysiology of arterial chemoreceptor cells[J]. Physiol, 1993,8(5):191-195.

13. NURSE CA. Synaptic and paracrine mechanisms at carotid body arterial chemoreceptors [J]. J Physiol, 2014,592(16):3419-3426.

14. FITZGERALD R S, SHIRAHATA M, CHANG I, et al. The impact of hypoxia and low glucose on the release of acetylcholine and ATP from the incubated cat carotid body[J]. Brain Res, 2009,1270:39-44.

15. ZHANG M, ZHONG H, VOLLMER C, et al. Co-release of ATP and ACh mediates hypoxic signalling at rat carotid body chemoreceptors[J]. J Physiol, 2000,525(1):143-158.

16. LI Y L, SCHULTZ H D. Enhanced sensitivity of Kv channels to hypoxia in the rabbit carotid body in heart failure: role of angiotensin II[J]. J Physiol, 2006,575(1):215-227.

17. GARCÍA-FERNáNDEZ M, ORTEGA-SÁENZ P, CASTELLAND A, et al. Mechanisms of low-glucose sensitivity in carotid body glomus cells[J]. Diabetes, 2007,56(12):2893-2900.

18. LEVITSKY K L, LÓPEZ-BARNEO J. Developmental change of T-type Ca^{2+} channel expression and its role in rat chromaffin cell responsiveness to acute hypoxia[J]. J Physiol, 2009,587(9):1917-1929.

19. KEATING D J, RYCHKOV G Y, ROBERTS M L. Oxygen sensitivity in the sheep adrenal medulla: role of SK channels[J]. Am J Physiol-Cell Ph, 2001,281(5): C1434-C1441.

20. LEE J, LIM W, EUN S Y, et al. Inhibition of apamin-sensitive K^+ current by hypoxia in adult rat adrenal chromaffin cells[J]. Pelugh Arch, 2000,439(6):700-704.

21. TEPPEMA L J, DAHAN A. The ventilatory response to hypoxia in mammals: mechanisms, measurement, and analysis[J]. Physiol Rev, 2010,90(2):675-754.

22. SCHWARZACHER S W, SMITH J C, RICHTER D W. Pre-Bötzinger complex in the cat[J]. J Neurophysiol, 1995,73(4):1452-1461.

23. SMITH J C, ELLENBERGER H H, BALLANYI K, et al. Pre-Bötzinger complex: a brainstem region that may generate respiratory rhythm in mammals [J]. Science, 1991,254(5032):726-729.

24. FOGARTY M J, MANTILLA C B, SIECK G C. Breathing: motor control of diaphragm muscle [J]. Physiology, 2018,33(2):113-126.

25. GHALI MGZ. Phrenic motoneurons: output elements of a highly organized intraspinal network[J]. J Neurophysiol, 2018,119(3):1057-1070.

26. EVANS R G, GARDINER B S, SMITH D W, et al. Intrarenal oxygenation: unique challenges and the biophysical basis of homeostasis[J]. Am J Physiol-Renal, 2008, 295(5):F1259-F1270.

27. SOLANO-FLORES L P, ROSAS-ARELLANO M P, CIRIELLD J. Fos induction in central structures after afferent renal nerve stimulation[J]. Brain Res, 1997,753(1):102-119.

28. KOPP UC. Role of renal sensory nerves in physiological and pathophysiological conditions[J]. Am J Physiol-Reg I, 2015,308(2):R79-R95.

29. KATHOLI R E, MCCANN W P, WOODS W T. Intrarenal adenosine produces hypertension via renal nerves in the one-kidney, one clip rat[J]. Hypertension, 1985,7(3 Pt 2):188-193.

30. ASHTON N, CLARKE C G, EDDY D E, et al.

Mechanisms involved in the activation of ischemically sensitive, afferent renal nerve mediated reflex increases in hind-limb vascular resistance in the anesthetized rabbit[J]. Can J Physiol Pharm, 1994,72(6):637 - 643.

31. MCBRYDE F D, ABDALA A P, HENDY E B, et al. The carotid body as a putative therapeutic target for the treatment of neurogenic hypertension[J]. Nature Com, 2013,4(1):1 - 11.

32. PIJACKA W, MCBRYDE F D, MARVAR P J, et al. Carotid sinus denervation ameliorates renovascular hypertension in adult Wistar rats[J]. J Physiol, 2016, 594(21):6255 - 6266.

33. LAM S Y, LEUNG P S. Chronic hypoxia activates a local angiotensin-generating system in rat carotid body[J]. Mol Cell Endocrinol, 2003,203(1 - 2):147 - 153.

34. PARDAL R, LóPEZ-BARNEO J. Low glucose-sensing cells in the carotid body[J]. Nat Neurosci, 2002,5(3):197 - 198.

35. KOYAMA Y, COKER R H, STONE E E, et al. Evidence that carotid bodies play an important role in glucoregulation in vivo[J]. Diabetes, 2000,49(9):1434 - 1442.

36. WEHRWEIN E A, BASU R, BASU A, et al. Hyperoxia blunts counterregulation during hypoglycaemia in humans: possible role for the carotid bodies[J]. J Physiol, 2010,588(22):4593 - 4601.

37. WEHRWEIN E A, LIMBERG J K, TAYLOR J L, et al. Effect of bilateral carotid body resection on the counterregulatory response to hypoglycaemia in humans[J]. Exp Physiol, 2015,100(1):69 - 78.

38. JOYNER M J, LIMBERG J K, WEHRWEIN E A, et al. Role of the carotid body chemoreceptors in glucose homeostasis and thermoregulation in humans[J]. J Physiol, 2018,596(15):3079 - 3085.

39. KOYAMA Y, COKER R H, DENNY J C, et al. Role of carotid bodies in control of the neuroendocrine response to exercise[J]. Am J Physiol-Endoc M, 2001, 281 (4): E742 - E748.

40. JOHNSON B D, PEINADO A B, RANADIVE S M, et al. Effects of intravenous low-dose dopamine infusion on glucose regulation during prolonged aerobic exercise[J]. Am J Physiol-Reg I, 2018,314(1):R49 - R57.

41. KAELIN JR W G, RATCLIFFE P J. Oxygen sensing by metazoans: the central role of the HIF hydroxylase pathway[J]. Mol Cell, 2008,30(4):393 - 402.

42. MAXWELL P H, PUGH C W, RATCLIFFE P J. Activation of the HIF pathway in cancer[J]. Curr Opin Genet Dev, 2001,11(3):293 - 299.

43. KAPITSINOU P P, LIU Q, UNGER T L, et al. Hepatic HIF - 2 regulates erythropoietic responses to hypoxia in renal anemia[J]. Blood, 2010, 116 (16): 3039 - 3048.

44. KEITH B, JOHNSON R S, SIMON M C. HIF1α and HIF2α: sibling rivalry in hypoxic tumour growth and progression[J]. Nature Rev Cancer, 2012,12(1):9 - 22.

45. COLEMAN M L, RATCLIFFE P J. Oxygen sensing and hypoxia-induced responses[J]. Essays Bio, 2007, 43: 1 - 15.

46. SCHOFIELD C J, RATCLIFFE P J. Oxygen sensing by HIF hydroxylases[J]. Nature Rev Mol Cell Bio, 2004, 5(5):343 - 354.

47. SEMENZA GL. Hypoxia-inducible factors in physiology and medicine[J]. Cell, 2012,148(3):399 - 408.

48. PALAZON A, GOLDRATH A W, NIZET V, et al. HIF transcription factors, inflammation, and immunity[J]. Immunity, 2014,41(4):518 - 528.

49. WU D, RASTINEJAD F. Structural characterization of mammalian bHLH-PAS transcription factors[J]. Curr Opin Struc Bio, 2017,43:1 - 9.

50. PUGH C W, O'ROURKE J F, NAGAO M, et al. Activation of hypoxia-inducible factor-1: definition of regulatory domains within the α subunit[J]. J Biol Chem, 1997,272(17):11205 - 11214.

51. JIANG B H, ZHENG J Z, LEUNG S W, et al. Transactivation and inhibitory domains of hypoxia-inducible factor 1α modulation of transcriptional activity by oxygen tension[J]. J Biol Chem, 1997, 272 (31): 19253 - 19260.

52. LOENARZ C, SCHOFIELD C J. Expanding chemical biology of 2-oxoglutarate oxygenases[J]. Nat Chem Biol, 2008,4(3):152 - 156.

53. FONG G H, TAKEDA K. Role and regulation of prolyl hydroxylase domain proteins [J]. Cell Death Differ, 2008,15(4):635 - 641.

54. BRACKEN C P, FEDELE A O, LINKE S, et al. Cell-specific regulation of hypoxia-inducible factor (HIF)- 1α and HIF - 2α stabilization and transactivation in a graded oxygen environment[J]. J Biol Chem, 2006, 281 (32): 22575 - 22585.

55. KOIVUNEN P, HIRSILÄ M, GÜNZLER V, et al. Catalytic properties of the asparaginyl hydroxylase (FIH) in the oxygen sensing pathway are distinct from those of its prolyl 4-hydroxylases [J]. J Biol Chem, 2004, 279(11):9899 - 9904.

56. TIAN H, MCKNIGHT S L, RUSSELL D W. Endothelial PAS domain protein 1 (EPAS1), a transcription factor selectively expressed in endothelial cells[J]. Gene Dev, 1997,11(1):72-82.

57. WIESENER M S, JURGENSEN JAN S, et al. Widespread hypoxia-inducible expression of HIF-2α in distinct cell populations of different organs[J]. FASEB J, 2003,17(2):271-273.

58. ROSENBERGER C, MANDRIOTA S, JÜRGENSEN J S, et al. Expression of hypoxia-inducible factor-1α and 2α in hypoxic and ischemic rat kidneys[J]. J Am Soc Nephrol, 2002,13(7):1721-1732.

59. UCHIDA T, ROSSIGNOL F, MATTHAY M A, et al. Prolonged hypoxia differentially regulates hypoxia-inducible factor (HIF)-1α and HIF-2α expression in lung epithelial cells implication of natural antisense HIF-1α[J]. J Biol Chem, 2004,279(15):14871-14878.

60. TANAKA T, WIESENER M, BERNHARDT W, et al. The human HIF (hypoxia-inducible factor)-3α gene is a HIF-1 target gene and may modulate hypoxic gene induction[J]. Biochem J, 2009,424(1):143-151.

61. STIEHL D P, WIRTHNER R, KÖDITZ J, et al. Increased Prolyl 4-Hydroxylase Domain Proteins Compensate for Decreased Oxygen Levels Evidence for an Autoregulatory Oxygen-Sensing System[J]. J Biol Chem, 2006,281(33):23482-23491.

62. HOLMQUIST-MENGELBIER L, FREDLUND E, LÖFSTEDT T, et al. Recruitment of HIF-1α and HIF-2α to common target genes is differentially regulated in neuroblastoma: HIF-2α promotes an aggressive phenotype[J]. Cancer Cell, 2006,10(5):413-423.

63. KOH M Y, LEMOS R, LIU X, et al. The hypoxia-associated factor switches cells from HIF-1α-to HIF-2α-dependent signaling promoting stem cell characteristics, aggressive tumor growth and invasion[J]. Cancer Res, 2011,71(11):4015-4027.

64. LIN Q, CONG X, YUN Z. Differential hypoxic regulation of hypoxia-inducible factors 1α and 2α[J]. Mol Cancer Res, 2011,9(6):757-765.

65. BERRA E, BENIZRI E, GINOUVÈS A, et al. HIF prolyl-hydroxylase 2 is the key oxygen sensor setting low steady-state levels of HIF-1α in normoxia[J]. EMBO J, 2003,22(16):4082-4090.

66. APPELHOFF R J, TIAN Y M, RAVAL R R, et al. Differential function of the prolyl hydroxylases PHD1, PHD2, and PHD3 in the regulation of hypoxia-inducible factor[J]. J Biol Chem, 2004,279(37):38458-38465.

67. SCHöDEL J, KLANKE B, WEIDEMANN A, et al. HIF-prolyl hydroxylases in the rat kidney: physiologic expression patterns and regulation in acute kidney injury [J]. Am J Pathol, 2009,174(5):1663-1674.

68. KOBAYASHI H, LIU Q, BINNS T C, et al. Distinct subpopulations of FOXD1 stroma-derived cells regulate renal erythropoietin[J]. J Clin Invest, 2016,126(5):1926-1938.

69. TAKEDA K, AGUILA H L, PARIKH N S, et al. Regulation of adult erythropoiesis by prolyl hydroxylase domain proteins[J]. Blood, 2008,111(6):3229-3235.

70. YEH T L, LEISSING T M, ABBOUD M I, et al. Molecular and cellular mechanisms of HIF prolyl hydroxylase inhibitors in clinical trials[J]. Chem Sci, 2017,8(11):7651-7668.

71. KHANNA S, ROY S, MAURER M, et al. Oxygen-sensitive reset of hypoxia-inducible factor transactivation response: prolyl hydroxylases tune the biological normoxic set point[J]. Free Radical Bio Med, 2006,40(12):2147-2154.

72. TIAN Y M, YEOH K K, LEE M K, et al. Differential sensitivity of hypoxia inducible factor hydroxylation sites to hypoxia and hydroxylase inhibitors[J]. J Biol Chem, 2011,286(15):13041-13051.

73. FONG G H, TAKEDA K. Role and regulation of prolyl hydroxylase domain proteins[J]. Cell Death Differ, 2008,15(4):635-641.

74. LAITALA A, ARO E, WALKINSHAW G, et al. Transmembrane prolyl 4-hydroxylase is a fourth prolyl 4-hydroxylase regulating EPO production and erythropoiesis[J]. Blood, 2012,120(16):3336-3344.

75. CHAN M C, ILOTT N E, SCHÖDEL J, et al. Tuning the transcriptional response to hypoxia by inhibiting hypoxia-inducible factor (HIF) prolyl and asparaginyl hydroxylases[J]. J Biol Chem, 2016,291(39):20661-20673.

76. COLEMAN M L, MCDONOUGH M A, HEWITSON K S, et al. Asparaginyl hydroxylation of the Notch ankyrin repeat domain by factor inhibiting hypoxia-inducible factor[J]. J Biol Chem, 2007,282(33):24027-24038.

77. SCHMIERER B, NOVÁK B, SCHOFIELD C J. Hypoxia-dependent sequestration of an oxygen sensor by a widespread structural motif can shape the hypoxic response-a predictive kinetic model[J]. BMC Syst Biol, 2010,4(1):139.

78. TAYLOR C T, COLGAN S P. Regulation of immunity and inflammation by hypoxia in immunological niches[J]. Nat Rev Immunol, 2017,17(12):774.

79. COLGAN S P, TAYLOR C T. Hypoxia: an alarm signal

during intestinal inflammation[J]. Nature Rev Gastroenterol Hepatol, 2010, 7(5): 281-287.

80. MCNAMEE E N, JOHNSON D K, HOMANN D, et al. Hypoxia and hypoxia-inducible factors as regulators of T cell development, differentiation, and function[J]. Immunol Res, 2013, 55(1-3): 58-70.

81. XIE Y, SHI X, SHENG K, et al. PI3K/Akt signaling transduction pathway, erythropoiesis and glycolysis in hypoxia[J]. Mol Med Rep, 2019, 19(2): 783-791.

82. CUMMINS E P, TAYLOR C T. Hypoxia-responsive transcription factors[J]. Pelug Arch, 2005, 450(6): 363-371.

83. LEE D C, SOHN H A, PARK Z Y, et al. A lactate-induced response to hypoxia[J]. Cell, 2015, 161(3): 595-609.

84. YIN J, GAO Z, HE Q, et al. Role of hypoxia in obesity-induced disorders of glucose and lipid metabolism in adipose tissue[J]. Am J Physiol Endo Meta, 2009, 296(2): E333-E342.

85. O'ROURKE R W, MEYER K A, GASTON G, et al. Hexosamine biosynthesis is a possible mechanism underlying hypoxia's effects on lipid metabolism in human adipocytes[J]. PLoS One, 2013, 8(8): e71165.

86. KRISHNAN J, DANZER C, SIMKA T, et al. Dietary obesity-associated Hif1α activation in adipocytes restricts fatty acid oxidation and energy expenditure via suppression of the Sirt2-NAD+ system[J]. Genes Develop, 2012, 26(3): 259-270.

87. KRISHNAN J, SUTER M, WINDAK R, et al. Activation of a HIF1α-PPARγ axis underlies the integration of glycolytic and lipid anabolic pathways in pathologic cardiac hypertrophy[J]. Cell Meta, 2009, 9(6): 512-524.

88. BEALL C M, CAVALLERI G L, DENG L, et al. Natural selection on EPAS1 (HIF2α) associated with low hemoglobin concentration in Tibetan highlanders[J]. P Nat Acad Sci, 2010, 107(25): 11459-11464.

89. SIMONSON T S, YANG Y, HUFF C D, et al. Genetic evidence for high-altitude adaptation in Tibet[J]. Science, 2010, 329(5987): 72-75.

90. FANDREY J, SCHöDEL J, FCKARDT K U, et al. Now a nobel gas: oxygen[J]. Pelug Arch, 2019, 471(11-12): 1343-1358.

5 氧代谢与肾脏病临床

- 5.1 慢性肾脏病贫血
  - 5.1.1 低氧诱导因子-脯氨酰羟化酶抑制剂类药物治疗慢性肾脏病贫血
  - 5.1.2 稳定低氧诱导因子治疗慢性肾脏病贫血的新提示
- 5.2 慢性肾脏病进展
- 5.3 慢性肾脏病时缺氧与代谢异常
  - 5.3.1 蛋白质代谢异常与低氧诱导因子
  - 5.3.2 脂肪代谢障碍与低氧
  - 5.3.3 低氧与葡萄糖代谢
- 5.4 氧代谢与慢性肾脏病心血管并发症
  - 5.4.1 左心室肥大
  - 5.4.2 动脉粥样硬化
  - 5.4.3 血管钙化

5.1 慢性肾脏病贫血

5.1.1 低氧诱导因子-脯氨酰羟化酶抑制剂类药物治疗慢性肾脏病贫血

低氧诱导因子(HIF)系统发现后首先被应用于治疗慢性肾脏病(CKD)贫血的药物研发,并已取得成功。通过抑制脯氨酰羟化酶(PHD)而达到稳定 HIF 系统治疗 CKD 贫血。目前已上市或处于临床研发阶段的 HIF-脯氨酰羟化酶抑制剂(PHI)类药物有 FG-4592(已上市)、AKB-6548、GSK1278863、BAY 85-3934、JTZ-951、ZYAN1 等。新型 HIF-PHI 均为口服制剂,可稳定升高促红细胞生成素(EPO)及血红蛋白(Hb),同时可改善铁代谢[1]。

在我国,HIF-PHI 类药物以罗沙司他(roxadustat, FG-4592)为代表。该药物经过Ⅰ~Ⅲ期临床试验,证实了其安全性和有效性,近乎生理的 EPO 浓度可以良好纠正 CKD 贫血。同时发现在传统红细胞生成刺激素(ESA)反应不良的另外 2 个因素——铁代谢异常、炎症状态下,同样可有效纠正贫血[2,3]。

截至目前,罗沙司他已在全球范围内完成 40 余项Ⅰ~Ⅲ期临床研究,纳入 50 多个国家和地区超过 1 万余例 CKD 贫血患者。由陈楠、郝传明等牵头的罗沙司他Ⅲ期临床研究率先在中国完成(含透析和非透析人群),其成果发表在《新英格兰医学杂志》上。

在中国罗沙司他的Ⅲ期临床研究分别纳入非透析患者和透析患者(808 和 806 研究):FG-4592-808 研究是在非透析 CKD 贫血受试者中进行的一项随机、多中心、双盲、安慰剂对照研究。结果显示,罗沙司他纠正 Hb 水平显著优于安慰剂组(组间差异 2.2 g/dL,$P<0.001$)。同时发现,罗沙司他组患者血脂明显下降。FG-4592-806 是在接受透析的 CKD 贫血患者中进行的随机、开放、阳性对照(阿法依泊汀)研究。结果显示,与阿法依泊汀相比,罗沙司他组第 23~27 周平均 Hb 变化达到非劣效结果,第 23~27 周 2 组 Hb 应答率相当。另外,罗沙司他组铁调素(hepcidin)降低幅度更大(-30.2 μg/L vs. -2.3 μg/L)。同时罗沙司他提高了患者转铁蛋白水平和总铁结合力。基于 C 反应蛋白(CRP)的亚组分

47

析显示,CRP水平不影响罗沙司他对CKD贫血的纠正效果。此外,罗沙司他组对血压的影响小于阿法依泊汀组。上述结果在全球(包括日本、欧洲和美国)的研究中均已得到证实[4,5]。

5.1.2 稳定低氧诱导因子治疗慢性肾脏病贫血的新提示

(1) 应用HIF-PHI治疗CKD贫血的主要优势

HIF-PHI通过阻断脯氨酸羟化,使HIF不易灭活,模拟了机体在低氧状态下的自然代偿机制,从而起到近乎生理意义地纠正CKD贫血的作用。HIF-PHI治疗CKD贫血的优势主要表现在以下几个方面。

1) 在生理范围内或接近生理范围增加CKD贫血患者内源性EPO水平,HIF-PHI避免了传统ESA非生理浓度EPO对机体的可能不良作用;另外,HIF-PHI稳定HIF并增加HIF调节基因表达的作用是暂时的,在给药间期HIF的转录活性可以恢复到基线水平,因而对EPO表达的诱导是暂时且可逆的[6]。

2) HIF-PHI对CKD异常铁代谢有良好全面的纠正作用。经HIF-PHI治疗后,各种铁代谢有关指标得以改善,特别是降低了铁调素水平,从而改善功能性缺铁,增加口服铁剂的吸收,避免应用大剂量的静脉铁剂。有临床队列研究显示大剂量使用静脉铁剂与氧化应激及病死率增加相关[7]。

3) 可用于因炎症状态导致ESA低反应的CKD贫血治疗。CKD贫血是一种慢性炎症性贫血,慢性炎症能够通过抑制EPO生成、干扰骨髓造血以及铁代谢而影响红细胞生成[8]。Ⅱ～Ⅲ期临床试验结果均表明,HIF-PHI纠正和维持CKD贫血的剂量和基线C反应蛋白(CRP)水平无关,提示HIF-PHI能够不受炎症状态影响而促进红细胞生成,因此能够用于因炎症状态导致ESA低反应的CKD贫血患者的治疗。

另外,Ⅱ～Ⅲ期临床试验提示,HIF-PHI能够降低血总胆固醇水平;依据全球Ⅲ期临床研究显示,罗沙司他的心血管安全性在非透析患者中与安慰剂相当,在透析患者中与阿法依泊汀相当;便利的口服给药途径增加了患者的依从性。

(2) HIF-PHI能够全面纠正CKD贫血的原因

1) EPO缺乏不是CKD贫血的唯一原因 有证据表明,肾小管周围间质成纤维样细胞,称为肾脏EPO产生细胞(renal EPO-producing cell,REPC)是肾脏EPO的主要来源[9]。CKD时REPC转分化为肌成纤维细胞,丧失合成EPO的能力,从而导致EPO缺乏和肾性贫血的发生[10]。重组人促红细胞生成素(rHuEPO)的成功问世,为CKD贫血治疗带来了福音,过去30多年促ESA药物数以百万CKD贫血患者带来的获益是不可估量的。概言之,所有ESA产品的应用都是基于一个机制,即通过刺激EPO受体,进而促进红细胞生成。

越来越多的证据提示EPO缺乏固然是CKD贫血的重要原因,但不是唯一原因。大量的临床研究和临床前期研究均表明CKD贫血的原因是多方面的,除了EPO缺乏,还包括铁代谢异常、失血导致铁的丢失、慢性炎症、红细胞生存时间缩短、感染、氧化应激和营养不良等[11,12]。通过刺激EPO受体以激活EPO下游信号制造红细胞的作用并不能完全纠正CKD贫血。相当数量CKD贫血患者存在EPO抵抗,体外补充过多EPO会引起高血压、动静脉内瘘堵塞等不良后果。因此,目前ESA治疗对CKD贫血的纠正不是生理性纠正,而是非生理性、片面的纠正。

2) 肝脏EPO分泌是可以激发的 HIF-PHI纠正CKD贫血的作用之一,是在生理范围内或接近生理范围增加患者内源性EPO水平,既然CKD时肾脏产生EPO的细胞毁损严重,为什么应用HIF-PHI还可以有此作用呢?

CKD时肾脏组织毁损,REPC发生表型和功能的改变,产生EPO能力下降,是造成贫血的主要原因。CKD贫血虽有组织低氧,但PHD异常活化,导致HIF活性降低,也参与了EPO产生不足。有研究发现,REPC具有一定的可塑性,采用基因技术或药物抑制异常活化的PHD,可使其恢复EPO的合成能力[13-15]。肾脏其他类型的细胞(如产肾素的细胞)也能在特定条件下转变成产EPO的细胞[16]。

另外,肾脏不是成人唯一产生EPO的脏器。哺乳动物自胚胎发育直至出生成年后产EPO的细胞经历了由神经EPO合成细胞到肝细胞,再到REPC的过程;而造血脏器也从卵黄囊转移至肝脏,最终定位于骨髓。在成年哺乳动物中,REPC产生大部分循环EPO。除肾脏外,肝细胞以及外周窦细胞也具有以低氧依赖方式分泌少量EPO的潜力。哺乳动物肝、肾来源的EPO结构相同,但不同细胞对蛋白质糖基化修饰不同,因此可以检测循环中EPO的来源。尽管成年后肝细胞在低氧诱导下仍能产生EPO，但在一般情况下，REPC决定了EPO的产生，肝脏EPO对成人骨髓中红细胞生成的作用并非不可或缺。CKD时肾脏产生EPO不足，而肝脏通过HIF诱生而产生的EPO增加[17]。

因此，应用HIF-PHI能够抑制异常活化的PHD，激活HIF，促进REPC及非REPC合成EPO，同时可以作用于肝脏产生EPO，起到治疗CKD贫血的效果。

3) CKD贫血时的铁缺乏主要是功能性缺铁　除了EPO缺乏，铁缺乏也是CKD贫血的重要原因。绝对铁缺乏是指机体铁元素储备量绝对减少，主要原因包括铁摄入减少、血液透析患者透析器和管路中失血等。功能性铁缺乏为铁元素在网状内皮系统滞留，使铁元素利用障碍，主要原因为炎症、铁调素水平增加等。CKD患者主要是以机体铁利用障碍为特征的功能性缺铁，表现为转铁蛋白饱和度降低和铁蛋白升高[18]。导致CKD患者功能性缺铁的原因：①许多CKD患者存在慢性炎症状态，炎性细胞因子上调铁调素[19,20]，铁调素水平升高[21,22]。铁调素是肝脏合成和分泌的一种激素，可抑制铁从网状内皮系统巨噬细胞和肝细胞中释放入血浆，是导致功能性缺铁的重要原因[23]。②功能性缺铁部分与ESA的使用相关。此类患者体内总铁储备充足，但储存铁释放入血液循环的速度不足以支持由ESA加快的红细胞生成速率，造成铁相对缺乏。与使用ESA相关的功能性缺铁可能对静脉补铁有反应，但慢性炎症导致的慢性病性贫血不会因此而改善。

4) 炎症在CKD贫血中具有重要作用　有30%~50%终末期肾病（ESRD）患者存在血清学证据的急性炎症状态，表现为CRP和促炎症细胞因子［白细胞介素（IL-1、IL-6）和肿瘤坏死因子-α（TNF-α）］升高[24,25]。CKD患者的氧化应激、感染并发症、细胞因子清除减少和透析相关因素等也和CKD的慢性炎症状态相关[26]。大量证据表明，炎症状态能够影响CKD贫血的发展。低CRP水平和良好的血红蛋白控制相关[27]，血清白蛋白是基线血红蛋白和对ESA治疗敏感性的预计因子[28]，促炎症细胞因子能够在多方面同时影响红细胞生成，包括抑制红系祖细胞的增生[29]等。

炎症促进贫血进展的重要机制是通过对铁代谢的调节。铁蛋白水平升高、血清铁和总铁结合力降低、骨髓铁含量增加是炎症相关贫血的特征[30]。这些特征提示铁从网状内皮细胞释放受限，血浆中可用以红细胞生成的铁缺乏[31]。如前所述，炎症对贫血的影响的确切机制与铁调素的作用有关，铁调素能够与哺乳动物体内唯一的铁输出蛋白——膜铁转运蛋白（ferropotin，其转运肠道摄入的铁以及肝细胞、巨噬细胞中的铁入血）结合，促进其磷酸化、内吞、泛素化，并在溶酶体内降解[32]。这一作用使铁从十二指肠上皮细胞释放进入血液循环减少，即铁吸收减少；也使铁从网状内皮系统巨噬细胞释放入血浆减少。炎症导致铁调素表达增加的机制与炎症微环境（特别是炎性细胞因子IL-6和IL-1β）通过信号转导与转录激活因子3（STAT3）信号通路直接促进肝脏铁调素的转录活性有关[33]。

综上所述，HIF-PHI可以在生理范围内或接近生理范围增加CKD贫血患者内源性EPO水平；对CKD异常铁代谢有纠正作用，特别是降低铁调素水平，改善功能性缺铁；能够不受炎症状态影响促进红细胞生成。因此HIF-PHI能够近乎生理意义地纠正CKD贫血。

5.2　慢性肾脏病进展

CKD的进展性是人们多年来共同关心的话题。由于CKD进展、肾功能逐渐下降，导致一系列直接或间接的严重后果。导致CKD进展的机制很多：①肾小管重吸收蛋白引起免疫、炎症活化，进而导致小管间质细胞转分化成为纤维细胞，最后广泛纤维化使肾单位功能下降。②减少肾单位，强迫对应已经减少的肾小管超负荷，承担重吸收等任务，从而大量消耗能量，为完成滤过导致全身血流动力学［高肾素-血管紧张素（RAS）］异常改变。这些神经-体液因子除对肾脏作用外，同时也造成全身的影响，进而或直接或间接影响肾脏。③导致形成CKD的原发疾病（如糖尿病、免疫性肾小球疾病、高血压、动脉样硬化等）对肾脏影响。④CKD伴有的并发症，特别是贫血、慢性炎症促进CKD进展也将被人们注意。

CKD显然存在氧代谢障碍，反之，氧代谢障碍参与CKD进展，加上肾脏本身容易缺氧的特点，人们自然有兴趣探讨低氧对CKD进展的影响。采用血氧水平依赖功能磁共振成像（blood oxygen level dependent-fMRI，Bold-fMRI）可测出肾脏的含氧状态,有人应用此方法对一组CKD患者进行多年随访,结果提示缺氧严重的患者生存率较对照组为低,似可证实缺氧在肾病进展中的意义。

慢性阻塞性肺疾病(COPD)患者显然经常缺氧,一组15 650例样本的队列分析显示,与无COPD患者相比,合并COPD患者的肾功能损伤相对更明显[34],但是这些实验很难区别是缺氧本身导致的肾损伤还是肾损伤以后导致的低氧。不同原因引起的CKD中,缺氧在疾病进展中到底起什么作用,也因为因果关系的复杂性,至今难有结论。现在使用HIF-PHI治疗CKD贫血,因为可以口服,而且也适用于非透析CKD患者贫血的治疗,笔者认为长期观察此类患者尤其是CKD 3~4b期患者,应用HIF-PHI对比ESA同等纠正CKD贫血后,探讨是否纠正低氧对CKD的进展有好处,有可能提供更为明确的根据。

应该指出:当前尚无明确纠正低氧可以延缓CKD进展的数据,下列情况为我们提供CKD确实有缺氧,纠正低氧可能对延缓CKD进展有一定好处。

(1)肾单位减少引起的肾脏和全身血流动力学改变导致耗氧增加

不管CKD病因如何,结果都使健全的肾单位数目减少。为了代偿需要,这些残余肾的肾单位必须有较高的压力才能胜任滤过。众所周知,RAS系统的作用最适用于这种情况。肾脏不仅启动传统在肾脏的RAS系统,也会直接或间接带动全身RAS,以及其他与消耗能量有关的神经体液,如交感神经兴奋等,它们都参与了氧的消耗过程。

(2)病变部位毛细血管稀疏使缺氧更严重

许多CKD,尤其是糖尿病引起的CKD中都可发现肾脏病变部位存在毛细血管稀疏,而毛细血管的稀疏会进一步加重缺氧。

(3)肾小管钠重吸收增加氧耗

为了保持全身体液平衡,负担超重的肾小管仍需被迫重吸收所滤过的滤液,特别是其中的钠盐需要在肾小管特别是近端肾小管大量重吸收。如前所述,由于近端肾小管上皮对钠离子的高度不通透,近端肾小管细胞内钠离子必须维持在一个相当低的浓度才能保证钠离子从管腔进入细胞内。这个细胞内低浓度的钠依靠位于基底侧的钠泵持续工作,持续不断将钠离子泵出细胞外,再重吸收回到血液。有人统计发现,把1 mol的钠离子从肾小管内转运到对应的邻近组织血液中需要消耗的能量,相当于把重量约20 g的钠盐从水平面的高度提升到海拔70 km的高度需要做的功。

近端肾小管钠盐重吸收付出代价的影响,晚近从应用钠-葡萄糖耦联转运体2(SGLT2)抑制剂治疗糖尿病肾病(DN)获得意想不到的效果而得到证实。在有关实验中(参见第13章)应用此型药物治疗,不仅大大改善了糖尿病的控制,同时对全身心血管特别是心力衰竭等改善有显著的好处。近来试验证实,SGLT2抑制剂对非DN治疗也有良好结果。尽管达到上述令人兴奋结果的机制还在被广泛讨论,但阻断钠离子在该段的重吸收减少了能量代谢需要,改善线粒体负担过重以及随之而来的氧化应激等,证明改善低氧或减少氧消耗对抑制肾脏病进展有利。

(4)低氧对肾脏病中免疫和炎症影响

很多肾脏病已明确,直接由特殊的免疫成分参与,如补体参与的狼疮性肾炎(lupus nephritis, LN)肾炎、特殊抗体造成的膜性肾病、抗中性粒细胞胞质抗体(ANCA)相关性急进型肾小球肾炎等。另外,在CKD时,肾脏组织损害、肾脏内压力改变、蛋白尿,以及代谢的改变(如酸中毒)等均可激活免疫系统。免疫机制还参与肾移植后移植肾与机体的不相容性。最后,许多药物、毒物导致的间质性肾炎也存在广泛的免疫反应。

1)免疫系统和功能 免疫系统是生物体内的防御系统,可防止和清除外界入侵的病原体,发现和清除体内突变或衰老、凋亡的细胞,并通过免疫耐受和免疫调节维持内环境稳态。炎症是免疫系统对损伤和感染作出反应的重要组成部分,其作用是消除细胞损伤的最初原因,清除从原始损伤和炎症过程中受损的坏死细胞和组织,启动组织修复,并抵御病毒和细菌等外来入侵者的侵害[35]。

免疫应答通常可分为先天性免疫和适应性免疫。

先天性免疫是生物体对外来入侵者的第一个反应。先天性免疫系统由诸如皮肤和黏膜的物理屏障、中性粒细胞、巨噬细胞和单核细胞等各种细胞,以及包括细胞因子和补体在内的可溶性因子组成。通过先天性免疫细胞如突触细胞、巨噬细胞等表面的模式识别受体(PRR)识别和检测病原体的进化保守结构[病原体相关分子模式(PAMP),如脂多糖(LPS)或内源性细胞应激或损伤释放的损伤相关分子模式(damage-associated molecular patterns,

DAMP),激活信号通路,启动核因子-κB(NF-κB)的转录信号,分泌一系列细胞因子(如 TNF-α、干扰素-γ(IFN-γ)、IL-1 等)[36]。DAMP 又称为危险相关分子模式、危险信号或预警,是宿主的生物分子,可以启动和延续非传染性炎症反应[37]。DAMP可以是核蛋白或细胞质蛋白,当从细胞中释放或在其表面上暴露时(在组织损伤后)从还原环境移动到氧化环境,可导致其变性[38]。

适应性免疫指适应性免疫系统的细胞具有极高的特异性,其成分包括树突细胞(dendritic cell,DC)、T 细胞、B 细胞和抗体等。抗原呈递细胞(antigen presenting cell,APC)如巨噬细胞、树突细胞、B 细胞等通过其表面的 I/II 类主要组织相容性复合体(major histocompatibility complex,MHC)分子将内/外源性抗原呈递给 T 细胞,并在共刺激分子的协同作用下活化 T 细胞的不同亚型,介导不同功能。在 T 辅助细胞的作用下,可进一步激活 B 细胞,某些抗原如细菌多糖、脂多糖等也可直接激活 B 细胞,变成浆细胞,分泌抗体;这一过程还产生多种细胞因子发挥调控作用[39,40]。T 细胞包括多个功能不同的亚型,提供各种免疫相关功能,在控制和塑造免疫反应方面起着重要作用。如 CD8⁺ T 细胞,是细胞毒性 T 细胞,能够直接杀死病毒感染的细胞以及癌细胞。CD4⁺ T 细胞包括 Th1、Th2、Th17 及具有免疫调节作用的调节性 T 细胞(regulatory T cell,Treg 细胞)。

2) 免疫系统与 HIF 系统的相关性 一方面,在免疫反应过程中,免疫细胞需要穿越不同营养和氧气的多个组织,如肿瘤中,营养物质和 O_2 被肿瘤细胞大量消耗,感染部位的 O_2 被细菌和炎症细胞大量消耗,因此这些微环境常存在低氧、酸中毒、氧化还原应激和低血糖等异常[41,42]。免疫微环境的低氧本身可以激活 HIF。另一方面,免疫细胞在激活后常需要显著改变其活性和功能,如幼稚的 T 细胞寿命长,相对惰性,细胞合成水平低,而在激活后出现细胞增殖和分化,并产生大量效应分子;支持这些免疫细胞功能效应的关键是提供足够的生物分子底物(氨基酸、核苷酸、脂质)以合成新的细胞成分,并需要大量的 ATP。因此,不同的免疫细胞在不同的状态下需要采用不同的代谢策略,以满足细胞对能量、分子生物合成和存活的需求。HIF 可动态地重编程免疫细胞内代谢过程,包括糖酵解、脂肪酸合成、三羧酸循环、戊糖磷酸途径(pentose phosphate pathway,PPP)或氨基酸代谢等各种代谢途径[43],以满足激活后的能量和功能需要,并适应这些微环境,最终影响免疫力、耐受性或导致免疫反应失败[44—48]。

研究显示与免疫反应相关的基因启动子区存在可受 HIF 转录调控的结构[缺氧应答元件(HRE)],如巨噬细胞的 PAMP 受体(如 Toll 受体家族的某些成员[49]),HIF-1α 可增加其表达;炎症细胞因子 IL-1β 的基因启动子也包含 HRE;在 Th17 细胞,HIF-1α 可促进转录因子 RAR 相关孤儿受体(RAR-related orphan receptor,ROR)γ 胸腺亚型(RORγt)表达,RORγt 促进促炎性 Th17 细胞的分化。其他还包括如 TLR 2/4、CXCR4、β₂ 整合素等[50,51]。因此,HIF 广泛影响了免疫细胞的功能(表 5-1)。

表 5-1 HIF 对免疫细胞功能的调控

细胞类型	HIF-α 调控的效应
嗜碱性粒细胞,嗜酸性粒细胞,肥大细胞	HIF-1:存活,趋化作用,产生 IL-8 和 TNF-α,刺激 VEGF、CXCL8 和 IL-6 产生,形成 DNA 陷阱 HIF-2:趋化作用
树突细胞	HIF-1:存活,迁移,促炎细胞因子(INF、IL-22、IL-10)产生,分化,激活,激活 T 细胞,抗原呈递
先天性淋巴细胞固有淋巴样细胞(ILC1、ILC2、ILC3)和自然杀伤(NK)细胞	HIF-1(NK 细胞):代谢重编程,影响肿瘤形成和病毒毒性,影响表达 sVEGFR1 的肿瘤浸润 NK 细胞数量,影响细胞毒性功能 HIF-1(ILC2):通过 IL33-ST2 途径影响后期成熟和功能
巨噬细胞 经典 M1 细胞 调节性 M2 细胞	HIF-1:M1 极化,运动,聚集,侵入,代谢,吞噬,趋化,杀菌活性,肿瘤形成,表达促炎细胞因子,增加 TLR4 表达 HIF-2:M1 极化,运动,代谢,杀菌活性,肿瘤形成

续 表

细表类型	HIF-α调控的效应
中性粒细胞	HIF-1：存活，迁移，侵袭，杀菌活性，增加促炎性细胞因子产生和NO表达 HIF-2：存活，增加对硝基化应激（过氧化氢酶）的抵抗力
T细胞 辅助CD4$^+$T细胞， 细胞毒性CD8$^+$T细胞	HIF-1：Th17和调节性T细胞的分化，存活，增殖，迁移，代谢重编程；CD4$^+$：增加IL-17A的产生；CD8$^+$T细胞：增加溶细胞活性、颗粒酶和穿孔素的产生以及共刺激/抑制分子（CTLA-4、GITR、4-1BB）的表达 HIF-2：T细胞抑制（精氨酸酶），影响胸腺细胞发育
B细胞	HIF-1：B细胞发育异常，影响增殖和细胞死亡，自身免疫，离子转移，增加IgG2c产生 HIF-2：影响增殖和细胞死亡，增加IgG2c产生

引自：KRZYWINSKA E，STOCKMANN C. Hypoxia, metabolism and immune cell function[J]. Biomedicines, 2018, 6(2): 56.

如前所述，HIF参与免疫细胞激活及效应的多个生物过程。如在中性粒细胞，LPS刺激中性粒细胞可导致糖摄取增加，氧耗也增加，用于还原型辅酶Ⅱ（NADPH）呼吸暴发产生过氧化氢（H_2O_2）。早在1959年，斯巴拉（Sbarra）和卡尔诺夫斯基（Karnovsky）就描述了中性粒细胞在刺激后发生糖酵解（Warburg效应）代谢改变[52]。HIF信号通路可延缓中性粒细胞凋亡，使β_2整合素、抗菌肽表达增加，糖酵解增加[53-55]。因此，HIF-1α缺失导致中性粒细胞无法通过Warburg效应产生ATP，聚集、运动和细菌杀灭能力下降，炎症反应受损[56]。此外，中性粒细胞激活、迁徙和呼吸暴发消耗大量氧气，导致低氧微环境，诱导上皮细胞HIF表达，可增强其屏障功能，在肠炎中促进炎症消退[57]。另外，在巨噬细胞中，LPS联合IFN-γ通过HIF-1α介导M1型巨噬细胞代谢改变，进一步诱导IL-1β等炎性基因和糖酵解基因表达，导致M1型巨噬细胞糖酵解和PPP增加，不仅维持ATP产生，而且糖酵解代谢中间产物可转移到各种代谢途径中，支持生物合成过程[58]，用以促进炎症反应和杀灭病原菌。与M1型巨噬细胞相比，M2型巨噬细胞具有不同的代谢谱和炎性表型。M2型巨噬细胞利用氧化磷酸化表现出更高的氧化代谢谱，并表现出高水平的脂肪酸氧化（FAO），以支持长时间的效应功能[59]，并分泌抗炎细胞因子（如IL-10），在伤口愈合、组织修复和再生中起重要作用[60]。

在适应性免疫中，已知生发中心（GC）是B细胞发生免疫应答的重要场所，是个低氧的环境。缺氧和HIF信号通路增加GC B细胞的糖酵解代谢，从而影响B细胞的增殖、凋亡和抗体产生。研究显示，通过B细胞VHL特异性敲除持续激活HIF-1α可降低抗原特异的B细胞形成，抑制高亲和力IgG、记忆B细胞产生，抑制抗体记忆反应[61]。另外，在CD8$^+$T细胞，有研究显示当野生型CD8$^+$T细胞由于长期暴露于抗原中而失去效应并进行性"耗竭"时，VHL缺陷型CD8$^+$T细胞仍具有强大效能，可清除病毒并减缓肿瘤生长[62]。但是当小鼠感染无法通过免疫系统有效清除的病毒株时，VHL缺陷型CD8$^+$T细胞的强大效应反应也可以介导宿主死亡。因此，在具体背景下，对CD8$^+$T细胞中HIF活性的调控可能加剧或抑制免疫病理反应，促进病原体清除或减轻肿瘤负担。在CD4$^+$T细胞中，Th17细胞是强大的促炎细胞，分泌IL-17，在自身免疫性疾病中起重要作用[63,64]。IL-6、TGF-β以HIF-1α依赖的方式诱导Th17细胞代谢重编，Warburg效应增加，以提供ATP和支持生物合成。

HIF-1α一方面通过促进糖酵解，另一方面通过直接促进RORγt和IL-17表达，介导Th17细胞亚型分化。小鼠研究表明，HIF-1α缺乏可抑制Th17细胞的发育并保护小鼠免受实验性自身免疫性脑炎的损害，提示HIF-1α对Th17细胞分化和功能具有重要作用，参与Th17相关疾病的发生[65]。调节性T细胞分泌抗炎细胞因子IL-10，是各种免疫反应和炎症过程的抑制细胞，并参与自我耐受的维持[66]。HIF-1α可直接结合FOXP3，并使其泛素化和被蛋白酶体降解，抑制调节性T细胞分化。VHL缺失使调节性T细胞免疫抑制功能丢失，进一步敲除HIF-1α后可恢复其调节功能[67]。提示HIF-1α调控Th17细胞/调节性T细胞平衡，是T细胞命运和免疫效应功能的重要决定因素。

综上所述，氧代谢和免疫、炎症之间存在密切的相互关系，为我们了解临床各种疾病过程，提供了崭新的思路。由于目前结果主要来自分子、动物实验,而且在不同临床疾病背景下,免疫反应及结果不尽相同,如在疾病不同时期,不同程度和时间的免疫反应可导致不同的后果。因此,在临床中,如何将这些知识用于诊断、治疗,还有待进一步深入研究。图5-1显示了低氧与免疫的复杂关系。

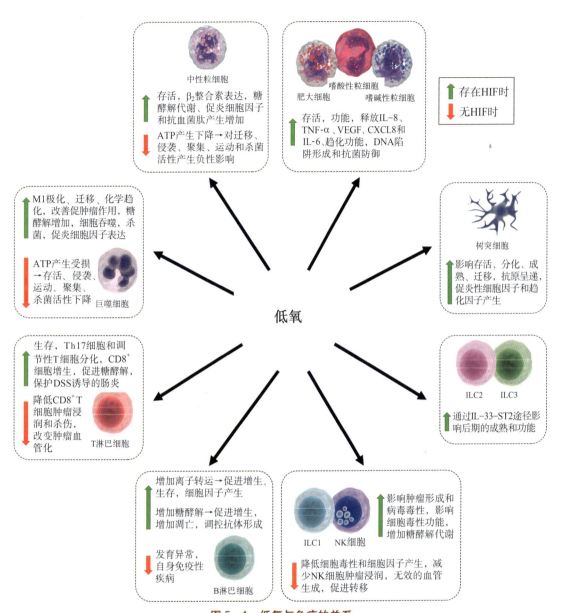

图5-1 低氧与免疫的关系

引自:KRZYWINSKA E, STOCKMANN C. Hypoxia, metabolism and immune cell function[J]. Biomedicines, 2018,6(2):56.

5.3 慢性肾脏病时缺氧与代谢异常

新陈代谢是生命的本质,维持新陈代谢正常需要多种器官的参与。多种酶系统以及多种底物,加上对维持新陈代谢所经常涉及的体液、神经因子等综合,以灵活准确并及时合适地不间断对各种暂时的改变加以调整,使机体短时改变的代谢快速得到纠正。新陈代谢依靠完整能量供应来完成。其中，蛋白质、脂肪和糖类（碳水化合物），加上各种酶、辅酶、维生素等保证能量来源。除此之外，细胞周围的内环境如电解质、酸碱度、渗透压、氧饱和度的合适维持更是保证上述功能完成的关键。

如前所述，氧代谢在免疫、炎症中具有重要的地位。在组织病变过程中，或由于病变本身造成局部氧耗增加；或病变造成组织细胞内环境改变；或调节正常代谢平衡的众多因子障碍以及失衡都可以导致代谢通路重塑，从而适应病理状态下继续维持生命的需要。CKD过程中营养障碍相当常见，其机制是多方面的，具体包括：①摄入不足（尿毒症毒素）；②分解代谢增加（代谢性酸中毒、慢性感染导致蛋白质分解）；③葡萄糖利用不良（胰岛素抵抗）[68]；④继发于葡萄糖、糖类障碍（大量蛋白尿、载脂蛋白异常等）所导致的脂肪代谢异常等。许多CKD发展过程中，由于线粒体代谢异常，ATP不能充分产生，葡萄糖酵解途经被迫改变等，都是CKD能量代谢异常机制。当然，作为供应产生能量的基本保证——氧原子代谢，也必然参与这些过程。

5.3.1 蛋白质代谢异常与低氧诱导因子

CKD期间有许多原因可以引起蛋白质代谢不良。其结果不但可以造成水肿等众所周知的后果，更重要的是以"蛋白质能量耗竭（protein energy waisting, PEW）"形式表现。此时肌肉萎缩是突出的表现，同时伴有分解代谢明显增加，摄入的营养物质不能被利用，反而很快被分解耗竭。PEW发生率及程度和病死率增加相关[69]。米切（Mitch）等对PEW机制有深入研究，他们发现，PEW肌肉处在分解代谢情况下，由CKD、酸中毒、炎症、糖皮质激素等引起的胰岛素或胰岛素样生长因子-1（IGF-1）抵抗，其本质是导致胰岛素与其受体结合后激起的细胞内信号转导缺陷，抑制胰岛素受体底物-1（IRS-1）活性，从而导致蛋白激酶B（Akt）（p-Akt）磷酸化水平降低。后者激活胱天蛋白酶-3（Caspase-3），产生泛素-蛋白酶体系统（UPS）的肌肉蛋白底物，进而降解。胱天蛋白酶-3也刺激肌肉中蛋白酶体依赖性蛋白水解[70]。

在CKD患者，糖尿病、炎性疾病或酸中毒或过量糖皮质激素都参与胰岛素抵抗出现[71]。CKD患者运动可刺激胰岛素/IGF-1信号转导，从而减少肌肉萎缩。许多研究显示，运动可以改善肌肉萎缩。运动引起的肌肉氧供应相对不足可能会启动HIF系统，从而改善PEW[72]。

α-酮戊二酸（AKG）是三羧酸循环的关键中间体，它是在耐力运动过程中产生的。有研究发现，AKG有效减轻了皮质酮诱导的蛋白质降解，并挽救了进行性假肥大性肌营养不良（duchenne muscular dystrophy, DMD）小鼠模型的肌肉萎缩和功能障碍。有趣的是，AKG还抑制了脯氨酰羟化酶3（PHD3）的表达，PHD3是在低氧条件下表达的重要氧化还原酶之一，在骨骼肌中高表达，可能参与上述机制。研究还发现β_2肾上腺素能受体（ADRB2）是PHD3的下游靶标。AKG可抑制PHD3/ADRB2的相互作用，因此增加了ADRB2的稳定性。AKG通过PHD3/ADRB2介导的机制可能挽救骨骼肌萎缩和蛋白质降解。据此，有人认为针对PHD3可开发出应对肌肉消瘦疗法的潜在靶点[73]。

5.3.2 脂肪代谢障碍与低氧

CKD各期可以出现多种脂肪代谢异常改变。CKD患者虽然脂肪组织含量较正常人低，但脂代谢异常的发生率却往往高于正常人群，以高脂血症为主。脂代谢异常患病率在CKD 5期患者中有上升的趋势，到透析时，患者脂代谢表现为三酰甘油（TG）升高，高密度脂蛋白（HDL）降低，低密度脂蛋白（LDL）水平及总胆固醇（TC）水平常不确定。在CKD人群中，HDL及TG过高或过低均会对患者产生不良的影响。在透析人群中，较低的血脂水平与患者的病死率增加相关，但除去炎症及营养不良的影响后，血清胆固醇水平与患者心血管死亡及全因死亡呈正相关。1982年，穆尔黑德（Moorhead）等首次提出脂质肾毒性学说，该学说认为高脂血症是肾小球硬化发生、发展的独立致病因素[74]。高脂血症可以引起患者肾脏毛细血管内皮细胞损伤，致使其通透性增加，持续性的高脂血症可加重和促进肾脏纤维化的进程；血液中血浆脂蛋白沉积于血管壁的内膜，导致肾脏血管平滑肌细胞（smooth muscle cells, SMC）增生形成斑块，逐步发展成肾动脉硬化；肾脏缺血、缺氧，肾脏内固有细胞纤维化病变，最终导致肾间质纤维化和肾小球硬化[75]。脂蛋白在肾小管沉积，激活血液循环中的单核细胞并向肾小球浸润，加重了肾脏的炎症反应，进一步加重了肾脏的损害[76]。因此，改善CKD患者脂代谢紊乱，也是延缓疾病进展的重要因素之一。

导致脂代谢异常的机制不尽相同。传统认为脂肪组织是一个相对欠活跃的组织，主要对能量起储存作用。晚近由于脂肪因子研究的进展，明确了它在代谢、炎症以及胰岛素敏感等多种病理生理中的作用。不再将脂肪组织视为由单一的脂肪细胞组成，而是由脂肪细胞和多种非脂肪细胞共同组成。非脂肪细胞包括前体细胞（如前脂肪细胞）、成纤维细胞、血管细胞和免疫细胞，这些细胞构成脂肪组织的基质、血管部分。血管细胞包括内皮细胞和血管平滑肌细胞，它们主要与血管有关。脂肪组织中的血管向脂肪细胞输送氧气和能量，决定着脂肪组织内脂肪细胞的分布。脂肪组织常驻的免疫细胞有巨噬细胞和 T 细胞，它们参与脂肪组织的免疫稳态。成纤维细胞分泌细胞外基质为脂肪组织提供机械支持，而过量的基质可导致脂肪组织功能障碍。脂肪组织内这些不同的细胞成分及其分泌的细胞因子对于维持脂肪组织和整个身体的稳态发挥重要作用。脂肪组织可释放多种生物活性物质，称为脂肪源性分泌因子或脂肪因子，具有促炎或抗感染作用[77]。目前已经明确的脂肪因子超过 100 种，最主要的是瘦素和脂连蛋白，按其功能可分为抗炎脂肪因子和促炎脂肪因子。抗炎脂肪因子包括脂连蛋白和分泌型卷曲相关蛋白 5（secreted frizzled-related protein 5，SFRP5），主要由瘦脂肪分泌。促炎细胞因子包括瘦素、抵抗素、视黄醇结合蛋白质 4（RBP4）、脂质运载蛋白 2、血管生成素样蛋白 2（ANGPTL2）、TNF-α、IL-6、IL-1β、IL-8、IL-18、CC-趋化因子配体 2（CCL2）、CXC 趋化因子配体 5（CXCL5）、巨噬细胞移动抑制因子（macrophage migration inhibitory factor，MIF）、烟酰胺磷酸核糖转移酶（NAMPT）等。肥胖患者促炎脂肪因子的表达和释放明显增加，抗炎因子减少[78]。

脂肪因子具有广泛的代谢调节功能，包括调节食欲和能量平衡、胰岛素敏感性和糖稳态、营养运输、脂质代谢、炎症和免疫、血管稳态、血管增生及血压调节等[79]。最近的研究表明，除脂连蛋白和瘦素外，脂肪组织释放的脂肪因子超过 90% 可归因于其他细胞[80]。

在临床应用 HIF-PHI 治疗 CKD 贫血时，观察到胆固醇水平明显下降，其机制尚未完全阐明。有研究认为可能是 HIF-1α 稳定，肝脏中胰岛素诱导基因-2（insig-2）mRNA 水平升高，从而促进了 β-羟-β-甲戊二酸单酰辅酶 A（HMG-CoA）还原酶的降解，抑制了胆固醇的合成。罗沙司他抑制 PHD2 可改善胰岛素抵抗，降低血清胰岛素水平。研究表明，胰岛素可增加 HMG-CoA 还原酶的活性，当抑制 PHD2 降低血清胰岛素水平时，HMG-CoA 还原酶的活性随之降低，使得肝脏胆固醇合成降低[81,82]。肝脏中 HIF-1α 及 HIF-2α 表达的增加，还可以通过固醇调节元件结合蛋白-1c（SREBP-1c）依赖性的途径减少脂肪合成基因的表达，增加脂肪分解基因的表达。脂肪细胞中 HIF-2α 的表达可以增加其下游的靶向基因 $ACER2$ 的表达，$ACER2$ 可以降低神经酰胺的水平。神经酰胺表达降低使得胆固醇消除的基因（$Cyp7a1$，$Abcg5/8$）表达增加，肝脏及血浆胆固醇水平降低，脂肪组织产热增加[83,84]。

5.3.3 低氧与葡萄糖代谢

CKD 时有多种因素参与肾脏缺氧，其机制已在前面详述。保持糖的有氧代谢，虽可产生较多的 ATP，但肾脏也需为此付出代价。这是由于氧供不足，线粒体三羧酸循环（TCAC）中电子传递受损，产生大量 O_2^- 及其他活性氧（ROS），过多的 O_2^- 和 ROS 可损伤细胞膜、线粒体蛋白、DNA 和线粒体 DNA 等。虽然正常 TCAC 也会产生多种代谢中间产物，但线粒体功能障碍时会在细胞内累积更多的代谢中间产物，这些代谢中间产物的堆积也会损伤细胞功能。无氧酵解降低了细胞对氧的依赖，可减少葡萄糖进入线粒体代谢引起的线粒体损伤，此时产生的 ATP 虽然相对 TCAC 少，但也可维持细胞基本功能，是一种相对节能高效的代谢方式。

HIF 主要通过改变细胞代谢相关酶，从而调节糖代谢。缺氧状态下，细胞内 HIF 稳定，促进细胞代谢方式发生变化。如 HIF-1 可促进丙酮酸脱氢酶激酶（PDK）表达，使 PDK 磷酸化失活，阻断丙酮酸变成乙酰辅酶 A 进入 TCAC，减少线粒体内氧化磷酸化作用，从源头上减少超氧化物的形成。HIF-1 启动转录出大量乳糖脱氢酶，增加乳酸合成（糖酵解）[85]，同时启动另外的机制[单羧酸转运体 4（monocarboxylate transporters 4，MCT4）和钠-氢交换体 1（Na^+-H^+ exchanger-1，NHE-1）增加，碳酸酐酶 9（carbonic anhydrase Ⅸ，CA9）增加]，以避免细胞内酸中毒。HIF-1 还可促进葡萄糖转运体 1,3（glucose transporter 1,3，GLUT 1,3）的表达，加强葡萄糖进入细胞内，代偿糖酵解对 ATP 生成较少的影响[86]。

HIF对葡萄糖代谢的影响在糖尿病发病中是否发挥作用是人们关心的问题。糖尿病时体内晚期糖基化终产物（advanced glycosylated end products, AGE）增加。AGE是由葡萄糖和其他活性物质的非酶反应生成的α-含氧醛类，如甲基乙二醛（methylglyoxal, MGO）、乙二醛及某些蛋白等。MGO通过多种途径抑制HIF-1α水平及功能。如MGO可共价修饰HIF-1α，使得HIF-1α和HIF-1β结合减弱，抑制与HRE的结合[87]。MGO还可作用于p300，抑制C端反式激活域（CTAD）与p300的相互作用，降低HIF-1α的转录活性[88]。MGO与HSP40/70共修饰，招募HSP70相互作用蛋白的羧基端（carboxyl terminus of HSP70 interacting protein, CHIP），增加HIF-1α的降解[89]。视网膜色素上皮细胞暴露在MGO时，可导致HIF-1α不稳定。高糖还可增加冯希佩尔-林道（von Hippel-Lindau, pVHL）蛋白对羟基化HIF-1α的敏感性，增强HIF-1α的降解。高糖可抑制CTAD和N端反式激活域（NTAD），减弱HIF-1α的转录能力[90]。高糖引起的高渗状态也可抑制HIF-1α活性。高糖可增强蛋白酶体活性，使得HIF-1α稳定性降低。在糖尿病动物和糖尿病患者的所有组织中都存在缺氧反应受损现象。但是糖尿病组织中氧浓度低是多种机制共同作用的结果，如糖尿病微血管、大血管病变引起组织缺血、缺氧，高糖增加氧的消耗等[91]。

糖尿病时体内有大量ROS产物。ROS可通过多种途径抑制HIF-1α活性。如ROS抑制NO的产生，抑制Rac1的表达，抑制HIF-1α的激活和表达。ROS还可激活PHD，增强泛素-蛋白酶体活性，促进HIF-1α的降解。糖尿病时，TNF-α、AngⅡ和胰岛素通路可能也参与了对HIF-1α活性的抑制[92]。

通过干预HIF系统是否可以开发出治疗糖尿病的新药，有关文献中有很多探讨，然而至今尚无最后结论。

5.4　氧代谢与慢性肾脏病心血管并发症

随着估算肾小球滤过率（eGFR）降低，心血管事件和病死率呈指数增长，这种作用独立于年龄、性别和其他危险因素[93-95]，至终末期肾病（ESRD）约80%的患者合并心血管疾病（CVD）[96]。心血管受累在CKD早期已经开始，而且在CKD早期，CVD死亡的风险远超进展至透析的风险[97]。CVD事件谱包括冠状动脉疾病（CAD）、慢性心力衰竭、猝死和心律失常。在CKD早期，动脉粥样硬化疾病风险增加，是心血管事件的主要原因。随着CKD进展，心脏性猝死（SCD）成为死亡的主要原因[98]。CVD与CKD之间的复杂关系反映了传统的、CKD修饰的非传统心血管危险因素与新的CKD相关危险因素[包括尿毒症毒素、矿物质和骨代谢异常（CKD-MBD）、贫血、高血容量、氧化应激、炎症、胰岛素抵抗等]之间相互作用的结果[99]。CVD反过来由于心脏输出减少和静脉压力增加，减少肾灌注，又可以加重CKD的进展。

氧代谢障碍（绝对或相对缺氧）显然参与了CKD合并各种CVD的病理生理过程。如左心室肥大（left ventricular hypertrophy, LVH）时，心肌肥大，而对应的血管虽然增生，但依然因为纤维化等原因不能有效营养这些细胞；CKD贫血加剧了到达的氧含量缺乏；急性心肌梗死导致梗死部位完全失去氧的供应。临床已经有不少研究者在探讨是否可以通过激活HIF改善预后；心力衰竭则是大部分CVD致死的终局，其根本的机制与能量代谢严重失常相关，而后者也与氧代谢密切有关。近来研究发现CKD中出现的特殊钙化为典型的CKD-MBD，参与该系列病理生理过程也与氧代谢异常有关。现将临床近来经常讨论的情况简述如下。

5.4.1　左心室肥大

LVH是透析患者最常见的心脏表现。肥厚的心脏导致冠状动脉血流储备减少，毛细血管和心肌不匹配，以及冠状动脉微血管功能障碍。在高需氧量和低供氧量之间失衡的情况下，心肌缺血的风险增加，甚至在微血管水平上可能导致缺血性心肌损伤。因此CKD患者常发现血清肌钙蛋白水平持续升高。接受透析的CKD成人和儿童可发生反复的心功能受损（例如心肌顿抑），并伴有血清肌钙蛋白T浓度升高[100]。持续的左心室负荷可以促进心肌细胞凋亡，并触发代偿途径，以致增加细胞外基质的产生直至纤维化。LVH间质弥漫的纤维化改变心肌的结构，导致进行性收缩和舒张功能障碍、扩张的心肌病、充血性心力衰竭、心电紊乱增加心律失常的风险，等等[101]，因此CKD患者发生SCD的风险也随之增加。

LVH合并动脉粥样硬化时更容易发生心肌梗死。其中心肌梗死与缺血明显相关，所以许多试验推荐应用"缺血预适应"(ischemic preconditioning)方法保护心肌缺血损伤,并获得一定效果,提示激发HIF在心肌梗死中的可能保护作用。

5.4.2 动脉粥样硬化

动脉粥样硬化是一种在血管内层形成斑块的情况。然而,CKD血管疾病的病理生理与一般人群动脉粥样硬化不同[102]。除一般的糖尿病、老年等因素外,CKD导致的内皮功能障碍、氧化应激、炎症等在其中起重要的作用。几项研究表明,无论是否进行肾脏替代,全身持续性炎症都是ESRD患者风险增加的主要原因[15]。血管壁的慢性炎症是动脉粥样硬化发展的基础,而粥样斑块形成涉及各种类型的细胞也为人所知。在粥样硬化的动脉中,血管壁的耗氧率增加,导致斑块处缺氧。在人类动脉粥样硬化患者中,吡莫硝唑(一种低氧标志物)免疫组织化学显示,斑块病变中心富含巨噬细胞区存在缺氧,并且巨噬细胞表达HIF-1α[103]。低密度脂蛋白受体-1(LOX-1)是氧化修饰的低密度脂蛋白(ox-LDL)的主要受体,在巨噬细胞、内皮细胞和平滑肌细胞表达,低氧可促进其表达(通过巨噬细胞中的HIF-1α促进了低氧条件下LOX-1基因的低氧诱导表达)。与此相一致,在缺氧状态下巨噬细胞通过LOX-1依赖性方式,脂质含量显著增加[104]。这些结果表明,斑块病变中的组织缺氧不仅使斑块负担增加,而且HIF-1α信号促进动脉粥样斑块中心的M1型巨噬细胞活化,促进了动脉粥样硬化的进展[105]。高脂喂养的LDL受体缺陷小鼠研究显示,给予FG-4497,60 mg/kg,每周3次,口服13周,可降低动脉粥样斑块面积50%,减少炎症相关白色脂肪组织(WAT)巨噬细胞聚集,同时改善糖脂代谢[23]。

除冠状动脉粥样硬化外,还有只发生在心脏移植患者的加速移植动脉粥样硬化或移植动脉粥样硬化[106]。移植动脉粥样硬化是慢性心脏移植排斥的特征,与冠状动脉粥样硬化类似,与先天和适应性免疫反应介导的血管损伤、内皮炎和缺血再灌注(ischemia reperfusion,IR)损伤相关[107]。给予受者FG-4497可减少心脏移植的炎症,并提高异体移植的长期存活率[16]。另有研究显示,供者给予FG-2216预处理也可降低动脉粥样硬化,提高存活率,同时降低T细胞、树突细胞和巨噬细胞浸润[29]。

5.4.3 血管钙化

血管钙化是指矿物质以磷酸钙盐的形式不适当地病理性沉积到血管组织中,CKD是其最常见的原因。在ESRD患者,主动脉弥漫性钙化并扩张,中层及其主要分支的中层增厚是动脉重构的标志[108]。新的动物模型表明,血管钙化可能最早在CKD 2期即已开始。血管壁中这种不适当的钙化导致管壁硬度增加、脉压升高和LVH,左心室压力增加和冠状动脉灌注减少,CKD和ESRD患者心血管死亡增加[109]。

血管钙化可发生在内膜和中膜,内膜的钙化一般与血脂异常、炎症和内膜增厚有关,导致动脉粥样硬化。CKD患者更具特征的是中膜钙化而不伴管腔狭窄,称为蒙克伯格动脉硬化(Monckeberg arteriosclerosis),即动脉中层硬化症[110],也是儿童CKD患者观察到的血管钙化的唯一方式[111]。

这种CKD患者肾功能下降与血管钙化、心脏重构改变之间的相互关系称为尿毒症心肌病[112]。早在2000年,随着磷对血管平滑肌的钙化作用的发现,CKD-MBD的影响早已超越了骨骼肌系统[113]。晚近研究发现CKD-MBD的2个新成分:成纤维细胞生长因子-23(FGF-23)及其共受体α克老素(αKlotho)。目前研究认为,高磷血症、αKlotho缺乏和FGF-23水平升高是尿毒症心肌病病理生理机制的核心。FGF-23和αKlotho、高磷血症、维生素D缺乏和继发性甲状旁腺亢进是参与CKD-MBD的主要要素。

(1)高磷血症、维生素D缺乏和继发性甲状旁腺亢进

磷的平衡受骨骼、甲状旁腺、肠和肾相互作用的调节。肾小球滤过率(GFR)减退后,由甲状旁腺激素(PTH)和FGF-23的代偿性增加等机制,降低肾小管磷酸盐的重吸收,促进磷的排泄。在高磷条件下,血管平滑肌细胞(VSMC)转分化为类似于骨形成细胞的细胞[113,114]。磷转运体-1(PiT-1)是磷诱导的VSMC转分化的关键介体,高磷可以促进VSMC通过PiT-1摄取磷增加,导致细胞内磷水平增加,激活骨形成相关基因表达,骨软骨形成分化。磷进入细胞后还可促进平滑肌细胞和内皮凋亡,损害内皮功能,抑制微血管功能、血管生成能力,并促进内皮硬化[115,116]。这种钙化作用还与瓣膜钙化相关。高磷也可直接影响瓣膜钙化进展。磷的间接作用包括刺激PTH和FGF-23系统表达[117]。维生素D缺乏和继发性甲状旁腺亢进,还可诱导心肌肥大和/或血管重构和纤维化。

(2)FGF-23和αKlotho

FGF-23于2000年首次发现,是成骨细胞和骨

细胞分泌的一种循环生长因子,哺乳动物存在 4 种 FGF 受体(FGFR 1~4),属于膜结合受体酪氨酸激酶。其中 FGFR1 是靶器官(肾脏和甲状旁腺)的主要 FGF-23 受体。晶体学研究清楚显示 αKlotho 是 FGF-23 与 FGFR1 有效结合所必需的共受体。体内存在 3 种形式 αKlotho:跨膜全长 αKlotho、可溶性 αKlotho 和分泌型 αKlotho。可溶性 αKlotho 由跨膜 αKlotho 被膜锚定蛋白酶(ADAM10、ADAM17)剪切并释放形成[118],是循环血、脑脊液和尿液中的主要功能形式,在远端器官发挥多种生物学功能。αKlotho 在肾脏、甲状旁腺、脉络丛、胰腺、性腺、垂体和窦房结等多个器官组织表达。肾脏是 αKlotho 表达最高的器官,并且在生理情况下,上皮细胞从膜 αKlotho 产生和释放可溶性 αKlotho,是血液和尿液中可溶性 αKlotho 的系统来源。另外,肾脏经转胞吞作用将循环血可溶性 αKlotho 穿过肾小管,进入尿液,是循环 αKlotho 的主要清除部位[119,120]。

研究表明,轻度 CKD 患者(≤2 期)的血清 Klotho 水平开始下降,并先于血清 FGF-23、PTH 和磷升高,并随 eGFR 降低而降低,eGFR 每降低 $1\ mL/(min \cdot 1.73\ m^2)$,调整的血清 Klotho 降低 $3.2\ ng/L^{121-123}$。αKlotho 缺乏的小鼠发生自发性过早老化、血管钙化、LVH 和心肌纤维化[124]。

FGF-23 的功能主要包括 3 个方面:①通过 FGFR1c/α Klotho/MAPK 信号转导作用于肾脏,通过抑制肾脏近段小管钠-磷共转运蛋白 NaPi-2a 和 NaPi-2c,抑制肾磷重吸收,从而降低血清磷酸盐水平;②通过下调 1α-羟化酶和上调 24α-羟化酶来降低活性维生素 D 的合成,导致血清中 $1,25-(OH)_2D_3$ 水平降低;③抑制甲状旁腺主细胞的甲状旁腺激素(PTH)合成和分泌[26,125-127]。在心脏,心肌细胞或心脏成纤维细胞均不表达 αKlotho,FGF-23 可直接通过 FGFR4 刺激磷脂酶 Cγ(PLCγ)/钙调神经磷酸酶/活化的 T 细胞(NFAT)的核因子信号通路诱导心肌细胞肥大。格拉布纳(Grabner)等研究显示 FGFR4 亚型是心脏中的特定 FGFR,介导无 αKlotho 条件下 FGF-23 的促肥大作用[30,128,129]。除了对心脏的直接作用,FGF-23 通过作用于近段小管 FGFR3/FGFR4 受体抑制维生素 D 活性,促进肾素分泌,或作用于远端小管 FGFR1/FGFR4,激活赖氨酸缺乏蛋白激酶(with no lysine kinase, WNK)依赖的 STE20 相关脯氨酸丙氨酸丰富的蛋白激酶(Ste20-like proline-/alanine-rich kinase, SPAK)信号通路,抑制血管紧张素转换酶 2(angiotensin converting enzyme 2, ACE2)和促进 Na^+-Cl^- 共转运体(Na^+-Cl^- cotransporter, NCC)对钠离子的重吸收,激活肾素-血管紧张素-醛固酮系统(renin-angiotensin-aldosteron system, RAAS)并导致钠潴留。前者又可诱导心肌细胞异位表达 FGF-23,介导心肌纤维化作用[130]。另外,FGF-23 还可抑制肾脏 αKlotho 表达,使可溶性 αKlotho 下降,丢失可溶性 αKlotho 的心肌保护作用。这些作用共同导致血压升高,LVH 发生[48]。

此外,炎症可刺激骨 FGF-23 表达,M1 型巨噬细胞中 FGF-23 的异位表达,产生全身和旁分泌信号,并阻断巨噬细胞向 M2 型转化和炎症消退。相反,FGF-23 也可直接作用于肝脏磷脂酶 Cγ(PLCγ)/钙调神经磷酸酶(calcineurin, CN)/活化 T 细胞核因子(NFAT)信号通路促进炎症因子(如 IL-6、CRP)表达,或激活巨噬细胞中的 FGFR/αKlotho 复合体,刺激 TNF-α 等炎症因子释放,促进炎症反应。另外,FGF-23 作用于多形核白细胞(polymorphonuclears leukocyte, PMN)FGFR2,损害其黏附和迁移,并通过抑制肾脏 $1,25-(OH)_2D$ 抑制单核细胞抗菌肽产生,抑制宿主抗感染能力。因此 CKD 患者常合并全身炎症状态,同时抗感染能力下降,这至少部分与 FGF-23 有关[131,132]。另外,FGF-23 导致肾性贫血的发生[133]。因此,可以得出结论,FGF-23 通过直接(作用于心脏)和/或间接作用(RAAS 激活、贫血和炎症的作用),导致 CVD 风险增加,并刺激其他病理生理因素,使疾病进一步进展。临床数据显示,在 CKD 各个阶段,FGF-23 水平均与 CVD 风险,尤其是慢性心力衰竭和房颤[134]增加相关,糖尿病患者即使在正常或轻度肾功能受损时,FGF-23 也与 CVD 事件和死亡相关[135]。这进一步证明 FGF-23 在 CKD 心血管并发症的病理生理机制作用。因此,通过干预心脏 FGFR4 信号通路或其他组织,如肾脏等的 FGF-23 信号通路可能对 CKD 患者心血管事件和总体预后有帮助。

晚近研究还显示 FGF-23 与贫血、铁状态和炎症之间存在双向关系。贫血(通过 EPO)、缺铁和炎症增加 FGF-23 的产生和代谢。炎症和铁缺乏会刺激 FGF-23 的产生和裂解,IL-6/STAT3 途径有助于炎症介导的 FGF-23 转录。EPO 直接增加 FGF-23 的产生和裂解。一项 CKD 患者的前瞻性研究表明,不管炎症和铁的状态如何,高水平的循环总 FGF-23 与贫血发生率、血红蛋白下降以及贫血的发生风险显著相关。相反，FGF-23 调节炎症反应，铁状态和促红细胞生成，阻断 FGF-23 活性可挽救贫血和铁缺乏症，减轻炎症，改善肾功能障碍，并预防肾功能不全小鼠的肾纤维化。这提示了一种潜在的新治疗策略[136-141]。

当前 CKD 患者使用 HIF 稳定剂可有效纠正贫血，改善功能性缺铁，可能对 FGF-23/αKlotho 轴和 CKD-MBD 产生复杂影响。如一项用含嘌呤饮食诱导的 CKD 小鼠的研究显示，用 PHD 抑制剂 FG-4592 治疗可在衰竭的肾脏中诱导 EPO，并证实改善贫血。但是，持续 HIF-1α 稳定作用会进一步提高完整的 FGF-23 含量，可能对 CKD 患者产生短期的下游有害作用。长期改善贫血后，可有效降低 FGF-23 水平。因此，目前用 HIF 稳定剂纠正贫血对 LVH 和心血管预后有待更多的临床研究结果证实[142,143]。

（林善锬）

（致谢：陈丹峰医师在本文编写过程提供大力帮助，特致谢意）

参考文献

1. GUPTA N, WISH J B. Hypoxia-inducible factor prolyl hydroxylase inhibitors: a potential new treatment for anemia in patients with CKD[J]. Am J Kid Dis, 2017, 69(6):815-826.
2. CHEN N, HAO C, LIU B C, et al. Roxadustat treatment for anemia in patients undergoing long-term dialysis[J]. New Engl J Med, 2019, 381(11):1011-1022.
3. CHEN N, HAO C, PENG X, et al. Roxadustat for anemia in patients with kidney disease not receiving dialysis[J]. New Engl J Med, 2019, 381(11):1001-1010.
4. AKIZAWA T, OTSUKA T, REUSCH M, et al. Intermittent oral dosing of roxadustat in peritoneal dialysis chronic kidney disease patients with anemia: A randomized, phase 3, multicenter, open-label study[J]. Ther Apher Dia, 2020, 24(2):115-125.
5. AKIZAWA T, UENO M, SHIGA T, et al. Oral roxadustat three times weekly in ESA-Naïve and ESA-converted patients with anemia of chronic kidney disease on hemodialysis: results from two phase 3 studies[J]. Ther Apher Dial, 2020, 24(6):628-641.
6. BERNHARDT W M, WIESENER M S, SCIGALLA P, et al. Inhibition of prolyl hydroxylases increases erythropoietin production in ESRD[J]. J Am Soc Nephrol, 2010, 21(12):2151-2156.
7. LI X, COLE S R, KSHIRSAGAR A V, et al. Safety of dynamic intravenous iron administration strategies in hemodialysis patients[J]. Clin J Am Soc Nephrol, 2019, 14(5):728-737.
8. YILMAZ M I, SOLAK Y, COVIC A, et al. Renal anemia of inflammation: the name is self-explanatory[J]. Blood Purif, 2011, 32(3):220-225.
9. SEMENZA G L, KOURY S T, NEJFELT M K, et al. Cell-type-specific and hypoxia-inducible expression of the human erythropoietin gene in transgenic mice[J]. P Nat Acad Sci, 1991, 88(19):8725-8729.
10. SOUMA T, YAMAZAKI S, MORIGUCHI T, et al. Plasticity of renal erythropoietin-producing cells governs fibrosis[J]. J Am Soc Nephrol, 2013, 24(10):1599-1616.
11. BABITT J L, LIN H Y. Mechanisms of anemia in CKD[J]. J Am Soc Nephrol, 2012, 23(10):1631-1634.
12. FISHBANE S, SPINOWITZ B. Update on anemia in ESRD and earlier stages of CKD: core curriculum 2018[J]. Am J Kid Dis, 2018, 71(3):423-435.
13. SOUMA T, NEZU M, NAKANO D, et al. Erythropoietin synthesis in renal myofibroblasts is restored by activation of hypoxia signaling[J]. J Am Soc Nephrol, 2016, 27(2):428-438.
14. SUZUKI N, OBARA N, YAMAMOTO M. Use of gene-manipulated mice in the study of erythropoietin gene expression[J]. Method Enzymo, 2007, 435:157-177.
15. STENVINKEL P, CARRERO J J, AXELSSON J, et al. Emerging biomarkers for evaluating cardiovascular risk in the chronic kidney disease patient: how do new pieces fit into the uremic puzzle?[J]. Clin J Am Soc Nephrol, 2008, 3(2):505-521.
16. KERÄNEN MAI, TUUMINEN R, SYRJÄLÄ S. Differential effects of pharmacological HIF preconditioning of donors versus recipients in rat cardiac allografts[J]. Am J Trans, 2013, 13(3):600-610.
17. DE SEIGNEUX S, LUNDBY AKM, BUSBRIDGE M, et al. Increased synthesis of liver erythropoietin with CKD[J]. J Am Soc Nephrol, 2016, 27(8):2265-2269.
18. GAFTER-GVILI A, SCHECHTER A, ROZEN-ZVI B. Iron deficiency anemia in chronic kidney disease[J]. Acta Haematol-Basel, 2019, 142(1):44-50.
19. NEMETH E, RIVERA S, GABAYAN V, et al. IL-6

mediates hypoferremia of inflammation by inducing the synthesis of the iron regulatory hormone hepcidin[J]. J Clin Invest, 2004,113(9):1271-1276.

20. ANDRIOPOULOS JR B, CORRADINI E, XIA Y J, et al. BMP6 is a key endogenous regulator of hepcidin expression and iron metabolism[J]. Nat Gene, 2009,41(4):482.

21. ASHBY D R, GALE D P, BUSBRIDGE M, et al. Plasma hepcidin levels are elevated but responsive to erythropoietin therapy in renal disease[J]. Kid Int, 2009,75(9):976-981.

22. ZARITSKY J, YOUNG B, WANG H J, et al. Hepcidin—a potential novel biomarker for iron status in chronic kidney disease[J]. Clin J Am Soc Nephrol, 2009,4(6):1051-1056.

23. RAHTU-KORPELA L, MÄÄTTÄ J, DIMOVA E Y, et al. Hypoxia-inducible factor prolyl 4-hydroxylase-2 inhibition protects against development of atherosclerosis[J]. Artherioscl Throm Vas, 2016,36(4):608-617.

24. YEUN J Y, LEVINE R A, MANTADILOK V, et al. C-reactive protein predicts all-cause and cardiovascular mortality in hemodialysis patients[J]. Am J Kid Dis, 2000,35(3):469-476.

25. STENVINKEL P, ALVESTRAND A. Inflammation in end-stage renal disease: sources, consequences, and therapy[J]. Semin Dial, 2002, 15(5): 329-337.

26. RICHTER B, FAUL C. FGF23 actions on target tissues—with and without Klotho[J]. Front Endocrinol, 2018,9:189.

27. DE FRANCISCO ALM, STENVINKEL P, VAULONT S. Inflammation and its impact on anaemia in chronic kidney disease: from haemoglobin variability to hyporespon-siveness[J]. Nephrol Dial Transpl, 2009, 2 (suppl 1):i18-i26.

28. AGARWAL R, DAVIS J L, SMITH L. Serum albumin is strongly associated with erythropoietin sensitivity in hemodialysis patients[J]. Clin J Am Soc Nephrol, 2008, 3(1):98-104.

29. HEIM C, BERNHARDT W, JALILOVA S, et al. Prolyl-hydroxylase inhibitor activating hypoxia-inducible transcription factors reduce levels of transplant arteriosclerosis in a murine aortic allograft model[J]. Interact Cardiovasc Thorac Surg, 2016,22(5):561-570.

30. GRABNER A, AMARAL A P, SCHRAMM K, et al. Activation of cardiac fibroblast growth factor receptor 4 causes left ventricular hypertrophy[J]. Cell Meta, 2015, 22(6):1020-1032.

31. GANZ T. Iron in innate immunity: starve the invaders[J]. Curr Opin Immunol, 2009,21(1):63-67.

32. ROSS S L, TRAN L, WINTERS A, et al. Molecular mechanism of hepcidin-mediated ferroportin internalization requires ferroportin lysines, not tyrosines or JAK-STAT[J]. Cell Meta, 2012,15(6):905-917.

33. PIETRANGELO A, DIERSSEN U, VALLI L, et al. STAT3 is required for IL-6-gp130-dependent activation of hepcidin in vivo[J]. Gastroenterology, 2007, 132(1): 294-300.

34. NICHOLL, DAVID D M. Declining kidney function increases the prevalence of sleep apnea and nocturnal hypoxia[J]. Chest J, 2012,141(6):1422.

35. NETEA M G, BALKWILL F, CHONCHOL M, et al. A guiding map for inflammation[J]. Nat Immunol, 2017,18(8):826.

36. AKIRA S, UEMATSU S, TAKEUCHI O. Pathogen recognition and innate immunity[J]. Cell, 2006,124(4):783-801.

37. SEONG S Y, MATZINGER P. Hydrophobicity: an ancient damage-associated molecular pattern that initiates innate immune responses[J]. Nat Rev Immunol, 2004,4(6):469-478.

38. RUBARTELLI A, LOTZE MT. Inside, outside, upside down: damage-associated molecular-pattern molecules (DAMPs) and redox[J]. Trends Immunol, 2007, 28(10):429-436.

39. MEDZHITOV R, JANEWAY JR CA. Innate immunity: impact on the adaptive immune response[J]. Curr Opin Immunol, 1997,9(1):4-9.

40. SOMPAYRAC L M. How the immune system works. Hoboken, New Jersey[M]. Hoboken, New Jersey: John Wiley & Sons. 2019.

41. CHANG C H, QIU J, O'SULLIVAN D, et al. Metabolic competition in the tumor microenvironment is a driver of cancer progression[J]. Cell, 2015, 162(6): 1229-1241.

42. TAYLOR C T, COLGAN S P. Hypoxia and gastrointestinal disease[J]. J Mol Med, 2007,85(12):1295-1300.

43. O'NEILL LAJ, KISHTON R J, RATHMELL J. A guide to immunometabolism for immunologists[J]. Nat Rev Immunol, 2016,16(9):553.

44. WANG R, DILLON C P, SHI L Z, et al. The transcription factor Myc controls metabolic reprogramming upon T lymphocyte activation[J]. Immunity, 2011, 35(6): 871-882.

45. DONNELLY R P, FINLAY D K. Glucose, glycolysis

and lymphocyte responses[J]. Mol Immunol, 2015, 68(2):513-519.
46. MURRAY P J, RATHMELL J, PEARCE E. SnapShot: immunometabolism[J]. Cell Metab, 2015, 22(1):190-190. el.
47. YANG Z, MATTESON E L, GORONZY J J, et al. T-cell metabolism in autoimmune disease[J]. Arthritis ResTher, 2015, 17(1):29.
48. QUARLES L D. FGF-23 and αKlotho co-dependent and independent functions[J]. Curr Opin Nephrol Hy, 2019, 28(1):16.
49. KIM S Y, CHOI Y J, JOUNG S M, et al. Hypoxic stress up-regulates the expression of Toll-like receptor 4 in macrophages via hypoxia-inducible factor[J]. Immunology, 2010, 129(4):516-524.
50. TANNAHILL G M, CURTIS A M, ADAMIK J, et al. Succinate is an inflammatory signal that induces IL-1β through HIF-1α[J]. Nature, 2013, 496(7444):238-242.
51. GERRIETS V A, KISHTON R J, NICHOLS A G, et al. Metabolic programming and PDHK1 control $CD4^+$ T cell subsets and inflammation[J]. J Clin Invest, 2015, 125(1):194-207.
52. SBARRA A J, KARNOVSKY M L. The biochemical basis of phagocytosis[J]. J Biol Chem, 1959, 234(6):1355-1362.
53. WALMSLEY S R, CADWALLADER K A, CHILVERS E R. The role of HIF-1α in myeloid cell inflammation[J]. Trends Immunol, 2005, 26(8):434-439.
54. CRAMER T, YAMANISHI Y, CLAUSEN B E, et al. HIF-1α is essential for myeloid cell-mediated inflammation[J]. Cell, 2003, 112(5):645-657.
55. KONG T, ELTZSCHIG H K, KARHAUSEN J, et al. Leukocyte adhesion during hypoxia is mediated by HIF-1-dependent induction of β2 integrin gene expression[J]. P Nat Acad Sci, 2004, 101(28):10440-10445.
56. PEYSSONNAUX C, DATTA V, CRAMER J, et al. HIF-1α expression regulates the bactericidal capacity of phagocytes[J]. J Clin Invest, 2005, 115(7):1806-1815.
57. CAMPBELL E L, BRUYNINCKX W J, KELLY C J, et al. Transmigrating neutrophils shape the mucosal microenvironment through localized oxygen depletion to influence resolution of inflammation[J]. Immunity, 2014, 40(1):66-77.
58. LOFTUS R M, FINLAY D K. Immunometabolism: cellular metabolism turns immune regulator[J]. J Biol Chem, 2016, 291(1):1-10.
59. O'NEILL LAJ, PEARCE E J. Immunometabolism governs dendritic cell and macrophage function[J]. J Exp Med, 2016, 213(1):15-23.
60. MUNDER M, EICHMANN K, MODOLELL M. Alternative metabolic states in murine macrophages reflected by the nitric oxide synthase/arginase balance: competitive regulation by $CD4^+$ T cells correlates with Th1/Th2 phenotype[J]. J Immunol, 1998, 160(11):5347-5354.
61. CHO S H, RAYBUCK A L, STENGEL K, et al. Germinal centre hypoxia and regulation of antibody qualities by a hypoxia response system[J]. Nature, 2016, 537(7619):234-238.
62. DOEDENS A L, PHAN A T, STRANDNER M H, et al. Hypoxia-inducible factors enhance the effector responses of $CD8^+$ T cells to persistent antigen[J]. Nat Immunol, 2013, 14(11):1173.
63. YAMAGATA T, SKEPNER J, YANG J. Targeting Th17 effector cytokines for the treatment of autoimmune diseases[J]. Arch Immunol Ther Ex, 2015, 63(6):405-414.
64. TABARKIEWICZ J, POGODA K, KARCZMARCZYK A, et al. The role of IL-17 and Th17 lymphocytes in autoimmune diseases[J]. Arch Immunol Ther Ex, 2015, 63(6):435-449.
65. DANG E V, BARBI J, YANG H Y, et al. Control of TH17/Treg balance by hypoxia-inducible factor 1[J]. Cell, 2011, 146(5):772-784.
66. LI MO, RUDENSKY AY. T cell receptor signalling in the control of regulatory T cell differentiation and function[J]. Nat Rev Immunol, 2016, 16(4):220.
67. LEE J H, ELLY C, PARK Y, et al. E3 ubiquitin ligase VHL regulates hypoxia-inducible factor-1α to maintain regulatory T cell stability and suppressive capacity[J]. Immunity, 2015, 42(6):1062-1074.
68. KOBAYASHI S, MAESATO K, MORIYA H, et al. Insulin resistance in patients with chronic kidney disease[J]. Am J Kid Dis, 2005, 45(2):275-280.
69. CARRERO J J, STENVINKEL P, CUPPARI L, et al. Etiology of the protein-energy wasting syndrome in chronic kidney disease: a consensus statement from the International Society of Renal Nutrition and Metabolism (ISRNM)[J]. J Ren Nutri, 2013, 23(2):77-90.
70. WANG X H, MITCH W E. Muscle wasting from kidney failure—a model for catabolic conditions[J]. Int J Biochem Cell B, 2013, 45(10):2230-2238.
71. KANG S H, LEE H A, KIM M, et al. Forkhead box O_3

plays a role in skeletal muscle atrophy through expression of E3 ubiquitin ligases MuRF-1 and atrogin-1 in Cushing's syndrome[J]. Am J Physiol-Endo Meta, 2017,312(6): E495 – E507.

72. WANG X H, MITCH W E. Mechanisms of muscle wasting in chronic kidney disease[J]. Nat Rev Nephrol, 2014,10(9):504 – 516.

73. CAI X, YUAN Y, LIAO Z, et al. α-Ketoglutarate prevents skeletal muscle protein degradation and muscle atrophy through PHD3/ADRB2 pathway[J]. FASEB J, 2018,32(1):488 – 499.

74. MOORHEAD, EL-NAHAS M, CHAN M K, et al. Lipid nephrotoxicity in chronic progressive glomerular and tubulo-interstitial disease[J]. JF Lancet, 1982,320 (8311):1309 – 1311.

75. VAZIRI N D. Dyslipidemia of chronic renal failure: the nature, mechanisms, and potential consequences[J]. Am J Physiol-Renal Physiol, 2006,290(2):F262 – F272.

76. BAIGENT C, LANDRAY M J, REITH C, et al. The effects of lowering LDL cholesterol with simvastatin plus ezetimibe in patients with chronic kidney disease (study of heart and renal protection): a randomised placebo-controlled trial[J]. Lancet, 2011, 377 (9784): 2181 – 2192.

77. DAHLMAN I, ELSEN M, TENNAGELS N, et al. Functional annotation of the human fat cell secretome [J]. Arch Physiol Bio, 2012,118(3):84 – 91.

78. OUCHI N, PARKER J L, LUGUS J J, et al. Adipokines in inflammation and metabolic disease[J]. Nat Rev Immunol, 2011,11(2):85.

79. TRAYHURN P. Hypoxia and adipose tissue function and dysfunction in obesity[J]. Physiol Rev, 2013, 93 (1): 1 – 21.

80. O'ROURKE R W, WHITE A E, METCALF M D, et al. Hypoxia-induced inflammatory cytokine secretion in human adipose tissue stromovascular cells [J]. Diabetologia, 2011,54(6):1480 – 1490.

81. PALLOTTINI V, GUANTARIO B, MARTINI C, et al. Regulation of HMG-CoA reductase expression by hypoxia[J]. J Cell Bio, 2008,104(3):701 – 709.

82. HWANG S, NGUYEN A D, JO Y, et al. Hypoxia-inducible factor 1α activates insulin-induced gene 2 (Insig-2) transcription for degradation of β-hydroxy-β-methylglutaryl (HMG)-CoA reductase in the liver[J]. J Bio Chem, 2017,292(22):9382 – 9393.

83. LIU Y, MA Z, ZHAO C, et al. HIF – 1α and HIF – 2α are critically involved in hypoxia-induced lipid accumulation in hepatocytes through reducing PGC-1α-mediated fatty acid β-oxidation[J]. Toxicol Lett, 2014, 226(2):117 – 123.

84. NISHIYAMA Y, GODA N, KANAI M, et al. HIF – 1α induction suppresses excessive lipid accumulation in alcoholic fatty liver in mice[J]. J Hepatol, 2012,56(2): 441 – 447.

85. SEMBA H, TAKEDA N, ISAGAWA T, et al. HIF-1α-PDK1 axis-induced active glycolysis plays an essential role in macrophage migratory capacity [J]. Nat Commun, 2016,7:11635.

86. GODA N, KANAI M. Hypoxia-inducible factors and their roles in energy metabolism[J]. Inter J Hematol, 2012,95(5):457 – 463.

87. CERADINI D J, YAO D, GROGAN R H, et al. Decreasing intracellular superoxide corrects defective ischemia-induced new vessel formation in diabetic mice [J]. J Biol Chem, 2008,283(16):10930 – 10938.

88. THANGARAJAH H, YAO D, CHANG E I, et al. The molecular basis for impaired hypoxia-induced VEGF expression in diabetic tissues[J]. P Nat Acad Sci, 2009, 106(32):13505 – 13510.

89. BENTO C F, FERNANDES R, RAMALHO J, et al. The chaperone-dependent ubiquitin ligase CHIP targets HIF – 1α for degradation in the presence of methylglyoxal [J]. PloS One, 2010,5(11): e15062.

90. TANAKA T, YAMAGUCHI J, HIGASHIJIMA Y, et al. Indoxyl sulfate signals for rapid mRNA stabilization of Cbp/p300-interacting transactivator with Glu/Asp-rich carboxy-terminal domain 2 (CITED2) and suppresses the expression of hypoxia-inducible genes in experimental CKD and uremia [J]. Faseb J, 2013, 27 (10): 4059 – 4075.

91. CATRINA S B. Impaired hypoxia-inducible factor (HIF) regulation by hyperglycemia[J]. J Mol Med, 2014, 92 (10):1025 – 1034.

92. XIAO H, GU Z, WANG G, et al. The possible mechanisms underlying the impairment of HIF – 1α pathway signaling in hyperglycemia and the beneficial effects of certain therapies[J]. Inter J Med Sci, 2013,10 (10):1412.

93. GO A S, CHERTOW G M, FAN D, et al. Chronic kidney disease and the risks of death, cardiovascular events, and hospitalization[J]. New Eng J Med, 2004,351(13): 1296 – 1305.

94. CHRONIC KIDNEY DISEASE PROGNOSIS CONSORTIUM, MATSUSHITA K, VAN DER VEIDE M, et al.

Association of estimated glomerular filtration rate and albuminuria with all-cause and cardiovascular mortality in general population cohorts: a collaborative meta-analysis [J]. Lancet, 2010,375(9731):2073 - 2081.
95. METHVEN S, STEENKAMP R, FRASER S. UK renal registry 19th annual report: chapter 5 survival and causes of death in UK adult patients on renal replacement therapy in 2015: national and Centre-specific analyses [J]. Nephron, 2017,137(Suppl 1):117 - 150.
96. SHARMA S, SARNAK M J. Epidemiology: the global burden of reduced GFR: ESRD, CVD and mortality[J]. Nat Rev Nephrol, 2017, 13(8): 447 - 448.
97. GARGIULO R, SUHAIL F, LERMA E V. Cardiovascular disease and chronic kidney disease[J]. Dis Mon, 2015,61(9):403 - 413.
98. WANNER C, AMANN K, SHOJI T. The heart and vascular system in dialysis[J]. Lan cet, 2016,388(10041): 276 - 284.
99. DE ALBUQUERQUE SUASSUNA P G, SANDERS-PINHEIRO H, DE PAWA R B. Uremic cardiomyopathy: a new piece in the chronic kidney disease-mineral and bone disorder puzzle[J]. Front Med, 2018,5:206.
100. JEFFERIES H J, VIRK B, SCHILLER B, et al. Frequent hemodialysis schedules are associated with reduced levels of dialysis-induced cardiac injury (myocardial stunning)[J]. C J Am Soc Nephrol, 2011, 6(6):1326 - 1332.
101. GROSS M L, RITZ E. Non-Cornary Heart Disease in Dialysis: Hypertrophy and Fibrosis in the Cardiomyopathy of Uremia—Beyond Coronary Heart Disease [J]. Semi Dialysis, 2008,21(4):308 - 318.
102. KALANTAR-ZADEH K, BLOCK G, HUMPHREYS M H, et al. Reverse epidemiology of cardiovascular risk factors in maintenance dialysis patients[J]. Kid Inter, 2003,63(3):793 - 808.
103. SLUIMER J C, GASC J M, VAN WANRO J L, et al. Hypoxia, hypoxia-inducible transcription factor, and macrophages in human atherosclerotic plaques are correlated with intraplaque angiogenesis[J]. J Am Col Cardiol, 2008,51(13):1258 - 1265.
104. CRUCET M, WÜST S J A, SPIELMANN P, et al. Hypoxia enhances lipid uptake in macrophages: role of the scavenger receptors Lox1, SRA, and CD36 [J]. Atheroscl, 2013,229(1):110 - 117.
105. AARUP A, PEDERSEN T X, JUNKER N, et al. Hypoxia-inducible factor-1α expression in macrophages promotes development of atherosclerosis[J]. Artherioscl Throm Vas, 2016,36(9):1782 - 1790.
106. FELLSTRÖM B. Transplantation atherosclerosis[J]. J Inter Med, 1996,240(5):253 - 257.
107. ELTZSCHIG H K, BRATTON D L, COLGAN S P. Targeting hypoxia signalling for the treatment of ischaemic and inflammatory diseases[J]. Nat Rev Drug Dis, 2014,13(11):852 - 869.
108. VALDIVIELSO J M, RODRiGUEZ-PUYOL D, PASCUAL J, et al. Atherosclerosis in Chronic Kidney Disease: More, Less, or Just Different? [J]. Artherioscl Throm Vas, 2019,39(10):1938 - 1966.
109. LONDON G M. Cardiovascular calcifications in uremic patients: clinical impact on cardiovascular function[J]. J Am Soc Nephrol, 2003,14(Suppl 4):S305 - S309.
110. GOLDSMITH D, RITZ E, COVIC A. Vascular calcification: a stiff challenge for the nephrologist: does preventing bone disease cause arterial disease[J]. Kidey Int, 2004,66(4):1315 - 1333.
111. SHROFF R C, MCNAIR R, FIGG N, et al. Clinical Perspective[J]. Circulation, 2008, 118 (17): 1748 - 1757.
112. WANG X, SHAPIRO J I. Evolving concepts in the pathogenesis of uraemic cardiomyopathy[J]. Nat Rev Nephrol, 2019,15(3):159 - 175.
113. JONO S, MCKEE M D, MURRY C E, et al. Phosphate regulation of vascular smooth muscle cell calcification[J]. Circulation Res, 2000,87(7):E10 - E17.
114. PALOIAN N J, GIACHELLI C M. A current understanding of vascular calcification in CKD[J]. Am J Physiol-Renal Physiol, 2014,307(8):F891 - F900.
115. DI MARCO G S, KÖNIG M, STOCK C, et al. High phosphate directly affects endothelial function by downregulating annexin Ⅱ [J]. Kidey Int, 2013,83(2): 213 - 222.
116. RAHABI-LAYACHI H, OUROUDA R, BOULLIER A, et al. Distinct effects of inorganic phosphate on cell cycle and apoptosis in human vascular smooth muscle cells[J]. J Cell Physiol, 2015,230(2):347 - 355.
117. GUPTA D, BRIETZKE S, HAYDEN M R, et al. Phosphate metabolism in cardiorenal metabolic disease [J]. Cardiorenal Med, 2011,1(4):261 - 270.
118. WANG Y, SUN Z. Current understanding of Klotho [J]. Ageing Res Rev, 2009,8(1):43 - 51.
119. HU M C, KURO-O M, MOE O W. Renal and extrarenal actions of Klotho[J]. Semin Nephrol, 2013, 33(2):118 - 129.
120. HU M C, SHI M, ZHANG J, et al. Renal production,

uptake, and handling of circulating αKlotho[J]. J Am Soc Nephrol, 2016,27(1):79 – 90.

121. SHIMAMURA Y, HAMADA K, YAMAZAKI Y, et al. Serum levels of soluble secreted αKlotho are decreased in the early stages of chronic kidney disease, making it a probable novel biomarker for early diagnosis [J]. Clin Exp Nephrol, 2012,16(5):722 – 729.

122. NEYRA J A, HU M C. Potential application of Klotho in human chronic kidney disease[J]. Bone, 2017, 100: 41 – 49.

123. KIM H R, NAM B Y, KIM D W, et al. Circulating α-Klotho levels in CKD and relationship to progression [J]. Am J Kid Dis, 2013,61(6):899 – 909.

124. HU M C, SHI M, CHO H J, et al. Klotho and phosphate are modulators of pathologic uremic cardiac remodeling[J]. J Am Soc Nephrol, 2015,26(6):1290 – 1302.

125. SHIMADA T, HASEGAWA H, YAMAZAKI Y, et al. FGF – 23 is a potent regulator of vitamin D metabolism and phosphate homeostasis[J]. J Bone Mine Res, 2004,19(3):429 – 435.

126. GATTINENI J, BATES C, TWOMBLEY K, et al. FGF23 decreases renal NaPi-2a and NaPi – 2c expression and induces hypophosphatemia in vivo predominantly via FGF receptor 1[J]. Am J Physiol-Renal Physiol, 2009, 297(2):F282 – F291.

127. ITO M, SAKAI Y, FURUMOTO M, et al. Vitamin D and phosphate regulate fibroblast growth factor-23 in K – 562 cells[J]. Am J Physiol-Endo Meta, 2005,288 (6):E1101 – E1109.

128. FAUL C, AMARAL A P, OSKOUEI B, et al. FGF23 induces left ventricular hypertrophy[J]. J Clin Invest, 2011,121(11): 4393 – 4408.

129. ÄRNLÖV J, CARLSSON A C, SUNDSTRÖM J, et al. Higher fibroblast growth factor-23 increases the risk of all-cause and cardiovascular mortality in the community [J]. Kidney Int, 2013,83(1):160 – 166.

130. LEIFHEIT-NESTLER M, KIRCHHOFF F, NESPOR J, et al. Fibroblast growth factor 23 is induced by an activated renin-angiotensin-aldosterone system in cardiac myocytes and promotes the pro-fibrotic crosstalk between cardiac myocytes and fibroblasts[J]. Nephrol Dial Tranpl, 2018,33(10):1722 – 1734.

131. HAN X, QUARLES L D. Multiple faces of FGF – 23 [J]. Curr Opin Nephrol Hypertens, 2016,25(4):333 – 342.

132. HAN X, LI L, YANG J, et al. Counter-regulatory paracrine actions of FGF – 23 and 1, 25 – (OH) 2D in macrophages[J]. FEBS Lett, 2016, 590(1): 53 – 67.

133. AGORO R, MONTAGNA A, GOETZ R, et al. Inhibition of fibroblast growth factor 23 (FGF23) signaling rescues renal anemia[J]. FASEB J, 2018, 32(7): 3752 – 3764.

134. SCIALLA J J, XIE H, RAHMAN M, et al. Fibroblast growth factor – 23 and cardiovascular events in CKD[J]. J Am Soc Nephrol, 2014, 25(2): 349 – 360.

135. YEUNG S M H, BINNENMARS S H, GANG C M, et al. Fibroblast growth factor 23 and mortality in patients with type 2 diabetes and normal or mildly impaired kidney function[J]. Diabetes Care, 2019, 42(11): 2151 – 2153.

136. DAVID V, MARTIN A, ISAKOVA T, et al. Inflammation and functional iron deficiency regulate fibroblast growth factor 23 production[J]. Kidney Int, 2016,89(1):135 – 146.

137. DURLACHER-BETZER K, HASSAN A, LEVI R, et al. Interleukin-6 contributes to the increase in fibroblast growth factor 23 expression in acute and chronic kidney disease[J]. Kidney Int, 2018,94(2):315 – 325.

138. RABADI S, UDO I, LEAF D E, et al. Acute blood loss stimulates fibroblast growth factor 23 production[J]. Am J Physiol-Renal Physiol, 2018, 314(1): F132 – F139.

139. FLAMME I, ELLINGHAUS P, URREGO D, et al. FGF23 expression in rodents is directly induced via erythropoietin after inhibition of hypoxia inducible factor proline hydroxylase[J]. PloS One, 2017, 12(10): e0186979.

140. COE L M, MADATHIL S V, CASU C, et al. FGF – 23 is a negative regulator of prenatal and postnatal erythropoiesis[J]. J Biol Chem, 2014,289(14):9795 – 9810.

141. BABITT J L, SITARA D. Crosstalk between fibroblast growth factor 23, iron, erythropoietin, and inflammation in kidney disease[J]. Curr Opin Nephrol Hypertens, 2019,28(4):304 – 310.

142. NOONAN M L, CLINKENBEARD E L, NI P, et al. Erythropoietin and a hypoxia-inducible factor prolyl hydroxylase inhibitor (HIF-PHDi) lowers FGF23 in a model of chronic kidney disease (CKD)[J]. Physiol Rep, 2020,8(11):e14434.

143. TOWNLEY-TILSON W H, PI X, XIE L. The role of oxygen sensors, hydroxylases, and HIF in cardiac function and disease[J]. Oxid Med Cell Longev, 2015, 2015: 676893.

生命日夜节律(生物钟)的研究进展与重要的临床意义

- 6.1 生物钟的工作机制
  - 6.1.1 生物钟的分子机制
  - 6.1.2 生物钟的系统网络
- 6.2 生物钟与代谢
  - 6.2.1 影响外周代谢器官生物钟的因素
  - 6.2.2 外周生物钟协调机体代谢
  - 6.2.3 生物钟系统与代谢性疾病
- 6.3 生物钟与肾脏
  - 6.3.1 肾脏基本功能与日夜周期节奏
  - 6.3.2 核心生物钟成分在多种肾功能中具有重要作用
  - 6.3.3 生物钟与肾脏病
  - 6.3.4 导致肾脏生物钟功能紊乱的因素
- 6.4 生物钟与免疫
  - 6.4.1 免疫功能的昼夜振荡
  - 6.4.2 生物钟系统与免疫系统之间的联系
  - 6.4.3 生物钟系统通过多种途径介导免疫系统功能的昼夜振荡
  - 6.4.4 生物钟系统对先天性免疫和适应性免疫功能的影响
  - 6.4.5 生物钟对免疫功能调节的临床意义
- 6.5 生物昼夜节律改变的启示
  - 6.5.1 揭示了生命活动的新篇章
  - 6.5.2 生命活动昼夜节律异常与疾病
  - 6.5.3 肾脏病可以间接造成多种脏器生物日夜周期的异常
  - 6.5.4 充分关注生物钟研究进展

地球上的生命受到地球围绕其轴线 24 h 自转的强烈影响。为了使生理和行为适应相应剧烈的、反复出现及高度可预测的环境条件变化(包括光线、温度和食物利用等),大多数生物通过生命进化形成了一套内部计时机制来跟踪(日)时间以预测环境的日变化。因此,我们见到大多数生理过程表现出的昼夜节律。昼夜(circadian)一词来源于拉丁语 *circa*(大约的意思)和 *dies*(一天的意思)。这种昼夜节律是由昼夜时钟(circadian clock),即内部计时机制引起的,称为生物钟。昼夜时钟在持续的环境下也能自我维持,按约 24 h(约 1 天)的周期自我振荡。环境中的信号(称外部校正器)可通过夹带作用,决定昼夜时钟的时相(即其在周期中的阶段与外部时间的相对关系)。接受校正器信号后,生物钟可产生"提前"或"延后",从而使机体生物钟与太阳日同步。在正常条件下,生物钟的这种功能通过优化细胞生理过程和行为为机体提供适应优势。动物研究显示,果蝇在无节律的环境信号中生存 600 代,仍可将生物钟系统传给下一代。2017 年,霍尔(Hall)、罗斯巴殊(Rosbash)和杨(Young)因在果蝇中发现了控制昼夜节律的分子机制而被授予诺贝尔生理学或医学奖。

6.1 生物钟的工作机制

生物钟的工作机制包括3个部分：①感受环境刺激；②整合时间相关信息至时钟(周期约24 h的生化振荡器)；③将校正的时间信息传递至代谢和生理过程中，并反馈组织信息。在细胞水平至机体水平均以这种模式工作，如图6-1、图6-2所示。生物钟系统必须持续适应和同步环境与机体内部信号，整合每个细胞的生物钟，并整合各组织的子生物钟系统，形成整体协调的系统生物钟网络，从而调节行为和生理功能[1]。

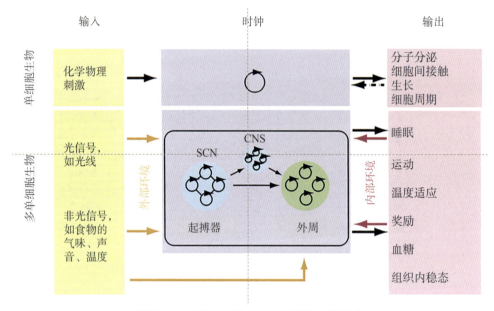

图6-1 细胞及机体水平生物钟的工作模式

在细胞水平：①一个外部刺激作用于细胞内生物钟(来自其他细胞的输入)；②细胞生物钟(周期约24 h的生化振荡器)接受并整合刺激发生时的时相信息；③将时钟信息传到其他细胞(输出)。同样地，在机体水平，光通过作用于视网膜(来自外部环境的输入信号)将信号传递到SCN(主时钟)，带时间信息的光信号被整合后校正SCN时钟，然后激发一系列行为和组织活动的启动时间发生改变(输出)。相反，来自内部环境的组织信号也可将信息返回到主时钟。SCN：视交叉上核；CNS：中枢神经系统。

引自：ALBRECHT U. Timing to perfection: the biology of central and peripheral circadian clocks [J]. Neuron, 2012,74(2):246-260.

6.1.1 生物钟的分子机制

(1) 转录-翻译反馈回路调控

昼夜振荡是由基因与其蛋白质产物之间相互交织的转录-翻译反馈回路(TTFL)产生的。视交叉上核(suprachiasmatic nucleus, SCN)和非SCN组织中的生物钟分子机制几乎完全相同，包括相同的时钟基因和蛋白质。在核心转录环中，BMAL1(由 *Bmal1*，脑和肌肉 ARNT-like 1 基因编码)和 CLOCK[由 *Clock*，昼夜节律运动输出周期故障 (circadian locomotor output cycles kaput)基因编码] 蛋白形成一个异二聚体的转录因子，通过结合E-box元件，促进靶基因表达，其中包括负反馈环成分 *Period*(*Per1*, 2, 3)和 *Cryptochrome*(*Cry1*, 2)的表达。PER和CRY蛋白在细胞质形成异二聚体，并转移到细胞核中，与CLOCK-BMAL1相互作用并抑制其转录活性，在深夜PER和CRY蛋白通过泛素依赖途径降解后，抑制作用被解除，并允许开始一个新的转录周期，周期约为24 h。

另外其他反馈环可加入这个基本反馈环，CLOCK-BMAL1还激活2个视黄酸相关的孤儿核受体(retinoic acid-related orphan nuclear receptor) *Rev-erb*(α和β)和 *Ror*(α, β和γ)的表达，而REV-ERBα(又称 NR1D1)和RORα反过来可竞争结合 *Bmal1* 启动子上的RORE(视黄酸相关的孤儿核受体反应元件)，分别抑制和促进 *Bmal1* 的转录表达，

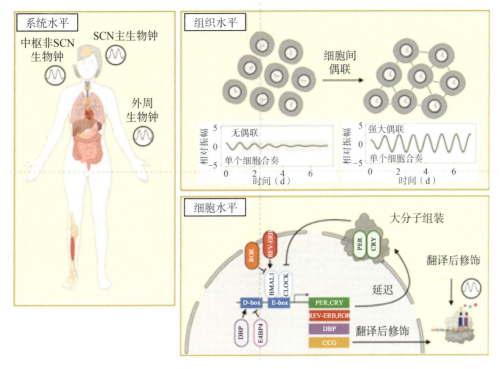

图 6-2 哺乳动物昼夜节律生物钟

哺乳动物的生物钟由细胞自主的和自我维持的振荡器组成,几乎可以在所有细胞类型中找到。在系统水平:位于下丘脑 SCN 的"主时钟"可将光-暗周期同步到外周生物钟,并使人体时钟相互对准。在组织水平:节律是由细胞自主振荡器的集合产生的。由于单个细胞以其自己的周期和相位振荡,因此通过细胞间偶联可以避免因逐步相移引起的不同步。在细胞水平:昼夜节律振荡是由核心时钟基因及其蛋白质产物之间相互连接的反馈环产生的。节律性转录、转录后、翻译和翻译后过程的综合产生了组织特异性振荡输出,进而形成特异性功能的昼夜节律[2]。

引自:FINGER A M, DIBNER C, KRAMER A. Coupled network of the circadian clocks: a driving force of rhythmic physiology [J]. FEBS Lett, 2020, 594(17): 2734 - 2769.

从而调控自身激活剂的表达。这些互锁的调节环有助于 *Bmal1* 转录中产生强大的节律。另外,ROR/REV - ERB 反馈回路会导致 CRY1 表达延迟,这对适当的昼夜时间至关重要。此外,CLOCK - BMAL1 的靶基因产物 DBP(D - box 结合蛋白,激活转录)和其相关的 PARbZip 转录因子 TEF 和 HLF 可与 NFIL3 竞争结合 D - box 启动子,分别激活或抑制靶基因表达。核心反馈环本身可产生昼夜振荡,但额外的反馈环可微调昼夜振荡的周期、相位和振幅(图 6-3)[1]。

(2) 非转录-翻译反馈回路调控

只有 20% 节律性表达的 mRNA 是新合成的,提示在细胞水平,除了 TTFL 外,转录后、翻译后和非转录基因也参与调节或驱动昼夜振荡。如 3′UTR 和 Poly(A) 尾调节可导致 *Cry* 和 *Per* mRNA 稳定性在一天中产生波动,miRNA 可调节时钟基因和生物钟可控制基因(clock-controlled output genes,CCG)的昼夜节律,mRNA 的动态核输出可调节昼夜节律的周期。激酶和磷酸化酶可调节时钟蛋白的磷酸化状态,进而调节其在细胞内定位和稳定性。这些磷酸化状态可微调一个长周期振荡所需的延迟和昼夜振荡器。PER 蛋白磷酸化部位突变或激酶/磷酸化酶突变可导致磷酸化损伤,并与人类过早/延长睡眠时相综合征相关,也可导致小鼠进食节律紊乱和肥胖。此外,其他蛋白修饰如 F - box/LRR 重复蛋白(FBXL)依赖的 CRY 蛋白泛素化,沉默信息调节因子 1(sirtuin - 1, SIRT1)依赖的 PER2 和 BMAL1 去乙酰化,BMAL1 的 SUMO 化等反应后修饰也参与了昼夜振荡节律调节。

然后,这些时钟转录因子,通过募集组蛋白修饰酶(通过甲基化和乙酰化)调节染色质重塑;募集共激因子或其他转录复合物因子促进或抑制基因表达,驱动其他时钟控制基因(CCG)的时间和组织特异性表达。其中很多 CCG 编码主要转录调节因子

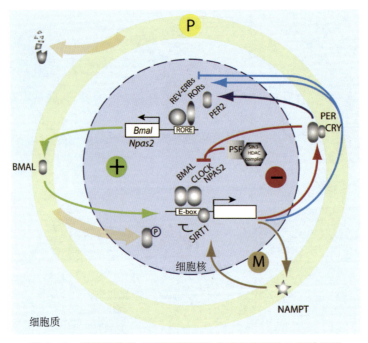

图 6-3 互锁的转录-翻译反馈环形成哺乳动物的生物钟分子

生物钟成分包括 2 个主要的部分：①包括正(绿色+)和负(红色-)支的转录-翻译反馈环(TTL)；②基因产物的震荡转录后修饰(黄色标记 P)、调节降解和/或这些蛋白的核定位(橘色箭头所示)。正负反馈环通过蓝线交互联系和 PER2 相互影响(紫色箭头所示)，代谢振荡器(棕色 M)由 TTL 驱动，并通过 SIRT1 反馈。

引自：ALBRECHT U. Timing to perfection: the biology of central and peripheral circadian clocks[J]. Neuron, 2012, 74(2): 246-260.

和关键生物化学通路的限速酶，因此，5%~20%(取决于不同组织)的转录产物、蛋白和代谢物呈节律表达。此外，这些时钟转录因子本身在代谢和免疫反应调节中具有重要作用。如 BMAL1 在参与糖脂代谢的基因和转录因子(尤其是核受体)基因中富集。通过刺激 PAR-bZIP 表达，CLOCK-BMAL1 可控制额外一系列基因的表达。REV-ERBα 还可调控糖脂代谢基因、炎症反应基因和激素信号基因的表达。生物钟分子反馈环的多样性和核心时钟基因的明显冗余为精确和稳健地设置每个组件的时相提供了条件，翻译后修饰的特异性调控可能进一步有助于调整核心基因的表达，这种复杂性还为时钟提供了巨大的灵活性，时钟可以根据每个器官的特定功能进行优化。

6.1.2 生物钟的系统网络

生物钟系统由中央生物钟和外周生物钟形成的分层网络组成，产生、维持和同步昼夜节律。生物钟系统大致由 4 个主要部分组成：①一个周期约为 24 h 的生化中枢生物钟；②中枢生物钟的输入信号，使其与环境信号夹带；③不同的信号输出通路，包括激素和自主神经系统等，它们与中央生物钟的特定时相相连；④存在于外周组织所有细胞的生物钟分子，以组织特异性方式调节整体转录组的表达和生理功能[3]。

(1) 中枢生物钟——SCN 和 SCN 的光夹带

内源性生物钟需要每日与外部节律性环境信号同步，以保证昼夜时钟的周期与地球同步，即 24 h，并适应昼夜节律季节性变化的光周期。早在 1960 年，皮腾卓伊(Pittendrigh)就提出昼夜振荡系统由光敏感的"起搏器"时钟和外周的下属振荡器组成[4]。后来实验证明 SCN 是中枢"起搏器"，是节律性激素分泌和自主活动的主要调控者[5]。啮齿动物双侧损伤 SCN 后可导致节律性的运动、饮酒行为、进食、激素释放和体温调控完全丧失，而 SCN 移植后，可按供体周期控制受体行为和激素节律[6,7]。SCN 接受和整合光信号，产生与光时相同步(即与太阳时间同步)的时相信号(蕴藏在产生的分子和电生理振荡中)，然后通过直接或间接机制通路将时相信号传递至其他脑区和外周器官。SCN 规定体温的每日变化,决定进食,控制睡眠-唤醒周期,并通过控制激素的节律释放等途径,影响周围器官的节律。例如,通过下丘脑-垂体-肾上腺轴的肾上腺刺激糖皮质激素分泌,SCN 影响胰腺的胰岛素信号和胰岛素分泌以及肝脏中葡萄糖的生成,共同调节血糖的日节律。

在人类,SCN 由 100 000 个紧密相连的神经元组成 2 个集群,即背内侧壳和腹外侧核。每个神经元表达上述十几个时钟转录因子,形成一个具有持续昼夜振荡的转录调控网络。光信号通过视网膜内光敏感视网膜神经节细胞(ipRGC)被感知,通过视网膜下丘脑束(RHT)突触处释放神经递质谷氨酸(Glu)、P 物质(SP)和垂体腺苷酸环化酶激活(多)肽(PACAP)等,作用于 SCN 神经元受体,从而将信号传递到 SCN 的腹外侧核的神经元,最后导致昼夜时钟的时相改变。其中 Glu 可作用于 N-甲基-D-天门冬氨酸(NMDA)受体,增加细胞内 Ca^{2+} 浓度,进而 PKA 磷酸化并激活 cAMP 反应元件结合蛋白(CREB),激活的 CREB 结合 *Per1* 和 *Per2* 启动子区的 cAMP 反应元件(CRE),激活 PER 表达。SCN 神经元通过节律性产生的神经递质及受体,产生强大的偶联,释放神经化学物质,如血管活性肠肽(VIP)、胃泌素释放肽(GRP)和 P 物质等,也通过缝隙连接与 SCN 背内侧壳的神经元产生通信,最终产生强大的、一致的、稳定的、节律性的输出信号(图 6-4)[3,8]。

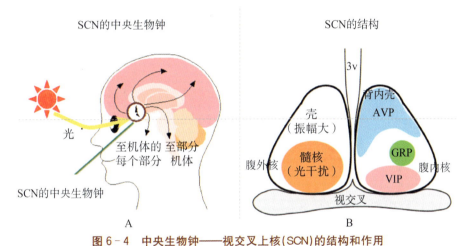

图 6-4 中央生物钟——视交叉上核(SCN)的结构和作用

A. SCN 生成的时间信息传递到身体的每个部分,以控制各种身体功能。昼夜时钟周期(约 24 h)和地球自转周期(24 h)之间的差异,每日通过中央昼夜时钟被从眼睛传达的日光信息重置而消除。B. SCN 分为壳区和核区。核包含响应光的神经元。精氨酸血管升压素(AVP)产生的神经元主要位于壳中,而血管活性肠肽(VIP)产生的神经元和胃释放肽(GRP)产生的神经元位于核区。

引自:https://neurophysiol.w3.kanazawa-u.ac.jp/english.html.

(2) 外周生物钟和组织特异性的基因振荡表达

SCN 外的其他脑区和外周的几乎每个组织细胞均可检测到自主核心时钟基因的表达,称为外周生物钟。外周生物钟可控制不同组织的 CCG 特异性表达,产生外周组织的特异性基因表达和生理功能的昼夜振荡。例如对比肝脏自身生物钟的转录组显示:6/7 的振荡转录基因在肝自身生物钟停止工作后,振荡消失,提示这些振荡基因依赖外周"肝自身生物钟"[9]。

这种组织特异性的基因振荡是组织自身生物钟分子与细胞特异性的转录调节因子功能整合的结果,分子机制包括:①直接与组织特定转录联系。如 CRY1 和 CRY2 可与一系列核受体(如类固醇激素受体和脂质感应的过氧化物酶体增殖物激活受体)相互作用,CRY 可抑制这些核受体在肝脏和肌肉组织的靶基因表达,参与糖稳态和运动能力的调节。②CLOCL-BMAL1 活性可受其他 bHLH 转录因子影响,如 HIF-1α 属于 bHLH-PAS 蛋白,其基因组结合位点与 BMAL1 存在很大重叠,是昼夜时钟与低氧反应,骨骼肌运动诱导的代谢转换相互作用的基础。③核心时钟分子通过中间转录调节因子,可放大下游组织特异性的靶基因昼夜节律表达。如 PARbZip 转录因子 DBP、TEF 和 HLF 是 CLOCK-BMAL1 的直接转录产物,PARbZip 调节包含 D-box 基因的节律表达。在肝脏，PARbZip 的靶基因包括许多解毒酶，提示昼夜节律对药物代谢产生影响[10]。

外周组织器官大量基因表达存在昼夜节律性，具有高度组织特异性的特点[11]，允许对器官和细胞特异性过程"计时"，以维持一天中各个组织和器官之间生理功能稳态。例如，在心脏中，离子通道和代谢酶的节律表达使心脏电特性和新陈代谢产生日间变化，并与能量需求和营养可利用的每日波动相匹配。在皮肤中，生物钟控制细胞周期和 DNA 修复基因的表达，从而调解增殖和对紫外线诱导 DNA 损伤敏感性的节律性波动。在肾脏中，肾小球滤过率和离子排泄的昼夜振荡与膜转运体的节律表达相吻合[12]。

（3）中枢生物钟对外周生物钟的夹带作用

通过夹带作用，可使机体各组织器官的时相保持一致，从而在生理功能上保持协同作用。校正器信号包括光、温度、食物、运动和机械感官刺激，校正器可作用于中枢或直接作用于外周组织产生夹带作用。与中枢生物钟主要接受光的夹带作用不同，外周生物钟易受到各种校正器信号的夹带作用（图 6-5，以肝为例）[13]。

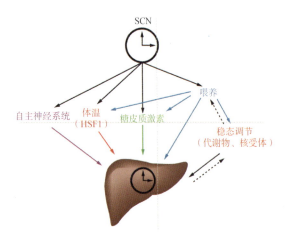

图 6-5 外周生物钟的夹带信号（以肝为例）

SCN 通过自主神经系统、体温、激素和进食等途径将时间信号传递给外周生物钟（肝）。除 SCN，肝也可接受本地其他信号的夹带作用。

引自：MOHAWK J A, GREEN C B, TAKAHASHI J S. Central and peripheral circadian clocks in mammals [J]. Ann Rev Neurosci, 2012, 35: 445-462.

虽然外周生物钟在基因表达和器官功能上能自我维持周期振荡，但 SCN 对协调外周器官节律性功能具有重要作用[14]。外周生物钟接受 SCN 产生的多种时相校正信号，以维持中枢与外周正确的时相关系。SCN 信号的输出途径包括如下。

1）对其他脑区和外周的神经投射（尤其下丘脑） SCN 通过自主神经系统，包括交感和副交感的神经元投射向脑内非 SCN 区和外周传递时相信息。如在肾上腺，通过自主神经直接支配或与邻近的髓质联系，SCN 同步肾上腺皮质的生物钟，向肾上腺皮质传递时相信息，调节其对促肾上腺皮质激素（ACTH）的敏感性，表现为在相同的 ACTH 作用下，肾上腺皮质在活动期开始时释放的糖皮质激素（GC）比睡眠期开始时释放的 GC 更多[15,16]。进一步的实验还证实了 SCN 通过交感和副交感节前神经元与多个外周器官联系，如脂肪组织、肾上腺、心脏、肝脏、卵巢、肾脏、胰腺等。

2）调控各种体液激素信号 如 SCN 产生的糖皮质激素（GC）的昼夜分泌模式对外周生物钟起夹带作用[15]。GC 作用于外周组织的 GC 受体（GR），而 GC-GR 结合时钟基因启动子区的 GRE，调节时钟基因表达。相反，时钟基因也可调节组织 GR 的表达。因此 GC-GR 是 SCN 校正外周生物钟的主要途径之一，是机体昼夜时钟系统的主要内部同步器，可以组织特定的方式控制外周组织对 GC 信号的敏感性（图 6-6）。

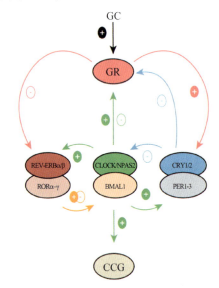

图 6-6 GC 系统与生物钟分子的反馈环

GR 激活可调节 PER 表达和 REV-ERB 活动，重置时钟时相；另一方面，时钟分子在转录和转录后水平调控不同组织的 GR 活性，进而组织特异性的调节 GC 靶基因表达。

引自：OSTER H, CHALLET E, OTT V, et al. The functional and clinical significance of the 24-hour rhythm of circulating glucocorticoids [J]. Endocr Rev, 2017, 38(1): 3-45.

褪黑激素是另一个关键同步信号,由松果体合成,仅在夜间主时钟的严格控制下分泌,表现出强烈的昼夜节律。黑暗条件下,谷胱甘肽激活下丘脑室旁核(PVM),释放去甲肾上腺素至松果体,促进褪黑素分泌。血浆褪黑素的日节律向表达褪黑素受体(一种G蛋白偶联受体)的众多靶组织传递时相信息,SCN、垂体和一些外周组织(如肾上腺、肺、心脏、肝脏等)均存在褪黑素受体。如褪黑素可控制垂体结节部时钟基因 $Cry1$ 和 $Per1$ 的表达,向垂体结节传递季节性的日常信息;在外周还可调节胰岛素分泌和血糖水平的昼夜节律[17]。

3) 核心体温 SCN对温度变化不敏感,但外周生物钟可被生理性的体温波动或短暂热刺激重置[18]。

4) 感知血压和组织 O_2、CO_2 浓度变化[19] 可通过HIF-1α途径、血液传播因子等,通过转录因子如血清反应因子(SRF)促进其靶基因 $Per2$ 表达。

5) SCN依赖的休息-活动和空腹-进食行为的间接调控 进食是外周生物钟的重要夹带信号,时间限制性进食可在不依赖外周生物钟的情况下,维持大部分基因的昼夜振荡表达[20]。胰岛素是进食介导的重要同步信号,可通过调节 $Per2$ 和/或 $Rev-erbα$ 表达,重置生物钟并导致外周生物钟的相位转变。进食还可通过其他各种代谢信号校正多个外周生物钟,如胰高血糖素可校正胰腺、胃饥饿素可校正胃、IGF可校正肝脏、胃泌素可校正肠道等的生物钟[21-24]。最后,与代谢状态相关的代谢中间产物,如AMPK、SIRT1和PARP1等皆可影响生物钟分子基因的表达和活性,介导进食诱导的生物钟重置[25-27],生物钟分子与代谢之间的关系如图6-7所示。

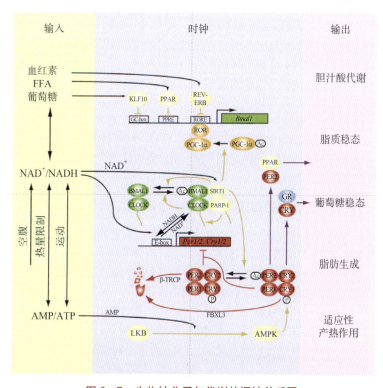

图6-7 生物钟分子与代谢的调控关系图

代谢输入信号(黄色框)与代谢调节因子(黄色、橘色)和包括正反馈支(绿色)和负反馈支(红色)的生物钟分子(紫色框)之间的关系。KLF10、PPAR和REV-ERB结合 $Bmal1$ 启动子区的相应位点,调节 $Bmal1$ 的表达,NAD^+ 水平可影响SIRT1活性,SIRT1去乙酰化BMAL1、PER2和PGC-1α,促进PCG-1α调控的共激活性,与ROR共同促进BMAL1表达;PER2的去乙酰化被β-TRCP标记后降解;BMAL1去乙酰化(也可被CLOCK乙酰化)导致CLOCK-BMAL1与E-box的结合降低。$NAD^+/NADH$ 比率也可调节CLOCK-BMAL1与E-box的结合。PARP1调控CLOCK的核糖基化,将poly(ADP)的核糖部分加到CLOCK(橘色尾巴),可增加CLOCK-BMAL1与DNA的亲和力,延迟CRY-PER复合物的抑制作用。当AMP/ATP比率增加时,肝激酶B(LKB)使AMPK磷酸化,AMPK磷酸化CRY1,进而使CRY1被FBXL3(泛素化酶复合物的F盒,F-Box protein of ubiquitin ligase complexes)降解。黄色箭头:代谢调节的相互作用;紫色箭头:PER2/PPAR和CRY/GR(糖皮质激素受体)复合物表示的代谢输出。Ac:乙酰基团;P:磷酸基团。

引自:ALBRECHT U. Timing to perfection: the biology of central and peripheral circadian clocks [J]. Neuron, 2012,74(2):246-260.

6) 定时运动也可重置骨骼肌的生物钟[28],其机制可能通过运动诱导的暂时低氧反应和HIF-1α调节生物钟。

6.2 生物钟与代谢

现代工业社会中,人类的代谢性疾病急剧增加。现代科技通过引入轮班工作和夜间工作,扰乱了自然的时间结构,以及生理功能和分子表达的节律。例如,人类研究中发现,昼夜节律紊乱与心血管疾病,血糖、血脂升高,体重增加相关。啮齿类动物研究表明,被迫从事白天活动的小鼠表现出葡萄糖耐量受损以及时钟基因表达颠倒。

在时钟基因错义突变的小鼠身上首次发现了昼夜时钟与新陈代谢之间的联系。这些动物表现出周期延长和行为的节律性减弱,伴有肝脏、肌肉和胰腺中关键代谢和增殖性基因表达的昼夜振荡消失,导致糖脂代谢紊乱和肥胖[29,30]。敲除基因 *Bmal1* 也会导致无节律的自发运动,脂肪生成异常,肝脏糖类代谢异常和骨骼肌病变[31-33]。而 *Per* 突变可导致胰岛素敏感性异常、低血糖、饮食诱导的肥胖和糖皮质激素的节律性丢失[34]。*Cry1* 和 *Cry2* 敲除可增加糖异生和肝糖输出增加[35]。进一步通过条件性敲除外周组织的生物钟基因证明,外周不同组织的生物钟对维持能量代谢和稳态具有重要作用。

6.2.1 影响外周代谢器官生物钟的因素

啮齿动物和人类生物钟系统与代谢存在紧密联系,尤其是外周代谢器官,包括骨骼肌、脂肪、肝脏、胰腺、肠道等器官的生物钟,在细胞水平和整体水平对调节糖类、脂肪和蛋白代谢稳态的调节具有重要作用。除了接受 SCN 来源的夹带信号外,空腹-进食周期、进食产生的激素和代谢物的水平以及体温和氧气水平的节律性变化是驱动外周代谢器官昼夜振荡的主要信号。

(1) 进食

进食是外周生物钟,尤其是代谢器官生物钟的强大校正器。如将夜间活动的啮齿动物进食时间限制在白天,可导致肝生物钟与 SCN 生物钟的运行不一致[20,36,37]。此外,食物成分对中枢和外周生物钟也可产生影响,如慢性营养应激(高脂饮食)可导致外周不同组织生物钟时相错位,并导致代谢综合征[38]。另外,随高脂喂食的小鼠可导致核心时钟基因表达振幅降低、周期延长,糖类、胰岛素、游离脂肪酸(FFA)和瘦素的水平和时间模式改变,进食模式混乱[39]。高脂、高糖饮食也可影响骨骼肌和棕色脂肪组织等的生物钟功能[40]。

(2) 空腹-进食产生的激素和代谢中间产物

空腹-进食产生的激素变化可在多个水平影响生物钟系统。空腹时,肝脏分泌的肝脏因子 FGF-21 作用于 SCN 调节自主活动及胰岛素和糖皮质激素水平[41,42]。而 FGF-21 本身受 REV-ERBα 调节,可维持 FGF-21 在长时间空腹时的振荡[43,44]。肝脏在长时间空腹时产生的酮体 βOHB,可作用于中枢 SCN 产生食欲,而 βOHB 本身也受肝 PER2 的调控[44]。另外,空腹时胃可分泌胃饥饿素,胃饥饿素在体外可重置 SCN 的生物钟,而进食可通过胃分泌的胃泌酸调节素直接重置肝生物钟[24]。

多种与代谢状态相关的中间代谢产物可反馈调节时钟基因,如 AMP 可调节 CRY 和 PER 的磷酸化;营养敏感转录因子 TFEB 和 TFE3 可调节 *Rev-erbα* 表达;氧化状态的 NAD^+ 参与 Sirtuin 1 对生物钟分子成分的去乙酰化作用;FAD 通过竞争结合泛素连接酶 FBXL3 调控 CRY 蛋白的降解;另外,血红素(Heme)降解产生的 CO,可抑制 CLOCK-BMAL1 与靶基因结合和转录活性,调节昼夜振荡和代谢周期等[45-50]。

(3) 体温

仅 3℃(35.5~38.5℃)的模拟温度周期足以同步在体外培养成纤维细胞的生物钟[51]。

(4) 氧水平和运动

机体的呼吸功能存在昼夜振荡[52]。血液和组织的节律性 O_2 波动可通过 HIF-1α 对外周生物钟产生夹带作用[53]。机体对低氧的反应是组织特异性和时间依赖性的,这种时间依赖性(低氧反应)大部分是由外周组织(如肝脏)正常功能的时钟分子驱动的,而且不同组织生物钟对低氧反应可产生不同的时相改变,如在肝脏可导致时相延迟,而在肾脏和肺脏则可导致时相前移,因此低氧产生的不同组织间生物钟时相错位,是阻塞性睡眠呼吸暂停(OSA)或其他低氧的病理生理改变和潜在疾病的基础[54]。

6.2.2 外周生物钟协调机体代谢

生物钟与代谢之间存在双向关系[50,55],生物钟系统可在多个水平上将分解代谢和合成代谢在时间上分离,并将机体代谢与空腹-进食周期同步。如饥饿感是通过 AgRP 神经元(一种影响食欲的神经元)对瘦素反应的生物钟调节而节律性控制的,AgRP 神经元生物钟还将饥饿、进食与睡眠/觉醒周期同步[56]。糖稳态是由外周代谢器官昼夜振荡的协同作用以及多个外周器官,包括骨骼肌、脂肪组织、肝脏、胰腺和肠道等参与的结果,同样生物钟也调节脂肪和蛋白质代谢(图 6-8)。

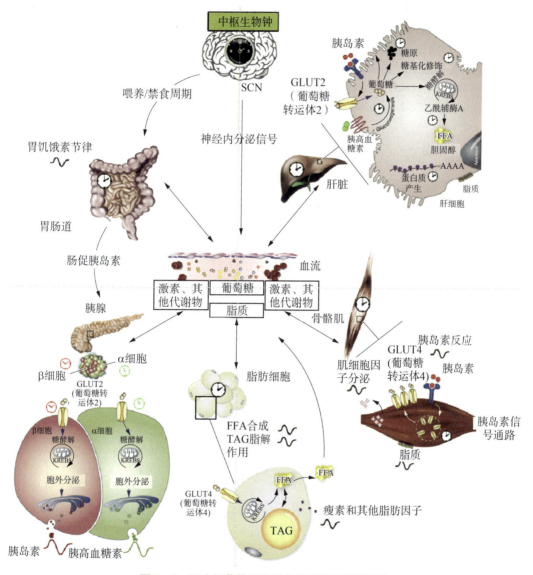

图 6-8 昼夜振荡器网络对身体新陈代谢的调节

各种代谢器官的生物钟与中枢生物钟协同调节糖类、脂肪和蛋白代谢。这种协同作用在细胞、器官组织和机体水平共同起作用。

各代谢器官生物钟对代谢的影响如下。

(1) 肝脏

肝脏生物钟对糖类、脂肪和蛋白质代谢具有重要调节作用。肝特异性 Bmal1 敲除可导致空腹时低血糖。CLOCK 直接转录激活糖原磷酸酶、肝特异性糖原合成酶激酶 3(GSK3)和糖原合成酶 2(GYS2),调节节律性糖原合成。另外,在空腹时,CRY 是调节糖异生的重要调节子,肝脏敲除 Cry1 和 Cry2 可促进肝细胞新生葡萄糖分子产生、升高血糖。CRY还可通过抑制糖皮质激素受体,降低血糖。另外,CRY还可依次抑制cAMP积累、CREB活性以及糖异生的关键酶磷酸烯醇丙酮酸羧激酶1(PCK1)的表达来调控胰高血糖素信号转导。

节律性进食可影响催化脂肪合成的多种酶,如左旋肉碱棕榈酰转移酶1和2,ATP柠檬酸裂解酶等的节律表达。REV-ERBα通过募集组蛋白去乙酰化酶3(HDAC3)协同阻遏物调控脂肪合成相关基因,如超长链脂肪酸的延长子(Evol)、酰基辅酶A合成酶-短链家族成员3(Acss3)等的节律性表达[57]。最后,REV-ERBα通过抑制Insig2,调节胆醇调节元件结合蛋白(sterol regulatory element-binding transcription factor, SREBP)、胆固醇及脂肪代谢的昼夜振荡,也可通过调节胆固醇7α-羟化酶(cholesterol-7α-hydroxylase, CYP7A1)影响胆汁酸代谢的昼夜振荡[58]。*Rev-erbα*敲除小鼠可出现脂肪肝[59]。

此外,生物钟功能还调控了mRNA的翻译过程的昼夜振荡节律,也参与了蛋白质功能的昼夜振荡输出。肝脏蛋白质合成的振荡表达对调节肝脏在进食期的营养处理和解毒功能具有重要作用。

(2)胰腺

胰腺的生物钟功能对节律性分泌胰岛素和胰高血糖素具有重要作用。如成年小鼠β细胞*Bmal1*敲除可导致对高脂肪饮食的适应不良,表现为空腹和日间高血糖,糖耐量异常,葡萄糖刺激的胰岛素分泌不能。β细胞*Bmal1*敲除还导致抗氧化调节因子Nrf2及靶基因表达下降,产生的ROS累积可能是机制之一。另外,胰腺生物钟控制一系列参与胰岛素转运、分泌的基因表达[60,61]。

(3)骨骼肌

骨骼肌参与79%~80%的胰岛素刺激的餐后血糖摄取,骨骼肌生物钟可被SCN信号、进食和运动夹带,CLOCK-BMAL1直接调控葡萄糖转运体4(GLUT4)的水平和定位,也可通过SIRT1调节胰岛素信号通路。骨骼肌BMAL1和REV-ERBα分别直接激活Dgat2表达、抑制脂质代谢和蛋白质周转的调节因子(MuRF-1、atrogin-1),在进食血糖升高之前即可调节脂肪和蛋白质代谢,提示生物钟在不同时间窗内预测和限制能量底物的使用[62]。

(4)脂肪组织

在脂肪组织中,时钟基因控制脂肪细胞的增殖和分化,调节脂肪代谢及脂肪因子分泌的昼夜节律,

如BMAL1抑制脂肪形成,全身敲除或脂肪组织特异性敲除*Bmal1*可导致脂肪增加。PER2直接与PPARγ作用抑制其转录,下调小鼠胚胎成纤维细胞向脂肪细胞的分化[63]。

生物钟分子CLOCK-BMAL1在脂肪组织中通过调节CCAAT-增强子结合蛋白α(CCAAT-enhancer-binding protein α, C/EBPα)的活性进而调节瘦素的昼夜振荡表达,同时在中枢神经系统中,SCN时钟调节ARC神经元对血液循环中瘦素反应能力的振荡。因此,脂肪组织外周生物钟与中枢生物钟的协调活动在食物摄入量、身体活动、血浆瘦素水平、LEPR-B(瘦素受体)介导的STAT3-POMC信号和能量消耗方面产生时相一致的昼夜节律(图6-9)[64,65]。脂肪组织生物钟通过调节SIRT6表达和葡糖糖摄取的昼夜振荡,参与对胰岛素敏感性的昼夜节律和糖稳态调节,CLOCK和ARNTL(BMAL1)还调节脂质代谢关键酶的昼夜振荡(图6-10)[66]。在人类的研究显示,皮下脂肪组织对胰岛素的敏感性在中午达峰,比午夜高54%[67]。

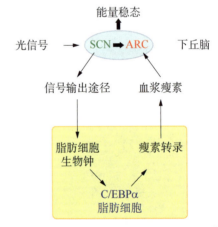

图6-9 瘦素神经内分泌反馈循环的昼夜振荡控制

生物钟功能障碍使表达LEPR-B的ARC神经元对瘦素的敏感性丢失,导致瘦素抵抗,这是人类肥胖的标志。

引自:KETTNER N M, MAYO S A, HUA J, et al. Circadian dysfunction induces leptin resistance in mice [J]. Cell Metab, 2015,22(3):448-459.

棕色脂肪组织(BAT)调节能量消耗和产热。冷刺激后,REV-ERBα的下调可增加BAT Ucp1(解偶联蛋白)表达,从而调节BAT的产热[51]。

(5)肠道

肠道的各种功能,如运动、排空、DNA合成、上皮细胞更新、食物预期和营养吸收表现出昼夜节

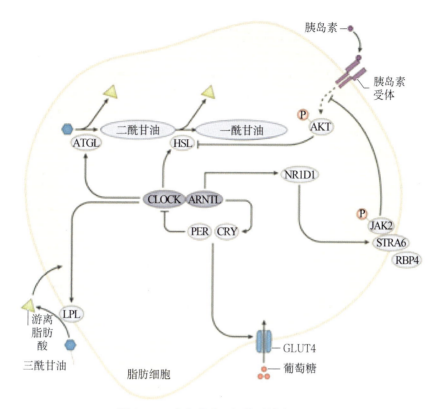

图 6-10 白色脂肪组织的时钟分子调控

STRA6(retinol-binding protein receptor stimulated by retinoic acid 6,视网膜酸 6 激活的视网膜蛋白结合受体)调控胰岛素信号的敏感性。CLOCK 和 ARNTL 调节脂肪分解关键酶的表达。ATGL:脂肪三酰甘油酯酶;GLUT:葡萄糖转运体;HSL:激素敏感脂酶;JAK2: Janus 激酶 2;LPL:脂蛋白酶;P:磷酸;RBP4:视黄醇结合蛋白质 4。

引自:STENVERS D J, SCHEER F A J L, SCHRAUWEN P, et al. Circadian clocks and insulin resistance [J]. Nat Rev Endocrinol,2019,15(2):75-89.

律[68—71]。胰高血糖素样肽-1(glucagon-like peptide-1,GLP-1)是一种肠道 L 细胞激素,可增强葡萄糖依赖的胰岛素分泌和抑制食欲。营养相关的激素如葡萄糖依赖性促胰岛素肽(glucose-dependent insulintropic peptide,GIP)、缩胆囊素刺激的 GLP-1 分泌受 L 细胞生物钟分子 BMAL1 的调节,与 BMAL1 水平平行,呈现昼夜振荡[72]。因此暴露于持续的光亮、不正常的进食时间或高脂饮食产生的生物钟功能紊乱,可导致 GLP-1 和胰岛素分泌异常[72,73]。

6.2.3 生物钟系统与代谢性疾病

代谢性疾病的患者常有生物钟功能紊乱的表现。如前面提到葡萄糖稳态是受人类生物钟系统严格调节的,参与血糖调节的胰岛素、胰腺 β 细胞对葡萄糖的敏感性及骨骼肌对胰岛素的敏感性均受到生物钟的调节,葡萄糖耐受性表现为上午比夜间好。最近研究显示,肥胖和 2 型糖尿病与胰腺的生物钟功能紊乱、胰岛素和胰高血糖素分泌节律破坏有关。在 2 型糖尿病患者还可表现出白色脂肪组织的转录和代谢谱昼夜振荡紊乱[74,75]。此外,核心时钟基因的多态性与葡萄糖稳态功能异常、肥胖、2 型糖尿病的易感性增加、脂肪/肝脏等代谢性疾病有关[76—79]。

现代生活方式包括在夜间暴露于人造光下、睡眠时间缩短、轮班工作、错误的进食时间、睡眠损失和慢性倒时差等,可导致内部生物钟系统与外部校正器之间的不同步,称为"昼夜时相错位"。越来越多的流行病学研究显示,生物钟的时相错位与多种代谢疾病发生相关。一项观察性研究显示,每月夜班时间与2型糖尿病发生的风险相关[80]。芬兰一项研究显示,晚睡型的人比早睡型的人糖尿病风险($HR=2.5$)和高血压的风险增加($HR=1.3$)。另一项在韩国人群的研究也得到类似的结果。此外,晚睡还与抑郁、哮喘等疾病相关[81-86]。在健康志愿者的研究中显示,睡眠剥夺可导致糖耐量和胰岛素敏感性下降,如一项在正常体重男性的随机平衡交叉研究显示,与8 h的正常睡眠相比,睡眠剥夺导致胰岛素敏感性下降[87]。此外,进食时间与内部生物钟的时相错位可显著影响体重和血脂。动物实验显示,小鼠错误时间进食(睡眠期间进食,即小鼠白天进食)可导致中枢生物钟与外周生物钟之间(进食使血浆胃饥饿素和胰岛素时相同步,但进食对糖皮质激素时相无影响)、外周生物钟之间时相错位(肝脏生物钟与进食同步,但进食不影响骨骼肌生物钟),出现瘦素抵抗、食欲亢进、肝脏脂肪沉积和肥胖[88]。较早的进食时间(觉醒后的0.5~10.5 h内)比较晚的进食时间(觉醒后的5.5~15.5 h内)对糖稳态和能量消耗更有利[89],提示进食时间与内部代谢生物钟的协调对维持正常代谢具有重要作用[90]。

基于生物钟功能紊乱与代谢疾病密切相关,睡眠-觉醒、运动、空腹-进食等节律的"重新调整"可能是一种预防和治疗代谢性疾病的新方法。如早上光疗法可改善2型糖尿病患者的胰岛素敏感性。在人体运动的研究显示,中度至剧烈的体力活动(moderate-to-vigorous physical activity, MVPA)持续时间>10 min,与男性2型糖尿病患者的心肺健康和心血管风险下降相关,而这种关系独立于运动的强度和总量之外[91]。在耐力运动员中开展的研究也证明,时间限制性饮食(从上午10点到下午6点)较对照组(上午7点至晚间9点时段内,3餐随意进食)可降低2%的体重和1.1%的脂肪质量百分比,增加峰值输出功率/体重比(peak power output/body weigh, PPO/BW)[92]。此外,还有多项在人体的研究显示时间限制性饮食可改善代谢综合征,对机体代谢和健康有利(图6-11)[89,93-96]。

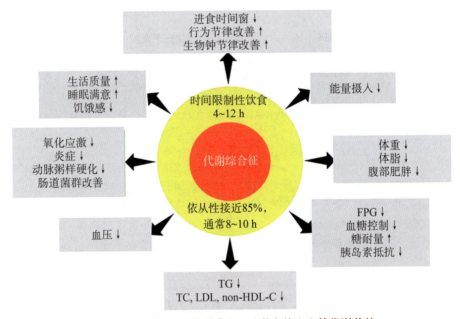

图6-11 时间限制性饮食(TRE)潜在的心血管代谢益处

引自:ŚWIĄTKIEWICZ I, WOŹNIAK A, TAUB P R. Time-restricted eating and metabolic syndrome: current status and future perspectives [J]. Nutrients, 2021, 13(1): 221.

6.3 生物钟与肾脏

6.3.1 肾脏基本功能与日夜周期节奏

肾脏是机体的重要器官,负责排泄代谢产物,调节机体内环境稳定,保证机体器官、细胞处于相对恒定的环境(恒定的理化、渗透压、电解质浓度以及酸碱度)。肾脏功能的维持,一方面依赖肾脏结构(肾小球滤过、肾小管重吸收或分泌)的复杂特点,另一方面依赖肾脏本身分泌的多种激素(如促红细胞生成激素、肾素、前列腺素等)以及由于内环境改变所诱发的作用于肾脏特定部位的激素(如血管升压素、抗利尿激素、内皮素、心房钠尿肽等)的协同作用。此外,肾脏的传出神经感受肾脏内部压力、化学环境改变后,将异常信号传入中枢神经系统,中枢神经系统接受来自全身诸多的异常信号后,再通过传入神经将反应信号以体液或神经传入肾脏的方式作用于肾脏,对异常的改变进行调节。上述多种机制协同、适时以及恰如其分的作用,保证了肾脏调节功能的正常进行。

肾小球依靠入、出球小动脉的收缩,管球反馈维持小球的滤过稳定,同时又依靠小球滤过屏障,特别是足细胞的特殊结构以维持对特定孔径和电荷物质的滤过,保证选择性滤过。肾小管是维持各种电解质、酸碱平衡的最主要场所。从结构上分为近端小管(又分为 S1、S2、S3 段)、亨利袢(下降支薄段,上升支厚段、薄段)、远端小管、连接小管,以及集合管(皮质部、髓质部)等。小管各段都有特殊的结构以适应特殊功能需要。近曲小管除负责大量滤过的水分重吸收外,还负责重吸收滤过的多种氨基酸、葡萄糖,以及排泄一些有机酸(如尿酸)等。上述重吸收功能多通过与 Na^+ 相结合的特殊转运体模式完成。髓袢上升支到达皮质和髓质交界处,有一重要离子通道,即可以被呋塞米(furosemide)抑制的 NKCC2[97],该转运体负责钠、钾、氯离子重吸收,K^+ 则经过一个通道(ROMK)再排出到管腔,同时与胺(NH_4)进行交换,此机制和肾脏浓缩、稀释功能密切相关。远端肾小管起始部分有 $Na^+ - Cl^-$ 共转运体(NCC)通道,负责钠和氯离子重吸收,同时又与钙重吸收有关。稍后的小管有多处上皮钠通道,他们对盐皮质激素敏感,此外,也和镁的重吸收相关。皮质集合管则受醛固酮调控,分泌 H^+,重吸收 HCO_3^- 等。集合管皮质部和髓质部对水通透性不同,水通道蛋白(AQP)分布不同,决定了尿液的稀释、浓缩程度以及最终的尿量。

肾脏功能存在明显昼夜时间节律变化的事实早为人们所觉察[98]。白天尿量多,夜晚尿量少且浓缩就是例子。以肾小球为例,肾小球滤过率一般在白天呈高值,下午 2~3 点左右为高峰,午夜则为最小值。因此,在不同时间测定肾小球滤过率(GFR)可以不同[99]。以对氨马尿酸清除率测定肾血浆流量,其昼夜期改变情况与 GFR 其实并不相同(图 6-12),虽然白天比夜晚数值高,但达峰时段较 GFR 稍晚,因此滤过分数在不同时间有差异。足细胞是高度分化的上皮细胞,覆盖肾小球毛细血管的外表面,晚近人们用培养的足细胞观察小球对蛋白质的通透性,发现昼夜也有差异,日间同样较夜间明显[100]。进一步研究发现,这种差异主要是由于支撑足细胞的细胞骨架蛋白的结构功能昼夜有明显差异,因此应用微量白蛋白尿筛选糖尿病肾病的早期病变,数值昼夜略有不同。

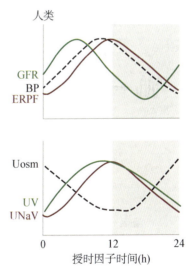

图 6-12 人类肾小球、尿钠、尿渗透压的昼夜改变

肾脏功能参数的昼夜节律。GFR:肾小球滤过率;BP:血压;ERPF:有效肾血浆流量;Uosm:尿渗透压;UV:尿流率;UNaV:尿钠排泄。
引自:JOHNSTON J G, POLLOCK D M. Circadian regulation of renal function [J]. Free Radic Biol Med, 2018, 119: 93-107.

肾脏多种功能其实都呈现昼夜差异的特点(图 6-13)。学者利用图谱分析法研究肾脏 mRNA 的翻译特点,结果发现有 41% 的 mRNA 翻译具有昼夜节律特性,提示日夜周期的存在[101]。许多决定肾脏稳态功能的关键基因或蛋白质的节律性转录和翻译与肾小球足细胞,肾小管维持水、电解质、酸碱平衡功能有关(如 $Nphs2$、$Aqp2$、$Aqp4$、$Aqp8$、$Cldn1$、$Sgk1$、$Cyp24a1$、$Slc2a9$ 编码足突蛋白、AQP2、AQP4、AQP8、连接蛋白 1、丝氨酸/苏氨酸蛋白激酶 SGK1)[100,102],还有一些肾脏内分泌激素[如 1,25-$(OH)_2D_3$ 羟化酶]的基因,甚至许多与线粒体和溶质载体家族有关的基因(参与肾脏离子重吸收能量供应的基因)等都表现出昼夜节律翻译的特点,说明生物钟的存在。总体而言,有 1 000 余个肾脏转录基因以昼夜节律的方式翻译,进一步提示生物钟参与许多肾脏功能的维持(图 6-13)。

重吸收主要在日间进行,钠-氢交换体 3(NHE3)在夜间比日间活动更明显,因此尿液的酸度一般在夜间比日间明显增强;CLOCK-BMAL1 异二聚体可以直接激活 NHE3 启动子上的 E-Box 结构,从而诱导 NHE3 表达,明确了生物钟与尿液酸化之间的直接关系。抑制 PER2 和 CRY 则可以降低 NHE3 表达。$Per1$ 敲除的动物还表现出近曲小管钠-葡萄糖耦联转运体 2(SGLT2)活力下降,说明生物钟与葡萄糖重吸收有密切关系。在肾脏的 PER1 还极参与调节肾上腺细胞中的醛固酮合成和血浆醛固酮水平。PER1 也控制着肾单位中参与溶质重吸收的多种关键蛋白基因的转录,包括上皮钠通道 α(αENaC)、Na^+-Cl^- 共转运体(NCC)、赖氨酸缺乏蛋白激酶 1(WNK1)、WNK4、NHE3、SGLT1 等。CLOCK 缺乏可导致:①钠、钾和水排泄的昼夜节律丧失;②血浆醛固酮水平的昼夜节律被破坏,血压显著降低;③与水调节相关的蛋白转录物(AVPR1、AVPR2、AQP2、AQP4)的表达水平和/或昼夜节律表达模式发生实质性变化;④花生四烯酸代谢酶(20-HETE)的昼夜节律表现出明显的变化。$Clock$ 全基因敲除的单侧输尿管梗阻(UUO)小鼠的肾纤维化和肾实质损害更为明显,表明昼夜节律生物钟在肾纤维化中也有作用。BMAL1 被认为是核心时钟机制必不可少的组成部分,肾脏球旁器肾素分泌颗粒细胞 $Bmal1$ 缺陷可导致多尿、尿钠排泄昼夜振荡消失、GFR 增加、血浆醛固酮水平下降和低血压[103]。$Bmal1$ 全基因敲除小鼠髓质钠和尿素的浓度梯度以及皮质-髓质渗透压梯度的昼夜节律消失。双肾特异性敲除 $Bmal1$ 的小鼠肾组织中正常肾素蛋白表达的昼夜节律模式被破坏,血浆醛固酮水平降低,尿液酸化不良,血浆肌酐和尿素水平也升高。此外,小鼠与肾脏组织代谢密切相关的脂肪酸代谢也出现异常,$NAD^+/NADH$ 比值(氧化磷酸化/糖酵解比值,线粒体功能的标志物)显著降低,表明 BMAL1 与肾脏能量代谢的维持密切相关。已经确定了人类 $BMAL1$ 基因启动子区域的几种多态性与高血压有关。肾小管各部位对生物钟各成分影响如图 6-14 所示。

(2)褪黑素

已知褪黑素具有抗感染、抗氧化、抑制交感神经、保护内皮细胞功能等广泛的生物学作用[104]。研究显示在慢性肾脏病(CKD)患者,内源性褪黑素分泌降低,GFR 与褪黑素夜间振幅显著相关[105]。另外,褪黑素夜间的分泌高峰仅在夜间透析的患者可见,其

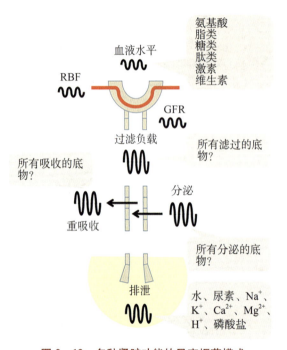

图 6-13 多种肾脏功能的昼夜振荡模式

引自:BONNY O, FIRSOV D. Circadian regulation of renal function and potential role in hypertension [J]. Curr Opin Nephrol Hypertens,2013,22(4):439-444.

6.3.2 核心生物钟成分在多种肾功能中具有重要作用

(1)PER1、CLOCK 和 BMAL1

应用多种基因研究手段进一步发现小鼠的核心生物钟成分如 PER1、CLOCK 和 BMAL1 等在许多肾功能中都有重要作用。近曲小管对多种氨基酸的

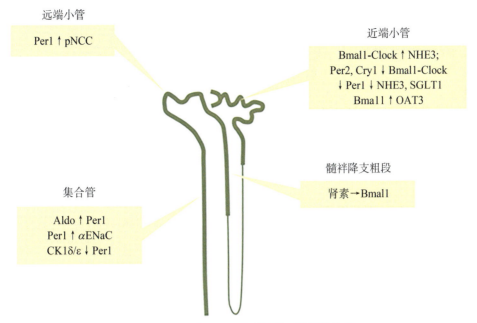

图 6-14　肾脏不同位置时钟基因的调控作用

pNCC:磷酸化钠-氯共转运体;Aldo:醛固酮;αENaC:上皮钠通道 α 亚单位;CK1δ/ε:酪蛋白激酶 1δ/ε;NHE3:钠-氢交换体 3;SGLT1:钠-葡萄糖耦联转运体 1;OAT3:有机阴离子转运体 3。

引自:JOHNSTON J G, POLLOCK D M. Circadian regulation of renal function [J]. Free Radic Biol Med, 2018,119:93-107.

他时段透析患者褪黑素的昼夜节律丢失。β-肾上腺素受体介导的 5-羟色胺乙酰转移酶(褪黑素合成的关键酶)合成受损可能是其原因。这种夜间褪黑素分泌受损与夜间肾内 RAS 激活和肾脏损害有关[106],并与夜间高血压相关。通过将 RAS 抑制剂从早上给药变成晚上给药,可抑制肾内 AGT(肾素)分泌和 RAS 激活,并降低夜间血压[107]。格罗斯曼(Grossman)等的研究显示,给予控制释放(controlled-release)的褪黑素可降低夜间血压[108]。进一步在 5/6 肾大部切除的大鼠模型研究显示,给予褪黑素可抑制肾内 AGT、ROS 的产生和肾脏纤维化,提示恢复 CKD 患者夜间褪黑素水平可改善肾脏病理改变和 CKD 伴发的夜间高血压[109]。

(3) 其他

SCN 中枢生物钟通过交感和副交感神经支配心脏、肾脏和血管,对血压的昼夜调节具有重要作用[110]。大量研究显示,CKD 时残留损伤的肾脏通过肾传入神经激活中枢交感神经中枢,进而激活交感传出信号,参与 CKD 高血压的发生和维持,也参与顽固性高血压的发生[111]。此外,肾脏通过 PER1 调节内皮素的昼夜振荡,并与非杓型高血压相关。内皮素又与 RAS 系统存在密切关系,肾内 RAS 激活昼夜节律与尿蛋白分泌和血压相关。另外,AT1R 相关蛋白(ATRAP/Agtrap,一种促进 AT1R 内吞的分子)也是受时钟分子调控的。因此交感神经系统异常,时钟分子成分改变导致的内皮素与 RAS 异常与非杓型高血压的发生相关。

6.3.3　生物钟与肾脏病

(1) 高血压

高血压与肾脏病关系密切是众所周知的事实。正常人血压具有昼夜高低的差异性,表现为日间血压偏高,自凌晨 2~3 点以后出现一定程度的下降,一般可相差 1.33~2.66 kPa(10~20 mmHg)(因人而异),称为"生理性夜间血压下降"或"夜间杓型血压"。这种下降的机制甚为复杂,与多种神经、激素随生物钟节律改变有关。许多疾病,特别是肾脏病、心血管疾病、阻塞性夜间阵发性呼吸暂停综合征时夜间血压下降不明显,称为"非杓型高血压"。流行性研究证明:非杓型高血压多半有较高的心血管并发症[112]。

高血压,特别是盐敏感性高血压与生物钟周期的一些特殊成分(包括 PER、CRY、BMAL1、CLOCK)都有关[113,114]。BMAL1 异常导致肾小管上皮钠通道 α 亚单位活力明显下降。这些都证明参与正常生物钟调节成分的异常与钠平衡代谢异常、血压等密切相关。

近来有关生物钟基因与 RAS 关系的研究发现:过度表达 PER 的小鼠呈现 RAAS 过度兴奋状态;*Cry1*、*Cry2* 敲除小鼠出现明显盐敏感性高血压,同时合并高醛固酮血症。

(2)睡眠障碍

人的夜间睡眠中血浆和组织中的褪黑激素浓度达到峰值,在白天则基本上检测不到。褪黑素对夜间睡眠时的清醒、休息和修复起着重要作用。CRIC 队列研究发现,eGFR 每下降 +1.1 mL/(min·1.73 m^2),睡眠时间减少 1 h;eGFR 每下降 -0.9 mL/(min·1.73 m^2),睡眠时间延长 1 h[115]。尿蛋白增加也与睡眠中断有关。CKD 患者,尤其是接受血液透析的患者,经常会出现睡眠障碍。CKD 患者的昼夜节律受到内部因素(肾功能异常带来许多代谢异常等)和外部因素(例如透析和药物治疗)的干扰,常常有睡眠障碍。有数据显示,晚期肾病 30%~80% 的个体存在睡眠障碍。透析患者与健康受试者相比,日间血液透析患者总的睡眠时间减少,睡眠效率下降;接受血液透析的患者动眼睡眠不足,短暂的唤醒指数较高,呼吸紊乱指数较高,入睡后醒来时间增加,睡眠效率较低,表明 CKD 患者,特别是透析患者生物钟节律存在障碍。这种睡眠障碍与生物钟节律的关系尚不清楚。血液透析可能通过改变正常的作息时间,改变进餐时间,以及光照等影响睡眠;血液透析还可能在一定程度下改变体温情况;再者,如果透析膜的生物相容性较差且血液透析用水的微生物质量较差可导致白细胞介素(IL-1、IL-6)或肿瘤坏死因子(TNF)的产生,这些都可能影响睡眠。

(3)功能性肾单位减少和蛋白尿

早在 2005 年,戈托(Goto)等研究显示,单侧肾脏切除虽然不影响 24 h 的平均血压水平,但夜间/日间血压比值升高[116]。与此结果一致的是,在 CKD 早期,血压的昼夜节律即可出现异常[117]。另外,伴有白蛋白尿的高血压常见夜间高血压,这在糖尿病肾病合并大量蛋白尿和 eGFR 下降的患者尤为显著,提示白蛋白本身也可导致肾脏生物钟功能紊乱。研究发现,肾病综合征患者出现大量蛋白尿,即使 eGFR 正常,仍可出现夜间/日间收缩压比值升高,但蛋白尿缓解后夜间血压可下降[118,119]。

(4)其他

比较明确的因素主要有:①PER1 与 PTH 分泌密切相关,并参与 CKD-MBD[120];②PER1 参与糖尿病肾病的发生[121];③生物钟周期与 FGF-23 以及成纤维细胞、氧化-应激等有关,可能参与 CKD 进展[120—122];④*Bmal1* 全基因敲除小鼠有多种不同程度的功能障碍,包括心律不齐、葡萄糖和脂肪酸代谢受损、早衰和生育异常等。因此,推测调节 BMAL1 可纠正 CKD 中一些心血管并发症等。当然,上述发现多源于动物研究,其临床意义有待明确。再者,这些异常是原发于肾脏还是通过其他脏器影响肾脏生理活动也有待进一步澄清。

6.3.4 导致肾脏生物钟功能紊乱的因素

(1)饮食中钠盐

通过测定尿液中褪黑素代谢产物 6-磺胺褪黑素显示,CKD 患者钠负荷可恶化褪黑素水平与尿蛋白的反相关系[123],并通过内皮素-1 导致肾脏昼夜时钟成分区域性改变,BMAL2 表达的峰值时相后移 5.5 h,髓质 CRY1 和 PER2 表达抑制,但对皮质无影响,因此导致肾脏皮质和髓质内生物钟时相错位[124]。

(2)CKD 肠道菌群紊乱

肠道菌群通过代谢产物的节律振荡参与宿主生物钟功能的调节。

(3)人造光

一项在中国北方钢铁工人的研究显示,长时间夜班工作(>29 年)与白班工作相比,eGFR 下降[<90 mL/(min·1.73 m^2)]的风险增加($OR=1.37$;$95\% CI$:1.09~1.73),校正舒张压后,可部分调整这种效应关系,提示长时间夜班工作与早期肾功能受损有关,血压可能参与了这种不良作用[125]。动物研究显示孕期母体慢性光照周移位可导致后代肾脏基因表达变化,包括昼夜调节的钠处理基因的表达,以及血压升高[126]。

(4)肾脏炎症

NF-κB 亚单位 RelB 可直接结合 BMAL1 并抑制其表达,RelB 也可偶联 NAD$^+$ 传感器 sirtuin 1 (SIRT1)调控细胞代谢和生物能量代谢。如前所述 SIRT1 可进一步参与核心时钟基因的调节。炎症可通过下游 Smad3 调控时钟基因 *Dec1*、*Dec2* 和 *Per1*

的表达[127]。

(5) 尿毒症毒素

如色氨酸来源、肠道细菌来源(如硫酸吲哚酚、吲哚乙酸和吲哚-β-d-葡萄糖醛酸)、犬尿氨酸途径来源的尿毒症毒素都可结合并激活芳香烃受体(aryl hydrocarbon receptor,AhR),而 AhR 本身及其对激动剂的敏感性呈昼夜振荡,AhR 可与 BMAL1 结合并抑制 CLOCK/BMAL1 活性,调节时钟基因昼夜振荡表达的振幅和时相[128]。

(6) HIF

同作为 bHLH 分子,两者可相互结合。研究显示时钟基因可调节 HIF 的低氧诱导,提示时钟分子紊乱可能本身参与了肾性贫血的发生,值得进一步研究。

以上因素可以各种组合产生最终效应。

6.4 生物钟与免疫

6.4.1 免疫功能的昼夜振荡

早在 20 世纪 60 和 70 年代的开创性研究显示,小鼠在不同时间给予致死剂量的细菌或细菌产物时,其生存率存在明显的差异,尤其在休息末时,即约活动前 2 h,小鼠对感染的敏感性最高,感染后致死率最高[129,130]。这种差异是由免疫系统的各种特征、成分和功能,包括免疫活性细胞计数和细胞因子水平根据一天的时间和睡眠-唤醒周期变化导致的,因此生物钟对免疫系统的调节可确保生物过程的适时预期,并维持机体稳态和防御功能。免疫细胞功能的昼夜振荡见表 6-1[131]。

表 6-1 免疫细胞的功能节律性

种类	样本	震荡参数	峰值时间	谷值时间
休息时达顶峰的指标				
人类	血液	中性粒细胞	CT20	CT8
	血液	原始、中央记忆型、效应记忆型 $CD4^+$ 和 $CD8^+$ T 细胞	CT2	CT14
	血液	HSC	CT20	CT8
	血液	HSC 从骨髓动员	下午	早上
小鼠	血液	中性粒细胞、单核细胞、淋巴细胞和嗜酸性粒细胞	ZT5	ZT13
	血液	HSC;HSC 从骨髓动员	ZT5	ZT13
	脾脏	巨噬细胞和 B 细胞	CT8	CT16
大鼠	脾脏和淋巴结	脾淋巴增殖反应	CT9-CT13	CT21-CT1
活动期达到顶峰的指标				
人类	血液	效应 $CD8^+$ T 细胞	CT14	CT2
	血液	皮质醇、肾上腺素、去甲肾上腺素	CT8-CT11	CT1-CT5
		原始、中央记忆型 $CD4^+$ 和 $CD8^+$ T 细胞 CXCR4	CT9	CT21
		成熟 $CD8^+$ T 细胞 CX3CR1	CT9	CT21
小鼠	骨髓	中性粒细胞和 HSC 归巢	ZT13	ZT1-ZT5
	骨骼肌和肝脏	单核细胞和中性粒细胞募集	ZT13	ZT1-ZT5
	骨髓	CXCL12	ZT21	ZT9
	骨髓内皮细胞	P 选择素、E-选择素、VCAM1	ZT13	ZT5
	骨骼肌内皮细胞	ICAM1、Ccl2	ZT13	ZT5
	HSC	CXCR4	ZT13	ZT5
	脾 B 细胞和巨噬细胞	TLR9	ZT19	ZT7
	脾巨噬细胞	*Tnf*、*Ccl2*	CT16-CT20	CT24
小鼠和大鼠	中性粒细胞	吞噬活性	CT3-CT4	CT10-CT16
大鼠	NK 细胞	颗粒酶、穿孔素、IFN-γ、TNF	ZT14-ZT24	ZT2-ZT6
	骨骼肌	中性粒细胞募集	CT17	CT11

注:Ccl2,CC 趋化因子配体 2;CT,昼夜节律时间(以小时为单位的实际时间,例如 CT6 为上午 6 点);CX3CR1,CX3C 趋化因子受体 1;CXCL12,CXC-趋化因子配体 12;CXCR4,CXC 趋化因子受体 4;HSC,造血干细胞;ICAM1,细胞间黏附分子 1;IFN-γ,干扰素-γ;NK,自然杀伤;TLR9,Toll 样受体 9;TNF,肿瘤坏死因子;VCAM1,血管细胞黏附分子 1;ZT, Zeitgeber 时间(授时因子时间,在 ZT0 和 ZT24 处点亮,在 ZT12 处熄灭)。

引自:SCHEIERMANN C, KUNISAKI Y, FRENETTE P S. Circadian control of the immune system [J]. Nat Rev Immuno, 2013, 13(3): 190-198.

6.4.2 生物钟系统与免疫系统之间的联系

作为外周组织的免疫系统,不同的免疫细胞类型,如巨噬细胞、自然杀伤细胞和淋巴细胞,都包含分子钟。免疫细胞和淋巴器官固有的生物钟,与 SCN 来源的体液和神经通路的输入信号共同调节免疫系统细胞的功能,包括它们对信号的反应及其效应功能。如免疫挑战(如细菌内毒素注射)后反应的日常变化和过敏反应的昼夜节制控制。昼夜节律-免疫的关系是双向的,除了昼夜节律调节免疫功能外,免疫挑战和免疫介质(例如细胞因子)也可在分子、细胞和行为层面对昼夜节律产生影响。生物钟系统与免疫系统不同方面之间的联系如图 6-15 所示。

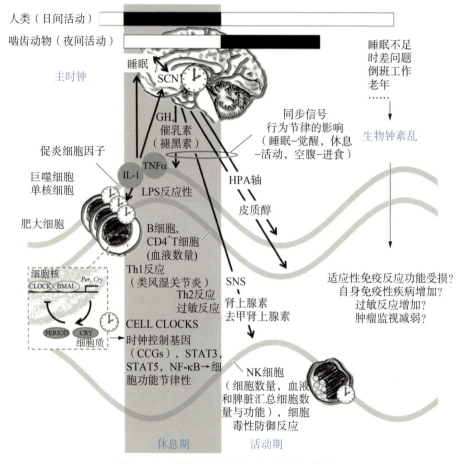

图 6-15 生物钟系统和免疫系统之间的联系

免疫细胞如巨噬细胞、单核细胞、肥大细胞、B细胞和 $CD4^+$ T 细胞等基于时钟基因及其转录本的互锁自动调节反馈环产生内在的细胞分子钟(小时钟符号),这些分子钟反过来可调节时钟控制的基因(CCG)和转录因子,从而导致细胞功能的节律性变化。细胞免疫节律通过位于下丘脑前部视交叉上核(SCN)的主时钟发出的时间依赖性信号,包括交感神经系统(SNS)活动,释放激素[生长激素(GH)、催乳素、褪黑激素、皮质醇]以及与睡眠/觉醒周期有关的行为同步。因此,休息时(人类黑暗期,夜间活动啮齿动物的光亮期)促炎性激素如 GH、催乳素(及人类的褪黑素)以及促炎性细胞因子如 IL-1、TNF-α 水平达峰,同时,$CD4^+$ T 细胞的数量最高,对脂多糖(LPS)的反应以及 Th1 和 Th2 反应也最高。在活动期间,下丘脑-垂体-肾上腺(HPA)轴被激活,皮质醇抑制促炎细胞因子产生、$CD4^+$ T 细胞和过敏反应,但自然杀伤(NK)细胞的数量和功能在活动期达到顶峰,这一节律主要受 SNS、肾上腺素和去甲肾上腺素释放的调节。免疫系统这种时间上的破坏可能导致免疫缺陷(如肿瘤监测降低)和免疫反应过度(如低度全身性炎症)。除了昼夜节律控制免疫功能外,免疫成分(例如细胞因子)还可以反馈到细胞的分子钟、SCN 和睡眠调节中心。

引自:CERMAKIAN N, LANGE T, GOLOMBEK D, et al. Crosstalk between the circadian clock circuitry and the immune system [J]. Chronobiol Int, 2013,30(7):870-888.

6.4.3 生物钟系统通过多种途径介导免疫系统功能的昼夜振荡

(1) SCN-PVN(室旁核)-交感神经通路调节免疫细胞功能

SCN 将神经投射到 PVN 的催产素和促肾上腺皮质激素释放激素产生神经元,这些特定的 PVN 神经元通过调节交感神经节前神经元和迷走神经背核的副交感神经元,控制向周围组织的自主神经输入。初级和次级淋巴器官包括胸腺、脾脏和淋巴结都接受大量自主神经支配,如脾脏接受交感神经支配,刺激后释放 NE,并调节 NK 细胞、巨噬细胞和其他淋巴细胞的功能。此外,肝脏包含了大量淋巴细胞。

(2) SCN-ARC(弓状核)-类阿片通路调节免疫细胞功能

阿片类肽 β-内啡肽(β-EP)来自前阿片-促黑素细胞皮质素原 POMC(proopiomelanocortin),剪切后产生 ACTH。在脑内,产生 β-EP 的核周体主要位于 ARC,SCN 和 ARC 之间存在双向的兴奋性和抑制性联系,ARC 可接受生物钟信息的调控并反馈信息给生物钟。研究显示,NK 细胞的细胞因子产生和杀伤细胞活性的昼夜节律与 ARC 中的 POMC 一致,去除 POMC 节律后,NK 的功能节律性也消失。

(3) 免疫细胞功能的内分泌调节

受 SCN 自主神经支配的肾上腺、PVN 的 CRH 神经元释放的 ACTH 和肾上腺本地生物钟调控的对 ACTH 的反应,共同决定了外周血中 GC 浓度的节律性。GC 可调控白细胞的产生、分布、增生和凋亡。另外,松果体分泌的褪黑素可控制骨髓中白细胞的增殖、细胞因子的产生和 NK 细胞活跃的昼夜节律。还可调控脾脏中促炎和抗炎细胞因子分泌。因此分别在白天和夜间达峰的 GC 和褪黑素可共同调节免疫细胞功能的昼夜节律。但是 GC 和褪黑素节律的丢失并不会使一些免疫细胞的功能节律性完全丧失,提示其他机制也参与了免疫细胞功能的昼夜振荡。

(4) 时钟分子成分直接对免疫细胞功能的影响

生物钟系统的组件分子与免疫系统成分之间存在紧密的交互作用(图6-16)[132]。

(5) CCG 对免疫细胞功能的影响

分子时钟组件 CLOCK、BMAL1、REV-ERB、ROR 和时钟控制的转录因子 DBP 与 E-box、RORE、D-box 等特定元件结合,诱导下游众多基因(如 CCG)的转录,CCG 的组织特异性和时间特异性产生了组织特异性功能的昼夜振荡,以及先天免疫及适应性免疫的早期反应。如 CLOCK 可结合并磷酸化 NF-κB 亚单位 p65,从而增强 NF-κB 的转录活性[133]。RORα 可诱导 IκBα 表达并抑制 NF-κB 转位到细胞核和靶基因表达,产生抗炎作用。CRY1 可结合腺苷酸环化酶并抑制 cAMP 产生和 PKA 活性,抑制 P65 磷酸化和 NF-κB 活性,最后产生抑制炎症作用。

总之,生物钟系统通过时钟分子及 CCG 的昼夜振荡驱动了免疫因子的昼夜振荡及免疫细胞应对挑战的昼夜振荡(图6-17)。

(6) 生物钟系统通过代谢影响免疫细胞功能

代谢广义上是生物体产生或消耗能量的生物过程的总和。目前认为代谢不仅是自我调节的网络系统,还会影响其他细胞过程或受其他细胞过程影响[134]。已知代谢决定了免疫效应功能,此外代谢产物具有代谢以外的作用,而生物钟系统对代谢有显著影响,因此,生物钟系统也可通过调节代谢的昼夜节律而影响免疫细胞功能的昼夜节律性,如时钟基因 Bmal1 可调控丙酮酸激酶 M2(PKM2)表达,产生乳酸的浓度振荡。乳酸可调节肿瘤细胞和免疫细胞中免疫检查点程序性死亡[蛋白]配体-1(programmed cell death ligand 1, PD-L1)表达,还可促进细胞分化,抑制 T 细胞增殖和 T 细胞的细胞毒作用,在肿瘤微环境中具有重要作用。而生物钟功能紊乱可导致伴有免疫功能异常的代谢性疾病,如小鼠髓系细胞 Bmal1 敲除可出现促炎表型,同时可发生肥胖[135]。

(7) 肠道菌群的昼夜振荡对免疫功能的影响

1) 微生物群的组成及其代谢产物存在昼夜(24 h)振荡 近年研究显示,微生物群的组成、代谢产物及其在肠道内的生物物理定位具有昼夜振荡。机体主要通过进食时间、进食成分及宿主的时钟分子,尤其是天然淋巴细胞(innate lymphoid cell, ILC)的时钟分子功能介导微生物群落的昼夜振荡。ILC 是昼夜节律组织-驻留淋巴细胞,目前有 5 个子集,ILC3 是肠道等黏膜部位的主要 ILC 类,可促进优先共生菌生长来调节微生物群的组成,同时有助于病原体的清除。ILC3 产生的 IL22 直接与 IEC 结合,并通过 STAT3 发挥作用,促进

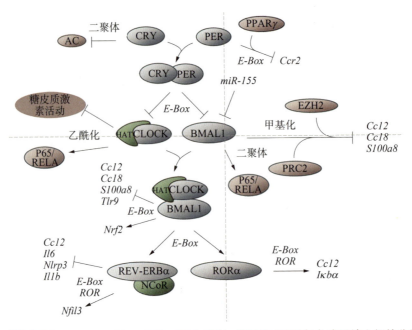

图6-16 时钟分子(BMAL1, CLOCK, PER, CRY, REV-ERB 和 ROR)与免疫系统之间的分子相互作用

BMAL1 与 CLOCK 形成异二聚体,结合 E-box 并抑制 CCL2、CCL8、S100a8 和 TLR9 的表达。BMAL1 还募集多梳抑制复合物 2(polycomb repressor complex 2, PRC2)至这些细胞因子的启动子区,如组蛋白甲基转移酶 EZH2(PRC2 的成员)诱导 Ccl2、Ccl8 和 S100a8 启动子区赖氨酸 27 的组蛋白 H3 的三甲基化,并抑制其转录。BMAL1 也能与 RelB 形成二聚体,从而阻断促炎转录因子 NF-κB 的一个亚基。BMAL1 增强抗炎因子 NRF2 表达。组蛋白乙酰基转移酶 CLOCK 使 RelA 亚基(NF-κB)和糖皮质激素受体乙酰化,进而调节其 DNA 结合活性。另外,BMAL1 本身受 CRY 和 PER 及 miR-155 抑制。PER 和 PPARγ 结合 Ccr2 启动子区 E-box 抑制其转录。CRY 可结合腺苷酸环化酶 AC 抑制其功能。BMAL1 可上调 2 个代谢基因 Nr1d1(Rev-erbα)和 Rorα 的转录。RORα 可上调 NF-κB 信号转导途径的主要转录抑制剂 IκBα 和 Ccl2 的转录。而 REV-ERB 可结合组蛋白脱乙酰酶 3(HDAC3)和核激素辅阻遏物(NCoR),抑制 Ccl2、IL-6、Nlrp3 和 IL-1b 的转录,同时通过 E-box 和 ROR 上调 Nfil3 的转录。HAT:组蛋白乙酰转移酶(histone acetyltransferase)。

引自:HERGENHAN S, HOLTKAMP S, SCHEIERMANN C. Molecular interactions between components of the circadian clock and the immune system [J]. J Mol Biol, 2020, 432(12):3700-3713.

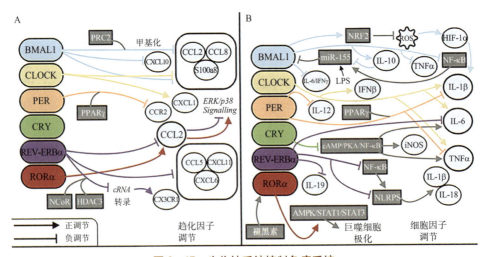

图6-17 生物钟系统控制免疫系统

引自:TIMMONS G A, O'SIORAIN J R, KENNEDY O D, et al. Innate rhythms: clocks at the center of monocyte and macrophage function [J]. Front Immunol, 2020, 11:1743.

AMP 的产生、杯状细胞分化和黏液产生,以支持肠道黏膜物理屏障的多种功能。ILC3 特异性敲除 *Bmal1* 或 *Rev-erbα* 减少肠道 ILC3 数,减少抗菌肽基因表达和黏液产生,并扰乱微生物组中变形杆菌和拟杆菌振荡。因此机体通过生物钟调控 ILC3s 细胞功能的昼夜振荡,进而产生微生物群,包括组成、定位和代谢产物输出等多方面的昼夜节律。

2) 肠道微生物群有助于宿主免疫系统的发展、成熟和调节 机体通过生物钟的多个途径,如空腹-进食节律等调控肠道微生物群的昼夜振荡,而肠道微生物群落在调节宿主免疫方面发挥着关键作用。肠道黏膜通过协调微生物群落、IEC、树突细胞和 ILC3s 等多个成分的功能节律以达到最大的肠道稳态。另外,宿主与肠道之间的通信是双向的,反过来肠道微生物群落也可影响宿主(如 ILC3、IEC)的功能节律。因此宿主-微生物组之间相互作用的昼夜节律紊乱会破坏宿主免疫力,增加炎症和代谢并发症的风险。如缺乏 REV-ERBα 的 ILC3 小鼠暴露在艰难梭菌中可产生更高 IL-17 反应和细菌负担。在野生型小鼠中,口服抗生素治疗可改变 ILC3 中 PER1 表达的时间,并抑制 IL22 振荡[136]。

总之,生物钟系统、免疫系统及代谢系统和肠道菌群系统通过信号分子的串扰,可产生相互影响。近几年研究显示的似乎每个系统均可与同一疾病有关也支持了这种串扰作用(图 6-18)。

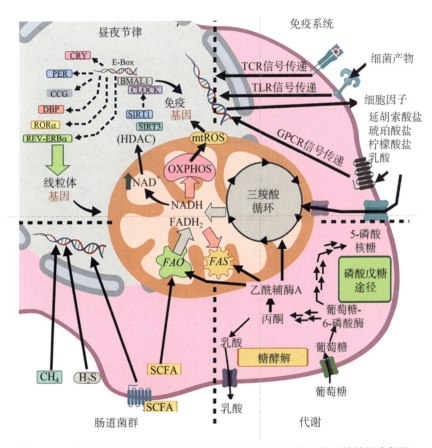

图 6-18 线粒体是协调昼夜节律、新陈代谢、微生物组和免疫系统的综合枢纽

引自:AGUILAR-LÓPEZ B A, MORENO-ALTAMIRANO M M B, DOCKRELL H M, et al. Mitochondria: an integrative hub coordinating circadian rhythms, metabolism, the microbiome, and immunity [J]. Front Cell Dev Biol, 2020, 8:51.

6.4.4 生物钟系统对先天性免疫和适应性免疫功能的影响

(1) 昼夜节律对先天性免疫功能的影响

生物钟通过自主神经系统的肾上腺素能神经,通过内皮细胞的肾上腺感受器信号,调控多种黏附分子的表达,进而以昼夜节律的方式在组织中控制白细胞的招募,而 Bmal1 敲除后 ZT13 的内皮 ICAM1 和 VCAM1 峰值消失[137,138]。另外,也通过调节线粒体动力学、线粒体膜电位、葡聚糖内吞影响对细菌的吞噬作用(图 6-19)[139,140]。

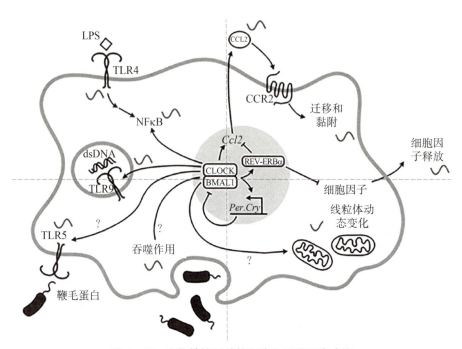

图 6-19 生物钟控制单核细胞和巨噬细胞功能

引自:LABRECQUE N, CERMAKIAN N. Circadian clocks in the immune system [J]. J Bio Rhythms, 2015, 30(4): 277-290.

(2) 昼夜节律对适应性免疫功能的影响

早在 1976 年,费尔南德斯(Fernandes)和同事研究发现,在一天中不同时间免疫羊红细胞可产生不同浓度的抗体滴度反应[141]。如 Rorα 或 Rorγ 敲除可影响 Th17 发育,而双敲除可导致 Th17 细胞发育完全丢失[142]。另外,T 细胞和 B 细胞的数量及定位也呈昼夜节律。在人类中,趋化因子和趋化因子受体的振荡可导致 B 和 T 细胞在夜间的循环中增加,上午下降,白天保持低位[143]。将免疫受损的小鼠移植入免疫细胞($CD45^+$白细胞),循环血中人和小鼠的免疫细胞分别在不同时间 ZT19 和 ZT7 达高峰,提示细胞内源性时钟基因介导了昼夜振荡的相移[144]。这些功能上的昼夜振荡导致免疫细胞对刺激反应的昼夜振荡,如体外实验显示不同时间采集的 $CD4^+$ T 细胞接受刺激后产生的细胞因子如 IL-2、IFNγ、IL-10 和 TNFα 也呈振荡模式[145,146]。感染后,$CD4^+$ T 细胞向 Th17 的分化依赖 RORγt,因此白天收集的 $CD4^+$ T 细胞在体外可更多地分化为 Th17 细胞[147]。

生物钟系统可将免疫系统分为 2 种状态(图 6-20):①预期的和增强的免疫活性状态(红线所示);②与免疫系统修复和再生有关的相反状态(绿线所示)。研究显示在小鼠转为活动开始(即 ZT12)时,免疫系统进入戒备状态并可预期感染的最高风险,但随之而来的是对败血症的敏感性增加。

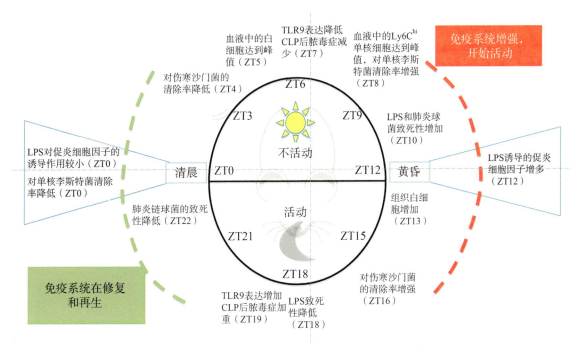

图 6-20 生物钟将免疫系统功能在时间上分为 2 种状态

LPS:脂多糖;CLP:盲肠结扎穿孔。
引自:CURTIS A M, BELLET M M, SASSONE-CORSI P, et al. Circadian clock proteins and immunity [J]. Immunity, 2014,40(2):178-186.

6.4.5 生物钟对免疫功能调节的临床意义

昼夜节律和免疫系统之间的这种紧密交互作用对疾病具有广泛影响,昼夜节律功能紊乱可导致癌症发病率升高、自身免疫性疾病症状加剧等。如轮班工作导致的生物钟与生活方式改变(睡眠-进食-运动)可导致炎症性疾病(如银屑病、肠易激综合征)发生率增加。很多炎症性疾病的临床症状和实验室指标都呈现昼夜变化,如哮喘常在清晨加重,同时伴肺嗜酸性粒细胞增加;类风湿关节炎(RA)患者清晨出现晨僵和疼痛,伴循环血中细胞因子增加[148,149]。心血管疾病如急性心肌梗死和心律失常常发生在早上,这与血压、凝血瀑布和血管功能的昼夜振荡相关[150—153]。另外证据显示动物和人类的免疫功能呈现季节性波动,循环血免疫细胞中,23%的基因表达呈现季节性变化,并与某些炎症性疾病出现季节性波动相关。多笔克(Dopico)和同事发现 BMAL1 表达在冬季时更低,在没有 BMAL1 的情况下,疱疹病毒和甲型流行性感冒病毒可以更有效地复制,这可能部分解释了病毒传播在冬季更为普遍的原因。慢性阻塞性肺疾病(COPD)也更容易在冬天恶化。相反,多发性硬化症的疾病活动在早春达高峰,在秋季缓解,这可能与褪黑素水平在夜间更长的秋冬季分泌更多有关。

6.5 生物昼夜节律改变的启示

6.5.1 揭示了生命活动的新篇章

人们对生命活动的了解随着科学的不断进步而逐步加深。18 世纪,人们通过解剖人体器官认识了主要脏器,进而通过循环系统的连接,了解到各器官之间的相互作用。19 世纪后由于化学、物理学,尤其是生物化学的进步,渐渐揭示各器官代谢之间的秘密。核医学的发展,使人们进一步了解了许多脏器具体代谢要素的进行过程。对于肾脏的精细检查手段的发展,包括肾脏微穿刺、微灌注以及细胞培养技术的进步,加之强大微量检测技术的进步,使我们得以了解这个特别复杂的脏器,包括肾小球、各段肾小管的功能。分子生物学的发现和进步,让人们得以从分子水平了解这些活动的细致本质。20世纪特别50年代以后基因遗传学飞速发展,尤其是基因工程的进步,人们可以通过各种干预手段,验证和探查各个分子活动的更细致本质,进而给完整生命活动的相互联系提供了十分深入的画面。所幸的是:生物节奏(生物钟)分子基础的发现,使我们发现,每一种细胞参与独自活动以外,全身所有细胞还有一个共同规律,即它们应用同一群的信号系统(TTFL)对应生物进化过程的共同经历,即地球和太阳对应所产生的光、温度等带来的必然改变,激励我们继续从这一领域探讨生命活动的规律。

6.5.2 生命活动昼夜节律异常与疾病

许多证据证实昼夜节律的异常可导致多种病患的发生、发展。据报道,欧洲人口的19%在22:00～05:00之间至少工作2h。轮班工作的睡眠障碍可导致2%～5%的工人健康和安全受到严重损害。莫里斯(Morris)等最近进行了一项随机交叉研究,利用动态血压监测(ABPM)对个人的血压进行测量发现,夜班工作者昼夜节律失调导致收缩压(SBP)和舒张压(DBP)升高以及C反应蛋白(CRP)、肿瘤坏死因子α(TNFα)显著增加,促使高血压的发展。北欧一些国家调查发现,夜班纺织女工患罹患癌症的比例较正常日间工作女工为高。

当代生活现状正严重影响生物钟的规律。持续的照明、跨洋旅行、不健康饮食习惯以及平均寿命的延长(很多老年人有生物钟节律的异常),必然导致多种生物钟节奏的异常,进而产生的健康问题更突出。文献中报道的昼夜节律改变对主要脏器影响主要包括睡眠障碍、高血压、动脉粥样硬化、炎症性肠病、肥胖、胰岛素抵抗、高脂血症、肝硬化等。有些报道提示,生物钟节律异常还可能与一些肿瘤的发生、发展有关。

6.5.3 肾脏病可以间接造成多种脏器生物日夜周期的异常

慢性肾脏病是一个进展性疾病,随着疾病进展,肾单位必然进行性减少。与此同时,各种代偿机制启动,包括:①残余肾单位的高灌注、高滤过,导致肾素-血管紧张素系统高度兴奋,血压升高;②维持足够的水、电解质、酸碱平衡的代价是肾脏浓缩稀释功能的减退;③维持钾离子排出需要醛固酮系统过度激活;④活性维生素以及FGF-23、PTH等的持续高分泌。上述代偿机制虽然暂时维持了全身内环境的稳定,但显然对全身其他器官会造成重大影响,不可避免地改变更多脏器,特别是心血管系统、内分泌系统的正常昼夜节律,进而影响与之相关的更多脏器的生理性节律。日间透析影响机体生物钟节律的事实已屡见报道,有研究证实夜间透析可以改善异常生物钟节律。在治疗领域,按照药物代谢规律用药往往事半功倍,例如在高血压治疗上,晚间应用阻断肾素-血管紧张素的药物比单纯上一次用药更利于对非杓型高血压的改善。生物钟节律对其他肾脏病,如糖尿病肾病、IgA肾病的影响也有少量报道,还有待进一步探讨。

6.5.4 充分关注生物钟研究进展

我们需要更详细、全面、深入地认识各种直接或间接参与及影响生物钟节律的小分子抑制物、激活剂,包括CRY、REV-ERB、ROR、各种激酶,以及多种参与生物钟组成的表观遗传蛋白质(图6-21);还可以应用去除、移植与生物钟相关的中枢神经核,检验其对相应外周脏器生物钟节律的影响,并判断它们之间的夹带关系。我们应该紧跟这些全新的发展,重新认识不良生活习惯对健康的影响,同时探讨根据生物节律的规律,调整我们现有的治疗手段,包括药物的使用、透析时间的调整等。期望能深入认识疾病本质,不断改进治疗手段,从而为生命科学增添新的内容,为提高临床治疗水平做出更大贡献。

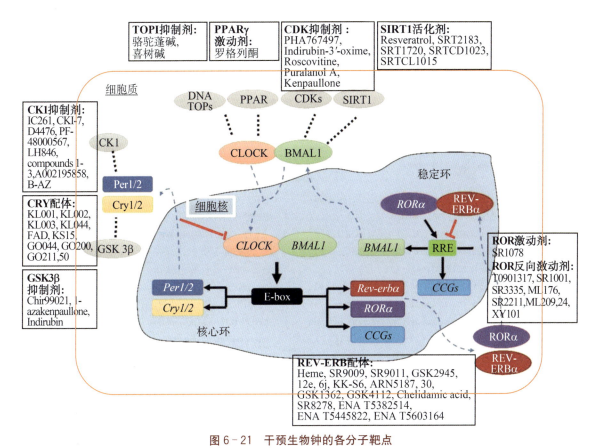

图 6-21 干预生物钟的各分子靶点

引自：HUANG S, JIAO X, LU D, et al. Recent advances in modulators of circadian rhythms: an update and perspective [J]. J Enzyme lnhib Med Chem, 2020, 35(1):1267-1286.

（林善锬）

（致谢：陈丹峰医师参与本章初稿部分内容的编写，特致谢意）

参考文献

1. ALBRECHT U. Timing to perfection: the biology of central and peripheral circadian clocks [J]. Neuron, 2012, 74(2):246-260.
2. FINGER A M, DIBNER C, KRAMER A. Coupled network of the circadian clocks: a driving force of rhythmic physiology [J]. FEBS Lett, 2020, 594(17):2734-2769.
3. ASTIZ M, HEYDE I, OSTER H. Mechanisms of communication in the mammalian circadian timing system [J]. Inter J Mol Sci, 2019, 20(2):343.
4. PITTENDRIGH CS. Circadian rhythms and the circadian organization of living systems [J]. Cold Spring Harb Symp Quant Biol, 1960, 25:159-184.
5. LEHMAN M N, SILVER R, GLADSTONE W R, et al. Circadian rhythmicity restored by neural transplant. Immunocytochemical characterization of the graft and its integration with the host brain [J]. J Neurosci, 1987, 7(6):1626-1638.
6. MOORE R Y, EICHLER V B. Loss of a circadian adrenal corticosterone rhythm following suprachiasmatic lesions in the rat [J]. Brain Res, 1972, 42(1):201-206.
7. STEPHAN F K, ZUCKER I. Circadian rhythms in drinking behavior and locomotor activity of rats are eliminated by hypothalamic lesions [J]. Proc Natl Acad Sci USA, 1972, 69(6):1583-1586.
8. MIEDA M, ONO D, HASEGAWA E, et al. Cellular clocks in AVP neurons of the SCN are critical for interneuronal coupling regulating circadian behavior rhythm [J]. Neuron, 2015, 85(5):1103-1116.
9. ASHER G, SCHIBLER U. Crosstalk between

components of circadian and metabolic cycles in mammals [J]. Cell Met, 2011,13(2):125 – 137.

10. PATKE A, YOUNG M W, AXELROD S. Molecular mechanisms and physiological importance of circadian rhythms [J]. Nat Rev Mol Cell Biol, 2020, 21(2):67 – 84.

11. MURE L S, LE H D, BENEGIAMO G, et al. Diurnal transcriptome atlas of a primate across major neural and peripheral tissues [J]. Science, 2018,359(6381): eaa00318.

12. ALLADA R, BASS J. Circadian mechanisms in medicine [J]. N Engl J Med, 2021,384(6):550 – 561.

13. MOHAWK J A, GREEN C B, TAKAHASHI J S. Central and peripheral circadian clocks in mammals [J]. Annu Rev Neurosci, 2012,35:445 – 462.

14. AKHTAR R A, REDDY A B, MAYWOOD E S, et al. Circadian cycling of the mouse liver transcriptome, as revealed by CDNA microarray, is driven by the suprachiasmatic nucleus [J]. Curr Biol, 2002, 12(7): 540 – 550.

15. OSTER H, DAMEROW S, KIESSLING S, et al. The circadian rhythm of glucocorticoids is regulated by a gating mechanism residing in the adrenal cortical clock [J]. Cell Metab, 2006,4(2):163 – 173.

16. KALSBEEK A, VAN DER SPEK R, LEI J, et al. Circadian rhythms in the hypothalamo-pituitary-adrenal (HPA) axis [J]. Mol Cell Endocrinol, 2012, 349(1): 20 – 29.

17. PESCHKE E. Melatonin, endocrine pancreas and diabetes [J]. J Pineal Res, 2008,44(1):26 – 40.

18. MORF J, REY G, SCHNEIDER K, et al. Cold-inducible RNA-binding protein modulates circadian gene expression posttranscriptionally [J]. Science, 2012, 338 (6105): 379 – 383.

19. ADAMOVICH Y, LADEUIX B, SOBEL J, et al. Oxygen and carbon dioxide rhythms are circadian clock controlled and differentially directed by behavioral signals [J]. Cell Metab, 2019,29(5):1092 – 1103. e3.

20. GREENWELL B J, TROTT A J, BEYTEBIERE J R, et al. Rhythmic food intake drives rhythmic gene expression more potently than the hepatic circadian clock in mice [J]. Cell Rep, 2019,27(3):649 – 657. e5.

21. IKEDA Y, KAMAGATA M, HIRAO M, et al. Glucagon and/or IGF – 1 production regulates resetting of the liver circadian clock in response to a protein or amino acid-only diet [J]. EBioMedicine, 2018,28:210 – 224.

22. SUN X, DANG F, ZHANG D, et al. Glucagon-CREB/CRTC2 signaling cascade regulates hepatic BMAL1 protein [J]. J Biol Chem, 2015,290(4):2189 – 2197.

23. LESAUTER J, HOQUE N, WEINTRAUB M, et al. Stomach ghrelin-secreting cells as food-entrainable circadian clocks [J]. Proc Natl Acad Sci USA, 2009,106 (32):13582 – 13587.

24. LANDGRAF D, TSANG A H, LELIAVSKI A, et al. Oxyntomodulin regulates resetting of the liver circadian clock by food [J]. Elife, 2015,4: e06253.

25. ASHER G, GATFIELD D, STRATMANN M, et al. SIRT1 regulates circadian clock gene expression through PER2 deacetylation [J]. Cell, 2008,134(2):317 – 328.

26. YOO S-H, MOHAWK J A, SIEPKA S M, et al. Competing E3 ubiquitin ligases govern circadian periodicity by degradation of CRY in nucleus and cytoplasm [J]. Cell, 2013,152(5):1091 – 1105.

27. ASHER G, REINKE H, ALTMEYER M, et al. Poly (ADP-Ribose) polymerase 1 participates in the phase entrainment of circadian clocks to feeding [J]. Cell, 2010,142(6):943 – 953.

28. WOLFF G, ESSER K A. Scheduled exercise phase shifts the circadian clock in skeletal muscle [J]. Med Sci Sports Exerc, 2012,44(9):1663 – 1670.

29. MARCHEVA B, RAMSEY K M, BUHR E D, et al. Disruption of the clock components CLOCK and BMAL1 leads to hypoinsulinaemia and diabetes [J]. Nature, 2010,466(7306):627 – 631.

30. TUREK F W, JOSHU C, KOHSAKA A, et al. Obesity and metabolic syndrome in circadian clock mutant mice [J]. Science, 2005,308(5724):1043 – 1045.

31. LAMIA K A, STORCH K F, WEITZ C J. Physiological significance of a peripheral tissue circadian clock [J]. Proc Natl Acad Sci USA, 2008, 105 (39): 15172 – 15177.

32. MCCARTHY J J, ANDREWS J L, MCDEARMON E L, et al. Identification of the circadian transcriptome in adult mouse skeletal muscle [J]. Physiol Genomics, 2007,31(1):86 – 95.

33. SHIMBA S, ISHII N, OHTA Y, et al. Brain and muscle arnt-like protein – 1 (BMAL1), a component of the molecular clock, regulates adipogenesis [J]. Proc Natl Acad Sci USA, 2005,102(34):12071 – 12076.

34. YANG S, LIU A, WEIDENHAMMER, et al. The role of MPer2 clock gene in glucocorticoid and feeding rhythms [J]. Endocrinology, 2009,150(5):2153 – 2160.

35. ZHANG E E, KAY A. Clocks not winding down: unravelling circadian networks [J]. Nat Rev Mol Cell

Biol, 2010, 11(11):764-776.
36. STOKKAN K A, YAMAZAKI S, TEI H, et al. Entrainment of the circadian clock in the liver by feeding [J]. Science, 2001, 291(5503):490-493.
37. DAMIOLA F, LE MINH N, PREITNER N, et al. Restricted feeding uncouples circadian oscillators in peripheral tissues from the central pacemaker in the suprachiasmatic nucleus [J]. Genes Dev, 2000, 14(23): 2950-2961.
38. DYAR K A, LUTTER D, ARTATI A, et al. Atlas of circadian metabolism reveals system-wide coordination and communication between clocks [J]. Cell, 2018, 174 (6):1571-1585.e11.
39. KOHSAKA A, LAPOSKY A D, RAMSEY K M, et al. High-fat diet disrupts behavioral and molecular circadian rhythms in mice [J]. Cell Metab, 2007, 6(5):414-421.
40. DE GOEDE P, SEN S, OOSTERMAN J E, et al. Differential effects of diet composition and timing of feeding behavior on rat brown adipose tissue and skeletal muscle peripheral clocks [J]. Neurobiol Sleep Circadian Rhythms, 2018, 4:24-33.
41. BOOKOUT A L, DE GROOT MHM, OWEN B M, et al. FGF21 regulates metabolism and circadian behavior by acting on the nervous system [J]. Nature Med, 2013, 19(9):1147-1152.
42. BASS J. Forever (FGF) 21 [J]. Nat Med, 2013, 19(9): 1090-1092.
43. ANDERSEN B, BECK-NIELSEN H, HØJLUND K. Plasma FGF21 displays a circadian rhythm during a 72-h fast in healthy female volunteers [J]. Clin Endocrinol, 2011, 75(4):514-519.
44. CHAVAN R, FEILLET C, COSTA S S F, et al. Liver-derived ketone bodies are necessary for food anticipation [J]. Nat Commun, 2016, 7:10580.
45. PASTORE N, VAINSHTEIN A, HERZ N J, et al. Nutrient-sensitive transcription factors TFEB and TFE3 couple autophagy and metabolism to the peripheral clock [J]. EMBO J, 2019, 38(12). e101347.
46. RUTTER J, REICK M, WU L C, et al. Regulation of clock and NPAS2 DNA binding by the redox state of NAD cofactors [J]. Science, 2001, 293(5529):510-514.
47. KLEMZ R, REISCHL S, WALLACH T, et al. Reciprocal regulation of carbon monoxide metabolism and the circadian clock [J]. Nat Struct Mol Biol, 2017, 24(1):15-22.
48. HIRANO A, BRAAS D, FU Y H, et al. FAD regulates cryptochrome protein stability and circadian clock in mice [J]. Cell Rep, 2017, 19(2):255-266.
49. NAKAHATA Y, SAHAR S, ASTARITA G, et al. Circadian control of the NAD^+ salvage pathway by Clock-SIRT1 [J]. Science, 2009, 324(5927):654-657.
50. PANDA S. Circadian physiology of metabolism [J]. Science, 2016, 354(6315):1008-1015.
51. GERHART-HINES Z, FENG D, EMMETT M J, et al. The nuclear receptor rev-erbα controls circadian thermogenic plasticity [J]. Nature, 2013, 503(7476): 410-413.
52. MORTOLA J P. Breathing around the clock: an overview of the circadian pattern of respiration [J]. Eur J Appl Physiol, 2004, 91(2-3):119-129.
53. ADAMOVICH Y, LADEUIX B, GOLIK M, et al. Rhythmic oxygen levels reset circadian clocks through HIF1α [J]. Cell Metab, 2017, 25(1):93-101.
54. MANELLA G, AVIRAM R, BOLSHETTE N, et al. Hypoxia induces a time-and tissue-specific response that elicits intertissue circadian clock misalignment [J]. Proc Natl Acad Sci USA, 2020, 117(1):779-786.
55. REINKE H, ASHER G. Crosstalk between metabolism and circadian clocks [J]. Nat Rev Mol Cell Biol, 2019, 20(4):227-241.
56. CEDERNAES J, HUANG W, RAMSEY K M, et al. Transcriptional basis for rhythmic control of hunger and metabolism within the AgRP neuron [J]. Cell Metab, 2019, 29(5):1078-1091. e5.
57. ZHANG Y, FANG B, EMMETT M J, et al. Gene regulation. discrete functions of nuclear receptor rev-erbα couple metabolism to the clock [J]. Science, 2015, 348(6242):1488-1492.
58. LE MARTELOT G, CLAUDEL T, GATFIELD D, et al. REV-ERBalpha participates in circadian SREBP signaling and bile acid homeostasis [J]. PLoS Biol, 2009, 7(9):e1000181.
59. FENG D, LIU T, SUN Z, et al. A circadian rhythm orchestrated by histone deacetylase 3 controls hepatic lipid metabolism [J]. Science, 2011, 331(6022):1315-1319.
60. LEE J, MOULIK M, FANG Z, et al. Bmal1 and β-cell clock are required for adaptation to circadian disruption, and their loss of function leads to oxidative stress-induced β-cell failure in mice [J]. Mol Cell Biol, 2013, 33(11): 2327-2338.
61. RAKSHIT K, HSU T W, MATVEYENKO A V. Bmal1 Is required for beta cell compensatory expansion, survival and metabolic adaptation to diet-induced obesity

in mice[J]. Diabetologia, 2016,59(4):734-743.

62. DYAR K A, HUBERT M J, MIR A A, et al. Transcriptional programming of lipid and amino acid metabolism by the skeletal muscle circadian clock[J]. PLoS Biol, 2018,16(8):e2005886.

63. LEKKAS D, PASCHOS G K. The circadian clock control of adipose tissue physiology and metabolism[J]. Auton Neurosci, 2019,219:66-70.

64. PARK H K, AHIMA R S. Physiology of leptin: energy homeostasis, neuroendocrine function and metabolism[J]. Metabolism, 2015,64(1):24-34.

65. KETTNER N M, MAYO S A, HUA J, et al. Circadian dysfunction induces leptin resistance in mice[J]. Cell Metab, 2015,22(3):448-459.

66. STENVERS D J, SCHEER F A J L, SCHRAUWEN P, et al. Circadian clocks and insulin resistance[J]. Nat Rev Endocrinol, 2019, 15(2): 75-89.

67. CARRASCO-BENSO M P, RIVERO-GUTIERREZ B, LOPEZ-MINGUEZ J, et al. Human adipose tissue expresses intrinsic circadian rhythm in insulin sensitivity[J]. FASEB J, 2016,30(9):3117-3123.

68. SCHEVING L A. Biological clocks and the digestive system[J]. Gastroenterology, 2000,119(2):536-549.

69. SOTÁK M, POLIDAROVÁ L, MUSÍLKOVÁ J, et al. Circadian regulation of electrolyte absorption in the rat colon[J]. Am J Physiol Gastrointest Liver Physiol, 2011, 301(6): G1066-G1074.

70. HOOGERWERF W A. Biologic clocks and the gut[J]. Curr Gastroenterol Rep, 2006,8(5):353-359.

71. FEILLET C A, ALBRECHT U, CHALLET E. "Feeding Time" for the brain: a matter of clocks[J]. J Physiol Paris, 2006,100(5-6):252-260.

72. BRUBAKER P L, GIL-LOZANO M. Glucagon-like Peptide-1: The missing link in the metabolic clock?[J]. J Diabetes Investig, 2016,7 (Suppl 1):70-75.

73. MARTCHENKO A, OH R H, WHEELER S E, et al. Suppression of circadian secretion of glucagon-like peptide-1 by the saturated fatty acid, palmitate[J]. Acta Physiol (Oxf), 2018,222(4):e13007.

74. STENVERS D J, JONGEJAN A, ATIQI S, et al. Diurnal rhythms in the white adipose tissue transcriptome are disturbed in obese individuals with type 2 diabetes compared with lean control individuals[J]. Diabetologia, 2019,62(4):704-716.

75. CHRISTOU S, WEHRENS S M T, ISHERWOOD C, et al. Circadian regulation in human white adipose tissue revealed by transcriptome and metabolic network analysis[J]. Sci Rep, 2019,9(1):2641.

76. SOOKOIAN S, GEMMA C, GIANOTTI T F, et al. Genetic variants of clock transcription factor are associated with individual susceptibility to obesity[J]. Am J Clin Nutr, 2008,87(6):1606-1615.

77. SOOKOIAN S, CASTAÑO G, GEMMA C, et al. Common genetic variations in clock transcription factor are associated with nonalcoholic fatty liver disease[J]. World J Gastroenterol, 2007,13(31):4242-4248.

78. DASHTI H S, SMITH C E, LEE Y C, et al. CRY1 circadian gene variant interacts with carbohydrate intake for insulin resistance in two independent populations: mediterranean and north american[J]. Chronobiol Int, 2014,31(5):660-667.

79. SCOTT E M, CARTER A M, GRANT P J. Association between polymorphisms in the clock gene, obesity and the metabolic syndrome in man[J]. Int J Obes (Lond), 2008,32(4):658-662.

80. VETTER C, DASHTI H S, LANE J M, et al. Night shift work, genetic risk, and type 2 diabetes in the UK biobank[J]. Diabetes Care, 2018,41(4):762-769.

81. BAUDUCCO S, RICHARDSON C, GRADISAR M. Chronotype, circadian rhythms and mood[J]. Curr Opin Psychol, 2020,34:77-83.

82. HAN C H, CHUNG J. Late chronotype is associated with adolescent asthma: assessment using the Korean-version MCTQ[J]. Int J Environ Res Public Health, 2020,17(9):3000.

83. ZHANG Y, XIONG Y, DONG J, et al. Caffeinated drinks intake, late chronotype, and increased body mass index among medical students in chongqing, china: a multiple mediation mode[J]. Int J Environ Res Public Health, 2018,15(8):1721.

84. HENSON J, ROWLANDS A V, BALDRY E, et al. Physical behaviors and chronotype in people with type 2 diabetes[J]. BMJ Open Diabetes Res Care, 2020, 8(1):e001375.

85. MERIKANTO I, LAHTI T, PUOLIJOKI H, et al. Associations of chronotype and sleep with cardiovascular diseases and type 2 diabetes[J]. Chronobiol Int, 2013, 30(4):470-477.

86. YU J H, YUN C H, AHN J H, et al. Evening chronotype is associated with metabolic disorders and body composition in middle-aged adults[J]. J Clin Endocrinol Metab, 2015,100(4):1494-1502.

87. WILMS B, CHAMORRO R, HALLSCHMID M, et al. Timing modulates the effect of sleep loss on glucose

homeostasis [J]. J Clin Endocrinol Metab, 2019, 104(7):2801-2808.

88. YASUMOTO Y, HASHIMOTO C, NAKAO R, et al. Short-term feeding at the wrong time is sufficient to desynchronize peripheral clocks and induce obesity with hyperphagia, physical inactivity and metabolic disorders in mice [J]. Metabolism, 2016, 65(5):714-727.

89. SUTTON E F, BEYL R, EARLY K S, et al. Early time-restricted feeding improves insulin sensitivity, blood pressure, and oxidative stress even without weight loss in men with prediabetes [J]. Cell Metab, 2018, 27(6):1212-1221. e3.

90. WEHRENS S M T, CHRISTOU S, ISHERWOOD C, et al. Meal timing regulates the human circadian system [J]. Curr Bio, 2017, 27(12):1768-1775. e3.

91. QIAN J, WALKUP M P, CHEN S H, et al. Association of objectively measured timing of physical activity bouts with cardiovascular health in type 2 diabetes [J]. Diabetes Care, 2021, 44(4):1046-1054.

92. MORO T, TINSLEY G, LONGO G, et al. Time-restricted eating effects on performance, immune function, and body composition in elite cyclists: a randomized controlled trial [J]. J Int Soc Sports Nutr, 2020, 17(1):65.

93. ANTON S D, LEE S A, DONAHOO W T, et al. The effects of time restricted feeding on overweight, older adults: a pilot study [J]. Nutrients, 2019, 11(7):1500.

94. JAMSHED H, BEYL R A, DELLA MANNA D L, et al. Early time-restricted feeding improves 24-hour glucose levels and affects markers of the circadian clock, aging, and autophagy in humans [J]. Nutrients, 2019, 11(6):1234.

95. LOWE D A, WU N, ROHDIN-BIBBY L, et al. Effects of time-restricted eating on weight loss and other metabolic parameters in women and men with overweight and obesity: the treat randomized clinical trial [J]. JAMA Intern Med, 2020, 180(11):1491-1499.

96. SWIĄTKIEWICZ I, WOŹNIAK A, TAUB P R. Time-restricted eating and metabolic syndrome: current status and future perspectives [J]. Nutrients, 2021, 13(1):221.

97. ARES G R, CACERES P S, ORTIZ P A. Molecular regulation of NKCC2 in the thick ascending limb [J]. Am J Physiol Renal Physiol, 2011, 301(6):F1143-F1159.

98. KIMURA G. Kidney and circadian blood pressure rhythm [J]. Hypertension, 2008, 51(4):827-828.

99. DOSSCHE L, RAES A, HOEBEKE P, et al. Circadian rhythm of glomerular filtration and solute handling related to nocturnal enuresis [J]. J Urol, 2016, 195(1):162-167.

100. ANSERMET C, CENTENO G, NIKOLAEVA S, et al. The intrinsic circadian clock in podocytes controls glomerular filtration rate [J]. Sci Rep, 2019, 9(1):16089.

101. BONNY O, VINCIGUERRA M, GUMZ M L, et al. Molecular bases of circadian rhythmicity in renal physiology and pathology [J]. Nephrol Dial Transplant, 2013, 28(10):2421-2431.

102. ALLI A, YU L, HOLZWORTH M, et al. Direct and indirect inhibition of the circadian clock protein per1: effects on ENaC and blood pressure [J]. Am J Physiol Renal Physiol, 2019, 316(5):F807-F813.

103. TOKONAMI N, MORDASINI D, PRADERVAND S, et al. Local renal circadian clocks control fluid-electrolyte homeostasis and BP [J]. J Am Soc Nephrol, 2014, 25(7):1430-1439.

104. RUSSCHER M, KOCH B, NAGTEGAAL E, et al. The role of melatonin treatment in chronic kidney disease [J]. Front Biosci (Landmark Ed), 2012, 17:2644-2656.

105. KOCH B C P, VAN DER PUTTEN K, VAN SOMEREN E J W, et al. Impairment of endogenous melatonin rhythm is related to the degree of chronic kidney disease (cream study) [J]. Nephrol Dial Transplant, 2010, 25(2):513-519.

106. ISHIGAKI S, OHASHI N, ISOBE S, et al. Impaired endogenous nighttime melatonin secretion relates to intrarenal renin-angiotensin system activation and renal damage in patients with chronic kidney disease [J]. Clin Exp Nephrol, 2016, 20(6):878-884.

107. AOKI T, OHASHI N, ISOBE S, et al. Chronotherapy with a renin-angiotensin system inhibitor ameliorates renal damage by suppressing intrarenal renin-angiotensin system activation [J]. Intern Med, 2020, 59(18):2237-2244.

108. GROSSMAN E, LAUDON M, ZISAPEL N. Effect of melatonin on nocturnal blood pressure: meta-analysis of randomized controlled trials [J]. Vasc Health Risk Manag, 2011, 7:577-584.

109. OHASHI N, ISHIGAKI S, ISOBE S. The pivotal role of melatonin in ameliorating chronic kidney disease by suppression of the Renin-Angiotensin System in the Kidney [J]. Hypertens Res, 2019, 42(6):761-768.

110. WARREN W S, CHAMPNEY T H, CASSONE V M.

The suprachiasmatic nucleus controls the circadian rhythm of heart rate via the sympathetic nervous system [J]. Physiol Behav, 1994, 55(6): 1091-1099.

111. BECKER B K, ZHANG D, SOLIMAN R, et al. Autonomic nerves and circadian control of renal function [J]. Auton Neurosci, 2019, 217: 58-65.

112. FABBIAN F, SMOLENSKY M H, TISEO R, et al. Dipper and non-dipper blood pressure 24-hour patterns: circadian rhythm-dependent physiologic and pathophysiologic mechanisms [J]. Chronobiol Int, 2013, 30(1-2): 17-30.

113. FIRSOV D, TOKONAMI N, BONNY O. Role of the renal circadian timing system in maintaining water and electrolytes homeostasis [J]. Mol Cell Endocrinol, 2012, 349(1): 51-55.

114. JOHNSTON J G, POLLOCK D M. Circadian regulation of renal function [J]. Free Radic Biol Med, 2018, 119: 93-107.

115. KNUTSON K L, LASH J, RICARDO A C, et al. Habitual sleep and kidney function in chronic kidney disease: the chronic renal insufficiency cohort study [J]. J Sleep Res, 2018, 27(2): 281-289.

116. GOTO N, UCHIDA K, MOROZUMI K, et al. Circadian blood pressure rhythm is disturbed by nephrectomy [J]. Hypertens Res, 2005, 28(4): 301-306.

117. MCMULLAN C J, HICKSON D A, TAYLOR H A, et al. Prospective analysis of the association of ambulatory blood pressure characteristics with incident chronic kidney disease [J]. J Hypertens, 2015, 33(9): 1939-1946.

118. ANDO D, YASUDA G. Circadian blood pressure rhythm is changed by improvement in hypoalbuminemia and massive proteinuria in patients with minimal change nephrotic syndrome [J]. Cardiorenal Med, 2016, 6(3): 209-215.

119. RUIZ-HURTADO G, RUILOPE L, DE LA SIERRA A, et al. Association between high and very high albuminuria and nighttime blood pressure: influence of diabetes and chronic kidney disease [J]. Diabetes Care, 2016, 39(10): 1729-1737.

120. WHITE H D, AHMAD A M, DURHAM B H, et al. PTH circadian rhythm and PTH target-organ sensitivity is altered in patients with adult growth hormone deficiency with low BMD [J]. J Bone Miner Res, 2007, 22(11): 1798-1807.

121. MICOZKADIOGLU H, OZELSANCAK R, YILDIZ I, et al. Circadian rhythm of serum phosphate, calcium and parathyroid hormone levels in hemodialysis patients [J]. Clin Lab, 2013, 59(1-2): 79-84.

122. NORDHOLM A, EGSTRAND S, GRAVESEN E, et al. Circadian rhythm of activin a and related parameters of mineral metabolism in normal and uremic rats [J]. Pflugers Arch, 2019, 471(8): 1079-1094.

123. OHASHI N, ISHIGAKI S, ISOBE S, et al. Salt loading aggravates the relationship between melatonin and proteinuria in patients with chronic kidney disease [J]. Intern Med, 2019, 58(11): 1557-1564.

124. SPEED J S, HYNDMAN K A, ROTH K, et al. High dietary sodium causes dyssynchrony of the renal molecular clock in rats [J]. Am J Physiol Renal Physiol, 2018, 314(1): F89-F98.

125. ZHANG S, WANG Y, ZHU Y, et al. Rotating night shift work, exposure to light at night, and glomerular filtration rate: baseline results from a Chinese occupational cohort [J]. Int J Environ Res Public Health, 2020, 17(23): 9035.

126. MENDEZ N, TORRES-FARFAN C, SALAZAR E, et al. Fetal programming of renal dysfunction and high blood pressure by chronodisruption [J]. Front Endocrinol, 2019, 10: 362.

127. BELLET M M, ZOCCHI L, SASSONE-CORSI P. The relB subunit of NFκB acts as a negative regulator of circadian gene expression [J]. Cell Cycle, 2012, 11(17): 3304-3311.

128. TISCHKAU S A. Mechanisms of circadian clock interactions with aryl hydrocarbon receptor signalling [J]. Eur J Neurosci, 2020, 51(1): 379-395.

129. SHACKELFORD P G, FEIGIN R D. Periodicity of susceptibility to pneumococcal infection: influence of light and adrenocortical secretions [J]. Science, 1973, 182(4109): 285-287.

130. HALBERG F, JOHNSON E A, BROWN B W, et al. Susceptibility rhythm to E. coli endotoxin and bioassay [J]. Proc Soc Exp Biol Med, 1960, 103(1): 142-144.

131. SCHEIERMANN C, GIBBS J, INCE L, et al. Clocking in to immunity [J]. Nat Rev Immunol, 2018, 18(7): 423-437.

132. HERGENHAN S, HOLTKAMP S, SCHEIERMANN C. Molecular interactions between components of the circadian clock and the immune system [J]. J Mol Biol, 2020, 432(12): 3700-3713.

133. SPENGLER M L, KUROPATWINSKI K K, COMAS M, et al. Core circadian protein clock is a positive

regulator of NF-κB mediated transcription [J]. Proc Natl Acad Sci USA, 2012,109(37):E2457 - E2465.

134. DEBERARDINIS R J, THOMPSON C B. Cellular metabolism and disease: what do metabolic outliers teach us? [J]. Cell, 2012,148(6):1132 - 1144.

135. NGUYEN K D, FENTRESS S J, QIU Y, et al. Circadian gene bmal1 regulates diurnal oscillations of Ly6C(Hi) inflammatory monocytes [J]. Science, 2013, 341(6153):1483 - 1488.

136. GIBBS J E, BUTLER T D. Circadian host-microbiome interactions in immunity [J]. Front Immunol, 2020, 11:1783.

137. GIBBS J, INCE L, MATTHEWS L, et al. An epithelial circadian clock controls pulmonary inflammation and glucocorticoid action. [J]. Nat Med, 2014,20(8):919 - 926.

138. HE W, HOLTKAMP S, HERGENHAN S M, et al. Circadian expression of migratory factors establishes lineage-specific signatures that guide the homing of leukocyte subsets to tissues [J]. Immunity, 2018, 49 (6):1175 - 1190.

139. OLIVA-RAMÍREZ J, MORENO-ALTAMIRANO MMB, PINEDA-OLVERA B, et al. Crosstalk between circadian rhythmicity, mitochondrial dynamics and macrophage bactericidal activity [J]. Immunology, 2014,143(3):490 - 497.

140. LABRECQUE N, CERMAKIAN N. Circadian clocks in the immune system [J]. J Biol Rhythms, 2015,30(4): 277 - 290.

141. FERNANDES G, HALBERG F, YUNIS E J, et al. Circadian rhythmic plaque-forming cell response of spleens from mice immunized with SRBC [J]. J Immunol, 1976,117(3):962 - 966.

142. YANG X O, PAPPU B P, NURIEVA R, et al. T Helper 17 lineage differentiation is programmed by orphan nuclear receptors ROR alpha and ROR gamma [J]. Immunity, 2008,28(1):29 - 39.

143. BESEDOVSKY L, BORN J, LANGE T. Endogenous glucocorticoid receptor signaling drives rhythmic changes in human T-cell subset numbers and the expression of the chemokine receptor CXCR4 [J]. FASEB J, 2014, 28(1):67 - 75.

144. ZHAO Y, LIU M, CHAN X Y, et al. Uncovering the mystery of opposite circadian rhythms between mouse and human leukocytes in humanized mice [J]. Blood, 2017,130(18):1995 - 2005.

145. BOLLINGER T, LEUTZ A, LELIAVSKI A, et al. Circadian clocks in mouse and human $CD4^+$ T cells [J]. PloS One, 2011,6(12):e29801.

146. KIRSCH S, THIJSSEN S, ALARCON SALVADOR S, et al. T-cell numbers and antigen-specific T-cell function follow different circadian rhythms [J]. J Clin Immunol, 2012,32(6):1381 - 1389.

147. SILVER A C, ARJONA A, WALKER W E, et al. The circadian clock controls toll-like receptor 9-mediated innate and adaptive immunity [J]. Immunity, 2012, 36(2):251 - 261.

148. LI W Q, QURESHI A A, SCHERNHAMMER E S, et al. Rotating night-shift work and risk of psoriasis in US women [J]. J Invest Dermatol, 2013, 133(2): 565 - 567.

149. NOJKOV B, RUBENSTEIN J H, CHEY W D, et al. The impact of rotating shift work on the prevalence of irritable bowel syndrome in nurses [J]. Am J Gastroenterol, 2010,105(4):842 - 847.

150. PERRY M G, KIRWAN J R, JESSOP D S, et al. Overnight variations in cortisol, interleukin 6, tumour necrosis factor alpha and other cytokines in people with rheumatoid arthritis [J]. Ann Rheum Dis, 2009,68(1): 63 - 68.

151. DURRINGTON H J, FARROW S N, LOUDON A S, et al. The circadian clock and asthma [J]. Thorax, 2014,69(1):90 - 92.

152. OLSEN N J, BROOKS R H, FURST D. Variability of immunologic and clinical features in patients with rheumatoid arthritis studied over 24 hours [J]. J Rheumatol, 1993,20(6):940 - 943.

153. PANZER S E, DODGE A M, KELLY E A B, et al. Circadian variation of sputum inflammatory cells in mild asthma [J]. J Allergy Clin Immunol, 2003, 111(2): 308 - 312.

利尿钠肽临床应用的新进展

- 7.1 概述
- 7.2 心房利尿钠肽对肾脏的作用
- 7.3 心房利尿钠肽的其他作用
  - 7.3.1 对血管系统的作用
  - 7.3.2 对脂肪代谢的作用
- 7.4 利尿钠肽系统与心力衰竭
- 7.5 利尿钠肽抵抗
  - 7.5.1 肾脏对利尿钠肽的抵抗
  - 7.5.2 沙库巴曲/缬沙坦改善心力衰竭的机制
- 7.6 利尿钠肽在肾脏病中的作用
- 7.7 总结与展望

7.1 概述

容量过多是心力衰竭、高血压、肾功能障碍等主要临床症状的重要原因。在心力衰竭、终末期肾病(ESRD)(尤其是尚未接受透析)时,严格控制钠盐摄入是预防的重要手段。钠离子(Na^+)是一种阳离子。由于大部分钠位于细胞外液,决定了细胞外液(包括血浆和间质)容量的多少。

正常人体有多种机制可以对钠的平衡进行调节。因此,即使正常人每日钠的摄入因饮食习惯、食物内容不同而常有差异,最终总能够达到摄入与排出的相对平衡。虽然人体也可以通过皮肤(汗液)、粪便等排出钠盐,但其量甚微,因此肾脏是控制钠平衡的最重要器官。

钠可经肾小球自由滤过,虽然肾小球滤过率(GFR)的变化可以影响钠的滤过,但正常情况下机体GFR有严格的自我调节机制,GFR在相当程度上维持恒定。而肾小管各段有多种调节钠离子重吸收的离子通道、转运蛋白、交换蛋白等结构,当全身体液平衡改变时,神经、体液因子也同时改变,并作用于对应的各段小管,影响钠离子重吸收,从而维持全身细胞外液的平衡。醛固酮、血管紧张素Ⅱ、交感神经等是早就被认识的调节体内钠平衡最主要的神经、体液因子。早期肾移植的实验显示,将高血压患者的肾脏移植给正常血压的受体,受体即可发生高血压;相反高血压的受体移植一个正常血压的供体肾脏,血压可恢复正常[1],说明肾脏是影响高血压发生的重要器官。晚近研究发现,肾脏对钠处理的异常与盐敏感性高血压相关[2-4]。临床上可通过干预肾脏调控水、钠的靶点,治疗各种容量异常相关性疾病,如应用各类利尿剂、醛固酮拮抗剂、阻断肾素-血管紧张素系统(RAS),以及针对交感神经系统(SNS)的药物来治疗高血压、心力衰竭、水肿等,改善预后。

除了人们熟知的肾素-血管紧张素-醛固酮系统(RAAS)和SNS系统,利尿钠肽(natriuretic peptide, NP)是作用于肾脏,维持水、盐平衡的另一内分泌系统。早在60多年前,基什(Kisch)发现心房细胞含有高度发达的高尔基体,这一特点与内分泌细胞类似。随后贾米森(Jamieson)等发现心房的心肌细胞含有球形的电子不透明颗粒,如图7-1所示。同期,亨利(Henry)等做了一个实验,他将A犬的肾脏接受B犬股动脉恒定压力的灌注,并通过气球充气的方式使B犬的左心房压力增加1.96 kPa(20cmH₂O),发现B犬左心房扩张导致A犬尿量和尿钠排泄量增加[5]。直到1981年,德博尔德(DeBold)等发表了一项开创性的研究,证实心房而

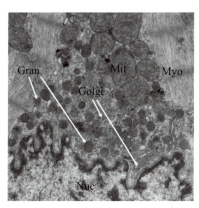

图 7-1 小鼠心房心肌细胞的透射电子显微镜

显示部分细胞核(Nuc)以及线粒体(Mit)、肌原纤维(Myo)、高尔基复合体(Golgi)和特定的心房颗粒(Gran)（放大倍数：5 000×）。

引自：OGAWA T, DE BOLD A J. The heart as an endocrine organ [J]. Endocr Connect, 2014, 3(2): R31-R44.

不是心室提取物可通过刺激肾脏排钠和排水而降低血压，表明心脏是一个参与维持水、钠平衡的内分泌器官[6]。随后，分别从大鼠和人心房肌中纯化了一种28个氨基酸的肽，至此第1个NP被发现，现在多称之为心房利尿钠肽（atrial natriuretic peptide, ANP）。随后在1990年左右，另外2个与ANP作用类似的脑利尿钠肽（brain natriuretic peptide, BNP，主要由心室分泌）和C型利尿钠肽（C-type natriuretic peptide, CNP，主要表达于神经系统和内皮细胞）被发现。在脊椎动物中，ANP、BNP和CNP是一系列基因上、结构上和功能上相关的多肽，它们都有一个二硫键形成的17-氨基酸环，参与水、盐平衡的调节。ANP和BNP具有相似的生物学作用，而CNP主要起旁分泌作用。值得一提的是，肾脏远端小管和集合管本身可产生一种ANP类型——尿舒张素（urodilatin）(ANP95-126)，在平均动脉压升高和容量增加时分泌，通过增加肾血流产生利尿作用[7]。

NP由激素原剪切形成的活性肽，然后作用于NP受体（natriuretic peptide receptor, NPR）发挥作用。如图7-2所示，NP有3种受体，即NPR-A，NPR-B和NPR-C。NPR-A可结合ANP和BNP，NPR-B可结合CNP，它们对不同NP的亲和力不同：NPR-A，ANP≥BNP>CNP；NPR-B，CNP≥ANP>BNP；NPR-C，ANP≥CNP>BNP[8]。这些受体与颗粒鸟苷酸环化酶（particulate guanylyl cyclase, GC）偶联，广泛分布于全身，包括心脏、大脑、肾脏、肾上腺、肺、回肠末端、主动脉、成纤维细胞和脂肪细胞，提示这些部位都是NP作用的靶点。NPR-C受体不含GC激活域，结合NP后可内吞清除NP，NPR-C可被重新利用。最近研究发现，NPR-C的细胞内段与Gi偶联，激活后可抑制cAMP水平，也可调节细胞功能。NPR-C在肾上腺、大脑、心脏、肾脏、肠胃和血管平滑肌组织中表达明显，提示这些部位都具有清除NP的作用。NPR-C对NP亲和力的差异，造成NP的半衰期不同：ANP为0.5~4 min，CNP约为3 min，BNP最长为23 min。此外，NP还可被脑啡肽酶（enkephalinase, NEP）降解，在NPR-C饱和时起作用[9]。

NEP是一种含锌的膜结合胞外酶，可水解疏水残基氨基侧的肽，广泛表达于体内，如肾、肺、睾丸、脑、内皮细胞、血管平滑肌细胞、心肌细胞、成纤维细胞、中性粒细胞和脂肪细胞，但在肾近端小管中浓度最高[10-12]。NEP也可降解Ang Ⅰ、Ang Ⅱ、缓激肽（bradykinin, BK）和内皮素-1(ET-1)等其他血管活性物质。如NEP可水解Ang Ⅰ为血管紧张素（angiotensin）1-7，催化激活ET-1，催化BK为无活性BK1-7。有研究显示单独抑制NEP产生的血管收缩作用大于血管舒张作用[13]。早年临床开发的选择性NEP抑制剂如坎沙曲拉（candoxatrilat），其降压效果并不显著[14]。NEP还催化其他多种底物如阿片肽、P物质、参与炎症调节的肽、β-淀粉样蛋白和胃泌素[15]。早期将NEP抑制剂和血管紧张素转换酶抑制剂（ACEI）联合进一步增加了缓激肽，导致水肿发生率明显增加。因此NEP抑制剂与血管紧张素受体阻滞剂（ARB）联合更合理一些。选择性抑制NEP也可产生比预期更广泛的作用，值得临床进一步观察。

NP的信号效应包括：NP与NPR-A/B结合后诱导构象变化，激活GC，将细胞内GTP转换为cGMP发挥效应。cGMP的细胞内靶标是Ⅰ型和Ⅱ型cGMP依赖性蛋白激酶G（PKG-Ⅰ和PKG-Ⅱ）、环核苷酸门控通道（cyclic nucleotide gating channel, CNGC）和某些直接控制环核苷酸水平的特定磷酸二酯酶（phosphodiesterase, PDE），可以抑制cGMP降解（PDE5）或激活（PDE2），和抑制（PDE3B）cAMP降解，从而改变细胞内cGMP和cAMP比例（图7-3）。

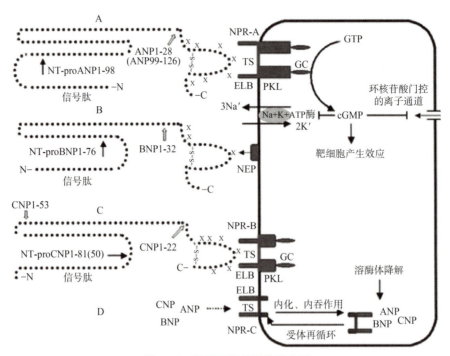

图 7-2 钠尿肽及其受体示意图

A. proANP1-26，proANP1-126 及其信号肽被具有胞外催化结构域的跨膜丝氨酸蛋白酶(corin)切成 NT-proANP1-98 和活性肽 ANP1-28（空箭头所示）。ANP 与 NPR-A 的细胞外配体结合域(extracellular ligand-binding，ELB)结合，介导颗粒鸟苷环化酶(GC)催化域催化 GTP，产生 cGMP 作为第二信使抑制环核苷酸门控的离子通道和 Na^+-K^+-ATP 酶，并激活蛋白激酶 G(PKG)和磷酸二酯酶(PDE)，使靶细胞产生效应。B. proBNP1-108 及其信号肽被一种细胞内前蛋白转化酶(furin)和 corin 切成 NT-proBNP1-76 和活性肽 BNP1-32（空箭头所示）。C. proCNP1-103 及其信号肽被蛋白酶如 furin 切成 NT-proCNP1-81、活性肽 CNP1-22 和 CNP1-53（空箭头所示）。X:脑啡肽酶(NEP)作用位点。D. ANP、BNP 或 CNP 与 NPR-C 结合，诱导内化（内吞作用），导致 ANP、BNP 和 CNP 的溶酶体降解，NPR-C 重新返回细胞膜。PKL:蛋白激酶样同源域；TS:跨膜域。

引自:WONG P C Y, GUO J, ZHANG A. The renal and cardiovascular effects of natriuretic peptides [J]. Adv Physiol Educ, 2017(41):179-185.

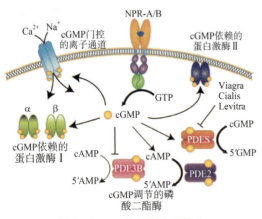

图 7-3 NP 的细胞信号效应

引自:POTTER L R, ABBEY-HOSCH S, Dickey D M. Natriuretic peptides, their receptors, and cyclic guanosine monophosphate-dependent signaling functions [J]. Endocr Rev, 2006,27(1):47-72.

丝氨酸蛋白酶(corin)、*ANP* 或 *GC-A* 基因缺失的小鼠表现出严重的高血容量性动脉高血压和心脏肥大。相反，小鼠中 *ANP* 或 *GC-A* 基因的过度表达会导致低血压。而缺乏 BNP 的小鼠血压正常，但会发生与血压无关的心脏纤维化，提示在生理条件下，血压/容量主要受 ANP 调节，这可能与 BNP 的血浆水平和对 GC-A 亲和力较低有关。心脏 ANP 和 BNP 通过 GC-A 介导的在肾脏、肾上腺、阻力血管、脾脏和大脑中的协调作用来维持动脉血压/容量稳态。

7.2 心房利尿钠肽对肾脏的作用

在肾小管的各段均存在 *corin* 的表达，且其强度在髓质增加，可剪切肾脏局部表达的和循环来源的 pro-ANP，产生活性 ANP。ANP 抑制肾小管多个部

位 Na^+ 的重吸收,其中髓质集合管是 ANP 作用产生排钠的主要部位,ANP 还可抑制球旁颗粒细胞释放肾素,抑制醛固酮的合成和释放及其抗利钠作用,促进排钠。有研究显示,ANP 还可通过抑制 AngⅡ介导的垂体后叶抗利尿激素(ADH)的释放,抑制水的重吸收。

在肾小球,虽然没有 *corin* 的表达,但肾小球足细胞和系膜细胞表达 NPR-A,可对循环中的 ANP 起作用。ANP 还可通过舒张入球小动脉[也可逆转去甲肾上腺素(NE)的缩血管作用],收缩出球小动脉,增加 GFR 和滤过分数(filtration fraction, FF)。另有几项研究表明,ANP 通过诱导毛细血管内皮和足细胞之间的收缩性、系膜细胞的松弛,直接增加肾小球毛细血管超滤系数(ultrafiltration coefficient, Kuf),从而扩大可用于过滤的毛细血管表面积。还直接增加了肾小球内皮细胞裂孔的半径和数量,但不会影响电荷的选择性。由于肾小球通透性增加,ANP 可能诱发微量白蛋白尿,这与许多疾病有关,如糖尿病和充血性心力衰竭(图 7-4)[16-18]。

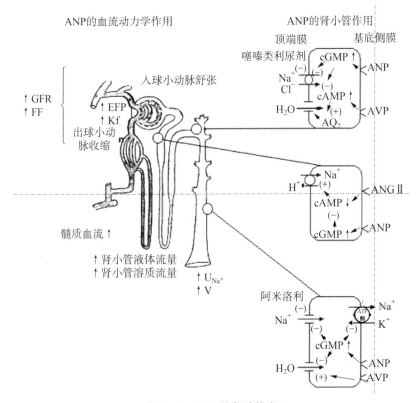

图 7-4 ANP 的肾脏效应

ANP 同时舒张入球小动脉和收缩出球小动脉,增加 GFR 和 FF,并与增加的髓质血流和小管液量产生利钠、利尿作用。在近段小管,ANP 抑制 AngⅡ的钠-氢交换作用;在远端小管和集合管,ANP 抑制噻嗪类利尿剂敏感的 Na^+-Cl^- 共转运体和阿米洛利敏感的 ENaC,并抑制 AQ_2 水通道,促进排钠、排水。斜体:表示研究结果不一致。

引自:CHARLOUX A, PIQUARD F, DOUTRELEAU S, et al. Mechanisms of renal hyporesponsiveness to ANP in heart failure [J]. Euro J Clin Invest, 2003,33(9):769-778.

7.3 心房利尿钠肽的其他作用

7.3.1 对血管系统的作用

在血管系统,NPR-A 表达于平滑肌细胞和内皮细胞。分别针对不同细胞的基因敲除研究显示,平滑肌细胞(SMC)*GC-A* 基因敲除小鼠在高血容量下出现急性高血压反应,提示 ANP 介导的 SMC 血管舒张作用参与了对血压的急性调节,也可拮抗缩血管激素(如 AngⅡ、儿茶酚胺和 ET-1)的缩血管作用。ANP 通过 cGMP 依赖性 PKG 的激活,刺

激 Ca^{2+}/钙调素依赖性内皮一氧化氮（NO）合酶，帮助产生更多 NO 松弛血管平滑肌细胞，从而降低全身血压。尤其在主动脉、心室和肾脏，ANP 也可通过 NPR-A-GC-cGMP 或 NRP-C-Gi 介导 Ca^{2+}/钙调素依赖性内皮 NO 合酶增加[19-21]。

血管内皮细胞（EC）特异性敲除 NPR-A 可保留 ANP 的血管舒张功能，但会导致慢性高血压和血管内容量增加 11%～13%。提示 ANP 对于保持血管内容量稳态至关重要，并且内皮细胞参与了这种作用。进一步研究显示，ANP 可增加毛细血管通透性，在皮肤和骨骼肌毛细血管后静脉可见血管内液体和白蛋白向血管外转移[22]。提示 ANP 可以通过在间质和血管内转移血浆白蛋白和液体而维持血管容量稳态，这种作用可优先减少血管内容量，而与利尿剂不同，后者首先减少血管外容量[23]。

ANP 通过调节神经递质释放减少交感神经流出。另外在细胞水平，ANP 可抑制血管平滑肌细胞增生和 AngⅡ介导的细胞肥大，BNP 可抑制心肌纤维化和重构。

以上研究表明 NP 系统在维持容量和血压方面具有重要作用。人类遗传学研究进一步支持了这些实验观察的(病理)生理学意义[24]，如：相关调控基因突变，导致血浆 ANP/BNP 比值即使仅有小幅下降也可导致血压轻度但有统计学意义的升高[25]。编码 corin、NP 和 NPR-C 的人类基因变体以及编码 GC-A 或 PCSK6（细胞内转化酶，切割和激活 corin）基因启动子区域的突变，与原发性高血压、先兆子痫和心脏病有关。一项针对中国汉族的 ANP 基因的单核苷酸多态性（single-nucleotide polymorphism，SNP）分析显示，NPR-A 的 SNP rs5063 与血清 ANP 水平及血压相关[26]。此外，在临床，如高血压、钠潴留和水肿性疾病（心力衰竭、肾病、代谢综合征、肺动脉高压）中可见获得性的血管和肾脏对 NP 抵抗。关于肾脏对 NP 的抵抗将在后文具体阐述。

7.3.2 对脂肪代谢的作用

已知脂肪细胞含有大量 NPR。最近研究显示，ANP 可诱导脂质动员和氧化并增强脂肪组织对胰岛素的敏感性。实验显示在人体中注入 ANP，无论体重指数如何，均可产生脂解作用，伴三酰甘油和非酯化脂肪酸的血浆水平增加，同时它还增加了能量消耗。此外，静脉注射 ANP 会导致脂联素血浆水平升高。脂联素具有心脏保护特性，对葡萄糖和脂质代谢也具有调节作用，可改善胰岛素敏感性。体外研究还发现，ANP 可抑制皮下脂肪细胞炎症细胞因子的产生，这些细胞因子与肥胖相关的炎症状态和胰岛素抵抗有关。在啮齿动物中，ANP 可诱导脂肪细胞褐变以及线粒体生物发生；而在人类骨骼肌中，ANP 可增加线粒体氧化代谢和脂肪氧化[27-30]。另外，流行病学研究显示，与瘦者相比，肥胖者的 ANP 循环水平较低，并且与代谢综合征的每个代谢指标呈负相关。低水平的 ANP 也可预测糖尿病的未来发展[31-33]。PARADIGM-HF 试验的亚组分析显示，使用沙库巴曲/缬沙坦较 ACEI 对血糖和胰岛素敏感性有改善作用，提示除了更好地纠正心力衰竭带来的血糖异常外，NP 对脂肪代谢的作用可能也参与其中。最近一些研究显示，肥胖的高血压患者使用沙库巴曲/缬沙坦治疗 8 周较氨氯地平可改善胰岛素抵抗，进一步支持 NEP 抑制与 AT1 受体阻断在调节人类葡萄糖和脂质代谢中的相关性[34]。

7.4 利尿钠肽系统与心力衰竭

NP 主要受心肌牵拉后刺激分泌，血浆 ANP、BNP 和 BNP 前体的 N 端片段（NT-proBNP）水平在慢性心力衰竭（CHF）中升高。ANP 主要从储存心房颗粒释放，在需要时可由 proANP 快速剪切后释放，而 BNP 主要以重新合成的方式释放。因此在 CHF 患者中，ANP 和 BNP 的血浆水平通常分别升高超过 100 pmol/L 和 100 pg/mL，这并不奇怪。与半衰期为 2 min 的 ANP 相比，BNP 的半衰期为 22 min，已被证明具有更高的体外稳定性和更好的诊断性能，因此被写进指南推荐用于心力衰竭的诊断、分层和随访。此后关于 BNP 的文献相比 ANP 更多了。临床上也观察到，用美托洛尔治疗后血浆中 BNP 和 NT-proBNP 升高，可能与心率降低后心室舒张末容积增加有关[35]。

此外，BNP 的基因调控位点可受多种炎症因子的作用，而对 ANP 无影响。在炎症状态下，BNP 可不依赖血流动力学变化而升高，并导致与 ANP 的调节分离[36]。因此虽然在心室舒张功能障碍时常伴 BNP 升高，但 BNP 升高可能并不是由舒张功能障碍本身引起的。其他因素，如低氧[37]（在 ANP 和 BNP 的基因启动子序列存在低氧反应元件）、多种

7. 利尿钠肽临床应用的新进展

神经内分泌因素如肾上腺素能受体激动剂、内皮素-1、糖皮质激素、乙酰胆碱、前列腺素、甲状腺激素和 Ang Ⅱ 均可激活 ANP 和 BNP 的产生[38]。因此在临床用 BNP 作为诊断时需注意鉴别。

7.5 利尿钠肽抵抗

7.5.1 肾脏对利尿钠肽的抵抗

NP 在慢性心力衰竭中发挥重要作用，可避免患者水、钠潴留，从而延缓心脏失代偿的进程。然而，尽管它们在疾病演变过程中分泌增加，但这些 NP 逐渐失去其利钠作用，尿钠排泄较少，提示肾脏对这些 NP 产生了抵抗，这在心力衰竭早期即可见到[39]。在动物心力衰竭模型中也观察到尿 cGMP 浓度的降低[40]，有多种机制参与了肾脏 NP 抵抗的发生。

1）抗利钠系统的过度激活　在健康个体中，ANP 和肾素之间存在负相关性，表明 NP 和 RAAS 是相互拮抗的。然而，这种关系在心力衰竭患者中消失了，反而呈现正相关。提示心力衰竭时 NP（由于心房扩张和心室舒张末压升高）和 RAAS（由于血压和肾灌注压降低）同时被激活。抗利钠系统具有抑制 NP 的作用，如 Ang Ⅱ 和 ADH 可使 NPR-A 脱敏。

2）受体后信号通路抑制　筑本（Tsutamoto）等证明，与急性心力衰竭患者相比，慢性心力衰竭患者的 ANP 提取率更高（即 ANP 与其受体结合），但 cGMP（第二信使）的产生率更低。表明慢性心力衰竭患者虽然有更多的受体，但它们无法产生相同数量的 cGMP，并与心力衰竭持续时间有关，而与心力衰竭的严重性无关，可能与受体 GC 激酶结构域的去磷酸化也有关。

3）NP 缺乏　BNP 在体内加工后产生多种片段，目前的检测试剂盒无法区分这些片段[41]。一些研究表明，晚期心力衰竭患者循环 BNP 的主要组成是未加工的 proBNP（BNP1-108），而不是具有生物活性的 BNP（BNP32），这表明患者实际上处于 NP 缺乏状态，提示心肌细胞继续产生利尿肽钠原激素以响应心力衰竭的容量和压力增加，但这些激素原并未被加工成具有生物活性的形式。一些研究表明，这与 corin 的功能障碍有关。在慢性心力衰竭患者也可见血浆 corin 水平较健康患者低，并与心力衰竭严重程度呈负相关[42-45]。此外，心力衰竭患者血清中二肽基肽酶（dipeptidyl peptidase Ⅳ，DPP Ⅳ）的活性增加，促进 BNP 1-32 降解为无活性的循环形式。动物研究显示抑制 DPP Ⅳ 会改善猪心力衰竭模式下的心脏和肾脏功能，可能与这一机制有关[46,47]。

4）其他　NP 降解的局部增加、NPR-A 的去磷酸化和/或 NPR-A 的肾脏浓度降低、PDE 活性增加等可能参与其中。

7.5.2 沙库巴曲/缬沙坦改善心力衰竭的机制

PARADIGM-HF 试验中报道的沙库巴曲/缬沙坦治疗心力衰竭的益处，不可能仅归因于沙库巴曲/缬沙坦抑制 RAAS 和增强 NP 的作用。脑啡肽酶 NEP 是一种"混杂酶"，具有多种底物，如 P 物质、缓激肽、肾上腺髓质素等，提示这些血管活性物质可能参与（至少部分参与）了沙库巴曲/缬沙坦在治疗心力衰竭上的益处。另外，高浓度的 BNP 本身可抑制 NEP 的活性[48]，从而诱导作为 NEP 底物的 NP 和其他血管活性肽（包括物质 P、缓激肽和肾上腺髓质素）的进一步积累，这种"自动抑制"作用提示沙库巴曲对晚期心力衰竭和 BNP 很高的患者可能没有额外获益（缬沙坦拮抗 RAAS 作用以外）。最新发表的在Ⅳ期心力衰竭患者的 LIFE 研究显示，沙库巴曲/缬沙坦较缬沙坦并未进一步改善Ⅳ期心力衰竭患者的预后，也支持了这一机制的可能。在代偿性心力衰竭患者中，NPR-C 是 NP 的主要清除途径。动物实验也证明选择性阻断 NEP 不能增加 ANP 的半衰期，但阻断 NPR-C 可使 ANP 延长，2 种同时抑制可进一步增加其浓度[49]。因此在代偿性心力衰竭时，沙库巴曲/缬沙坦可能也无作用。当患者开始失代偿时，产生大量 NP，NPR-C 受体变得饱和，NEP 通路成为清除的主要通路。因此，在代偿性心力衰竭和重度失代偿性心力衰竭之间沙库巴曲/缬沙坦可能最有效，可优先抑制 NEP，增加多种血管活性物质，改善血流动力学，抑制心力衰竭的恶化。这种动态调节作用使沙库巴曲/缬沙坦与其他治疗心力衰竭的药物不同，后者具有更多静态药效学的特征，当患者心力衰竭进展时无法响应。

沙库巴曲/缬沙坦中的沙库巴曲抑制 NEP，直接后果是循环 NP 和其他血管活性肽的增加。NEP 不分解 NP 前体分子，如 proBNP 或 NT-proBNP，因此，它们的血浆水平不受 NEP 抑制的直接影响。所以，使用沙库巴曲/缬沙坦时仍可用 ProBNP 和 NT-proBNP 作为生物标志物。事实上随着心力衰竭的好转，NT-proBNP 可降低[50]。

7.6 利尿钠肽在肾脏病中的作用

如前所述，肾脏小管，尤其在小管远端本身可表达 ANP 的 mRNA[51]，且近端小管刷状缘存在大量 NEP[52]。因此，在无容量负荷背景下，肾脏主要通过局部 ANP 的自分泌作用调节远端小管 Na^+ 重吸收，参与对水、盐平衡的调节。在容量负荷增加的情况下，心脏分泌的 ANP 通过肾小球滤过可进一步增加 ANP 在肾脏的作用。早年在正常个体或肾功能损害的患者中使用肾内或静脉内直接注射 ANP 的研究显示，低剂量 ANP 可产生利钠利尿、抑制 RAS 的作用，而更高的病理水平的 ANP 剂量可进一步影响肾小球血流动力学和 GFR；另外，ANP 的作用与 RAS 系统存在复杂的关系，如动物实验显示，ANP 肾内静脉注射可改变高肾动脉灌注压水平[RPP 在 160 kPa(120 mmHg)和 13.3 kPa(100 mmHg)]下肾脏压力性利尿曲线关系，但在 RPP 为 10.0 kPa (75 mmHg)的水平，即使 GFR 增加，或额外控制 AngⅡ 水平不变时则不起作用[53]。这提示在一些病理情况，如高血压、肾功能受损、心力衰竭等背景下 ANP 对维持容量和血压具有重要作用。

因为 ANP 的半衰期很短，需要持续静脉注射，限制了其使用。此后针对 NP 的降解方式，进一步开发了中性内肽酶（neutral endopeptidase, NEP, EC. 3.4.24.11）的竞争抑制剂（简称 NEPI）以发挥增强 ANP 的作用。实验显示在高血压、充血性心力衰竭和肝硬化腹水背景下可产生与 ANP 类似的作用[54-56]。但与直接使用 ANP 不同，一方面 NEPI 的作用（至少在激发 ANP 的内分泌作用时）取决于背景 ANP 被激活的程度。如在麻醉大鼠的研究显示，静脉给药坎沙利特，在高容量大鼠产生的利钠利尿作用显著高于等容量背景的大鼠，并伴尿 cGMP 和血浆 ANP 升高，提示背景 ANP 水平和容量状态可影响 NEPI 的反应[57]。另一方面，NEPI 可影响其他血管活性肽水平，尤其是 AngⅡ。动物实验和临床研究显示，在无合并症的自发性高血压和一般性高血压，基础 ANP 水平较低的背景下，单用 NEPI

时可无明显降压效果[14,58]。

在慢性肾脏病(CKD)背景下，容量增加，肾脏对 ANP 的清除下降，或进一步合并心功能异常时，可导致基础 ANP 增加，并与 GFR 呈负相关。一项在不同 GFR 水平[GFR 为 106、64 及 16 mL/(min·1.73 m²)]的 CKD 患者的研究显示，给予 NEPI 后均可见血浆 ANP 进一步升高（在 GFR 最低组升高最显著）、尿 cGMP 增加、尿钠/尿量增加、钠排泄分数(FE_{Na^+})增加，这种作用在中度肾功能受损者中[GFR 为 64 mL/(min·1.73 m²)]最显著，而对 GFR、肾血浆流量、滤过分数和血压无影响，提示 NEPI 的利钠利尿作用主要通过影响肾小管 Na^+ 重吸收实现，而与肾小球血流动力学无显著关系[59]。在健康志愿者也可看到相同的结果[60]。进一步分析显示利钠作用与尿 cGMP 相关，而与血浆 ANP 水平无显著相关性，提示尿 cGMP（综合反应循环和肾内的 ANP 作用）水平较血浆 ANP 可更好地反应 ANP 对靶器官的作用。提示 CKD 肾单位减少时，肾内 ANP，尤其内髓集合管处的 ANP 可促进残余肾单位代偿性排钠增加，维持机体总 Na^+ 平衡，尤其在钠负荷增加时。

CKD 时肾脏对 Na^+ 的处理发生异常的其他机制还包括：管球平衡失调导致近端 Na^+ 重吸收减少；肾素、血钾、代谢性酸中毒、ET-1 和血管升压素等导致的醛固酮增加；肾内 RAS 激活导致 AngⅡ 显著增加；Na^+ 负荷通过 Rac1 可不依赖醛固酮激活 MR 受体或通过激活免疫反应；以及 CKD 常合并蛋白尿等。上述机制均可导致肾远端小管 Na^+ 重吸收增加，进而导致盐敏感高血压，且常常对利尿剂反应不良和治疗困难[61]。提示 NEPI（同时抑制 AngⅡ）在这种背景下可改善 CKD 患者的水钠和容量平衡。临床研究也显示，LCZ696 在 CKD 患者显示的降压效果较一般高血压患者为好[62,63]。另外在黑种人高血压（一般是低肾素性高血压），NEPI 也可显著利钠和降低血压，提示 NEPI 对肾脏的利钠、利尿作用并不完全来自对 RAS 的抑制作用[64]。另外在 CKD 患者给予 NEPI 的研究显示，GFR 下降，尤其是重度 GFR 下降的患者，静脉给予 NEPI 后尿蛋白显著增加；在原发性肾小球疾病和肾移植患者给予 ANP 后也可见尿蛋白增加[59,65,66]。这种作用可能与 ANP 增加毛细血管通透性有关。但是在合并使用 RAS 抑制剂时，这种作用可能不明显，如奥马曲拉(omapatrilat, NEPI/ACEI)或 VPI AVE7688 在 5/6

肾大部切除的动物模型研究显示可降低血压和蛋白尿,改善肾小球硬化和小管间质纤维化[67—70]。另一项在 eGFR 为 20~60 mL/(min·1.73 m^2) 的 CKD 患者的研究显示,LCZ696 与缬沙坦相比,对尿蛋白/肌酐的作用类似[71]。但尚不确定 NEPI 对原发性肾小球疾病或糖尿病肾病等以肾小球病变为主的肾脏病会产生的影响。

以上结果在心力衰竭时可产生完全不同的结果。在心力衰竭早期,NP 水平增高可抵消水、钠潴留,随着心力衰竭恶化,NP 的作用可被 RAAS 和 SNS 强烈激活而抵消,肾脏在各种神经内分泌激素的作用下可导致随心力衰竭进程变化的功能性改变。一项动物研究显示,给予 NEPI 后可显著增加轻度心力衰竭鼠的利钠、利尿作用,但与 CKD 的研究不同,在心力衰竭背景下可伴肾脏 RBF 和 GFR 的增加。已知 ANP 可抑制管球反馈,并可拮抗交感强烈兴奋导致的肾入球小动脉收缩,提示在心力衰竭背景下,NEPI 增强 ANP 可改善肾血流,尤其在使用 RAS 抑制剂治疗心力衰竭时可预防 GFR 的显著下降和肌酐升高。但这一作用在重度心力衰竭时减弱,提示 RAAS 的过度激活可能抑制了 NEPI 的作用。先前有研究报道 AngⅡ可以激活 cGMP 磷酸二酯酶,从而抑制或减少 ANP 介导的细胞内 cGMP 积累,参与重度心力衰竭时肾脏 NP 抵抗的发生。

7.7 总结与展望

CKD 发展过程中有许多因素参与了心血管病变的发生、发展。其中,高血压、肾脏对钠调节灵活性降低、尿毒症毒素对心肌的毒性作用,以及肾功能减退过程激活的 PTH、FGF-23 水平过高,直接、间接导致心肌肥大以及促使心肌内钙离子浓度改变引起各种心律异常,加上醛固酮对心肌的纤维化影响等都是可能的机制。晚期 CKD 以瓣膜钙化为特征的血管钙化导致血管弹性降低,使周围血管对压力的缓冲作用下降。在血液透析患者中,动静脉内瘘所造成的长期血流动力学异常、慢性感染等也都是病因。由于肾单位毁损,通过阻断肾小管上皮的 NEP 显然不能完全解释其降压作用。但是,临床实践确实屡屡观察到即使尿量极少的透析患者,阻断 RAS 在部分患者中依然可以观察到一定程度的血压降低。这是由于局部存在 RAS 的缘故。ESRD 患者心脏局部 RAS 依然兴奋,它们参与了心血管结构重塑。另外,在一些终末期肾衰竭伴严重高血压病例,使用经导管内肾动脉、肾神经消融方法去除肾脏神经后,血压可以明显下降,说明肾神经即使在肾衰竭时依然可以感受到肾脏内压力/化学成分的改变,进而通过中枢神经影响血压。

临床在心力衰竭患者应用沙库巴曲/缬沙坦后 GFR 轻度上升,可能是通过减少入球小动脉收缩的结果。与此同时也观察到蛋白尿轻度增多。在心力衰竭时,交感神经高度兴奋,NEPI+ARB 使用后显然可以改善肾小球缺血,与蛋白尿的轻度增加与肾脏高度缺血得到改善相比,显然后者更为重要。实际上在 PARADIGM-HF 和 PARAGON-HF 研究中均可见到各种预后事件依然获得了改善。这和应用 RAS 抑制剂后 GFR 轻度下降而肾脏功能进展得到延缓相似。至于原发性或继发性肾小球疾病所导致的蛋白尿,肾上腺糖皮质激素、各种免疫抑制剂以及充分的 RAS 阻断显然是最主要的手段。不少 ESRD 患者的严重高血压可以得到相当程度的改善,提示 ESRD 时肾脏依然可以通过兴奋交感神经系统影响高血压、心力衰竭等,提示在 ESRD 患者中使用沙库巴曲/缬沙坦可能会有获益,当然这些推断还需要更多的临床研究加以证实。

(余　晨　林善锬)

参考文献

1. CERVENKA L, SÍMOVÁ M, MALÝ J, et al. Role of the kidney in long-term regulation of blood pressure and the development of hypertension [J]. Cesk Fysiol, 2000, 49(3):116-133.
2. BURNIER M. Abnormalities of renal sodium transport and blood pressure sensitivity to salt [J]. Nephrol Ther, 2007,3 (Suppl 2):S94-S98.
3. YANG Y J, KIM J, KWOCK C K. Association of genetic variation in the epithelial sodium channel gene with urinary sodium excretion and blood pressure [J]. Nutrients, 2018,10(5):612.
4. LIU F, YANG X, MO X, et al. Associations of epithelial sodium channel genes with blood pressure: the GenSalt study [J]. J Hum Hypertens, 2015,29(4):224-228.
5. CARSWELL F, HAINSWORTH R, LEDSOME J R. The effects of left atrial distension upon urine flow from

the isolated perfused kidney [J]. Q J Exp Physiol Cogn Med Sci, 1970, 55(2): 173-182.

6. DE BOLD A J, BORENSTEIN H B, VERESS A T, et al. A rapid and potent natriuretic response to intravenous injection of atrial myocardial extract in rats [J]. Life Sci, 1981, 28(1): 89-94.

7. SCHULZ-KNAPPE P, FORSSMANN K, HERBST F, et al. Isolation and structural analysis of "urodilatin", a new peptide of the cardiodilatin-(ANP)-family, extracted from human urine [J]. Klin Wochenschr, 1988, 66(17): 752-759.

8. STOUPAKIS G, KLAPHOLZ M. Natriuretic peptides: biochemistry, physiology, and therapeutic role in heart failure [J]. Heart Dis, 2003, 5(3): 215-223.

9. HASHIMOTO Y, NAKAO K, HAMA N, et al. Clearance mechanisms of atrial and brain natriuretic peptides in rats [J]. Pharm Res, 1994, 11(1): 60-64.

10. TURNER A J, TANZAWA K. Mammalian membrane metallopeptidases: NEP, ECE, KELL, and PEX [J]. FASEB J, 1997, 11(5): 355-364.

11. DUSSAULE J C, STEFANSKI A, BÉA M L, et al. Characterization of neutral endopeptidase in vascular smooth muscle cells of rabbit renal cortex [J]. Am J Physiol, 1993, 264(1 Pt 2): F45-F52.

12. SHIMA M, SEINO Y, TORIKAI S, et al. Intrarenal localization of degradation of atrial natriuretic peptide in isolated glomeruli and cortical nephron segments [J]. Life Sci, 1988, 43(4): 357-363.

13. FERRO C J, SPRATT J C, HAYNES W G, et al. Inhibition of neutral endopeptidase causes vasoconstriction of human resistance vessels in vivo [J]. Circulation, 1998, 97(23): 2323-2330.

14. BEVAN E G, CONNELL J M, DOYLE J, et al. Candoxatril, a neutral endopeptidase inhibitor: efficacy and tolerability in essential hypertension [J]. J Hypertens, 1992, 10(7): 607-613.

15. MANGIAFICO S, COSTELLO-BOERRIGTER L C, ANDERSEN I A, et al. Neutral endopeptidase inhibition and the natriuretic peptide system: an evolving strategy in cardiovascular therapeutics [J]. Eur Heart J, 2013, 34(12): 886-893.

16. ZIETSE R, DERKX F H, WEIMAR W, et al. Effect of atrial natriuretic peptide on renal and vascular permeability in diabetes mellitus [J]. J Am Soc Nephrol, 1995, 5(12): 2057-2066.

17. AXELSSON J, RIPPE A, RIPPE B. Transient and sustained increases in glomerular permeability following ANP infusion in rats [J]. Am J Physiol Renal Physiol, 2011, 300(1): F24-F30.

18. HIRSCH J R, MEYER M, FORSSMANN W G. ANP and urodilatin: who is who in the kidney [J]. Eur J Med Res, 2006, 11(10): 447-454.

19. VANDERHEYDEN M, BARTUNEK J, GOETHALS M. Brain and other natriuretic peptides: molecular aspects [J]. Eur J Heart Fail, 2004, 6(3): 261-268.

20. ELESGARAY R, CANIFFI C, IERACE D R, et al. Signaling cascade that mediates endothelial nitric oxide synthase activation induced by atrial natriuretic peptide [J]. Regul Pept, 2008, 151(1-3): 130-134.

21. COSTA M A, ELESGARAY R, BALASZCZUK A M, et al. Role of NPR-C natriuretic receptor in nitric oxide system activation induced by atrial natriuretic peptide [J]. Regul Pept, 2006, 135(1-2): 63-68.

22. WIJEYARATNE C N, MOULT P J. The effect of alpha human atrial natriuretic peptide on plasma volume and vascular permeability in normotensive subjects [J]. J Clin Endocrinol Metab, 1993, 76(2): 343-346.

23. CURRY F-R E, RYGH C B, KARLSEN T, et al. Atrial natriuretic peptide modulation of albumin clearance and contrast agent permeability in mouse skeletal muscle and skin: role in regulation of plasma volume [J]. J Physiol, 2010, 588(Pt 2): 325-339.

24. RUBATTU S, FORTE M, MARCHITTI S, et al. Molecular implications of natriuretic peptides in the protection from hypertension and target organ damage development [J]. Int J Mol Sci, 2019, 20(4): 798.

25. NEWTON-CHEH C, LARSON M G, VASAN R S, et al. Association of common variants in NPPA and NPPB with circulating natriuretic peptides and blood pressure [J]. Nat Genet, 2009, 41(3): 348-353.

26. ZHANG H, MO X, ZHOU Z, et al. Associations among NPPA gene polymorphisms, serum ANP levels, and hypertension in the Chinese Han population [J]. J Hum Hypertens, 2019, 33(9): 641-647.

27. TSUKAMOTO O, FUJITA M, KATO M, et al. Natriuretic peptides enhance the production of adiponectin in human adipocytes and in patients with chronic heart failure [J]. J Am Coll Cardiol, 2009, 53(22): 2070-2077.

28. GALITZKY J, SENGENÈS C, THALAMAS C, et al. The lipid-mobilizing effect of atrial natriuretic peptide is unrelated to sympathetic nervous system activation or obesity in young men [J]. J Lipid Res, 2001, 42(4): 536-544.

29. BIRKENFELD A L, BOSCHMANN M, MORO C, et al. Lipid mobilization with physiological atrial natriuretic peptide concentrations in humans [J]. J Clin Endocrinol Metab, 2005, 90(6): 3622 - 3628.

30. COUÉ M, MORO C. Natriuretic peptide control of energy balance and glucose homeostasis [J]. Biochimie, 2016, 124: 84 - 91.

31. MAGNUSSON M, JUJIC A, HEDBLAD B, et al. Low plasma level of atrial natriuretic peptide predicts development of diabetes: the prospective Malmo Diet and Cancer study [J]. J Clin Endocrinol Metab, 2012, 97(2): 638 - 645.

32. WANG T J, LARSON M G, KEYES M J, et al. Association of plasma natriuretic peptide levels with metabolic risk factors in ambulatory individuals [J]. Circulation, 2007, 115(11): 1345 - 1353.

33. WANG T J, LARSON M G, LEVY D, et al. Impact of obesity on plasma natriuretic peptide levels [J]. Circulation, 2004, 109(5): 594 - 600.

34. JORDAN J, STINKENS R, JAX T, et al. Improved insulin sensitivity with angiotensin receptor neprilysin inhibition in individuals with obesity and hypertension [J]. Clin Pharmacol Ther, 2017, 101(2): 254 - 263.

35. GULATI G, HECK S L, RØSJØ H, et al. Neurohormonal blockade and circulating cardiovascular biomarkers during anthracycline therapy in breast cancer patients: results from the PRADA (prevention of cardiac dysfunction during adjuvant breast cancer therapy) study [J]. J Am Heart Assoc, 2017, 6(11): e006513.

36. TALHA S, CHARLOUX A, ENACHE I, et al. Mechanisms involved in increased plasma brain natriuretic peptide after heart transplantation [J]. Cardiovasc Res, 2011, 89(2): 273 - 281.

37. ANTTILA K, STRENG T, PISPA J, et al. Hypoxia exposure and B-type natriuretic peptide release from Langendorff heart of rats [J]. Acta Physiol, 2017, 220 (1): 28 - 35.

38. RALAT L A, GUO Q, REN M, et al. Insulin-degrading enzyme modulates the natriuretic peptide-mediated signaling response [J]. J Biol Chem, 2011, 286(6): 4670 - 4679.

39. IERVASI G, CLERICO A, BERTI S, et al. Altered tissue degradation and distribution of atrial natriuretic peptide in patients with idiopathic dilated cardiomyopathy and its relationship with clinical severity of the disease and sodium handling [J]. Circulation, 1995, 91(7): 2018 - 2027.

40. ABASSI Z, BURNETT J C J, GRUSHKA E, et al. Atrial natriuretic peptide and renal cGMP in rats with experimental heart failure [J]. Am J Physiol, 1991, 261 (4 Pt 2): R858 - R864.

41. SEMENOV A G, KATRUKHA A G. Analytical issues with natriuretic peptides—has this been overly simplified? [J]. EJIFCC, 2016, 27(3): 189 - 207.

42. IBEBUOGU U N, GLADYSHEVA I P, HOUNG A K, et al. Decompensated heart failure is associated with reduced corin levels and decreased cleavage of pro-atrial natriuretic peptide [J]. Circ Heart Fail, 2011, 4(2): 114 - 120.

43. CLERICO A, FRANZINI M, MASOTTI S, et al. State of the art of immunoassay methods for B-type natriuretic peptides: An update [J]. Crit Rev Clin Lab Sci, 2015, 52 (2): 56 - 69.

44. SEFERIAN K R, TAMM N N, SEMENOV A G, et al. The brain natriuretic peptide (BNP) precursor is the major immunoreactive form of BNP in patients with heart failure [J]. Clin Chem, 2007, 53(5): 866 - 873.

45. NIEDERKOFLER E E, KIERNAN U A, O'REAR J, et al. Detection of endogenous B-type natriuretic peptide at very low concentrations in patients with heart failure [J]. Circ Heart Fail, 2008, 1(4): 258 - 264.

46. GOMEZ N, TOUIHRI K, MATHEEUSSEN V, et al. Dipeptidyl peptidase IV inhibition improves cardiorenal function in overpacing-induced heart failure [J]. Eur J Heart Fail, 2012, 14(1): 14 - 21.

47. DOS SANTOS L, SALLES T A, ARRUDA-JUNIOR D F, et al. Circulating dipeptidyl peptidase IV activity correlates with cardiac dysfunction in human and experimental heart failure [J]. Circ Heart Fail, 2013, 6 (5): 1029 - 1038.

48. VODOVAR N, SÉRONDE M-F, LARIBI S, et al. Elevated plasma B-Type natriuretic peptide concentrations directly inhibit circulating neprilysin activity in heart failure [J]. JACC Heart Fail, 2015, 3(8): 629 - 636.

49. OKOLICANY J, MCENROE G A, KOH G Y, et al. Clearance receptor and neutral endopeptidase-mediated metabolism of atrial natriuretic factor [J]. Am J Physiol, 1992, 263(3 Pt 2): F546 - F553.

50. PACKER M, MCMURRAY J J V, DESAI A S, et al. Angiotensin receptor neprilysin inhibition compared with enalapril on the risk of clinical progression in surviving patients with heart failure [J]. Circulation, 2015, 131 (1): 54 - 61.

51. RITTER D, NEEDLEMAN P, GREENWALD J E.

Synthesis and secretion of an atriopeptin-like protein in rat kidney cell culture [J]. J Clin Invest, 1991, 87(1): 208-212.

52. RICHARDS M, ESPINER E, FRAMPTON C, et al. Inhibition of endopeptidase EC 24.11 in humans renal and endocrine effects [J]. Hypertension, 1990, 16(3): 269-276.

53. MIZELLE H L, HALL J E, HILDEBRANDT D A. Atrial natriuretic peptide and pressure natriuresis: Interactions with the renin-angiotensin system [J]. Am J Physiol, 1989, 257(5 Pt 2): R1169-R1174.

54. O'CONNELL J E, JARDINE A G, DAVIDSON G, et al. Candoxatril, an orally active neutral endopeptidase inhibitor, raises plasma atrial natriuretic factor and is natriuretic in essential hypertension [J]. J Hypertens, 1992, 10(3): 271-277.

55. NORTHRIDGE D B, JARDINE A G, ALABASTER C T, et al. Effects of UK 69 578: a novel atriopeptidase inhibitor [J]. Lancet, 1989, 2(8663): 591-593.

56. DUSSAULE J C, GRANGÉ J D, WOLF J P, et al. Effect of sinorphan, an enkephalinase inhibitor, on plasma atrial natriuretic factor and sodium urinary excretion in cirrhotic patients with ascites [J]. J Clin Endocrinol Metab, 1991, 72(3): 653-659.

57. SCOTT J M, BARCLAY P L, SHEPPERSON N B. Renal effects of neutral endopeptidase inhibition in euvolemic and hypervolemic rats [J]. Eur J Pharmacol, 1993, 242(1): 91-97.

58. MONOPOLI A, FORLANI A, ONGINI E. Chronic inhibition of neutral endopeptidase reduces left ventricular hypertrophy without changing blood pressure in spontaneously hypertensive rats [J]. J Hypertens Suppl, 1991, 9(6): S246-S247.

59. LIPKIN G W, DAWNAY A B S, HARWOOD S M, et al. Enhanced natriuretic response to neutral endopeptidase inhibition in patients with moderate chronic renal failure [J]. Kidney Int, 1997, 52(3): 792-801.

60. MOTWANI J G, LANG C C, CRAMB G, et al. Natriuretic response to neutral endopeptidase inhibition is blunted by enalapril in healthy men [J]. Hypertension, 1995, 25(4 Pt 1): 637-642.

61. BOVÉE D M, CUEVAS C A, ZIETSE R, et al. Salt-sensitive hypertension in chronic kidney disease: distal tubular mechanisms [J]. Am J Physiol Renal Physiol, 2020, 319(5): F729-F745.

62. ITO S, SATOH M, TAMAKI Y, et al. Safety and efficacy of LCZ696, a first-in-class angiotensin receptor neprilysin inhibitor, in Japanese patients with hypertension and renal dysfunction [J]. Hypertens Res, 2015, 38(4): 269-275.

63. RUILOPE L M, DUKAT A, BÖHM M, et al. Blood-pressure reduction with LCZ696, a novel dual-acting inhibitor of the angiotensin II receptor and neprilysin: a randomised, double-blind, placebo-controlled, active comparator study [J]. Lancet, 2010, 375(9722): 1255-1266.

64. RICHARDS A M, CROZIER I G, ESPINER E A, et al. Acute inhibition of endopeptidase 24.11 in essential hypertension: SCH 34826 enhances atrial natriuretic peptide and natriuresis without lowering blood pressure [J]. J Cardiovasc Pharmacol, 1992, 20(5): 735-741.

65. ISHI M, HIRATA Y, SUGIMOTO T, et al. Effect of alpha-human atrial natriuretic peptide on proteinuria in patients with primary glomerular diseases [J]. Clin Sci, 1989, 77(6): 643-650.

66. LIPKIN G W, DAWNAY A B, HARWOOD S M, et al. Renal haemodynamic, hormonal and excretory effects of low-dose atrial natriuretic factor infusion in renal transplant recipients [J]. Clin Sci, 1992, 82(2): 119-126.

67. DAVIS B J, JOHNSTON C I, BURRELL L M, et al. Renoprotective effects of vasopeptidase inhibition in an experimental model of diabetic nephropathy [J]. Diabetologia, 2003, 46(7): 961-971.

68. BENIGNI A, ZOJA C, ZATELLI C, et al. Vasopeptidase inhibitor restores the balance of vasoactive hormones in progressive nephropathy [J]. Kidney Int, 2004, 66(5): 1959-1965.

69. CAO Z, BURRELL L M, TIKKANEN I, et al. Vasopeptidase inhibition attenuates the progression of renal injury in subtotal nephrectomized rats [J]. Kidney Int, 2001, 60(2): 715-721.

70. TAAL M W, NENOV V D, WONG W, et al. Vasopeptidase inhibition affords greater renoprotection than angiotensin-converting enzyme inhibition alone [J]. J Am Soc Nephrol, 2001, 12(10): 2051-2059.

71. HAYNES R, JUDGE P K, STAPLIN N, et al. Effects of sacubitril/valsartan versus irbesartan in patients with chronic kidney disease. [J]. Circulation, 2018, 138(15): 1505-1514.

8 内皮素与肾脏病

8.1 概述
8.2 内皮素参与肾脏功能的调节
  8.2.1 ET-1与肾小球滤过屏障之间的关系
  8.2.2 ET-1与系膜细胞
  8.2.3 ET-1与肾小管上皮细胞、水及电解质的运输
  8.2.4 内皮素与肾酸化功能
  8.2.5 内皮素与肾血管
8.3 内皮素系统与肾脏病
  8.3.1 内皮素与慢性肾脏病
  8.3.2 内皮素与糖尿病肾病
  8.3.3 内皮素与高血压肾病
  8.3.4 内皮素与多囊肾
  8.3.5 内皮素与局灶性节段性肾小球硬化症
  8.3.6 内皮素与其他肾脏病
8.4 内皮素受体拮抗剂在肾脏病中的应用
  8.4.1 糖尿病肾病中内皮素受体拮抗剂的作用
  8.4.2 慢性肾脏病中内皮素受体拮抗剂的作用
  8.4.3 局灶性节段性肾小球硬化症与内皮素受体拮抗剂
8.5 总结与展望

  内皮素(endothelin,ET)是由日本学者柳泽正史在1988年从猪主动脉内皮细胞的上清液中提取并确定的物质,是一种由21个氨基酸残基组成的活性多肽。内皮素是迄今确定的最有效的血管收缩剂之一[1]。在正常情况下,内皮素是调节心脏、血管功能的重要因子,对维持基础血管张力与心血管系统稳态具有重要作用。而在病理情况下,内皮素与肺动脉高压[2,3]、心力衰竭[4]、高血压[5]、先兆子痫、卵巢癌及肾脏相关疾病有着非常紧密的联系。

8.1 概述

  内皮素原肽是从内皮素原mRNA转录和翻译而形成的,由弗林蛋白酶样蛋白酶加工形成大内皮素中间体,随后被内皮素转化酶(endothelin converting enzyme,ECE)和其他酶剪切成具有生理活性的内皮素。相应的内皮素与其对应的内皮素受体结合,介导不同的生理或病理效应的激活。内皮素的合成过程见图8-1。

  内皮素主要分为3种同工型(ET-1、ET-2、ET-3)。内皮素受体分为ET_A与ET_B 2类G蛋白偶联受体,是目前靶向于内皮素的相关药物最主要的靶点。ET-1和ET-2与ET_A受体结合的能力是等价的,而ET-3与ET_A受体的结合能力较低;三者与ET_B的结合效价是相当的。ET-1是内皮素家族的主要成员,也是迄今为止研究最多的内皮素。成熟的ET-1几乎可以由各种细胞类型合成,其在血管内皮和平滑肌细胞、气道上皮和平滑肌细胞、巨噬细胞、成纤维细胞、心肌细胞、系膜细胞,足细胞和脑神经元中高表达[6]。ET-1也是肾脏内的最主要亚型[7]。

  在脉管系统中,内皮细胞产生的内皮素作用于平滑肌上的内皮素受体,从而导致血管收缩。不同

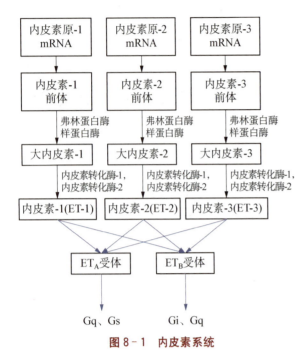

图8-1 内皮素系统

的血管床通过表现出不同的受体分布,以调节内皮素发挥的功能。ET-1与ET_A受体的结合激活了磷脂酶C与蛋白激酶C。三磷酸肌醇产量的增加促进了网状和细胞外Ca^{2+}的动员。Ca^{2+}进入引起离子通道开放级联反应,该通道倾向于使平滑肌细胞去极化。氯化物通道的开放和钾通道的抑制导致细胞内Ca^{2+}的增加,并参与内皮素的反应。钠-氢交换体的活性在内皮素诱导的细胞内Ca^{2+}升高中也发挥着一定的作用[8]。而ET-1与ET_B受体的结合可促进内皮细胞一氧化氮(NO)合酶通过酪氨酸激酶依赖性和Ca^{2+}/钙调蛋白依赖性途径释放NO,进而诱导血管的舒张。前列腺素、环氧合酶等也在一定程度上参与了血管舒张的调控[9]。

8.2 内皮素参与肾脏功能的调节

内皮素参与肾脏多个功能的调节,其通过与肾脏中多种固有细胞,包括系膜细胞、足细胞、肾小管上皮细胞、血管平滑肌细胞等相互作用,以及其对于脉管系统、神经系统、肾上腺、循环激素和心脏等全身系统产生的影响,参与对肾小球滤过率、肾血流量、肾素释放的控制,以及钠、水、质子和碳酸氢盐的运输调控。

8.2.1 ET-1与肾小球滤过屏障之间的关系

肾小球的过滤膜由内向外分别由内皮细胞、基底膜、足细胞构成。而足细胞作为肾小球滤过的最后一道屏障,其细胞骨架结构对于肾小球滤过屏障起到至关重要的作用。多项研究均证实足细胞具有释放ET-1的能力[10,11],而足细胞中ET_A、ET_B受体的发现,也为足细胞通过自分泌调节其自身提供可能性。有研究发现,在志贺菌诱导的足细胞损伤的模型中,足细胞释放的ET-1以自分泌方式控制细胞骨架重塑,进而破坏肾小球的滤过屏障,最终导致蛋白尿的发生[12]。而选择性拮抗内皮素的ET_A受体,可以有效地预防足细胞损伤[13]。

8.2.2 ET-1与系膜细胞

血管活性物质、生长因子、细胞因子、活性氧等均可刺激系膜细胞ET-1的合成。ET-1前体的合成主要通过激活p38丝裂原激活的蛋白激酶和蛋白激酶C[14]。系膜细胞同时表达ET_A和ET_B。ET-1的激活对肾小球系膜细胞产生多方面的影响,包括细胞收缩、增殖,细胞外基质积聚及肾小球的硬化[15]。其中,系膜细胞的收缩可能与肾小球滤过率的调控密切相关。类似于血管系统,ET-1通过与ET_A结合,进而激活磷脂酶C和蛋白激酶C,三磷酸肌醇水平增强,钠-氢交换增加,导致细胞碱化,细胞钙离子水平升高,进而导致系膜细胞的收缩[16]。

8.2.3 ET-1与肾小管上皮细胞、水及电解质的运输

所有肾单位段均产生ET-1并表达ET受体,近端小管亦具有产生ET-1的功能。近端小管在静息状态下释放的ET-1量并不丰富,但在许多与肾脏相关的疾病状态或刺激因子的刺激下,如低氧、凝血酶、转化生长因子-β(TGF-β)、炎症因子(如TNF-α、IL-1β)等,近端小管会释放更多的ET-1。此外,通过白蛋白以及免疫球蛋白IgG模拟肾病综合征的环境对近端肾小管上皮细胞进行刺激,肾小管上皮细胞释放大量的ET-1[17]。总之,ET-1主要通过作用于Na^+-K^+-ATP酶以及钠-氢交换体[18]发挥其调控近端小管电解质转运的作用。研究显示,在近端小管上主要表达ET_B受体,ET-1主要是通过作用于ET_B受体抑制Na^+-K^+-ATP酶

的活性,并且增强 Ca^{2+} 募集而抑制近端小管对钠、水的重吸收,促进利尿[19]。

肾脏髓袢升支粗段可产生少量 ET-1[20],同时具有较低水平的 ET_B 受体(ET_B 受体是髓袢升支粗段中唯一的受体)[21]。高钠摄入期间发生的髓样渗透压升高,刺激了 ET-1 的产生。其通过 ET_B 受体增加 Ca^{2+} 的浓度和 NO 的产生,抑制 $Na^+-K^+-Cl^-$ 协同转运蛋白,最终抑制肾脏髓袢升支粗段对 Na^+ 和 Cl^- 的重吸收[22]。

集合管,尤其内髓集合管,是肾脏 ET-1 的主要来源,同时也分布最多的 ET_B 受体。集合管在多种因素刺激下可导致 ET-1 的表达量增多,然而最显著的刺激因素为钠的摄入及与之相关的渗透压的升高[23]。ET-1 对集合管的调控机制较为复杂,涉及旁分泌及与肾素系统的相互作用。但目前认为主要的机制是 ET-1 通过与 ET_B 受体的结合,诱导环氧合酶活性增强和前列腺素生成所致。此外,内皮素还参与集合管上皮细胞 Na^+ 通道开放的调节,ET-1 促进鸟嘌呤交换因子 βpix 与 14-3-3 蛋白结合。这阻止了后者与上皮细胞 Na^+ 通道激活所必需的 nedd4-2 蛋白的结合[24]。

8.2.4 内皮素与肾酸化功能

酸碱平衡是人体细胞维持正常功能的必备前提,肺、肾在内的多个器官及系统共同协调以维持人体内的酸碱平衡。膳食中铵盐对酸的负载以及产酸的蛋白质过多摄入可导致肾脏内皮素的产生增多[25]。此外,非肾脏产生的内皮素亦不同程度地影响着肾脏的酸化,肾上腺皮质来源的内皮素可通过增加盐皮质激素和糖皮质激素的分泌而间接增加肾脏的酸化作用[26]。

内皮素可以增加包括血管平滑肌、肾小球系膜、心肌细胞和肾小管上皮细胞等多种细胞的 pH 值。除了增强细胞膜上氢离子的运输,内皮素还影响整个肾小管上皮细胞的酸化[27]。有研究报道,内皮素通过与 ET_B 受体结合,在由 NH_4Cl 负荷引起的慢性代谢性酸中毒中介导近端肾小管酸化的增强。内皮素主要是通过增强钠-氢交换体 3(Na^+-H^+ exchanger 3,NHE3)的活性来调控酸性环境下的动物和近端肾小管上皮细胞中的酸化功能。而在远端小管部分,NHE2 似乎是负责此段内腔 H^+ 分泌的主要 NHE 亚型。此外,内皮素的激活通过刺激的醛固酮分泌以增加体内远端肾单位 H^+-ATP 酶的活性(图 8-2)[27]。

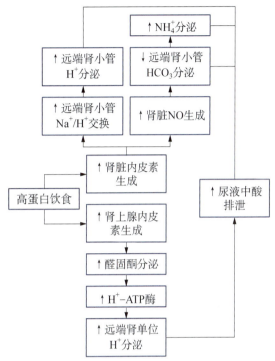

图 8-2 酸性条件下内皮素对肾脏酸化功能调控的部分机制

↑:增加;↓:降低。

引自:WESSON DE. Regulation of kidney acid excretion by endothelins [J]. Kidney Int,2006,70(12):2066-2073.

8.2.5 内皮素与肾血管

如前所述,内皮素为已知的最有效的血管收缩剂之一。内皮素不仅由内皮细胞产生,而且还从非血管细胞类型(如肾上皮和肾小球膜细胞)合成和释放。ET_A 受体分布在血管平滑肌细胞和内皮细胞上,而 ET_B 受体仅分布在内皮细胞上。在肾血管中,ET_A 受体的分布明显多于 ET_B 受体[28],体现出 ET_A 受体在肾脏血管反应调控中至关重要的作用[29],内皮素/ET_A 受体有助于肾小球小动脉的收缩并减少肾和皮质的血流。而 ET_B 受体通过释放内皮衍生的舒张因子(NO、前列环素和/或内皮衍生的超极化因子)来介导血管舒张,作为限制 ET-1 血管收缩作用的反馈机制[30]。内皮素及其受体在肾脏病中的机制见图 8-3、图 8-4[31,32]。

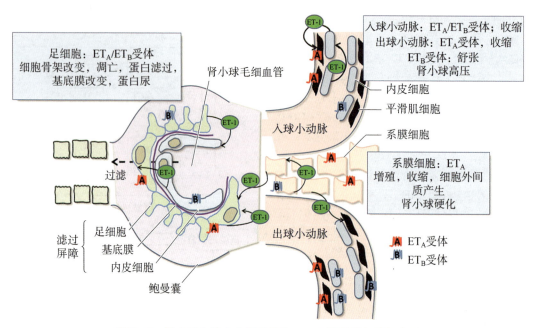

图8-3 肾小球中的内皮素系统和ET-1可能的细胞间作用

引自：VIGNON-ZELLWEGER N, HEIDEN S, MIYAUCHI T, et al. Endothelin and endothelin receptors in the renal and cardiovascular systems [J]. Life Sci, 2012, 91(13-14): 490-500.

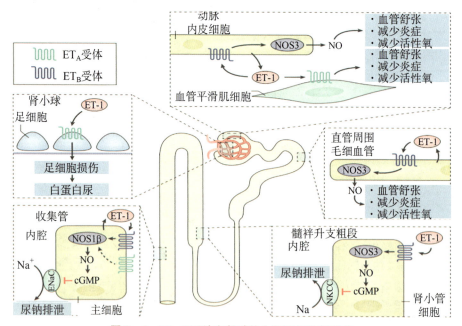

图8-4 ET-1系统在肾脏的主要已知作用总结

引自：POLLOCK JS, POLLOCK DM. SONAR propels endothelin A receptor antagonists to success [J]. Nat Rev Nephrol, 2019, 15(8): 461-462.

8.3 内皮素系统与肾脏病

8.3.1 内皮素与慢性肾脏病

多种肾脏的慢性损伤机制,如肾脏的衰老、炎性因子、氧化应激、生长因子、血管损伤等,均可导致肾组织内内皮素的生成,内皮素与内皮素受体的激活可导致包括炎症浸润、肾脏固有细胞包括小管间质的纤维化、足细胞废弃、血管损伤、系膜细胞增殖,最终引起蛋白尿及肾小球的硬化,介导CKD的发生与发展[33]。

8.3.2 内皮素与糖尿病肾病

糖尿病肾病仍被视为最为棘手的代谢性肾脏病之一,在发达国家及发展中国家中,都是终末期肾脏病最常见的疾病之一。其中足细胞受损、蛋白尿的产生是糖尿病肾病的发病特征之一。高血糖环境可导致肾组织内皮素的分泌增多,如前文所述,ET-1的过表达可导致足细胞发生骨架改变,进而导致细胞凋亡与足细胞的减少。此外,高糖环境下肾小管上皮细胞的ET_B受体与内皮素结合,进而引起上皮间质转分化,最终导致肾小管间质纤维化。

8.3.3 内皮素与高血压肾病

高血压、糖尿病与慢性肾小球肾炎为终末期肾脏病的重要原因。高血压肾病是临床前研究中探索内皮素受体拮抗剂治疗潜力的首批靶标之一。高血压引起的肾脏损伤是多方面的,既往普遍认为血管紧张素在高血压肾病中发挥重要的作用。随着研究的进展,发现血管紧张素Ⅱ触发了肾上腺皮质醛固酮的释放,进而导致肾脏中内皮素释放。血管紧张素Ⅱ还可在血管平滑肌细胞中诱导烟酰胺腺嘌呤二核苷酸磷酸氧化酶,从而驱动活性氧(ROS)的产生并增加肾脏中内皮素的表达,内皮素引起的皮质和髓质脉管系统收缩进一步恶化了肾血流量并促进了肾纤维化[34]。

8.3.4 内皮素与多囊肾

多囊肾是累及双侧肾脏的遗传性疾病,是人体最常见的先天性遗传囊性肾病,其遗传特性多为常染色体显性遗传。ET-1与常染色体显性多囊肾疾病(ADPKD)囊肿进展的病理生理相关。ADPKD中ET-1的浓度升高与肾脏的许多表型改变有关,例如肾囊肿发展、间质纤维化和肾小球硬化[35]。研究表明,尿ET-1浓度可以作为替代肾ET-1水平的一种非侵入性的替代生物标志物,因为其与年龄、性别和血压无关。而在ADPKD患者中,ET-1的尿排泄升高与eGFR呈负相关,与肾脏体积大小呈正相关,提示其可能是早期肾脏损伤的生物标志物,ET-1拮抗有望成为减缓ADPKD中肾脏损害进展的新疗法。而在动物实验中,对于ET_B受体的特异性抑制反而加速了ADPKD肾脏病的进展,提示内皮素系统以及ET_A、ET_B受体的选择性在多囊肾疾病中发挥的重要作用[36]。关于内皮素对多囊肾的机制可能包括内皮素通过刺激间质成纤维细胞表达Ⅰ型胶原和平滑肌肌动蛋白,从而调节肾小球和肾小管损伤的基因表达。其余的机制还需要更深入的研究。

8.3.5 内皮素与局灶性节段性肾小球硬化症

局灶性节段性肾小球硬化症是肾病综合征中重要的病理类型之一,其特征为肾小球滤过屏障的损伤。相关研究发现,在原发性局灶性节段性肾小球硬化症,ET-1的尿排泄明显升高;同时在动物实验中,肾小球中也观察到了大量的ET-1[37]。通过ET-1处理培养的足细胞丧失了足细胞的细胞标志,包括突触足蛋白和获得性间充质细胞标志,例如α-SMA,发生类似上皮细胞间质转分化的表现[38]。FSGS中ET-1产量的增加也通过氧化应激损害足细胞,损害肾小球内皮细胞的线粒体并促进邻近足细胞的凋亡[39]。

8.3.6 内皮素与其他肾脏病

与糖尿病肾病类似,肥胖相关的糖尿病通常与循环内胰岛素的高水平密切相关,胰岛素是内皮素产生的有效刺激[40]。ET-1具有胰岛素抵抗特性,高局部组织或循环水平的ET-1可能促进胰岛素抵抗的发展,从而促进高血糖症和随后的足细胞损伤。内皮素还有助于Alport综合征的病理生理,这是另一种罕见的遗传疾病,可导致胶原合成异常、肾衰竭和其他异常。在Alport综合征的鼠模型中,ET_A受体选择性拮抗剂显著延迟了蛋白尿的发作,恢复了肾小球毛细血管结构,并在很大程度上预防了肾小球硬化和纤维化[41,42]。临床前研究表明,内皮素系统,尤其是ET_A受体参与了缺血再灌注损伤

(ischemia reperfusion injury, IRI)的发病机制,内皮素系统也与放射性造影剂引起的急性肾损伤有关[43-45]。遗憾的是,尽管关于内皮素与上述疾病的研究开展得很早,但仍未有足够的证据将其应用于临床。

8.4 内皮素受体拮抗剂在肾脏病中的应用

1994年,第一个内皮素受体拮抗剂波生坦被发明出来,其作为非选择性的ET_A/ET_B受体拮抗剂,目前仅被批准用于治疗肺动脉高压和硬皮病相关的指端溃疡。尽管已经发现越来越多内皮素与肾脏病理生理关系密切的证据,但由于水、钠潴留及心血管事件的高风险,该内皮素受体拮抗剂一直未被应用于肾脏相关疾病的临床治疗中。

如前文所述,在肾病理生理状况下,ET-1主要通过与ET_A受体结合来促进血管重塑,足细胞改变,系膜细胞收缩、增殖及细胞外基质产生。内皮素系统的反馈机制以及其对水、钠调节的获益作用主要是由ET_B受体介导的。这可能提示ET_A受体选择性拮抗剂比ET_A/ET_B受体混合拮抗剂更具治疗优势。事实上,对于内皮素受体拮抗剂在肾脏病中的探索一直都在进行中。

8.4.1 糖尿病肾病中内皮素受体拮抗剂的作用

糖尿病肾病中内皮素的相关机制已经在前文中有所描述。事实上,早在1998年动物实验研究就已经发现,内皮素受体选择性拮抗剂可以减少糖尿病大鼠模型中的肾脏损伤并改善其功能,在减轻蛋白尿及肾脏损伤方面的表现优于ACEI药物[46]。ET_A/ET_B受体拮抗剂(如波生坦)在动物实验中获得了明显的收益,对实验性糖尿病鼠蛋白尿有明显的抑制作用。而选择性ET_A受体拮抗剂则表现出额外的抑制炎症及纤维化的作用[47]。此外,由于ET_B受体在维持正常水、钠平衡中发挥了重要作用,所以选择性ET_A受体拮抗剂似乎显示出特殊的优势。

在实际临床试验中,无论受体同工型特异性如何,所有内皮素受体拮抗剂均会引起水、钠潴留,包括波生坦、达鲁生坦、替佐生坦、安布雷森坦、西他生坦、阿伏生坦和阿曲生坦。值得关注的是,

ASCEND,一项多中心、随机、双盲的临床研究中,评估了阿伏生坦(一种ET_A受体拮抗剂)在糖尿病肾病治疗中的安全性及有效性,纳入的研究人数为501例。结果显示,研究开始12周后阿伏生坦在5、10、25和50 mg剂量时对尿白蛋白排泄率具有明显的降低,且其减轻尿白蛋白的作用与血压改变并没有明显的相关性[48],提示阿伏生坦具有良好的、独立于控制血压之外的控制尿白蛋白的作用。遗憾的是,由于较高的不良事件发病率,阿伏生坦的停药率明显高于安慰剂组,最终在中位随访时间4个月时,研究者提前终止了该项研究。事后分析中发现肌酐翻倍、在终末期肾病及死亡的混合终点上阿伏生坦与其他组未发现明显差异,主要的不良反应体现在心血管事件,阿伏生坦明显增加了体液超负荷的症状和体征的发生率,肺水肿与心力衰竭的发病率较其他组明显升高。其引起不良反应的主要可能性目前认为是在阿伏生坦25、50 mg剂量组中,阿伏生坦的ET_A受体拮抗作用的选择性较差,即高剂量的阿伏生坦不仅阻断了ET_A受体,一定程度上也阻断了ET_B受体[49]。

另一种内皮素受体ET_A拮抗剂阿曲生坦也被研究者寄予厚望。一项纳入211例2型糖尿病患者的临床研究中,阿曲生坦对于蛋白尿的控制令人满意。经过12周的治疗后,与安慰剂相比,0.75 mg和1.25 mg阿曲生坦可使尿白蛋白与肌酐比值(ACR)平均降低35%和38%。但与阿伏生坦类似,1.25 mg的阿曲生坦也因为更高的不良反应(水肿和贫血)导致更高的停药率,最终提前终止了实验[50]。此外,有多项单中心/多中心较小样本的临床试验均肯定了阿曲生坦确切的控制尿白蛋白的能力,并且也观察到其剂量依赖相关的水、钠潴留的不良反应[51,52]。

在最近的动物实验中,发现阿曲生坦通过介导miR-199b-5p增加克老素(Klotho)的表达,并预防糖尿病肾病的肾小管损伤[53],以及阿曲生坦与ACEI/ARB药物的联用可有效增加糖尿病小鼠的足细胞数量[54]。这些结果使得我们更加期待SONAR试验的结果。SONAR试验是一项在41个国家/地区689个地点进行的双盲、随机、安慰剂对照试验,根据2019年发表在《柳叶刀》的数据,2013年5月17日至2017年7月13日,共筛选了11 087例2型糖尿病和慢性肾脏病以评估阿曲生坦在糖尿病肾病治疗中的安全性及有效性[55],在设计中采用

了个性化方法，即通过选择在磨合期对阿曲生坦反应良好且无明显水、钠潴留的个体，通过磨合期使尿微量白蛋白与肌酐比值（urine albumin-to-creatinine ratio，UACR）有反应的患者与 UACR 无反应人群区分开。一定程度上这是 10 多年来针对糖尿病患者肾脏靶向治疗的首次成功试验。与安慰剂组相比，阿曲生坦显著降低了某些患有糖尿病和 CKD 患者发生肾脏事件的风险，这些数据支持选择性内皮素受体拮抗剂在保护具有发展为终末期肾病高风险的 2 型糖尿病患者肾功能中的潜在作用。遗憾的是 2 组人群的基线特征相似，表明 UACR 对阿曲生坦的反应可能无法通过任何临床常用的基线特征来预测[56,57]，后续还需要更多的工作以确定阿曲生坦应用于糖尿病肾病等适应人群。

8.4.2 慢性肾脏病中内皮素受体拮抗剂的作用

慢性肾脏病（CKD）的患病人数逐年升高，影响全球 6%～11% 的人口，遗憾的是仍然缺乏有效控制 CKD 进展的治疗手段。蛋白尿是 CKD 的重要特征之一，蛋白尿的程度与各种原发病导致的肾脏病的预后与心血管事件密切相关。而蛋白尿的控制，在非免疫性肾脏病中仅有 ACEI/ARB 类的药物可能存在一定的收益，即使在免疫性肾脏病中相应的免疫抑制剂治疗也常常难以获得很好的应答[58]。

一项单中心、三相随机、双盲、安慰剂对照的交叉研究观察了 ET_A 受体抑制剂西他生坦对 CKD 患者的治疗效果，原发病分别为 IgA 肾病、局灶性节段性肾小球硬化、膜性肾病、高血压肾损害、反流性肾病及肾小球源血尿，结果发现西他生坦可有效控制 24 h 尿蛋白及 ACR，近 70% 患者的蛋白尿水平降低了至少 25%。此外，西他生坦还发挥出适当的降压及改善动脉硬化的作用。另一项临床研究也显示，选择性 ET_A 受体拮抗作用可降低以最佳疗法建立的蛋白尿型 CKD 患者的新型心血管危险因素[59]。

8.4.3 局灶性节段性肾小球硬化症与内皮素受体拮抗剂

局灶性节段性肾小球硬化症涵盖了一组具有明确的肾小球组织病理学特征的临床疾病。局灶性节段性肾小球硬化症患者通常表现为不同程度的蛋白尿，并经常出现肾病综合征[60]。斯帕森坦（sparsentan）是第一类口服的血管紧张素Ⅱ1型

（AT1）受体和 ET_A 受体的双重拮抗剂[61]。在一项随机、双盲、主动控制、剂量递增研究——DUET 研究中，共纳入 109 例患者，研究比较了斯帕森坦-双重内皮素 A 型（ET_A）和血管紧张素Ⅱ1型受体拮抗剂厄贝沙坦对原发性局灶性节段性肾小球硬化症患者的影响。研究提示局灶性节段性肾小球硬化症患者在斯帕森坦治疗 8 周后比厄贝沙坦治疗时蛋白尿明显减少。斯帕森坦安全且耐受良好，在 8 周的双盲期间，斯帕森坦和厄贝沙坦组治疗紧急不良事件（TEAE）、与药物相关的 TEAE 或严重的 TEAE 总发生率相似。治疗组之间因 TEAE 退出研究的比例也相似，并且没有死亡病例发生。受限于纳入人数和随访时间，斯帕森坦对肾功能保持的长期影响尚待确定，我们仍在期待 DUPLEX Ⅲ 期研究（斯帕森坦，双重内皮素疗效的随机、多中心、双盲、并行、主动对照研究）的结果[62]。

8.5 总结与展望

CKD 作为最为棘手的慢性疾病之一，是全球医疗经济负担的最重要原因之一。我国是全球 CKD 患者数最多的国家，患病率高达 10.8%，即每 10 个中国人中就有 1 个患有慢性肾脏病。遗憾的是，包括糖尿病肾病以及其他原因引起的 CKD，仍缺乏有效的治疗手段。蛋白尿是肾功能进展以及终末期肾病的重要风险因素。尽管研究者已经做出足够多的努力，目前疗效十分确切的非特异性降尿蛋白药物仍局限于 ACEI/ARB 类药物。内皮素一经发现就获得研究者的关注，其作为人体最有效的血管收缩剂之一，与肾素-血管紧张素-醛固酮系统存在一定程度上类似的功能，以及两者之间交互作用，赋予了内皮素在肾脏病治疗中无限的可能性。

随着研究的进展，内皮素通过 ET_A/ET_B 受体不仅参与肾脏血管的调控，并且对于水、电解质（包括钠离子、氢离子、氯离子）均有至关重要的调控功能。此外，在糖尿病肾病、多囊肾、肾综合征等诸多疾病中，均发现了过表达的内皮素系统。研究表明，内皮素系统通过不同的机制，影响肾脏灌注，并且作用于肾脏固有细胞，如足细胞、系膜细胞、肾小管上皮细胞等，在糖尿病肾病、多囊肾、高血压肾损伤、急性肾损伤、局灶性节段性肾小球硬化症等疾病的发生、发展中均起到至关重要的作用。这也意味着内皮素

系统可能成为这些肾脏病的治疗新靶点。

前期大量的临床前研究也证实内皮素受体拮抗剂(选择性或非选择性的)在诸多实验性模型中控制尿蛋白以及保护肾脏损伤的作用,大量的临床试验也获得了类似的结果,即内皮素受体拮抗剂可以在糖尿病肾病及非糖尿病肾病患者中取得良好的控制蛋白尿的功效。如前所述,内皮素具有强大的血管收缩功能,对于全身脉管系统稳定性的维持以及肾脏的水、电解质、酸碱平衡都具有重要的生理意义,所以内皮素受体拮抗剂如同双刃剑,可能引起一些心血管的不良事件的发生。值得庆幸的是,在更加严格的剂量控制与更加精细的研究设计下,SONAR试验获得的研究结果使得内皮素受体拮抗剂应用于临床糖尿病患者更近了一步。

关于内皮素在肾脏病之间的应用,未来的研究方向可能在于:更加靶向的 ET_A 受体拮抗剂的研发;SONAR试验中阿曲生坦治疗有效的患者与无效的患者,现如今一般临床指标未发现2组患者间的明显差异,今后研究中可能通过转录组学、蛋白组学、代谢组学等方式筛选出2组患者的差异,以确定阿曲生坦治疗糖尿病肾病的精准人群,使SONAR试验获得真正意义上的成功;探索斯帕森坦这一血管紧张素与内皮素双重拮抗剂在肾脏除局灶性节段性肾小球硬化症外其他疾病中的应用;根据内皮素及其受体的生物学特性,研发靶向内皮素的合成或者修饰,以及内皮素活化下游关键信号通路相关的抑制剂,做到更精准地抑制,以寻求更好的疗效以及更小的不良反应。

(吴永贵)

参考文献

1. YANAGISAWA M, KURIHARA H, KIMURA S, et al. A novel potent vasoconstrictor peptide produced by vascular endothelial cells [J]. Nature, 1988, 332(6163): 411-415.
2. LIU C, CHEN J, GAO Y, et al. Endothelin receptor antagonists for pulmonary arterial hypertension [J]. Cochrane Database Syst Rev, 2021, 3: D4434.
3. GIAID A, YANAGISAWA M, LANGLEBEN D, et al. Expression of endothelin-1 in the lungs of patients with pulmonary hypertension [J]. N Engl J Med, 1993, 328(24): 1732-1739.
4. MIYAUCHI T, SAKAI S. Endothelin and the heart in health and diseases [J]. Peptides, 2019, 111: 77-88.
5. KIM JK, ALLEY D, SEEMAN T, et al. Recent changes in cardiovascular risk factors among women and men [J]. J Womens Health (Larchmt), 2006, 15(6): 734-746.
6. BARTON M, THARAUX PL. Endothelin and the podocyte [J]. Clin Kidney J, 2012, 5(1): 17-27.
7. ARAI H, HORI S, ARAMORI I, et al. Cloning and expression of a cDNA encoding an endothelin receptor [J]. Nature, 1990, 348(6303): 730-732.
8. MOTTE S, MCENTEE K, NAEIJE R. Endothelin receptor antagonists [J]. Pharmacol Ther, 2006, 110(3): 386-414.
9. TIRAPELLI C R, CASOLARI D A, YOGI A, et al. Functional characterization and expression of endothelin receptors in rat carotid artery: involvement of nitric oxide, a vasodilator prostanoid and the opening of K^+ channels in ETB-induced relaxation [J]. Br J Pharmacol, 2005, 146(6): 903-912.
10. CYBULSKY A V, STEWART D J, CYBULSKY M I. Glomerular epithelial cells produce endothelin-1 [J]. J Am Soc Nephrol, 1993, 3(7): 1398-1404.
11. MORIGI M, BUELLI S, ANGIOLETTI S, et al. In response to protein load podocytes reorganize cytoskeleton and modulate endothelin-1 gene: implication for permselective dysfunction of chronic nephropathies [J]. Am J Pathol, 2005, 166(5): 1309-1320.
12. MORIGI M, BUELLI S, ZANCHI C, et al. Shigatoxin-induced endothelin-1 expression in cultured podocytes autocrinally mediates actin remodeling [J]. Am J Pathol, 2006, 169(6): 1965-1975.
13. SALEH M A, BOESEN E I, POLLOCK J S, et al. Endothelin-1 increases glomerular permeability and inflammation independent of blood pressure in the rat [J]. Hypertension, 2010, 56(5): 942-949.
14. FOSCHI M, SOROKIN A, PRATT P, et al. PreproEndothelin-1 expression in human mesangial cells: evidence for a p38 mitogen-activated protein kinase/protein kinases-C-dependent mechanism [J]. J Am Soc Nephrol, 2001, 12(6): 1137-1150.
15. SOROKIN A and KOHAN D E. Physiology and pathology of endothelin-1 in renal mesangium [J]. Am J Physiol Renal Physiol, 2003, 285(4): F579-F589.
16. YOKOKAWA K, KOHNO M, JOHCHI M, et al. Effect of endothelin receptor antagonist, BQ-123, on Ca^{2+} signaling in cultured rat mesangial cells [J]. Life Sci, 1993, 53(21): 1631-1641.
17. ZOJA C, MORIGI M, FIGLIUZZI M, et al. Proximal

tubular cell synthesis and secretion of endothelin-1 on challenge with albumin and other proteins [J]. Am J Kidney Dis, 1995, 26(6):934-941.
18. PREISIG P A. The acid-activated signaling pathway: starting with Pyk2 and ending with increased NHE3 activity [J]. Kidney Int, 2007, 72(11):1324-1329.
19. YU C, YANG Z, REN H, et al. D3 dopamine receptor regulation of ETB receptors in renal proximal tubule cells from WKY and SHRs [J]. Am J Hypertens, 2009, 22(8):877-883.
20. KOHAN D E. Endothelin synthesis by rabbit renal tubule cells [J]. Am J Physiol, 1991, 261(2 Pt 2):F221-F226.
21. FRANCIS B N, ABASSI Z, HEYMAN S, et al. Differential regulation of ET(A) and ET(B) in the renal tissue of rats with compensated and decompensated heart failure [J]. J Cardiovasc Pharmacol, 2004, 44(Suppl 1):S362-S365.
22. HERRERA M, GARVIN J L. A high-salt diet stimulates thick ascending limb eNOS expression by raising medullary osmolality and increasing release of endothelin-1 [J]. Am J Physiol Renal Physiol, 2005, 288(1):F58-F64.
23. PANDIT M M, STRAIT K A, MATSUDA T, et al. Na delivery and ENaC mediate flow regulation of collecting duct endothelin-1 production [J]. Am J Physiol Renal Physiol, 2012, 302(10):F1325-F1330.
24. BUGAI V, MIRONOVA E, KOHAN D E, et al. Collecting duct-specific endothelin B receptor knockout increases ENaC activity [J]. Am J Physiol Cell Physiol, 2012, 302(1):C188-C194.
25. LAGHMANI K, PREISIG P A, ALPERN R J. The role of endothelin in proximal tubule proton secretion and the adaptation to a chronic metabolic acidosis [J]. J Nephrol, 2002, 15(Suppl 5):S75-S87.
26. KRAMER R E, ROBINSON T V, SCHEIDER E G, et al. Direct modulation of basal and angiotensin II-stimulated aldosterone secretion by hydrogen ions [J]. J Endocrinol, 2000, 166(1):183-194.
27. WESSON D E. Regulation of kidney acid excretion by endothelins [J]. Kidney Int, 2006, 70(12):2066-2073.
28. KUC R, DAVENPORT A P. Comparison of endothelin-A and endothelin-B receptor distribution visualized by radioligand binding versus immunocytochemical localization using subtype selective antisera [J]. J Cardiovasc Pharmacol, 2004, 44(Suppl 1):S224-S226.
29. DAVENPORT A P, KUC R E, MAGUIRE J J, et al. ETA receptors predominate in the human vasculature and mediate constriction [J]. J Cardiovasc Pharmacol, 1995, 26(Suppl 3):S265-S267.
30. CLOZEL M, CLOZEL J P. Effects of endothelin on regional blood flows in squirrel monkeys [J]. J Pharmacol Exp Ther, 1989, 250(3):1125-1131.
31. VIGNON-ZELLWEGER N, HEIDEN S, MIYAUCHI T, et al. Endothelin and endothelin receptors in the renal and cardiovascular systems [J]. Life Sci, 2012, 91(13-14):490-500.
32. POLLOCK J S, POLLOCK D M. SONAR propels endothelin A receptor antagonists to success [J]. Nat Rev Nephrol, 2019, 15(8):461-462.
33. RAINA R, CHARUVIN A, CHAKRABORTY R, et al. The role of endothelin and endothelin antagonists in chronic kidney disease [J]. Kidney Dis (Basel), 2020, 6(1):22-34.
34. MENNUNI S, RUBATTU S, PIERELLI G, et al. Hypertension and kidneys: unraveling complex molecular mechanisms underlying hypertensive renal damage [J]. J Hum Hypertens, 2014, 28(2):74-79.
35. RAINA R, CHAUVIN A, VAJAPEY R, et al. Endothelin-1 as a therapeutic target in autosomal dominant polycystic kidney disease [J]. Clin Nephrol, 2019, 91(6):370-379.
36. CHANG M Y, PARKER E, EL N M, et al. Endothelin B receptor blockade accelerates disease progression in a murine model of autosomal dominant polycystic kidney disease [J]. J Am Soc Nephrol, 2007, 18(2):560-569.
37. FLIGNY C, BARTON M, THARAUX P L. Endothelin and podocyte injury in chronic kidney disease [J]. Contrib Nephrol, 2011, 172:120-138.
38. BUELLI S, ROSANO L, GAGLIARDINI E, et al. beta-arrestin-1 drives endothelin-1-mediated podocyte activation and sustains renal injury [J]. J Am Soc Nephrol, 2014, 25(3):523-533.
39. DAEHN I, CASALENA G, ZHANG T, et al. Endothelial mitochondrial oxidative stress determines podocyte depletion in segmental glomerulosclerosis [J]. J Clin Invest, 2014, 124(4):1608-1621.
40. BARTON M, YANAGISAWA M. Endothelin: 20 years from discovery to therapy [J]. Can J Physiol Pharmacol, 2008, 86(8):485-498.
41. DUFEK B, MEEHAN D T, DELIMONT D, et al. Endothelin a receptor activation on mesangial cells initiates alport glomerular disease [J]. Kidney Int, 2016, 90(2):300-310.

42. MEEHAN D T, DELIMONT D, DUFEK B, et al. Endothelin-1 mediated induction of extracellular matrix genes in strial marginal cells underlies strial pathology in alport mice [J]. Hear Res, 2016, 341:100-108.

43. HEUNISCH F, VON EINEM G, ALTER M, et al. Urinary ET-1 excretion after exposure to radio-contrast media in diabetic patients and patients with preexisting mild impaired renal function [J]. Life Sci, 2014, 118(2):440-445.

44. FIRTH J D, RATCLIFFE P J, RAINE A E, et al. Endothelin: an important factor in acute renal failure? [J]. Lancet, 1988, 2(8621):1179-1182.

45. LÓPEZ-FARRÉ A, GÓMEZ-GARRE D, BERNABEU F, et al. A role for endothelin in the maintenance of post-ischaemic renal failure in the rat [J]. J Physiol, 1991, 444:513-522.

46. HOCHER B, LUN A, PRIEM F, et al. Renal endothelin system in diabetes: comparison of angiotensin-converting enzyme inhibition and endothelin-A antagonism [J]. J Cardiovasc Pharmacol, 1998, 31(Suppl 1):S492-S495.

47. SASSER J M, SULLIVAN J C, HOBBS J L, et al. Endothelin a receptor blockade reduces diabetic renal injury via an anti-inflammatory mechanism [J]. J Am Soc Nephrol, 2007, 18(1):143-154.

48. WENZEL R R, LITTLE T, KURANOFF S, et al. Avosentan reduces albumin excretion in diabetics with macroalbuminuria [J]. J Am Soc Nephrol, 2009, 20(3):655-664.

49. MANN J F, GREEN D, JAMERSON K, et al. Avosentan for overt diabetic nephropathy [J]. J Am Soc Nephrol, 2010, 21(3):527-535.

50. DE ZEEUW D, COLL B, ANDRESS D, et al. The endothelin antagonist atrasentan lowers residual albuminuria in patients with type 2 diabetic nephropathy [J]. J Am Soc Nephrol, 2014, 25(5):1083-1093.

51. KOHAN D E, PRITCHETT Y, MOLITCH M, et al. Addition of atrasentan to renin-angiotensin system blockade reduces albuminuria in diabetic nephropathy [J]. J Am Soc Nephrol, 2011, 22(4):763-772.

52. ANDRESS D L, COLL B, PRITCHETT Y, et al. Clinical efficacy of the selective endothelin A receptor antagonist, atrasentan, in patients with diabetes and chronic kidney disease (CKD) [J]. Life Sci, 2012, 91(13-14):739-742.

53. KANG W L, XU G S. Atrasentan increased the expression of Klotho by mediating miR-199b-5p and prevented renal tubular injury in diabetic nephropathy [J]. Sci Rep, 2016, 6:19979.

54. HUDKINS K L, WIETECHA T A, STEEGH F, et al. Beneficial effect on podocyte number in experimental diabetic nephropathy resulting from combined atrasentan and RAAS inhibition therapy [J]. Am J Physiol Renal Physiol, 2020, 318(5):F1295-F1305.

55. HEERSPINK H, PARVING H H, ANDRESS D L, et al. Atrasentan and renal events in patients with type 2 diabetes and chronic kidney disease (SONAR): a double-blind, randomised, placebo-controlled trial [J]. Lancet, 2019, 393(10184):1937-1947.

56. HEERSPINK H, ANDRESS D L, BAKRIS G, et al. Baseline characteristics and enrichment results from the SONAR trial [J]. Diabetes Obes Metab, 2018, 20(8):1829-1835.

57. HEERSPINK H, ANDRESS D L, BARKRIS G, et al. Rationale and protocol of the study of diabetic nephropathy with atrasentan (SONAR) trial: A clinical trial design novel to diabetic nephropathy [J]. Diabetes Obes Metab, 2018, 20(6):1369-1376.

58. RUGGENENTI P, PERTICUCCI E, CRAVEDI P, et al. Role of remission clinics in the longitudinal treatment of CKD [J]. J Am Soc Nephrol, 2008, 19(6):1213-1224.

59. DHAUN N, MELVILLE V, BLACKWELL S, et al. Endothelin-a receptor antagonism modifies cardiovascular risk factors in CKD [J]. J Am Soc Nephrol, 2013, 24(1):31-36.

60. ROSENBERG A Z, KOPP J B. Focal segmental glomerulosclerosis [J]. Clin J Am Soc Nephrol, 2017, 12(3):502-517.

61. KOMERS R, PLOTKIN H. Dual inhibition of renin-angiotensin-aldosterone system and endothelin-1 in treatment of chronic kidney disease [J]. Am J Physiol Regul Integr Comp Physiol, 2016, 310(10):R877-R884.

62. TRANCHTMAN H, NELSON P, ADLER S, et al. DUET: a phase 2 study evaluating the efficacy and safety of sparsentan in patients with FSGS [J]. J Am Soc Nephrol, 2018, 29(11):2745-2754.

9 IgA 肾病的当代认识

- 9.1 可能的发病机制
  - 9.1.1 "四次打击"学说
  - 9.1.2 基因相关机制
  - 9.1.3 黏膜免疫和 IgA 肾病
- 9.2 临床表现
- 9.3 病理特征
- 9.4 治疗
- 9.4.1 非免疫治疗
- 9.4.2 糖皮质激素治疗
- 9.4.3 免疫抑制剂治疗
- 9.4.4 其他治疗
- 9.4.5 最新的药物治疗
- 9.5 最新临床研究解读
- 9.6 新型预后预测指标

IgA 肾病（immunoglobulin A nephropathy，IgAN）是全世界最常见的一种原发性肾小球疾病，于 1968 年由贝格尔（Berger）首次报道，曾被称为 Berger 病[1]。不同地区的 IgAN 患病率不尽相同。在亚洲其发病率通常较高；在原发性肾小球肾炎中，本病在中国占 37.2%～29.9%[2]。欧洲发病率为 2.4‰[3]。即使接受了肾移植，仍有大约 15% 的患者因复发的 IgAN 引起终末期肾病（ESRD）[4]。

继发性 IgAN 不多见，常见的有肝硬化、银屑病、强直性脊柱炎、类风湿关节炎、炎症性肠病（克罗恩病和溃疡性结肠炎）、小细胞癌、疱疹样皮炎[5]。一般肾活检之前患者已经确诊这些疾病，肾穿刺病理改变与原发性 IgAN 类似。

9.1 可能的发病机制

9.1.1 "四次打击"学说

IgA 约占人体血清免疫球蛋白总量的 15%，是人体内含量最多的免疫球蛋白。从结构上可分为 IgA1 和 IgA2，每一种又可以分为单体型、双聚体型和多聚体型；从来源上可以分为血清型和分泌型，分泌型 IgA 主要由胃肠道和呼吸道黏膜分泌，包括 IgA1 和 IgA2，两者的主要区别是 IgA1 分子铰链区含有 23 个氨基酸，其中 5 个常见的丝、苏氨基酸能作为 O 型糖基化链接位点，而 IgA2 分子仅有 10 个氨基酸，且没有 O 糖基化位点。正常 IgA1 的 O-糖链的成分是 N-乙酰基半乳糖胺、半乳糖和唾液酸[6]（图 9-1）。糖基化由几种酶控制，包括 N-乙酰半乳糖胺转移酶（GalNAc 转移酶）、半乳糖唾液酸转移酶（ST6GalNAcII）、半乳糖基转移酶（C1GalT1）和 $\beta_{1,3}$-半乳糖基转移酶特异性分子伴侣（cosmc）[6]。梅斯特基（Mestecky）的研究提示[7]，IgAN 患者的 IgA1 亚型异于常人，其铰链区 O-糖链的结构缺乏半乳糖，唾液酸直接连接至 N-乙酰基半乳糖胺（图 9-2），称之为半乳糖缺乏的 IgA1（galactose-deficient IgA1，Gd-IgA1）。Gd-IgA1 的检测通过蜗牛提取的凝集素（helix aspersa，HAA）识别[8]，然而其检测精度受到蜗牛特殊种类的限制；近期，日本研发出检测 Gd-IgA1 的抗体 Km55[9]，有多项研究针对其特异性和敏感度进行检测[10,11]，结果有待更深入观察。糖基化缺失的 IgA1 的产生可能与 C1GalT1/Cosmc 活性下降和/或 ST6GalNAcII 活性

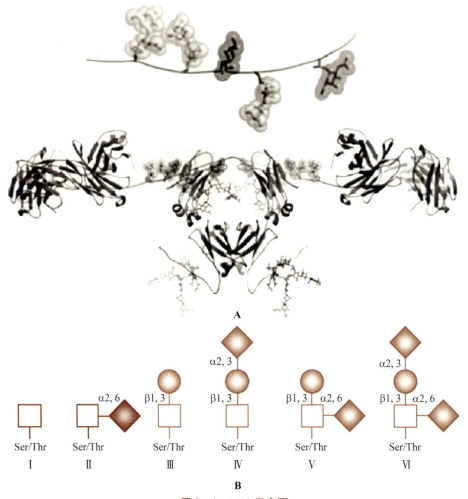

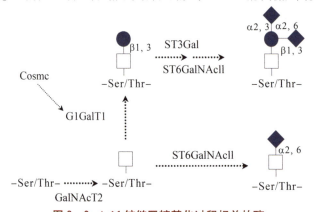

图 9-1 IgA1 示意图

A. 人类 IgA1 正常铰链区氨基酸序列,划线标注的氨基酸是最常见的 5 个 O 糖链区位点。IgA1 模型根据已发表的 IgA1 晶体和溶液结构绘制。B. 循环中 IgA1 铰链区 O 糖链的不同形式(方块:N-乙酰半乳糖;圆圈:半乳糖;菱形:唾液酸),Ⅰ、Ⅱ型为糖基化缺失的 IgA1 结构,Ⅵ型为正常人循环中最常见的形式——N-乙酰半乳糖-半乳糖-2 个唾液酸[13]。

图 9-2 IgA1 铰链区糖基化过程相关的酶

增强有关[6]。

临床研究显示，IgAN 患者血清中 Gd-IgA1 水平明显高于正常人群[12,13]。目前的观点认为，IgAN 的发病是由于 Gd-IgA1 和抗 Gd-IgA1 自身抗体的免疫复合物沉积在肾小球系膜中，引起肾脏一系列病变，目前比较公认的是"四次打击"（four hits）学说[6]。

（1）第 1 次打击：Gd-IgA1 的产生

IgA1 合成分泌来源于 B 细胞，但是 IgAN 患者产生 Gd-IgA1 的 B 细胞来源是骨髓还是黏膜存在争议[6]。黏膜感染可促进 Gd-IgA1 的合成[14]。有研究提示 Gd-IgA1 的合成与 O-糖链形成的酶有关，如 C1GalT1 及 cosmc 和 α2,6 唾液酸转移酶 Ⅱ，可能受遗传机制和黏膜免疫失调的影响[14,15]。已有报道骨髓或黏膜中的 Toll 样受体（TLR）在 IgAN 进展中起着重要作用；也有报道扁桃体中 TLR-9 的过表达可导致 Gd-IgA1 合成增多[16]。B 细胞活化因子（B cell-activating factor，BAF）和增殖诱导配体（a proliferation inducing ligand，APRIL）在提高 Gd-IgA1 产生中的作用也逐步得到关注[17-20]。

（2）第 2 次打击：针对 Gd-IgA1 的循环抗体

在 IgAN 患者中发现了包含 Gd-IgA1 和抗 N-乙酰半乳糖胺（GalNAc）聚糖抗体的循环免疫复合物（CIC）[13]，该抗体一般指 IgG，并有其独特特征。这些抗体的重链互补决定区 3（CDR3）第 3 个氨基酸，正常人群通常为丙氨酸，而 IgAN 患者突变为丝氨酸[21]。研究提示，丙氨酸被丝氨酸取代有利于抗体与 Gd-IgA1 的结合[21,22]。这种取代是由于抗体的基因突变，丝氨酸的羟基稳定了抗体的结构以便于其有效结合 Gd-IgA1[23]；该抗体的血清水平与临床症状和疾病严重程度相关。

（3）第 3 次打击：包含 Gd-IgA1 的循环免疫复合物形成

Gd-IgA1 被独特的循环抗 GalNAc 聚糖抗体识别，导致致病性 CIC 的形成。肝脏是摄取和清除免疫复合物的主要器官，若肝脏清除量超过其负荷情况或肝功能降低，并且这些含 Gd-IgA1 的免疫复合物通常是分子量>800 000 的大分子，这些原因都会导致 Gd-IgA1 的免疫复合物不能有效被肝脏从循环中清除，进而造成体内含量增加。它们沉积在肾小球系膜中，引起组织损伤[14]。

（4）第 4 次打击：在肾小球系膜区的含有 Gd-IgA1 的免疫复合物沉积

CIC 在肾小球膜系膜区沉积可诱导系膜细胞的增殖。肾小球系膜细胞识别 CIC 的具体机制不完全清晰。有研究表明，IgA 特异性结合可溶性的 Fcα 受体（sCD89）[24] 和转铁蛋白受体（CD71）[25] 可能在系膜细胞表达，特异性与 Gd-IgA1 结合；也有研究提到系膜细胞上还表达抗去唾液酸糖蛋白受体（ASGPR）[25]，但是体外系膜细胞培养研究未发现表达 CD89 和 ASGPR[26]，因此有关 Gd-IgA1 及其抗体免疫复合物对系膜细胞是直接损害还是存在其他机制，有待进一步研究。最近的研究也发现大量蛋白尿的 IgAN 患者往往合并足细胞损伤，足细胞去分化与临床疾病进展密切相关[27,28]。系膜-足细胞的串扰（crosstalk）途径通过细胞骨架蛋白和不同信号途径，间接导致足细胞的损伤，引起临床和组织病理学的改变。

90%的 IgAN 肾脏活检样本中检测到 C3 沉积[29,30]，近期研究还发现部分病例有 C4d 沉积，补体系统的激活主要涉及替代途径以及凝集素途径[31,32]。有研究发现，肾小球中 C3 表达增加与肾脏病变的进展有关[33]。血浆 Gd-IgA1/C3 比例升高与 IgAN 的进展，以及肾脏病变严重程度有关[34,35]。补体激活途径中涉及多种因子[30,32]。血浆 H 因子（FH）和 FH 相关蛋白（FHR）是替代途径的主要调节因子[36,37]。FH 的作用是抑制替代途径的活化，而 FHR 则相反[35,37]。FH 通过结合 C3b 抑制补体激活，保持补体系统稳定。FH 或 FHR 的功能异常，出现抗体或基因突变，都可能导致补体的替代途径激活[37,38]。FH 相关基因 1 和 3（CFHR1 和 CFHR3）敲除对 IgAN 具有一定的保护作用。最近的数据表明 CFHR1 和 CFHR3 的敲除与 IgAN 患者循环血中补体因子 H 的高水平以及补体活化裂解产物的低水平有关[39,40]，少见的 CFHR5 变异在 IgAN 易感性方面发挥作用[41]。

9.1.2 基因相关机制

（1）遗传因素在 IgAN 的发病机制中起重要作用

家族性 IgAN 病例的诊断为该机制的存在提供了强有力的证据，证明 IgAN 与遗传因素有关[29,42,43]。大约 15% IgAN 患者的大家族内也存在紫癜性肾炎患者（IgA vasculitis，曾称为 Henoch Schönlein purpura）。通常，家族性 IgAN 与散发性 IgAN 具有相似的病理特征，并且预后较差[44]。家族研究提示，IgAN 家族成员血 Gd-IgA1 升高。目前仍不清楚的是,有些 Gd-IgA 升高的成员并未患有 IgAN[45]。

(2) 全基因组关联分析的证据

全基因组关联分析(genome-wide association study, GWAS)是一种通过使用单核苷酸多态性(SNP)进行基因分型来研究疾病与整个基因组中基因变异是否有关联的方法。在世界各地的多个队列中,有5项针对 IgAN 的大型 GWAS。IgAN 和正常人群大样本的 GWAS 比较,发现了不少风险点,参与肠道黏膜上皮屏障的维持或参与黏膜对病原体的直接应答或两者兼而有之[46-50]。这些基因位点包括抗原加工和表达(染色体 6p21 位点编码 MHC 区域)、补体系统(详见上文相关机制)(1q32 位点编码 CFHR3,1Δ 的常见缺失和 CFH 基因和 FH 相关蛋白的其他基因的调控区)[51]、调节黏膜 IgA 的合成(17p13 位点编码 TNFSF13 和 22q12 位点编码 LIF/OSM)、病原体的免疫(8p23 位点编码 DEFA、9q34 位点编码 CARD9、16p11 位点编码 ITGAM-ITGAX 和 1p13 位点编码 VAV3 位点)、参与糖基化合成的酶促进 Gd-IgA1 的形成(3q27.3 位点编码 ST6GAL1,7p21.3 和 Xq24 位点编码 C1GALT1 和 C1GALT1C1)、细胞因子信号通路(11p11.2 位点编码 ACCS, 8q22.3 位点编码 ODF1-KLF10)。尽管遗传学研究可能有助于确定疾病的病因基因,但将 DNA 序列数据与其他多维发病机制整合在一起仍然是严峻的挑战。

9.1.3 黏膜免疫和 IgA 肾病

上呼吸道或肠道感染后经常发现 IgAN 症状加重。肠道相关淋巴组织(GALT)也是分泌 IgA 的重要器官[52]。基里鲁克(Kiryluk)等报道,GWAS 显示15个独立的风险等位基因显著影响疾病的发作年龄、炎性肠病(IBD)、维持肠道上皮屏障,以及对黏膜病原体反应的风险。在亚洲人中,GWAS 在 8p23 的 DEFA 位点显示 rs2738048,其中包含编码 α-防御素抗菌肽的相关基因簇。在他的研究中,遗传风险显示出地理格局,并与当地环境相关,包括气候和饮食因素,特别是当地病原体多样性[53]。肠道黏膜表面的微生物通过调节代谢产物的肠道通透性来调节 GALT,并通过与肠道表面细胞上表达的 TLR 相互作用来调节宿主免疫力[54]。微生物群通过 TLR 激活 GALT,增加局部细胞因子的产生,改变肠的通透性,并促进细菌的吸收和循环,这在 IgAN 患者中已经见到[54,55]。

扁桃体感染或咽部感染与 IgAN 有关。渡边(Watanabe)等比较了 IgAN、复发性扁桃体炎和扁桃体增生患者的细菌分布,发现这3个不同类别的细菌分布相似,表明细菌感染后宿主的不同反应可能与 IgAN 有关,包括 BAF 的表达水平和形成免疫复合物的能力[56]。在 IgAN 患者的扁桃体中,对未甲基化的脱氧胞苷基-脱氧鸟苷寡聚脱氧核苷酸(CpG-ODN)产生了超免疫反应,导致干扰素-γ 的过量产生,然后通过 BAF/APRIL 介导的途径过量产生突变的 IgA,以及扁桃体 T 细胞上 T 细胞受体 Vβ6、CXCR3 和 CX3CR1 过表达。这些 IgA 和 T 细胞通过全身循环回到肾脏,导致 IgAN[57]。在 IgAN 患者的扁桃体中发现 APRIL 是一种肿瘤坏死因子(TNF)家族成员,过多表达的 APRIL 可能与外源病原体激活的 TLR9 有关。升高的 APRIL 导致 Gd-IgA1 异常增加[58]。

9.2　临床表现

IgAN 的临床表现从轻度血尿到肾病综合征,甚至快速进展性肾小球肾炎。绝大多数患者没有任何症状,本病的发现依靠常规尿检异常,镜下血尿、蛋白尿,伴较多蛋白尿或合并肾病综合征的患者可以有不同程度的水肿。总体而言,IgAN 进展缓慢,10~40年后,不同研究报道有4%~40%的患者发展为 ESRD[59]。很多 IgAN 患者在上呼吸道感染或肠道感染后出现肉眼血尿或蛋白尿,镜下血尿加剧。部分 IgAN 患者在肾功能减退过程中容易出现高血压,甚至发生恶性高血压,进一步加速肾功能减退。因此 IgAN 临床表现包括孤立性镜下血尿、反复发作性肉眼血尿、无症状尿检蛋白尿与血尿、肾病综合征、严重高血压、新月体纤维素样坏死、急进性肾炎等。

9.3　病理特征

IgAN 的主要病理特征是以 IgA 为主(也可以伴 C3 或 IgG)的免疫复合物沉积于肾小球系膜区。根据 IgAN "四次打击"学说,包含 Gd-IgA1 及其抗体(多为 IgG)的免疫复合物在肾小球沉积而致病。但在普通显微镜下经常无法观察到 IgG 的沉积,近来研究通过共聚焦显微镜证实肾小球系膜区确有IgG的沉积[60]。IgAN的病理分类系统最早由李(Lee)和哈斯(Haas)提出的分级系统,但是有欠缺,在同一级可能包含急性和慢性病理指标,如果只按级别分级诊断某些特殊病变可能会被忽略。随着临床试验的广泛开展及其基础研究的不断进展,单一级别的分类已无法适应需求。

2004年,国际IgA肾病组织(International IgA Nephropathy Network)联合肾脏病理学会(Renal Pathology Society)建立了国际协作组织,目标为制订统一的、有良好重复性和具预测预后作用的IgAN病理分型[61,62]。为了验证病理分型是否能预测预后,协作组纳入来自欧洲、北美洲、南美洲和亚洲的10个国家,平均随访时间超过5年的265例原发性IgAN患者,患者24 h尿蛋白定量>0.5 g,估算肾小球滤过率(eGFR)>30 mL/(min·1.73 m²),并且除外具有急性肾小管间质性病变的患者。由于2次制订该分型是在英国牛津召开的会议上,因此被命名为IgAN牛津分型(the Oxford classification of IgA nephropathy)[63,64]。相对于既往的IgAN病理分型而言,牛津分型制订过程更为科学和严密,报告为半定量的形式,但又相对简单,同时包括了一些描述性内容。

2009年,IgAN协作组第1次确立的IgAN牛津分型提出MEST标准如下:①系膜细胞增生(M),系膜评分:≤0.5为M0,>0.5为M1;②内皮细胞增生(E),不存在增生为E0,存在增生为E1;③节段性硬化或粘连(S),不存在为S0,存在为S1;④肾小管萎缩或间质纤维化(T),≤25%为T0,26%~50%为T1,>50%为T2;⑤要求光镜切片中肾小球数≥8个,否则只做描述不进行MEST评分[62]。

2009年,IgAN牛津分型提出以后,国内外发起大量验证研究[65—71]。近年来,越来越多的研究发现新月体病变与患者预后相关[72];有足细胞增生肥大或顶端型节段硬化者肾功能下降快、蛋白尿多[73]。基于这些研究结果,协作组2016年在原MEST分型基础上增加细胞性/纤维细胞性新月体的评分,新版IgAN牛津分类MEST标准不变,S1的定义不变,但补充说明是否存在足细胞肥大或顶部病变,增加C评分:无新月体为C0;<25%新月体为C1;≥25%新月体为C2[74]。

VALIGA研究是众多验证牛津病理分型与预后关系规模最大的临床研究之一,该研究包括多中心(欧洲13个国家的53家中心)1 147例原发性IgAN患者。VALIGA研究发现,M1、S1和T1~T2以及总的MEST评分都与肾脏联合终点事件独立相关($P<0.01$),M1和E1与后续蛋白年增加有关,T病变与整个队列人群eGFR下降的速度有关,而C病变仅仅只在未接受免疫抑制治疗的患者中与eGFR下降的速度有关,非免疫抑制剂治疗的C病变患者预后更差,足细胞损害导致的S1提示患者可能对免疫抑制剂治疗有效[75—77]。MEST-C评分用于预测肾脏预后而不是指导治疗或预测治疗的反应。观察性数据提示E1和新月体患者治疗与否预后不同,M1或S1患者应用糖皮质激素获益不同,目前没有足够的证据表明免疫抑制的决策应该基于组织学指标,其主要局限性是缺乏经过验证的整合组织学与临床预测因素更准确的评估。

9.4 治疗

肾脏病的治疗一直以来缺乏统一的指南。直至2012年改善全球肾脏病预后组织(KDIGO)根据已经发表的临床研究,首次推出肾小球肾炎的临床实践指南,并且每一条治疗推荐都注明了循证力度,全球首次有了比较认同的关于IgAN治疗的方案。IgAN的治疗指南主要包括非免疫治疗和免疫治疗[78]。

9.4.1 非免疫治疗

蛋白尿>1 g/d时,推荐长程血管紧张素转换酶抑制剂(ACEI)或血管紧张素受体阻滞剂(ARB)治疗,根据血压情况使用最大剂量(1B);尿蛋白在0.5~1 g/d(儿童为0.5~1 g/d)时,建议使用ACEI或ARB(2D);建议尽量增加ACEI或ARB的剂量以保证尿蛋白<1 g/d(2C)。在IgAN患者,尿蛋白<1 g/d时,降血压治疗的目标是<17.3/10.7 kPa(130/80 mmHg);起始尿蛋白>1 g/d时,降血压治疗的目标是<16.7/10.0 kPa(125/75 mmHg)(未分级)。

9.4.2 糖皮质激素治疗

3~6个月最优化支持治疗(包括ACEI或ARB并降压达标)后仍有持续性尿蛋白≥1 g/d,且肾小球滤过率(GFR)>50 mL/(min·1.73 m²)时,建议使用糖皮质激素治疗6个月(2C)。

9.4.3 免疫抑制剂治疗

不建议 IgA 肾病患者联合使用糖皮质激素和环磷酰胺或硫唑嘌呤,除非是新月体型 IgAN 且肾功能迅速恶化(2D);不建议 GFR＜30 mL/(min·1.73 m^2)的患者使用免疫抑制剂,除非是新月体型 IgAN 且肾功能迅速恶化(2C);不建议使用吗替麦考酚酯(骁悉)治疗 IgAN(2C)。

9.4.4 其他治疗

3～6 个月最优化支持治疗(包括 ACEI 或 ARB 并降压达标)后仍有持续性尿蛋白≥1 g/d 时,建议使用鱼油(2D);不建议使用抗血小板药物治疗 IgAN(2C);不建议 IgAN 患者行扁桃体切除术治疗(2C)。扁桃体切除术在日本的报道里显示可有效减少 IgAN 患者的蛋白尿。在日本,扁桃体切除术结合类固醇疗法已被用作 IgAN 治疗的主要方案[46,64]。但是,欧美的几个研究认为,扁桃体切除对 IgAN 的治疗无效。需要比较日本和欧美报道的入选患者,笔者认为欧美采取扁桃体切除的患者肾功能差于日本扁桃体切除随访的患者,故是否推荐扁桃体切除取决于 IgAN 的早期发现、早期治疗。

此外,IgAN 一些特殊不典型类型如下:①微小病变(minimal change disease, MCD)并系膜 IgA 沉积,病理表现为 MCD 并系膜 IgA 沉积的肾病患者,建议按照 MCD 的原则治疗(2B);②急性肾损伤(AKI)合并肉眼血尿,如果肾功能开始恶化后 5 d 仍没有改善,需重复肾穿刺活检(未分级);如果重复肾穿刺活检仅表现为急性肾小管坏死(ATN)和肾小管内红细胞管型,建议一般的支持治疗即可(2C);③新月体型 IgAN,是指肾穿刺活检发现＞50%的肾小球存在新月体且肾功能迅速恶化的 IgAN(未分级),建议联合使用糖皮质激素和环磷酰胺,与抗中性粒细胞胞质抗体(ANCA)相关性血管炎治疗类似(2D)。

9.4.5 最新的药物治疗

由于很多指南的循证力度较低,有关激素、吗替麦考酚酯等治疗有些不同意见,近年来新药研究又层出不穷,很多Ⅱ期临床研究都得到了欣喜的结果,因此 KDIGO 于 2017 年 11 月召开肾小球疾病讨论会。会议重点关注 2012 年指南发布以来肾小球疾病的命名、发病机制、诊断和治疗方面的进展。协作组认为大多数指南建议、特别是治疗建议,需要重新审视。2019 年 KDIGO 提出了指南的修改版,有关 IgAN 的治疗提出了以下几个修改意见[79]。2020 版 KDIGO 也在讨论中。

Gd-IgA1 及其循环自身抗体可以预测 IgAN 进展,但在疾病预测或监测方面的价值还没有合适的验证性研究。临床研究评估治疗效果时,可以用蛋白尿减少和肾功能下降代替终点事件。新版指南提到了目前有关 IgAN 正在进行的新药研究,这些新药都是基于 IgAN 发病机制而研发的。

(1) 布地奈德

IgAN 的 GWAS 发现,易感基因位点与肠黏膜免疫有关,因此应运而生了针对布地奈德回盲部缓释制剂(nefecon)的临床研究——NEFIGAN 研究(nefecon 是特异性回盲部 Peyer 集合淋巴结处释放的布地奈德缓释制剂。布地奈德是一种具有高效局部抗感染作用的糖皮质激素,它能增强内皮细胞、平滑肌细胞和溶酶体膜的稳定性,抑制免疫反应和降低抗体合成)。目前Ⅱb 期临床研究显示,服用 9 个月 nefecon 后患者蛋白尿显著下降,但全身糖皮质激素的不良反应不明显[80,81]。目前全球Ⅲ期临床试验正在进行。

(2) B 细胞活化因子/增殖诱导配体(BAFF/APRIL)抑制剂

BAFF/APRIL 抑制剂是一种抑制 Toll 样受体(TLR)的药物。先前的研究和最近的临床试验表明,与优化的 ACEI 或 ARB 组合使用时,BAFF/APRIL 抑制剂均可降低 IgAN 患者的蛋白尿[82]。

(3) 补体抑制剂

补体在 IgAN 的发病机制中起关键作用,无论是 GWAS 还是临床队列研究都提示旁路途径,甚至凝集素途径的补体系统,都参与 IgAN 肾小球的损伤。C5a 拮抗剂依库珠单抗治疗新月体性 IgAN 的临床报道[83,84]和人系膜细胞的体外研究[85]都支持这一观点。目前几种补体抑制剂正在进行不同的临床试验中[82,86],尤其诺华的补体旁路系统 Bb 因子抑制剂在Ⅱa 期临床试验中对蛋白尿的减少具有显著作用。单克隆抗体靶向甘露糖结合凝集素相关丝氨酸蛋白酶-2(MASP-2)治疗 4 例 IgAN 有效。MASP-2 是凝集素途径的效应酶,该单抗Ⅲ期临床试验正在进行[82]。虽然这些致病机制促进了新治疗策略的可能,但需要大规模长期临床试验进一步验证,才能将其纳入未来的指南建议。

9.5 最新临床研究解读

激素免疫抑制剂的应用争议很大,针对这一争论,近年也开展了相关的大型研究。

(1) STOP 研究[87]

2015 年的 STOP - IgAN 研究是一个开放标签的随机对照试验,研究对象为肾活检证实的具有典型系膜增生的原发性 IgAN,年龄 18～70 岁,初次访视前 12 周内,尿蛋白在 0.75 g/d 以上 162 例经过 6 个月 ACEI 或 ARB 强化治疗后尿蛋白仍有 0.75～3.5 g/d 且 eGFR≥30 mL/(min·1.73 m^2)的患者。随机分成非免疫治疗组(80 例)、非免疫治疗联合免疫抑制治疗组(82 例)。免疫抑制方案根据肾功能不同而异,对于 GFR≥60 mL/min 者,在 1、3 和 5 个月初各连续静脉使用 3 d 甲泼尼龙(1 g/d),加口服泼尼松龙 0.5 mg/kg,48 h 1 次;对于 GFR 在 30～59 mL/min 者,泼尼松龙开始 40 mg/d,逐渐减量,6 个月后改为 7.5 mg/d,同时每日予环磷酰胺(CTX)1.5 mg/kg 口服 3 个月,然后再继续每日改用硫唑嘌呤(AZA)1.5 mg/kg 口服 33 个月。研究主要终点是:①患者达到完全临床缓解;②GFR 较基线值下降 15%或更多。次要终点有 GFR 变化绝对值、GFR 下降≥30 mL/min,达到 ESRD,患者个体年度血清肌酐变化的平均值、12 和 36 个月的蛋白尿水平以及镜下血尿消失。

研究在非免疫优化支持治疗基础上,加用糖皮质激素是否能够对有进展风险的 IgAN 患者带来额外的保护效应。经 3 年研究发现,免疫抑制治疗能够显著升高进展性 IgAN 患者的完全临床缓解率,但在 2 组间,不论是 GFR 下降>15%的比例,还是年度 eGFR 变化的绝对值均无明显差异。在 12 个月时,免疫抑制组尿蛋白与肌酐比值(PCR)的水平显著低于支持治疗组($P=0.011$),而到 36 个月时,2 组间尿 PCR 则无明显差异,且免疫抑制组的感染次数明显增多。此外,免疫抑制组患者糖耐量恶化或发生糖尿病的比例,以及体重增加均较明显。

尽管该研究的结果令人失望,然而研究本身设计也有缺陷,终点事件不是目前较公认标准;进展风险未考虑肾脏病理学指标;有 40%的患者接受了 ACEI 与 ARB 的联合治疗,而联用的方案目前受到质疑,ONTARGET 研究发现联合用药的风险更大;研究主要集中于白种人而没有纳入亚洲(尤其是我国)IgAN 患者等。但是 STOP 研究最大的缺陷是对不同 GFR 患者的免疫抑制治疗方案不一致,肾功能越差的患者使用越强烈的激素＋CTX/AZA 方案,临床常识上这些患者肾脏已经大面积纤维化,本身获益就少;其次肾功能减退也是免疫低下容易感染的高危人群,肾功能较好患者的免疫治疗可能长期预后会更好。因此,其现有结果并不能否定激素或免疫抑制剂可能给 IgAN 患者带来的益处。

(2) TESTING 研究[88]

正因为 STOP 研究并没有解决糖皮质激素治疗使 IgAN 患者获益这一重要问题,我国北京大学第一医院肾脏内科牵头开展了全球性的 TESTING 研究,招募经过至少 3 个月肾素－血管紧张素系统(RAS)抑制剂严格控制血压等优化支持治疗后,尿蛋白＞1 g/d,并且 eGFR 在 20～120 mL/(min·1.73 m^2)之间的 IgAN 患者。经过洗脱期后经 1∶1 随机分配至口服甲泼尼龙组(每日 0.6～0.8 mg/kg,最大剂量 48 mg/d)或相匹配的安慰剂组。治疗 2 个月,随后逐渐减量,总疗程 6～8 个月。对参与者定期随访,计划随访至少平均 5 年。经过随机化后,经历了中位 2.1 年的随访,因为严重不良事件(SAE)太多停止了患者招募。甲泼尼龙组和安慰剂组分别有 20 例患者(14.7%)和 4 例患者(3.2%)发生 SAE,大部分不良事件发生在治疗的前 3 个月,主要是严重的感染,包括 2 例死亡病例。甲泼尼龙组和安慰剂组平均每年 eGFR 降低的速率分别是－1.79 mL/(min·1.73 m^2)和－6.95 mL/(min·1.73 m^2),整个随访期间 eGFR 总的平均差值(甲泼尼龙组－安慰剂组)是 6.1 mL/(min·1.73 m^2)。甲泼尼龙治疗组随访期间的平均尿蛋白水平显著降低。6 个月时蛋白尿达到部分缓解或完全缓解的比例在糖皮质激素组为 45.1%,而在安慰剂组仅为 13.7%。在第 12 个月和 24 个月时结果也相似。结果尽管提示激素治疗存在潜在的肾脏获益,但由于早期终止了试验,无法得出关于糖皮质激素治疗获益的明确结论。糖皮质激素治疗的感染高峰被公认在 3 个月内,如何进行用药前肺 CT 筛查,潜在结核、真菌等机会菌感染风险的评估,患者的宣教避免感染的发生,及时发现激素的各类不良反应和提高依从性是现代激素、免疫抑制治疗的重要环节,也能避免不必要的伤害。将来的指南推荐,可能需要评估更广泛的 eGFR 患者应用糖皮质激素的获益、斟酚感染风险和预防策略。目前 TESTING 研究经过方案修订,开展 TESTING 低剂量研究[81],口服甲泼尼龙组(每日 0.4 mg/kg,最大剂量 32 mg/d)同时联用复方磺胺甲噁唑(复方新诺明)预防耶氏肺孢子菌感染。

(3) 霉酚酸酯(MMF)的临床研究

MMF 治疗的临床结果显示 2 种不同的结果。MMF 用于来自欧洲和北美的 IgAN 患者,未显示任何益处[89],但是国内多家研究提示阳性结果。2017 年国内东部战区医院(原南京军区总院)肾脏科刘志红院士开展了一项前瞻性、多中心、随机对照 IgAN 治疗研究,开放标签,观察 12 个月[90]。入选患者肾穿刺病理至少伴以下一种组织学病变:涉及肾小球 10%~50%的细胞和纤维细胞新月形、毛细血管内细胞增生、肾小球坏死,但是肾小管萎缩/间质纤维化需<50%;24 h 尿蛋白排泄>1.0 g,eGFR>30 mL/(min·1.73 m^2)。分成:①激素治疗组,泼尼松起始剂量每日 0.8~1.0 mg/kg;②MMF 治疗组,MMF 1.5 g/d,合并小剂量泼尼松(起始剂量每日 0.4~0.6 mg/kg)。泼尼松首剂持续 2 个月,在接下来的 4 个月内逐渐减停。主要终点是 6 个月和 12 个月时的完全缓解(CR)率。次要终点是 6 个月和 12 个月时总的反应率[CR 率+部分缓解(PR)率]、到达 CR 的中位时间、停止治疗后的复发率以及重复肾活检后活动性、增生性病变的改善情况。提示小剂量糖皮质激素合并 MMF 治疗活动性、增值性肾脏病变 IgAN 患者的效果同标准剂量激素治疗,但不良事件更少。重复肾活检的结果显示肾小球毛细血管内皮增生、新月体和坏死性病变在免疫抑制剂治疗后消失或改善。该研究是目前中国 MMF 治疗 IgAN 最大的随机对照试验研究,不足之处在于并非所有参加者都接受了 ACEI/ARB 的治疗,并且随访时间相对较短。

(4) 利妥昔单抗的研究

2017 年的利妥昔单抗(rituximab, RTX)治疗 IgAN 研究[91]是一项多中心、随机对照、开放标签研究,入选了 34 例经过足量 ACEI/ARB 治疗,血压正常,尿蛋白仍>1 g/24 h,eGFR<90 mL/(min·1.73 m^2),肌酐平均 123.8 μmol/L(70.7~212.2 μmol/L)的 IgAN 患者,肾穿刺病理肾小球全球硬化和小管间质纤维化<50%。首剂给予利妥昔单抗 1 g,2 周后重复给予一次 1 g。患者随访 1 年,利妥昔单抗治疗并未减少尿蛋白和血清 Gd-IgA1 水平,2 组肾功能变化没有差异。该研究没有得出阳性结果,不足之处是病例数较少,患者肾功能差异较大,肾功能明显减退者可能治疗效果差。

(5) 羟氯喹的研究

2019 年,我国北京大学第一医院肾脏内科牵头开展探讨羟氯喹治疗 IgAN 的疗效[92]。这是一项随机、双盲、对照研究。试验对象是 18~75 岁 CKD 1~3 期患者,肾穿刺病理确诊为 IgAN,eGFR>30 mL/(min·1.73 m^2)(CKD-EPI 公式),已经接受了至少 3 个月最大耐受量的 RAS 抑制剂治疗,24 h 尿蛋白定量依然在 0.75~3.5 g。排除前一年使用过免疫抑制方案,排除新月体肾炎合并微小病变的 IgAN 患者。已经接受最大耐受量 RAS 抑制剂的 IgAN 患者,服用羟氯喹可将尿蛋白继续降低 50%。患者耐受性较好,随访期间没有发生严重不良反应。这个试验不足之处是随访时间短、样本量较小、无法对羟氯喹的长期肾脏保护作用和安全性作出终极结论。

(6) 靶向药物[82]

随着靶向药物的研制,有越来越多的新药应用于 IgAN 的治疗,以多种作用靶点小分子蛋白为主,如 BAFF/APRIL 抑制剂[阿塞西普(atacicept)]或国产的泰爱、酪氨酸激酶抑制剂[福坦替尼(fostamatinib)]、蛋白酶体抑制剂[硼替佐米(bortezomib)]、注射用促肾上腺皮质激素[阿克撒(acthar) ACTH]、C5a 受体拮抗剂[阿伐可泮(avacopan)]、补体旁路途径 B 因子抑制剂(LNP023),等等。

(7) 中医药研究

在我国,中医药治疗各种肾脏病有悠久的历史。目前中西医结合,将传统分类与病理亚型相结合,开发了中医药的治疗方案。在 IgAN 患者中,中医药在降低蛋白尿和血尿方面具有相似的西药治疗效果[93-95]。

9.6 新型预后预测指标

成人肾活检时 MEST 评分联合 eGFR、蛋白尿和血压与临床数据随访 2 年预测肾脏预后的精准程度相同,因此 MEST 评分可用于 IgAN 早期风险分层。肾小球 C4d 沉积可能是肾脏预后不良的标志[94]。IgAN 需要新型生物学标志物进一步改善肾脏预后的预测,但需要充分的外部验证才可常规推荐。

（黄志强　赖凌云）

参考文献

1. BERGER J, HINGLAIS N. Intercapillary deposits of IgA-IgG[J]. J Urol Nephrol, 1968,74(9):694-695.
2. SIMON P, RAMEE M P, BOULAHROUZ R, et al. Epidemiologic data of primary glomerular diseases in western France[J]. Kidney Int, 2004,66(3):905-908.
3. NIE P, CHEN R, LUO M, et al. Clinical and pathological analysis of 4910 patients who received renal biopsies at a single center in northeast China[J]. Biomed Res Int, 2019,2019:6869179.
4. LEEAPHORN N, GARG N, KHANKIN E V, et al. Recurrence of IgA nephropathy after kidney transplantation in steroid continuation versus early steroid-withdrawal regimens: a retrospective analysis of the UNOS/OPTN database[J]. Transpl Int, 2018, 31(2):175-186.
5. Chapter 10: immunoglobulin A nephropathy[J]. Kidney Int Suppl (2011), 2012,2(2):209-217.
6. NOVAK J, JULIAN B A, TOMANA M, et al. IgA glycosylation and IgA immune complexes in the pathogenesis of IgA nephropathy[J]. Semin Nephrol, 2008,28(1):78-87.
7. TOMANA M, MATOUSOVIC K, JULIAN B A, et al. Galactose-deficient IgA1 in sera of IgA nephropathy patients is present in complexes with IgG[J]. Kidney Int, 1997,52(2):509-516.
8. OORTWIJN B D, ROOS A, ROYLE L, et al. Differential glycosylation of polymeric and monomeric IgA: a possible role in glomerular inflammation in IgA nephropathy[J]. J Am Soc Nephrol, 2006, 17(12): 3529-3539.
9. YASUTAKE J, SUZUKI Y, SUZUKI H, et al. Novel lectin-independent approach to detect galactose-deficient IgA1 in IgA nephropathy[J]. Nephrol Dial Transplant, 2015,30(8):1315-1321.
10. SUZUKI H, RASKA M, YAMADK K, et al. Cytokines alter IgA1 o-glycosylation by dysregulation C1GalT1 and St6GalNAc-II enzymes[J]. J Biol Chem, 2014,289(8): 5330-5339.
11. BERTHOUX F, SUZUKI H, THIBAUDIN L, et al. Autoantibodies targeting galactose-deficient IgA1 associate with progression of IgA nephropathy[J]. J Am Soc Nephrol, 2012,23(9):1579-1587.
12. TOMANA M, NOVAK J, JULIAN B A, et al. Circulating immune complexes in IgA nephropathy consist of IgA1 with galactose-deficient hinge region and antiglycan antibodies[J]. J Clin Invest, 1999,104(1): 73-81.
13. SUZUKI H, KIRYLUK K, NOVAK J, et al. The pathophysiology of IgA nephropathy[J]. J Am Soc Nephrol, 2011,22(10):1795-1803.
14. KIRYLUK K, NOVAK J. The genetics and immunobiology of IgA nephropathy[J]. J Clin Invest, 2014,124(6):2325-2332.
15. MUTO M, MANFROI B, SUZUKI H, et al. Toll-like receptor 9 stimulation induces aberrant expression of a proliferation inducing ligand by tonsillar germinal center B cells in IgA nephropathy[J]. J Am Soc Nephrol, 2017, 28(4):1227-1238.
16. CAO Y, LU G, CHEN X, et al. BAFF is involved in the pathogenesis of IgA nephropathy by activating the TRAF6/NF-κB signaling pathway in glomerular mesangial cells[J]. Mol Med Rep, 2020,21(2):795-805.
17. DU S W, JACOBS H M, ARKATKAR T, et al. Integrated B cell, Toll-like, and BAFF receptor signals promote autoantibody production by transitional B cells [J]. J Immunol, 2018,201(11):3258-3268.
18. KIM Y I, SONG J H, KO H J, et al. $CX3CR1^+$ macrophages and $CD8^+$ T cells control intestinal IgA production[J]. J Immunol, 2018,201(4):1287-1294.
19. TAKAHARA M, NAGATO T, NOZAKI Y, et al. A proliferation-inducing ligand (APRIL) induced hyper-production of IgA from tonsillar mononuclear cells in patients with IgA nephropathy[J]. Cell Immunol, 2019, 341:103925.
20. SUZUKI H, FAN R, ZHANG Z, et al. Aberrantly glycosylated IgA1 in IgA nephropathy patients is recognized by IgG antibodies with restricted heterogeneity [J]. J Clin Invest, 2009,119(6):1668-1677.
21. NOVA J K, BARRATT J, JULIAN B A, et al. Aberrant Glycosylation of the IgA1 Molecule in IgA Nephropathy[J]. Semin Nephrol, 2018,38(5):461-476.
22. HUANG Z Q, RASKA M, STEWART T J, et al. Somatic Mutations Modulate Autoantibodies against Galactose-Deficient IgA1 in IgA Nephropathy[J]. J Am Soc Nephrol, 2016,27(11):3278-3284.
23. SUZUKI H, FAN R, ZHANG Z, et al. Aberrantly glycosylated IgA1 in IgA nephropathy patients is

recognized by IgG antibodies with restricted heterogeneity[J]. J Clin Invest, 2009,119(6):1668 – 1677.

24. HADDAD E, MOURA I C, ARCOS-FAJARDO M, et al. Enhanced expression of the CD71 mesangial IgA1 receptor in Berger disease and Henoch-Schönlein nephritis: association between CD71 expression and IgA deposits[J]. J Am Soc Nephrol, 2003,14(2):327 – 337.

25. GÓMEZ-GUERRERO C, DUQUE N, EGIDO J, et al. Mesangial cells possess an asialoglycoprotein receptor with affinity for human immunoglobulin A[J]. J Am Soc Nephrol, 1998,9(4):568 – 576.

26. LEUNG J C, TSANG A W, CHAN D T, et al. Absence of CD89, polymeric immunoglobulin receptor, and asialoglycoprotein receptor on human mesangial cells[J]. J Am Soc Nephrol, 2000,11(2):241 – 9.

27. LAI K N, LEUNG J C, CHAN L Y Y, et al. Activation of podocytes by mesangial-derived TNF – α: glomerulo-podocytic communication in IgA nephropathy[J]. Am J Physiol Renal Physiol, 2008,294(4):F945 – F955.

28. HILL G S, KAROUI K E, KARRAS A, et al. Focal segmental glomerulosclerosis plays a major role in the progression of IgA nephropathy. I. Immunohistochemical studies[J]. Kidney Int, 2011,79(6):635 – 642.

29. WYATT R J, JULIAN B A. IgA nephropathy[J]. N Engl J Med, 2013,368(25):2402 – 2414.

30. RIZK D V, MAILLLARD N, JULIAN B A, et al. The emerging role of complement proteins as a target for therapy of IgA nephropathy[J]. Front Immunol, 2019, 10:504.

31. KAARTINEN K, SAFA A, KOTHA S, et al. Complement dysregulation in glomerulonephritis [J]. Semin Immunol, 2019,45:101331.

32. TORTAJADA A, GUTIERREZ E, TERENTE M P C, et al. The role of complement in IgA nephropathy[J]. Mol Immunol, 2019,114:123 – 132.

33. KIM S J, KOO H M, LIM B J, et al. Decreased circulating C3 levels and mesangial C3 deposition predict renal outcome in patients with IgA nephropathy [J]. PLoS One, 2012,7(7):e40495.

34. CHEN P, YU G, ZHANG X, et al. Plasma galactose-deficient IgA1 and C3 and CKD progression in IgA Nephropathy[J]. Clin J Am Soc Nephrol, 2019,14(10): 1458 – 1465.

35. KAWASAKI Y, MAEDA R, OHARA S, et al. Serum IgA/C3 and glomerular C3 staining predict severity of IgA nephropathy[J]. Pediatr Int, 2018,60(2): 162 – 167.

36. SÁNCHEZ-CORRAL P, POUW R B, LÓPEZ-TRASCASA M, et al. Self-damage caused by dysregulation of the complement alternative pathway: relevance of the factor H protein family [J]. Front Immunol, 2018,9:1607.

37. MAILLARD N, WYATT R J, JULIAN B A, et al. Current understanding of the role of complement in IgA nephropathy[J]. J Am Soc Nephrol, 2015, 26 (27): 1503 – 1512.

38. MEDJERAL-THOMAS N R, LOMAX-BROWNE H J, BECKWITH H, et al. Circulating complement factor H-related proteins 1 and 5 correlate with disease activity in IgA nephropathy[J]. Kidney Int, 2017, 92(4): 942 – 952.

39. ZHU L, ZHAI Y L, WANG F M, et al. Variants in complement factor H and complement factor H-related protein genes, CFHR3 and CFHR1, affect complement activation in IgA nephropathy[J]. J Am Soc Nephrol, 2015,26(5):1195 – 1204.

40. TORTAJADA A, YÉBENES H, ABARRATEGUI-GARRIDO C, et al. C3 glomerulopathy-associated CFHR1 mutation alters FHR oligomerization and complement regulation[J]. J Clin Invest, 2013,123(6): 2434 – 2446.

41. ZHAI Y L, MENG S J, ZHU L, et al. Rare Variants in the complement factor H-related protein 5 gene contribute to genetic susceptibility to IgA nephropathy [J]. J Am Soc Nephrol, 2016,27(9):2894 – 2905.

42. BEERMAN I, NOVAK J, WYATT R J, et al. The genetics of IgA nephropathy[J]. Nat Clin Pract Nephrol, 2007,3(6):325 – 338.

43. WYATT R J, RIVAS M L, JULIAN B A, et al. Regionalization in hereditary IgA nephropathy[J]. Am J Hum Genet, 1987,41(1):36 – 50.

44. NEUGUT Y D, KIRYLUK K. Genetic determinants of IgA nephropathy: western perspective [J]. Semin Nephrol, 2018,38(5):443 – 454.

45. GHARAVI A G, MOLDOVEANU Z, WYATT R J, et al. Aberrant IgA1 glycosylation is inherited in familial and sporadic IgA nephropathy[J]. J Am Soc Nephrol, 2008,19(5):1008 – 1014.

46. GHARAVI A G, KIRYLUK K, CHOI M, et al. Genome-wide association study identifies susceptibility loci for IgA nephropathy[J]. Nat Genet, 2011,43(4): 321 – 327.

47. LI M, YU X Q. Genetic determinants of IgA

nephropathy: eastern perspective[J]. Semin Nephrol, 2018,38(5):455-460.

48. YU X Q, LI M, ZHANG H, et al. A genome-wide association study in Han Chinese identifies multiple susceptibility loci for IgA nephropathy[J]. Nat Genet, 2011,44(2):178-182.

49. LI M, FOO J N, WANG J Q, et al. Identification of new susceptibility loci for IgA nephropathy in Han Chinese [J]. Nat Commun, 2015,6:7270.

50. FEEHALLY J, FARRALL M, BOLAND A, et al. HLA has strongest association with IgA nephropathy in genome-wide analysis[J]. J Am Soc Nephrol, 2010,21 (10):1791-1797.

51. XIE J, KIRYLUK K, LI Y, et al. Fine mapping implicates a deletion of CFHR1 and CFHR3 in protection from IgA nephropathy in Han Chinese[J]. J Am Soc Nephrol, 2016,27(10):3187-3194.

52. YAMADA K, HUANG Z Q, RASKA M, et al. Inhibition of STAT3 signaling reduces IgA1 autoantigen production in IgA nephropathy[J]. Kidney Int Rep, 2017,2(6):1194-1207.

53. COPPO R. The gut-renal connection in IgA nephropathy [J]. Semin Nephrol, 2018,38(5):504-512.

54. KIRYLUK K, LI Y, SCOLARI F, et al. Discovery of new risk loci for IgA nephropathy implicates genes involved in immunity against intestinal pathogens[J]. Nat Genet, 2014,46(11):1187-1196.

55. FITZGERALD K A, KAGAN J C. Toll-like receptors and the control of immunity[J]. Cell, 2020,180(6): 1044-1066.

56. SUZUKI H, SUZUKI Y, NARITA I, et al. Toll-Like receptor 9 affects severity of IgA nephropathy[J]. J Am Soc Nephrol, 2008,19(12):2384-2395.

57. WATANABE H, GOTO S, MORI H, et al. Comprehensive microbiome analysis of tonsillar crypts in IgA nephropathy[J]. Nephrol Dial Transplant, 2017, 32(12):2072-2079.

58. HARABUCHI Y, TAKAHARA M. Recent advances in the immunological understanding of association between tonsil and immunoglobulin a nephropathy as a tonsil-induced autoimmune/inflammatory syndrome[J]. Immun Inflamm Dis, 2019,7(2):86-93.

59. MUTO M, MANFROI B, SUZUKI H, et al. Toll-like receptor 9 stimulation induces aberrant expression of a proliferation-inducing ligand by tonsillar germinal center B cells in IgA nephropathy[J]. J Am Soc Nephrol, 2017,28(4):1227-1238.

60. MORAN S M, CATTRAN D C. Recent advances in risk prediction, therapeutics and pathogenesis of IgA nephropathy[J]. Minerva Med, 2019,110(5):439-449.

61. RIZK D V, SAHA M K, HALL S, et al. Glomerular immunodeposits of patients with IgA nephropathy are enriched for IgG autoantibodies specific for galactose-deficient IgA1[J]. J Am Soc Nephrol, 2019, 30(10): 2017-2026.

62. WORKING GROUP OF THE INTERNATIONAL IGA NEPHROPATHY NETWORK AND THE RENAL PATHOLOGY SOCIETY, CATTRAN D C, COPPO R, et al. The Oxford classification of IgA nephropathy: rationale, clinicopathological correlations, and classification[J]. Kidney Int, 2009,76(5):534-545.

63. WORKING GROUP OF THE INTERNATIONAL IGA NEPHROPATHY NETWORK AND THE RENAL PATHOLOGY SOCIETY, SOCIETY P, COOK H T, et al. The Oxford classification of IgA nephropathy: pathology definitions correlations, and reproducibility [J]. Kidney Int, 2009,76(5):546-556.

64. ALAMARTINE E, SAURON C, LAURENAT B, et al. The use of the Oxford classification of IgA nephropathy to predict renal survival[J]. Clin J Am Soc Nephrol, 2011,6(10):2384-2388.

65. YAMAMOTO R, IMAI E. A novel classification for IgA nephropathy[J]. Kidney Int, 2009,76(5):477-480.

66. EI K K, HILL G S, KARRAS A, et al. Focal segmental glomerulosclerosis plays a major role in the progression of IgA nephropathy. II. Light microscopic and clinical studies[J]. Kidney Int, 2011,79(6):643-654.

67. SHI S F, WANG S X, JIANG L, et al. Pathologic predictors of renal outcome and therapeutic efficacy in IgA nephropathy: validation of the Oxford classification [J]. Clin J Am Soc Nephrol, 2011,6(9):2175-2184.

68. EDSTROM H S, SODERBERG M P, BERG U B. Predictors of outcome in paediatric IgA nephropathy with regard to clinical and histopathological variables (Oxford classification) [J]. Nephrol Dial Transplant, 2012, 27(2):715-722.

69. KANG S H, CHOI S R, PARK H S, et al. The Oxford classification as a predictor of prognosis in patients with IgA nephropathy[J]. Nephrol Dial Transplant, 2012, 27(1):252-258.

70. HERZENBERG A M, FOGO A B, REICH H N, et al. Validation of the Oxford classification of IgA nephropathy [J]. Kidney Int, 2011,80(3):310-317.

71. COPPO R, TROYANOV S, BELLUR S, et al.

Validation of the Oxford classification of IgA nephropathy in cohorts with different presentations and treatments [J]. Kidney Int, 2014, 86(4): 828 - 836.

72. TANAKA S, NINOMIYA T, KATAFUCHI R, et al. Development and validation of a prediction rule using the Oxford classification in IgA nephropathy[J]. Clin J Am Soc Nephrol, 2013, 8(12): 2082 - 2090.

73. HAAS M, VERHAVE J C, LIU Z H, et al. A multicenter study of the predictive value of crescents in IgA nephropathy[J]. J Am Soc Nephrol, 2017, 28(2): 691 - 701.

74. BELLUR S S, LEPEYTRE F, VOROBYEVA O, et al. International IgA nephropathy working group. evidence from the Oxford classification cohort supports the clinical value of subclassification of focal segmental glomerulosclerosis in IgA nephropathy[J]. Kidney Int, 2017, 91(1): 235 - 243.

75. TRIMARCHI H, BARRATT J, CATTRAN D C, et al. IgAN classification working group of the international IgA nephropathy network and the renal pathology society; conference participants. Oxford classification of IgA nephropathy 2016: an update from the IgA nephropathy classification working group[J]. Kidney Int, 2017, 91(5): 1014 - 1021.

76. TESAR V, TROYANOV S, BELLURS, et al. VALIGA study of the ERA-EDTA immunonephrology working group. corticosteroids in IgA nephropathy: a retrospective Analysis from the VALIGA study[J]. J Am Soc Nephrol, 2015, 26(9): 2248 - 58.

77. COPPO R, D'ARRIGO G, TRIPEPI G, et al. Is there long-term value of pathology scoring in immunoglobulin a nephropathy? a validation study of the Oxford classification for IgA nephropathy (VALIGA) update [J]. Nephrol Dial Transplant, 2020, 35(6): 1002 - 1009.

78. BECK L, BOMBACK A S, CHOI M J, et al. KDOQI US commentary on the 2012 KDIGO clinical practice guideline for glomerulonephritis[J]. Am J Kidney Dis, 2013, 62(3): 403 - 441.

79. FLOEGE J, BARBOUR S J, CATTRAN D C, et al. Conference participants. Management and treatment of glomerular diseases (part 1): conclusions from a kidney disease: improving global outcomes (KDIGO) controversies conference[J]. Kidney Int, 2019, 5(2): 268 - 280.

80. BARRATT J, TANG S C W. Treatment of IgA nephropathy: evolution over half a century[J]. Semin Nephrol, 2018, 38(5): 531 - 540.

81. FELLSTRÖM B, BARRATT J, FLÖGE J, et al. Targeted-release budesonide therapy for IgA nephropathy-authors' reply[J]. Lancet, 2017, 390(10113): 2625 - 2626.

82. SELVASKANDAN H, CHEUNG C K, MUTO M, et al. New strategies and perspectives on managing IgA nephropathy[J]. Clin Exp Nephrol, 2019, 23(5): 577 - 588.

83. ROSENBLAD T, REBETZ J, JOHANSSON M, et al. Eculizumab treatment for rescue of renal function in IgA nephropathy[J]. Pediatr Nephrol, 2014, 29(11): 2225 - 2228.

84. RING T, PEDERSEN B B, SALKUS C, et al. Use of eculizumab in crescentic IgA nephropathy: proof of principle and conundrum? Clin Kidney J, 2015, 8(5): 489 - 491.

85. ZHANG Y, YAN X, ZHAO T, et al. Targeting C3a/C5a receptors inhibits human mesangial cell proliferation and alleviates immunoglobulin A nephropathy in mice [J]. Clin Exp Immunol, 2017, 189(1): 60 - 70.

86. ZIPFEL P F, WIECH T, RUDNICK R, et al. Complement inhibitors in clinical trials for glomerular diseases[J]. Front Immunol, 2019, 10: 2166.

87. STOP-IGAN INVESTIGATORS. Intensive supportive care plus immunosuppression in IgA nephropathy[J]. N Engl J Med, 2015, 373(23): 2225 - 2236.

88. LV J C, ZHANG H, WONG M G, et al. Effect of oral methylprednisolone on clinical outcomes in patients with IgA nephropathy: the TESTING randomized clinical trial [J]. JAMA, 2017, 318(5): 432 - 442.

89. HOGG R J, BAY R C, JENNETTE J C, et al. Randomized controlled trial of mycophenolate mofetil in children, adolescents, and adults with IgA nephropathy [J]. Am J Kidney Dis, 2015, 66(5): 783 - 791.

90. HOU J H, LE W B, CHEN N, et al. Mycophenolate mofetil combined with prednisone versus full-dose prednisone in IgA nephropathy with active proliferative lesions: a randomized controlled trial[J]. Am J Kidney Dis, 2017, 69(6): 788 - 795.

91. LAFAYETTE R A, CANETTA P A, ROVIN B H, et al. A randomized, controlled trial of rituximab in IgA nephropathy with proteinuria and renal dysfunction[J]. J Am Soc Nephrol, 2017, 28(4): 1306 - 1313.

92. LIU L J, YANG Y Z, SHI S F, et al. Effects of hydroxychloroquine on proteinuria in IgA nephropathy: a randomized controlled trial[J]. Am J Kidney Dis, 2019, 74(1): 15 - 22.

93. 陈香美,陈以平,谌贻璞,等.286例IgA肾病中医辨证与肾脏病理关系的多中心前瞻性研究[J].中国中西医结合杂志.2004,24(2):101-105.
94. 钟逸斐,陈以平,邓跃毅.肾安方治疗脾肾阳虚型IgA肾病临床观察[J].上海中医药杂志,2008,42(6):40-41.
95. 陈香美,陈以平,李平,等.1 016例IgA肾病患者中医证候的多中心流行病学调查及相关因素分析[J].中国中西医结合杂志,2006,26(3):197-201.

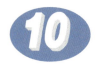

原发性膜性肾病的当代认识

- 10.1 Heymann 肾炎在膜性肾病认识过程中的贡献
- 10.2 在人类膜性肾病中发现的自身抗原
- 10.3 血清 PLA2R 抗体的临床意义
  - 10.3.1 血清抗 PLA2R 抗体阳性能否代替肾活检
  - 10.3.2 PLA2R 阳性能否鉴别原发和继发性膜性肾病
  - 10.3.3 抗 PLA2R 抗体水平在治疗中的指导作用
- 10.4 原发性膜性肾病的治疗
  - 10.4.1 非免疫治疗
  - 10.4.2 免疫抑制治疗的时机
  - 10.4.3 免疫抑制治疗的方案
  - 10.4.4 复旦大学附属华山医院的诊治经验
- 10.5 总结与展望

膜性肾病(membranous nephropathy,MN)是成人原发性肾病综合征的首要原因,发病高峰在 40～60 岁之间,男女发病比例约为 2∶1,儿童少见。其典型的病理特征为:基底膜增厚,免疫荧光 IgG 伴或不伴 C3 沿基底膜沉积,上皮细胞电子致密物沉积。25%～30%的膜性肾病继发于结缔组织疾病(系统性红斑狼疮、结节病等)、感染(乙型肝炎、丙型肝炎、疟疾等)、恶性肿瘤(实体瘤如肺癌、肠癌,血液系统恶性肿瘤)和药物/毒物(非甾体抗炎药、中药、重金属等)。未发现继发因素的膜性肾病称为原发性膜性肾病(primary membranous nephropathy)或特发性膜性肾病(idiopathic membranous nephropathy)。中国近年来原发性膜性肾病的患病率逐年增加,有报道肾活检中膜性肾病占原发性肾小球疾病的比例由 2003—2006 年的 10.4%上升到 2011—2014 年的 24.1%[1]。有研究发现原发性膜性肾病发病与空气污染有关[2]。

10.1 Heymann 肾炎在膜性肾病认识过程中的贡献

1957 年琼斯(Jones)采用银染的方法清晰勾画出肾小球基底膜(glomerular basement membrane,GBM)后,发现一类以基底膜增厚伴"钉突"形成为特征的肾小球疾病,即膜性肾病;同年梅勒斯(Mellors)用免疫荧光法鉴定出基底膜有 IgG 沉积;1959 年莫瓦特(Movat)和麦格雷戈(McGregor)用电镜发现免疫复合物沉积于上皮[3—5]。从此膜性肾病作为一类独立的疾病从肾病综合征中划分出来,并开启了实验和临床研究之路,膜性肾病诊断的三要素也沿用至今。

早期对膜性肾病发病机制的认识主要源于海曼肾炎(Heymann nephritis)。1959 年,海曼(Heymann)将同种异体肾皮质悬浮液注入大鼠腹腔,诱导大鼠产生与人类膜性肾病相似的病理改变,此即主动型 Heymann 肾炎[6];直接注射针对自身抗原的异种抗体也能诱导出相似的疾病模型,即被动型 Heymann 肾炎[7]。1968 年,发现 Heymann 肾炎的致病抗原位于小管细胞的刷状缘,为糖脂蛋白 RTEα5[7]。1978 年,范达姆(Van Damme)和库瑟(Couser)分别报道基底膜免疫复合物中的致病抗原存在于足细胞中网格蛋白包裹的小凹处,从而确定了原发性膜性肾病为免疫复合物沉积的发病机制[8,9]。反思正常大鼠肾小球不易检测到致病抗原而Heymann肾炎肾小球则容易检测出,可能与疾病状态下足细胞RTEα5合成增加有关。1982年,马克(Makker)和辛格(Singh)纯化出致病抗原,命名为巨蛋白(Megalin)[10]。Megalin为分子量600 000的糖蛋白,是多种脂蛋白[如低密度脂蛋白(LDL)]和蛋白质的细胞膜受体,主要表达于近端肾小管上皮细胞的刷状缘处,参与肾小管中蛋白质的重吸收[11]。足细胞表达Megalin仅见于啮齿类动物,其作用尚不清楚[12]。

在Heymann肾炎的大鼠模型中,采用注射眼镜蛇毒清除补体C3,可防止攻膜复合物(membrane attack complex,MAC)的形成,虽然IgG的沉积仍然存在[13—16]。这些研究证实补体激活和MAC形成在足细胞损伤和蛋白尿产生过程中至关重要。至此,Heymann肾炎的发病机制基本阐明,即循环中的抗体穿过基底膜,与足细胞表面的Megalin相结合,形成原位免疫复合物,激活补体,致MAC引起足细胞损伤,进而产生蛋白尿。即使循环中的抗体被清除,上皮细胞的免疫复合物仍可较长时间存在。在人类,膜性肾病的肾小球未检测到Megalin表达。

10.2 在人类膜性肾病中发现的自身抗原

2002年,德比克(Debiec)等报道了1例表现为肾病综合征的新生儿患者,肾活检提示膜性肾病,进一步研究发现患儿母亲体内中性内肽酶(NEP)表达缺失,其怀孕后NEP表达正常的胎儿产生的NEP抗原进入母体,刺激母体产生抗NEP抗体(通常是IgG4或IgG1)。再次怀孕时,NEP抗体经过胎盘进入胎儿体内,诱发膜性肾病。这是人类体内发现的第一个膜性肾病相关的抗足细胞抗体,也在人类体内通过同种异体免疫阐明膜性肾病的发病机制[17]。但是NEP相关膜性肾病的发病率极低。

2009年,贝克(Beck)等发现抗足细胞上磷脂酶A2受体(phospholipase A2 receptor,PLA2R)的自身抗体存在于70%的原发性膜性肾病患者的血浆中[18]。在正常人或非膜性肾病患者的肾组织中,采用常规免疫组化/荧光的方法检测不到PLA2R,但在血清PLA2R抗体阳性的膜性肾病患者中,组织PLA2R基本为阳性。肾组织PLA2R在原发性膜性肾病中的阳性率为80%~85%,高于血清抗体的阳性率,这可能与抗体大多数沉积于基底膜(Sink学说)或者疾病缓解后抗体消失有关。

在PLA2R阴性的原发性膜性肾病患者中,2014年,托马斯(Tomas)等鉴定出另一足细胞自身抗体,即抗1型血小板域蛋白7A(thrombospondin type-1 domain-containing 7A,THSD7A)抗体,其阳性率在非PLA2R相关膜性肾病中约占10%;2016年,霍查(Hoxha)等在1例胆囊癌合并膜性肾病患者的血清中检测到该抗体,同时也在该患者的肿瘤组织中检测到THSD7A抗原,抗体水平变化和肿瘤治疗密切相关。进一步研究发现约25%抗THSD7A抗体阳性的膜性肾病合并肿瘤[19,20]。2019年,塞提(Sethi)等鉴定出抗神经表皮生长因子样蛋白-1(NELL-1)抗体[21]。此外,有报道膜性肾病相关自身抗体还包括醛糖还原酶(AR)、锰超氧化物歧化酶(SOD2)和α烯醇酶抗体[22,23]。

对于膜性肾病的认识,目前已发展到分子水平。在原发性膜性肾病中,PLA2R相关膜性肾病占80%~85%,其中75%~80%血清抗体阳性;THSD7A相关膜性肾病占2%~4%,其中还有很小一部分表现为PLA2R和THSD7A双阳性;NELL-1相关膜性肾病占PLA2R阴性原发性膜性肾病的5%~25%。对于均阴性的患者,可能是不明抗原的原发性膜性肾病或者未被识别的继发性膜性肾病。

10.3 血清PLA2R抗体的临床意义

10.3.1 血清抗PLA2R抗体阳性能否代替肾活检

血清抗PLA2R抗体诊断膜性肾病的特异性很高。文献报道有5个研究检测313例健康对照,血清抗PLA2R抗体均为阴性;另一研究检测291例健康对照只有1例阳性;316例其他自身免疫性疾病、510例非膜性肾病的肾小球肾炎均为阴性[24]。本中心的结果与文献报道相一致,健康对照、非膜性肾病肾小球肾炎的血清抗PLA2R抗体也均为阴性[25]。但是血清抗PLA2R抗体检测能否替代肾活检观点尚不统一,支持仍需肾活检者认为肾脏病理可以提供比血清抗体更多的信息。威克(Wiech)等发现6%(12/194例)的抗PLA2R抗体阳性患者有除膜性肾病以外的第2个诊断,其认为获得该额外信息的益处需与肾活检的潜在风险及费用相权衡[26]。博巴特(Bobart)等发现当估算肾小球滤过率(eGFR) ≥60 mL/(min·1.73 m²)时,肾活检可提供的额外信息很少,当 eGFR<60 mL/(min·1.73 m²)时,额外可发现急性间质性肾炎、糖尿病肾病(DN)、细胞性新月体等[27]。2019年改善全球肾脏病预后组织(KDIGO)会议提出对于抗 PLA2R 抗体阳性的患者先进行危险度的分层,低危患者可暂不行肾活检,先予支持治疗;高危患者或者在随访过程中重新评估为高危的患者建议肾活检[28]。因此,临床上对于肾活检风险较大且肾功能相对稳定者,血清抗 PLA2R 抗体阳性可考虑不做肾活检;而疾病进展迅速,需尽快使用免疫抑制且肾活检风险不大的患者建议做肾活检。

10.3.2 PLA2R 阳性能否鉴别原发和继发性膜性肾病

PLA2R 阳性常见于原发性膜性肾病,但不是原发性膜性肾病的特异性标志物。在继发性膜性肾病中,复旦大学附属华山医院肾病科报道乙型肝炎相关性膜性肾病(HBV-MN)肾组织 PLA2R 的阳性率为 64%(25/39 例),与拉森(Larsen)等报道的丙型肝炎相关性膜性肾病中 PLA2R 的阳性率接近(7/11 例)[29]。与 PLA2R 相关原发性膜性肾病相比,PLA2R 相关 HBV-MN 存在 IgA、IgM 及系膜区见电子致密物的比例显著增高[25]。后续在复旦大学附属华山医院肾病科随访的 7 例 PLA2R 相关 HBV-MN 患者中,6 例抗病毒联合非免疫治疗达到完全缓解(5例)或部分缓解(1例),缓解时间在 12~24 个月,其中 1 例患者停用抗病毒治疗后 HBV-DNA 滴度升高,尿蛋白增加。

V 型狼疮性肾炎(LN-V)是最常见的继发性膜性肾病,加西亚(Garcia)等采用酶联免疫吸附试验(ELISA)法检测发现 18.9%(7/37)的 LN-V 患者血清抗 PLA2R 抗体和肾组织 PLA2R 同时阳性,该结果有待于扩大样本以进一步验证[25,30,31]。干燥综合征合并膜性肾病也较常见,复旦大学附属华山医院肾病科分析了 11 例干燥综合征合并膜性肾病的患者,7 例 PLA2R 阳性,病理都是典型的原发性膜性肾病改变(无"满堂亮",无系膜区电子致密物);另 4 例 PLA2R 阴性,3 例后期补体下降,双链 DNA(dsDNA)上升,考虑系统性红斑狼疮(未发表数据)。因此,当干燥综合征合并 PLA2R 阴性的膜性肾病时,后期随访注意 LN 的可能;而对于 PLA2R 阳性者目前尚无法确定是继发于干燥综合征的膜性肾病表现为 PLA2R 阳性还是 2 种疾病偶然重叠(二元论)。

此外,文献中报道的继发性膜性肾病存在 PLA2R 阳性的还包括结节病(61%)、肿瘤相关(25%);散在个例报道,如药物相关(非甾体抗炎药相关膜性肾病 4 例,3 例阳性)、人类免疫缺陷病毒(HIV)相关等[29,32]。2019 年,KDIGO 会议提出抗 PLA2R 抗体阳性不能除外合并感染或恶性肿瘤的可能[28]。

10.3.3 抗 PLA2R 抗体水平在治疗中的指导作用

越来越多的证据表明,血清抗 PLA2R 抗体水平与肾病综合征的严重程度及肾功能下降呈正相关,与自发缓解率及诱导缓解率呈负相关[18,33-35]。2019 年,KDIGO 指南推荐 PLA2R 抗体水平可作为预测肾功能恶化的危险因素之一,至于抗体在什么水平可考虑免疫抑制治疗尚无推荐。复旦大学附属华山医院肾病科的研究提示在 PLA2R 相关膜性肾病中,血清抗 PLA2R 抗体预测自发缓解的最优临界值为 99.27 RU/mL,当抗体<100 RU/mL 时,24 个月的自发缓解率达 70%;当抗体≥100 RU/mL 时,24 个月自发缓解率<20%(图 10-1)。此外,肾病综合征严重程度的变化通常滞后于抗 PLA2R 抗体水平的变化,监测抗体水平有助于预测疾病转归,如果发现抗体水平进行性下降且肾功能稳定,可延长非免疫治疗 3~6 个月再重新评估免疫抑制治疗的必要性。

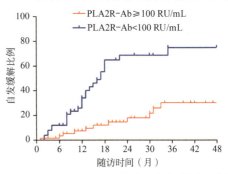

图 10-1 血清抗 PLA2R 抗体水平与自发缓解的关系

10.4 原发性膜性肾病的治疗

10.4.1 非免疫治疗

原发性膜性肾病诊断后都应给予非免疫治疗,主要包括 4 个方面:①降蛋白尿治疗;②限盐、利尿消肿;③预防性抗凝;④低脂饮食和降脂治疗[36,37]。

合并高血压的患者要积极控制血压,血压控制在<17.3/10.7 kPa(130/80 mmHg)[38]。图10-2为复旦大学附属华山医院肾病科关于原发性膜性肾病非免疫治疗的推荐。

膜性肾病的非免疫治疗	
• 非免疫治疗是膜性肾病治疗的基础 • 所有膜性肾病的治疗方案均包含非免疫治疗	

降蛋白尿治疗	抗凝

➢ 患者能耐受的最大剂量血管紧张素转换酶抑制剂/血管紧张素受体阻滞剂(ACEI/ARB)
➢ 其减少蛋白尿的效果呈剂量依赖
➢ 可减少蛋白尿达40%~50%,尤其限盐者
➢ 用后肌酐上升10%~20%是血流动力学原因而非肾脏损伤所致,故不能停药
➢ 没有证据说明ACEI和ARB两者有差异
➢ 控制血压(<17.3/10.7 kPa)
➢ 联合使用ACEI/ARB因增加AKI的风险,效益-风险比低而不推荐使用
	➢ 白蛋白<25 g/L,血栓形成风险明显增加;白蛋白越低,风险越大,需考虑预防性抗凝
	➢ 预防性抗凝的禁忌证
	    不配合的患者
	    活动性出血
	    胃肠道出血史
	    脑出血倾向,如脑肿瘤、脑动脉瘤
	    影响华法林代谢或效果的基因异常
	➢ 如出现动脉/静脉血栓、肺栓塞,则需治疗性抗凝(低分子量肝素或华法林)
	➢ 抗凝方案
	    华法林作为长程治疗的选择
	    华法林使用需监测国际标准化比值(INR)

消肿	➢ 预防性抗凝起始可予华法林1.875 mg口服,每日1次起(该剂量有10%~20%的患者INR达标),监测INR,逐渐调整剂量至目标值(1.5~2.5)

➢ 关键:使用袢利尿剂+中度限钠(1.5~2 g/d)
➢ 口服方便,维持效果时间长,优先采用
➢ 严重肾病综合征(NS)时,胃肠道水肿,吸收不确定,需静脉使用
➢ NS常利尿剂抵抗,处理:
    袢利尿剂联合噻嗪类利尿剂或美托拉宗
    白蛋白联合利尿剂,是否有益尚不明确
    部分情况下,需血透超滤治疗
➢ NS常低容量,为减少并发症,利尿需缓慢
	➢ 极高血栓形成风险患者或治疗性抗凝需低分子量肝素和华法林同时使用,华法林2.5 mg口服,每日1次,每2~3天监测INR,INR达标(2~3)后停用低分子量肝素
	➢ 部分患者华法林使用超过每日5 mg,INR仍无明显变化,可考虑使用利伐沙班
	➢ 白蛋白持续≥30 g/L时,可停用华法林
	➢ 华法林代谢受多种药物影响(如氟康唑、伏立康唑、利福平等),使用前需了解患者所有使用药物并确定是否有相互影响

降脂	
➢ 治疗指征:NS持续不缓解,或有其他心血管危险因素(高血压、蛋白尿等)存在 ➢ 限脂质摄入,在NS状态下,往往效果甚微 ➢ 他汀类的使用可有效纠正脂代谢紊乱,但尚无证据证明能减少NS患者的心血管事件 ➢ 他汀类联合钙调磷酸酶抑制剂(CNI)增加肌痛/肌炎的发生,需注意	

华法林过量	需采取的措施
INR 3.0~4.5(无出血并发症)	适当降低华法林剂量(5%~20%)或停服1次,1~2天后复查INR。当INR恢复到目标值以内后调整华法林剂量并重新开始治疗,或加强监测INR是否能恢复到治疗水平,同时寻找可能使INR升高的因素
INR 4.5~10(无出血并发症)	停用华法林,肌内注射维生素K_1(1.0~2.5 mg),6~12 h后复查INR INR<3后,重新以小剂量华法林开始治疗
INR≥10(无出血并发症)	停用华法林,肌内注射维生素K_1(5 mg),6~12 h后复查INR。INR<3后,重新以小剂量华法林开始治疗。若患者具有出血高危因素,可考虑输注新鲜血浆、凝血酶原浓缩物或重组凝血因子Ⅶa
严重出血(无论INR水平如何)	停用华法林。肌内注射维生素K_1(5 mg),输注新鲜冷冻血浆、凝血酶原浓缩物或重组凝血因子Ⅶa,随时监测INR。病情稳定后需要重新评估应用华法林治疗的必要性

图10-2 膜性肾病的非免疫治疗

10.4.2 免疫抑制治疗的时机

原发性膜性肾病的转归存在异质性,从自发缓解、持续性肾病综合征到终末期肾病(ESRD)均可。西班牙肾小球疾病研究(GLOSEN)观察了328例表现为肾病综合征的原发性膜性肾病患者,除非出现并发症或者肾功能恶化,否则均予非免疫治疗,随访6年,32%的患者出现自发缓解。该结果与既往多个研究相似[39]。鉴于免疫抑制治疗的不良作用及风险,对于能自发缓解的患者应避免使用免疫抑制剂。因此,预测患者肾病综合征能否自发缓解对决定是否使用免疫抑制治疗至关重要。

1992年,佩(Pei)等根据尿蛋白(>4、6、8 g/d)以及持续时间(6、9、12、18、24个月)人为选择15个水平,发现尿蛋白>8 g/d持续>6个月对慢性肾功能不全的阳性预测值和敏感性最佳。从此很多学者根据尿蛋白 4 g/d 和 8 g/d 将膜性肾病分为低危、中危和高危,并用于指导治疗[40]。低危患者予非免疫治疗,中危患者予非免疫治疗6个月根据病情变化决定是否用免疫抑制剂,高危患者(包括肾功能下降)直接予免疫抑制治疗[41]。该方案在很多地方沿用至今。

2012年,KDIGO指南则建议原发性膜性肾病患者肾病综合征且满足以下条件之一者可考虑使用免疫抑制治疗:①非免疫治疗半年,尿蛋白持续>4 g/d且大于基线50%而没有下降趋势;②肾病综合征相关的严重并发症;③6~12个月非并发症所导致的肌酐升高(>30%)。持续血肌酐>309 μmol/L[或eGFR<30 mL/(min·1.73 m²)]伴双肾缩小,或伴严重、危及生命的感染时不考虑使用免疫抑制剂治疗[37]。但是,采用尿蛋白>4 g/d超过6个月作为需要免疫抑制治疗的标准缺乏特异性。

2019年,KDIGO指南进行了修订,建议尿蛋白定量<3.5 g/d且肾功能稳定的原发性膜性肾病患者,肾脏预后好,可予非免疫抑制治疗。尿蛋白>3.5 g/d的患者,预后差异很大,免疫抑制治疗需权衡药物不良反应和膜性肾病本身的风险。膜性肾病肾功能下降的高危因素包括:①血清肌酐>133 μmol/L;②eGFR在前12个月的随访中下降≥20%(除外其他原因,如开始使用ACEI/ARB、容量不足等);③尿蛋白>8 g/d超过6个月;④出现低分子量蛋白尿;⑤尿IgG>250 mg/24 h;⑥PLA2R抗体水平和演变。危险因素越多,肾功能恶化的风险越大。存在任何1项危险因素可考虑使用免疫抑制剂治疗,但需要综合评估进展的风险和患者的症状、合并症及发生并发症的风险来确定治疗时机和方案。除非双肾明显缩小,否则即使eGFR<30 mL/(min·1.73 m²),免疫抑制治疗仍可获得肾功能的稳定[42]。至于PLA2R抗体在什么水平需要免疫抑制治疗,KDIGO指南尚未给出明确的建议。

对于表现为肾病综合征且肾功能稳定的患者,本中心研究显示,当白蛋白≥25 g/L,尿蛋白4~8 g/d时,自发缓解率6个月为20%,18个月可达45%~70%;当白蛋白<25 g/L,尿蛋白>8 g/d时,自发缓解率极低,且这类患者由于肾病综合征严重,并发症增加,建议尽早进行免疫抑制治疗。

10.4.3 免疫抑制治疗的方案

(1)烷化剂方案

2个随访超过10年的随机对照试验(RCT)研究证明,激素和苯丁酸氮芥(CLB)隔月使用6个月(Ponticelli方案)以及激素和环磷酰胺(CTX)隔月使用6个月(改良的Ponticelli方案)能诱导肾病综合征缓解,延缓肾功能恶化,确定了激素/烷化剂作为膜性肾病一线治疗的地位[43,44]。同期有研究证明,激素联合口服CTX的治疗效果可和激素联合CLB方案相媲美,不良反应较少,耐受性较好。在国内,有RCT研究表明激素联合静脉CTX和他克莫司(另一种膜性肾病的一线治疗方案)诱导膜性肾病缓解无明显差异,尚无静脉CTX和口服CTX方案直接比较的研究[45]。有一小样本(18例)研究,在表现为肾病综合征肾功能恶化的膜性肾病患者中,激素联合静脉CTX冲击治疗在保护肾功能方面不如激素联合CLB,但该研究随访时间仅6个月[46]。另一项研究比较的是激素联合6个月的静脉CTX和激素单药对高危患者(主要是肾功能恶化)的治疗,结果提示两者在尿蛋白的排泄率和肾功能保护方面均无明显差异[47]。由此可见,在肾功能恶化的高危患者中激素联合静脉CTX方案不如激素联合CLB。

(2)钙调磷酸酶抑制剂(CNI)方案

多项RCT研究CNI方案,包括单药治疗或者联合激素(泼尼松每日1、0.5或0.15 mg/kg),都提示该方案能诱导肾病综合征的缓解,因此也被用于膜性肾病的一线治疗方案。2010年,北京大学医学部 Chen 等比较了他克莫司和口服 CTX 方案(2 组均每日联合泼尼松 1 mg/kg)的效果,发现在诱导肾病综合征缓解方面,6 个月时他克莫司方案更优,12 个月时两者无明显差异[48]。2016 年,拉马钱德兰(Ramachandran)等比较了激素(如 0.5 mg/kg)联合他克莫司方案和激素联合口服 CTX 隔月方案诱导肾病综合征缓解的效果,随访 12 个月,结果也提示两者无明显差异[49];但该研究随访 2 年后发现停药后他克莫司方案有 40% 的患者复发,显著高于口服 CTX 方案(6.7%)[50]。本中心在 PLA2R 相关原发性膜性肾病中回顾性比较了激素联合静脉 CTX 方案和激素联合 CNI 方案的治疗效果,两者在治疗后的 6 个月总缓解率无显著差异[51,52]。在肾功能进行性恶化(入选前 2 年 eGFR 下降>20%)的患者中,英国 37 个中心的 RCT 研究入选 108 例患者,分为非免疫治疗组、Ponticelli 方案组和环孢素单药组,观察终点为 eGFR 再下降 20%,随访 3 年,结果提示 Ponticelli 方案的效果显著优于非免疫治疗组(58% vs. 84%),而环孢素组和非免疫治疗组无差异(81% vs. 84%),因此在肾功能恶化的患者中推荐使用 Ponticelli 方案[53]。但是该研究也有一定的局限性,因 CNI 具有收缩肾脏血管的作用,许多患者在使用 CNI 后出现 eGFR 的下降,但并非是肾脏病本身的进展,这种情况在停用 CNI 后 eGFR 可以恢复。该研究以 eGFR 下降 20% 为终点可能高估了肾功能恶化的比例。在 Ponnticelli 方案抵抗的膜性肾病中,诺莫维(Naumovic)等报道环孢素治疗的 2 年缓解率仍可达 80%[54]。

(3) 利妥昔单抗方案

2002—2015 年,利妥昔单抗治疗膜性肾病有许多病例报道[55,56]。2016 年,报道了关于利妥昔单抗治疗膜性肾病的首个 RCT 研究(GEMRITUX),该研究纳入法国 31 个中心的 75 例原发性膜性肾病患者,在非免疫降蛋白尿治疗的基础上随机分为利妥昔单抗治疗组(美罗华®375 mg/m² 第 1 和第 8 天,共用 2 次)和安慰剂组,主要终点为 6 个月完全缓解率和部分缓解率的复合终点,结果 2 组无显著差异(35.1% vs. 21.1%,$P=0.21$),但 PLA2R 抗体的清除治疗组显著优于安慰剂组(56% vs. 4.3%,$P<0.01$),延长随访时间至更改治疗方案前,治疗组的缓解率显著高于安慰剂组(64.9% vs. 34.2%,$P<0.01$),后续观察发现利妥昔单抗对蛋白尿的缓解作用主要发生在 6 个月后[57]。2019 年,另一项

RCT 研究(MENTOR)比较了利妥昔单抗(静脉注射 1 g,每 14 天用 1 次,共 2 次,6 个月后如果有效重复 1 次,观察 12 个月)和环孢素(治疗 6 个月,如果有效再持续 6 个月)的治疗效果,结果发现两者在 12 个月的肾病综合征诱导缓解率方面无显著性差异,但前者复发率更低[58]。为了克服利妥昔单抗起效慢的缺点以及 CNI 依赖的问题,有研究采用他克莫司与利妥昔单抗序贯的疗法,如 STARMEN 研究比较了序贯疗法(他克莫司起始剂量每日 0.05 mg/kg 调整至谷浓度 5~7 μg/L 治疗 6 个月,后每个月减量 25% 至 9 个月完全停药,在第 180 天静脉注射 1 g 利妥昔单抗)与改良 Ponticelli 方案的治疗效果,目前研究结果未发布[59]。

在免疫抑制剂抵抗原发性膜性肾病中,多个非 RCT 报道均提示利妥昔单抗治疗的缓解率仍可达 50% 左右[60-62]。关于利妥昔单抗在膜性肾病中的用法最早由意大利雷穆齐(Remuzzi)等报道: 375 mg/m²,每周使用 1 次,连续使用 4 周。该中心在 2005 年以后改为滴定法(即 375 mg/m² 使用 1 剂,后根据 B 细胞计数决定是否补充 1 剂),分析发现后者效果不差于前者,但费用降低,不良反应减少[56,63]。GEMRITUX 研究的用法是在第 1 天和第 8 天各使用 375 mg/m²,MENTOR 研究是在第 1 天和第 15 天各使用 1 g[64]。各种使用方法的效果和不良反应的差异目前尚未确定。

(4) KDIGO 指南对免疫抑制方案的推荐

2012 年,KDIGO 指南推荐治疗原发性膜性肾病的一线方案为激素联合烷化剂(Ponticelli 方案),CNI 为一线替代方案。对于治疗抵抗的患者,当激素联合烷化剂方案无效,改为 CNI 方案;当 CNI 方案无效,改为激素联合烷化剂方案。对于复发的患者,再次使用前面治疗有效的方案,但烷化剂方案只重复 1 个疗程。KDIGO 指南推荐的激素联合烷化剂方案和 CNI 方案的具体用法见表 10-1、表 10-2[37]。2019 年,KDIGO 会议进一步提出只有激素联合烷化剂方案有证据表明对延缓进入 ESRD 有效,其他免疫抑制方案都只是以蛋白尿的下降为研究终点[42]。

激素联合烷化剂治疗禁忌证:①未治疗的感染(HIV、HBV、HCV、结核、真菌等感染);②肿瘤;③尿潴留;④不能按时监测;⑤白细胞<$4×10^9$/L;⑥血肌酐>309 μmol/L(3.5 mg/dL)。

表 10-1 激素联合烷化剂治疗(Ponticelli 方案)

第1个月：甲泼尼龙 1 g，静脉滴注，每日 1 次，连用 3 d；后口服甲泼尼龙，每日 0.5 mg/kg，连用 27 d
第2个月：口服 CLB(每日 0.15～0.2 mg/kg)或者口服 CTX(每日 2 mg/kg)，连用 30 d*
第3个月：重复第 1 个月用法
第4个月：重复第 2 个月用法
第5个月：重复第 1 个月用法
第6个月：重复第 2 个月用法

*：每 2 周监测 1 次，2 个月后改为每个月监测 1 次，监测 6 个月；监测指标包括血肌酐、尿蛋白、血白蛋白和白细胞。如果白细胞 $<3.5\times10^9$/L，暂停 CLB 或 CTX 直到白细胞 $>4\times10^9$/L。

表 10-2 CNI 治疗方案

环孢素：每日 3.5～5 mg/kg，分 2 次间隔 12 h 口服，联合泼尼松每日 0.15 mg/kg，治疗 6 个月
他克莫司：每日 0.05～0.075 mg/kg，分 2 次间隔 12 h 口服，不联合激素，治疗 6～12 个月

注：① 为避免急性肾毒性，建议 2 种药物均从推荐范围的小剂量开始，逐渐加量。② 使用 CNI 建议监测浓度，控制在安全范围内。在特发性膜性肾病中无推荐浓度相关的研究。借鉴肾移植，环孢素浓度控制 C0 125～175 μg/L，C2 400～600 μg/L。

10.4.4 复旦大学附属华山医院的诊治经验

(1) 免疫抑制治疗的时机和方案

基于现有研究数据以及复旦大学附属华山医院肾病科的经验，通常按以下流程处理：原发性膜性肾病诊断后如果存在肾病综合征相关的危及生命的并发症或膜性肾病相关的肾功能进行性下降，即开始免疫抑制治疗。随访 2～3 个月，白蛋白 <20 g/L、尿蛋白 >8 g/d 且无缓解趋势的患者，可考虑进入免疫抑制治疗；随访 6 个月，对于尿蛋白 >4 g/d、白蛋白 <25 g/L 的患者，可考虑进入免疫抑制治疗；对于肾功能稳定的患者，可适当延缓进入免疫抑制治疗的时间。免疫抑制治疗需和并发症发生的风险相权衡，除参考肾功能、尿蛋白和白蛋白外，若同时存在尿 α_1、β_2 微球蛋白显著升高，血清 PLA2R 抗体 >100 RU/mL，免疫抑制治疗的必要性增加。无缓解趋势在 PLA2R 相关膜性肾病中还包括抗体滴度无明显下降，如滴度明显下降，可延后 3～6 个月再评估。所有患者使用免疫抑制剂前要对感染和年龄相匹配的肿瘤进行筛查。初始治疗的一线免疫抑制方案为激素联合 CTX 或者 CNI±激素方案或者利妥昔单抗，二线方案激素联合霉酚酸酯(MMF)。但对于肾功能下降的患者，推荐的一线方案只有激素联合 CTX，激素联合 CNI 作为二线方案。鉴于利妥昔单抗起效速度较慢，对于存在肾病综合征相关的危及生命的并发症患者，暂不作为一线推荐，但可以用于他克莫司依赖患者的序贯治疗(图 10-3)。如果激素联合 CTX 方案抵抗可切换至 CNI 或者利妥昔单抗，CNI 抵抗则可切换至激素联合 CTX 或者利妥昔单抗，不推荐激素单药或者 MMF 单药作为初始免疫抑制方案。

(2) 免疫抑制剂的使用剂量

KDIGO 指南推荐的 CTX 方案为改良 Ponticelli 方案，为口服 CTX，而国内应用更广泛的是静脉滴注 CTX。关于静脉滴注 CTX 借鉴狼疮性肾炎或其他肾炎用量(750 mg/m²)，鉴于膜性肾病预后相对良好、进展相对缓慢的特点，本中心根据患者年龄、肾功能、$CD4^+$ 细胞计数以及 IgG 水平调整用量(图 7-4)。关于静脉滴注 CTX 方案中激素的用法：泼尼松起始剂量每日 0.5～1 mg/kg，4～8 周后逐渐减量，在 6～9 个月内减停。以上建议仅为经验总结，尚无高质量临床证据支持。CNI 方案中环孢素和他克莫司的用法和用量见图 10-4。关于 CNI 方案中激素的用法，临床试验中每日 1、0.5、0.15 mg/kg 以及无激素方案均有报道。复旦大学附属华山医院肾病科经验是若肾功能恶化或肾病综合征症状严重者，激素每日用 0.5 mg/kg；肾病综合征较轻或者感染风险较大者，不联合激素治疗，CNI 单药治疗 3～6 个月，若无缓解趋势可考虑每日加用激素 0.5 mg/kg 或切换方案。

10.5 总结与展望

抗 PLA2R、THSD7A 和 NELL-1 等足细胞自身抗体的发现让我们对原发性膜性肾病的认识跨入了一个新的时代。KDIGO 指南建议，根据膜性肾病进展的风险和使用免疫抑制剂发生并发症的风险，综合评估是否进行免疫抑制治疗。对于肾功能进行性恶化的患者，排除使用禁忌证后可予免疫抑制治疗；对于肾功能稳定的患者，可延长非免疫治疗。虽然激素联合烷化剂方案和 CNI±激素方案仍是一线推荐方案，但利妥昔单抗在膜性肾病中的应用已越来越广。

虽然原发性膜性肾病的诊治取得了很大的进展，

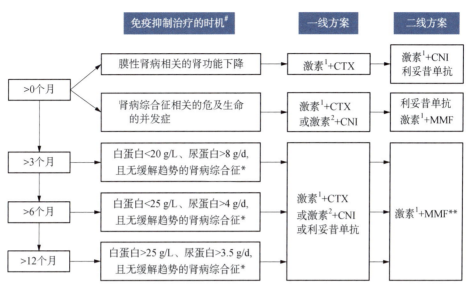

#：免疫抑制治疗需和并发症发生的风险相权衡，若同时存在尿 α_1、β_2 微球蛋白显著升高，血清 PLA2R 抗体 >100 RU/mL，免疫抑制治疗的必要性增加。

*：无缓解趋势的肾病综合征在 PLA2R 相关膜性肾病中还包括抗体滴度无明显下降，如抗体滴度明显下降，可再延后 3～6 个月，观察肾病综合征变化。

以下情况不考虑用免疫抑制剂：①慢性化：持续血肌酐 >300 μmol/L 或 eGFR<30 mL/(min·1.73 m²) 伴双肾缩小；②伴随严重的或危及生命的感染。

激素[1]：每日 0.5～1 mg/kg（最大 ≤60 mg/d）。

激素[2]：每日 0.15 或 0.5 mg/kg（最大 ≤30 mg/d）。

**：激素＋MMF 方案仅在激素＋CTX、CNI 及利妥昔单抗方案均无效或不能耐受时使用。

不推荐的免疫抑制方案：①激素单药治疗；②MMF 单药治疗。

图 10-3　原发性膜性肾病初始免疫抑制治疗时机和方案

静脉 CTX 的每月用量：	分　数	0	1	2	3
0 分：0.8～1.0 g	年龄（岁）	<60	60～70	70～80	>80
1 分：0.6～0.8 g	eGFR[mL/(min·1.73 m²)]	>60	30～60	15～30	<15
2 分：0.4～0.6 g	CD4$^+$ 细胞（×10⁶/L）	>400	300～400	200>300	<200
≥3 分：0.2～0.4 g	IgG(g/L)	≥5	<4～5	3～4	<3
疗程：6～9 个月					
注：≥6 分，慎重考虑使用					

CNI 的用法：
　环孢素：每日 3～5 mg/kg，分 2 次口服起。参考浓度：C0 125～175 μg/L，C2 400～600 μg/L
　他克莫司：每日 0.05 mg/kg，分 2 次口服起。参考浓度：C0 4～8 μg/L
疗程：至少使用 6 个月，6 个月后若无缓解，停药；若有效，缓慢减量，最小有效剂量至少维持 1 年

图 10-4　静脉环磷酰胺和 CNI 方案的具体用法

但仍有小部分患者使用多种免疫抑制方案后仍无法缓解甚至进入 ESRD,我们期望出现能有效治疗这类患者的新方案。即使很大一部分膜性肾病患者经非免疫抑制治疗可获得缓解,但时间通常较长,长期处于肾病综合征中仍存在明显并发症,若能有不良反应小的治疗方案,提早对患者进行治疗,对肾病综合征的缓解是至关重要的。

(谢琼虹　郝传明)

参考文献

1. HOU J H, ZHU H X, ZHOU M L, et al. Changes in the spectrum of kidney diseases: an analysis of 40,759 Biopsy-Proven Cases from 2003 to 2014 in China[J]. Kidney Dis, 2018,4(1):10 - 19.
2. XU X, WANG G, CHEN N, et al. Long-term exposure to air pollution and increased risk of membranous nephropathy in China[J]. J Am Soc Nephrol, 2016, 27 (12):3739 - 3746.
3. JONES D B. Nephrotic glomerulonephritis [J]. Am J Pathol, 1957,33(2):313 - 329.
4. MELLORS R C, ORTEGA L G, HOLMAN H R. Role of gamma globulins in pathogenesis of renal lesions in systemic lupus erythematosus and chronic membranous glomerulonephritis, with an observation on the lupus erythematosus cell reaction[J]. J Exp Med, 1957,106(2): 191 - 202.
5. MOVAT H Z, MCGREGOR D D. The fine structure of the glomerulus in membranous glomerulonephritis (lipoid nephrosis) in adults[J]. Am J Clin Pathol, 1959,32(2): 109 - 127.
6. HEYMANN W, HACKEL D B, HARWOOD S, et al. Production of nephrotic syndrome in rats by Freund's adjuvants and rat kidney suspensions[J]. Proc Soc Exp Biol Med, 1959,100(4):660 - 604.
7. FEENSTRA K, VAN DEN LEE R, GREBEN H A, et al. Experimental glomerulonephritis in the rat induced by antibodies directed against tubular antigens. I. The natural history: a histologic and immunohistologic study at the light microscopic and the ultrastructural level[J]. Lab Invest, 1975,32(2):235 - 242.
8. VAN DAMME B J, VAN DEN LEE R, BAKKER W W, et al. Experimental glomerulonephritis in the rat induced by antibodies directed against tubular antigens. V. Fixed glomerular antigens in the pathogenesis of heterologous immune complex glomerulonephritis[J]. Lab Invest, 1978,38(4):502 - 510.
9. COUSER W G, STEINMULLER D R, STILMANT M M, et al. Experimental glomerulonephritis in the isolated perfused rat kidney[J]. J Clin Invest, 1978, 62 (6): 1275 - 1287.
10. MAKKER S P, SINGH A K. Characterization of the antigen (gp600) of Heymann nephritis[J]. Lab Invest, 1984,50(3):287 - 293.
11. FARQUHAR M G, SAITO A, KERJASCHKI D, et al. The Heymann nephritis antigenic complex: megalin (gp330) and RAP[J]. J Am Soc Nephrol, 1995,6(1): 35 - 47.
12. WHITWORTH J A, LEIBOWITZ S, KENNEDY M C, et al. Absence of glomerular renal tubular epithelial antigen in membranous glomerulonephritis [J]. Clin Nephrol, 1976,5(4):159 - 162.
13. SALANT D J, BELOK S, MADAIO M P, et al. A new role for complement in experimental membranous nephropathy in rats[J]. J Clin Invest, 1980, 66 (6): 1339 - 1350.
14. PERKINSON D T, BAKER P J, COUSER W G, et al. Membrane attack complex deposition in experimental glomerular injury [J]. Am J Pathol, 1985, 120 (1): 121 - 128.
15. CYBULSKY A V, RENNKE H G, FEINTZEIG I D, et al. Complement-induced glomerular epithelial cell injury. Role of the membrane attack complex in rat membranous nephropathy[J]. J Clin Invest, 1986, 77 (4): 1096 - 1107.
16. BAKER P J, OCHI R F, SCHULZE M, et al. Depletion of C6 prevents development of proteinuria in experimental membranous nephropathy in rats [J]. Am J Pathol, 1989,135(1):185 - 194.
17. DEBIEC H, GUIGONIS V, MOUGENOT B, et al. Antenatal membranous glomerulonephritis due to anti-neutral endopeptidase antibodies[J]. N Engl J Med, 2002,346(26):2053 - 2060.
18. BECK L H, BONEGIO R G, LAMBEAU G, et al. M-type phospholipase A2 receptor as target antigen in idiopathic membranous nephropathy[J]. N Engl J Med, 2009,361(1):11 - 21.
19. TOMAS N M, BECK L H, MEYER-SCHWES INGER C, et al. Thrombospondin type-1 domain-containing 7A in idiopathic membranous nephropathy[J]. N Engl J Med, 2014,371(24):2277 - 2287.
20. HOXHA E, STAHL P R, STAHL P R, et al. A Mechanism for Cancer-Associated Membranous

Nephropathy[J]. New Engl J Med, 2016, 374(20): 1995-1996.

21. SETHI S, DEBIEC H, MADDEN B, et al. Neural epidermal growth factor-like 1 protein (NELL-1) associated membranous nephropathy[J]. Kidney Int, 2020, 97(1): 163-174.

22. PRUNOTTO M, CARNEVADI M L, CANDIANO G, et al. Autoimmunity in membranous nephropathy targets aldose reductase and SOD2[J]. J Am Soc Nephrol, 2010, 21(3): 507-519.

23. BRUSCHI M, CARNEVADI M L, MURTAS C, et al. Direct characterization of target podocyte antigens and auto-antibodies in human membranous glomerulonephritis: Alfa-enolase and borderline antigens[J]. J Proteomics, 2011, 74(10): 2008-2017.

24. HOFSTRA J M, WETZELS J F. Phospholipase A2 receptor antibodies in membranous nephropathy: unresolved issues [J]. J Am Soc Nephrol, 2014, 25(6): 1137-1139.

25. XIE Q, LI Y, XUE J, et al. Renal phospholipase A2 receptor in hepatitis B virus-associated membranous nephropathy[J]. Am J Nephrol, 2015, 41(4-5): 345-353.

26. WIECH T, STAHL R A K, HOXHA E. Diagnostic role of renal biopsy in PLA2R1-antibody-positive patients with nephrotic syndrome[J]. Mod Pathol, 2019, 32(9): 1320-1328.

27. BOBART S A, DE VRIESE A S, PAWAR A S, et al. Noninvasive diagnosis of primary membranous nephropathy using phospholipase A2 receptor antibodies[J]. Kidney Int, 2019, 95(2): 429-438.

28. ROVIN B H, CASTER D J, CATTRAN D C, et al. Management and treatment of glomerular diseases (part 2): conclusions from a Kidney Disease: Improving Global Outcomes (KDIGO) Controversies Conference [J]. Kidney Int, 2019, 95(2): 281-295.

29. LARSEN C P, MESSIAS N C, SILVA F G, et al. Determination of primary versus secondary membranous glomerulopathy utilizing phospholipase A2 receptor staining in renal biopsies[J]. Mod Pathol, 2013, 26(5): 709-715.

30. GARCIA-VIVES E, SOLÉ C, MOLINÉ T, et al. Antibodies to M-type phospholipase A2 receptor (PLA2R) in membranous lupus nephritis[J]. Lupus, 2019, 28(3): 396-405.

31. GUNNARSSON I, SCHLUMBERGER W, RÖNNELID J. Antibodies to M-type phospholipase A2 receptor (PLA2R) and membranous lupus nephritis[J]. Am J Kidney Dis, 2012, 59(4): 585-586.

32. NAWAZ F A, LARSEN C P, TROXELL M L. Membranous nephropathy and nonsteroidal anti-inflammatory agents[J]. Am J Kidney Dis, 2013, 62(5): 1012-1017.

33. HOXHA E, KNEIßLER U, STEGE G, et al. Enhanced expression of the M-type phospholipase A2 receptor in glomeruli correlates with serum receptor antibodies in primary membranous nephropathy [J]. Kidney Int, 2012, 82(7): 797-804.

34. HOXHA E, HARENDZA S, PINNSCHMIDT H, et al. PLA2R antibody levels and clinical outcome in patients with membranous nephropathy and non-nephrotic range proteinuria under treatment with inhibitors of the renin-angiotensin system [J]. PLoS One, 2014, 9(10): e110681.

35. RUGGENENTI P, DEBIEC H, RUGGIERO B, et al. Anti-Phospholipase A2 Receptor Antibody Titer Predicts Post-Rituximab Outcome of Membranous Nephropathy [J]. J Am Soc Nephrol, 2015, 26(10): 2545-2558.

36. LEE T, BIDDLE A K, DEREBAIL V K, et al. Personalized prophylactic anticoagulation decision analysis in patients with membranous nephropathy[J]. Kidney Int, 2014, 85(6): 1412-1420.

37. Chapter 7: idiopathic membranous nephropathy[J]. Kidney Int Suppl, 2012, 2(2): 186-197.

38. HOFSTRA J M, FERVENZA F C, WETZELS J F. Treatment of idiopathic membranous nephropathy[J]. Nat Rev Nephrol, 2013, 9(8): 443-458.

39. POLANCO N, GUTIERREZ E, RIVERA F, et al. Spontaneous remission of nephrotic syndrome in idiopathic membranous nephropathy[J]. J Am Soc Nephrol, 2010, 21(4): 697-704.

40. PEI Y, CATTRAN D, GREENWOOD C. Predicting chronic renal insufficiency in idiopathic membranous glomerulonephritis[J]. Kidney Int, 1992, 42(4): 960-966.

41. WALDMAN M, AUSTIN HA. Treatment of idiopathic membranous nephropathy[J]. J Am Soc Nephrol, 2012, 23(10): 1617-1630.

42. FLOEGE J, BARBOUR S J, CATTRAN D C, et al. Management and treatment of glomerular diseases (part 1): conclusions from a Kidney Disease: Improving Global Outcomes (KDIGO) Controversies Conference [J]. Kidney Int, 2019, 95(2): 268-280.

43. PONTICELLI C, ZUCCHELLI P, PASSERINI P, et al. A 10-year follow-up of a randomized study with methylprednisolone and chlorambucil in membranous nephropathy[J]. Kidney Int, 1995, 48(5): 1600-1604.

44. JHA V, GANGULI A, SAHA T K, et al. A randomized, controlled trial of steroids and cyclophosphamide in adults with nephrotic syndrome caused by idiopathic membranous nephropathy[J]. J Am Soc Nephrol, 2007,18(6):1899-1904.

45. XU J, ZHANG W, XU Y W, et al. Tacrolimus combined with corticosteroids in idiopathic membranous nephropathy: a randomized, prospective, controlled trial[J]. Contrib Nephrol, 2013,181:152-162.

46. REICHERT L J, HUYSMANS F T, ASSMANN K, et al. Preserving renal function in patients with membranous nephropathy: daily oral chlorambucil compared with intermittent monthly pulses of cyclophosphamide[J]. Ann Intern Med, 1994,121(5):328-333.

47. FALK R J, HOGAN S L, MULLER K E, et al. Treatment of progressive membranous glomerulopathy. A randomized trial comparing cyclophosphamide and corticosteroids with corticosteroids alone. The glomerular disease collaborative network[J]. Ann Intern Med, 1992,116(6):438-445.

48. CHEN M, LI H, LI X Y, et al. Tacrolimus combined with corticosteroids in treatment of nephrotic idiopathic membranous nephropathy: a multicenter randomized controlled trial[J]. Am J Med Sci, 2010,339(3):233-238.

49. RAMACHANDRAN R, HN H K, KUMAR V, et al. Tacrolimus combined with corticosteroids versus modified ponticelli regimen in treatment of idiopathic membranous nephropathy: randomized control trial[J]. Nephrology, 2016,21(2):139-146.

50. RAMACHANDRAN R, YADAV A K, KUMAR V, et al. Two-year follow-up study of membranous nephropathy treated with tacrolimus and corticosteroids versus cyclical corticosteroids and cyclophosphamide[J]. Kidney Int Rep, 2017,2(4):610-616.

51. WANG J, XIE Q, SUN Z, et al. Response to immunosuppressive therapy in PLA2R-associated and non-PLA2R-associated idiopathic membranous nephropathy: a retrospective, multicenter cohort study[J]. BMC Nephrol, 2017,18(1):227.

52. XU N X, XIE Q H, SUN Z X, et al. Renal Phospholipase A2 Receptor and the Clinical Features of Idiopathic Membranous Nephropathy[J]. Chin Med J, 2017,130(8):892-898.

53. HOWMAN A, CHAPMAN T L, LANGDON M M, et al. Immunosuppression for progressive membranous nephropathy: a UK randomised controlled trial[J]. Lancet, 2013,381(9868):744-751.

54. NAUMOVIC R, JOVANOVIC D, PAVLOVIC S, et al. Cyclosporine versus azathioprine therapy in high-risk idiopathic membranous nephropathy patients: A 3-year prospective study[J]. Biomed Pharmacother, 2011,65(2):105-110.

55. REMUZZI G, CHIURCHIU C, ABBATE M, et al. Rituximab for idiopathic membranous nephropathy[J]. Lancet, 2002,360(9337):923-924.

56. RUGGENENTI P, CHIURCHIU C, CHIANCA A, et al. Rituximab in idiopathic membranous nephropathy[J]. J Am Soc Nephrol, 2012,23(8):1416-1425.

57. DAHAN K, DEBIEC H, PLAISIER E, et al. Rituximab for Severe Membranous Nephropathy: A 6-Month Trial with Extended Follow-Up[J]. J Am Soc Nephrol, 2017,28(1):348-358.

58. FERVENZA F C, APPEL G B, BARBOUR S J, et al. Rituximab or Cyclosporine in the Treatment of Membranous Nephropathy[J]. N Engl J Med, 2019,381(1):36-46.

59. ROJAS-RIVERA J, FERNáNDEZ-JUáREZ G, ORTIZ A, et al. A European multicentre and open-label controlled randomized trial to evaluate the efficacy of Sequential treatment with TAcrolimus-Rituximab versus steroids plus cyclophosphamide in patients with primary MEmbranous Nephropathy: the STARMEN study[J]. Clinl Kidney J, 2015,8(5):503-510.

60. WANG X, CUI Z, ZHANG Y M, et al. Rituximab for non-responsive idiopathic membranous nephropathy in a Chinese cohort[J]. Nephrol Dial Transplant, 2018,33(9):1558-1563.

61. BAGCHI S, SUBBIAH A K, BHOWMIK D, et al. Low-dose Rituximab therapy in resistant idiopathic membranous nephropathy: single-center experience[J]. Clin Kidney J, 2018,11(3):337-341.

62. ANJUM N, NABI Z, ALAM M A, et al. Rituximab In The Treatment Of Refractory Idiopathic Membranous Nephropathy In Pakistani Population[J]. J Ayub Med Coll Abbottabad, 2019,31(2):265-268.

63. CRAVEDI P, RUGGENENTI P, SGHIRLANZONI M C, et al. Titrating rituximab to circulating B cells to optimize lymphocytolytic therapy in idiopathic membranous nephropathy[J]. Clin J Am Soc Nephrol, 2007,2(5):932-937.

64. FERVENZA F C, CANETTA P A, BARBOUR S J, et al. A multicenter randomized controlled trial of rituximab versus cyclosporine in the treatment of idiopathic membranous nephropathy (MENTOR)[J]. Nephron, 2015,130(3):159-168.

11 狼疮性肾炎研究热点和进展

11.1 狼疮性肾炎的现状
11.2 狼疮性肾炎的诊疗更新
　　11.2.1 诊断更新
　　11.2.2 治疗更新
11.3 狼疮性肾炎的发病机制
　　11.3.1 固有免疫
　　11.3.2 适应性免疫
11.4 狼疮性肾炎和B细胞
　　11.4.1 正常B细胞的发育和稳态
　　11.4.2 B细胞耐受和调节异常在狼疮性肾炎发病机制中的作用
11.5 靶向B细胞活化因子的治疗
　　11.5.1 BAFF/APRIL 系统B细胞的免疫作用
　　11.5.2 BAFF/APRIL 系统B细胞以外的免疫作用
　　11.5.3 靶向B细胞治疗

系统性红斑狼疮（SLE）是一种异质性很强的自身免疫性疾病，有学者认为它是自身免疫性疾病的原型，以全身多器官和系统受累、反复的发病和缓解、大量自身抗体存在为主要临床特点[1]。全球SLE患病率为0～241/10万，中国大陆地区SLE患病率为(30～70)/10万[2,3]。肾脏累及是导致SLE患者死亡的最主要原因，大约50%的患者在起病初期就并发狼疮性肾炎（LN）[4]。LN是我国最主要的继发自身免疫性肾小球疾病，长程的疾病使患者的生活质量受到严重的影响[5]。

11.1 狼疮性肾炎的现状

20世纪50年代，皮质类固醇作为抗感染药物引入SLE的治疗，极大地延长了SLE患者的生存期。在常规使用皮质类固醇之前，LN患者的5年生存率为17%，随着激素、细胞毒药物[如环磷酰胺（CTX）]及免疫抑制剂[如霉酚酸酯（MMF）、钙调磷酸酶抑制剂（CNI）等]等的相继出现，SLE患者的5年生存率提高到80%以上。免疫抑制剂不仅能诱导有脏器受累的SLE患者的快速缓解，还可以显著减少激素的累积剂量并预防疾病的复发。然而，目前LN患者的短期（12个月）完全肾反应率仅为10%～40%，而且，由于药物的毒性和不良反应，长期预后并没有得到进一步的改善，多达30%的LN患者仍将进展到终末期肾病（ESRD）。

LN并发感染的发生率高，尤其是接受强化免疫治疗的诱导阶段是感染的高发期。我国SLE患者因感染导致死亡的比例逐年上升，目前已超过50%，成为我国SLE患者死亡的首位病因[6]。大剂量激素治疗、免疫抑制剂和靶向治疗均与感染风险增加相关，而高疾病活动性、严重低白蛋白血症和肾脏受累（肾病综合征/低丙种球蛋白血症）也是感染的独立危险因素[7-9]。可见，感染与疾病本身和治疗均有关系。虽然陆续有新型药物面世，但由于狼疮患者的病程和治疗反应存在很大的异质性，因此给LN的管理带来极大的挑战[10,11]。迄今为止，对于LN的新型治疗方法尚无法被证明优于标准治疗方案（激素+CTX）。

目前多个具有世界影响力的学术组织和机构分别制订的 SLE 诊疗指南多基于欧美国家在白种人和黑种人中开展的临床研究,包括欧洲风湿病联盟(European League Against Rheumatism, EULAR)、英国风湿病学会(British Society for Rheumatology, BSR)及泛美抗风湿联盟(Pan American League of Associations for Rheumatology, PANLAR)等,而中国及亚洲国家 SLE 的基因背景、流行病学、临床特征及对免疫抑制的治疗反应和西方国家存在差异。因此,近 10 多年来,LN 治疗方案的选择在基于循证医学的基础上更加个体化,新型免疫抑制方案,尤其是多靶点治疗、靶向药物的临床应用使我国 LN 患者的 10 年肾存活率达到 81%～98%[2],显著提高了 LN 患者的生存质量。

11.2 狼疮性肾炎的诊疗更新

11.2.1 诊断更新

2009 年美国风湿病学会(American College of Rheumatology,ACR)给出了狼疮的分类标准,系统性红斑狼疮国际协作组(Systemic Lupus International Collaborating Clinic,SLICC)随后于 2012 年作出修订。为了进一步提高 SLE 的诊断准确性和特异性,2019 年 EULAR/ACR 对目前的 SLE 标准进行优化,共同推出了新的诊断分类标准(表 11-1)[11]。该标准包括 10 个分级域,共 22 个不同权重的标准,采用权重积分,有助于单脏器受累患者的诊断。总分达到 10 分即可考虑 SLE。研究证实,EULAR/ACR 标准的敏感性与 SLICC 标准相近(96.1% vs. 96.7%),并且保持了 ACR 标准的特异性(93.4%)。

(1) 进入标准

抗核抗体(ANA)阳性(Hep2 免疫荧光法≥1∶80)。

(2) 评分标准

见表 11-1。

(3) 标准说明

1) 如果计分标准可被其他比 SLE 更符合的疾病解释,该计分标准不计分。

2) 既往符合某条标准可以计分。

3) 标准不必同时发生。

表 11-1 EULAR/ACR 系统性红斑狼疮诊断分类标准

临床领域及标准	权重	免疫学领域及标准	权重
全身状况		抗磷脂抗体方面	
发热(>38.3℃)	2	抗心磷脂抗体 IgG >40GPL 单位或 β_2-GP1 IgG> 40 单位或狼疮抗凝物阳性	2
非瘢痕性脱发	2	低 C3 或低 C4	3
口腔溃疡	2	低 C3 和低 C4	4
亚急性皮肤或盘状狼疮	4	高度特异性抗体方面	
急性皮肤狼疮	6	抗-dsDNA 阳性	6
		抗-Sm 阳性	6
≥2 个关节滑膜炎或 ≥2 个压痛关节+ ≥30 min 的晨僵	6		
神经系统方面			
谵妄	2		
精神症状	3		
癫痫	5		
浆膜炎方面			
胸腔积液或心包积液	5		
急性心包炎	6		
血液系统方面			
白细胞减少(<4× 10^9/L)	3		
血小板减少(<100× 10^9/L)	4		
免疫溶血	4		
肾脏方面			
尿蛋白>0.5 g/24 h	4		
肾穿刺病理Ⅱ型或Ⅴ型 LN	8		
肾穿刺病理Ⅲ型或Ⅳ型 LN	10		

4) 至少符合一条临床标准。

5) 在每一方面,只有最高权重标准等得分计入总分。

研究表明,脏器受损及合并重要脏器受累是 SLE 预后不良的独立因素,特别是肾脏累及。2003 年国际肾脏病学会(International Society of Nephrology, ISN)/肾脏病理学会(Renal Pathology Society, RPS)的 LN 分型仍是目前公认的病理分型(表 11-2)。但 ISN/RPS 分型主要依赖光学显微镜,忽视了潜在的病理生理学以及肾脏分子特征的最新认识。因此,2016 年国际肾脏病理工作小组根据现已发表的文献以及专家协议对其进行了修订

(表11-3),建议不再区分球性和节段性2种亚型,同时对所有类型LN使用活动性与慢性病变(AI/CI)评分系统。

表11-2 2003年ISN/RPS狼疮性肾炎病理分型标准

病理分型	分型标准
系膜轻微病变性LN(Ⅰ型)	肾小球形态学正常,免疫荧光系膜区可见免疫复合物沉积,不伴肾损伤的临床症状
系膜增生性LN(Ⅱ型)	系膜细胞增生或基质增加,伴系膜区免疫沉积物;电镜或免疫荧光可见孤立性上皮下或内皮下沉积物。足细胞损伤可见足细胞广泛足突融合,系膜区无或仅有少量免疫沉积物,无内皮下或上皮侧电子致密物沉积
局灶性增生性LN(Ⅲ型)	<50%肾小球表现为毛细血管内或血管外节段或球性细胞增生;通常伴有节段内皮下,伴或不伴系膜区免疫沉积物
弥漫性增生性LN(Ⅳ型)	>50%肾小球表现为毛细血管内或血管外节段或球性细胞增生;弥漫内皮下,伴或不伴系膜区免疫沉积物
膜性LN(Ⅴ型)	光镜和免疫荧光检查显示球性或节段上皮下免疫沉积物,伴或不伴系膜病变。如果光镜、免疫荧光或电镜提示肾小球上皮侧有广泛(>50%血管袢)免疫沉积物,通常提示同时存在Ⅲ+Ⅴ型,或Ⅳ+Ⅴ型
严重硬化型LN(Ⅵ型)	90%以上肾小球球性硬化,残余肾小球无活动性病变

表11-3 2016年ISN/RPS狼疮性肾炎病理分型修订建议

分类	修订建议
Ⅱ型	系膜区细胞增多定义调整为系膜区细胞数≥4个,系膜细胞被基质包绕,不包括球门部
Ⅲ型和Ⅳ型	毛细血管内增殖命名调整为细胞增多 新月体定义: (1) 毛细血管外增多是由不同类型的细胞组成(足细胞、壁层上皮细胞、单核/巨噬细胞),可混有纤维蛋白或纤维性基质,至少占10%的包囊壁周长; (2) 细胞性:指>75%细胞成分和纤维素,<25%纤维基质; (3) 纤维性:指>75%纤维基质,<25%细胞成分和纤维蛋白; (4) 纤维细胞性:指25%~75%细胞成分和纤维蛋白,其余为纤维基质 粘连定义:孤立的细胞外基质将血管袢和囊壁相连,没有明显硬化 纤维素样坏死定义:血管袢基底膜断裂和/或系膜基质融解,伴纤维蛋白,不需要同时出现核碎裂 取消Ⅳ型的球性和节段性亚型 修订美国国立卫生研究院(NIH)关于LN的活动性和慢性化积分系统(AI/CI)评分,替代原来的A、C、A/C标注
肾小管间质病变	间质炎症细胞浸润是否区分间质纤维化区域和非纤维化区域
血管病变	确定血管病变定义:小动脉或小叶间动脉壁内免疫复合物沉积,致管腔狭窄,常伴纤维素样病变,无炎细胞浸润,免疫荧光证实动脉壁内免疫球蛋白和补体沉积。血管炎和血栓微血管病(TMA)

11.2.2 治疗更新

首先,LN的治疗需要从2个方面入手:①减轻炎症以减少进一步的肾脏损害;②抑制自身免疫以防止疾病活动加剧。抗感染治疗方法可以改善肾功能恶化,但可能不足以防止长期肾损害。而以抑制自身免疫为目标的治疗方法虽然可以预防进一步的疾病发作并保护肾脏,但不能有效解决炎症。因此,对于LN的治疗需要从诱导到维持连续的长期治疗。诱导治疗的目的是尽快控制肾脏的急性炎性损伤,力求达到完全缓解。LN的病理分型可以指导个体化治疗方案的选择(图11-1)。在获得完全缓解后的维持治疗时间应至少3年。治疗过程中需要定期随访,以调整药物剂量或治疗方案、评估疗效和防治合并症,以达到保护肾功能、降低慢性肾病和肾衰竭的发病率和病死率,同时尽量减少药物相关毒性的最终目标。

复发是SLE患者死亡的独立危险因素。鉴于

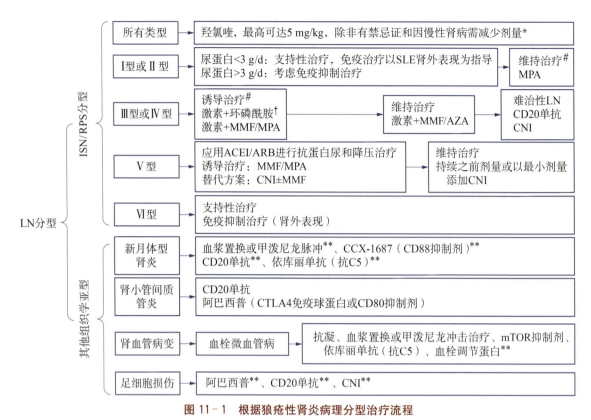

图 11-1 根据狼疮性肾炎病理分型治疗流程

*：根据 2019 年 EULAR 指南推荐建议更新；#：根据 2020 年 KDIGO 指南草案推荐；†：按照欧洲 LN 试验的建议，每 2 周 6 次冲击治疗剂量，固定剂量为 500 mg；**：仍处于试验阶段，疗效未知；MPA：霉酚酸；AZA：硫唑嘌呤；CNI：钙调磷酸酶抑制剂；MMF：霉酚酸酯（吗替麦考酚酯，骁悉）。

引自：DÖRNER T, FURIE R. Novel paradigms in systemic lupus erythematosus[J]. Lancet, 2019, 393(10188): 2344-2358.

狼疮疾病的反复性，减少复发次数和预防复发成为 SLE 治疗的短期和长期目标。LN 治疗获得完全缓解及早期获得治疗反应的患者，远期预后良好。然而，糖皮质激素、免疫抑制剂等药物不良反应仍明显影响患者的生存质量，甚至带来更高的死亡风险。2019 年 EULAR 指南建议：SLE 治疗应注重症状缓解或维持低疾病活动度，在各器官中预防疾病复发，同时维持尽可能少的激素用量[12]。2020 年改善全球肾脏病预后组织（KDIGO）指南草案对于糖皮质激素的减量方案也作出了推荐（表 11-4）。此外，2020 年中国 SLE 诊疗指南也提出，SLE 患者治疗的长期目标为预防和减少复发，减少药物不良反应，预防和控制疾病所致的器官损害，实现病情长期持续缓解，降低病死率，提高患者的生活质量[13]。

尽管目前有多种治疗方法，但在临床试验中发现，有反应的患者比例仍然不高。LN 治疗药物的开发具有挑战性，大量 Ⅱ～Ⅲ 期临床试验没有达到预期的主要终点[14]。更有效和更安全的治疗仍是迫切需要的，对 LN 发病机制的理解有助于转化为新的疾病管理方法。

表 11-4　2020 年 KDIGO 指南草案对于活动期 LN 推荐的糖皮质激素减量方案

	标准剂量方案	减量方案
甲泼尼龙冲击	0.25～0.5 g/d，连用 3 d	0.25～0.5 g/d，连用 2～3 d
口服泼尼松		
0～2 周	0.6～1.0 mg/kg（最大 80 mg/d）	20～25 mg
3～4 周	0.3～0.5 mg/kg	20 mg
5～6 周	20 mg	15 mg
7～8 周	15 mg	10 mg
9～10 周	12.5 mg	7.5 mg
11～12 周	10 mg	5 mg
>12 周	5～7.5 mg	2.5 mg

11.3 狼疮性肾炎的发病机制

SLE 的病因仍不十分清楚,但是明显涉及多种因素,包括遗传、激素、免疫和环境等[15—20]。

SLE 的自我反应性攻击特征导致淋巴细胞普遍活化,同时产生自身反应性抗体,以及靶向多个器官的炎性细胞迁移聚集。因此,SLE 是免疫系统的异常激活,其中主要问题在于免疫耐受调节的异常(图 11-2)。

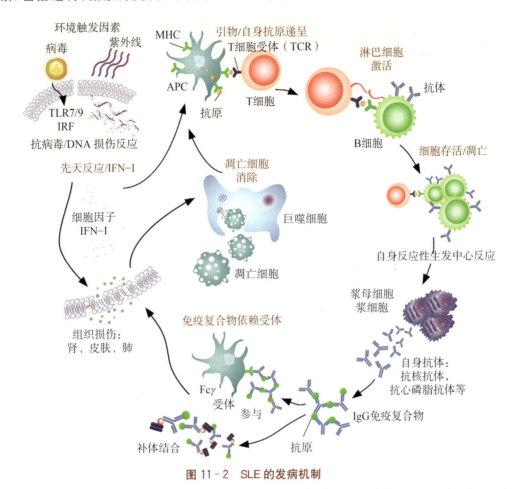

图 11-2　SLE 的发病机制

引自:CRAMPTON S P, MORAWSKI P A, BOLLAND S. Linking susceptibility genes and pathogenesis mechanisms using mouse models of systemic lupus erythematosus[J]. Dis Model Mech, 2014,7(9): 1033-1046.

11.3.1 固有免疫

环境触发因素包括病毒感染和紫外线对 DNA 的破坏,以及先天途径和/或核酸传感器的自发激活,可导致细胞因子水平升高。其中,含 DNA 或 RNA/蛋白质的复合物分别通过 Toll 样受体(TLR9 或 TLR7)激活固有免疫,直接刺激 B 细胞产生自身抗体。另外,固有免疫激活后释放白细胞介素-1(IL-1)、肿瘤坏死因子-α(TNF-α)、Ⅰ型干扰素(IFN-Ⅰ)、B 细胞活化因子(B cell-activating factor,BAFF)和增殖诱导配体(a protifieration-induing ligand,APRIL),促进炎症、组织损伤和自身反应性 B 细胞的活化。

11.3.2 适应性免疫

包含丰富核物质的凋亡碎片作为抗原被抗原呈递细胞(APC)处理为蛋白肽,从而催生蛋白肽-MHC 复合物刺激 CD4$^+$ 自身反应 T 细胞的活化和克隆性扩增。这些细胞通过接触和释放细胞因子(包括 IL-4、IL-6 和 IL-10)引起自身反应 B 细胞的活化、增殖和分化为抗体产生细胞,从而过度生成许多针对自身核抗原的抗体。同时,固有免疫激活能促进自身反应性 B 细胞的更长存活,而 NK 细胞和 T 细胞释放的转化生长因子-β(TGF-β)不能达到免疫抑制剂量,从而导致 B 淋巴细胞(B 细胞)持续活化。进入自身反应生发中心(germinal center, GC)的 B 细胞经历类别转换、亲和力成熟,分化为浆细胞和浆母细胞。这些浆细胞分泌特异性的 IgG 同种型自身抗体,包括 ANA、抗心磷脂抗体(ACA)等。其中 95% 以上的 SLE 患者会在病程中出现 ANA, ANA 针对的抗原来源于参与基本细胞功能(如 RNA 剪接)的分子活化位点。免疫应答随着自身抗原的持续增加而逐渐改变,其通过体细胞高频突变,从低亲和力、高度交叉反应性 IgM 抗体转变为高亲和力的 IgG 抗体,最终成为针对自身抗原更为有限的表位抗体。随后,抗独特型抗体可能刺激自身反应 T 细胞扩增,从而协助 B 细胞产生独特的克隆性增殖,最终产生更多特异性的 ANA。

在疾病的组织损伤阶段,自身抗原和循环血清 IgG 结合产生免疫复合物(immune complex, IC),患者通常在自身抗体产生数年才发生首发症状。自身抗原主要存在于细胞(尤其是被激活的或正在凋亡的细胞)表面,这些细胞内的抗原到达细胞表面,因此可被免疫系统识别。IC 沉积到肾脏、皮肤等组织中,它们通过激活补体级联或通过结合 Fcγ 受体募集炎性细胞起作用。首先,Fc 受体家族与结合抗原的 IgG 抗体的 Fc 部分结合,导致抗原内化,随后激活细胞。另外,含核酸的 IC 还可以被浆细胞样树突细胞(PDC)通过 Fc 受体内化,到达内体中的 TLR,从而导致Ⅰ型干扰素(IFN-Ⅰ)和炎性细胞因子的分泌,增强局部炎症。接着,补体激活会促进引起白细胞和单核细胞浸润的趋化因子释放,增强局部炎症。这些细胞吞噬 IC 并持续释放炎症因子,引起慢性炎症,最终导致纤维素样坏死、瘢痕形成,破坏组织。狼疮患者的多种细胞内存在细胞凋亡调节异常,尤其是 T 细胞和 Fas/Fas 配体途径。针对凋亡细胞碎片的清除缺陷,进一步加剧了炎症过程。

LN 组织损伤大多是肾脏 IC 沉积和随后的补体激活所致。IC 主要由核抗原及高亲和力、固定补体的 IgG ANA(特别是 IgG_1 和 IgG_3)以及抗 DNA 抗体组成。SLE 的自身抗体主要是 ANA,其中高滴度的抗 ds-DNA 抗体、抗 Sm 抗体对诊断 SLE 有高度特异性。自身抗体可以和肾小球抗原结合,引起免疫炎症。自身抗体也可以同肾小球上已种植的自身抗原结合,或形成自身抗原抗体复合物经循环沉积于肾小球内。不同病理表现的 LN,其自身抗体的类型也有区别:增殖性 LN 的 IgG 自身抗体以 IgG_1 和 IgG_3 为主,补体活化途径有经典和替代 2 种;膜性 LN 以 IgG_4 为主,补体活化以替代途径为主。

补体系统在 SLE 的发病过程中起重要作用。SLE 患者的补体受体 CR1 减少,影响 IC 清除。SLE 患者 C2、C4 缺乏,从而无法抑制 IC 沉积。另外,SLE 患者的 IgG Fc 受体(FcγRⅡa、FcγRⅢa)的异常,导致其与 IgG_2 和 IgG_3 的 Fc 端结合力下降,影响 IC 的清除。

在肾脏的 IC,可以固定补体,引起免疫炎症。此外,IC 还能激活其他炎症反应,上调及激活内皮细胞上的黏附分子,从而募集白细胞及启动自身免疫损伤。被激活及损伤的肾小球细胞、浸润的巨噬细胞及细胞产生的炎性因子(包括 TNF-α、IL-6、TGF-β、IFN-γ 及血小板源性生长因子)均可使肾脏损害进一步扩大。

11.4 狼疮性肾炎和 B 细胞

越来越多的研究证实,B 细胞异常在 SLE 和 LN 的发病机制中起关键作用。B 细胞发育的调控异常机制包括:①基因异常在 B 细胞特定的分化阶段中过度表达一系列谱系特异性转录因子、生长因子和趋化因子;②DNA 重组酶介导 B 细胞受体(B cell receptor, BCR)的基因重排和多样化;③DNA 修饰酶活化诱导性胞苷脱氨酶,通过介导体细胞超突变(somatic hypermutation, SHM)和免疫球蛋白类别转换重组(class-switch recombination, CSR)使机体产生高亲和力抗体。B 细胞主要通过对自身抗原的耐受性下降,增加免疫细胞因子的分泌以及自身免疫抗体的产生,这些抗体导致 IC 在器官中沉积,进而介导一系列组织免疫损伤,LN 是其中的主要代表[21-23]。

11.4.1 正常 B 细胞的发育和稳态

在骨髓中,部分造血干细胞分化为共同祖细胞前体(common progenitor precursor, CLP),在早期 B 细胞因子(early B cell factor, EBF)和配对盒蛋白 5(paired box protein-5, PAX5)的介导下,Notch 信号

转导被抑制，CLP 向 B 细胞系定向分化。B 细胞分化是个"不连续"的发育阶段，最早可识别的前祖 B 细胞，随后分化为祖 B 细胞、前 B 细胞，然后进行免疫球蛋白重链和轻链基因重排，形成表达 BCR 和表面 IgM 的未成熟的 B 细胞。在骨髓内，未成熟 B 细胞表面的 IgM 和自身抗原结合，若接触良好则发生阴性选择，触发凋亡或失活信号，不能发育为成熟 B 细胞。而接触异常则触发级联反应，进一步发育为成熟 B 细胞，具体路径是未成熟的 B 细胞离开骨髓，在脾脏或淋巴结这些周围次级淋巴器官中进一步完成成熟和分化，可以和外来抗原接触，通过 T 细胞依赖或非依赖性途径被激活[24]。激活的 B 细胞分化为浆细胞合成抗体，或分化为记忆细胞进入骨髓或其他淋巴组织。在次级淋巴器官内，未成熟的 B 细胞向淋巴滤泡迁移。大部分幼稚 B 细胞移入 GC，而少数幼稚 B 细胞保留在边缘区。GC 和 Th 发生同源相互作用后，将经历 SHM 和免疫球蛋白 CSR，以增强免疫球蛋白的亲和力[24,25]。当抗原刺激相对较弱时，卵泡 B 细胞可进一步分化为记忆 B 细胞；而当受到强烈的抗原刺激时，卵泡 B 细胞则可分化为长寿浆细胞。记忆 B 细胞通常保持休眠状态，但是当再次受到先前遇到的抗原的挑战时，可以迅速分化为产生抗体的效应细胞。长寿浆细胞大多数会迁移回骨髓，并负责产生抗体，一小部分将保留在外周组织中[26]。相反，保留在边缘区的幼稚 B 细胞将变成短寿命的浆细胞。

B 细胞的稳态由各种转录因子和细胞因子紧密协调。EBF 促进 CLP 参与 B 细胞谱系形成，并启动免疫球蛋白重链、轻链基因重排[27]。免疫球蛋白重链和轻链的有效重排不仅是成熟 B 细胞功能的重要标志，也对 B 细胞发育活化起到了重要作用。PAX5 是 B 细胞发育不同阶段的关键转录因子，通过重塑染色质、修饰组蛋白和将基础转录因子复合物募集至靶基因位点来调节基因转录。PAX5 对早期 B 细胞的发育显示双重影响，包括抑制 B 谱系不适当的基因和激活 B 细胞特异性基因。PAX5 也参与重链和轻链基因重排、B 细胞信号转导以及 B 细胞的黏附和迁移[28]。重组激活基因（recombination activating genes，RAG）可以催化免疫球蛋白重链基因位点内 D-JH 重排以及细胞表面 CD19 的表达，与 B 细胞发育到浆细胞的所有阶段都有关。所有成熟 B 细胞均有免疫球蛋白受体，均表达 CD19 和 CD20。同时，根据表面标志物不同，可以分为 B-1 细胞（CD5$^+$）和 B-2 细胞（CD5$^-$）两大类。大多数 B-1 细胞产生 IgM 抗体，尽管有自身反应性，但是本身并不致病。

B 细胞的存活、成熟和分化也受到各种 B 细胞相关细胞因子（如 BAFF、IL-6 和 IL-21）的影响[29]。BAFF 和 APRIL 均属于 TNF 配体超家族，由树突细胞、巨噬细胞和中性粒细胞主动分泌。BAFF 和 APRIL 是 B 细胞的关键生存因子，对 B 细胞的增殖和抗体产生具有强力刺激作用[30]。BAFF 可以结合 3 种受体：BAFF 受体（BAFF receptor，BAFF-R），跨膜激活物、钙调节物、亲环蛋白配体相互作用物（transmembrane activator and calcium modulator and cyclophilin ligand interactor，TACI）和 B 细胞成熟抗原（B cell maturation antigen，BCMA），而 APRIL 仅可结合 TACI 和 BCMA[29,31,32]。大多数 B 细胞亚群都表达所有 3 种类型的受体，但浆细胞仅在其细胞表面表达 BCMA。受体表达的这些变化可能解释了 B 细胞亚群对靶向 B 细胞生存因子生物制剂的不同反应。IL-6 是由单核细胞、成纤维细胞、内皮细胞以及小部分的 B 细胞、T 细胞以及肾脏固有细胞产生的促炎细胞因子，可以促进幼稚 B 细胞成熟为记忆或浆细胞，促进滤泡 T 辅助细胞（follicular helper T cell，Tfh 细胞）的分化、GC 的形成以及抗体（包括自身抗体）的产生[33]。IL-21 是由活化的 Th 细胞（特别是 Th2、Th17 和 Tfh 细胞）产生的细胞因子，对浆细胞的增殖和分化以及 Ig 的产生具有强大的驱动作用。IL-21 与 CD40L 协同作用，可以诱导幼稚和记忆 B 细胞分化为产生抗体的浆细胞[34]。

骨髓、血液和淋巴等组织中的自身免疫性 B 细胞可能遇到自身抗原，产生自身免疫反应。机体通过中枢耐受去除骨髓中的自身免疫 B 细胞，而外周耐受则用于去除外周组织的自身免疫 B 细胞。4 个关键的免疫检查点包括：①骨髓中前 B（pre-B）细胞阶段；②T1 过渡期；③进入 GC 前阶段；④进入 GC 后分化为记忆和浆细胞阶段（图 11-3）[35]。通过免疫球蛋白重链和轻链基因片段的随机重组，在骨髓中产生 BCR，从而产生能够识别多种病原体的 B 细胞库。免疫球蛋白重链和轻链的随机重组不可避免地会产生自身反应性 B 细胞，为了应对这一问题，机体通过受体编辑、克隆缺失和失能等多重耐受机制抑制其产生[36]。协调一致的阳性和阴性选择机制确保了多样化的 B 细胞库，在反应广度和自身免疫

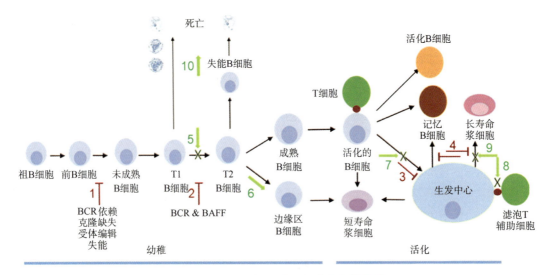

图 11-3 BAFF 抑制对 B 细胞发育的影响

┝━━ 表示已知免疫检查点，┝━━ 表示抑制 BAFF 对 B 细胞发育不同阶段的影响。

引自：JACKSONS W, DAVIDSON A. BAFF inhibition is SLE-Is tolerance restored[J]. Immunol Rev, 2019, 292: 102-119.

风险之间取得平衡。在阳性选择机制中，血清 BAFF 水平是调节 B 细胞发育和体内稳态的主要因素。在小鼠模型中，BAFF 或 BAFF-R 缺失会导致外周 B 细胞在 T1 型阶段死亡而无法进入下一阶段。这表明 BAFF-R 信号在调节成熟 B 细胞的存活和幼稚 B 细胞区大小中起关键作用。除了调节 B 细胞存活率外，血清 BAFF 水平还可以调节原始 B 细胞库的自身反应性。如上所述，BAFF-R 信号与强 BCR 信号通路整合在一起，以调节竞争环境中的过渡性 B 细胞选择。由于自身反应性 B 细胞下调了表面 BCR，因此它们对 BAFF 存活信号的依赖性更大。因此，在可用 BAFF 减少的情况下，这些细胞比非自身反应性 B 细胞更可能被删除或失能。相反，增加血清 BAFF 可以提高这些亲和力较低的自身反应克隆的存活和成熟。

多项研究表明，BCR 信号和可用的 BAFF 水平会影响自身反应性 B 细胞存活。但是，BAFF 并不是自身反应性 B 细胞存活或耗竭所需的唯一分子。在竞争环境中，并非所有的自身反应性 B 细胞都同样依赖于 BAFF 的可用性。BAFF 可以作为自身反应性 B 细胞存活的变阻器，因为血清 BAFF 的增加会增加免疫前 B 细胞库的广度和幼稚 B 细胞的相对自反应性，使自身免疫风险与病原体反应增强之间处于动态平衡。一项对撒丁岛人群遗传研究发现，在人类 TNFSF13B（编码 BAFF）的 3′UTR 中存在一种新型的插入缺失变异体[37]。变体 TNFSF13B（BAFF-var）miRNA 降解率降低，导致循环 BAFF 水平增加 1.5～2 倍，B 细胞扩增以及发生 SLE 和多发性硬化的风险增加。

11.4.2 B 细胞耐受和调节异常在狼疮性肾炎发病机制中的作用

B 细胞暴露于抗原或多种有丝分裂原后，可以激活静息的 B 细胞并刺激其增殖、分化并产生抗体。与自身抗原发生反应的 B 细胞的发育和存活则因中枢和外周耐受机制而停止[27]。当中枢和外周耐受机制被破坏后自身反应性 B 细胞产生增加，而自身反应 B 细胞是 SLE 和 LN 的致病源[38]。BCR 信号异常是中枢耐受性破坏的重要机制之一。B 细胞中 BCR 信号转导受损也会导致无法触发识别自身抗原的早期 B 细胞凋亡[39]。SLE 患者的外周血 B 细胞中 RAG 表达异常且增加，导致 BCR 突变，以及自身反应性 B 细胞的发育[39]。T 细胞与 B 细胞之间的异常相互作用同样导致自身反应性 B 细胞的信号不足，存活率升高。增加的 BCR 介导的信号转导还可以降低外周 B 细胞的激活阈值并促进狼疮的细胞表型。

狼疮 B 细胞还显示出 SHM 和 CSR 增强，这有助于增加浆细胞的致病性[40-42]。与 SLE 中 B 细胞自身反应性相关的免疫学异常还包括浆细胞分化和存活增加、TLR 信号上调及关键 B 细胞的细胞因子表达增加[43-45]。实际上,过表达 BAFF 的转基因小鼠表现出次级淋巴组织中浆细胞数量的增加,自身抗体的存在,以及肾脏中循环 IC 和免疫球蛋白沉积的增加[46]。在疾病发作时,NZB/W F1 小鼠和 MRL/lpr 小鼠中血清 BAFF 浓度升高,用可溶性 TACI-Ig 治疗可减轻蛋白尿的发展并改善 NZB/W F1 小鼠的存活率[32]。在过表达 BAFF 的转基因小鼠中删除 TACI 受体,可抑制免疫激活,减少 Ig 的产生,并长期预防肾小球肾炎的进展[47]。SLE 患者中同样观察到循环 BAFF 水平升高,并与抗 dsDNA 自身抗体的水平和 SLE 疾病活动度指数(SLEDAI)评分呈正相关。

IL-6 是一种促炎性细胞因子,动物和人体研究均已证明其在 SLE 和 LN 中具有强大的致病性。用多克隆抗 IL-6 抗体或抗 IL-6 受体的单克隆抗体治疗可以抑制 IL-6 与其受体结合,并抑制狼疮 B 细胞中总 IgG 和抗 dsDNA 抗体的分泌。在鼠类 SLE 模型中,源自 B 细胞的 IL-6 可以诱导 Tfh 细胞分化并启动 GC 的形成[48]。用 IL-6 干预易患狼疮的 NZB/W F1 小鼠,其肾小球肾炎加重,而应用抗 IL-6 单克隆抗体治疗后可改善肾脏病理损害并降低循环抗 dsDNA 抗体的滴度[49,50]。与缓解期患者相比,活跃的 LN 患者尿液中 IL-6 水平升高,肾脏病理组织中肾小球和肾小管区域 IL-6 的表达也升高[51]。IL-21 是浆细胞分化和增殖的关键驱动力,因此在 SLE 中具有重要的致病意义。从 SLE 患者中分离的 B 细胞,在用自体 CD3$^+$ T 细胞和 IL-21 刺激时,IgG 产生显著增加,而用针对 IL-21 受体的 Fc 融合蛋白处理后 B 细胞向浆细胞的分化受抑制。基于人群的病例-对照研究发现,SLE 患者的血清 IL-21 水平升高。来自欧美的研究发现,IL-21(*rs907715*)和 IL-21R(*rs2221903*)的基因多态性与 SLE 患者风险增加相关[52,53]。TLR 在 B 细胞活化中起关键作用,并且有助于 SLE 和 LN 的发病。TLR-7 和 TLR-9 是 I 型 IFN 的有效诱导剂,与 SLE 和 LN 的发病相关[54]。BCR 驱动的 IC 摄取刺激 B 细胞中的 TLR-7 和 TLR-9,并促进 RNA 和 DNA 自身抗体的产生[55,56]。B 细胞中的 TLR-9 信号对于小鼠中抗 DNA 的自身抗体的产生必不可少,还增强了人类中产生自身抗体的 B 细胞和浆细胞的分化[57]。

另外,SLE 和 LN 中 B 细胞库的耐受性和调节机制异常可导致 B 细胞亚群及其免疫反应性的紊乱。从肾病 MRL/lpr 小鼠中可分离出针对肾小球抗原的自身抗体的 B 细胞,患有肾炎的 MRL/lpr 和 NZB/W F1 小鼠也表现出肾脏组织 B 细胞和浆细胞浸润增加[58,59]。在 NZB/W F1 小鼠中,肾脏内浆细胞的数量及免疫球蛋白分泌量与骨髓中的浆细胞相当,肾脏内浆细胞的浸润程度与抗 dsDNA 自身抗体的滴度相关[59]。LN 中 B 细胞库的致病作用超出了自身抗体的产生。基因工程处理的 MRL/lpr 小鼠尽管无法分泌抗体,仍可发展为肾小球肾炎,但在 B 细胞缺乏的 MRL/lpr 小鼠中则不会出现严重的肾病,这种现象可能与活化的细胞毒和小鼠的辅助 T 细胞相关[60]。在 SLE 患者中,外周血浆细胞和记忆 B 细胞的数量增加,但是循环中的幼稚 B 细胞的数量减少。B 细胞亚群分布的这种改变对 SLE 和 LN 患者的疾病具有重要意义。记忆 B 细胞的 FcγRⅡb 表达降低,因此再激活阈值降低。记忆 B 细胞的低增殖率也使它们对细胞周期依赖性的常规免疫抑制剂较不敏感,因此在疾病复发期间变得更容易重新活化[61]。活动性 SLE 患者的循环浆细胞数量增加,这与血清 Ig 和抗 ds-DNA 自身抗体水平以及疾病活动评分呈正相关[62,63]。此外,肾脏内浆细胞浸润程度还与 LN 患者肾脏组织学的活动和慢性指数相关[59]。

11.5 靶向 B 细胞活化因子的治疗

鉴于 B 细胞亚群在 SLE 和 LN 发病机制中的重要作用,因此其成为 SLE 和 LN 的诱人治疗靶标。常规和新型免疫抑制剂对 B 细胞有不同的作用,具有重要的临床意义(表 11-5)。虽然 CTX 和 MMF 在增殖性 LN 中显示出相近的临床疗效,但 MMF 可使循环中的浆母细胞和浆细胞减少。越来越多的证据表明,与硫唑嘌呤(AZA)相比,维持期应用 MMF 可使疾病复发的风险降低,这可能与其能更有效和选择性地抑制 B 细胞增殖有关。针对 B 细胞库的新型治疗方法包括利用与细胞表面标志物结合的单克隆抗体清除 B 细胞、抑制 B 细胞相关细胞因子以及调控 B 细胞与 T 细胞相互作用中的共刺激信号,其他药物如 CNI、大环内酯类免疫抑制剂西罗莫司和蛋白酶体抑制剂,也表现出对 B 细胞库的明显抑制作用。这些生物制剂尽管可以改善 LN 的血

表 11-5 当前可用的免疫抑制剂对 B 细胞的影响

药物	机制	对 B 细胞的影响
环磷酰胺(CTX)	破坏 DNA 复制,从而对包括淋巴细胞在内的活跃增殖细胞具有细胞毒作用	与 MMF 相比,优先消耗较少的成熟 B 细胞(例如幼稚 B 细胞和前切换的记忆 B 细胞) 对类别切换的记忆 B 细胞影响很小
霉酚酸酯(MMF)	抑制次黄嘌呤核苷磷酸脱氢酶(IMPDH),并因此选择性阻断 B 和 T 细胞中嘌呤的从头合成	与 CTX 相比,循环浆母细胞减少得更早,但对类转换记忆 B 细胞影响很小;在抑制幼稚和记忆 B 细胞增殖方面,比 AZA 更有效
硫唑嘌呤(AZA)	转化为 6-巯基嘌呤,并干扰淋巴细胞中 DNA 的复制和嘌呤的合成	动物数据显示抑制体液免疫所需的 AZA 剂量高于抑制细胞免疫
他克莫司(TAC)	抑制 IL-2 的产生,从而抑制 T 细胞的活化和增殖	抑制 Tfh 细胞和 GC 形成,从而损害 B 细胞成熟和抗体产生
西罗莫司(sirolimus)	抑制淋巴细胞中 mTOR 信号的激活	抑制不同 B 细胞亚群的增殖(尤其是具有 mTORC1 激活的记忆 B 细胞增多)。阻止 B 细胞分化为浆细胞。减少鼠 LN 模型中肾内 B 细胞浸润
利妥昔单抗(RTX)	与 B 细胞上的 CD20 结合,导致抗体依赖的细胞介导的细胞毒作用(ADCC)、补体依赖的细胞毒作用(CDC)和 B 细胞凋亡增加	在 2 周内,除了浆细胞外,大量消耗了不同的 B 细胞亚群。B 细胞重构发生在 6~9 个月
贝利木单抗(belimumab)	抑制 BAFF,从而抑制 B 细胞的存活和成熟	幼稚浆细胞样 B 细胞(80%~90%),$CD19^+$/$CD20^+$ B 细胞(70%~75%)和浆细胞(50%~60%)持续减少
阿巴西普(abatacept)	阻断 B 细胞、T 细胞相互作用的共刺激信号	优先抑制记忆 B 细胞

清学参数和蛋白尿,但作为附加治疗,对增殖性 LN 并无进一步改善作用。因此,随着对狼疮患者自身反应性 B 细胞活化的基本机制研究的不断深入,研发出恢复 B 细胞免疫耐受的新型制剂方兴未艾。重要的是目前已经认识到,BAFF 不仅仅是独特的 B 细胞激动剂,它还具有多种病理生理作用。

11.5.1 BAFF/APRIL 系统 B 细胞的免疫作用

BAFF 又称 B 淋巴细胞刺激因子(B-lymphocyte stimulator,BLyS),属于 TNF 超家族成员,由树突细胞、中性粒细胞、巨噬细胞和单核细胞产生和分泌。BLyS 以可溶性和膜结合的形式存在,可溶性形式具有生物活性。APRIL 主要由树突细胞产生,和 TACI 及 BCMA 结合,能促进 B 细胞的存活,但有时会传导负性信号。BCMA 和 BAFF-R 主要表达在 B 细胞上,而 TACI 可表达于 B 细胞和活化的 T 细胞上[64]。BLyS 与 BAFF-R 的相互作用最强。BLyS/BAFF-R 的相互作用可以通过阻止 B 细胞的阴性选择和凋亡而促进 B 细胞(包括自身反应性 B 细胞)的存活(见图 11-3);BLyS/BAFF-R 不仅能通过诱导抗凋亡蛋白的表达而激活抗凋亡信号通路,还可诱导 CD21 和 CD23 的表达,促进成熟 B 细胞的存活[65]。因而,过量产生的 BLyS 增加体液免疫反应,诱导 B 细胞增殖、分化和免疫球蛋白的产生,破坏了 B 细胞的自身耐受状态,导致系统性自身免疫性疾病的发生[66]。这在动物研究中得到了验证,小鼠过表达 BLyS 后 B 细胞的存活时间延长,并且出现以 B 细胞增生和自身抗体产生为特征的自身免疫性疾病,最终表现为一种 IC 介导的 LN 状态[67]。

BLyS 水平在许多狼疮患者血清中升高,经骨髓释放的幼稚和过渡性 B 细胞必须在 BLyS 存在的前提下才能成熟和生存,并成为分泌自身抗体型浆母细胞和记忆 B 细胞。BLyS 是过渡性和成熟 B 细胞的关键生存因子,使低亲和力自身反应性 B 细胞成熟。此外,BLyS 通过与 BCR 和 TLR 途径的复杂相互作用来增强先天 B 细胞反应;BLyS 通过淋巴滤泡外途径影响自身反应性 B 细胞的活化,并在 GC 内微调亲和力选择。体外和体内研究均表明,BLyS 是一种重要的 B 细胞生存因子,在未成熟 B 细胞向成熟 B 细胞的分化、免疫球蛋白类别转换和产生中发挥重要作用[68]。在活动性狼疮患者中,BLyS 水平的升高与抗 dsDNA 抗体滴度水平呈正相关。另外,BLyS 水平随着 B 细胞的消耗而增加,B 细胞在富含 BLyS 的环境中重新聚集,通过绕过耐受检查点促进自身反应性 B 细胞的产生。小鼠研究表明,在初始消耗后自身反应性 B 细胞优先重新增殖,表明高循环 BLyS 水平与 SLE 复发有关。

11.5.2 BAFF/APRIL 系统 B 细胞以外的免疫作用

在 SLE 领域之外,有研究指出 BLyS 不仅在 B 细胞生物学中,而且在 T 细胞生物学中也有重要作用。BLyS 可直接作用于 T 细胞,共同刺激 T 细胞的体外增殖和细胞因子的产生[69,70]。研究发现,小鼠中过表达 BLyS 会导致体内炎症反应偏向 Th1 细胞,即使 B 细胞耗竭也并不改变 BLyS 过表达的 Th1/Th2 极化效应。Th17 是一种促炎因子,Th17 可以分泌 IL-17A,IL-17A 可以诱导生成促炎症细胞因子(IL-17F、IL-22、IL-26)和趋化因子(CCL-20),募集中性粒细胞。有研究发现,调节性 T 细胞(Treg)和 Th17 的比例(Treg/Th17)失衡在 SLE 的发病机制中起着至关重要的作用,SLE 患者促炎性 Th17 水平明显升高。这种失衡的潜在机制涉及细胞因子的参与,其中 IL-21 以哺乳动物雷帕霉素靶蛋白(mammalian target of rapamycin,mTOR)依赖的方式使 T 细胞从 Treg 转化为炎性 T 细胞,mTOR 激活可抑制 Treg 的发育、驱动 Th17 的扩增并促进 Tfh 细胞的分化,而 Tfh 细胞是 IL-21 的主要生产者。

表达于次级淋巴组织 GC 的 Tfh 细胞主要辅助 B 细胞产生高亲和力的抗体。值得注意的是,Tfh 也表达 BAFF-R,因而 BLyS 不仅影响 B 细胞,还影响 Tfh 细胞。Tfh 细胞对于 GC 的形成至关重要,其中抗原特异性 B 细胞成熟为高亲和力的记忆 B 细胞和分泌高亲和力抗体的浆细胞。Tfh 细胞失调可促进易感宿主的自身免疫。研究发现,桑罗克(sanroque)小鼠 Tfh 细胞数量增加,即使在没有外源性抗原存在的情况下也会产生 GC,并表现出许多类似 SLE 的特征;破坏这些小鼠中 Tfh 细胞的积聚可使 GC 的形成正常化,同时抑制自身抗体的产生,改善肾脏病理[71]。有研究发现,BCMA 的作用与 BAFF-R 不同,下调 BCMA 基因表达会导致 B 细胞和 T 细胞扩增[72],使浆细胞的数量增加、自身抗体产生增多,同时加剧几种狼疮模型的疾病活动。

实验室研究发现,BLyS 对这些数量极少但功能至关重要的 Tfh 细胞以及 BCMA 均起调节作用[73]。与仅靶向 B 细胞的利妥昔单抗相比,贝利尤单抗治疗的成功可能归因于它还可以靶向 T 细胞,尤其是表达 BAFF-R 的 Tfh 细胞[74]。这可能有助于解释贝利尤单抗在 SLE 针对 B 细胞靶向治疗临床试验获得成功的原因。虽然利妥昔单抗在临床试验中的失败部分与试验设计(如激素减量速度过慢)有关,但也可能与其不具备对 T 细胞的作用有关。在 NZB/NZW F1 小鼠中,应用抗 CD20 单克隆抗体和 BAFF-R-Fc 融合蛋白的联合治疗比单独使用任何一种药物治疗都有效[75],这表明通过向抗 CD20 单克隆抗体中添加 BLyS 抑制剂,一方面可以促进 B 细胞和浆细胞更稳定地耗竭,另一方面 Tfh 细胞也被 BLyS 靶向药物所抑制。当然,针对 BLyS 的靶向治疗还能阻止 BLyS 和 BCMA 结合,使 Tfh 细胞摆脱 BCMA 的负性抑制作用,这可能加重而不是改善自身免疫状态。因此,尽管贝利尤单抗在 SLE 的 2 个开创性Ⅲ期临床试验中均达到了主要终点,但其绝对疗效仅是中度的[76,77]。实际上,全面阻断 BLyS 和 APRIL 将完全废除 BCMA 的抑制作用,也许会促进 Tfh 细胞从 BCMA 的抑制作用中释放。因此,更好的治疗策略可能是选择性靶向特定 BLyS 受体以阻断自身免疫性受体的结合,同时保留 BCMA 对于 B 细胞、T 细胞、浆细胞和自身抗体的抑制作用。

11.5.3 靶向 B 细胞治疗

利妥昔单抗(RTX)是一种靶向于 B 细胞表面分子 CD20 的嵌合型抗体。虽然 EXPLORER 试验没能显示出 RTX 和安慰剂相比在 SLE 治疗有效性方面具有显著性的差异,LUNAR 试验的初步结果也是阴性的。然而,在许多临床病例报道中,RTX 显示出了较好的疗效。针对该现象,相关学者认为问题出在试验设计方面。RTX 仍是难治性 SLE 的重要可选药物。

BLyS 通过促进记忆 B 细胞的形成和存活以及浆母细胞产生自身抗体而发挥作用。于是,便开发出针对 BLyS 及其受体的疗法。美国食品药品监督管理局(FDA)以批准人源性单克隆抗 BLyS 抗体——贝利尤单抗于 SLE 的治疗,这是生物药物在人类 SLE 中的首次批准应用。一项前瞻性队列研究表明,贝利尤单抗治疗与 3 个月时的幼稚和自身免疫相关性 B 细胞($CD11c^+CD21^-$)的早期减少有关,但在 3 年随访期内对类型转换记忆 B 细胞和浆细胞的影响不大[78]。在 SLE 患者中使用贝利尤单抗的全球Ⅲ期临床试验(BLISS-52),纳入了865例中度活动的SLE患者(SLEDAI≥6),在第0、2、4周给予贝利尤单抗,之后每4周给药1次。在第52周时,贝利尤单抗与安慰剂组相比,显著改善了SLE应答指数(SRI)4的应答率,而不良事件、严重不良反应或感染在2组之间没有显著差异。因此,贝利尤单抗是第1个在美国和欧洲获批的治疗SLE的生物制剂。可喜的是,另一项BLISS-76临床试验同样达到了预期结果,证实了贝利尤单抗治疗活动性SLE患者的有效性。然而,这2项随机对照试验(RCT)都排除了中、重度肾炎患者[75,76]。来自这2项RCT研究汇总数据的事后分析表明,接受贝利尤单抗治疗的患者肾脏活动的风险降低。因此,另一项RCT研究(BLISS-LN;NCT01639339)主要观察贝利尤单抗在活动性LN患者中的疗效和安全性。BLISS-LN是一项Ⅲ期随机、双盲、安慰剂对照试验,共观察104周。这是迄今为止规模最大的LN的临床研究,全球共入选446例,其中东亚142例、中国79例,对中国LN患者有很好的借鉴意义。结果显示与标准治疗组相比,贝利尤单抗治疗组有更好的肾脏应答率和缓解率,能更好地降低肾脏事件的发生,安全性和对照组相当。另外,应用贝利尤单抗治疗76周后,B细胞亚群持续大量减少,其中幼稚浆细胞样B细胞减少80%～90%,$CD19^+$/$CD20^+$B细胞减少70%～75%,浆细胞减少50%～60%[79]。记忆B细胞表现出对贝利尤单抗的双相反应,并在第8周迅速增加,这可能是由于这些细胞从淋巴组织瞬时重新分布到循环中,然后逐渐下降所致[79]。另外,为验证B细胞在低BLyS环境下的重新聚集可能导致B细胞库更耐受、自身反应性更低和持续的临床反应,CALIBRATE研究将通过在多中心RCT中序贯给予CTX、RTX和贝利尤单抗来验证这一假设(NCT02260934)。

尽管贝利尤单抗在上述SLE和LN中的数据令人鼓舞,但其他抗BLyS疗法的临床研究却显示出相互矛盾的结果。他巴鲁单抗(tabalumab)是针对可溶性BLyS和膜结合BLyS的单克隆抗体。来自2个Ⅲ期RCT(ILLUMINATE-1和-2)研究的结果表明,在活动性肾外SLE患者中,他巴鲁单抗治疗未能达到主要终点,事后分析也未显示对肾脏结局有任何益处[80]。此外,除标准诱导疗法外,还应谨慎使用B细胞生长因子的抑制剂,因为先前阿塞西普(atacicept,人重组TACI和IgG1 Fc部分的融合蛋白,可同时阻断BLyS和APRIL)的Ⅱ/Ⅲ期临床研究由于存在低球蛋白血症和感染的重大风险已提前终止[81]。其他针对BLyS/APRIL轴的新生物制剂包括孤儿药(blisibimod,NCT01395745)、RC18(TACI抗体融合蛋白;NCT02885610)、AMG570(针对BLyS的双特异性肽体)和ICOS配体(NCT02618967)。其中,一项孤儿药的Ⅲ期随机、双盲、安慰剂对照临床试验的数据表明,孤儿药(blisibimod)虽未能达到其SRI-6终点,但治疗组中达到部分肾反应和皮质类固醇逐渐减少的患者比例明显更高[82]。

由于未能达到主要终点或出现严重的不良事件,许多针对B细胞疗法的药物开发计划均未获得成功,仍需行进一步研究。包括对研究设计的关注,例如背景治疗或研究终点的修改,或基于异常B细胞信号而选择性地招募受试者,可能会带来更高的成功机会,并为这些新疗法的患者选择提供依据。贝利尤单抗在多项临床试验中具有可重现的临床疗效,并且长期随访数据显示其能降低狼疮的活动性,结果令人信服[83]。贝利尤单抗的影响范围超出了适应性免疫系统,延伸到先天免疫系统的细胞成分,因而在不同临床领域都能满足多靶点治疗的原则,取得了良好的效果。当然,不可忽视的是,贝利尤单抗的临床疗效仅是中度的,同时并非所有患者都会有反应。因此,仍然需要探索贝利尤单抗的作用机制以及针对BLyS同源细胞因子APRIL和3种BLyS受体家族的最大化临床获益的治疗策略。

尽管经典治疗方案很大程度上改善了LN患者的存活率,但是长期激素治疗和免疫抑制剂的毒性和不良反应仍严重影响患者的生存质量。随着对狼疮发病机制的理解,靶向治疗药物的研发,小剂量、短疗程的激素方案开始成为可能,实现保证患者生存概率的同时提高患者生存质量的最终目标。B细胞库在SLE和LN中具有明确的致病性,因此靶向B细胞和浆细胞具有良好的应用前景。对SLE和LN中B细胞生物学研究的日益深入,将推动更新型、特异、有效的治疗策略的研发,给狼疮患者的治疗带来新的希望。

(薛 骏 林善锬)

(致谢:王婷婷医师在本文编写过程中提供大力帮助,特致谢意)

参考文献

1. SHAIKH M F, JORDAN N, D'CRUZ D P. Systemic

lupus erythematosus[J]. Clin Med (Lond), 2017, 17(1): 78-83.

2. YAP D Y, CHAN T M. Lupus nephritis in Asia: clinical features and management[J]. Kidney Dis, 2015, 1(2): 100-109.

3. LI L S, LIU Z H. Epidemiologic data of renal diseases from a single unit in China: analysis based on 13,519 renal biopsies[J]. Kidney Int, 2004, 66(3): 920-923.

4. ALMAANI S, MEARA A, ROVIN B H. Update on lupus nephritis[J]. Clin J Am Soc Nephrol, 2017, 12: 825-835.

5. PAN Q, LI Y, YE L, et al. Geographical distribution, a risk factor for the incidence of lupus nephritis in China [J]. BMC Nephrol, 2014, 15: 67.

6. FEI Y, SHI X, GAN F, et al. Death causes and pathogens analysis of systemic lupus erythematosus during the past 26 years[J]. Clin Rheumatol, 2014, 33(1): 57-63.

7. SINGH J A, HOSSAIN A, KOTB A, et al. Risk of serious infections with immunosuppressive drugs and glucocorticoids for lupus nephritis: a systematic review and network meta-analysis[J]. BMC Med, 2016, 14(1): 137.

8. CHEN D, XIE J, CHEN H, et al. Infection in southern Chinese patients with systemic lupus erythematosus: spectrum, drug resistance, outcomes, and risk factors [J]. J Rheumatol, 2016, 43(9): 1650-1656.

9. RÚA-FIGUEROA Í, LÓPEZ-LONGO J, GALINDO-IZQUIERDO M, et al. Incidence, associated factors and clinical impact of severe infections in a large, multicentric cohort of patients with systemic lupus erythematosus[J]. Semin Arthritis Rheum, 2017, 47(1): 38-45.

10. ISENBERG D, APPEL G B, CONTRERAS G, et al. Influence of race/ethnicity on response to lupus nephritis treatment: the ALMS study[J]. Rheumatology, 2010, 49(1): 128-140.

11. ARINGER M, COSTENBADER K H, DAIKH D, et al. 2019 European league against rheumatism/American college of rheumatology classification criteria for systemic lupus erythematosus[J]. Arthritis Rheumatol, 2019, 71(9): 1400-1412.

12. FANOURIAKIS A, KOSTOPOULOU M, ALUNNO A, et al. 2019 update of the EULAR recommendations for the management of systemic lupus erythematosus[J]. Ann Rheum Dis, 2019, 78(6): 736-745.

13. 中国系统性红斑狼疮研究协作组. 2020 中国系统性红斑狼疮诊疗指南[J]. 中华内科杂志, 2020, 59(3): 172-185.

14. DALL'ERA M, BRUCE I N, GORDON C, et al. Current challenges in the development of new treatments for lupus[J]. Ann Rheum Dis, 2019, 78(6): 729-735.

15. LIOSSIS S N, MELISSAROPOULOS K. Molecular abnormalities of the B cell in systemic lupus erythematosus are candidates for functional inhibition treatments[J]. Expert Opin Pharmacother, 2014, 15(6): 833-840.

16. COUSER W G. Basic and translational concepts of immune-mediated glomerular diseases[J]. J Am Soc Nephrol, 2012, 23(3): 381-399.

17. ANDERS H J, FOGO A B. Immunopathology of lupus nephritis[J]. Semin Immunopathol, 2014, 36(4): 443-459.

18. KASHTAN C. Autotopes and allotopes[J]. J Am Soc Nephrol, 2005, 16(12): 3455-3457.

19. MUNOZ L E, JANKO C, GROSSMAYER G E, et al. Remnants of secondarily necrotic cells fuel inflammation in systemic lupus erythematosus[J]. Arthritis Rheum, 2009, 60(6): 1733-1742.

20. ESPELI M, BÖKERS S, GIANNICO G, et al. Local renal autoantibody production in lupus nephritis[J]. J Am Soc Nephrol, 2011, 22(2): 296-305.

21. CAMBIER J C. Autoimmunity risk alleles: hotspots in B cell regulatory signaling pathways[J]. J Clin Invest, 2013, 123(5): 1928-1931.

22. MORAWSKI P A, BOLLAND S. Expanding the B cell-centric view of systemic lupus erythematosus[J]. Trends Immunol, 2017, 38(5): 373-382.

23. SANZ I. Rationale for B cell targeting in SLE[J]. Semin Immunopathol, 2014, 36(3): 365-375.

24. DORNER T, RADBRUCH A, BURMESTER G R. B-cell-directed therapies for autoimmune disease[J]. Nat Rev Rheumatol, 2009, 5(8): 433-441.

25. PIEPER K, GRIMBACHER B, EIBEL H. B-cell biology and development[J]. J Allergy Clin Immunol, 2013, 131(4): 959-971.

26. MALKIEL S, BARLEV A N, ATISHA-FREGOSO Y, et al. Plasma cell differentiation pathways in systemic lupus erythematosus[J]. Front Immunol, 2018, 9: 427.

27. KARRAR S, GRAHAM D S C. Abnormal B cell development in systemic lupus erythematosus: what the genetics tell us[J]. Arthritis Rheumatol, 2018, 70(4): 496-507.

28. MEDVEDOVIC J, EBERT A, TAGOH H, et al. Pax5: a master regulator of B cell development and leukemogenesis[J]. Adv Immunol, 2011, 111: 179-206.

29. YAP D Y H, LAI K N. The role of cytokines in the pathogenesis of systemic lupus erythematosus-from bench to bedside[J]. Nephrology, 2013,18(4):243-255.
30. MACKAY F, SCHNEIDER P. Cracking the BAFF code [J]. Nat Rev Immunol, 2009,9(7):491-502.
31. ALMAANI S, ROVIN B H. B-cell therapy in lupus nephritis: an overview[J]. Nephrol Dial Transplant, 2019,34(1):22-29.
32. GROSS J A, JOHNSTON J, MUDRI S, et al. TACI and BCMA are receptors for a TNF homologue implicated in B-cell autoimmune disease [J]. Nature, 2000, 404(6781):995-999.
33. TACKEY E, LIPSKY P E, ILLEI G G. Rationale for interleukin-6 blockade in systemic lupus erythematosus [J]. Lupus, 2004,13(5):339-343.
34. DING B B, BI E, CHEN H, et al. IL-21 and CD40L synergistically promote plasma cell differentiation through upregulation of Blimp-1 in human B cells[J]. J Immunol, 2013,190(4):1827-1836.
35. JACKSON S W, DAVIDSON A. BAFF inhibition in SLE—is tolerance restored? [J]. Immunol Rev, 2019, 292(1):102-119.
36. NEMAZEE D. Mechanisms of central tolerance for B cells[J]. Nat Rev Immunol, 2017,17(5):281-294.
37. GIRSCHICK, H J, GRAMMER A C, NANKI T, et al. Expression of recombination activating genes 1 and 2 in peripheral B cells of patients with systemic lupus erythematosus[J]. Arthritis Rheum, 2002,46(5):1255-1263.
38. HAMILTON J A, HSU H C, MOUNTZ J D. Autoreactive B cells in SLE, villains or innocent bystanders? [J]. Immunol Rev, 2019, 292(1):120-138.
39. MEFFRE E. The establishment of early B cell tolerance in humans: Lessons from primary immunodeficiency diseases[J]. Ann NY Acad Sci, 2011,1246:1-10.
40. TIPTON C M, FUCILE C F, DARCE J, et al. Diversity, cellular origin and autoreactivity of antibody-secreting cell population expansions in acute systemic lupus erythematosus[J]. Nat Immunol, 2015, 16(7): 755-765.
41. WILLIAM J, EULER C, CHRISTENSEN S, et al. Evolution of autoantibody responses via somatic hypermutation outside of germinal centers[J]. Science, 2002,297(5589):2066-2070.
42. HERLANDS R A, CHRISTENSEN S R, SWEET R A, et al. T cell-independent and toll-like receptor-dependent antigen-driven activation of autoreactive B cells [J]. Immunity, 2008,29(2):249-260.
43. LUO J, NIU X, LIU H, et al. Up-regulation of transcription factor Blimp1 in systemic lupus erythematosus[J]. Mol Immunol, 2013,56:574-582.
44. SALAZAR-CAMARENA D C, ORTIZ-LAZARENO P C, CRUZ A, et al. Association of BAFF, APRIL serum levels, BAFF-R, TACI and BCMA expression on peripheral B-cell subsets with clinical manifestations in systemic lupus erythematosus[J]. Lupus, 2016,25(16): 582-592.
45. NICKERSON K M, CHRISTENSEN S R, SHUPE J, et al. TLR9 regulates TLR7- and MyD88-dependent autoantibody production and disease in a murine model of lupus[J]. J Immunol, 2010,184(4):1840-1848.
46. MACKAY F, WOODCOCK S A, LAWTON P, et al. Mice transgenic for BAFF develop lymphocytic disorders along with autoimmune manifestations[J]. J Exp Med, 1999,190(11): 1697-1710.
47. ARKATKAR T, JACOBS H M, DU S W, et al. TACI deletion protects against progressive murine lupus nephritis induced by BAFF overexpression[J]. Kidney Int, 2018,94(4):728-740.
48. ARKATKAR T, DU S W, JACOBS H M, et al. B cell-derived IL-6 initiates spontaneous germinal center formation during systemic autoimmunity[J]. J Exp Med, 2017,214(11):3207-3217.
49. RYFFEL B, CAR B D, ROMAN D, et al. Interleukin-6 exacerbates glomerulonephritis in (NZB x NZW) F1 mice [J]. Am J Pathol, 1994,144(5):927-937.
50. LIANG B, GARDNER D B, GRISWOLD D E, et al. Anti-interleukin-6 monoclonal antibody inhibits autoimmune responses in a murine model of systemic lupus erythematosus[J]. Immunology, 2006,119(3): 296-305.
51. HERRERA-ESPARZA R, BARBOSA-CISNEROS O, VILLALOBOS-HURTADO R, et al. Renal expression of IL-6 and TNFalpha genes in lupus nephritis[J]. Lupus, 1998,7(3):154-158.
52. SAWALHA A H, KAUFMAN K M, KELLY J A, et al. Genetic association of interleukin-21 polymorphisms with systemic lupus erythematosus[J]. Ann Rheum Dis, 2008,67(4):458-461.
53. WEBB R, MERRILL J T, KELLY J A, et al. A polymorphism within IL21R confers risk for systemic lupus erythematosus[J]. Arthritis Rheum, 2009,60(8): 2402-2407.

54. DEVARAPU S K, ANDERS H J. Toll-like receptors in lupus nephritis[J]. J Biomed Sci, 2018, 25(1): 35.

55. LAU C M, BROUGHTON C, TABOR A S, et al. RNA-associated autoantigens activate B cells by combined B cell antigen receptor/Toll-like receptor 7 engagement [J]. J Exp Med, 2005, 202(9): 1171 – 1177.

56. LEADBETTER E A, RIFKIN I R, HOHLBAUM A M, et al. Chromatin-IgG complexes activate B cells by dual engagement of IgM and Toll-like receptors[J]. Nature, 2002, 416(6881): 603 – 607.

57. JACKSON S W, SCHARPING N E, KOLHATKAR N S, et al. Opposing impact of B cell-intrinsic TLR7 and TLR9 signals on autoantibody repertoire and systemic inflammation[J]. J Immunol, 2014, 192(10): 4525 – 4532.

58. SEKINE H, WATANABE H, GILKESON G S. Enrichment of anti-glomerular antigen antibody-producing cells in the kidneys of MRL/MpJ-Fas(lpr) mice[J]. J Immunol, 2004, 172(6): 3913 – 3921.

59. ESPELI M, BÖKERS S, GIANNICO G, et al. Local renal autoantibody production in lupus nephritis[J]. J Am Soc Nephrol, 2011, 22(2): 296 – 305.

60. CHAN O T, HANNUM L G, HABERMAN A M, et al. A novel mouse with B cells but lacking serum antibody reveals an antibody-independent role for B cells in murine lupus[J]. J Exp Med, 1999, 189(10): 1639 – 1648.

61. ODENDAHL M, JACOBI A, HANSEN A, et al. Disturbed peripheral B lymphocyte homeostasis in systemic lupus erythematosus[J]. J Immunol, 2000, 165(10): 5970 – 5979.

62. DÖRNER T, JACOBI A M, LEE J, et al. Abnormalities of B cell subsets in patients with systemic lupus erythematosus[J]. J Immunol Methods, 2011, 363(2): 187 – 197.

63. TILLER T, TSUIJI M, YURASOV S, et al. Autoreactivity in human IgG$^+$ memory B cells[J]. Immunity, 2007, 26(2): 205 – 213.

64. NOVAK A J, DARCE J R, ARENDT B K, et al. Expression of BCMA, TACI, and BAFF-R in multiple myeloma: a mechanism for growth and survival[J]. Blood, 2004, 103(2): 689 – 694.

65. BOLKUN L, LEMANCEWICZ D, JABLONSKA E, et al. BAFF and APRIL as TNF super-family molecules and angiogenesis parallel progression of human multiple myeloma[J]. Ann Hematol, 2014, 93(4): 635 – 644.

66. AVERY D T, KALLED S L, ELLYARD J I, et al. BAFF selectively enhances the survival of plasmablasts generated from human memory B cells[J]. J Clin Invest, 2003, 112(2): 286 – 297.

67. HILDEBRAND J M, LUO Z, MANSKE M K, et al. A BAFF-R mutation associated with non-Hodgkin lymphoma alters TRAF recruitment and reveals new insights into BAFF-R signaling[J]. J Exp Med, 2010, 207(12): 2569 – 2579.

68. HENLEY T, KOVESDI D, TURNER M. B-cell responses to B-cell activation factor of the TNF family (BAFF) are impaired in the absence of PI3K delta[J]. Eur J Immunol, 2008, 38(12): 3543 – 3548.

69. HUARD B, SCHNEIDER P, MAURI D, et al. T cell costimulation by the TNF ligand BAFF[J]. J Immunol, 2001, 167(11): 6225 – 6231.

70. NG L G, SUTHERLAND A P, NEWTON R, et al. B cell-activating factor belonging to the TNF family (BAFF)-R is the principal BAFF receptor facilitating BAFF costimulation of circulating T and B cells[J]. J Immunol, 2004, 173(2): 807 – 817.

71. LINTERMAN M A, RIGBY R J, WDNG R K, et al. Follicular helper T cells are required for systemic autoimmunity[J]. J Exp Med, 2009, 206(3): 561 – 576.

72. JACOB C O, YU N, GUO S, et al. Development of systemic lupus erythematosus in NZM 2328 mice in the absence of any single BAFF receptor[J]. Arthritis Rheum, 2013, 65(4): 1043 – 1054.

73. COQUERY C M, LOO W W, WADE N S, et al. BAFF regulates follicular helper T cells and affects their accumulation and interferon-γ production in autoimmunity[J]. Arthritis Rheumatol, 2015, 67(3): 773 – 784.

74. STOHL W. Editorial: the BAFFling immunology of systemic lupus erythematosus: Beyond B cells[J]. Arthritis Rheumatol, 2015, 67(3): 612 – 615.

75. LIN W, SESHASAYEE D, LEE W P, et al. Dual B cell immunotherapy is superior to individual anti-CD20 depletion or BAFF blockade in murine models of spontaneous or accelerated lupus[J]. Arthritis Rheumatol, 2015, 67(1): 215 – 224.

76. NAVARRA S V, GUZMÁN R M, GALLACHER A E, et al. Efficacy and safety of belimumab in patients with active systemic lupus erythematosus: a randomised, placebo-controlled, phase 3 trial[J]. Lancet, 2011, 377(9767): 721 – 731.

77. FURIE R, PETRI M, ZAMANI O, et al. A phase Ⅲ, randomized, placebo-controlled study of belimumab, a

monoclonal antibody that inhibits B lymphocyte stimulator, in patients with systemic lupus erythematosus[J]. Arthritis Rheum, 2011, 63 (12): 3918 - 3930.

78. RAMSKÖLD D, PARODIS I, LAKSHMIKANTH T, et al. B cell alterations during BAFF inhibition with belimumab in SLE[J]. Ebio Med, 2019, 40: 517 - 527.

79. STOHL W, HIEPE F, LATINIS K M, et al. Belimumab reduces autoantibodies, normalizes low complement levels, and reduces select B cell populations in patients with systemic lupus erythematosus [J]. Arthritis Rheum, 2012, 64(7): 2328 - 2337.

80. ROVIN B H, DOOLEY M A, RADHAKRISHNAN J, et al. The impact of tabalumab on the kidney in systemic lupus erythematosus: results from two phase 3 randomized, clinical trials [J]. Lupus, 2016, 25 (14): 1597 - 1601.

81. GINZLER E M, WAX S, RAJESWARAN A, et al. Atacicept in combination with MMF and corticosteroids in lupus nephritis: Results of a prematurely terminated trial [J]. Arthritis Res Ther, 2012, 14(1): R33.

82. MERRILL J T, SHANAHAN W R, SCHEINBERG M, et al. Phase Ⅲ trial results with blisibimod, a selective inhibitor of B-cell activating factor, in subjects with systemic lupus erythematosus (SLE): Results from a randomised, double-blind, placebo-controlled trial [J]. Ann Rheum Dis, 2018, 77(6): 883 - 889.

83. UROWITZ M B, OHSFELDT R L, WIELAGE R C, et al. Organ damage in patients treated with belimumab versus standard of care: a propensity score-matched comparative analysis[J]. Ann Rheum Dis, 2019, 78(3): 372 - 379.

糖尿病肾病的新认识及治疗进展

- 12.1 定义及诊断
  - 12.1.1 定义
  - 12.1.2 诊断
- 12.2 治疗策略
  - 12.2.1 指导生活方式
  - 12.2.2 控制血糖
  - 12.2.3 控制血压
  - 12.2.4 纠正脂质代谢紊乱
- 12.3 治疗展望

根据国际糖尿病联盟(the International Diabetes Federation,IDF)的报道,2019年全球有约4.63亿成人患糖尿病,而我国是糖尿病患病人数最多的国家,高达1.16亿。糖尿病肾病(DN)是糖尿病最常见的并发症之一,是目前引起终末期肾病(ESRD)的首要病因。30%~40%的DN患者在20年内发展为ESRD,需要进行透析或移植等肾脏替代治疗。鉴于DN广泛流行和巨大的健康和经济负担,DN的诊断和治疗具有重要的临床和社会意义。本文就近年来DN诊断及治疗方面的一些认识和进展阐述如下。

12.1 定义及诊断

12.1.1 定义

现通常使用2007年肾脏病预后质量倡议(KDOQI)推荐的DN定义,即糖尿病引起的慢性肾脏病(CKD),估算肾小球滤过率(eGFR)<60 mL/(min·1.73 m^2)或ACR>30 mg/g持续>3个月[1]。DN指糖尿病引起的肾脏功能与结构的异常。

(1) 微量白蛋白尿在DN诊断中的意义

1987年,蒙哥(Mongensen)等建议根据DN的病理生理特点和演变过程,将1型DN分为5期。Ⅰ期:肾小球高滤过期;Ⅱ期:正常白蛋白尿期;Ⅲ期:微量白蛋白尿期;Ⅳ期:显性白蛋白尿期;Ⅴ期:肾衰竭期。2型DN可参考以上标准分期。这一经典描述提示DN经历了包括肾小球高滤过、微量白蛋白尿、显性蛋白尿和肾小球滤过率(GFR)下降的进展阶段,最终进入透析。既往大多数研究将微量白蛋白尿(ACR 30~300 mg/g)作为DN的早期临床诊断标准之一,但近年来这一概念受到质疑,因为有证据表明DN的临床表现存在异质性。

一些横断面研究提示相当一部分2型糖尿病合并肾功能减退的患者没有微量白蛋白尿的表现[2-4]。如DEMAND研究发现:平均病程8年,eGFR<60 mL/(min·1.73 m^2)的2型糖尿病患者中17.2%(1 044/6 072)尿白蛋白正常[2]。而在另一项报道中,正常白蛋白尿的比例高达33%[4]。不同研究中这类患者的比例差异较大,为17%~50%。尽管2型糖尿病患者eGFR下降的患病率有所上升,但白蛋白尿的发生率从1988—1994年的约21%下降到2009—2014年的16%[5]。

此外有研究发现,存在DN病理改变的患者临床没有微量白蛋白尿。一项糖尿病患者尸检提示63.1%(106/168)存在DN病理改变,其中20例(20/106)无微量白蛋白尿。进一步分析发现肾小球和间质损伤与eGFR下降密切相关,但与蛋白尿无关,提示可能组织学改变早于临床表现[6]。有学者评论这一现象为"沉默的糖尿病肾病"(silent diabetic nephropathy)[7],也称为正常白蛋白尿糖尿病肾病

（normoalbuminuric diabetic kidney disease, NADKD）。这也提示微量白蛋白尿不是敏感的DN标志物。

这些观察性研究结果是否受到常规使用肾素-血管紧张素-醛固酮系统（RAAS）抑制剂或其他治疗的影响，还是因横断面研究的限制，或其他因素尚不确定[8]。但对于临床医生而言，DN临床表现的异质性是对其诊断和治疗的一大挑战。目前缺乏敏感的DN早期诊断标志物。

（2）DN与非DN的区分

糖尿病患者患肾脏病通常可以分为3种类型：DN、非糖尿病肾病（NDKD）以及DN合并NDKD。受各研究所在地区、人种以及肾活检指征的影响[9-11]，不同研究中DN、NDKD发生率的变异较大。如一项来自美国的研究，620例中年糖尿病患者，患糖尿病中位时间10年，肾活检37%为DN，36%为NDKD，27%为DN合并NDKD[12]。据报道，亚洲人群最常见的NDKD病理类型是膜性肾病和IgA肾病。西方国家常见的NDKD依次是局灶性节段性肾小球硬化症（FSGS）、高血压肾小动脉硬化、急性肾小管坏死、膜性肾病等。

12.1.2 诊断

一般而言，患1型糖尿病超过5年或2型糖尿病超过10年，有糖尿病视网膜病变，且不存在非典型表现（如短期内出现大量蛋白尿、肾功能快速减退、糖尿病病程较短、尿沉渣见血尿等活动性表现、其他系统症状或体征等），可考虑临床诊断DN。但当不能根据临床线索排除其他肾脏病时，仍需考虑进行肾穿刺以确诊。

病理活检是诊断DN的金标准。DN的肾脏病理改变详述如下。

（1）光镜检查

光镜下可见系膜基质增生、系膜区增宽，随着病情进展可出现弥漫性的系膜基质重度增生，形成典型的结节性硬化（Kimmelstiel-Wilson结节，KW结节）。该结节以寡细胞基质为核心，毛细血管袢围绕在其周围呈向日葵样排列。微血管瘤常与系膜溶解或结节相邻，并挤压毛细血管腔。在DN晚期，节段性肾小球硬化症较为常见（特别见于尿极，顶端型）。透明样变可出现在肾小球内皮细胞下或位于肾小囊壁层上皮细胞下。出球小动脉和入球小动脉的透明样变也较常见，虽然没有诊断特异性，但在其他疾病较罕见。1型糖尿病，间质纤维化及肾小管萎缩在肾小球病变后出现，病变可不严重或与肾小球病变平行。2型糖尿病，常见动脉粥样硬化，病变更混杂，慢性肾小管间质损伤可能较肾小球病变更严重。

（2）免疫荧光检查

免疫荧光下典型的是IgG（包括κ和λ轻链）、白蛋白沿肾小球毛细血管基底膜和肾小管基底膜呈弥漫的线样沉积。透明样变或肾小球硬化区域可见非特异性的IgM、C3和C1q沉积。

（3）电镜检查

电镜下通常最早的结构改变是肾小球毛细血管基底膜弥漫性增厚，未萎缩肾小管的基底膜也可增厚。系膜基质增生，系膜区增宽，无电子致密物沉积。足细胞足突呈不同程度的融合。

2010年肾脏病理学会研究委员会（Research Committee of the Renal Pathology Society）发布了DN病理分型国际标准（表12-1），该标准将DN分为4型，并对肾小管间质损伤进行评分（表12-2）[13]。

表12-1 糖尿病肾病病理分型

分型	描述	标准
Ⅰ	轻度或非特异性光镜改变，电镜显示肾小球基底膜（GBM）增厚	病理不符合Ⅱ、Ⅲ、Ⅳ型标准 GBM>395 nm（女性） GBM>430 nm（男性）
Ⅱa	轻度系膜增生	病理不符合Ⅲ、Ⅳ型标准 系膜增生>25%，系膜增生面积<毛细血管袢腔面积
Ⅱb	重度系膜增生	病理不符合Ⅲ、Ⅳ型标准 系膜增生>25%，系膜增生面积>毛细血管袢腔面积
Ⅲ	结节性硬化（KW结节）	病理不符合Ⅳ型标准 至少一个确定的KW结节
Ⅳ	晚期糖尿病肾小球硬化	肾小球硬化>50% 可出现Ⅰ～Ⅲ型病理改变

表12-2 糖尿病肾病间质小管及血管评分标准

病灶	标准	评分
肾小管间质病变		
肾间质纤维化肾小管萎缩（IFTA）	无	0
	<25%	1
	25%～50%	2
	>50%	3
间质炎症	无	

续 表

病灶	标准	评分
	与 IFTA 相关的炎性浸润	1
	无 IFTA 区域也有炎性浸润	2
血管病变		
动脉透明变性	无	0
	一个部位动脉透明变性	1
	超过一个部位动脉透明变性	2
大血管动脉硬化	—	有/无
	无内膜增厚	0
	内膜增厚未超过中膜厚度	1
	内膜增厚超过中膜厚度	2

12.2 治疗策略

一般而言,DN 的防治分为 3 个阶段。第一阶段为 DN 的预防,对重点人群进行糖尿病筛查,发现糖耐量减低(impaired glucose tolerance,IGT)或空腹血糖受损的患者,采取改变生活方式、控制血糖等措施,预防糖尿病及 DN 的发生。第二阶段为 DN 早期治疗,出现微量白蛋白尿的糖尿病患者,予以 DN 治疗,减少或延缓大量蛋白尿的发生。第三阶段为预防或延缓肾功能不全的发生或进展,治疗并发症;严重肾功能不全者考虑肾脏替代治疗。

总之,DN 的治疗是综合性治疗。笔者提出"4B1A"的治疗策略,即控制体重指数(BMI)、血糖(blood glucose)、血压(blood pressure)、血脂(blood lipid),以及减少白蛋白尿(albuminuria)。旨在提高患者的知晓率和治疗达标率。

12.2.1 指导生活方式

由于 2 型糖尿病的发生与饮食习惯和过度肥胖密切相关,因此在 DN 的治疗中应考虑针对这些因素进行干预。生活方式的改变包括饮食控制、运动、戒酒、戒烟、控制体重等。

2019 年中国大庆研究 30 年随访结果提示,对 IGT 者经过生活方式干预(饮食、运动或两者兼行),糖尿病累积发病率明显降低,减少 26% 心血管事件,复合微血管并发症减少 35%,全因死亡率下降 26%,预期寿命增长 1.44 岁[14]。另一研究 Look-AHEAD 比较强化生活方式干预与标准糖尿病支持对 DN 次要终点的影响,随访 8 年,生活方式干预组发展为高危 CKD 的累积发病率显著降低[15]。这些研究表明,生活方式干预可以改善 DN 的发生与发展。

减重手术是除生活方式干预之外另一种减重的补充方式。一项比较减重手术者及对照组的研究,中位随访 4 年,减重手术组 eGFR 下降 30% 的风险降低 58%,肌酐翻倍或进入 ESRD 的风险降低 57%[16]。当然,对这些研究结果的解释应审慎,因减重手术减少肌肉含量可能对血肌酐的检测有影响,并且达到临床终点的患者数较少。

12.2.2 控制血糖

12.2.2.1 血糖控制靶目标

DN 患者的血糖控制应遵循个体化原则。根据 2012 年 KDOQI 指南推荐:为防治和延缓糖尿病微血管并发症包括 DN 的进展,血糖控制靶目标为 HbA1c 7% 左右。有发生低血糖风险、预期寿命不长以及有严重并发症的患者建议靶目标血糖糖化血红蛋白(HbA1c)>7%[17]。

糖尿病控制和并发症试验(diabetes control and complications trial,DCCT)及其后续的糖尿病干预及并发症流行病学研究(epidemiology of diabetes interventions and complications,EDIC),英国 2 型糖尿病前瞻性研究(UKPDS)及美国退伍军人合作研究(VADT)等分别在 1 型糖尿病和 2 型糖尿病患者中观察强化血糖控制对 DN 发生、发展的影响。UKPDS 研究随访 15 年发现强化血糖控制组(HbA1c 7%)较常规血糖控制组(HbA1c 7.9%)明显减少了微量蛋白尿的发生;并且在随访第 9、12 年大量蛋白尿及血肌酐翻倍也明显减少,但第 15 年没有观察到 2 组上述指标有显著差异[18]。VADT 长期随访研究(VADT-F)随访 11 年,强化血糖控制组与常规血糖控制组相比,>34% 的患者能维持 eGFR>60 mL/(min·1.73 m^2)水平,并改善了这些患者的改善全球肾脏病预后组织(KDIGO)危险分层[19]。这些研究提示强化血糖控制能减少蛋白尿或延缓 eGFR 的下降。

但将 HbA1c 控制<7% 的主要危险是发生低血糖,CKD 患者特别是 CKD 4~5 期患者发生低血糖的危险性更大。最近的 3 项临床研究(ADVANCE、ACCORD、VADT)均未发现强化血糖控制能减少复合心血管事件等主要终点事件的发生。

ACCORD研究因发现强化血糖控制较常规血糖控制组患者全因死亡率增高而提前终止。虽然进一步分析发现死亡率的增加与低血糖无关,究其原因尚不清楚,但该研究对预期次要终点事件即肾脏相关终点分析发现,强化血糖控制组微量蛋白尿、大量蛋白尿发生率分别显著下降21%及31%,血肌酐翻倍或eGFR下降发生率增加7%,但进入ESRD无显著差异[20]。

总之,近年来的一系列临床研究提示,强化血糖控制能减少糖尿病微量蛋白尿、大量蛋白尿的发生,但对eGFR下降的延缓尚无定论。有学者认为强化血糖控制的保护机制可能与"代谢记忆"有关,早期强化血糖控制有助于减少糖尿病并发症的发生。但降糖治疗还应遵循"个体化"的原则,不能盲目强调降糖达标,对于有低血糖风险的CKD 4~5期、预期寿命不长以及有严重并发症的患者不推荐HbA1c靶目标<7%。

12.2.2.2 降糖药物的选择

现有的降糖药物包括双胍类、磺脲类、格列奈类、噻唑烷二酮类、α-糖苷酶抑制剂、钠-葡萄糖耦联转运体2(SGLT2)抑制剂、二肽基肽酶-4(DPP-4)抑制剂、胰高血糖素样肽1(GLP-1)受体激动剂(GLP-1RA)及胰岛素等。部分降糖药物经肾脏代谢,需根据eGFR进行剂量调整或停用。

自1920年发现动物胰岛素可治疗糖尿病后,糖尿病治疗药物的研发就从未停止前进的脚步,许多新型降糖药物不断涌现,其中GLP-1受体激动剂、DPP-4抑制剂以及SGLT2抑制剂是近几年在糖尿病领域中表现非常活跃的3类药物,统称为"非胰岛素类的新型降糖药"。越来越多的证据表明某些药物可能具有独立于降糖之外的肾脏保护作用。

(1) SGLT2抑制剂

SGLT2抑制剂是近年来继RAAS抑制剂[血管紧张素转换酶抑制剂(ACEI)/血管紧张素受体阻滞剂(ARB)]后新一类具有明确肾脏保护证据的降糖药物,已引起广泛关注。目前这类药物包括达格列净、恩格列净、卡格列净等。SGLT2抑制剂通过抑制肾脏近端肾小管对葡萄糖的重吸收降低血糖,还具有减重和降血压等作用。

肾脏近端肾小管可以分为S1、S2和S3段。其中SGLT2分布在S1、S2段,SGLT1分布在S3段。SGLT2仅表达于近端肾小管,SGLT1主要表达于肾脏、肠道,少数表达在心脏、气管。正常情况下平均每日约有180 g的葡萄糖经肾小球滤过。经肾小球滤过的葡萄糖90%通过SGLT2重吸收,10%通过SGLT1重吸收。已知因SGLT2基因(SLC5A2)变异所致先天性糖尿病患者每日可从尿液排出60~120 g葡萄糖,但几乎终生无明显异常。这奠定了利用SGLT2降糖的基础。

糖尿病时,大量葡萄糖在近端肾小管被重吸收,导致肾小球高灌注、高滤过,肾小球囊内压增加,引起蛋白尿。SGLT2重吸收葡萄糖需要依赖Na^+-K^+-ATP酶,当重吸收葡萄糖增多,引起滤过液更大比例地被重吸收,而到达髓袢上升支末端的滤过液对致密斑刺激减弱。正常致密斑可以通过感受滤过液的状态,包括成分(Na^+、Cl^-)以及滤液的速度,通过复杂的离子转运及能量代谢过程,调节入球小动脉。当对致密斑刺激减弱,入球小动脉持续扩张,肾小球高灌注持续存在,称为管球反馈异常(tubular-glomerular feedback dysfunction, TGFD)。使用SGLT2抑制剂可以减少肾小管葡萄糖的重吸收,调节滤过液的成分,从而刺激致密斑,改善管球反馈,减少入球小动脉的扩张,减少蛋白尿[21]。SGLT2抑制剂的作用还可能与钠-氢交换体3(NHE3)有关。

近年来完成的关于SGLT2抑制剂的心血管结局研究(cardiovascular outcomes trials, CVOT)包括EMPA-REG OUTCOME、CANVAS Program和DECLARE等,均提示这类药物具有心血管保护作用及肾脏保护作用。以EMPA-REG OUTCOME研究为例,入选7 020例2型糖尿病和心血管疾病患者,基线时,26%受试者eGFR在30~60 mL/(min·1.73 m^2),40%有微量或大量蛋白尿,随机使用恩格列净或安慰剂,中位随访3.1年。恩格列净组因心血管事件病死率、心力衰竭住院以及全因死亡减少。亚组分析提示其改善了肾脏相关的预后:减少38%大量蛋白尿发生、44%血肌酐翻倍、55%进入肾脏替代治疗事件[22]。但上述研究均将肾脏终点作为次要终点。

CREDENCE研究是降糖药物中首个以肾脏终点为主要终点的随机对照试验(RCT)研究。共纳入4 401例2型糖尿病合并CKD患者,在标准治疗基础上,以1∶1比例随机接受卡格列净($n=2 202$)或安慰剂($n=2 199$)治疗。基线时,绝大多数患者接受了包括RAAS抑制剂在内的CKD标准治疗,其中ACEI或ARB达到每日最大耐受剂量。结果发现与安慰剂相比,卡格列净显著降低主要终点:肾脏复合硬终点(ESRD、血清肌酐倍增、肾脏或心血管死亡)风险减少30%($P=0.00001$)。进一步亚组分析显示,不同肾功能或蛋白尿水平的患者经卡格列净治疗后,ESRD、血清肌酐倍增、肾脏或心血管死亡的主要终点风险均有降低[23]。这是首个降糖药物以肾脏终点为主要终点事件的研究,证据力度强,引起广泛关注,将有望改写糖尿病肾病治疗指南。

由于SGLT2抑制剂的作用需要通过肾小球滤过,其作用可能随着肾功能减退而减弱。目前这类药物说明书对eGFR<45 mL/(min·1.73 m²)的患者不做推荐。但在最近提前终止的DAPA-CKD(达格列净对非糖尿病CKD患者肾脏保护作用研究)中,根据独立数据监测委员会(DMC)的建议,研究中期数据即发现达格列净对CKD有明确的"压倒性疗效"。

此外,FDA最近发布了一项关于使用SGLT2抑制剂的急性肾损伤(AKI)风险的警告。尽管EMPA-REG OUTCOME研究没有报道更高的AKI发生率,但上市后的监测对确定其发生频率很重要。CREDENCE研究提示虽刚开始用药时eGFR可能有所下降,但临床上需密切关注容量变化,长期应用卡格列净可显著延缓eGFR下降。这类药物的不良反应还有增加泌尿道感染、截肢、糖尿病酮症等的报道,临床应用时需予以关注。

(2) GLP-1受体激动剂

GLP-1是一种由31个氨基酸组成的肽链,由胃肠道L细胞分泌,通过进食反应刺激分泌(直接腔内刺激和间接神经刺激),可作用于胰腺β细胞和α细胞、胃肠道、中枢神经细胞及心脏等。GLP-1受体激动剂的半衰期较长,其代表药物有艾塞那肽、利拉鲁肽、索马鲁肽等。这类药物具有降糖、减重的作用,常见的不良反应为消化道症状。

LEADER研究是评估利拉鲁肽联合标准治疗对糖尿病患者心血管事件安全性研究。共纳入9 340例心血管并发症高风险的成人2型糖尿病患者,随机分入利拉鲁肽组或安慰剂组,随访3.5~5年。在他汀类药、阿司匹林等心血管二级预防治疗的基础上,利拉鲁肽治疗仍能使主要终点复合心血管事件(包括心血管死亡、非致死性心肌梗死、非致死性脑卒中)风险降低13%[24]。入选患者基线时约65%为轻度肾功能不全,利拉鲁肽组复合肾脏事件减少22%,主要表现为新发大量蛋白尿的减少,以

及eGFR下降速度轻度减缓。但eGFR下降是在随访至第36个月,eGFR下降减少2%[7.44 mL/(min·1.73 m²) vs. 7.82 mL/(min·1.73 m²),$P=0.01$][25]。利拉鲁肽是否具有降糖之外的肾脏保护作用,尚待以肾脏事件为主要终点的临床研究证实。

利拉鲁肽在中度肾功能不全[eGFR 30~59 mL/(min·1.73 m²)]患者中使用的疗效及安全性已在LIRA-RENAL研究中得到证实[26]。

(3) DPP-4抑制剂

DPP-4抑制剂可阻止GLP-1的降解,促进胰岛素分泌,是另一类曾被认为可能具有肾脏保护作用的药物,但3项大型临床研究(EXAMINE、SAVOR-TIMI53以及TECOS研究)发现DPP-4抑制剂对肾脏终点的影响与安慰剂类似。以TECOS研究为例,入选14 735例2型糖尿病和心血管疾病患者,随机分为西格列汀组和安慰剂组,随访4年,西格列汀与各CKD分期(1~3期)心血管事件无关。西格列汀组中位ACR减少,2组均有eGFR下降,西格列汀组eGFR略低[-1.3 mL/(min·1.73 m²)][27]。仅SAVOR-TIMI53研究的附加终点提示沙格列汀使更多患者的尿蛋白下降[28]。

12.2.3 控制血压

(1) 血压控制目标

KDIGO指南建议,对于ACR>30 mg/24 h的DN患者,血压靶目标≤130/80 mmHg(2D级)。推荐CKD 1~4期的糖尿病患者使用ACEI或ARB联合利尿剂治疗高血压。不推荐血压正常、尿蛋白正常的糖尿病患者使用ACEI或ARB作为DN的一级预防。推荐血压正常,但有微量白蛋白尿等DN高危因素的糖尿病患者使用ACEI或ARB治疗。

通常认为,血压升高不仅是加速DN的重要因素,也是影响患者心血管疾病预后的主要风险因素。降压能够显著减少DN患者的微量蛋白尿。如UKPDS研究,入选1 148例2型糖尿病和新诊断高血压患者,随机分为强化降压组和不严格降压组,随访6年,强化降压组发生微量白蛋白尿的风险显著减少;到第9年,2组之间微量蛋白尿、大量蛋白尿或肾衰竭的患者比率没有差异[18]。ACCORD研究结果类似:4 733例2型糖尿病患者,平均病程11年,随机分为强化降压组和不严格降压组,平均随访5年,发现严格降压可降低16%微量白蛋白尿的发生,但

对大量蛋白尿或肾衰竭等没有影响。因此,尽管2型糖尿病患者控制血压具有重要益处,但还没有有力的临床研究支持强化降压对2型糖尿病患者有肾脏保护作用。IDNT事后分析研究发现,1 590例DN患者收缩压≤120 mmHg与增加心血管事件、全因死亡及心力衰竭等有关。所以,KDIGO指南推荐有蛋白尿的糖尿病患者,血压≤130/80 mmHg。糖尿病患者血压≤140/90 mmHg。

(2)降压药物的选择

RAAS抑制剂是目前DN治疗药物中临床证据最多的一线推荐用药。以针对早期DN患者使用ARB研究为例:入选590例DN高血压病患者,eGFR正常有微量蛋白尿,给予厄贝沙坦或安慰剂治疗。中位随访2年,厄贝沙坦剂量依赖性的显著减少30%的大量蛋白尿或微量白蛋白尿的上升(经校正基线蛋白尿和血压后,厄贝沙坦150 mg/d减少44%,300 mg/d减少68%)。经典的RENNAL研究入选1 513例2型糖尿病DN患者,分为氯沙坦组和安慰剂组,平均随访3.4年。氯沙坦治疗组主要复合终点事件减少16%(死亡、ESRD或血肌酐翻倍),进入ESRD或血清肌酐加倍的风险分别降低25%和28%。氯沙坦组eGFR下降中位数减少0.8 mL/(min·1.73 m^2)[29]。同样,IDNT研究随访2.6年,发现DN合并高血压患者使用厄贝沙坦治疗降低了20%或23%发生主要复合终点的风险(血肌酐翻倍、ESRD或死亡)。在厄贝沙坦、氨氯地平和安慰剂组中,eGFR下降率分别为5.5、6.8和6.5 mL/(min·1.73 m^2)。

ACEI及ARB应用于DN的一级预防治疗存在争议。一项临床试验研究将伴有高血压的2型糖尿病患者分为群多普利组、维拉帕米组、群多普利+维拉帕米组及安慰剂组,发现群多普利组及群多普利+维拉帕米2组患者微量白蛋白尿的出现明显延迟,提示ARB对2型糖尿病患者微量白蛋白尿的发生可能具有一级预防作用。糖尿病视网膜坎地沙坦临床试验(the diabetic retinopathy candesartan trials-protect 2, DIRECT-P2)[30]等却表明ACEI或ARB改善微量白蛋白尿、保护肾脏的作用并不明显。因此,暂不推荐应用该类药物作为DN的一级预防。

关于双重阻断RAAS:ACEI/ARB联合使用治疗DN目前被认为弊大于利。2008年美国心脏病协会公布了ONTARGET研究结果,入选25 620例患有动脉粥样硬化性血脏病或糖尿病和终末器官损害的患者,平均基线肌酐为93.7 μmol/L(1.06 mg/dl),随机使用雷米普利、替米沙坦,或两者联用,平均随访56个月[31]。联合治疗组不良反应增加,预后更差(肾脏主要终点和次要终点事件增加,包括血肌酐翻倍、透析或死亡)。美国退伍军人糖尿病肾病试验[32]同样将1 448例2型糖尿病患者、基线eGFR 30~89.9 mL/(min·1.73 m^2),ACR≥300 mg/g,随机单用氯沙坦,或氯沙坦+赖诺普利治疗,结果发现联合治疗没有观察到心血管或病死率方面的益处,尽管在次要终点(首次eGFR下降)(HR:0.78;95%CI:0.58~1.05;$P=0.10$)和进入ESRD(HR:0.66;95%CI:0.41~1.07;$P=0.07$)似乎有益,但是联合治疗组高钾血症和AKI的发生率明显增多而不得不提前终止。值得一提的是,对这一试验的后续分析发现,氯沙坦+赖诺普利联合治疗组发生AKI的受试者在后续随访中发现与单药治疗组相比,实际30天病死率较低(4.7% $vs.$ 15.0%;$P<0.01$),首次出现eGFR降低的风险较低(HR:0.60;95%CI:0.37~0.98),肾功能恢复率较高(75.9% $vs.$ 66.3%;$P=0.04$)[33]。

直接肾素抑制剂作为ACEI/ARB治疗的补充也一度受到关注。AVOID研究[34]是关于阿利吉伦(aliskiren)治疗糖尿病蛋白尿的评价试验,随机入选599例2型糖尿病、高血压和DN患者,随机使用阿利吉伦或安慰剂。随访6个月,阿利吉伦组降低20%的ACR。但是,ALTITUDE研究[35]入选8 561例2型糖尿病和肾病患者使用阿利吉伦观察对心、肾终点的影响,但因缺乏改善肾脏相关预后、高钾血症的发生率较高,被提前终止。

12.2.4 纠正脂质代谢紊乱

在糖尿病和CKD患者中脂质代谢紊乱较为常见,脂质代谢紊乱与心血管并发症相关。DN患者血脂控制靶目标:低密度脂蛋白胆固醇(LDL-C)<2.6 mmol/L;有动脉粥样硬化性心血管疾病(ASCVD)史或eGFR<60 mL/(min·1.73 m^2)等极高危患者推荐LDL-C<1.8 mmol/L。

他汀类药物治疗降低LDL-C水平能减少CKD患者或患糖尿病的CKD患者动脉粥样硬化事件的风险,但不影响全因死亡率。SHARP研究提示他汀类药对肾功能无不良影响。不推荐糖尿病透析治疗的患者接受他汀类药治疗。

12.3 治疗展望

除前述 DN 治疗外,目前还有一些可能有治疗前景的药物。

(1) 内皮素受体拮抗剂

肾脏内皮素受体激活导致氧化应激增加、足细胞损伤、血管收缩、纤维化和炎症。

阿曲生坦(atrasentan)是一种选择性内皮素受体拮抗剂。既往Ⅱ期临床研究发现 2 型糖尿病患者短期使用阿曲生坦可减少蛋白尿,但不会引起明显钠潴留。SONAR 研究入选 4 711 例糖尿病 CKD 患者,经口服阿曲生坦后 ACR 下降≥30%且无明显水钠潴留者定义为应答者($n=2 648$),随机分配使用阿曲生坦($n=1 325$)或安慰剂($n=1 323$),中位随访 2.2 年,其复合终点为 ESRD、血清肌酐加倍或死亡。阿曲生坦组降低了初级肾脏复合终点发生的风险,但水肿、贫血等不良反应发生率较对照组增多。因心力衰竭住院以及死亡 2 组没有区别[36]。提示选择性内皮素受体拮抗剂在 2 型糖尿病 CKD 高危患者中具有可能潜在的肾脏保护作用。

(2) 盐皮质激素受体拮抗剂

RAAS 下游的抑制剂近年来受到关注。盐皮质激素受体(mineralocorticoid receptor,MR)拮抗剂如螺内酯和依普利酮(eplerenone)由于高钾血症和其他不良反应,作为 ACEI/ARB 的补充治疗作用有限。有人认为这部分是因类固醇 MR 拮抗剂的细胞特异性效应的变化和不完全拮抗所致。非奈利酮(finerenone)是一种非甾体类 MR 拮抗剂。关于非奈利酮治疗 2 型糖尿病及 DN 的疗效、安全性的临床研究(clinicaltrials. gov identifier:NCT02545049)已于 2020 年初完成,分别观察心血管终点事件和肾脏终点事件,其研究结果值得期待。

(3) 磷酸二酯酶抑制剂

非选择性磷酸二酯酶抑制剂己酮可可碱(pentoxifylline)在一些小规模研究中显示具有抗感染、抗纤维化和降蛋白尿的作用[37]。

(4) 5-羟色胺 2A 受体拮抗剂

选择性 5-羟色胺 2A 受体拮抗剂盐酸沙格雷酯(sarpogrelate hydrochloride)已在一系列糖尿病动物研究中证明具有肾脏保护作用。

综上所述,我们目前对 DN 发病机制仍不十分清楚。除微量白蛋白尿外,尚缺乏敏感无创的 DN 早期诊断生物标志物,因此 DN 的临床诊断存在缺陷。这些问题也限制了 DN 相关临床试验的设计及其疗效的评估。近年来 DN 的治疗进展,除经典的 RAAS 抑制剂外,SGLT2 抑制剂的肾脏保护作用令人兴奋。

(张 敏 郝传明)

参考文献

1. KDOQI. KDOQI clinical practice guidelines and clinical practice recommendations for diabetes and chronic kidney disease[J]. Am J Kidney Dis,2007,49(2 Suppl 2):S12 - S154.
2. DWYER J P,PARVING H H,HUNSICKER L G,et al. Renal dysfunction in the presence of normoalbuminuria in type 2 diabetes:results from the DEMAND study[J]. Cardiorenal Med,2012,2(1):1 - 10.
3. PENNO G,SOLINI A,BONORA E,et al. Clinical significance of nonalbuminuric renal impairment in type 2 diabetes[J]. J Hypertens,2011,29(9):1802 - 1809.
4. KRAMER H J,NGUYEN Q D,CURHAN G,et al. Renal insufficiency in the absence of albuminuria and retinopathy among adults with type 2 diabetes mellitus [J]. JAMA,2003,289(24):3273 - 3277.
5. AFKARIAN M,ZELNICK L R,HALL Y N,et al. Clinical manifestations of kidney disease among US adults with diabetes,1988 - 2014[J]. JAMA,2016,316(6):602 - 610.
6. KLESSENS C Q,WOUTMAN T D,VERAAR K A,et al. An autopsy study suggests that diabetic nephropathy is underdiagnosed[J]. Kidney Int,2016,90(1):149 - 156.
7. SAID S M,NASR S H. Silent diabetic nephropathy[J]. Kidney Int,2016,90(1):24 - 26.
8. DOSHI S M,FRIEDMAN A N. Diagnosis and management of type 2 diabetic kidney disease[J]. Clin J Am Soc Nephrol,2017,12(8):1366 - 1373.
9. LIU D,HUANG T,CHEN N,et al. The modern spectrum of biopsy-proven renal disease in Chinese diabetic patients-a retrospective descriptive study[J]. Peer J,2018,6:e4522.
10. FIORENTINO M,BOLIGNANO D,TESAR V,et al. Renal biopsy in patients with diabetes:a pooled meta-analysis of 48 studies [J]. Nephrol Dial Transplant,2017,32(1):97 - 110.

11. TENG J, DWYER K M, HILL P, et al. Spectrum of renal disease in diabetes[J]. Nephrology, 2014, 19(9): 528-536.
12. SHARMA S G, BOMBACK A S, RADHAKRISHNAN J, et al. The modern spectrum of renal biopsy findings in patients with diabetes[J]. Clin J Am Soc Nephrol, 2013, 8(10): 1718-1724.
13. TERVAERT T W, MOOYAART A L, AMANN K, et al. Pathologic classification of diabetic nephropathy[J]. J Am Soc Nephrol, 2010, 21(4): 556-563.
14. GONG Q, ZHANG P, WANG J, et al. Morbidity and mortality after lifestyle intervention for people with impaired glucose tolerance: 30-year results of the Da Qing diabetes prevention outcome study[J]. Lancet Diabetes Endocrinol, 2019, 7(6): 452-461.
15. LOOK ARG. Effect of a long-term behavioural weight loss intervention on nephropathy in overweight or obese adults with type 2 diabetes: a secondary analysis of the Look AHEAD randomised clinical trial[J]. Lancet Diabetes Endocrinol, 2014, 2(10): 801-809.
16. CHANG A R, CHEN Y, STILL C, et al. Bariatric surgery is associated with improvement in kidney outcomes[J]. Kidney Int, 2016, 90(1): 164-171.
17. NATIONAL KIDNEY FOUNATION. KDOQI Clinical Practice Guideline for Diabetes and CKD: 2012 Update [J]. Am J Kidney Dis, 2012, 60(5): 850-886.
18. ADLER A I, STEVENS R J, MANLEY S E, et al. Development and progression of nephropathy in type 2 diabetes: the United Kingdom Prospective Diabetes Study (UKPDS 64)[J]. Kidney Int, 2003, 63(1): 225-232.
19. AGRAWAL L, AZAD N, BAHN G D, et al. Long-term follow-up of intensive glycaemic control on renal outcomes in the veterans affairs diabetes trial (VADT) [J]. Diabetologia, 2018, 61(2): 295-299.
20. ISMAIL-BEIGI F, CRAVEN T, BANERJI M A, et al. Effect of intensive treatment of hyperglycaemia on microvascular outcomes in type 2 diabetes: an analysis of the ACCORD randomised trial[J]. Lancet, 2010, 376 (9739): 419-430.
21. ALICIC R Z, JOHNSON E J, TUTTLE K R, et al. SGLT2 inhibition for the prevention and treatment of diabetic kidney disease: a review[J]. Am J Kidney Dis, 2018, 72(2): 267-277.
22. WANNER C, LAMBERS-HEERSPINK H, LACHIN J M, et al. Empagliflozin and progression of kidney disease in Type 2 diabetes[J]. N Engl J Med, 2016, 375(4): 323-334.
23. PERKOVIC V, JARDINE M J, NEAL B, et al. Canagliflozin and renal outcomes in type 2 diabetes and nephropathy[J]. N Engl J Med, 2019, 380(24): 2295-2306.
24. MARSO S P, DANIELS G H, BROWN-FRANDSEN K, et al. Liraglutide and cardiovascular outcomes in type 2 diabetes[J]. N Engl J Med, 2016, 375(4): 311-322.
25. MANN JF E, REGNAULT V, BROWN-FRANDSEN K, et al. Liraglutide and renal outcomes in type 2 diabetes[J]. N Engl J Med, 2017, 377(9): 839-848.
26. DAVIES M J, BAIN S C, ATKIN S L, et al. Efficacy and safety of liraglutide versus placebo as add-on to glucose-lowering therapy in patients with type 2 diabetes and moderate renal impairment (LIRA-RENAL): a randomized clinical trial[J]. Diabetes Care, 2016, 39(2): 222-230.
27. CORNEL J H, BAKRIS G L, STEVENS S R, et al. Effect of sitagliptin on kidney function and respective cardiovascular outcomes in type 2 diabetes: outcomes from TECOS[J]. Diabetes Care, 2016, 39(12): 2304-2310.
28. MOSENZON O, LEIBOWITZ G, BHATT D L, et al. Effect of saxagliptin on renal outcomes in the SAVOR-TIMI 53 trial[J]. Diabetes Care, 2017, 40(1): 69-76.
29. BRENNER B M, COOPER M E, DE ZEEUW D, et al. Effects of losartan on renal and cardiovascular outcomes in patients with type 2 diabetes and nephropathy[J]. N Engl J Med, 2001, 345(12): 861-869.
30. TILLIN T, ORCHARD T, MALM A, et al. The role of antihypertensive therapy in reducing vascular complications of type 2 diabetes. Findings from the diabetic retinopathy candesartan trials-protect 2 study [J]. J Hypertens, 2011, 29(7): 1457-1462.
31. INVESTIGATORS O, YUSUF S, TEO K K, et al. Telmisartan, ramipril, or both in patients at high risk for vascular events[J]. N Engl J Med, 2008, 358(15): 1547-1559.
32. FRIED L F, EMANUELE N, ZHANG J H, et al. Combined angiotensin inhibition for the treatment of diabetic nephropathy[J]. N Engl J Med, 2013, 369(20): 1892-1903.
33. PALEVSKY P M, ZHANG J H, SELIGER S L, et al. Incidence, severity, and outcomes of AKI associated with dual renin-angiotensin system blockade[J]. Clin J Am Soc Nephrol, 2016, 11(11): 1944-1953.
34. ANDERSON S, KOMERS R. Aliskiren combined with losartan in diabetes and nephropathy[J]. N Engl J Med,

2008,359(10):1069; author reply 1069-1070.
35. HEERSPINK H J, PERSSON F, BRENNER B M, et al. Renal outcomes with aliskiren in patients with type 2 diabetes: a prespecified secondary analysis of the ALTITUDE randomised controlled trial [J]. Lancet Diabetes Endocrinol, 2016, 4(4):309-317.
36. HEERSPINK H J L, PARVING H H, ANDRESS D L, et al. Atrasentan and renal events in patients with type 2 diabetes and chronic kidney disease (SONAR): a double-blind, randomised, placebo-controlled trial [J]. Lancet, 2019, 393(10184):1937-1947.
37. NAVARRO J F, MORA C, MUROS M, et al. Additive antiproteinuric effect of pentoxifylline in patients with type 2 diabetes under angiotensin II receptor blockade: a short-term, randomized, controlled trial [J]. J Am Soc Nephrol, 2005, 16(7):2119-2126.

肾脏糖代谢和能量代谢在2型糖尿病病理生理机制中的作用

13.1 肾脏在2型糖尿病病理生理机制中的作用
    13.1.1 糖异生
    13.1.2 葡萄糖的利用
    13.1.3 葡萄糖的重吸收
    13.1.4 肾脏糖代谢的影响因素
13.2 SGLT2抑制剂在2型糖尿病和慢性肾脏病中的应用
    13.2.1 SGLT2抑制剂的作用机制和改善代谢作用
    13.2.2 SGLT2抑制剂的心血管结局研究
    13.2.3 SGLT2抑制剂的肾脏结局研究
    13.2.4 SGLT2抑制剂的肾脏保护作用机制
    13.2.5 SGLT2抑制剂的心脏保护作用机制
13.3 肾脏能量代谢在糖尿病肾病发病机制中的作用
    13.3.1 以肾小管为中心的糖尿病肾病发病机制
    13.3.2 以线粒体为中心的糖尿病肾病发病机制
13.4 以肾脏能量代谢为靶点的在研药物
    13.4.1 辅酶Q10
    13.4.2 米托醌
    13.4.3 依拉米普利
    13.4.4 KH-176
    13.4.5 外源性左旋肉碱及其衍生物
    13.4.6 促进线粒体生物发生的药物
    13.4.7 免疫抑制剂环孢素A
    13.4.8 姜黄素
    13.4.9 膳食补充剂白藜芦醇和烟酰胺核糖

13.1 肾脏在2型糖尿病病理生理机制中的作用

肾脏调节糖代谢主要通过糖异生、葡萄糖的利用、肾小球对葡萄糖的滤过和肾近曲小管对葡萄糖的重吸收[1]。

13.1.1 糖异生

糖异生是机体将多种非糖物质转变为糖的过程,肝脏和肾脏是人体糖异生的两大重要器官。肾脏的糖异生主要发生在近端肾小管上皮细胞。肾脏通过糖异生产生的葡萄糖量与肝脏几乎相等(表13-1)[2-4]。健康成年人空腹状态下肾脏通过糖异生产生的葡萄糖为15~55 g/d,占循环总葡萄糖水平的20%~25%。在进餐后4~5 h,由于肝糖原的储备,肝脏糖异生作用减少约80%,肾脏的糖异生作用增加2倍左右[5-8]。

表 13-1 空腹状态下肝脏和肾脏释放葡萄糖入血的速率与占比

	速率[μmol/(kg·min)]	占比(%)
总体释放速率	10	100
肝脏	7.5~8.0	75~80
糖原分解	4.5~5.0	45~50
糖异生	2.5~3.0	25~30
肾脏	2.0~2.5	20~25
糖原分解	0	0
糖异生	2.0~2.5	20~25

2 型糖尿病(T2DM)患者存在胰岛素抵抗,胰岛素对糖异生的抑制作用减弱。目前普遍认为肝脏是导致 T2DM 患者内源性葡萄糖释放增加的主要原因,实际上肾脏和肝脏的糖异生都会增强。空腹状态下肾脏和肝脏葡萄糖释放的绝对增加量相当[分别为 2.6 μmol/(kg·min) vs. 2.2 μmol/(kg·min); $P=0.26$],但肾脏糖异生增加的程度远远超过肝脏糖异生增加的程度(300% vs. 30%),餐后状态下肾糖异生持续增加,肾脏糖异生对内源性葡萄糖释放的贡献度增加到 40%。因此,肾脏糖异生作用在 T2DM 患者中发挥着重要作用[9]。

13.1.2 葡萄糖的利用

健康成年人空腹状态下肝脏、骨骼肌、大脑、肾脏和脂肪组织分别摄取 45%、30%、15%、10% 和 5% 的葡萄糖转化为糖原[10-12]。餐后肾脏摄取葡萄糖稍增多,主要受胰岛素的调节。T2DM 患者空腹状态和餐后肾葡萄糖摄取量均增加。迈耶(Meyer)等研究发现,在空腹状态下,T2DM 患者的肾葡萄糖摄取量是非糖尿病患者的 3 倍(353±48 μmol/min vs. 103±10 μmol/min, $P<0.001$),餐后肾葡萄糖摄取量也是非糖尿病患者的 2 倍以上(21.0±3.5 g vs. 9.8±2.3 g, $P<0.03$),这导致大量糖原沉积在肾脏,与糖尿病肾脏损害密切相关[9,12]。

13.1.3 葡萄糖的重吸收

肾脏每日通过糖异生产生 15~55 g 葡萄糖,代谢利用 25~35 g 葡萄糖,肾小球每日滤过 160~180 g 葡萄糖,绝大部分被近曲小管重吸收。因此,影响肾脏葡萄糖稳态的主要因素是肾小管对葡萄糖的重吸收。2008 年德夫朗佐(Defronzo)提出 T2DM 病理生理机制"八因素"学说,明确指出肾脏葡萄糖重吸收增加是 T2DM 发生、发展的重要一环[13]。

肾脏重吸收的葡萄糖总量与血浆葡萄糖浓度呈线性关系,直到最大重吸收能力(Tm)。双肾全部肾小管每分钟所重吸收葡萄糖的最大量称为葡萄糖吸收的极限量,正常成年男性约为 375 mg/min,女性约为 300 mg/min。当肾小管重吸收能力达到极限时,不能被吸收的葡萄糖将随尿排出而出现糖尿[14]。

糖尿出现时的最低血糖浓度称为"肾糖阈"。健康成人的肾糖阈大约为 10 mmol/L。当血糖水平超过该数值,健康人群会产生糖尿,但 T2DM 患者不会。这是因为 T2DM 患者肾糖阈升高,肾小管对葡萄糖的重吸收能力随即增强,导致患者血糖进一步升高。研究显示正常人 Tm 约为 350 mg/min,而 T2DM 患者约为 420 mg/min[15]。

肾小管对葡萄糖的重吸收主要通过位于近端小管的葡萄糖转运体(GLUT)和钠-葡萄糖耦联转运体(SGLT)完成。GLUT 负责葡萄糖的被动转运,葡萄糖经肾小管细胞的基底外侧膜顺葡萄糖浓度梯度进行扩散。SGLT 负责葡萄糖的主动转运,依靠钠离子的电化学梯度转运钠离子和葡萄糖进入肾小管细胞,葡萄糖在肾小管细胞的管腔侧逆浓度梯度被主动吸收。目前已知人体 SGLT 亚型有 6 种,在体内分布广泛(表 13-2)[16,17]。

表 13-2 人体 SGLT 亚型的分布

SGLT 亚型	组织分布
SGLT1	肠、胰管细胞、肾脏、气管、心脏、大脑、睾丸和前列腺
SGLT2	肾脏
SGLT3	肠、气管、肾、肝、脑、肺、子宫和胰腺
SGLT4	肠、气管、肾、肝、脑、肺、子宫和胰腺
SGLT5	肾脏
SGLT6	脑、肾和肠

SGLT2 主要分布在近端肾小管 S1 段的管腔侧细胞膜上,将钠离子和葡萄糖以 1:1 的比例重吸收,对葡萄糖具有高亲和力和低转运能力,约占肾脏葡萄糖重吸收总量的 90%。SGLT1 在近端肾小管 S2/S3 段发挥作用,将钠离子和葡萄糖以 2:1 的比例重吸收,对葡萄糖具有低亲和力和高转运能力,占肾脏葡萄糖重吸收的 10%。经 SGLT 重吸收的葡萄糖通过肾小管细胞基底外侧膜上的 GLUT 释放入血,SGLT 重吸收的钠离子通过肾小管细胞基底

外侧膜上的 Na^+-K^+-ATP 酶泵释放入血,25 g 钠与 180 g 葡萄糖一起被肾小管重吸收,相当于肾小球总滤过钠负荷的 4%～6%(图 13-1)[18-20]。

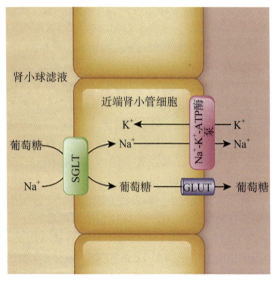

图 13-1 肾小球滤液中葡萄糖的重吸收

葡萄糖通过近端肾小管细胞进入血液:SGLT 位于肾小管细胞的管腔面,通过膜两侧钠离子的电化学浓度梯度转运钠离子和葡萄糖进入肾小管细胞。葡萄糖重吸收后,通过肾小管细胞基底外侧膜上 GLUT 释放入血。钠离子重吸收后,通过肾小管细胞基底外侧膜上的 Na^+-K^+-ATP 酶泵释放入血,维持钠离子的浓度梯度。

研究显示,T2DM 肾小管葡萄糖重吸收增加和肾糖阈升高与 SGLT2 的表达上调相关,T2DM 患者肾脏近曲小管细胞 SGLT2 mRNA 及蛋白表达水平升高,比健康人群分别增加了 3 倍和 4 倍,肾脏对葡萄糖的重吸收量也随之显著增高,血糖的升高也可能进一步刺激 SGLT 的表达,形成恶性循环,成为血糖升高的原因之一[21]。

13.1.4 肾脏糖代谢的影响因素

(1)胰岛素和儿茶酚胺

肾小管上分布有胰岛素受体,胰岛素可抑制糖异生来减少肾脏葡萄糖释放,刺激肾脏对葡萄糖的摄取,增加 SGLT 活性,减少葡萄糖重吸收[22,23]。儿茶酚胺可促进肾脏葡萄糖释放,直接刺激 cAMP 介导的肾脏糖异生酶,增加糖异生前体刺激因子,间接刺激肾脏糖异生[24]。研究证实生长激素、甲状腺素、甲状旁腺激素(PTH)和糖皮质激素等在动物模型中

可以刺激肾脏糖异生,但尚未进行相关人体研究[24]。

(2)底物和酶

不同肾脏部位葡萄糖的代谢底物不同,肾髓质的特点是低氧张力和低水平的氧化酶,主要通过糖酵解利用葡萄糖。肾皮质有葡萄糖异生酶,具备一定葡萄糖磷酸化能力,是肾脏糖异生的重要部位,游离脂肪酸(FFA)的氧化是其主要来源能量[24]。

13.2 SGLT2 抑制剂在 2 型糖尿病和慢性肾脏病中的应用

13.2.1 SGLT2 抑制剂的作用机制和改善代谢作用

SGLT2 抑制剂是一类新型降糖药,其糖苷配基通过与葡萄糖竞争性结合 SGLT2,抑制肾脏近曲小管葡萄糖重吸收,降低肾糖阈而促进尿葡萄糖排泄,从而达到降低血液循环中葡萄糖水平的作用。

与安慰剂组比较,SGLT2 抑制剂单药治疗能降低 HbA1c 约 1.0%,二甲双胍基础上联合治疗可显著降低 HbA1c 0.4%～1.2%。与胰岛素联用可使 HbA1c 下降更多,并显著减少胰岛素用量。与其他口服降糖药物比较,SGLT2 抑制剂降糖疗效与二甲双胍 2 000 mg 相当。动态血糖监测结果显示,SGLT2 抑制剂能显著改善血糖波动。

SGLT2 抑制剂还具有减重、降压、降低尿酸等多种改善代谢的作用。应用 SGLT2 抑制剂平均可以降低体重 2.01 kg,同时还导致与脂肪分布改变[25]。动态血压监测显示,应用 SGLT2 抑制剂 12 周,可降低 24 h 平均收缩压(3～4 mmHg)和舒张压(1～2 mmHg)[26]。SGLT2 抑制剂可降低血尿酸水平 35～45 μmol/L,这是由于尿糖浓度升高,促进近曲小管排泄尿酸、抑制集合管重吸收尿酸,从而促进机体排出尿酸增多。弗拉克(Fralick)等通过分析美国商业保险数据库的数据,纳入近 300 000 例成年 T2DM 患者,发现与 GLP-1 受体激动剂相比,SGLT2 抑制剂组痛风发生风险显著降低 64%(每 1 000 人年发生 7.8 例和 4.9 例)[27]。

13.2.2 SGLT2 抑制剂的心血管结局研究

我国上市的 SGLT2 抑制剂包括达格列净、卡格列净和恩格列净,目前均已完成心血管结局研究

(CVOT),在证实心血管获益的同时也发现具有潜在肾脏保护作用(表 13-3)[28]。2015 年公布的 EMPA-REG OUTCOME 显示,恩格列净可使合并粥样动脉硬化性心血管疾病(ASCVD)的 T2DM 患者主要心血管不良事件(major adverse cardiac event,MACE)风险下降 14%(95% CI:0.74~0.99;P=0.04),肾脏复合终点事件风险下降 39%(95% CI:0.53~0.70;P<0.001)[29,30]。2017 年 CANVAS Program 研究入选合并心血管疾病(65.6%)或伴多重心血管危险因素(34.4%)的 T2DM 患者,结果显示卡格列净可降低 MACE 风险 14%(95% CI:0.75~0.97;P=0.02),肾脏复合终点事件风险下降 40%(95% CI:0.47~0.77;P<0.0001)[31]。

表 13-3 SGLT2 抑制剂改善心血管和肾脏结局的研究

项目	EMPA-REG OUTCOMES 研究	CANVAS Program 研究	DECLARE-TIMI 58 研究	CREDENCE 研究	DAPA-HF 研究
药物名称	恩格列净	卡格列净	达格列净	卡格列净	达格列净
剂量(mg,每日 1 次)	10/25 mg, qd	100/300 mg, qd	10 mg, qd	100 mg, qd	10 mg, qd
样本量(例)	7 020	10 142	17 160	4 401	4 744
平均年龄(岁)	63.1	63.3	63.9	63.0	66.3
平均 HbA1c 基线(%)	8.1	8.2	8.3	8.3	—
合并明确 ASCVD[例(%)]	6 964(99.2)	6 656(65.6)	6 974(40.6)	2 220(50.4)	—
有心力衰竭史[例(%)]	706(10.1)	1 461(14.4)	1 724(10.0)	652(14.8)	4 744(100.0)
随访周期中位数(年)	3.1	2.4	4.2	2.6	1.5
3P-MACE [HR (95% CI)]	0.86(0.74~0.99)	0.86(0.75~0.97)	0.93(0.84~1.03)	0.80(0.67~0.95)	—
心血管死亡	0.62(0.49~0.77)	0.87(0.72~1.06)	0.98(0.82~1.17)	0.78(0.61~1.00)	0.82(0.69~0.98)
非致死性心肌梗死	0.87(0.70~1.09)	0.85(0.69~1.05)	0.89(0.77~1.01)	—	—
非致死性卒中	1.24(0.92~1.67)	0.90(0.71~1.15)	1.01(0.84~1.21)	—	—
心力衰竭住院[HR(95% CI)]	0.65(0.50~0.85)	0.67(0.52~0.87)	0.73(0.61~0.88)	0.61(0.47~0.80)	0.70(0.59~0.83)
蛋白尿进展[a] [HR(95% CI)]	0.62(0.54~0.72)	0.73(0.67~0.79)	0.84(0.79~0.89)	—	—
肾脏结局[b] [HR(95% CI)]	0.54(0.40~0.75)	0.60(0.47~0.77)	0.53(0.43~0.66)	0.70(0.59~0.82)	0.71(0.44~1.16)

注:3P-MACE,指心血管死亡、非致死性心肌梗死、非致死性卒中时间的总和。

a:EMPA-REG OUTCOMES 研究中指进展成大量蛋白尿;CANVAS Program 研究中指蛋白尿增加>30%;DECLARE-TIMI 58 研究中指正常蛋白尿进展到微量或大量蛋白尿的综合风险。

b:EMPA-REG OUTCOMES 研究中肾脏结局指血肌酐增至双倍,并伴随 eGFR≤45 mL/(min·1.73 m²),启动肾脏替代治疗或者因肾脏病死亡的综合风险;CANVAS Program 研究中肾脏结局指 eGFR 下降 40%,肾脏替代疗法或因肾脏病死亡的综合风险;DECLARE-TIMI58 研究中肾脏结局指 eGFR 下降>40%,至<60 mL/(min·1.73 m²),终末期肾病(ESRD)或因肾脏病死亡的综合风险;CREDENCE 研究中的肾脏结局是指 ESRD,血肌酐加倍或因肾脏病或心血管疾病死亡的综合风险;DAPA-HF 研究的肾脏结局是指 eGFR 持续下降超过 50%或 ESRD,持续≥28 d,eGFR<15 mL/(min·1.73 m²),持续透析或肾移植或因肾脏原因死亡。

2018 年底 DECLARE-TIMI 58 达格列净心血管结局研究结果公布,这是历时最长(4.5 年)、规模最大(17 160 例患者)、一级预防患者比例最高(59.4%仅伴心血管危险因素)的 CVOT,其研究人群基线更加贴近真实世界中 T2DM 伴心血管危险因素患者的比例与临床特点。该研究设置了双重主要终点,即"MACE"和"心血管死亡或心力衰竭住院风险"。DECLARE-TIMI 58 研究结果显示,达格列净可显著降低心血管死亡和心力衰竭住院风险（95% CI：0.73~0.95；P=0.005）；MACE 呈下降趋势，但结果未达到统计学差异，与入选患者仅合并心血管危险因素的比例高达 60%、对照组 MACE 发生率较低有关；达格列净可降低肾脏复合终点事件风险达 47%（95% CI：0.43~0.66；P<0.001）[32]。

DECLARE-TIMI 58 预设的次要终点结果显示达格列净不仅有效降低肾脏复合终点事件 47%，而且显著降低正常/微量蛋白尿发展至大量蛋白尿风险达 46%（95% CI：0.43~0.67；P<0.001），使微量蛋白尿逆转为正常的改善率增加 46%（P<0.001），降低 eGFR 下降风险达 46%（95% CI：0.43~0.67；P<0.001），证实达格列净能减少新发糖尿病肾病（DN），预防和延缓肾脏病的进展[33]。

此外，一项探讨达格列净在射血分数下降的心力衰竭患者研究 DAPA-HF 结果显示，无论患者是否合并 T2DM，在标准心力衰竭治疗药物的基础上，达格列净可降低心血管死亡或心力衰竭恶化风险达 26%，需要治疗的人数（numbers needed to treat, NNT）仅为 21 例，且能显著改善患者的生活质量[34]。

13.2.3 SGLT2 抑制剂的肾脏结局研究

CREDENCE 研究是第 1 个以肾脏结局为主要终点的 SGLT2 抑制剂临床研究，研究结果显示卡格列净可降低主要肾脏复合终点风险达 30%（95% CI：0.59~0.82；P=0.000 1），其中降低终末期肾病（ESRD）风险达 32%（95% CI：0.54~0.86；P=0.002），降低血清肌酐倍增风险达 40%（95% CI：0.48~0.76；P<0.001）[35]。基于这个研究结果，美国糖尿病协会（ADA）对 SGLT2 抑制剂在 DN 中的推荐等级由 C 级上升为 A 级，对于 DN 患者[eGFR≥30 mL/(min·1.73 m^2)]，尤其是出现大量白蛋白尿的患者，推荐使用 SGLT2 抑制剂，以延缓慢性肾脏病（CKD）和/或心血管事件的发展。

CREDENCE 研究证实了 SGLT2 抑制剂对 DN 的治疗价值，DAPA-CKD 研究（达格列净预防慢性肾脏病患者不良结局）将入选人群扩展到非糖尿病肾病。DAPA-CKD 是一项国际性、多中心、随机、双盲研究，共纳入 4 245 例患者，旨在评估达格列净对于伴或不伴 T2DM 的 CKD 患者的疗效，研究的主要终点是肾功能恶化（定义为 eGFR 下降≥50%，出现 ESRD 或者心血管或肾脏原因导致的死亡）。因研究结果的"压倒性优势"，该研究已提前终止，于 2020 年 10 月公布结果[36]。

13.2.4 SGLT2 抑制剂的肾脏保护作用机制

（1）改善管球反馈，减轻肾小球内压

肾脏高灌注、高内压、高滤过是 DN 发生的早期特征，也是形成蛋白尿并进展至 ESRD 的重要原因。T2DM 患者近端肾小管 SGLT2 表达上调，肾小管重吸收钠离子和葡萄糖增加，使到达致密斑的钠离子浓度下降，管球反馈（TGF）抑制，从而使入球动脉扩张，引起肾小球内压升高和高滤过[37]。

SGLT2 抑制剂使近端小管重吸收钠离子和葡萄糖减少，到达致密斑的 Na^+ 浓度增加，恢复被抑制的 TGF，促进入球小动脉收缩，进而降低肾小球内压及减轻高滤过，发挥肾脏保护作用。肾小球内压降低后，足突细胞的损伤减轻，蛋白尿减少。降低白蛋白尿，可有效减轻肾脏纤维化，因为肾小球滤过的蛋白可经过近端肾小管重吸收而到达肾间质，通过化学趋化因子召募免疫细胞和单核吞噬细胞，从而产生多种细胞因子、炎症因子、生长因子和凝血因子等，成为肾脏纤维化进展的重要原因。

临床研究中 SGLT2 抑制剂治疗组 eGFR 随时间的变化与这一血流动力学假说一致（图 13-2）。在 SGLT2 抑制剂治疗的最初几周 eGFR 出现一过性/可逆性的下降，在几周内回归基线，此后保持稳定；在研究结束时 SGLT2 抑制剂治疗的患者 eGFR 显著高于安慰剂组，后者的 eGFR 随时间逐渐下降，提示 SGLT2 抑制剂具有延缓肾脏病进展的作用。

肾素-血管紧张素-醛固酮系统（RAAS）抑制剂优先扩张出球小动脉，SGLT2 抑制剂收缩入球小动脉，两者协同增效降低肾小球内压，有效降低蛋白尿。多项临床研究证实，T2DM 患者在充分使用 RASS 抑制剂基础上，联合使用 SGLT2 抑制剂可减少新发 DN，进一步降低蛋白尿、延缓肾脏病进展并降低肾脏终点事件[38]。

（2）改善肾小管间质缺氧（缺氧假说）

肾脏 Na^+ 的重吸收耗氧量巨大。每日肾小球从血液滤过 400~600 g Na^+，近曲小管随后重吸收其中的 60%~80%。近曲小管细胞对葡萄糖的重吸收依赖于细胞膜两侧 Na^+ 的电化学浓度梯度，需依靠位于基底外侧膜的 Na^+-K^+-ATP 酶泵将细胞内的 Na^+ 释放入血。有人计算把 1 mol/L Na^+ 释放入血，其消耗能量相当于将此数量的 Na^+ 从海平面提

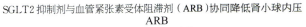
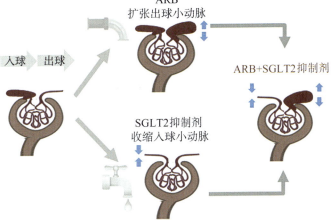

图 13-2　SGLT2 抑制剂肾脏保护作用的血流动力学假说

到 4 200 m 的能量。

T2DM 患者 SGLT2 过度表达,过量的钠-葡萄糖重吸收会增加近端肾小管对 ATP 和氧的需求,致使肾小管间质缺氧,而肾小管间质缺氧是最终导致 ESRD 的重要原因。间质缺氧使受损肾小管周围的成纤维细胞转分化为功能失调的成纤维细胞,使红细胞生成素(EPO)的产生减少、肾源性贫血和发生肾脏间质纤维化,最终导致 ESRD[39]。

SGLT2 抑制剂减少肾小管对葡萄糖的重吸收,一方面可直接显著减少近端肾小管的氧耗,并改善肾小管间质缺氧;另一方面 SGLT1 代偿性功能活跃,导致该部位氧负担增加,同时肾小球滤液到达肾脏髓质增加也促进了氧需求增加,两者共同作用启动低氧诱导因子(HIF)。这种启动不但可改善 T2DM 的肾缺氧,而且可以促进邻近的 EPO 生成细胞产生 EPO,由此改善红细胞的生成,增加红细胞的携氧能力。因此,SGLT2 抑制剂可通过双重作用减少近端肾小管的氧耗并改善肾小管间质缺氧,促进 EPO 产生,延缓肾脏纤维化[40]。

此外,SGLT2 抑制剂导致血酮体水平升高,酮体是更有效的能量来源,因而增加了肾脏能量供应。使用 SGLT2 抑制剂可以减少肾脏能量消耗,促进肾脏能量有效利用,可能也是保护肾脏的机制。

(3) 抗炎症/纤维化

当近端肾小管细胞暴露于高葡萄糖,SGLT2 表达上调,可诱导前纤维化细胞因子分泌如转化生长因子-β1(TGF-β1);促炎细胞因子分泌如白细胞介素-6(IL-6)、Toll 样受体-4(TLR4)、核因子-κB(NF-κB)和肿瘤坏死因子-α(TNF-α)。由此引发的炎症级联反应,与肾小管细胞肥大、增生和间质纤维化的发生有关,最终进展为 DN。

SGLT2 抑制剂抑制葡萄糖在近端肾小管的重吸收,可减轻高血糖对肾小管的糖毒性,在小管-间质中改善氧化应激,抑制炎症指标的表达和延缓肾纤维化进程。但这些研究数据由于动物模型不同而具有异质性,SGLT2 抑制剂对肾小管的调控究竟是血流动力学的直接作用还是改善代谢的间接作用,尚无确切结论[41]。

(4) 修复足细胞

足细胞在白蛋白尿的发病机制中具有关键作用。正常条件下 SGLT2 不存在于肾小球内,但可在足细胞中表达。在由牛血清白蛋白(BSA)诱导的小鼠蛋白尿性肾小球病模型中,SGLT2 抑制剂通过对足细胞的直接作用改善了白蛋白负荷诱导的细胞骨架重塑,从而改善肾小球病变。因此推测 SGLT2 抑制剂可减少蛋白尿并改善足细胞的功能障碍或丢失[42]。

(5) 抑制肾素-血管紧张素系统(RAS)信号通路

SGLT2 抑制剂具有抑制 RAS 的作用,研究显示使用 SGLT2 抑制剂可降低尿中血管紧张素 Ⅱ(AngⅡ)和血管紧张素原水平,降低 1 型血管紧张素(AT1)受体和氧化应激水平[43]。对于同时使用 RAS 抑制剂的患者,经典的肾素-血管紧张素Ⅱ-AT1 受体途径被阻断,Ang-(1-7)、Ang-(1-9)和 AT2 受体信号通路被激活而发挥抗氧化和抗纤维化作用,双重作用保护肾脏[44]。

总之,SGLT2 抑制剂对于 T2DM 的肾脏保护作用是明确的。目前认为 SGLT2 抑制剂对于肥胖相关性肾病、节段性肾小球硬化症和 IgA 肾病等非 DN 具有治疗作用。肥胖相关性肾病入球小动脉扩张,导致肾小球高滤过,与 DN 病理状态相似,SGLT2 抑制剂减重和增加钠排出导致血压下降也可能发挥辅助作用。节段性肾小球硬化症常有高血压和蛋白尿,使用 RAAS 抑制剂联合 SGLT2 抑制剂可能更加有效。DAPA-CKD 临床研究结果的公布,将更加明确 SGLT2 抑制剂对于非 DN 的治疗价值。

13.2.5 SGLT2 抑制剂的心脏保护作用机制

SGLT2 抑制剂心血管结局研究显示,对于 T2DM 合并 CKD 患者,SGLT2 抑制剂可有效降低 MACE 和心血管死亡或心力衰竭住院风险。引起大家重视的是 SGLT2 抑制剂可有效降低心力衰竭住院风险,这种下降的特殊点在于:治疗 1 个月就可以看到获益,一直持续到 3 年。虽然 SGLT2 抑制剂具有降糖、降压、减重、降低尿酸等综合获益,但在 2 组降糖疗效相当的情况下,SGLT2 抑制剂组收缩压仅下降 4~5 mmHg,舒张压仅下降 1~2 mmHg,体重仅降低 1~2 kg,却对心力衰竭预防和治疗有如此良好的疗效,作用机制必有其特殊之处。

SGLT2 抑制剂的心脏保护机制如下。

13.2.5.1 减轻心脏容量负荷

SGLT2 抑制剂的渗透性利尿和排钠作用可直接减少血容量并降低血压,继而减少心室前、后负荷,改善心力衰竭症状、保护心功能。目前尚无临床研究证实传统利尿剂可改善心力衰竭患者的预后,这是 SGLT2 抑制剂与传统利尿剂的重要区别。传统利尿剂主要减少血管内容量,可反射性加重心力衰竭患者的血管收缩;SGLT2 抑制剂选择性地减少组织间液,减轻组织间水肿的同时,不会激发血管收缩的神经反应,反而可以抑制交感神经活性,降低心率,保护心脏[45]。

肾小管有多处可以控制钠的平衡,SGLT2 抑制剂抑制近端肾小管 S1 段的钠重吸收,必然代偿性引起下段诸多肾小管钠吸收增加。研究证实,SGLT2 抑制剂的排钠作用在短时间内虽然可以见到,治疗 1~2 周后就达到新的平衡。因此,单纯容量减少和血压下降难以解释 SGLT2 抑制剂对心力衰竭的预防和治疗作用。

13.2.5.2 改善心脏代谢和生物能量的五大假说

SGLT2 抑制剂通过阻断肾脏钠离子的重吸收,大大节省了全身的能量消耗,减轻了全身线粒体的负担,减少了超氧化物等形成,但 SGLT2 抑制剂对心脏代谢和功能的影响绝不仅仅如此,迄今为止尚不清楚。为了解决这个问题,人们提出了各种假设,目前关于 SGLT2 抑制剂改善心脏代谢和生物能量主要有五大假说[46]。

(1) 促进心肌对酮体的利用

正常的心肌有强大的代谢灵活性,线粒体是机体能量产生最主要来源,葡萄糖、脂肪酸、酮体等正常情况下都可以作为心肌线粒体能量代谢底物。心肌根据功能的需要和底物可以供给的程度,灵活选择最适合的底物以应对功能需求所要求的能量。

从能量效益来看,葡萄糖是最理想的底物。P/O 是用来表达每消耗一个原子氧在线粒体转运链中可以产生 ATP 的量。完全氧化 1 分子的葡萄糖可以产生 31 分子 ATP,同时消耗 12 个氧,即 P/O 值为 2.58;棕榈酸分子的 P/O 值为 2.33;酮体包括乙酰乙酸、β 羟丁酸和丙酮,其 P/O 值为 2.50。所以从能量效率来看其实酮体是高效的能量底物。

在糖尿病和/或心力衰竭的情况下,心脏过度依赖游离脂肪酸作为能量生成的底物,导致游离脂肪中间体的积累,进而增加脂毒性,损害心肌细胞肌质网钙的摄取,导致心脏舒张功能障碍。糖尿病患者的心脏,在高血糖状态下摄取的葡萄糖超过了其氧化能力,就会增加心脏负担,而 SGLT2 抑制剂能引起能量代谢方式的转变,使机体脂肪氧化增加,脂肪氧化终产物乙酰辅酶 A 会转变为酮体,酮体比葡萄糖有更高的利用率,酮体比 FFA 有更高的氧效率,改善心肌能量供给,提高心肌工作效率[47]。

(2) 抑制钠-氢交换体(NHE)

NHE 作为一种质膜结合的反载体,在生理条件下维持细胞内 pH 值和离子稳态方面起着至关重要的作用。糖尿病引起的心力衰竭心肌 NHE1 表达增加,导致细胞质中钠离子和钙离子水平升高,线粒体中的钙离子水平降低,引起心肌功能障碍。SGLT2 抑制剂可抑制心肌中的 NHE1,减少细胞质钠离子和钙离子浓度,同时提高线粒体内钙离子水平,逆转引起心肌功能障碍的电解质失常。由于心肌并无 SGLT2 受体的表达,因此 SGLT2 抑制剂影响心肌细胞 NHE 发生的机制仍不清楚[45]。

（3）抗炎症/纤维化

心肌纤维化在心力衰竭的发展过程中发挥重要作用。研究显示，SGLT2 抑制剂可通过 RONS/STAT3 信号通路促进 M2 型巨噬细胞的活化，抑制前炎症因子、胶原合成和肌纤维细胞分化，减少心肌纤维细胞浸润，从而减缓心肌纤维化进程[48]。

（4）调节脂肪因子

脂肪因子的产生是胰岛素抵抗和心血管疾病发展的常见机制，尤其是在肥胖患者中。以血管周围和心外膜脂肪形式出现的异位脂肪沉积，可改变脂肪因子在心肌上的旁分泌调节，与心力衰竭的发生有关[45]。SGLT2 抑制剂可降低心外膜脂肪组织的体积，通过恢复促炎/抗炎脂肪因子之间的平衡，改善脂肪因子相关炎症和肥胖相关心肌病[49]。

（5）促进脂肪酸利用

正常情况下，一磷酸腺苷（AMP）活化蛋白激酶（AMPK）刺激 FFA 进入线粒体并随后氧化。心力衰竭时，心脏的 FFA 氧化减少[50]。若 AMPK 活性增加则可改善心功能且对血管细胞有抗感染作用。研究证实 SGLT2 抑制剂可增加心肌成纤维细胞 AMPK 的磷酸化，使 NHE1mRNA 表达减弱[51]。

13.2.5.3　延缓心脏重构

心室重构是长期预后的重要决定因素。不良的心室重构发生在几个层面，包括解剖、代谢和神经激素重构。解剖重构的特征是左心室扩张、肥大和几何重构（心脏形态变得更近似于球形）。左心室重构的缓解与左心室功能的改善并行。如果心室重构可以被延迟，则心力衰竭的进程可以从根本上延迟[52]。尤尼斯（Younis）等在糖尿病高血压大鼠中的研究显示，与对照组相比，SGLT2 抑制剂显著减少了左心室（LV）质量[53]。在不伴有糖尿病的射血分数保留的心力衰竭模型中，达格列净治疗 9 周后，检测到心脏结构重塑参数的显著降低[54]。研究还表明，在伴稳定型冠心病的 T2DM 患者中，SGLT2 抑制剂治疗 6 个月后，观察到左心室重量的降低[55]。网络荟萃分析也显示，与安慰剂相比，SGLT2 抑制剂可降低左心室舒张末期内径（LVEDD）和 E/E′。这些结果表明，SGLT2 抑制剂可以改善心室重构并改善左心室舒张功能[52]。

尽管目前 SGLT2 抑制剂在延缓心脏重塑中的确切机制暂未明确，但现有数据表明可能有如下机制：①SGLT2 抑制剂可改善全身代谢，降低血压和体重，因此可以缓解与导致心室重构密切相关的代谢和血流动力学危险因素。SGLT2 抑制剂可降低血容量和血压，从而减轻心脏前后负荷。而前后负荷的降低可促进心室内压力的缓解，从而改善心脏结构[56,57]。②心肌能量代谢的紊乱会加重心肌损害并导致心脏重塑，SGLT2 抑制剂可改善心脏的能量代谢，增加心肌 ATP 含量，可能对心室结构和功能改善有一定作用[58]。③使用 SGLT2 抑制剂可降低体内总钠含量，并且对交感神经系统及肾素-血管紧张素系统有一定的抑制作用。此外，对心肌细胞 NHE 的直接作用可降低胞质钠钙负荷，这些都支持 SGLT2 抑制剂对心室重构的改善作用[59]。

13.3　肾脏能量代谢在糖尿病肾病发病机制中的作用

越来越多的研究聚焦肾脏能量代谢在 DN 发病机制中的作用，目前主要有以下两大假说[60]。

13.3.1　以肾小管为中心的糖尿病肾病发病机制

腺嘌呤核苷酸包括 ATP 是管球反馈的代谢调节因子，ATP 的生成和利用由近端肾小管通过肾血流量、氧供应及代谢物的再吸收和消耗而达到平衡，形成一种协同循环。这种平衡被认为是糖尿病中维持肾脏功能的关键因素。该假说认为肾小管损伤是 DN 发生的前提，肾小管间质纤维化是 DN 进展至 ESRD 的关键因素之一[61]。

13.3.2　以线粒体为中心的糖尿病肾病发病机制

以肾小管为中心的 DN 发病机制挑战了传统的观点，即 DN 是微血管并发症。从线粒体为中心看 DN 的发生，或者至少集中在维持肾脏能量代谢方面，是比较全面且适用于其他糖尿病并发症的。

随着糖尿病肾脏损害的进展，近端小管、内皮细胞和足细胞的线粒体膜电位降低，这些作用类似于肾线粒体功能失调的其他疾病如范科尼（Fanconi）综合征、利氏（Leigh）病和局灶性节段性肾小球硬化症[62,63]，活性氧（ROS）的生成超过局部抗氧化能力的水平是 DN 患者线粒体功能障碍的生物标志。研究提示肾线粒体超氧化物的产生降低了糖尿病患者的线粒体生物合成和葡萄糖氧化。然而,抗氧化剂在 DN 和其他糖尿病并发症临床研究的结果是令人失望的[60]。

此外,T2DM 患者的肾脏线粒体能量代谢底物的转变也与 DN 的发生、发展存在一定关联,但有待进一步明确。

(1) 肾小球燃料底物从葡萄糖向脂肪酸转变

在肾小球中通过线粒体,葡萄糖氧化是 ATP 的常见生成途径。T2DM 患者肾脏过度依赖游离脂肪酸作为能量生成的底物,这与 DN 的细胞损伤密切相关。一项长期糖尿病患者(>50岁)的研究证明维持葡萄糖氧化以防止足细胞和肾小球损伤的重要性[64]。但另一方面,药理学和遗传学研究降低肾脂质在足细胞的堆积具有肾脏保护作用。因此,增加脂肪酸暴露对 DN 的致病性或是保护性存在对立性的观点。

(2) 肾小管燃料底物从脂肪酸向葡萄糖无氧代谢转变

T2DM 患者近端肾小管对钠和葡萄糖重吸收增加导致耗氧量增加。在低氧状态下,近端肾小管利用糖酵解来满足脂肪的需求而不是通过氧化 FFA,这解释了 DN 中糖酵解异常增加。然而,肾小管能量代谢底物的这种转变与 DN 的关系还需进一步研究。SGLT2 抑制剂的肾脏保护作用是否与肾能量代谢、线粒体保护有关也有待进一步阐明[60]。

13.4 以肾脏能量代谢为靶点的在研药物

抗氧化剂是用于靶向肾脏线粒体功能障碍最古老的一类药物[60]。尽管这些药物有一定的潜力,但用于糖尿病并发症治疗的临床试验结果总体令人失望。因为药物吸收转运的问题或是疗效不佳目前尚不清楚。鉴于肾脏在 DN 时的高灌注,抗氧化剂的运送不足似乎不太可能。更可能的解释是复合物无法进入线粒体亲脂性环境以达到疗效或线粒体靶点选择错误。另一种观点是在疾病过程的早期抗氧化剂可能抑制正常的线粒体对低水平氧化应激的应答,阻断细胞保护作用。

13.4.1 辅酶 Q10

辅酶 Q10(泛醌)是线粒体呼吸链的一种成分,具有抗氧化性能。辅酶 Q10 具有肾脏保护作用,并可在 DN 中防止线粒体功能的损害。啮齿动物模型的形态学研究提示,肾保护是由于辅酶 Q10 作为电子受体和/或转运体发挥作用,导致 ROS 的清除本身或更有效的线粒体 ATP 生成。辅酶 Q10 已进入线粒体紊乱和帕金森病的Ⅲ期临床试验,但到目前为止,还没有显著获益的报道。

13.4.2 米托醌

米托醌(MitoQ)是辅酶 Q10 280 的衍生物加上一个带正电荷的亲脂阳离子,增加线粒体摄取量。目前正在测试中的临床试验包括帕金森病和慢性肾脏病。在小鼠遗传性糖尿病模型中,米托醌可预防 DN;米托醌还改善了实验性 T2DM 患者中的肾小管损伤。这个探索还没有在 DN 患者中进行研究。

13.4.3 依拉米普利

依拉米普利(MTP-131)是一种阳离子肽,在糖尿病急性肾损伤(AKI)和肥胖模型中,对肾功能和纤维化具有有益抗氧化作用。类似米托醌,依拉米普利被动向线粒体扩散,因此很可能达到治疗靶点。依拉米普利可以通过与体内的心磷脂结合而起作用,提高线粒体膜氧化磷酸化(OXPHOS),因此可以作为抗氧化剂。依拉米普利治疗线粒体肌病目前在Ⅰ~Ⅱ期临床试验中。

13.4.4 KH-176

KH-176 也被认为具有抗氧化特性,可最大限度地增加 OXPHOS 复合物Ⅰ、Ⅳ和柠檬酸合成酶的最大效率。这个化合物已成功完成药代动力学研究和Ⅰ期临床试验。KH-176 已在 KHENERGY 临床试验中进一步验证了对线粒体疾病的疗效。

13.4.5 外源性左旋肉碱及其衍生物

乙酰半胱氨酸可以激活肉碱-棕榈酰转移酶系统,能增加线粒体摄取和氧化胞质脂肪酰辅酶 A。在葡萄糖不耐受的个体中也会增加胰岛素敏感性。临床前 DN 模型中,左旋肉碱的作用对足细胞获益有限,包括上调足细胞素(podocin),促进肾素和葡萄糖摄取增加,但没有影响足细胞健康,可能是因为其短暂的半衰期。针对 T2DM 的Ⅱ期和Ⅲ期临床研究正在进行中。

13.4.6 促进线粒体生物发生的药物

促进线粒体生物发生是一种 DN 的替代治疗策略。例如,苯扎贝特和非诺贝特,它们被广泛用于治疗糖尿病中的血脂异常,两者以过氧化物酶体增殖物激活受体 α(PPARα)为靶点,而 PPARα 与 PPAR-γ 共激活因子 1α(PGC1α)协同作用则能促进线粒体生物合成。上述作用最初被认为是通过增加线粒体脂肪酸氧化而提高脂质的作用,对有心血管病风险的个体和血脂异常(包括那些 DN)的个体有效。后续研究结果发现它们也能诱导线粒体生物发生,增加线粒体数量,导致脂肪酸氧化增加,改善血脂异常。然而非诺贝特影响 DN 患者心血管结局的临床研究结果令人失望,非诺贝特并未体现出优于 RAS 阻断剂的效果。

苯扎贝特还可激活其他 PPAR 亚型(包括 PPARβ/δ 和 PPARγ)。类似非诺贝特,苯扎贝特增加线粒体脂肪酸氧化与生物发生。苯扎贝特用于治疗线粒体疾病和伯基特(Burkitt)淋巴瘤正在进行第二阶段临床试验。

另一种增强线粒体功能的方法是增加谷胱甘肽的活性或合成,是抗氧化防御的重要组成部分。在线粒体和细胞质中,维生素 E 衍生物 EPI-7433 促进谷胱甘肽的生物合成。这种药物已用于某些线粒体疾病(如 Leber 遗传性视神经病变等)的治疗,获得了成功,Ⅱ 期临床试验正在开展。另一种药物 RP-103,可以增加细胞半胱氨酸的供应,有助于谷胱甘肽的合成。该药物正开展儿童遗传性线粒体疾病(如 Leigh 病)的 Ⅱ~Ⅲ 期临床试验,也可始用于膀胱炎的治疗。

13.4.7 免疫抑制剂环孢素 A

环孢素(CsA)因其肾毒性和钙依赖性途径的非靶向效应而在 DN 中的应用受限。CsA 的非免疫抑制类似物阿利斯波里韦(alisporivir, Debio 025)则没有这些不良反应。Debio 025 选择性抑制环亲素 D325,在肌营养不良模型中可预防线粒体功能障碍,但在 DN 模型中未得到证实。到目前为止,Debio 025 已开展了慢性肝炎的 Ⅱ~Ⅲ 期临床试验。Debio 025 在 ESRD 患者中的安全性和耐受性还有待于 Ⅰ 期临床试验评估。

13.4.8 姜黄素

姜黄素被认为是一种抗氧化剂,并对 DN 发生有关的各种途径产生影响,包括 NLRP3 炎症小体、血管紧张素转换酶和 NRF2。在 DN 的实验模型中,姜黄素治疗可轻度改善肾功能。然而,一项初步研究表明,姜黄素治疗 8 周对蛋白尿、GFR 和血脂异常的影响微乎其微。姜黄素现已进入 Ⅲ 期 Leber 遗传性视神经病变治疗的临床试验。

13.4.9 膳食补充剂白藜芦醇和烟酰胺核糖

有学者认为白藜芦醇可增加 PGC1α 与 hSIRT1 活化。然而,对这个观点尚有争议,因为研究表明白藜芦醇或 hSIRT1 脱乙酰酶对骨骼肌线粒体生物发生并无作用。迄今为止,白藜芦醇在代谢性疾病临床试验中的疗效令人失望。相反,烟酰胺核糖,一种维生素 B_3 的衍生物,是活加因子烟酰胺腺嘌呤二核苷酸(NAD^+)的前体底物,能持续改善线粒体功能,增加健康志愿者体内的 NAD^+ 浓度。其是否可用于 DN 的辅助治疗还有待进一步研究。

(文 晖 林善锬)

参考文献

1. MEYER C, STUMVOLL M, NADKARNI V, et al. Abnormal renal and hepatic glucose metabolism in type 2 diabetes mellitus[J]. J Clin Invest, 1998, 102(3):619-24.
2. GERICH J E. Physiology of glucose homeostasis[J]. Diabetes Obes Metab, 2000, 2(6):345-350.
3. LANDAU B R, WAHREN J, CHANDRAMOULI V, et al. Contributions of gluconeogenesis to glucose production in the fasted state[J]. J Clin Invest, 1996, 98(2):378-385.
4. STUMVOLL M, MEYER C, MITRAKOU A, et al. Renal glucose production and utilization: new aspects in humans[J]. Diabetologia, 1997, 40(7):749-757.
5. GERICH J E. Role of the kidney in normal glucose homeostasis and in the hyperglycaemia of diabetes mellitus: therapeutic implications[J]. Diabet Med, 2010, 27(2):136-142.
6. STUMVOLL M, CHINTALAPUDI U, PERRIELLO G, et al. Uptake and release of glucose by the human kidney. Postabsorptive rates and responses to epinephrine[J]. J Clin Invest, 1995, 96(5):2528-253.
7. GERICH J E. Physiology of glucose homeostasis[J].

8. MEYER C, DOSTOU J M, WELLE S L, et al. Role of human liver, kidney, and skeletal muscle in postprandial glucose homeostasis [J]. Am J Physiol Endocrinol Metab, 2002, 282(2):E419-E427.

9. MEYER C, STUMVOLL M, NADKARNI V, et al. Abnormal renal and hepatic glucose metabolism in type 2 diabetes mellitus [J]. J Clin Invest, 1998, 102 (3): 619-624.

10. GERICH J E. Physiology of glucose homeostasis [J]. Diabetes Obes Metab, 2000, 2(6):345-350.

11. MEYER C, DOSTOU J M, WELLE S L, et al. Role of human liver, kidney, and skeletal muscle in postprandial glucose homeostasis [J]. Am J Physiol Endocrinol Metab, 2002, 282(2):E419-E427.

12. MEYER C, WOERLE H J, DOSTOU J M, et al. Abnormal renal, hepatic, and muscle glucose metabolism following glucose ingestion in type 2 diabetes [J]. Am J Physiol Endocrinol Metab, 2004, 287(6):E1049-E1056.

13. DEFRONZO R A. Banting Lecture. From the triumvirate to the ominous octet:a new paradigm for the treatment of type 2 diabetes mellitus [J]. Diabetes, 2009, 58(4):773-795.

14. 陈榕,邹大进. 重新审视 2 型糖尿病的生理病理机制：肾脏的作用不容忽视 [J]. 中华糖尿病杂志, 2016, 8(8): 505-507.

15. MOGENSEN C E. Maximum tubular reabsorption capacity for glucose and renal hemodynamcis during rapid hypertonic glucose infusion in normal and diabetic subjects [J]. Scand J Clin Lab Invest, 1971, 28(1): 101-109.

16. WRIGHT E M, HIRAYAMA B A, LOO D F. Active sugar transport in health and disease [J]. J Intern Med, 2007, 261(1):32-43.

17. BONNER C, KERR-CONTE J, GMYR V, et al. Inhibition of the glucose transporter SGLT2 with dapagliflozin in pancreatic alpha cells triggers glucagon secretion [J]. Nat Med, 2015, 21(5):512-517.

18. BROWN G K. Glucose transporters:structure, function and consequences of deficiency [J]. J Inherit Metab Dis, 2000, 23(3):237-246.

19. WRIGHT E M. Renal Na^+-glucose cotransporters [J]. Am J Physiol Renal Physiol, 2001, 280(1):F10-F18.

20. HEDIGER M A, RHOADS D B. Molecular physiology of sodiumglucose cotransporters [J]. Physiol Rev, 1994, 74(4):993-1026.

21. RAHMOUNE H, THOMPSON P W, WARD J M, et al. Glucose transporters in human renal proximal tubular cells isolated from the urine of patients with non-insulin-dependent diabetes [J]. Diabetes, 2005, 54(12):3427-3434.

22. WRIGHT E M, HIRAYAMA B A, LOO D F, et al. Active sugar transport in health and disease [J]. J Intern Med, 2007, 261(1):32-43.

23. TIWARI S, RIAZI S, ECELBARGER C A. Insulin's impact on renal sodium transport and blood pressure in health, obesity, and diabetes [J]. Am J Physiol Renal Physiol, 2007, 293(4):F974-F984.

24. STUMVOLL M, MEYER C, MITRAKOU A, et al. Renal glucose production and utilization:new aspects in humans [J]. Diabetologia, 1997, 40(7):749-757.

25. ABDUL-GHANI M, DEL P S, CHILTON R, et al. SGLT2 inhibitors and cardiovascular risk: Lessons learned from the EMPA-REG OUTCOME Study [J]. Diabetes Care, 2016, 29(5):717-725.

26. TIKKANEN I, NARKO K, ZELLER C, et al. Empagliflozin reduces blood pressure in patients with type 2 diabetes and hypertension [J]. Diabetes Care, 2015, 38(3):420-428.

27. WAYNE H-H SHEU. Lowering the risk of gout: another benefits from use of SGLT-2 inhibitors [J]. J Diabetes Invest, 2020, 3(19):1115-1116.

28. 《改善心血管和肾脏结局的新型抗高血糖药物临床应用中国专家建议》工作组. 改善心血管和肾脏结局的新型抗高血糖药物临床应用中国专家建议 [J]. 中国循环杂志, 2020, 35(3):231-238.

29. ZINMAN B, WANNER C, LACHIN J M, et al. Empagliflozin, Cardiovascular Outcomes, and Mortality in Type 2 Diabetes [J]. N Engl J Med, 2016, 374(11): 1094.

30. CHRISTOPH W, SILVIO E I, JOHN M, et al. Empagliflozin and progression of kidney disease in type 2 diabetes [J]. N Engl J Med, 2016, 375(4):323-334.

31. NEAL B, PERKOVIC V, MAHAFFEY K W, et al. Canagliflozin and Cardiovascular and Renal Events in Type 2 Diabetes [J]. N Engl J Med, 2017, 377(7):644-657.

32. WIVIOTT S D, RAZ I, BONACA M P, et al. Dapagliflozin and Cardiovascular Outcomes in Type 2 Diabetes [J]. N Engl J Med, 2019, 380(4):347-357.

33. MOSENZON O, WIVIOTT S D, CAHN A, et al. Effects of dapagliflozin on development and progression of kidney disease in patients with type 2 diabetes:an analysis from the DECLARE-TIMI 58 randomised trial

[J]. Lancet Diabetes Endocrinol, 2019, 7(8):606-617.

34. MCMURRAY J J V, SOLOMON S D, INZUCCHI S E, et al. Dapagliflozin in patients with heart failure and reduced ejection fraction[J]. N Engl J Med, 2019, 381(21):1995-2008.

35. PERKOVIC V, JARDINE M J, NEAL B, et al. Canagliflozin and renal outcomes in type 2 diabetes and nephropathy[J]. N Engl J Med, 2019, 380(24):2295-2306.

36. HEERSPINK H J L, STEFANSSON B V, CHERTOW G M, et al. Rationale and protocol of the dapagliflozin and prevention of adverse outcomes in chronic kidney disease (DAPA-CKD) randomized controlled trial[J]. Nephrol Dial Transplant, 2020, 35(2):274-282.

37. SANO M, TAKEI M, SHIRAISHI, et al. Increased Hematocrit During Sodium-Glucose Cotransporter 2 Inhibitor Therapy Indicates Recovery of Tubulointerstitial Function in Diabetic Kidneys[J]. J Clin Med Res, 2016, 8(12):844-847.

38. DELANAYE P, SCHEEN A J. Preventing and treating kidney disease in patients with type 2 Diabetes[J]. Expert Opin Pharmacother, 2019, 20(3):277-294.

39. SANO M, TAKEI M, SHIRAISHI Y, et al. Increased hematocrit during sodium-glucose cotransporter 2 inhibitor therapy indicates recovery of tubulointerstitial function in diabetic kidneys[J]. J Clin Med Res, 2016, 8(12):844-847.

40. BARUTTA F, BERNARDI S, GARGIULO G, et al. SGLT2 inhibition to address the unmet needs in diabetic nephropathy[J]. Diabetes Metab Res Rev, 2019, 35(7):e3171.

41. FIORETTO P, AVOGARO A. Dapagliflozin: potential beneficial effects in the prevention and treatment of renal and cardiovascular complications in patients with type 2 diabetes[J]. Expert Opin Pharmacother, 2017, 18(5):517-527.

42. CASSIS P, LOCATELLIM, CERULLO D, et al. SGLT2 inhibitor dapagliflozin limits podocyte damage in proteinuric nondiabetic nephropathy[J]. JCI Insight, 2018, 3(15):e98720.

43. SHIN S J, CHUNG S, KIM S J, et al. Effect of sodium-glucose co-transporter 2 inhibitor, dapagliflozin, on renal renin angiotensin system in an animal model of type 2 diabetes[J]. PLoS One, 2016, 11(11):e0165703.

44. BARUTTA F, BERNARDI S, GARGIULO G, et al. SGLT2 inhibition to address the unmet needs in diabetic nephropathy[J]. Diabetes Metab Res Rev, 2019, 35(7):e3171.

45. VERMA S, MCMURRAY J J V. SGLT2 inhibitors and mechanisms of cardiovascular benefit: a state-of-the-art review[J]. Diabetologia, 2018, 61(10):2108-2117.

46. GARCIA-ROPERO A, SANTOS-GALLEGO C G, ZAFAR M U, et al. Metabolism of the Failing Heart and the Impact of SGLT2 Inhibitors[J]. Expert Opin Drug Metab Toxicol, 2019, 15(4):275-285.

47. FERRANNINI E, MARK M, MAYOUX E. CV Protection in the EMPA-REG OUTCOME Trial: A "Thrifty Substrate" Hypothesis[J]. Diabetes Care, 2016, 39(7):1108-1114.

48. LEE T M, CHANG N C, LIN S Z, et al. Dapagliflozin, a selective SGLT2 Inhibitor, attenuated cardiac fibrosis by regulating the macrophage polarization via STAT3 signaling in infarcted rat hearts[J]. Free Radic Biol Med, 2017, 104:298-310.

49. PACKER M. Do sodium-glucose co-transporter-2 inhibitors prevent heart failure with a preserved ejection fraction by counterbalancing the effects of leptin? A novel hypothesis[J]. Diabetes Obes Metab, 2018, 20(6):1361-1366.

50. MANCINI S J, BOYD D, KATWAN O J, et al. Canagliflozin inhibits interleukin-1β-stimulated cytokine and chemokine secretion in vascular endothelial cells by AMP-activated proteinkinase-dependent and -independent mechanisms[J]. Sci Rep, 2018, 8(1):5276.

51. YE Y, JIA X, BAJAJ M, et al. Dapagliflozin Attenuates Na^+/H^+ exchanger-1 in cardiofibroblasts via AMPK activation[J]. Cardiovasc Drugs Ther, 2018, 32(6):553-558.

52. ZHANG D P, XU L, WANG L P, et al. Effects of antidiabetic drugs on left ventricular function/dysfunction: a systematic review and network meta-analysis[J]. Cardiovasc Diabetol, 2020, 19(1):10.

53. YOUNIS F, LEOR J, ABASSI Z, et al. Beneficial effect of the SGLT2 inhibitor empagliflozin on glucose homeostasis and cardiovascular parameters in the cohen rosenthal diabetic hypertensive (CRDH) Rat[J]. J Cardiovasc Pharmacol Ther, 2018, 23(4):358-371.

54. ZHANG N, FENG B, MA X, et al. Dapagliflozin improves left ventricular remodeling and aorta sympathetic tone in a pig model of heart failure with preserved ejection fraction[J]. Cardiovasc Diabetol, 2019, 18(7):107.

55. VERMA S, MAZER C D, YAN A T, et al. Effect of empagliflozin on left ventricular mass in patients with

type 2 diabetes mellitus and coronary artery disease: the EMPA-HEART cardioLink-6 randomized clinical Trial [J]. Circulation, 2019, 140(21): 1693 - 1702.

56. LINDHOLM L H, IBSEN H, DAHLOF B, et al. Cardiovascular morbidity and mortality in patients with diabetes in the Losartan intervention for endpoint reduction in hypertension study [LIFE]: a randomised trial against atenolol[J]. Lancet, 2002, 359 (9311): 1004 - 1010.

57. DEVEREUX R B, ROMAN M J. Left ventricular hypertrophy in hypertension: stimuli, patterns, and consequences[J]. Hypertens Res, 1999, 22(1): 1 - 9.

58. SANTOS-GALLEGO C G, REQUENA-IBANEZ J A, SAN A R, et al. Empagliflozin ameliorates adverse left ventricular remodeling in nondiabetic heart failure by enhancing myocardial energetics[J]. J Am Coll Cardiol, 2019, 73(15): 1931 - 1944.

59. LEE H C, SHIOU Y L, JHUO S J, et al. The sodium-glucose co-transporter 2 inhibitor empagliflozin attenuates cardiac fibrosis and improves ventricular hemodynamics in hypertensive heart failure rats[J]. Cardiovasc Diabetol, 2019, 18(1): 45.

60. FORBES J M, THORBURN D R. Mitochondrial dysfunction in diabetic kidney disease [J]. Nat Rev Nephrol, 2018, 14(5): 291 - 312.

61. GILBERT R E. Proximal tubulopathy: prime mover and key therapeutic target in diabetic kidney disease [J]. Diabetes, 2017, 66(4): 791 - 800.

62. FORBES J M, KE B X, NGUYEN T V, et al. Deficiency in mitochondrial complex I activity due to Ndufs6 gene trap insertion induces renal disease [J]. Antioxid Redox Signal, 2013, 19(4): 331 - 343.

63. HALL A M, UNWIN R J. The not so 'mighty chondrion': emergence of renal diseases due to mitochondrial dysfunction[J]. Nephron Physiol, 2007, 105(1): 1 - 10.

64. QI W, KEENAN H A, LI Q, et al. Pyruvate kinase M2 activation may protect against the progression of diabetic glomerular pathology and mitochondrial dysfunction[J]. Nat Med, 2017, 23(6): 753 - 762.

14 妊娠与肾脏病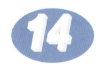

- 14.1 慢性肾脏病患者的生殖
  - 14.1.1 慢性肾脏病影响生育的机制
  - 14.1.2 透析与生育
  - 14.1.3 环磷酰胺与生育
  - 14.1.4 避孕
- 14.2 妊娠与肾脏生理
  - 14.2.1 肾血流量
  - 14.2.2 妊娠期肾小球滤过率的测定
  - 14.2.3 肾小管改变
  - 14.2.4 内分泌和全身变化
- 14.3 慢性肾脏病患者的妊娠
- 14.4 终末期肾病患者的妊娠
  - 14.4.1 终末期肾病患者妊娠的发生率
  - 14.4.2 终末期肾病患者妊娠结局分析
- 14.5 慢性肾脏病患者妊娠的治疗管理
  - 14.5.1 高血压
  - 14.5.2 免疫抑制剂
  - 14.5.3 贫血
  - 14.5.4 维生素 D 缺乏症
  - 14.5.5 其他药物

14.1 慢性肾脏病患者的生殖

性功能障碍，是一个用于描述性活动期间遇到任何问题的术语，包括性欲下降、性唤醒困难、性交困难和性高潮障碍。一项包含 21 例女性透析前患者的研究报道，81% 患有性功能障碍[1]。慢性肾脏病(CKD)患者性功能障碍的病因可能是多重的，包括生物因素和心理因素。尽管抑郁症可能是性功能障碍的原因和后果，但 CKD、性功能障碍、生育和感知的怀孕风险之间复杂的相互作用仍然知之甚少。

14.1.1 慢性肾脏病影响生育的机制

在患有 CKD 的妇女中，随着肾小球滤过率(GFR)的下降，月经过少逐渐进展为闭经。然而，由于缺乏相关数据，对生殖健康产生影响的 GFR 阈值仍然是未知的。在一项纳入 76 例平均年龄 55 岁的女性透析患者队列中，仅有 42% 的患者有规律的月经周期，而在开始透析之前，这一比例为 75%[2]。另一项队列研究表明，在透析时，37%~59% 的女性存在闭经[3]。虽然肾功能障碍的程度与 CKD 对月经和生育力的影响呈正相关，但具体的机制仍不清楚。有研究表明，CKD 各阶段对下丘脑-垂体-卵巢轴(图 14-1)的影响是可逆的，肾移植后促性腺激素[包括黄体生成素(LH)和卵泡刺激素(FSH)]、催乳素和雌激素水平就能恢复正常。

LH 和 FSH 由垂体前叶产生，可协同调节性腺功能，包括性类固醇的产生和配子的生成(图 14-1C)。LH 水平在月经周期的中期呈点激增，这是由雌激素对下丘脑和垂体的正反馈所致，也是排卵的原因。黄体酮在受孕后由黄体和后来的胎盘释放以维持子宫内膜并阻止月经产生。催乳素在怀孕和哺乳期间由垂体前叶分泌，刺激乳房发育和乳汁产生，并在哺乳期抑制排卵。

尽管接受透析的女性 LH 水平总体上高于正常

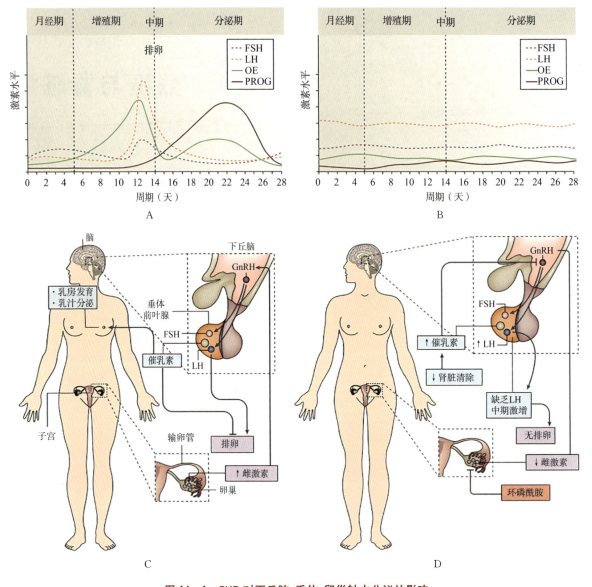

图 14-1　CKD 对下丘脑-垂体-卵巢轴内分泌的影响

A. 在月经周期的中期(卵泡晚期),高水平的雌激素(OE)正反馈作用于垂体,使其对来自下丘脑的促性腺激素释放激素(GnRH)更为敏感。结果使黄体生成素(LH)在月经中期出现激增,刺激排卵。排卵后,黄体分泌黄体酮(PROG),其作用是使子宫内膜为受精卵着床做准备。如果植入没有发生,PROG 水平下降,月经随之而来。

B. CKD 月经周期期间的假设性激素谱。CKD 患者血清 LH 水平升高,但在月经周期的卵泡晚期没有 LH 峰意味着不会发生排卵。没有排卵和黄体的发育,PROG 水平不会上升。OE 水平在整个周期内都处于低水平。

C. 垂体前叶在下丘脑的控制下分泌卵泡刺激素(FSH)、LH 和催乳素。FSH 和 LH 协同作用调节性腺功能,包括性类固醇的产生和卵巢中的配子发生。在月经周期的中点,积极的 OE 反馈导致 LH 激增,从而触发排卵。只有在孕期和哺乳期,当催乳素刺激乳房发育和泌乳,同时抑制排卵时,催乳素的产量才会增加。

D. CKD 中低 OE 水平负反馈调控下丘脑-垂体轴。没有 LH 峰会导致无排卵。泌乳素肾脏清除障碍,抑制下丘脑 GnRH 的分泌,同时抑制排卵。环磷酰胺具有性腺毒性,可引起年龄和剂量依赖性的卵巢早衰。发生这些变化的 CKD 水平仍然未知。

对照组,但透析女性的 LH 水平并不像健康人那样波动(图 14-1A、B)。肾功能不全时下丘脑和垂体的异常反馈导致雌激素和 LH 均无排卵前激增,从而导致排卵失败。然而,目前尚不清楚导致此异常确切的 CKD 阶段和/或严重程度(图 14-1D)。此外,透析女性泌乳素经肾脏的清除降低,导致催乳素分泌减少,这些因素也造成排卵抑制。

14.1.2 透析与生育

与标准透析(每周3次)相比,每日血液透析与提高患者生存率、减少心血管相关住院率、改善血压和提高生活质量有关。透析对生育能力的影响还不清楚。一项包含7例女性的研究表明,每周透析时间从16.5 h增加到28.5 h与2/3的22岁以下闭经女性月经恢复有关[4]。增加透析量(从每周12 h增加至36 h)已成为一种提高终末期肾病(ESRD)妇女生育能力的有效手段,可以使受孕率达到15.6%[5,6]。然而,接受强化血液透析的女性下丘脑-垂体-卵巢轴的功能评估尚未进行。

14.1.3 环磷酰胺与生育

烷化剂——环磷酰胺是治疗快速进展性肾小球疾病的常用免疫抑制剂。然而,环磷酰胺的不良反应不容忽视,包括对男性和女性的剂量依赖性性腺毒性,导致少精子症、闭经和卵巢衰竭等。这种毒性在女性中很有可能是不可逆的。此外,开始治疗时年龄较大的患者环磷酰胺所致卵巢衰竭的风险会增加。

因此,所有接受环磷酰胺治疗的育龄期女性都应考虑保留生育能力。在环磷酰胺治疗开始之前可进行卵母细胞或胚胎的冷冻保存。尽管自然周期的卵母细胞回收和卵巢组织的冷冻保存否定了卵巢刺激的必要性,但CKD女性的长期生育结局仍不清楚。也有研究者在环磷酰胺治疗期间应用LH释放激素(LHRH)类似物,通过抑制卵巢功能来保持生育能力。LHRH类似物作用的可能机制包括保护性抑制下丘脑-垂体-卵巢轴和(或)减少卵巢血流量,使暴露于体循环环磷酰胺下的卵巢尽可能少地受到影响。一项对20例接受环磷酰胺治疗的LN女性患者的研究显示,与年龄和环磷酰胺剂量匹配的对照组相比,接受LHRH类似物治疗的患者卵巢早衰的发生率降低了30%[7]。荟萃分析表明,LHRH类似物对预防环磷酰胺所致卵巢功能衰竭是安全有效的[8,9]。

14.1.4 避孕

一方面CKD与生育率降低有关,另一方面CKD患者意外怀孕(即使没有合并症)也会增加产科并发症的风险,这种风险的增加可以发生在CKD所有阶段和肾移植受者中。遗憾的是,很少有肾科医生与患者讨论生育问题和避孕问题。因此,为患有慢性肾病女性提供避孕咨询,CKD女性患者进行安全有效的避孕应引起足够的重视和关注。

对于CKD女性患者而言,并非所有的避孕措施都安全有效。目前,只有含有黄体酮的避孕药、宫内节育器(IUD)或皮下植入物等方式可以安全地用于CKD女性患者。合成孕激素不同,其抑制排卵的能力也不尽相同。一项研究表明,去甲脱氢孕酮对排卵有持续的抑制作用,这种抑制作用即使在延迟给药12 h后仍持续存在。因此,与其他孕激素相比,这种制剂可能具有更好的效果。孕激素需要每日在3 h的时间内重复给药。宫内节育器(曼月乐,mirena)和真皮下植入物(依托孕烯植埋剂,nexplanon),以及仅含黄体酮的长效可逆避孕药物,分别可以提供5年和3年的有效避孕。此外,这些避孕药不依赖于日常依从性,其典型使用失败率与绝育手术的失败率相当(表14-1)。

表14-1 慢性肾脏病妇女的避孕选择

避孕方法	完美使用失败率(%)	典型用途失败率(%)
安全有效方法		
仅黄体酮药	0.3	9
孕激素宫内节育器	0.2	0.2
仅孕激素的皮下植入物	0.05	0.05
女性绝育	0.5	0.5
非安全/有效方法		
含雌激素的方法(药丸、贴片或戒指)	0.3	9
男用避孕套	2	18
女用避孕套	5	21
无措施	85	85

应用免疫抑制的女性患者使用宫内节育器在理论上存在一定的顾虑,因为免疫抑制剂可能由于抑制部分子宫炎症而降低其有效性。然而,子宫环境主要由巨噬细胞构成,而免疫抑制剂主要通过抑制淋巴细胞发挥对免疫性肾病和肾移植的治疗作用,所涉及的途径不同。目前,没有证据表明肾移植后宫内节育器失效率增加。此外,在应用免疫抑制剂的情况下,宫内节育器也未导致盆腔感染的增加。在艾滋病病毒导致的免疫抑制的女性中,没有发现感染并发症与$CD4^+$T细胞数量之间具有相关性[10]。

同样，一项对 11 例肾移植女性和 484 个月黄体酮-宫内节育器使用的回顾性研究，没有发现盆腔感染或意外怀孕的情况[11]。

含雌激素的避孕药包括含雌激素的"联合药丸"、透皮贴片和阴道环。这些都存在增加高血压、静脉血栓栓塞症（VTE）、动脉血栓形成和宫颈癌的风险。这些风险在慢性高血压、凝血功能异常（由于抗磷脂抗体或肾病综合征所致）、血管疾病和/或肿瘤（免疫抑制状态下）的 CKD 女性患者中尤为显著。因此，对于许多 CKD 女性患者来说，含有雌激素的避孕方法可能是禁忌的。避孕套虽能有效地预防艾滋病病毒和其他性传播疾病，但有高达 1/5 的女性避孕失败，因此并非有效、长期避孕的首选。

使用最广泛的紧急避孕药（如左炔诺孕酮）不含雌激素，可以安全地用于 CKD 患者，以防止无保护性交后 72 h 内怀孕。对于药物终止妊娠，米非司酮和米索前列醇联合使用是最常用的。然而，关于 2 种药物在肾损害情况下的应用，仅有有限的数据可参考。米非司酮主要在肝脏代谢，而米索前列醇主要经肾脏排泄。CKD 患者米索前列醇的峰值浓度、半衰期和生物利用度均可能增加，清除率是否降低尚不清楚，建议不调整剂量，但对于妊娠前估算肾小球滤过率（eGFR）<30 mL/(min·1.73 m²)的患者，应考虑增加临床监测。

14.2　妊娠与肾脏生理

妊娠期间肾脏发生的生理变化包括血流动力学、肾小管、内分泌和肾脏结构的改变。

14.2.1　肾血流量

怀孕期间，肾脏的长度增加了 1~1.5 cm，体积增加了 30%。这种生长可归因于血管和间质体积的增加，而不是肾单位数量的变化。血流动力学上，身体经历一种体积扩张和强烈的血管舒张状态，导致平均动脉压中度下降。此外，心输出量急剧增加，峰值至少比基线高 40%。肾血流量增加 50%~85%，同时 GFR 也增加。这种由入球和出球小动脉血管扩张所致的生理性高滤过发生在没有肾小球高血压时，是不同于肾小球损伤和 CKD 相关的病理性高滤过的。因此，在没有 CKD 的情况下，妊娠和多胎与母体肾功能下降无关。右旋糖酐清除模型提示妊娠时肾小球膜孔径生理性增加，这是在静水压力没有变化的情况下发现妊娠性蛋白尿的原因。

14.2.2　妊娠期肾小球滤过率的测定

肾血流量和滤过分数的动态变化导致妊娠期 GFR 增加，这种状况一直持续至分娩；血清肌酐浓度随着生理肾脏对妊娠的适应而下降。肾脏病饮食改良（MDRD）和 CKD 流行病学（CKD-EPI）公式往往低估了 GFR，不能用于妊娠。半胱氨酸蛋白酶抑制剂 C（简称胱抑素 C）因其在肾小球自由过滤，被认为是一种替代 GFR 的测量措施。然而，孕妇血清胱抑素 C 浓度与其他 GFR 指标（包括碘海醇清除率、血清肌酐和 eGFR）不相关。这种关联的失败可能是由于肾小球负电荷增加，从而减少了负离子胱抑素 C 的排泄。因此，对妊娠期肾功能的评估仅限于连续监测血清肌酐水平，这可能导致了对孕前 CKD 严重程度的低估。

妊娠女性 GFR 水平伴随着 RBF 的显著增加比孕早期增加约 50%，GFR 的生理增加导致血清肌酐浓度降低，比正常范围平均降低 35.4~70.7 μmol/L（0.4~0.8 mg/dL）。因此，正常（即非怀孕妇女的水平）的血清肌酐 88.4 μmol/L（1.0 mg/dL）可能表明孕妇已存在肾损害。

14.2.3　肾小管改变

在妊娠期间，会发生一些影响肾小管功能的变化：由于滤过率的增加和肾小管重吸收的减少，尿糖经常呈阳性。尽管钙排泄增加，导致尿液钙浓度过饱和，但同时尿糖、尿蛋白增加可以保护肾脏避免肾结石的形成。此外，妊娠期间尿酸的重吸收减少，肾脏排泄增加，血清尿酸水平下降。相较而言，先兆子痫患者血清尿酸升高，但诊断敏感性不高；如患者有 CKD 病史，则诊断特异性也进一步降低。

14.2.4　内分泌和全身变化

妊娠期间内分泌系统会发生一些变化，这些变化与肾脏激素的合成或肾脏对激素的反应有关。妊娠是一种深度的生理性血管扩张状态，其介质（包括黄体酮、一氧化氮和前列腺素）导致怀孕期间血压降低 0.67~1.33 kPa（5~10 mmHg）。值得注意的是动脉顺应性和静脉容量的增加导致有效血浆容量减少，并导致肾素-血管紧张素-醛固酮系统（RAAS）

兴奋和儿茶酚胺水平的反常性升高。尽管存在高血压,但子痫前期患者的RAAS与正常妊娠患者相比却是受到抑制的,表明子痫前期患者对RAAS的敏感性是增加的,这是由于血管紧张素受体自身抗体的激活和血管生成蛋白[如可溶性fms样酪氨酸激酶1(sFLT1)]增加所致。

升压素是一种抗利尿激素,由垂体后叶释放,刺激肾脏对水的再吸收,以应对渗透压的增加或细胞外液体体积的减少。妊娠期发生的全身动脉血管扩张导致对升压素的非渗透性刺激,有效降低升压素释放的渗透阈值,引起妊娠期的水潴留和血浆渗透压的降低。

14.3 慢性肾脏病患者的妊娠

肾脏是妊娠期高血压疾病的靶点和主要参与者,妊娠期高血压是一个汇集最常见妊娠期疾病的总称,包括:① 孤立性高血压;② 子痫前期(preeclampsia,PE),该疾病中高血压通常与蛋白尿有关,可能与急性和短暂的肾功能减退有关(现在被认为是PE综合征的特征,即使没有蛋白尿);③ HELLP综合征,一种肝酶升高,血小板减少,严重时甚至可危及生命的内皮功能紊乱的疾病。孤立性蛋白尿也可能在妊娠期短暂出现,通常被称为"妊娠性蛋白尿"。蛋白尿可能先于PE,但即使只有蛋白尿存在,也预示着不良妊娠结局的风险,包括胎儿生长受限和早产。肾脏作为靶点和始作俑者在妊娠高血压疾病的发病机制中具有核心作用,肾功能减退可能影响妊娠结局;即使在没有肾功能减退的情况下,肾脏病也会显著增加不良妊娠结局的风险。

尽管对肾功能不全进展的机制和不良妊娠结局的影响因素还不清楚,但众所周知的是,随着CKD分期的进展,尤其是在明显蛋白尿和/或高血压以及糖尿病和狼疮等合并症的情况下,妊娠对母亲和胎儿都更为危险。在CKD早期,肾功能丧失和妊娠相关并发症的可能性都较低,而在CKD晚期会显著增加。在CKD的每个阶段,高血压和蛋白尿都是妊娠相关风险的重要调节因子(表14-2)。

表14-2 影响CKD患者妊娠相关风险的临床特征

临床特点	对妊娠的影响	对产妇健康的影响
CKD分期	早产、剖宫产、小于胎龄儿(SGA)在各阶段(1～5期)增加	增加肾损害、高血压和蛋白尿的风险
免疫性疾病	至少在某些疾病(IgA肾病、系统性红斑狼疮)中,PE风险可能增加;与疾病活动的鉴别诊断可能有些困难	在CKD中,产妇的死亡主要见于在狼疮性肾炎(免疫性疾病)中
糖尿病与糖尿病肾病	与糖尿病相关的畸形风险增加,这与对糖尿病是否进行干预呈正比	与CKD相同
基线高血压	可能与早产或SGA婴儿的高风险有关	肾功能受损的风险可能增加
基线蛋白尿	可能与早产或SGA婴儿的高风险有关	肾功能损害和持续高血压的风险可能增加

来自国外的数据表明,CKD女性妊娠时,母亲和新生儿的结局更差,先兆子痫、早产、小于胎龄儿(small for gestational age infant,SGA)的发生率更高,新生儿重症监护病房(NICU)的入院率和围产期死亡率均高于无CKD的妇女[12,13]。不良结果的绝对发生率在不同的研究中有所不同,受队列规模、GFR的测量、医源性早产及NICU入院阈值的差异影响[14](图14-2)。

CKD患者胎儿的不良结局风险增加,就总体人群而言,早产和低体重儿的发生率在CKD 1期中已有增加趋势,且发生率随着CKD的进展而增加。虽然肾活检在妊娠期具有可操作性,但通常只在妊娠早期可行,因为妊娠后期存在普遍的技术问题及合并先兆子痫的可能性,并且伴发高血压和异常凝血指标均会影响操作的安全性。最近一项包括243例产前和1 236例产后肾活检的39项研究的荟萃分析显示,产前肾活检的并发症明显高于产后(7% vs. 1%;$P=0.001$),但幸运的是,大多数并发症是轻微的,如腰痛和肉眼血尿[15]。可能的话,最好在妊娠前做肾活检。妊娠期肾活检的指征包括肾功能突然恶化和/或新发肾病综合征(如果怀疑有重大小球疾病,诊断将改变治疗)。随着妊娠的进展,妊娠30周

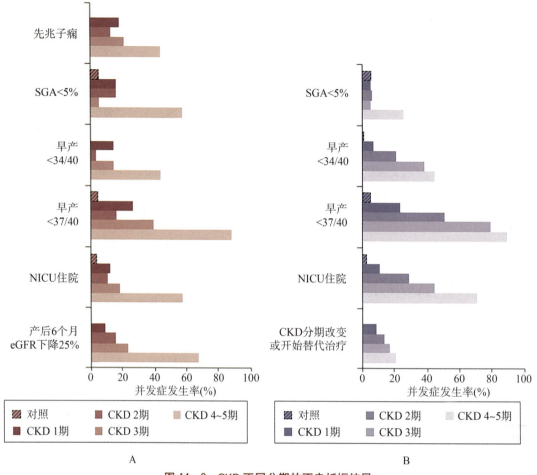

图 14-2　CKD 不同分期的不良妊娠结局

A. 布拉姆汉姆（Bramham）等；B. 皮科利（Piccoli）等。

2 项队列研究表明，肾功能恶化（根据 CKD 阶段评估）与几种妊娠并发症的持续增加相关：早产、先兆子痫、NICU 的入院率、母亲残余肾功能丧失以及 SGA 婴儿。

2 项研究之间不良妊娠结局绝对率的差异可能是由于队列大小、妊娠中 eGFR 的使用以及医源性早产和 NICU 入院的阈值不同所致。此外，在一项研究中，先兆子痫被排除在对照组之外。

后的穿刺风险往往超过获益。

所有 CKD 妊娠女性都应接受预防先兆子痫的治疗，包括产前适当补充维生素，摄入不足者的补充钙，补充低剂量阿司匹林。为了仔细监测胎儿的生长发育和健康状况，需要进行高危产科随访评估，而胎盘多普勒评估可以帮助诊断先兆子痫。

情绪支持对 CKD 妊娠女性非常重要。建议进行产前咨询课程，包括解决对由所需的各种药物而导致的出生缺陷的恐惧、疾病恶化的可能性、不符合社会规范的想法以及对这种情况缺乏控制等心理问题。多学科会诊是解决这些问题和提供急需安慰的有利帮助。

14.4　终末期肾病患者的妊娠

14.4.1　终末期肾病患者妊娠的发生率

随着肾功能损害进展至终末期，年轻女性的生育力逐渐受损，性功能障碍加重，受孕的概率很低。目前尚缺乏晚期 CKD 妇女怀孕率的数据。在接受透析治疗的 ESRD 患者中，由于数据不完整，受孕率难以确定。年龄匹配的肾移植患者和一般人群相比，受孕概率低，仅为 1%～7%。

国外研究报道，随着时间的推移，近年来 ESRD 患者受孕率有所提高，这可能与近几十年促红细胞生成素的广泛使用和更高强度的血液透析方案有关。澳大利亚和新西兰透析和移植登记中心（ANZDATA）公布了1966—2008年透析患者所有妊娠的数据。1976年以前没有受孕报道；1976—1985年，受孕率显著提高到0.54；1986—1995年，受孕率上升到0.67；1996—2008年，受孕率进一步提高到3.3次/(1 000患者·年)。受孕率最高的人群是25～29岁之间的女性[5.61次/(1 000患者·年)]。并且原发病为肾小球肾炎的ESRD女性怀孕率更高，明显高于糖尿病导致的ESRD女性[16]。报道显示，更高强度的夜间血液透析模式可以通过增加尿素氮（BUN）的清除率获得最高的受孕率（15%～20%），意味着强化毒素清除可以提高生育能力[17,18]。

尽管很少有系统的研究报道，但腹膜透析患者的受孕率可能明显低于血液透析患者。美国透析登记处公布了930个透析中心（包括1 699例育龄妇女）的腹膜透析数据，受孕率仅为1.1%[17]。另外，ANZDATA的研究指出，年轻妇女腹膜透析和血液透析的总妊娠率分别为1.06和2.54/(1 000患者·年)[16]。腹膜透析患者受孕率下降除上述激素和功能原因外，还包括受腹腔内大量高渗溶液的影响，这可能干扰卵子从卵巢到输卵管的运输或妨碍受精卵着床。

14.4.2 终末期肾病患者妊娠结局分析

ESRD总体孕产妇和胎儿的结局较差，死亡、严重的高血压、子痫及溶血、肝酶升高和低血小板综合征（HELLP综合征）的发生率高，频繁输血，以及早产、胎儿生长受限、羊水过多和死产的发生率也较高。

（1）血液透析

意大利最近发表的一项研究比较了接受透析或移植的ESRD妇女与普通妇女的妊娠结局。结果提示，透析妇女的婴儿活产率是肾移植妇女的1/10，而后者的婴儿活产率又是一般人群的1/10[19]。幸运的是，与几十年来CKD女性妊娠率的显著上升类似，ESRD妇女妊娠的结局也随着时间的推移得到了改善。

妊娠成功率的升高与BUN和其他溶质的清除率增加直接相关。早期研究发现胎儿死亡率与血清BUN的水平直接相关，一旦BUN＞21.4 mmol/L（60 mg/dL），就没有成功妊娠的记录。美国注册数据显示，在血液透析受孕的妇女婴儿活产率为40.2%，而在透析前受孕的妇女则为73.6%[17]。比利时透析登记中心发现了类似的结局差异，透析患者的婴儿活产率为50%，而透析前受孕者的婴儿活产率为80%[20]。此外，这项研究还发现婴儿的出生体重与母亲透析剂量之间存在明显的相关性。

在没有残余肾功能的情况下，充分透析变得越来越重要。在一项28例接受血液透析的孕妇和18例存活婴儿的观察性研究中发现，孕妇BUN与婴儿出生体重以及胎龄呈显著负相关。BUN＜17.9 mmol/L（49 mg/dL）时，婴儿出生体重≥1 500 g，而BUN＜17.1 mmol/L（48 mg/dL）时，胎龄至少可以达到32周。因此，该研究建议进行充分的强化透析，以保持血尿素氮＜17.1 mmol/L（48 mg/dL）[21]。多伦多妊娠和肾脏病诊所和登记中心（PreKid）2000—2012年21例妊娠妇女与美国透析患者妊娠登记中心1990—2011年71例妊娠的总体活产率分别为85.7%和61.4%，提示加拿大的总体活产率高于美国队列（$P=0.038$）。这一差别在已确诊的ESRD患者中进一步扩大，活产率分别为82%和53%（$P<0.028$）。研究发现加拿大ESRD患者接受透析的时间明显多于美国的患者（43±6小时/周 vs. 17±5小时/周）[18]。此外婴儿的出生体重也随透析时间的增加而有增加的趋势。透析强度与妊娠结局之间存在剂量相关性，每周血液透析时间＜20 h妇女的婴儿活产率为48%，每周血液透析时间在21～36 h妇女的婴儿活产率则增加到73%，而每周透析＞36 h者的婴儿活产率进一步提高到85%（$P=0.027$）。

（2）腹膜透析

虽然腹膜透析患者（尤其是有显著残余肾功能者）理论上完全可以成功妊娠，但与间歇性血液透析的妇女相比，文献报道的病例明显较少。腹膜透析女性妊娠时存在潜在的额外风险，如腹胀不适、导管引流困难和羊水过多等。急性腹膜透析相关性腹膜炎还可导致早产、胎膜早破和死产。国外专家为妊娠晚期腹膜透析的有效管理提供了可行性方案，包括减少交换量、增加交换频率或使用潮气交换来增强毒素清除率和缓解腹部症状[22,23]。

贫血已被证明与透析患者的不良妊娠结局相关。应常规加强筛查，补充足够的铁剂及增加促红细胞生成素刺激剂的剂量。另外，通常需要补充钙和磷酸盐。可以鼓励患者自由饮食，以确保充足的热量和蛋白质摄入。

产科随访应侧重于通过生化指标和评估胎盘形态,以及子宫动脉多普勒对胎盘功能障碍进行风险分层。

恶性高血压可能是由于叠加了先兆子痫或继发于液体过载,区分病因并做相应处理至关重要。高血压原因的诊断应该基于体液状态的临床评估和HELLP综合征的实验室证据。此外,现有证据表明,测定血清血管生成标志物[如sFLT1和胎盘生长因子(PLGF)]的水平,对血流动力学变量(如外周血管阻力)进行非侵入性评估,有助于先兆子痫的诊断,但这些应用尚不广泛[24]。

14.5 慢性肾脏病患者妊娠的治疗管理

14.5.1 高血压

20%～50%的CKD孕妇同时伴有高血压,与肾脏病的严重程度有关。一项纳入75万例妇女的荟萃分析结果显示,慢性高血压与基础疾病叠加可使先兆子痫(RR:7.7;95%CI:5.7～10.1)、早产(RR:2.7;95%CI:1.9～3.6)、低出生体重(RR:2.7;95%CI:1.9～3.8)、NICU入院(RR:3.2;95%CI:2.2～4.4)和围产期死亡(RR:4.2;95%CI:2.7～6.5)的风险增加[25]。在2015年妊娠高血压控制研究(CHIPS)中,987例高血压患者根据舒张压控制情况分为2组,控制严格组[11.3 kPa(85 mmHg)]或控制不严格组[13.3 kPa(100 mmHg)]。与血压控制不严格组[平均18.5/12.0 kPa(139/90 mmHg)]相比,严格的血压控制[平均17.7/11.3 kPa(133/85 mmHg)]可以降低孕产妇高血压带来的不良结局[26]。越来越多的专家一致认为,CKD孕妇的血压应控制在18.7/12.0 kPa(140/90 mmHg)以下[27]。尽管如此,到目前为止还没有针对CKD妊娠妇女慢性高血压的全面研究。因此,目前公布的循证医学数据不足以确定明确的血压控制靶目标。

基于回顾性分析的结果,妊娠期可以安全使用的高血压药物主要集中于相对传统早期的药物类别,包括肾上腺素能受体激动剂拉贝洛尔和甲基多巴,以及钙通道阻滞剂(calcium channel blocker, CCB)。

血管紧张素转换酶抑制剂(ACEI)和血管紧张素受体阻滞剂(ARB)能够通过胎盘。这些药物在妊娠中期和晚期对胎儿是有毒性的,会导致羊水过少和新生儿肾衰竭,妊娠早期就应停用。建议根据性行为时间和月经周期的规律进行妊娠试验,对于月经周期不规律者,每月至少进行一次妊娠试验。

降压药物使用建议如下。

1)甲基多巴 妊娠期一线降压药物,已使用数十年;剂量:500～3 000 mg/d,分2～3次给药;尚未有对子宫胎盘或胎儿血流动力学或胎儿健康不良影响的报道。常见的不良反应包括口干和困倦;应监测转氨酶和溶血指标。

2)拉贝洛尔 妊娠期一线降压药物;剂量:200～2 400 mg/d,分2～3次给药,耐受性良好。与甲基多巴相比,结果或安全性无差异;避免用于哮喘和充血性心力衰竭的患者。

3)硝苯地平 妊娠期常用的降压药物;剂量:30～120 mg/d。缓释制剂无致畸或对子宫胎盘血流不良影响的报道。不良反应包括心悸、头痛、水肿、面部潮红。

4)氢氯噻嗪 二线降压药物;剂量:12.5～25 mg/d。可能对已知盐敏感性高血压的妇女有用。不良反应包括羊水容量减少、电解质异常和高尿酸血症。尚未见羊水容量减少影响胎儿生长的报道。

5)地尔硫䓬 不应作为初始药物;剂量:120～240 mg/d(缓释);可能对蛋白尿的妇女和肥厚型心肌病患者有益。治疗期间应增加胎儿监护。

6)肼屈嗪 无致畸作用,但对子宫胎盘血流量的影响尚不确定;剂量:50～300 mg/d,分2～4次给药。不良反应包括头痛、恶心、潮红和心悸。长期服用可能与多发性神经病和药物引起的系统性红斑狼疮有关。

7)可乐定 安全性数据有限;二线降压药物;剂量:0.1～0.3 mg/d,每8～12 h给药;不良反应包括精神警觉性下降、疲劳、抑郁、口干。

8)ACEI和ARB 妊娠期和孕前期禁用;与胎儿肾脏发育不全、颅骨和肺脏发育不全、羊水过少、胎儿死亡有关。

14.5.2 免疫抑制剂

(1)皮质类固醇

类固醇可以在妊娠期使用,母体剂量的10%泼尼龙可通过胎盘代谢到达胎儿循环。主要的不良反应是增加母体妊娠期糖尿病、高血压、尿路和其他感染以及胎儿早产的风险,建议所有的皮质类固醇都应使用最低的治疗剂量。如果存在其他风险因素(如体重指数高和种族因素等),建议在妊娠28周或更早的时候筛查妊娠期糖尿病。尽管有研究表明,妊娠早期激素暴露与唇裂和腭裂发病率增加之间存在关联,但这一联系在前瞻性病例-对照研究中尚未得到证实,一项超过50 000例激素暴露孕妇的队列研究未提示口腔面部畸形的风险增加[28]。

母乳中泼尼龙的浓度为母体剂量的0.015%～0.074%。在使用皮质类固醇母乳喂养的婴儿中,没有不良反应的报道。有证据表明在妊娠或哺乳期使用皮质类固醇后没有出现新生儿肾上腺抑制的现象[29]。

(2) 硫唑嘌呤

在使用硫唑嘌呤治疗肾脏病、炎症性肠病和结缔组织疾病的女性中进行的研究表明,早产、先天畸形或儿童肿瘤的风险并未增加。目前认为,在整个怀孕期间使用硫唑嘌呤是安全的。

(3) 霉酚酸酯

霉酚酸酯(MMF)具有致畸性,典型的临床表现包括指甲发育不良、手指缩短、膈疝、小耳畸形、小颌畸形、唇腭裂和先天性心脏缺陷,发生率为20%～25%。建议接受MMF治疗的妇女应在怀孕前至少3个月改用非致畸性免疫抑制剂(如硫唑嘌呤或钙调磷酸酶抑制剂)。目前没有关于MMF对于哺乳期影响的数据,故不建议在母乳喂养期间应用。

(4) 钙调磷酸酶抑制剂

钙调磷酸酶抑制剂(如环孢素和他克莫司)虽然不是致畸药,但这2种药物都会导致糖尿病。因此,如果存在其他风险因素,妊娠糖尿病筛查应在妊娠28周或更早进行。

由于妊娠导致的药物蛋白结合率、分布容积和清除率的变化,监测钙调磷酸酶抑制剂的血药浓度十分必要。当浓度不达标时,可能需要更高的剂量。目前的专家共识认为,妊娠期间游离药物浓度可能增高,使用标准检测方法无法准确检测,因此建议孕妇服用最低剂量的孕前他克莫司[30]。在母乳喂养期间使用他克莫司被认为是安全的。母亲服用他克莫司,婴儿在出生时即具有治疗药物的水平,但在随后的母乳喂养和奶粉喂养过程中,这一水平会逐渐下降[31]。有关母乳中环孢素对婴儿影响的数据较少,但未有不良反应的报道。

(5) 羟氯喹

羟氯喹用于妊娠期系统性红斑狼疮患者已超过30年,安全性较好。荟萃分析提示,使用羟氯喹没有增加胎儿先天畸形、早产、死产或低出生体重的风险。尽管羟氯喹可被代谢到母乳中,但测量到的水平是母体剂量的0.25%～2%,没有不良反应的报道。

(6) 环磷酰胺

环磷酰胺具有致畸性和胎儿毒性,可引起颅骨畸形、耳颌面畸形、肢体及内脏器官异常和生长受限。此外,在孕早期使用后,也会发生造血抑制和神经损伤。环磷酰胺可代谢到母乳中,据报道可在婴儿中出现血细胞减少症。因此,妊娠和哺乳期禁止使用环磷酰胺。在进展性肾脏病和活动性血管炎应用环磷酰胺治疗的情况下应避免妊娠。血浆置换和利妥昔单抗可作为意外怀孕或妊娠期间的替代治疗。

(7) 利妥昔单抗

利妥昔单抗(RTX)是一种单克隆抗体,越来越多地用于治疗原发性和继发性肾小球疾病。尽管其半衰期为22天,但使B细胞耗竭时间长达6个月。因此,即使在怀孕前,利妥昔单抗给药也可能导致宫内暴露。然而,在怀孕期间继续使用利妥昔单抗可能是缓解疾病所必需的。

利妥昔单抗可自由地穿过胎盘,但有关胎儿暴露后所受影响的数据有限。一项研究报道了90例暴露的婴儿中有11例B细胞衰竭,但先天畸形没有增加[32]。利妥昔单抗在孕早期(前3个月)的胎盘转移是被动的,孕中、晚期抗体主动向胎盘转移,因此在孕早期使用对新生儿的影响最小。如发生暴露新生儿的败血症时,可进行新生儿B细胞计数和利妥昔单抗水平检查。对于在子宫内暴露于利妥昔单抗6个月以上的胎儿,建议推迟新生儿接种活疫苗(如卡介苗、轮状病毒或水痘-带状疱疹病毒疫苗)的时间。宫内暴露于利妥昔单抗后婴儿的长期结局尚不清楚。

目前有限的数据表明,利妥昔单抗以微量浓度被输送到乳汁中,因其在婴儿的胃肠道可被破坏而不能被吸收。所以,应用利妥昔单抗不是哺乳禁忌。

(8) 依库珠单抗

依库珠单抗(eculizumab)是一种以活性补体蛋白C5为靶点的单克隆抗体。该抗体用于阵发性睡眠性血红蛋白尿症(PNH)以及非典型溶血性尿毒综合征(aHUS)的诱导和维持治疗。尽管公布的数据有限,但在妊娠期使用依库珠单抗可能是有必要的,以便降低 PNH 及 aHUS 相关的 ESRD 的发病率。在 61 例 PNH 女性中,尽管在 20 份脐血样本的 7 份中检测到抗体,但使用依库珠单抗并没有增加先天性异常的风险[33]。子宫内暴露于依库珠单抗的长期影响尚不清楚。由于怀孕会影响这种药物的药代动力学,因此可能需要增加治疗的剂量或频率。

14.5.3 贫血

妊娠期间血浆体积的增加比例高于红细胞的相应增加,导致血液稀释和血红蛋白水平的相对下降。尽管妊娠期贫血的定义存在差异(血红蛋白浓度<105～110 g/L,与妊娠时期有关)[34,35],但研究发现,在一般人群中,当血红蛋白<85 g/L 时低出生体重(<2 500 g)和早产(<37 周)的风险分别增加 62%和 72%[36]。

促红细胞生成素浓度在怀孕期间增加约 2 倍。由于患有 CKD 的女性可能没有足够的能力增加妊娠期促红细胞生成素的产生,因此需要外源性补充,即使在轻度肾损害的情况下也是如此。对于怀孕前需要促红细胞生成素的女性,应该在怀孕期间增加剂量。由于促红细胞生成素分子量大,不能通过胎盘屏障,因此在妊娠和哺乳期使用是安全的;然而,理论上存在加剧已有或新发高血压的风险。

妊娠期贫血最常见的原因是缺铁,CKD 孕妇需要补充铁和促红细胞生成素。非妊娠期 CKD 患者缺铁的标志物包括铁蛋白<100 μg/L、转铁蛋白饱和度<20%、低色素红细胞及网织红细胞血红蛋白含量<25 pg。然而,这些标志物对妊娠期铁营养状况的特异性和敏感性尚不清楚,有待于进一步研究。口服铁剂价格低廉且容易获得。在妊娠期和哺乳期,肠外静脉铁一般被认为是安全的,但需警惕过敏反应的风险。

维生素 B_{12}(钴胺素)缺乏是妊娠期贫血的罕见原因,对于低蛋白饮食的患者可能需要考虑。未怀孕 CKD 患者的蛋白质处方要求在降低肾脏病进展的可能性和最佳营养状态之间保持平衡。值得注意的是,评估妊娠期间维生素 B_{12} 的状况本身就很困难,因为当使用非妊娠参考范围来解释时,血浆维生素 B_{12} 水平的生理性降低会导致误诊的可能。

低氧诱导因子(HIF)稳定剂是一类新兴的药物,可通过刺激促红细胞生成素的生成及改善铁代谢来治疗肾性贫血。然而,这些小分子有可能通过胎盘,并且 HIF 具有多种直接和间接的作用,这些作用有可能影响胎儿发育的生理过程。因此,目前不建议在妊娠阶段使用。

14.5.4 维生素 D 缺乏症

维生素 D 缺乏症影响 13%～64%的孕妇,并与先兆子痫和妊娠糖尿病的发病率增加有关。荟萃分析结果提示,口服补充维生素 D 可以减少子痫前期、新生儿低出生体重和早产的风险[37,38]。妊娠期体内维生素 D 的水平可通过检测血清中的 25 -羟基维生素 D、活性维生素 D 的前体来评估,尽管最佳血清 25 -羟基维生素 D 水平[39] 以及最佳剂量的胆固化醇或麦角钙化醇仍然未知。根据专家共识,推荐所有 CKD 孕妇在妊娠期间都要检测血清胆固化醇水平。对于血清 25 - 羟基维生素 D < 50nmol/L(20 ng/mL)的妇女,可每周给予钙化醇 20 000 IU 治疗,直至达标;根据种族和体重指数,维持量为 400～1 000 IU/d[40]。

在患有 CKD 的非妊娠妇女中,骨健康评估包括维生素 D 状况和甲状旁腺激素(PTH)水平。甲状旁腺功能亢进可继发于维生素 D 缺乏和高磷血症的 CKD 患者中。西那卡塞用于 CKD 中难治性继发性甲状旁腺功能亢进症的治疗,是一种拟钙剂,可增加钙敏感受体对细胞外钙的敏感性,从而抑制 PTH 的分泌。有少数研究报道,在妊娠阶段可安全有效地使用西那卡塞治疗继发性甲状旁腺功能亢进。然而,在缺乏足够安全数据的情况下,目前禁止在怀孕前和哺乳期间使用西那卡塞。

14.5.5 其他药物

(1)阿司匹林

阿司匹林可降低高危先兆子痫的风险。荟萃分析显示,低剂量阿司匹林(60～150 mg)可降低先兆子痫(RR:0.76;95%CI:0.62～0.95)、早产(RR:0.86;95%CI:0.76～0.98)和宫内发育迟缓(RR:0.8;95%CI:0.65～0.99)的风险[41]。建议患有 CKD 的妇女在怀孕期间都应服用低剂量的阿司匹林。乳汁中未检测到阿司匹林及代谢产物。

(2)别嘌呤醇

别嘌呤醇可通过胎盘。尽管在 31 例女性的队列研究中没有发现增加畸形率[42],但在妊娠早期(前3个月)使用别嘌呤醇应慎重。哺乳期应用别嘌呤醇尽管没有不良反应的报道,但应监测婴儿的不良反应,如皮疹和胃肠道症状。

（3）秋水仙碱

荟萃分析550例每日服用1～2 mg秋水仙碱的孕妇,结果显示秋水仙碱与流产或畸形无关[43]。尽管在少数研究中秋水仙碱与孕龄和出生体重降低之间存在相关性,但这些数据的临床意义尚不清楚,可能存在混杂因素。

（孙 晶）

参考文献

1. BASOK E K, ATSU N, RIFAIOGLU M M, et al. Assessment of female sexual function and quality of life in predialysis, peritoneal dialysis, hemodialysis, and renal transplant patients[J]. Int Urol Nephrol, 2009, 41(3): 473-481.
2. HOLLEY J L, SCHMIDT R J, BENDER F H, et al. Gynecologic and reproductive issues in women on dialysis [J]. Am J Kidney Dis, 1997, 29(5): 685-690.
3. LIM V S, HENRIQUEZ C, SIEVERTSEN G, et al. Ovarian function in chronic renal failure: evidence suggesting hypothalamic anovulation[J]. Ann Intern Med, 1980, 93(1): 21-27.
4. VAN EPS C, HAWLEY C, JEFFRIES J, et al. Changes in serum prolactin, sex hormones and thyroid function with alternate nightly nocturnal home haemodialysis[J]. Nephrology, 2012, 17(1): 42-47.
5. HLADUNEWICH M, SCHATELL D. Intensive dialysis and pregnancy [J]. Hemodial Int, 2016, 20(3): 339-348.
6. SOMERS E C, MARDER W, GHRISTMAN G M, et al. Use of a gonadotropin-releasing hormone analog for protection against premature ovarian failure during cyclophosphamide therapy in women with severe lupus[J]. Arthritis Rheum, 2005, 52(9): 2761-2767.
7. MOORE H C, UNGER J M, PHILLIPS K A, et al. Goserelin for ovarian protection during breast-cancer adjuvant chemotherapy [J]. N Engl J Med, 2015, 372(10): 923-932.
8. LAMBERTINI M, BONI L, MICHELOTTI A, et al. Ovarian suppression with triptorelin during adjuvant breast cancer chemotherapy and long-term ovarian function, pregnancies, and disease-free survival: a randomized clinical trial[J]. JAMA, 2015, 314(24): 2632-2640.
9. LAMBERTINI M, CEPPI M, POGGIO F, et al. Ovarian suppression using luteinizing hormone-releasing hormone agonists during chemotherapy to preserve ovarian function and fertility of breast cancer patients: a meta-analysis of randomized studies[J]. Ann Oncol, 2015, 26(12): 2408-2419.
10. KENDRICK J, SHARMA S, HOLMEN J, et al. Kidney disease and maternal and fetal outcomes in pregnancy[J]. Am J Kidney Dis, 2015, 66(1): 55-59.
11. ZHANG J J, MA X X, HAO L, et al. A systematic review and meta-analysis of outcomes of pregnancy in CKD and CKD outcomes in pregnancy[J]. Clin J Am Soc Nephrol, 2015, 10(11): 1964-1978.
12. PICCOLI G B, CABIDDU G, ATTINI R, et al. Risk of adverse pregnancy outcomes in women with CKD[J]. J Am Soc Nephrol, 2015, 26(8): 2011-2022.
13. PICCOLI G B, DIADOLA G, ATTINI R, et al. Kidney biopsy in pregnancy: evidence for counselling? A systematic narrative review[J]. BJOG, 2013, 120(4): 412-427.
14. SHAHIR A K, BRIGGS N, KATSOULIS J, et al. An observational outcomes study from 1966-2008, examining pregnancy and neonatal outcomes from dialysed women using data from the ANZDATA Registry [J]. Nephrology, 2013, 18(4): 276-284.
15. BARUA M, HLADUNEWICH M, KEUNEN J, et al. Successful pregnancies on nocturnal home hemodialysis [J]. Clin J Am Soc Nephrol, 2008, 3(2): 392-396.
16. HLADUNEWICH M A, HOU S, ODUTAYO A, et al. Intensive hemodialysis associates with improved pregnancy outcomes: a Canadian and United States cohort comparison[J]. J Am Soc Nephrol, 2014, 25(5): 1103-1109.
17. OKUNDAYE I, ABRINKO P, HOU S. Registry of pregnancy in dialysis patients[J]. Am J Kidney Dis, 1998, 31(5): 766-773.
18. PICCOLI G B, CABIDDU G, DAIDONE G, et al. The children of dialysis: live-born babies from on-dialysis mothers in Italy: an epidemiological perspective comparing dialysis, kidney transplantation and the overall population[J]. Nephrol Dial Transplant, 2014, 29(8): 1578-1586.
19. BAGON J A, VERNAEVE H, De MUYLDER X, et al. Pregnancy and dialysis[J]. Am J Kidney Dis, 1998, 31(5): 756-765.
20. ASAMIYA Y, OTSUBO S, MATSUDA Y, et al. The importance of low blood urea nitrogen levels in pregnant patients undergoing hemodialysis to optimize birth weight and gestational age[J]. Kidney Int, 2009, 75(11): 1217-

1222.

21. HLADUNEWICH M A, HOU S, ODUTAYO A, et al. Intensive hemodialysis associates with improved pregnancy outcomes: a Canadian and United States cohort comparison[J]. J Am Soc Nephrol, 2014, 25(5): 1103 – 1109.

22. BATARSE R, STEIGER R M, GUEST S. Peritoneal dialysis prescription during the third trimester of pregnancy[J]. Perit Dial Int, 2015, 35(2): 128 – 134.

23. CHANG H, MILLER M A, BRUNS F J. Tidal peritoneal dialysis during pregnancy improves clearance and abdominal symptoms[J]. Perit Dial Int, 2002, 22(2): 272 – 274.

24. CORNELIS T, SPAANDERMAN M, BEERENHOUT C, et al. Antiangiogenic factors and maternal hemodynamics during intensive hemodialysis in pregnancy [J]. Hemodial Int, 2013, 17(4): 639 – 643.

25. BRAMHAM K, PARNELL B, NELSON-PIERCY C, et al. Chronic hypertension and pregnancy outcomes: systematic review and meta-analysis[J]. BMJ, 2014, 348: g2301.

26. MAGEE L A, VON DADELSZEN P, REY E, et al. Less-tight versus tight control of hypertension in pregnancy[J]. N Engl J Med, 2015, 372(5): 407 – 417.

27. BLOM K, ODUTAYO A, BRAMHAM K, et al. Pregnancy and glomerular disease: a systematic review of the literature with management guidelines[J]. Clin J Am Soc Nephrol, 2017, 12(11): 1862 – 1872.

28. HVIID A, MØLGAARD-NIELSEN D. Corticosteroid use during pregnancy and risk of orofacial clefts[J]. CMAJ, 2011, 183(7): 796 – 804.

29. NORWOOD F, DHANJAL M, HILL M, et al. Myasthenia in pregnancy: best practice guidelines from a UK multispecialty working group [J]. J Neurol Neurosurg Psychiatry, 2014, 85(5): 538 – 543.

30. ZHENG S, ESTERLING T R, UMANS J G, et al. Pharmacokinetics of tacrolimus during pregnancy[J]. Ther Drug Monit, 2012, 34(6): 660 – 670.

31. BRAMHAM K, CHUSNEY G, LEE J, et al. Breastfeeding and tacrolimus: serial monitoring in breast-fed and bottle-fed infants[J]. Clin J Am Soc Nephrol, 2013, 8(4): 563 – 567.

32. CHAKRAVARTY E F, MURRAY E R, KELMAN A, et al. Pregnancy outcomes after maternal exposure to rituximab[J]. Blood, 2011, 117(5): 1499 – 1506.

33. KELLY R J, HOCHSMANN B, SZER J, et al. Eculizumab in pregnant patients with paroxysmal nocturnal hemoglobinuria[J]. N Engl J Med, 2015, 373(11): 1032 – 1039.

34. KELLY R J, HOCHSMANN B, SZER J, et al. Eculizumab in pregnant patients with paroxysmal nocturnal hemoglobinuria[J]. N Engl J Med, 2015, 373(11): 1032 – 1039.

35. PAVORD S, MYERS B, ROBINSON S, et al. UK guidelines on the management of iron deficiency in pregnancy[J]. Br J Haematol, 2012, 156(5): 588 – 600.

36. STEER P, ALAM M A, WADSWORTH J, et al. Relation between maternal haemoglobin concentration and birth weight in different ethnic groups[J]. BMJ, 1995, 310(6978): 489 – 491.

37. DEREGIL L M, PALACIOS C, LOMBARDO L K, et al. Vitamin D supplementation for women during pregnancy[J]. Cochrane Database Syst Rev, 2016, 14 (1): CD008873.

38. PALACIOS C, DE-REGIL L M, LOMBARDO L K, et al. Vitamin D supplementation during pregnancy: updated meta-analysis on maternal outcomes [J]. J Steroid Biochem Mol Biol, 2016, 164: 148 – 155.

39. HARVEY N C, HOLROYD C, NTANI G, et al. Vitamin D supplementation in pregnancy: a systematic review [J]. Health Technol Assess, 2014, 18 (45): 1 – 190.

40. DE-REGIL L M, PALACIOS C, LOMBARDO L K, et al. Vitamin D supplementation for women during pregnancy [J]. Cochrane Database Syst Rev, 2016, 14(1): CD008873.

41. HENDERSON J T, O'CONNOR E, O'CONNOR E, et al. Low-dose aspirin for the prevention of morbidity and mortality from preeclampsia: a systematic evidence review for the U. S. Preventive Services Task Force[J]. Ann Intern Med, 2014, 160(10): 695 – 703.

42. HOELTZENBEIN M, STIELER K, PANSE M, et al. Allopurinol use during pregnancy-outcome of 31 prospectively ascertained cases and a phenotype possibly indicative for teratogenicity [J]. PLoS One, 2013, 8(6): e66637.

43. INDRARATNA P L, VIRK S, GUKRAM D, et al. Use of colchicine in pregnancy: a systematic review and meta-analysis[J]. Rheumatology(Oxford), 2018, 57(2): 382 – 387.

15 尿酸性肾病

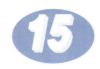

15.1 高尿酸血症概述
15.2 尿酸肾损伤的病理机制
15.3 尿酸性肾病的病理特点
15.3.1 慢性尿酸盐肾病
15.3.2 急性尿酸性肾病
15.3.3 尿酸性肾结石

尿酸是人类嘌呤化合物的终末代谢产物,嘌呤代谢紊乱可导致高尿酸血症。高尿酸血症在我国患病率逐年增长,高发年龄为中老年男性和绝经后女性,年轻人发病并非少见。

15.1 高尿酸血症概述

正常嘌呤饮食下,非同日 2 次空腹血尿酸水平男性>420 μmol/L,女性>360 μmol/L 定义为高尿酸血症(hyperuricemia)。大多数高尿酸血症患者可终身无症状,若出现尿酸盐结晶沉积,并导致关节炎和/或肾病、肾结石时称为痛风(gout)。

高尿酸血症及痛风的患病率在世界范围内逐年升高。我国近 30 年来,患病率增长 10 余倍。2000—2014 年系统回顾数据显示我国高尿酸血症患病率为 13.3%,男女分别为 19.4%和 7.9%;痛风患病率为 1.1%,男女分别为 1.5%和 0.9%[1]。总体来说低于发达国家,城市高于农村,沿海高于内陆。目前国内外尚无尿酸性肾病(uric acid nephropathy, UAN)确切发病率的报道。

高尿酸血症可通过多途径引起心、脑、肾、胰腺等多脏器损害[2-4],故长期的高尿酸血症很可能是诸多代谢性疾病的重要共同损伤病因(图 15-1)。

尿酸经肾小球滤过后,98%在近端肾小管 S_1 段主动重吸收,50%在 S_2 段分泌,40%~44%在 S_3 段分泌后重吸收。尿酸的排泄主要靠肾小管的再分泌,是一个主动分泌的过程。肾脏排泄尿酸的能力容易受到损害。

15.2 尿酸肾损伤的病理机制

大量证据表明[5,6],高尿酸血症是痛风形成的基础,与痛风、高血压、急性和慢性肾病、肥胖、代谢综合征、脂肪肝和糖尿病发病密切相关。高尿酸血症是慢性肾脏病(CKD)的独立危险因素。高尿酸血症时尿酸盐沉积在肾脏可直接导致慢性尿酸盐肾病(chronic urate nephropathy)、急性尿酸性肾病和尿酸性肾结石(uric acid nephrolithiasis);另外,肾脏病影响其对尿酸的排泄,发生继发性高尿酸血症,高尿酸血症又可导致或加重肾脏病(图 15-2)。

虽然尿酸性肾病的发病机制目前存在诸多争议,但是慢性尿酸盐肾病发病机制与持续高尿酸血症尿酸钠结晶沉积在肾髓质间质组织、激活局部肾素-血管紧张素系统(RAS)系统、损伤内皮细胞、引起肾小球高压力、慢性炎症反应、间质纤维化等病理改变有关[7]。沉积的尿酸结晶可通过以下机制损伤肾脏:①激活单个核巨噬细胞核苷酸寡聚化结构域(NOD)样受体蛋白 3(NLRP3)炎症小体,诱导自噬功能障碍,减低受损细胞器清除率,改变氧化还原状态和/或 AMP 活化蛋白激酶(AMPK)抑制而促进白细胞介素-1β(IL-1β)激活致肾脏细胞损伤[8];②直接

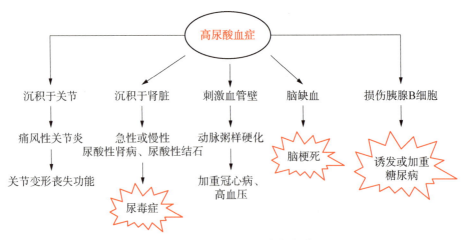

图 15-1 高尿酸血症与器官损伤的关系

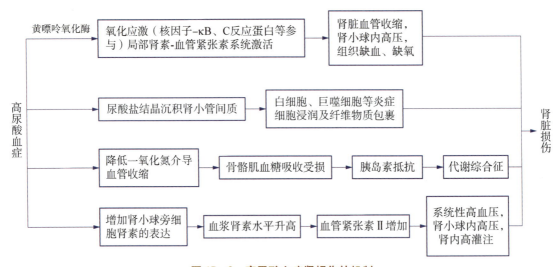

图 15-2 高尿酸血症肾损伤的机制

诱导丝氨酸蛋白酶依赖性激活促炎性细胞因子，激活中性粒细胞[9]；③可溶性尿酸盐通过激活 MAPK 信号通路、蛋白激酶 B-哺乳动物雷帕霉素靶蛋白（Akt-mTOR）或抑制 AMPK 信号通路促氧化作用，诱导炎症损伤[10]；④可溶性尿酸盐和高尿酸血症可改变先天免疫细胞的表观遗传程序，并通过促进持续的炎症高反应性而致 CKD 的形成和进展[10]。

高尿酸血症及痛风人群中肾脏病的发生率明显增高。据美国 NHANES（2007—2008）数据估算，71% 的痛风患者肾小球滤过率（GFR）<60 mL/（min·1.73 m²）（CKD 3～5 期），19.9% 的患者 GFR<30 mL/（min·1.73 m²）（CKD 4～5 期），24% 的患者合并肾结石，且 CKD 患病率与血尿酸水平呈正比[11]；另一方面，透析第 1 年终末期肾病（ESRD）患者痛风患病率为 5%，而透析前 5 年患病率高达 15.4%[12]。

15.3 尿酸性肾病的病理特点

15.3.1 慢性尿酸盐肾病

尿酸结晶形成的微结石沉积于肾间质，引起慢性炎症反应、间质纤维化和慢性肾衰竭。

（1）临床及实验室表现

早期出现高尿酸血症伴夜尿增多、低比重尿、小分子蛋白尿、镜下血尿，轻度白细胞尿和管型尿等；晚期出现肾小球滤过功能下降、慢性肾功能不全、高血压和贫血等。

（2）病理表现

尿酸盐肾病主要损害部位是肾小管和肾间质，病变以肾髓质部位最为严重。免疫荧光为全阴性。光镜下可见呈针尖、双折光放射状排列的尿酸盐结晶（图15-3）沉积于肾小管-肾间质内，此为尿酸盐肾病的特征性变化，但常规肾活检在肾组织中难以见到典型的尿酸盐结晶；经过石蜡切片后尿酸盐结晶会溶解，留下针尖样缝隙，周围可见细胞反应、巨细胞等，肾小球无特异性病变，可有系膜区轻度增殖。

晚期见肾小管扩张、萎缩（图15-4），肾间质纤维化，纤维组织压迫血管引起肾缺血，肾小动脉硬化及肾小球硬化，肾功能不全。

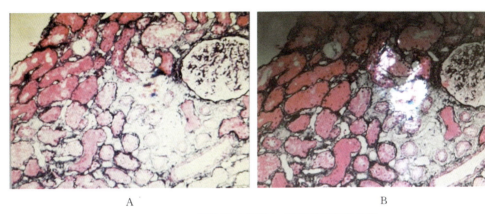

图15-3　慢性尿酸盐肾病,肾间质见尿酸结晶

A. 银染色；B. 偏振光（×400）。

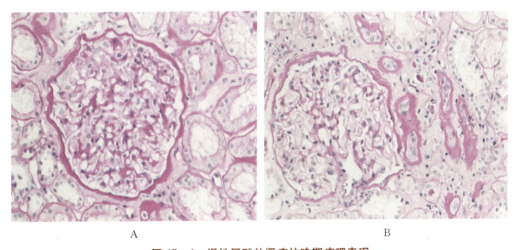

图15-4　慢性尿酸盐肾病的晚期病理表现

A. 肾皮质区肾小球病变轻，节段系膜区增宽（PAS，×400）；B. 肾间质灶性肾小管萎缩，基膜增厚，见散在浸润细胞（PAS，×400）。

由于尿酸盐结晶需要特殊的固定和染色才能在光镜下见到，所以未见到尿酸盐结晶并不能排除尿酸盐肾病。电镜有时可见到肾小球基底膜分层、增厚，内皮下疏松，这与尿酸损伤内皮细胞，影响RAS系统，改变血流动力学有关。

（3）诊断

1）高尿酸血症。

2）肾损伤　早期肾小管功能障碍，如夜尿增多、低比重尿、小分子蛋白尿，后期肾功能不全。

3）尿酸升高水平与肾功能损伤程度不匹配，血尿、蛋白尿程度与肾功能损伤程度不一致。

4) 肾髓质内见有双折光的尿酸盐结晶沉积,在排除其他CKD可考虑诊断。

(4) 鉴别诊断

由于高尿酸血症患者往往同时合并高血压、结石或肾囊肿等疾病,慢性高尿酸血症是否引起慢性间质性肾炎,多年来存在争议。通常很难与合并高尿酸血症的其他CKD区别开来。肾脏活检和双源CT检查发现尿酸盐结晶沉积对于慢性尿酸盐肾病的诊断具有重要意义。

(5) 治疗与预防

慢性尿酸性肾病一旦确诊即开始非药物治疗,疗效不佳者根据尿酸水平及合并症开始药物治疗。无痛风性关节炎发作的慢性尿酸盐肾病应从血清尿酸(SUA)>480 μmol/L起始治疗;当出现肾功能损害、尿酸性肾结石或有痛风性关节炎发作史的患者SUA>420 μmol/L即开始降尿酸治疗,SUA 靶目标为180~360 μmol/L。如慢性尿酸肾病合并严重痛风(如痛风石、慢性关节炎、痛风频繁发作)的患者应更严格控制血尿酸水平,SUA 靶目标为180~300 μmol/L。

慢性尿酸性肾病并发痛风治疗药物的选择需依据患者的肾功能和并发症情况而定。

1) 痛风急性发作期 ① 非甾体抗炎药(NSAID)。检测肝、肾功能;心功能不全慎用;消化性溃疡慎用,必要时可联合用质子泵抑制剂(PPI)。② 糖皮质激素,短期(3~5天)口服0.5 mg/kg 或关节内注射。

2) 痛风非发作期 降尿酸治疗可以降低肾小球尿酸负荷,延缓慢性肾脏病进展,依据个体化治疗原则选择抑制尿酸生成的药物和/或促尿酸排泄的药物:①抑制尿酸生成的药物推荐黄嘌呤氧化酶抑制剂别嘌醇或非布司他。一项大型对照研究发现,是否发生别嘌醇超敏反应与药物剂量无关[13],而与 $HLA-B5801$ 基因有关。$HLA-B5801$ 阴性的CKD患者,即使超剂量使用别嘌醇也没有明显增加不良事件的发生率[14,15]。CKD 4~5 期患者别嘌醇起始剂量(mg)为 1.5×GFR,2 周血尿酸未达标(180~360 μmol/L)的患者可谨慎地增加剂量直至将其控制达标。非布司他在轻、中度肾功能不全患者(CKD 1~3 期)和轻、中度肝损伤的患者(Child-Pugh 分级 A/B)中应用无需调整剂量,CKD 4~5 期患者谨慎使用。非布司他超敏反应综合征发生率低于别嘌醇,但须监测肝功能和心血管病变。②促尿酸排泄的药物推荐苯溴马隆。50 mg/d 可安全应用于肾功能轻、中度受损患者,但尿酸性肾结石患者和重度肾功能不全[GFR<20 mL/(min·1.73 m^2)]的患者禁用。

15.3.2 急性尿酸性肾病

急性尿酸性肾病是严重的高尿酸血症导致过量尿酸沉积和积聚在肾小管引起的少尿或无尿性急性肾损伤(AKI)[16]。多见于放化疗肿瘤溶解综合征(tumor lysis syndrome,TLS)[17],亦可见于剧烈运动后。

(1) 临床表现及实验室检测

可伴尿量急剧减少、高尿酸血症、血肌酐增高、高血钾、代谢性酸中毒、水肿和心力衰竭。尿液可见尿酸结晶,随机尿中尿酸/肌酐(mg/mg)>1。其他类型 AKI,随机尿中尿酸/肌酐(mg/mg)为 0.60~0.75。

(2) 病理

常需肾活检排除小管间质性肾病等疾病。肾脏病理可见肾小管不同程度变性、坏死,梗阻还可导致肾小管肥大,肾间质水肿;肾小球无明显病变,或有毛细血管袢缺血皱缩。偏振光显微镜见到肾小管腔内尿酸结晶形成[18]。电镜下集合小管上皮细胞内可见结晶,溶酶体增多。

(3) 诊断

1) 近期有引起高尿酸血症的诱因。

2) AKI 的表现。

3) 尿检可见尿酸结晶,随机尿中尿酸/肌酐(mg/mg)>1。

4) 血肌酐升高,血尿酸增高。

5) 偏振光显微镜见到肾小管腔内尿酸结晶形成。

6) B超 肾脏大小和结构未见异常。

(4) 鉴别诊断

AKI 有放化疗病史,血、尿尿酸水平短时间迅速升高,尿酸/肌酐(mg/mg)>1,排除其他肾前性、肾性和肾后性 AKI 原因。肾活检对于急性尿酸性肾病诊断有重要的意义。

(5) 治疗与预防

1) 预防为先 急性尿酸性肾病通常可逆,但重在预防。高风险患者应积极预防急性尿酸性肾病的发生,可将放化疗前的血尿酸控制在 300 μmol/L

以内。

2) 控制尿酸水平 确诊急性尿酸性肾病的患者需要紧急处理。治疗措施包括：①严格低嘌呤饮食。②水化治疗，在没有禁忌证的情况下，每日液体摄入量应达到3L，保持尿量达到每小时80～100 mL。③碱化尿液，尿pH值控制在6.2～6.9。④降尿酸的药物首选减少尿酸生成的药物，注意根据肾功能调整药物用量。促进尿酸排泄的药物如苯溴马隆在充分水化和碱化尿液的基础上可使用。肿瘤溶解综合征的患者首选尿酸氧化酶，禁用别嘌醇，以免黄嘌呤性肾病或黄嘌呤性结石形成。⑤必要时进行血液透析治疗[18]。

15.3.3 尿酸性肾结石

尿液中尿酸溶解度下降和过饱和化是泌尿系尿酸结石形成的前提。

(1) 临床表现

尿酸性肾结石常表现为腰痛和血尿，部分患者仅有砂石排出；急性梗阻时可出现发热、少尿、无尿、肾积水、急性肾损伤等；慢性梗阻可引起肾积水和肾实质萎缩，甚至发展为慢性肾衰竭[19]。

(2) 病理表现

有一定程度的肾间质炎症。尿酸性肾病的病理特点见表15-1。

表15-1 尿酸性肾病的病理表现特点比较

类型	光镜	免疫荧光	电镜
急性尿酸盐肾病	肾小管不同程度变性、坏死，管腔内尿酸盐结晶	阴性	集合小管上皮细胞内可见结晶，溶酶体增多
慢性尿酸盐肾病	髓质可见针尖样、放射状排列间隙，周围可见多核巨细胞	阴性	肾小球基底膜分层、增厚，内皮下疏松
尿酸性肾结石	可伴有一定程度的肾间质炎症	阴性	

(3) 诊断

1) 高尿酸血症。

2) 血尿 尿液呈持续性酸性，pH值<6.0，大多<5.5；尿沉渣检查可见尿酸结晶。

3) 影像学检查 尿酸性结石X线平片不显影（阴性结石），造影表现为充盈缺损；若混有草酸钙、磷酸钙等成分，则表现为密度不一的结石影。

4) B超可见高回声区伴声影。

5) 尿酸肾病双源CT原位无创诊断技术鉴定为尿酸性肾结石(图15-5)。

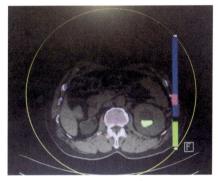

图15-5 双源CT原位无创诊断技术鉴定为尿酸性肾结石(绿色)

(4) 鉴别诊断

还需排除黄嘌呤、次黄嘌呤等阴性结石，但这类结石在碱性环境中不能溶解。建议对排出的结石进行成分鉴定，再结合双源CT原位无创诊断技术对尿酸性肾结石进行鉴别诊断。

(5) 治疗与预防

大多数尿酸性肾结石经保守治疗可痊愈。增加尿量(>2L/d)、碱化尿液(pH值6.2～6.9)，避免尿液pH值>7.0以免形成磷酸钙结石。降尿酸治疗与慢性尿酸盐肾病相似，但不推荐使用促尿酸排泄药物。巨大结石、伴尿路梗阻或混有其他成分溶石效果差的尿酸性肾结石需外科治疗，体外震波碎石和各种微创腔内碎石术均有良好疗效，治疗前后需碱化尿液[20]。

(彭 艾)

参考文献

1. LIU R, HAN C, WU D, et al. Prevalence of hyperuricemia and gout in mainland China from 2000 to 2014: a systematic review and meta-analysis[J]. Biomed Res Int, 2015, 2015: 762820.
2. RICHETTE P, PEREZ-RUIZ F, DOHERTY M, et al. Improving cardiovascular and renal outcomes in gout: what should we target? [J]. Nat Rev Rheumatol, 2014, 10(11): 654-661.

3. CHEN J H, CHUANG S Y, CHEN H J, et al. Serum uric acid level as an independent risk factor for all-cause, cardiovascular, and ischemic stroke mortality: a Chinese cohort study[J]. Arthritis Rheum, 2009, 61(2): 225-232.
4. STORHAUG H M, NORVIK J V, TOFT I, et al. Uric acid is a risk factor for ischemic stroke and all-cause mortality in the general population: a gender specific analysis from The Tromsø Study[J]. BMC Cardiovasc Disord, 2013, 13: 115.
5. GRAYSON P C, KIM S Y, LAVALLEY M, et al. Hyperuricemia and incident hypertension: a systematic review and meta-analysis[J]. Arthritis Care Res, 2011, 63(1): 102-110.
6. JOHNSON R J, NAKAGAWA T, SANCHEZ-LOZADA G, et al. Sugar, uric acid, and the etiology of diabetes and obesity[J]. Diabetes, 2013, 62(10): 3307-3315.
7. HO W J, TSAI W P, YU K H, et al. Association between endothelial dysfunction and hyperuricaemia[J]. Rheumatology, 2010, 49(10): 1929-1934.
8. MISAWA T, TAKAHAMA M, KOZAKI T, et al. Microtubule-driven spatial arrangement of mitochondria promotes activation of the NLRP3 inflammasome[J]. Nat Immunol, 2013, 14(5): 454-460.
9. HAHN J, SCHAUER C, CZEGLEY C, et al. Aggregated neutrophil extracellular traps resolve inflammation by proteolysis of cytokines andchemokines and protection from antiproteases[J]. FASEB J, 2019, 33(1): 1401-1414.
10. JOOSTEN L A B, CRISAN T O, BJORNSTAD P, et al. Asymptomatic hyperuricaemia: a silent activator of the innate immune system[J]. Nat Rev Rheumatol, 2020, 16(2): 75-86.
11. ZHU Y, PANDYA B J, CHOI H K, et al. Prevalence of gout and hyperuricemia in the US general population: The National Health and Nutrition Examination Survey 2007-2008[J]. Arthritis Rheum, 2011, 63(10): 3136-3141.
12. ZHU Y, PANDYA B J, CHOI H K, et al. Comorbidities of gout and hyperuricemia in the US general population-The National Health and Nutrition Examination Survey 2007-2008[J]. Am J Med, 2012, 125(7): 679-687.
13. HUNG S I, CHUNG W H, LIOU L B, et al. HLA-B5801 allele as a genetic marker for severe cutaneous adverse reactions caused by allopurinol[J]. Proc Natl Acad Sci USA, 2005, 102(11): 4134-4139.
14. VAZQUEZ-MELLADO J, MORALES E M, PACHECO-TENA C, et al. Relation between adverse events associated with allopurinol and renal function in patients with gout[J]. Ann Rheum Dis, 2001, 60(10): 981-983.
15. STAMP L K, O'DONNELL J L, ZHANG M, et al. Using allopurinol above the dose based on creatinine clearance is effective and safe in patients with chronic gout, including those with renal impairment[J]. Arthritis Rheum, 2011, 63(2): 412-421.
16. KJELLSTRAND C M, CAMBELL D C, VON HARTITZSCH B, et al. Hyperuricemic acute renal failure[J]. Arch Intern Med, 1974, 133(3): 349.
17. HOWARD S C, TRIFILIO S, GREGORY T K, et al. Tumor lysis syndrome in the era of novel and targeted agents in patients with hematologic malignancies: a systematic review[J]. Ann Hematol, 2016, 95(4): 563-573.
18. FATHALLAH-SHAYKH S A, CRAMER M T. Uric acid and the kidney[J]. Pediatr Nephrol, 2014, 29(6): 999-1008.
19. EJAZ A A, MU W, KANG D H, et al. Could uric acid have a role in acute renal failure? [J]. Clin J Am Soc Nephrol, 2007, 2(1): 16-21.
20. WIEDERKEHR M R, MOE O W. Uric Acid Nephrolithiasis: A Systemic. Metabolic Disorder[J]. Clin Rev Bone Miner Metab, 2011, 9(3-4): 207-217.

16 多囊肾病的治疗及新靶点

16.1	致病基因	16.3.5	酪氨酸激酶抑制剂
16.2	发病机制	16.3.6	他汀类药物
16.2.1	"二次打击"和"三次打击"学说	16.4	治疗新靶点
16.2.2	纤毛致病学说	16.4.1	水化治疗
16.2.3	其他	16.4.2	雷公藤甲素
16.3	治疗	16.4.3	葡萄糖神经酰胺合成酶抑制剂
16.3.1	血管升压素V2受体拮抗剂	16.4.4	白藜芦醇
16.3.2	生长抑素及其类似物	16.4.5	组蛋白脱乙酰酶6抑制剂
16.3.3	哺乳动物雷帕霉素靶蛋白抑制剂	16.4.6	二甲双胍
		16.4.7	灵芝三萜
16.3.4	血管紧张素转换酶抑制剂和血管紧张素受体阻滞剂	16.4.8	甜菊醇
		16.4.9	柴胡皂苷
		16.5	遗传学阻断

多囊肾病(polycystic kidney disease, PKD)是指双肾多个肾小管节段进行性扩张,形成多个液性囊肿,最终导致不同程度肾功能损害的一类遗传性肾病。多囊肾病根据遗传方式可分为常染色体显性遗传多囊肾病(autosomal dominant polycystic kidney disease, ADPKD)和常染色体隐性多囊肾病(autosomal recessive polycystic kidney disease, ARPKD)2种。过去认为前者仅见于成年人,而后者发病在婴儿期,故又分别称为成人型多囊肾病和婴儿型多囊肾病。目前普遍认为两者不局限于固定的年龄组,ADPKD可于围产期发病,ARPKD也可在成年后发病,因而过去分型已被废弃。ARPKD是一种罕见病,发病率仅为1/20 000,无性别和种族差异。由于患者多在婴幼儿期夭折,所以不会将致病基因遗传给后代。由此可见,ARPKD远不如ADPKD常见和危害大,故本章主要介绍ADPKD。

ADPKD是人类最常见的单基因遗传性肾病,发病率为1/2 500～1/1 000,主要病理特征是双肾广泛形成囊肿,囊肿进行性长大,最终破坏肾脏的结构和功能,导致肾衰竭。50% ADPKD患者在60岁左右时进入终末期肾病(ESRD),占第4位病因(5%～10%)。临床表现为腹部肿块、腰痛、镜下或肉眼血尿、蛋白尿、肾结石、泌尿道和囊肿感染、高血压等。ADPKD除引起肾脏病变外,还累及其他多个器官,如肝、胰、精囊、脾、蛛网膜、心脏瓣膜和颅内动脉等,因此ADPKD是一种系统性疾病[1]。该病家系代代发病,子代发病概率为50%,是一类严重危害人类健康的疾病。

16.1 致病基因

ADPKD 的致病基因主要有 2 个，*PKD*1 和 *PKD*2，其突变导致疾病分别约占 78% 和 15%；其他基因致病突变也可引起 ADPKD。*PKD*1 和 *PKD*2 分别于 1994 年和 1996 年被克隆，按照发现先后命名。*PKD*1 位于第 16 号染色体短臂（16p13.3）上，基因长度 52 kb，有 46 个外显子，mRNA 为 12.9 kb，蛋白表达产物称为多囊蛋白 1（polycystin 1，PC1）。PC1 是一种细胞膜上的糖蛋白，由 4 303 个氨基酸组成，分子量为 462 000，主要分布于肾小管上皮细胞腔膜侧的纤毛上、细胞连接和基底膜局灶黏附部位，参与细胞与细胞外基质的相互作用。*PKD*2 位于第 4 染色体长臂（4q21）上，基因长度 68 kb，有 15 个外显子[2]，mRNA 约 2.9 kb，编码多囊蛋白 2（polycystin 2，PC2）。PC2 也是一种膜蛋白，由 968 个氨基酸组成，分子量 110 000，在细胞膜上分布部位与 PC1 相似，此外，还分布在内质网膜上，主要作为钙离子通道参与信号通路调节[3]。虽然 *PKD*2 突变引起的多囊肾病与 *PKD*1 突变所致的临床表型存在不同，但两者导致的病理改变相似，表明两者存在共同致病机制。生物结构学研究表明，PC1 与 PC2 形成独特的 1∶3 复合体（图 16-1），两者在没有蛋白 C 端卷曲螺旋结构域的情况下仍能形成复合体，PC1 的 S6 穿膜螺旋上有许多带正电的氨基酸，指向通道中心空腔，堵住了类似钙离子通道的中心孔道路径[4]。*PKD*1 或 *PKD*2 基因突变可引起 PC1-PC2 复合体结构和功能异常，进而导致肾小管细胞内信号转导异常，细胞极性发生改变，分泌液体增加，形成囊肿。

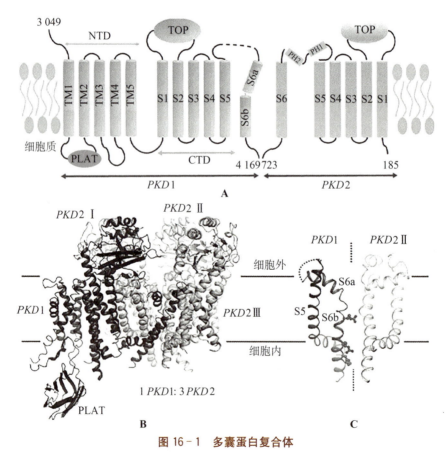

图 16-1 多囊蛋白复合体

A. 人源 PC1 和 PC2 蛋白的拓扑结构示意图；B. 人源 PC1 和 PC2 蛋白复合体结构；C. 人源 PC1 独特的通道结构域。分辨率 0.36 nm（3.6Å）。

迄今报道，PKD1 和 PKD2 基因突变形式分别超过 1 300 种和 200 种，包括错义突变、无义突变、剪切异常、缺失、插入和重复等（PKDB；http://pkdb.mayo.edu/）。PKD1 基因突变形式与 ADPKD 预后密切相关；与非截短突变患者相比，截短突变患者进展到 ESRD 风险增加 2.7 倍。与 PKD1 相比，PKD2 突变患者疾病进程更为缓慢，进入 ESRD 的中位年龄晚 20~25 岁[5]。

10% ADPKD 家系未检出 PKD1 和 PKD2 突变，由此推测可能存在其他致病基因。2016 年在 9 个多囊肾病合并多囊肝家系中发现了一种新致病基因 GANAB，该基因编码葡糖苷酶Ⅱ的 α 亚基，在内质网中参与 N-连接糖基化，主要控制跨膜和分泌蛋白的折叠、成熟和转运。GANAB 突变可影响 PC1 的成熟和转运，进而引起囊肿的形成及长大[6]。2018 年在 7 个伴 ADPKD 非典型表现的家族中发现一个新基因 DNAJB11，该基因产物是内质网中最丰富的辅因子之一，伴侣蛋白结合免疫球蛋白(BiP；又称 HSPA5 和 GRP78)，是一种热激蛋白伴侣蛋白，负责在内质网中控制跨膜和分泌蛋白的折叠和合成。DNAJB11 同样也可影响 PC1 的成熟和转运，进而导致肾或肝囊肿发生[7]。

16.2 发病机制

16.2.1 "二次打击"和"三次打击"学说

ADPKD 肾脏中少于 1% 肾单位发生囊肿，每个肾囊肿衬里上皮细胞由单个细胞增殖而成，均为单克隆，且存在体细胞突变。为解释这一现象，Qian 等提出了体细胞等位基因突变学说，即"二次打击"学说。该学说认为 ADPKD 患者肾小管上皮细胞遗传了父代的 PKD1/2 突变，基因型为杂合子，此时并不引起 ADPKD；只有在感染、中毒等后天因素作用下，杂合子的正常等位基因发生突变（体细胞突变），丢失正常单倍体才发生 ADPKD。第 2 次突变发生的时间和部位决定肾囊肿发生的时间和部位。PKD1 结构复杂，较 PKD2 更易于发生突变，因此 PKD1 基因突变导致的 ADPKD 发病率高，起病早。除了单一的 PKD1 或 PKD2 基因二次突变外，也有可能 PKD1 和 PKD2 同时突变，称为"交叉杂合性"，即在生殖细胞 PKD1 突变基础上发生体细胞 PKD2 基因的突变，或单一个体同时发生 PKD1 和 PKD2 基因的突变。这种交叉杂合性突变较单一基因突变的病情更重。研究发现缺血再灌注损伤(IRI)、肾毒性药物可明显加重 PKD 动物模型囊肿表型，表明基因突变基础上叠加肾损伤因素也是导致肾囊肿发生、发展的重要因素，此称为"三次打击"学说。

16.2.2 纤毛致病学说

纤毛是一组结构上高度保守、由微管蛋白为主构成的古老细胞器，广泛存在于哺乳动物大多数细胞表面。按其结构功能可分为运动纤毛和初级纤毛，分别具有运动及感知外界信号的功能。运动纤毛由 9 对外周双联微管和 1 对中央微管(9+2 轴丝)组成，初级纤毛无中央微管(9+0 轴丝)。肾脏纤毛属于初级纤毛，无运动功能，分布于所有节段的肾小管细胞上。其长度一般 2~30 μm，直径 0.20~0.25 μm，末端膨大成直径 0.5 μm 的球状结构。初级纤毛由肾小管上皮细胞伸入管腔，与尿液接触但不推动其流动，在肾脏发育中发挥重要作用。纤毛结构功能异常直接导致肾脏囊性疾病的发生（图 16-2）。

1999 年巴尔(Barr)等首先在秀丽隐杆线虫纤毛中发现了与 PC1、PC2 高度同源的几种蛋白(Lov-1，PKD2)，提示纤毛与 PKD 之间可能相关[8]。2000 年帕佐尔(Pazour)等报道编码鞭毛内运输蛋白 IFT88 的 Tg737 基因突变小鼠除了初级纤毛显著短于正常外，还出现类似于 PKD 的肾囊肿表型。此后研究证实，PC1、PC2 和 IFT88 共表达于肾小管上皮细胞的初级纤毛。PC1 胞外段可充当感受器，感知小管内尿液流动引起的纤毛弯曲，并可通过纤毛上多囊蛋白复合体释放钙内流信号，调节细胞各种功能，包括基因表达、生长发育、分化和凋亡等[8]。

综上所述，PKD1 和 PKD2 等位基因在感染、毒素和环境的作用下，易发生"二次打击"，产生突变，使纤毛及多囊蛋白复合体功能异常，钙离子内流信号减弱，引起细胞周期调控和代谢异常，上皮细胞过度增殖，形成微小囊肿，阻塞肾小管腔，使液体聚积。同时上皮细胞极性发生改变，使 Na^+-K^+-ATP 酶异位于肾小管细胞腔面膜，向囊腔分泌液体[3]。囊液中含有促增殖因子，可形成自分泌-旁分泌环，刺激囊肿持续增大。精氨酸血管升压素(AVP)和环磷酸腺苷(cAMP)相关信号通路在其中发挥了重要的促进作用(图16-3)。cAMP 增加可导致囊肿衬里上皮细胞中离子和水转运失调引发的囊肿,进而不断进展[9]。此外,哺乳动物雷帕霉素靶蛋白(mTOR)和信号转导转录激活因子3(STAT3)等信号通路也在 ADPKD 中异常活化,并促进囊肿细胞增殖[9]。

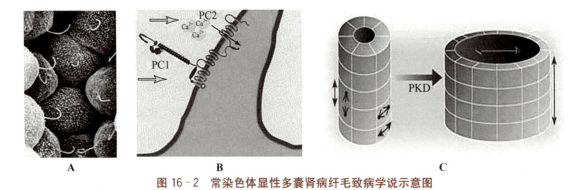

图16-2 常染色体显性多囊肾病纤毛致病学说示意图

A. 肾小管细胞初级纤毛伸入管腔直接感受尿流刺激;B. 初级纤毛是多囊蛋白复合体发挥功能的主要部位,尿流刺激 PC1 胞外段将感受的机械信号传递给 PC2,引起 Ca^{2+} 通道开放,钙内流增加;C. 正常钙内流信号调控肾小管细胞分裂极性、管腔直径和分化状态,PKD 时细胞分裂极性由沿管轴方向变为垂直于管轴方向,肾小管进行性扩张形成囊肿。

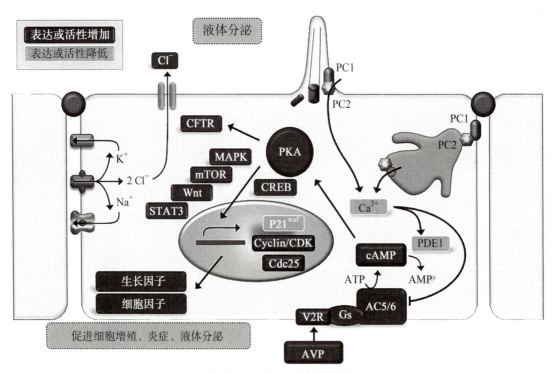

图16-3 ADPKD 发病机制

PKA:cAMP 依赖性蛋白激酶(蛋白激酶 A);CFTR:囊性纤维化穿膜传导调节蛋白;Cyclin/CDK:周期蛋白/周期蛋白依赖性激酶;MAPK:丝裂原活化蛋白激酶;CREB:cAMP 反应元件结合蛋白。

16.2.3 其他

除了以上发病机制,还有一些研究做出了补充。首先,ADPKD 很多临床表型是由于单倍体功能不全(遗传或胚胎期突变)引起[10]。在 *PKD1* 基因敲除的嵌合子小鼠发现正常 PC1 数量不足可引起肾囊肿的发生。其次,有学者提出 PC1 表达增加可能参与囊肿的发生。因此,*PKD*1 基因表达不足或过度均可导致肾囊肿表型。最后,"PC1 剪切学说"进一步丰富了多囊蛋白复合体的调控机制。PC1 可发生细胞膜内蛋白水解,释放出其羧基端尾部,直接进入细胞核活化激活子蛋白-1(AP-1)等信号通路。但 PC1 剪切过程的障碍或过度活化,如何引起下游细胞信号通路异常,诱发囊肿的发生和发展,还有待进一步研究。因此,ADPKD 的分子发病机制非常复杂,目前的学说并不足以解释所有现象,仍需更加深入的研究。

16.3 治疗

PKD 至今尚无特效治疗药物。目前主要治疗措施仍是控制并发症,延缓疾病进展。众多研究者一直致力于针对 PKD 的核心分子发病机制,如细胞增殖、囊液分泌和钙内流下降等,寻找延缓其进展的新型治疗药物。近年来随着 MRI 监测囊肿体积技术的广泛应用,在评价药物疗效方面取得了相当可喜的进步,已公布多项关于潜在治疗药物疗效评价的临床研究报道(表 16-1)。

表 16-1 已完成临床试验的 ADPKD 治疗药物

药物	靶点	机制	试验阶段
托伐普坦	V2R	抑制 cAMP 通路	Ⅲ期临床试验
mTOR 抑制剂	mTOR	抑制 mTOR 通路	Ⅲ期临床试验
生长抑素类似物	生长抑素受体	抑制 cAMP 通路	Ⅱ期临床试验
伯舒替尼	酪氨酸激酶	抑制 EGFR 通路	Ⅰ期临床试验
他汀类	3-羟基-3 甲基戊二酰辅酶 A 还原酶	降脂,延缓肾病进展	Ⅲ期临床试验
血管紧张素转换酶抑制剂(ACEI)/血管紧张素受体阻滞剂(ARB)	血管紧张素受体	降压,延缓肾病进展	Ⅳ期临床试验

16.3.1 血管升压素 V2 受体拮抗剂

血管升压素与肾脏集合管主细胞基底膜上的精氨酸血管升压素 V2 受体(AVPV2R)结合后,使细胞内 cAMP 浓度升高。cAMP 激活促进囊肿上皮细胞增殖和囊液分泌是 PKD 病理生理过程中的核心环节。近年来,国际上多个临床随机对照研究表明,AVPV2R 拮抗剂(托伐普坦)能有效抑制 ADPKD 患者肾囊肿生长,延缓肾功能恶化[11]。但需根据疾病进展情况分别对待,梅奥分型 1A 患者不推荐使用托伐普坦治疗;推荐 1B 患者暂不予以治疗,应在 2~3 年后再评估肾脏总体积(total kidney volume, TKV),确定疾病进展情况;进展较快的 1C、1D 和 1E 患者使用托伐普坦进行治疗[12]。对于 2 型患者,指南未给出意见。给予 ADPKD 患者托伐普坦治疗前,要结合患者年龄、估算肾小球滤过率(eGFR)以及对药物的耐受性,充分评估治疗的获益及危害(表 16-2)。托伐普坦治疗的主要获益是延缓肾功能进

表 16-2 托伐普坦治疗 ADPKD 的获益及风险

获益	风险
1. 延缓 TKV 增长 2. 延缓 eGFR 下降 3. 可能推迟进入肾脏替代治疗时间 4. 减少疼痛、出血、结石和尿路感染事件发生 5. 轻度降低血压	1. 多尿、尿频、夜尿、口渴、疲劳 2. 尿酸升高(很少导致痛风发作) 3. 与其他药物(CYP3A 抑制剂)相互作用 4. 肝酶升高;存在严重肝细胞毒性风险;需频繁监测肝功能 5. 治疗花费高

展,从而推迟进入肾脏替代治疗的时间 1.5~7.3 年。使用托伐普坦治疗,每年可延缓 eGFR 下降 1 mL/(min·1.73 m^2),且治疗效果具有持续性和累加性。此外,应用托伐普坦治疗后可改善肾区疼痛、肾结石、血尿和尿路感染等症状,并有轻度降低血压的效果。托伐普坦治疗的主要不良反应是因利水而导致的一系列症状,如多尿、尿频、夜尿、口渴、疲劳等。以上症状高峰期出现在起始治疗后数周

内,肾功能正常患者的症状重于肾功能减退患者。使用托伐普坦可引起血尿酸中度升高,但很少导致痛风发作。托伐普坦治疗的主要不良反应是药物导致的特异性肝细胞损伤。托伐普坦治疗发生转氨酶升高大于正常上限3倍的事件发生率为4.4%,多集中于起始治疗的18个月内,停药1~4个月后可缓解。所有使用托伐普坦治疗的ADPKD患者需监测肝功能,起始治疗后2周和4周各1次,以后每月1次;治疗18个月后,每3个月1次。为持续抑制血管升压素在肾脏的活性,同时避免产生夜尿过多的不良反应,分2次服用托伐普坦,早晨服用1次,间隔8 h后再服用1次。托伐普坦起始剂量是45 mg/15 mg(早晨45 mg,下午15 mg),随后根据耐受情况逐步追加到60 mg/30 mg或90 mg/30 mg。

16.3.2 生长抑素及其类似物

生长抑素及其类似物能抑制腺苷酸环化酶、下调cAMP,从而抑制囊液分泌,对肝、肾囊肿增大均有抑制作用。一项关于生长抑素类似物奥曲肽的多中心随机对照研究共纳入38例ADPKD患者并随访3年,结果显示奥曲肽可减缓肾脏体积增长,但并无统计学差异(220 mL vs. 454 mL;P=0.25);在肾功能方面也无显著差异[13]。奥曲肽组可出现胆囊炎和胆石症的不良反应。

16.3.3 哺乳动物雷帕霉素靶蛋白抑制剂

多囊蛋白结构和功能异常所致的肾小管上皮细胞纤毛功能改变可直接激活mTOR信号通路。PKD1突变编码的PC1能通过mTOR介导的S6激酶活化,导致ADPKD患者的囊肿衬里细胞异常增殖,并抑制细胞凋亡。目前已有多项研究表明,mTOR抑制剂西罗莫司(雷帕霉素)和依维莫司在多种PKD动物模型中体现出抑制囊肿上皮细胞增殖、抗血管生成及抗纤维化作用。在临床研究方面,国际上有多个中心进行了西罗莫司临床试验,其中SIRENA研究证实6个月的西罗莫司治疗具有抑制PKD患者囊肿生长的作用。2010年6月NEJM杂志同时发布了2个关于mTOR抑制剂的多中心临床研究报道。一项研究表明在早期ADPKD患者中,18个月的西罗莫司治疗不能阻止多囊肾的生长,2组间eGFR无统计学差异,且西罗莫司组患者的尿白蛋白排泄率增高[14]。另一项临床研究表明,经2年治疗后发现,依维莫司能减少ADPKD患者的肾脏总体积,但不能延缓肾病进展[15]。因此,临床并不推荐使用mTOR抑制剂治疗ADPKD患者。

16.3.4 血管紧张素转换酶抑制剂和血管紧张素受体阻滞剂

ADPKD患者高血压很常见,其发生机制是肾囊肿压迫肾内血管,引起局部缺血,激活肾素-血管紧张素-醛固酮系统(RAAS)[16]。因此,药物治疗高血压首选血管紧张素转换酶抑制剂(ACEI)和血管紧张素受体阻滞剂(ARB)。埃德(Ecder)等在小样本临床试验中发现依那普利和氨氯地平可减缓ADPKD患者肾功能下降速度。2014年在NEJM杂志公布的HALT试验结果显示,将目标血压降至12.7/8.0~14.7/10.0 kPa(95/60~110/75 mmHg)较16.0/9.3~17.3/10.7 kPa(120/70~130/80 mmHg)可延缓慢性肾脏病(CKD)1~2期ADPKD患者肾囊肿体积增长,降低尿蛋白排泄,但对eGFR下降无影响;严格控制血压对CKD 3期ADPKD患者以及ACEI、ARB联合用药较单用ACEI均没有更多临床获益[17]。

16.3.5 酪氨酸激酶抑制剂

表皮生长因子(EGF)-转化生长因子-α(TGF-α)-表皮生长因子受体(EGFR)轴异常在PKD发病机制中具有重要作用。多囊肾组织中EGFR不仅表达增加,而且定位也由原先的分布于基底膜侧向管腔侧转移,这种管腔侧EGFR表达能够功能性地传递促有丝分裂原信号。小分子酪氨酸激酶抑制剂(tyrosine kinase inhibitor, TKI)能有效阻断该异常信号转导途径,动物实验表明其可抑制Han:SPRD大鼠和bpk小鼠PKD的发展。伯舒替尼是一种口服的酪氨酸激酶抑制剂,2017年JASN杂志发表的一项Ⅱ期随机、安慰剂对照临床研究观察了该药治疗ADPKD的安全性和有效性,共纳入172例ADPKD患者,随访约50个月,与安慰剂相比,伯舒替尼使肾脏体积增大至少下降了66%(62.7 mL vs. 168.1 mL;P=0.01),但对每年eGFR下降速率无影响[18]。胃肠道反应和肝毒性是其主要不良反应。

16.3.6 他汀类药物

在一项纳入110例青少年患者的双盲、安慰剂对照Ⅲ期临床试验中,83例患者完成了为期3年的治疗,结果显示普伐他汀组身高调整后的肾脏总体积(htTKV)增加≥20%的患者比例更低(46% vs. 68%);2组中左心室质量指数(LVMI)(25% vs. 38%;$P=0.18$)和尿白蛋白排泄(47% vs. 39%;$P=0.50$)的结果相近[19]。目前一项大样本的他汀类药物治疗成人 ADPKD 患者的多中心临床研究正在进行中。

16.4 治疗新靶点

除以上几类药物之外,目前还有多种新靶点药物可能成为潜在的 ADPKD 治疗选择(表 16-3)。

表 16-3 潜在的 ADPKD 新靶点药物

药物	靶点	机制	试验阶段
水化治疗	血管升压素	抑制血管升压素分泌	Ⅰ期临床试验
雷公藤甲素	mTOR JAK2-STAT3	抑制 mTOR JAK2-STAT3 通路	Ⅰ期临床试验
葡萄糖神经酰胺合成酶抑制剂	葡萄糖神经酰胺合成酶	抑制葡萄糖神经酰胺合成	动物实验,Ⅲ期临床试验
白藜芦醇	NF-κB	抑制 NF-κB 通路	细胞+动物实验
组蛋白脱乙酰酶 6 抑制剂	HDAC6	抑制 cAMP 通路	细胞+动物实验
灵芝三萜	Ras/MAPK	抑制 Ras/MAPK 信号通路	细胞+动物实验
甜菊醇	AMPK	抑制 mTOR 信号和 CFTR 通道	细胞+动物实验
二甲双胍	AMPK	激活 AMPK 通路	Ⅰ期临床试验
柴胡皂苷	CaMKKβ	激活 AMPK 抑制 mTOR 信号,促进自噬	细胞试验

16.4.1 水化治疗

增加摄水量有利于延缓 PKD 进展。摄水量增加 3.5 倍可下调血管升压素 2 型受体表达,减少 cAMP 活化,抑制 MAPK 信号通路,抑制细胞增殖和凋亡。高质量桶装水可作为水化治疗首选。推荐液体摄入量>3L/d。但水化治疗究竟要多大量才能达到延缓肾囊肿长大、保护肾功能的目标,目前仍缺乏足够的临床证据。关于水化治疗 ADPKD 的随机对照试验研究正在进行中[20]。

16.4.2 雷公藤甲素

雷公藤甲素(triptolide,TL)可通过促进 PC2 介导的细胞内钙离子释放和促进 p21 表达,从而发挥抑制细胞增殖的作用。此过程不依赖 PC1 的表达。在多囊肾小鼠和大鼠上进行了 TL 的药效学研究,发现 TL 可通过 JAK2-STAT3 通路抑制肾脏囊肿形成和发展[21]。一项单臂回顾性研究发现,TL 能抑制 ADPKD 伴蛋白尿患者囊肿的发展和降低蛋白尿,但还需进一步研究加以证实[22]。

16.4.3 葡萄糖神经酰胺合成酶抑制剂

鞘糖脂(glycosphingolipid,GSL)在多种细胞过程中失调会导致多种疾病,包括戈谢病(Gaucher 病)、法布里病(Fabry 病)和肾脏病。研究发现 GSL 在 ADPKD 肾组织中显著上调,葡萄糖神经酰胺合成酶(glucosylceramide synthase,GCS)抑制剂 Genz-123346 可抑制 PKD 小鼠肾脏体积增长,降低囊肿指数并改善肾功能[23]。Genz-123346 处理可抑制葡萄糖基神经酰胺(GlcCer)、乳糖基神经酰胺(LacCer)和 GM3 的产生,并可抑制已知在 PKD 中激活的关键因子,包括 Akt-mTOR 和各种细胞周期蛋白[23]。基因敲除小鼠实验表明,缺失 GM3 合酶或鞘氨醇激酶 1 分别改善或加剧了 JCK 小鼠的肾囊肿表型,表明特定的 GSL 或多种 GSL 的组合是肾囊肿生长的重要调节剂。关于 GCS 抑制剂(venglustat)的一项 Ⅲ 期临床试验正在开展中(NCT03523728)。

16.4.4 白藜芦醇

白藜芦醇是在葡萄、浆果及其衍生物中发现的一种多酚。白藜芦醇可通过作用于核因子-κB(NF-κB)发挥抗感染、抗氧化和抗增殖作用。研究发现NF-κB通路在人ADPKD中被激活，而白藜芦醇可通过抑制肿瘤坏死因子-α(TNF-α)、单核细胞趋化蛋白-1(MCP-1)和补体因子B的表达，降低NF-κB在ADPKD中的活性，从而抑制炎症对囊肿的影响[24]。白藜芦醇处理的大鼠肾功能得到改善，双肾/体重比、增殖指数和巨噬细胞浸润指数均显著降低。因此，白藜芦醇可能是ADPKD潜在的靶向炎症治疗药物。

16.4.5　组蛋白脱乙酰酶6抑制剂

组蛋白脱乙酰酶6(histone deacetylase 6, HDAC6)主要通过促进胞内cAMP水平升高促进囊肿发生、发展[25]。已发现ADPKD患者囊肿衬里上皮细胞内HDAC6表达增加。切博塔鲁(Cebotaru)等使用HDAC6抑制剂(tubacin)来降低囊肿衬里上皮细胞内的cAMP水平，从而抑制细胞增殖。tubacin可下调ADPKD小鼠模型肾脏囊肿细胞内cAMP水平，延缓肾功能减退和囊肿增大[26]。另一个HDAC6抑制剂ACY-1215同样可延缓ADPKD小鼠模型肾囊肿的生长[27]。

16.4.6　二甲双胍

一项16例ADPKD患者的单臂队列研究随访2年发现，二甲双胍耐受性良好，肾功能和体重指数(BMI)变化较基线无统计学差异[28]。另一项关于二甲双胍治疗ADPKD的随机、双盲、对照研究正在进行中，期待未来给我们带来有启示的结果[29]。

16.4.7　灵芝三萜

灵芝三萜是从中药灵芝中分离出来的化合物，具有抑制细胞增殖、诱导细胞凋亡等作用。灵芝三萜可通过减少细胞内cAMP水平抑制MAPK信号通路的激活。实验研究发现[30]，灵芝三萜可抑制ADPKD小鼠模型囊肿的发生、发展，停止使用后囊肿再次生长。

16.4.8　甜菊醇

甜菊醇是从甜菊中提取的一种甜味剂，具有降糖、降压及消炎、止泻等作用。研究发现，甜菊醇可通过激活AMPK抑制mTOR和β-连环蛋白信号通路，降低CFTR表达，并可稳定PC1的表达，从而抑制PKD小鼠肾囊肿的进展[31]。

16.4.9　柴胡皂苷

柴胡皂苷(saikosaponin-d, SSd)是从中药柴胡中分离出来的主要活性化合物之一。研究发现，自噬在ADPKD进展过程中发挥了重要作用[32]。SSd可通过上调自噬抑制ADPKD囊肿衬里上皮细胞增殖，并可导致细胞内钙离子的积累，进而激活钙离子/钙调蛋白依赖性蛋白激酶激酶β(CaMKKβ)-AMPK信号通路，抑制mTOR信号通路并引发自噬[32]。

目前还有一些在ADPKD动物模型中验证有效的治疗药物正在开展临床研究，包括烟酰胺(维生素B_3)、TNF-α抑制剂依那西普、反义链寡核苷酸、过氧化物酶体增殖物活化受体激动剂吡咯列酮等，希望未来能够为ADPKD患者提供更多的治疗选择。

16.5　遗传学阻断

胚胎植入前遗传学检测技术(preimplantation genetic testing, PGT)可阻断ADPKD致病基因遗传，降低患儿出生率，对优生优育、提高人口素质具有重大意义。近年来海军军医大学第二附属医院(上海长征医院)借助PGT已经阻断了ADPKD的遗传，并开展了多中心临床研究[33]。该技术首先自体外受精胚胎中通过退火环状循环扩增技术(MALBAC)筛选出不携带致病突变、无染色体异常的胚胎，再将胚胎移植入母体子宫发育，在孕18周时羊水穿刺检测胎儿是否携带致病基因，如没有携带致病基因则继续妊娠，直至成功分娩。但该方法只能排除家系中明确的致病突变基因遗传，无法避免PKD基因自发突变致病；其次，尽管现有基因检测技术快速发展，但仍有约10% ADPKD患者及其家系无法检出明确致病基因突变，也不能实施PGT阻断疾病遗传。是否选择利用PGT阻断ADPKD遗传，由患者自行决定。

综上所述，尽管多种针对ADPKD干预靶点的药物已在动物实验中证实可延缓疾病进展，但有些临床研究结果与动物实验不尽相同。因此，这些新型药物治疗的有效性需要通过高质量随机对照临床研究加以评价。近年来发布的多项重要随机对照试验研究表明，尽管无法治愈ADPKD，然而通过药物延缓ADPKD进展是现实可行的；每一类药物均需要寻找适用人群、适当剂量和时机、最佳安全性、耐受性及价格效益比。需要指出的是，由于ADPKD的分子发病及调控机制非常复杂，很多机制尚未阐明，因此针对多个发病环节研发不同药物联合应用不仅可增强疗效，而且可减少不良反应，可能具有更广阔的应用前景。

（薛 澄 郁胜强）

参考文献

1. XUE C, ZHOU C C, WU M, et al. The clinical manifestation and management of autosomal dominant polycystic kidney disease in China[J]. Kidney Dis, 2016, 2(3): 111-119.
2. CORNEC-LE GALL E, ALAM A, PERRONE R D. Autosomal dominant polycystic kidney disease [J]. Lancet, 2019, 393(10174): 919-935.
3. ONG A C, HARRIS P C. Molecular pathogenesis of ADPKD: the polycystin complex gets complex [J]. Kidney Int, 2005, 67(4): 1234-1247.
4. SU Q, HU F, GE X, et al. Structure of the human PKD1-PKD2 complex[J]. Science, 2018, 361(6406).
5. ONG A C, HARRIS P C. A polycystin-centric view of cyst formation and disease: the polycystins revisited[J]. Kidney Int, 2015, 88(4): 699-710.
6. PORATH B, GAINULLIN V G, CORNEC-LE GALL E, et al. Mutations in GANAB, encoding the glucosidase IIalpha subunit, cause autosomal-dominant polycystic kidney and liver disease[J]. Am J Hum Genet, 2016, 98(6): 1193-1207.
7. CORNEC-LE GALL E, OLSON R J, BESSE W, et al. Monoallelic mutations to DNAJB11 cause atypical autosomal-dominant polycystic kidney disease[J]. Am J Hum Genet, 2018, 102(5): 832-844.
8. HOFHERR A, KOTTGEN M. Polycystic kidney disease: Cilia and mechanosensation revisited[J]. Nat Rev Nephrol, 2016, 12(6): 318-319.
9. HARRIS P C, TORRES V E. Genetic mechanisms and signaling pathways in autosomal dominant polycystic kidney disease[J]. J Clin Invest, 2014, 124(6): 2315-2324.
10. CORNEC-LE GALL E, TORRES V E, HARRIS P C. Genetic Complexity of Autosomal Dominant Polycystic Kidney and Liver Diseases[J]. J Am Soc Nephrol, 2018, 29(1): 13-23.
11. CHEBIB F T, PERRONE R D, CHAPMAN A B, et al. A Practical guide for treatment of rapidly progressive ADPKD with tolvaptan[J]. J Am Soc Nephrol, 2018, 29(10): 2458-2470.
12. IRAZABAL M V, RANGEL L J, BERGSTRALH E J, et al. Imaging classification of autosomal dominant polycystic kidney disease: a simple model for selecting patients for clinical trials[J]. J Am Soc Nephrol, 2015, 26(1): 160-172.
13. CAROLI A, PERICO N, PERNA A, et al. Effect of longacting somatostatin analogue on kidney and cyst growth in autosomal dominant polycystic kidney disease (ALADIN): a randomised, placebo-controlled, multicentre trial[J]. Lancet, 2013, 382(9903): 1485-1495.
14. SERRA A L, POSTER D, KISTLER A D, et al. Sirolimus and kidney growth in autosomal dominant polycystic kidney disease[J]. N Engl J Med, 2010, 363(9): 820-829.
15. WALZ G, BUDDE K, MANNAA M, et al. Everolimus in patients with autosomal dominant polycystic kidney disease[J]. N Engl J Med, 2010, 363(9): 830-840.
16. TORRES V E, ABEBE K Z, CHAPMAN A B, et al. Angiotensin blockade in late autosomal dominant polycystic kidney disease [J]. N Engl J Med, 2014, 371(24): 2267-2276.
17. WUTHRICH R P, KISTLER A D, RODRIGUEZ D, et al. 'Blood Pressure Control for Polycystic Kidney Disease', in Polycystic Kidney Disease[M]. Brisbane (AU): Codon Publications, 2015.
18. TESAR V, CIECHANOWSKI K, PEI Y, et al. Bosutinib versus placebo for autosomal dominant polycystic kidney disease[J]. J Am Soc Nephrol, 2017, 28(11): 3404-3413.
19. CADNAPAPHORNCHAI M A, GEORGE D M, McFANN K, et al. Effect of pravastatin on total kidney volume, left ventricular mass index, and microalbuminuria in pediatric autosomal dominant polycystic kidney disease[J]. Clin J Am Soc Nephrol, 2014, 9(5): 889-896.
20. WONG A T Y, MANNIX C, GRANTHAM J J, et al. Randomised controlled trial to determine the efficacy and safety of prescribed water intake to prevent kidney failure due to autosomal dominant polycystic kidney disease (PREVENT-ADPKD) [J]. BMJ Open, 2018, 8(1): e018794.
21. JING Y, WU M, ZHANG D, et al. Triptolide delays disease progression in an adult rat model of polycystic

kidney disease through the JAK2 - STAT3 pathway[J]. Am J Physiol Renal Physiol, 2018,315(3):F479 - F486.

22. CHEN D, MA Y, WANG X, et al. Triptolide-containing formulation in patients with autosomal dominant polycystic kidney disease and proteinuria: an uncontrolled trial[J]. Am J Kidney Dis, 2014,63(6):1070 - 1072.

23. NATOLI T A, SMITH L A, ROGERS K A, et al. Inhibition of glucosylceramide accumulation results in effective blockade of polycystic kidney disease in mouse models[J]. Nat Med, 2010,16(7):788 - 792.

24. WU M, GU J, MEI S, et al. Resveratrol delays polycystic kidney disease progression through attenuation of nuclear factor kappaB-induced inflammation [J]. Nephrol Dial Transplant, 2016,31(11):1826 - 1834.

25. YANDA M K, LIU Q, CEBOTARU V, et al. Histone deacetylase 6 inhibition reduces cysts by decreasing cAMP and Ca^{2+} in knock-out mouse models of polycystic kidney disease[J]. J Biol Chem, 2017,292(43):17897 - 17908.

26. CEBOTARU L, LIU Q, YANDA M K, et al. Inhibition of histone deacetylase 6 activity reduces cyst growth in polycystic kidney disease[J]. Kidney Int, 2016,90(1):90 - 99.

27. YANDA M K, LIU Q, CEBOTARU L, et al. An inhibitor of histone deacetylase 6 activity, ACY - 1215, reduces cAMP and cyst growth in polycystic kidney disease[J]. Am J Physiol Renal Physiol, 2017,313(4):F997 - F1004.

28. SOROHAN B M, ISMAIL G, ANDRONESI A, et al. A single-arm pilot study of metformin in patients with autosomal dominant polycystic kidney disease[J]. BMC Nephrol, 2019,20(1):276.

29. SELIGER S L, ABEBE K Z, HALLOWS K R, et al. A Randomized Clinical Trial of Metformin to Treat Autosomal Dominant Polycystic Kidney Disease[J]. Am J Nephrol, 2018,47(5):352 - 360.

30. SU L, LIU L, JIA Y, et al. Ganoderma triterpenes retard renal cyst development by downregulating Ras/MAPK signaling and promoting cell differentiation[J]. Kidney Int, 2017,92(6):1404 - 1418.

31. YUAJIT C, MUANPRASAT C, GALLAGHER A R, et al. Steviol retards renal cyst growth through reduction of CFTR expression and inhibition of epithelial cell proliferation in a mouse model of polycystic kidney disease[J]. Biochem Pharmacol, 2014,88(3):412 - 421.

32. SHI W, XU D, GU J, et al. Saikosaponin-d inhibits proliferation by up-regulating autophagy via the CaMKKbeta-AMPK-mTOR pathway in ADPKD cells [J]. Mol Cell Biochem, 2018,449(1 - 2):219 - 226.

33. ZHOU C, MEI C, XUE C. Preimplantation genetic diagnosis of autosomal dominant polycystic kidney disease applied in China [J]. Am J Kidney Dis, 2018, 72(5):767.

17 干预补体系统治疗阵发性睡眠性血红蛋白尿症

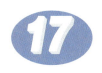

17.1 分子发病机制	17.4.1 补体通路抑制剂
17.2 临床表现	17.4.2 免疫抑制剂单独或联合应用
17.2.1 血红蛋白尿	
17.2.2 贫血	17.4.3 糖皮质激素的应用
17.2.3 感染	17.4.4 贫血的治疗
17.2.4 血栓形成	17.4.5 血栓的治疗和预防
17.2.5 肾脏损害	17.4.6 肾功能损害的处理
17.2.6 其他	17.4.7 骨髓移植
17.3 诊断	17.5 展望
17.4 治疗	

  补体激活有经典途径、凝集素途径和旁路途径。其中,补体旁路途径(alternative pathway of complement,APC)激活了80%以上的补体激活产物。APC的异常会导致血栓性微血管病,如非典型溶血性尿毒综合征(aHUS),溶血、肝功能异常、血小板减少(HELLP)综合征、移植后血栓性微血管病等。红细胞上补体调节蛋白缺失,会导致补体介导的溶血,如阵发性睡眠性血红蛋白尿症(paroxysmal nocturnal hemoglobinuria,PNH)和遗传性CD59缺失。

  aHUS是补体介导的血栓性微血管病,有溶血性贫血、肾功能损害、血小板减少、ADAMTS13功能正常、志贺毒素阴性等特征。由于感染、手术、妊娠、肿瘤、自身免疫等因素激活了补体,多数患者可能存在遗传性补体基因缺陷(如补体因子H突变),使补体调节蛋白异常,微血管内皮受损。血管内皮损害会影响肾小球和肾小动脉,使肾功能受损,肾活检表现为肾脏微血管病变、微血管栓塞;也会影响心、脑、肺、消化道等多脏器的功能。诊断后及时用依库珠单抗治疗,可以阻止攻膜复合物(MAC)的形成,保护终末器官的功能。该病需要与血栓性血小板减少性紫癜(thrombotic thrombocytopenic purpura,TTP)相鉴别,因为治疗方法不同。最主要的区别是aHUS患者ADAMTS13活性>10%。典型HUS主要累及5岁以下儿童,90%的患者在发病前5~10天出现发热、腹痛、腹泻、呕吐及食欲不振等表现,可发现志贺样毒素大肠埃希菌感染证据,典型HUS预后多较aHUS良好。

  阵发性睡眠性血红蛋白尿症(PNH)是由位于X染色体上的 *PIG-A* 基因突变导致的获得性造血干细胞克隆性疾病,其病理缺陷是糖基磷脂酰肌醇(glycosylphosphatidyl inositol,GPI)合成异常而致由GPI锚定在血细胞膜上的一组锚定蛋白(如CD55、CD59等)缺失,使得血细胞(红细胞、粒细胞及血小板)膜对补体异常敏感而被破坏。临床主要表现为与睡眠有关的间歇发作的血红蛋白尿、血管内溶血、骨髓衰竭、血栓形成等。新型补体通路抑制药物的研发与问世,给PNH治疗带来新的希望。

17.1 分子发病机制

细胞膜表面有 10 余种抑制补体激活的蛋白,均通过 GPI 连接蛋白锚定到细胞膜上,称为 GPI 锚定蛋白(GPI-anchored protein,GPI-AP)。1994 年贝斯勒(Bessler)等[1]研究发现 PIG-A 基因突变是导致 PNH 血管内溶血的分子病因。PIG-A 基因是体细胞 X-常染色体上的等位表达基因,该基因编码的蛋白参与 GPI 合成,PIG-A 基因突变影响了 GPI 的合成,导致其功能损失。这个障碍发生在 GPI 合成的第一步,即 N-乙酰葡萄糖胺不能连接到磷脂酰肌醇(PI)上,从而引起细胞膜 GPI-AP 表达减少或缺失。GPI-AP 包括 C3 转化酶衰变加速因子(CD55)、攻膜复合物抑制因子(CD59)、补体 C8 结合蛋白(C8 bp)、膜辅助蛋白(MCP)、淋巴细胞功能相关抗原-3(LFA-3,CD58)、乙酰胆碱酯酶(AChE)、中性粒细胞碱性磷酸酶(NAP)、中性粒细胞Ⅲ型 Fc 受体(FcRⅢb,CD16)、单核细胞分化抗原(CD14)、尿激酶型纤溶酶原激活物受体(uPAR)等。其中,补体调节蛋白 CD55 和 CD59 的缺失与 PNH 的发病密切相关。CD55 可与 C3b 和 C4b 结合,调节 C3 转化酶和 C5 转化酶的形成,防止补体激活的放大;而 CD59 可阻止 C9 的聚合及 MAC 的形成(图 17-1)[2]。这 2 种调节蛋白的缺失将导致细胞膜对补体异常敏感而被溶解。

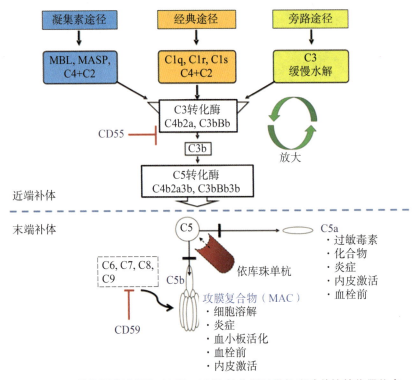

图 17-1 补体调节途径和 CD55、CD59 的作用以及依库珠单抗的作用位点
MBL:甘露聚糖结合凝集素;MASP:甘露糖结合凝集素相关丝氨酸蛋白酶。

除最常见的 PIG-A 基因突变外,其他基因突变也可以引起 PNH,如 CD59 遗传性突变可导致细胞表面 CD59 缺失,出现慢性血管内溶血、血栓形成等类似于 PNH 的临床表现。PIG-T 双等位基因突变也可以导致 PNH[3]。

但 PIG-A 基因突变并非一定发展为 PNH,PIG-A 敲除小鼠并没有发展为 PNH。体外实验发现,在去除骨髓等外在条件的环境下,PNH 克隆并没有增殖优势。所以,还有其他促进 PNH 克隆增殖的因素,如免疫逃逸、二次突变等,造成 PNH 克隆的增殖优势与骨髓衰竭现象同时出现。有研究[4]采用新一代基因测序(NGS)技术分析了 PNH 的突变谱,提出 PNH 克隆演变的 4 种可能模式:①PIG-A 突变的造血干细胞继发 TET2、SUZ12、

$U2AF1$、$ASXL1$ 等其他基因突变,发生克隆性增殖;②$PIG-A$ 突变发生于其他促进增殖的体细胞突变之后;③仅有 $PIG-A$ 突变,免疫逃逸是这部分患者致病的最好解释;④$PIG-A$ 突变克隆与骨髓增生异常综合征(MDS)样克隆相互独立存在。所以,PNH 本质上有 $PIG-A$ 突变的低增生性髓系肿瘤或肿瘤前状态,这可以解释 PNH 常常同时伴有骨髓衰竭表现。

17.2 临床表现

PNH 属于少见病,但近年发病有增多趋势,发病率为 1/100 万~1.5/100 万。我国北方多于南方,半数以上发生于 20~50 岁的青壮年,个别发生于 10 岁以下及 70 岁以上(2~83 岁)。男性患病率多于女性。我国患者的临床表现与欧美患者有所不同,起病多隐匿、缓慢,以贫血为首发症状较多,以血红蛋白尿起病者较少,血栓形成也比国外少。

17.2.1 血红蛋白尿

约 3/4 患者在病程中可有血红蛋白尿发作,但以血红蛋白尿发作为首发症状者仅占 15.9%。可频发,也可偶发(发作间隔>2 个月),有的病例仅尿隐血偶然阳性。以贫血为首发表现者,多在发病后半年至 2 年后进入血红蛋白尿发作期,最初症状较轻,发作次数少,以后症状逐渐加重,发作频繁。血红蛋白尿一般在晨起较重,呈红葡萄酒或红茶色、酱油样,轻者可无任何不适,重者有气短、面色苍白、腰腹部疼痛和发热等症状。睡眠后晨起较重。血红蛋白尿的诱发因素有药物(铁、氯化铵、阿司匹林、呋喃妥因、氯丙嗪、苯巴比妥、磺胺药、青霉素、有机碘造影剂等)、病毒感染、输血、过度疲劳、情绪波动、大量饮酒、月经及妊娠期、疫苗接种、手术等。一般血浆游离血红蛋白浓度>300~400 mg/L 时,出现血红蛋白尿。因慢性血管内溶血,含铁血黄素尿阳性。血红蛋白尿和持续的含铁血黄素尿导致不同程度的铁丢失,患者可以合并缺铁。

17.2.2 贫血

初诊时 95% 有贫血,54% 呈全血细胞减少。PNH 和再生障碍性贫血(再障)关系相当密切,25%~31% 患者可以再障起病,经过一定阶段出现 PNH 的表现;或患者以典型的 PNH 起病,以后在疾病过程中发生骨髓再障;亦可 PNH 伴再障特征或再障伴 PNH 特征,称为再障-PNH 综合征,约占 PNH 病例的 10%。

17.2.3 感染

近半数患者易继发感染,以支气管、肺部及泌尿生殖道感染较为常见,感染的原因与中性粒细胞减少、吞噬功能降低以及溶血导致单核-巨噬细胞系统封闭有关。感染可诱发溶血或再障危象。

17.2.4 血栓形成

凡有严重溶血,具有较大 PNH 克隆(粒细胞 PNH 克隆>50%)的病例,易有血栓形成,是导致 PNH 患者死亡的主要原因。在已知 PNH 死因中,血栓占 40%~67%,是患者预后不良的独立危险因素(RR:5~15.4)。欧美报道 23%~50% 患者在病程中可发生一次或一次以上血栓形成,而国内发生率较低。PNH 静脉血栓较动脉血栓更为常见,血栓部位以腹部静脉和颅内静脉常见[5]。肝静脉血栓(Budd-Chiari syndrome,巴德-基亚里综合征)是最常见的血栓表现,可见于 7.5%~25% PNH 患者,是导致 PNH 患者肝衰竭和死亡的首要原因。如病程中反复发生腹痛,要考虑血栓形成,可能是肠系膜血栓形成、脾栓塞、肝静脉血栓形成所致的巴德-基亚里综合征。脑静脉血栓是继巴德-基亚里综合征之后第二常见并发症,而上矢状窦血栓则是最常见神经系统并发症,有头痛、眼痛、视神经盘水肿、偏瘫等表现,占死亡病例的 1/3 以上。脑部血栓影响患者长期生存,其中 50% 血栓患者在 6 年随访中可反复发生。肺微血管血栓形成可致肺动脉高压。其他可见附睾静脉血栓、周围肢体静脉血栓、肾静脉血栓形成等。

血栓形成的原因与多种危险因素有关,包括血小板缺失 CD59、补体激活血小板功能异常、血管内反复溶血、一氧化氮(NO)耗竭等,均可使血小板聚集增强,血浆凝血因子活性增高及纤溶受损;补体活化在血管炎性反应和血栓发生过程中起着重要作用,补体活化产物 C5a 通过调节炎性反应因子而促进凝血酶形成和内皮细胞活化,进而促进炎性反应和凝血过程等。

17.2.5 肾脏损害

PNH 患者发生慢性肾脏病(CKD)的危险性增

加6倍。肾功能损害是死亡的独立预后因素,随着PNH病程的延长,发生肾脏病的风险增加,所以在PNH病程中应该经常检查肾功能。约20%患者诊断时就有肾功能损害,半数以上患者在起病5~6年内出现不同程度血尿、蛋白尿及肾功能减退。PNH患者血管内溶血可以导致2种形式的肾脏病:一是严重的溶血、微血管栓塞导致急性肾小管坏死,引起急性肾损伤(AKI);二是慢性溶血致铁在肾脏中沉积引起的CKD。从诊断PNH到发生AKI的中位时间是6.5年,到发生CKD的中位时间是14.5年。

1) 发生AKI的原因 ①低血容量和肾脏缺血;②游离血红蛋白对肾小管细胞的直接毒性;③纤维蛋白在肾小球沉积;④尿酸结晶堵塞小管。PNH导致的AKI经过积极治疗,具有可逆性。

2) 发生CKD的原因 ①慢性溶血产生的含铁血黄素由于分子量大不能被滤过排出,沉积在小管上皮;②反复微血管血栓使肾皮质缺血性坏死,尿浓缩功能下降,肌酐清除率下降;③肾髓质微梗死、小管萎缩、间质纤维化也是原因之一[6]。

3) 肾活检病理的主要表现[7] ①球性硬化;②上皮细胞变性和扁平化,刷状缘消失,细胞肿胀,胞质空泡样变,肾小管细胞广泛坏死;③肾小管上皮细胞显示棕色色素沉积物,经普鲁士蓝染色确认为铁;④IgG、IgA、IgM、C3和纤维蛋白原的直接免疫荧光为阴性;⑤间质显示局灶性水肿和炎症,间质纤维化,血管显示动脉硬化改变;⑥可以观察到再生变化。

17.2.6 其他

因溶血产生大量游离血红蛋白使NO耗竭致平滑肌功能障碍,引起吞咽困难、食管痉挛、腹痛及勃起障碍。脾中度增大,肝轻度或中度肿大,少数病例由于长期大量溶血形成胆色素性结石。也有报道本病可合并肿瘤,包括淋巴瘤和白血病。伴有妊娠者常可致流产、死胎,且妊娠可以诱发溶血发作,增加血栓形成的发生率,对母体有生命危险。

17.3 诊断

临床表现符合上述PNH表现,流式细胞术发现外周血中CD55或CD59阴性中性粒细胞或红细胞>10%(5%~10%为可疑),即可诊断。嗜水气单胞菌溶素变异体(FLAER)方法更敏感和特异。FLAER是Alexa-488标记的无活性嗜水气单胞菌溶素前体的变异体,它同野生型前嗜水气单胞菌溶素相似,可特异地结合于GPI锚定蛋白,但并不形成细胞通道,不引起细胞溶血,因此不会导致细胞死亡。该标记类似于荧光素,在一定条件下被激发出荧光,可以通过流式细胞术进行检测,并区分GPI^-和GPI^+细胞。同传统的检测CD55、CD59相比,Flaer对检测微小PNH克隆非常敏感,且不受输血和溶血的影响,诊断PNH更敏感、更特异。

国际PNH工作组将PNH患者分为如下几类:①经典型PNH,有典型的溶血和血栓形成;②PNH合并其他骨髓衰竭性疾病,如再障(AA)或骨髓增生异常综合征(MDS);③亚临床型PNH,有微量PNH克隆,但没有溶血和血栓的实验室和临床证据(表17-1)。

表17-1 PNH的分类

分类	血管内溶血程度	骨髓表现	流式细胞术	依库珠单抗治疗受益
经典型	明显溶血(LDH升高,常见阵发性肉眼血尿)	骨髓红系细胞形态正常	较大比例外周血(>50%)存在GPI-AP缺陷	受益
合并其他骨髓衰竭性疾病	轻度溶血	存在再障或低危骨髓增生异常综合征证据	外周血存在GPI-AP缺陷比例变化较大,多数<10%	常不能受益,部分存在较大克隆的患者可能受益
亚临床型	无血管内溶血的临床和生化	存在再障或低危骨髓增生异常综合征证据	较小比例外周血(<1%同时>0.01%)存在GPI-AP缺陷,高敏流式细胞术可以检出	不受益

注:GPI-AP,锚定蛋白(CD55,CD59等)。

本病漏诊、误诊率高，故须与遗传性球形红细胞增多症、自身免疫性溶血性贫血、葡萄糖-6-磷酸脱氢酶缺乏症所致的溶血、阵发性冷性血红蛋白尿、再障、遗传性红细胞生成异常性贫血、MDS 等相鉴别。

17.4 治疗

PNH 的根治有赖于去除异常的克隆，适合者可做骨髓移植。由于移植相关的不良反应较多，所以不作为首选。治疗原则是促进正常造血功能的恢复，尽量避免诱发因素，控制急性溶血发作，防治并发症。近年来补体抑制剂的开发和应用，使 PNH 进入了一个新的治疗模式[8]。

17.4.1 补体通路抑制剂

（1）重组人源型抗补体蛋白 C5 单抗——依库珠单抗

依库珠单抗（eculizumab）是首个补体抑制剂，于 2007 年获得美国食品药品监督管理局（FDA）和欧洲药品管理局（EMA）的批准用于治疗 PNH，能特异性地结合到人末端补体蛋白 C5，通过抑制人补体 C5 向 C5a 和 C5b 的裂解以阻断炎症因子 C5a 的释放及 C5b-9 的形成，抑制 MAC 的形成[9]，改善 C5a 引发的炎症和促凝血并发症。对经典型 PNH 控制溶血效果明显，可减少输血需求（一半以上患者治疗 1 年内可以脱离输血），改善贫血，缓解与补体介导的慢性血管内溶血相关的症状（如肾功能损害），降低肺动脉高压和严重血栓事件，最终改善生活质量、延长生存。具体用法：每周静脉输注 600 mg 共 4 周，然后 900 mg 共 1 周，再每 2 周输注 900 mg（图 17-2）。但其有一定的缺陷：①对 PNH 患者的骨髓衰竭疗效不明显；②有原发耐药患者；③出现 C3 介导的血管外溶血现象；④抑制机体的免疫系统功能，增加严重感染的风险，特别要警惕脑膜炎球菌感染（在接受第一剂量前至少 2 周接种脑膜炎球菌疫苗）；⑤停药后容易复发。

（2）依库丽单抗

依库丽单抗（ravulizumab）（ALXN1210）是第一款也是目前唯一一款长效型补体抑制剂，它通过抑制终末补体级联反应中的 C5 蛋白而防止溶血的发生，2018 年获得 FDA 的批准用于治疗 PNH，剂量如图 17-2。依库丽单抗和依库珠单抗的安全性和耐受性相似，所有接受依库珠单抗未达到最佳 C5 抑制的患者在改用依库丽单抗后实现完全游离 C5 抑制，依库丽单抗可以很好地持续抑制 C5，脱离输血率约 70%[10]。

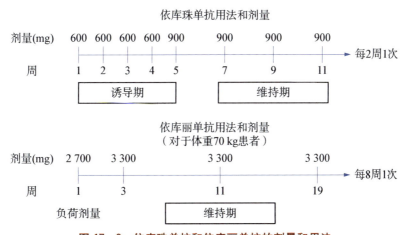

图 17-2 依库珠单抗和依库丽单抗的剂量和用法

（3）其他新型补体抑制剂

目前有很多在进行临床试验的新型补体抑制剂（图 17-3），如补体因子 D、因子 B 抑制剂、C3 抑制剂。还有一些 C5 抑制剂，如可伐利单抗（crovalimab，SKY59）是一种结合等电点、新生儿 Fc 受体和 pH 依赖性亲和工程的新型抗 C5 序列单抗，即序贯单抗回收技术（SMART）抗体，利用与目标 C5 结合的 pH 依赖性，最终导致 mAb 的深度回收。可伐利单抗

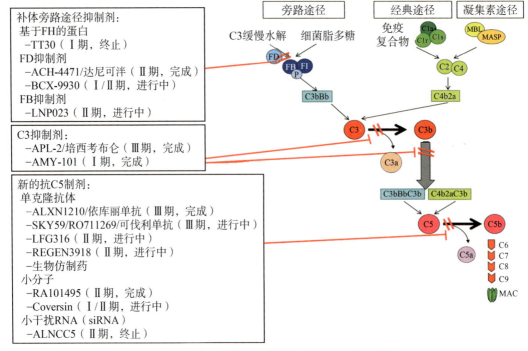

图 17-3 各种补体抑制剂的作用位点和研究现状

FD:因子 D;FB:因子 B;MBL:甘露聚糖结合凝集素;MASP:甘露糖结合凝集素相关丝氨酸蛋白酶;MAC:攻膜复合物。

与 C5β 链结合,防止 C5 转化酶裂解,还可特异性地抑制 C5b6 在细胞膜上沉积,进一步限制 MAC 介导的组织损伤。

有研究证实约 3.5% 的日本人群和 1% 的中国汉族人群由于存在 C5 基因变异(c.2654G>a 的错义突变,p. Arg885His)干扰了依库珠单抗与 C5 的结合,从而导致对依库珠单抗治疗无反应,对于这种遗传变异的 PNH 患者,没有有效的治疗方法。Coversin 是一种来源于非洲软蜱唾液的重组蛋白分子,可与 C5 结合并阻断其裂解为 C5a 和 C5b,同时可抑制白三烯 B4 的功能。但其与 C5 结合的位点与依库珠单抗不同,故对于因 C5 基因多态性导致依库珠单抗耐药的 PNH 患者,其可作为有效的替代药物。

17.4.2 免疫抑制剂单独或联合应用

胸膜球蛋白(ATG)、抗淋巴细胞球蛋白(ALG)、环孢素等免疫抑制剂治疗伴有骨髓增生不良的再障/PNH 综合征有一定疗效,对经典型 PNH 效果不佳。但必须注意 ATG/ALG 易诱发补体的激活。

17.4.3 糖皮质激素的应用

糖皮质激素的作用机制可能与抑制替代途径的补体激活有关。剂量为泼尼松 20~60 mg/d,溶血控制后可隔日口服 15~40 mg 维持;因其不良反应,不建议长期维持。急性溶血发作也可用氢化可的松 100~200 mg/d 或地塞米松 10~15 mg/d 静脉滴注,多数血红蛋白尿可在 1~3 天内消失,7 天内尿隐血转阴,此后为防止复发,改口服泼尼松维持。50% 以上患者可能有效,若泼尼松应用 4 周后无效,可停用。

17.4.4 贫血的治疗

PNH 贫血原因是多因素的,应视不同机制选择如下治疗:①PNH 患者合并明确缺铁时,可小剂量、短期补铁。口服铁剂一般为常规量的 1/3,铁剂不会加剧溶血。②雄激素促进红系造血,部分患者用达那唑有效。③溶血严重或慢性溶血时需补充叶酸。④促红细胞生成素(EPO)会加剧溶血的发作,一般不主张用,在依库珠单抗治疗期间仍有贫血或 EPO 水平低时可以用。⑤重度贫血时可以输注红细胞。

17.4.5 血栓的治疗和预防

血栓是 PNH 死亡的主要原因。若患者已有血栓形成,需采用治疗性抗凝及依库珠单抗或依库丽单抗治疗。急性血栓形成采用肝素或低分子肝素进行抗凝治疗。与非 PNH 患者相似,如果有适应证,可使用链激酶及尿激酶溶栓治疗。如急性巴德-基亚里综合征患者(4 周内起病且无肝硬化)可采用溶栓治疗促进血栓静脉再通,有节段性肝静脉或下腔静脉阻塞的急性或亚急性巴德-基亚里综合征患者也可采用血管成形术/支架置入治疗。肝内腔静脉和肝静脉受累的广泛性血凝块患者(因为对此类患者进行溶栓治疗的技术难度很大),或者血凝块形成时间不明、慢性巴德-基亚里综合征患者应避免使用溶栓药物。若患者在重度血小板减少(如血小板计数$<50\times10^9$/L)情况下有危及生命的血栓形成,可以输血小板纠正血小板减少,从而使用抗凝药和/或溶栓治疗。

对 PNH 的患者,不建议应用预防性抗凝进行血栓形成的一级预防。对于大多数血栓形成的患者,应该立即启用依库珠单抗或依库丽单抗治疗,作为血栓形成的二级预防,可以很好地预防血栓的发生和复发[11,12],单纯的抗凝预防效果不佳。若患者不能使用此类补体抑制剂治疗,应接受长期的抗凝治疗,维生素 K 拮抗剂如华法林较为常用,将 INR 值维持在 2~3,以预防血栓再次发生,但抗凝同时需警惕出血风险。其他新型口服抗凝药物目前尚无定论。若 PNH 患者因急性内科疾病或为行外科手术而住院,也适合短期预防性抗凝。对 PNH 患者妊娠期间的血栓栓塞预防措施的研究较少,可以在孕中期开始时预防性使用依诺肝素(每日 40 mg,皮下注射),分娩后至少持续 8 周。

17.4.6 肾功能损害的处理

发生 AKI 时需要紧急处理,保持足够的血容量,必要时予血透。急性溶血贫血严重时,给予输血和糖皮质激素,做 B 超检查排除肾静脉血栓。如果有血栓,需要抗凝和溶栓治疗。

为了预防 CKD 的发生,平时有必要水化、碱化尿液。如果有条件应用补体抑制剂,积极应用以减少溶血的发作。如果没有条件应用,则加强支持治疗,如补充铁、叶酸、定期输血、EPO 治疗等。

早期应用补体抑制剂如依库珠单抗,可以减少血管内溶血,防止含铁血黄素在肾脏的沉积,预防 CKD 的发生或进展。长期应用,可以使 CKD 患者的肾功能好转,减少肾脏不良事件的发生,特别对于 CKD 1~2 期的患者效果较好,所以要强调早期应用。

17.4.7 骨髓移植

对于经典的 PNH 患者,骨髓移植(BMT)不是首选治疗,因为其较高的移植相关病死率和并发症。BMT 主要的适应证:依库珠单抗治疗无效;重型再障合并 PNH 克隆,年轻并有合适的供者。非清髓预处理的异基因 BMT 可以治愈 PNH。

17.5 展望

PNH 是 *PIG-A* 基因突变导致的膜锚定蛋白缺失,细胞膜对补体敏感,补体介导的溶血性贫血,补体抑制剂的问世,使治疗有了很大的进展。但是仍存在不能治愈、耐药、复发、对溶血控制效果好但对骨髓衰竭效果不佳,血栓是死亡的主要原因等问题,仍不能彻底清除 PNH 克隆等。针对驱动基因突变的靶向治疗是今后的一个研究热点,是治愈 PNH 的希望。

(王小钦)

参考文献

1. BESSLER M, MASON P J, HILLMEN P, et al. Paroxysmal nocturnal haemoglobinuria(PNH) is caused by somatic mutations in the PIG-A gene [J]. EMBO J,1994,13(1):110-117.
2. BRODSKY R A. Paroxysmal nocturnal hemoglobinuria [J]. Blood, 2014,124(18):2804-2811.
3. RUIZ-ARGUELLES A, LLORENTE L. The role of complement regulatory proteins (CD55 and CD59) in the pathogenesis of autoimmune hemocytopenias [J]. Autoimmun Rev,2007,6(3):155-161.
4. SHEN W, CLEMENTE M J, HOSONO N, et al. Deep sequencing reveals stepwise mutation acquisition in paroxysmal nocturnal hemoglobinuria [J]. J Clin Invest,2014,124(10):4529-4538.
5. SCHREZENMEIER H, MUUS P, SOCIE G, et al.

Baseline characteristics and disease burden in patients in the international paroxysmal nocturnal hemoglobinuria registry [J]. Haematologica, 2014, 99(7): 922 - 929.

6. KOKORIS S I, GAVRIILAKI E, MIARI A, et al. Renal involvement in paroxysmal nocturnal hemoglobinuria: an update on clinical features, pathophysiology and treatment [J]. Hematology, 2018, 23(8): 558 - 566.

7. PURI V, GANDHI A, SHARMA S. Renal biopsy in paroxysmal nocturnal hemoglobinuria: an insight into the spectrum of morphologic changes [J]. Indian J Nephrol, 2017, 27(4): 284 - 288.

8. 付蓉. 阵发性睡眠性血红蛋白尿症抗补体治疗现状[J]. 中国实用内科杂志, 2020, 40(9): 722 - 727.

9. LUZZATTO L, KARADIMITRIS A. Paroxysmal nocturnal haemoglobinuria (PNH): novel therapies for an ancient disease [J]. Br J Haematol, 2020, 191(4): 579 - 586.

10. STERN RM, CONNELL NT. Ravulizumab: a novel C5 inhibitor for the treatment of paroxysmal nocturnal hemoglobinuria [J]. Ther Adv Hematol, 2019, 10: 1 - 11.

11. DEVALET B, MULLIER F, CHATELAIN B, et al. Pathophysiology, diagnosis, and treatment of paroxysmal nocturnal hemoglobinuria: a review [J]. Euro J Haematol, 2015, 95(3): 190 - 198.

12. BRODSKY R A. How I treat paroxysmal nocturnal hemoglobinuria [J]. Blood, 2021, 137(10): 1304 - 1309.

18 肾病综合征水肿形成新观点：纤溶酶及其临床意义

18.1 肾病综合征水肿形成的机制假说
18.2 纤溶酶及其在上皮钠通道激活中的作用
18.3 临床意义
18.3.1 水肿
18.3.2 高血压

肾病综合征是以严重水钠潴留、全身水肿和显著蛋白尿为主要特征的临床综合征。尽管早在15世纪末期肾病综合征这一概念就已经提出，但该背景下容量扩张和水肿形成的病理生理学机制始终存在争论，治疗方法同样尚无定论。目前关于水肿形成主要存在2种截然相反的机制：充盈不足学说和充盈过度学说。

18.1 肾病综合征水肿形成的机制假说

充盈不足学说是在100多年前提出的[1]。该学说认为，大量蛋白尿导致低蛋白血症，血管内胶体渗透压降低，血浆渗入间质。由于大量流体转移至间质，血管内容量减少，激活神经-内分泌系统，促使血管升压素分泌增加，交感神经兴奋和肾素-血管紧张素-醛固酮系统（RAAS）激活，同时伴有心房钠尿肽（心钠素）分泌受到抑制，最终导致肾脏水、钠潴留，引发水肿。在这种情况下，肾钠潴留是继发于肾小球充盈不足的生理反馈[2]。

然而，某些临床现象与充盈不足学说相悖。例如，大部分肾病综合征患者血容量并没有减少[3-5]；很多处于钠保留期的肾病综合征患者血浆肾素水平并未升高[6]；肾上腺切除术后肾病大鼠仍然存在水、钠潴留，表明在肾病状态下水、钠潴留不依赖于醛固酮信号转导[7,8]；输注白蛋白增加血浆胶体渗透压和血容量并不会引起尿量增多[4]；此外，应用血管紧张素转换酶抑制剂（ACEI）阻断RAAS或应用盐皮质激素受体拮抗剂虽然可以降低血浆醛固酮水平，却不会导致负钠平衡或体重减轻[9]。

因此，基于设计缜密的动物研究，市川研究小组于1983年提出了充盈过度学说。该课题组通过单侧肾动脉灌注嘌呤霉素氨基核苷（PAN）诱导大鼠单侧肾病，发现只有损伤侧肾脏出现蛋白尿和钠潴留，对侧正常肾脏并无蛋白尿，钠排泄也正常；嘌呤霉素诱导的肾脏病大鼠血浆蛋白浓度没有降低。上述现象表明，肾病肾脏的水、钠潴留既非低血浆渗透压介导，也非某种全身因素或激素介导，而是继发于RAAS以外的肾脏自身钠排泄功能失调[10]。此外，通过显微穿刺，该课题组进一步检测了肾小管不同节段的钠排泄，发现损伤侧肾脏和正常肾脏的远曲小管末端钠含量相同。但是，损伤侧肾脏最终形成的尿液中钠含量仅为正常肾脏的1/3，表明肾病综合征时钠重吸收增加发生在远曲小管的远端部位[10]。大鼠Heyman肾炎模型的显微穿刺研究也表明，在肾病综合征背景下，皮质集合管（CCT）钠重吸收增强[11]。充盈过度学说认为，肾病综合征中水肿形成可能是由于CCT中钠重吸收异常增加，即肾脏原发性排钠障碍,而与 RAAS 无关。

18.2 纤溶酶及其在上皮钠通道激活中的作用

在 CCT 中介导钠重吸收的关键分子是位于 CCT 细胞顶端膜的上皮钠通道(ENaC),主要由 3 个同源亚基(α、β 和 γ)构成。生理条件下,大多数 ENaC 处于"近乎关闭"状态,开放率极低[12]。ENaC 主要由 2 个机制调节:通道密度和开放率[13]。ENaC 的密度受醛固酮的调节,醛固酮与盐皮质激素受体结合可以上调 ENaC 的表达水平;而丝氨酸蛋白酶可以通过水解切割释放 ENaC 中的抑制性 γ 亚基,从而激活并打开通道[14]。纤溶酶是激活 ENaC 的丝氨酸蛋白酶之一,是在尿激酶型纤溶酶原激活物(uPA)作用下从其非活性前体纤溶酶原转化而来的[15],主要作用为降解纤维蛋白。阿米洛利是一种 ENaC 抑制剂,通过竞争性抑制醛固酮受体而阻断 ENaC[16,17]。此外,有研究显示阿米洛利也能抑制 uPA 活性[18]。

纤溶酶原通常不存在于正常人尿液中,但是可以在肾病患者的尿液中检测到[19,20]。斯文宁森(Svenningsen)等研究发现,肾病患者和大鼠的尿液可以激活 ENaC,并增加小鼠集合管细胞钠重吸收,而抑肽酶(一种丝氨酸蛋白酶抑制剂)可以抑制肾病患者尿液对 ENaC 的激活作用,提示丝氨酸蛋白酶参与了这一激活过程[21]。该课题组进一步通过质谱证实纤溶酶即是激活 ENaC 的主要蛋白酶[21]。研究表明,纤溶酶原和纤溶酶存在于肾病患者和大鼠的尿液中,而不存在于正常对照组。此外,血浆中仅可检测到纤溶酶原,未能检测到纤溶酶[21],提示尿纤溶酶是在肾脏中由纤溶酶原转化而来,而不是直接从血浆中滤过。而催化纤溶酶原转化为纤溶酶的关键物 uPA,在近端和远端肾小管细胞中均有表达[21]。研究显示肾病患者和大鼠尿液中的纤溶酶可通过水解 ENaC 的抑制性 γ 亚基进而将其激活[15,21]。在 PAN 肾病大鼠和 *Podocin* 基因敲除小鼠,尿纤溶酶原和纤溶酶水平随尿白蛋白增加而上升,并伴有尿液 γ 亚基裂解片段的增加,而阿米洛利和 uPA 抗体可以抑制纤溶酶原转化为纤溶酶及其对 ENaC 抑制性 γ 亚基的裂解作用。这项研究进一步证实纤溶酶尿与 ENaC γ 亚基的蛋白裂解增加相关[22,23]。

在肾病状态下,尿液中纤溶酶对 ENaC 的激活似乎在肾脏水、钠潴留和水肿形成中发挥重要作用。肾脏病患者和大鼠尿液中出现纤溶酶原和纤溶酶表明,从损伤肾小球滤过的纤溶酶原在肾脏近端小管 uPA 的作用下转化为纤溶酶(图 18-1),随后纤溶酶通过裂解 ENaC 的抑制性 γ 亚基将其激活[24,25]。

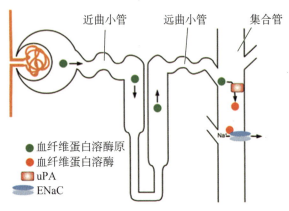

图 18-1 尿纤溶酶在水、钠潴留和水肿形成中的作用

引自:SVENNINGSEN P, SKØTT O, JENSEN B L, et al. Proteinuric disease with sodium retention: is plasmin the Link? [J]. Clin Exp Pharmaco Physiol, 2012,39(1):117-124.

18.3 临床意义

由于纤溶酶是肾病综合征水肿形成的关键因素,探究疾病不同阶段尿纤溶酶原/纤溶酶水平的变化及其与临床水肿形成和缓解的关系具有重要的临床意义。已证实尿纤溶酶原/纤溶酶水平与尿白蛋白水平相关[23,26,27]。安德森(Anderson)课题组发现,儿科肾病患者在急性期尿纤溶酶原/纤溶酶水平显著升高,并且与血容量增加和尿白蛋白水平相关;而随着疾病缓解,尿中纤溶酶原/纤溶酶的水平也逐渐下降[28]。一项采集 203 例成年肾病综合征患者连续尿的研究也表明,在整个疾病进程中,尿纤溶酶原-纤溶酶(uPLG-PL)与肌酐(Cr)之比随着水肿缓解逐渐下降。随着水肿减轻,uPLG-PL 水平逐渐降低,在某些患者中甚至先于蛋白尿和低白蛋白血症的改善。作者进一步证实 uPLG-PL/Cr 是水、钠潴留和水肿严重程度的独立危险因素,并且与钾排泄分数(FeK)和钠排泄分数(FeNa)的比值呈正相关。由于 ENaC 活化可以导致 FeNa 和 FeK 两者的反向变化(尿钠排泄减少导致尿钾排泄增加),所以 FeK/FeNa 增加提示 ENaC 处于活化状态[29]。此外,慢性肾脏病患者的尿纤溶酶活性与容量超负荷之间也存在相关性[30]。一项对慢性肾脏病(CKD)和非肾病蛋白尿的门诊患者进行的横断面研究发现,44%的 CKD 患者伴有纤溶酶尿,提示该指标可能是高血容量的独立预测因子。综上所述,尿纤溶酶原/纤溶酶水平与水、钠潴留之间的相关性有望成为辅助临床评估疾病活动性、指导肾病综合征患者治疗并预测治疗反应的利器。

18.3.1 水肿

作为肾病综合征的标志性表现,严重水、钠潴留和细胞外液积聚一直是临床治疗上的巨大挑战。目前,药物干预通常针对位于上皮细胞顶端膜的各类钠转运蛋白,以减少钠的重吸收。其中,袢利尿剂通过抑制髓袢上升段钠-钾-氯共转运体,是治疗水肿最有效的利尿剂之一,为目前首选的一线药物。然而,传统利尿剂在治疗肾病综合征水肿时疗效并不理想,有时甚至无效[31],其原因可能在于肾病状态下纤溶酶导致的 ENaC 过度活化。鉴于纤溶酶于蛋白尿状态下的细胞外液扩张发挥重要作用,阻断纤溶酶原向纤溶酶的转化可作为治疗水肿和高血压的潜在靶点。已知阿米洛利不仅能阻断 ENaC,同时能抑制 uPA 活性,进而阻断纤溶酶原转化为纤溶酶[18]。因此,阿米洛利有望成为减少肾病综合征患者 ENaC 过度活化的药物。

研究表明,在 *Podocin* 基因敲除导致的肾病小鼠,阿米洛利可以阻断纤溶酶原转化为纤溶酶,促进肾脏排钠,减轻体重。抗 uPA 抗体同样可以减少纤溶酶原的活化,抑制 ENaC 抑制性 γ 亚基的水解,减轻水、钠潴留[23]。一项针对儿科患者的小型研究显示,阿米洛利在减轻肾病综合征患者水、钠潴留方面与呋塞米等效,阿米洛利和呋塞米联用疗效优于单用呋塞米[32]。在一个伴有严重肾病综合征和高血压的糖尿病患者,应用包括袢利尿剂、噻嗪类利尿剂、醛固酮拮抗剂和 ACEI 在内的多种药物未能显著改善其高血压和水肿程度,但加用小剂量阿米洛利即有明显疗效[33]。鉴于在肾病状态下 ENaC 高度活化,另一种 ENaC 抑制剂氨苯蝶啶也被用于治疗顽固性水肿。在一位伴有严重水肿但对静脉用袢利尿剂和噻嗪类利尿剂耐药的膜增生性肾小球肾炎患者,氨苯蝶啶可显著减轻水肿并减少体重[34]。而另一位膜性肾病患者氨苯蝶啶治疗也有较快反应[35]。

利尿剂抵抗是肾病综合征临床治疗过程中经常遇到的一大难题,主要治疗策略是加用第二种利尿剂与袢利尿剂联用以产生协同作用。随着纤溶酶介导的 ENaC 活化导致肾病性水肿的证据逐渐累积,选择 ENaC 抑制剂阿米洛利或氨苯蝶啶与袢利尿剂联用可能优于噻嗪类利尿剂。但是需要更多的临床试验证明这一猜测。

18.3.2 高血压

高血压的发病机制尚不完全清楚,但是肾脏水、钠潴留和细胞外容量扩张被认为在其中发挥重要作用。研究显示,ENaC 的表达上调和异常活化会导致 Liddle 综合征患者早期即出现严重高血压,这表明 ENaC 的活化会加速盐敏感性高血压的发生、发展[36]。鉴于蛋白尿是高血压患者一大常见并发症,蛋白尿或纤溶酶尿造成的 ENaC 异常活化会导致细胞外容量扩张进而加重高血压吗?多项研究表明,蛋白尿是高血压发生、发展的一大危险因素。正常血压的受试者随访 3 年发现,基线时即有蛋白尿的受试者发生高血压的风险比没有蛋白尿的受试者高 2 倍[37]。针对健康非糖尿病女性护士的一项研究也表明,即使正常范围内的高 ACR 也与 4 年随访期间高血压患病风险的增加显著相关[38]。在糖尿病人群中,微量白蛋白尿使患者对盐的敏感性增加[39],高尿白蛋白排泄可预测高血压的发生[40]。尿纤溶酶原/纤溶酶水平不仅与尿白蛋白水平相关,与 24 h 动态血压同样相关[26],提示尿纤溶酶增加会诱导 ENaC 异常活化,从而导致顽固性高血压的发生。另一项研究表明,基线尿纤溶酶(原)/肌酐比值与 25 年高血压发生率相关,提示尿纤溶酶(原)可能是高血压发生的预测因子[27]。越来越多的研究表明,蛋白尿背景下纤溶酶原异常滤过和肾脏介导的纤溶酶原向纤溶酶的转化是引起 ENaC 活化并继发肾脏水、钠潴留的原因。据推测,高血压,尤其是盐敏感性高血压,可能是由蛋白尿及后续纤溶酶诱导的 ENaC 活化引起的。近期一项肾病综合征小鼠研究也证实,ENaC 活性增加可导致高血压的发生[41]。

在患有高血压和蛋白尿的盐敏感性 Dahl 大鼠中,阿米洛利可显著降低血压[42]。众所周知,非洲黑种人对盐更敏感,顽固性高血压的患病率更高。萨哈(Saha)等发现,阿米洛利可以改善患有高血压但是对传统降压药耐药的非裔美国人的血压水平[43]。

一项针对1型DN进行的非盲研究显示,无论有无肾病,阿米洛利均可增加肾钠排泄并降低血压。阿米洛利还可以减少DN患者的蛋白尿并降低尿总纤溶酶和活化纤溶酶水平,表明通过降低尿蛋白诱导的尿纤溶酶活化以及ENaC的异常激活,阿米洛利可以作为1型糖尿病血压控制的潜在治疗药物[44]。本课题组尚未发表的数据显示,在使用RAAS抑制剂的伴有蛋白尿的各类型肾小球疾病患者中,阿米洛利均可有效减少39%的白蛋白尿并降低收缩压约1.47 kPa(11 mmHg)(Shen W等,未发表的数据)。阿米洛利在降低血压方面疗效与噻嗪类利尿剂相仿[45,46];在一项随机、双盲交叉试验中,阿米洛利与盐皮质激素受体拮抗剂螺内酯在治疗顽固性高血压方面疗效相似[47];阿米洛利和氢氯噻嗪的联合使用比任何单药治疗能更显著改善血压[48]。此外,这项研究显示阿米洛利可预防葡萄糖不耐症[48]。然而,目前尚无临床数据证实阿米洛利对蛋白尿患者的降压作用比无蛋白尿的患者高,需要进一步研究来明确阿米洛利的降压作用是否与蛋白尿或纤溶酶尿的程度相关。

在肾病状态下,通过受损肾小球滤过的纤溶酶原在肾小管原位转化为纤溶酶,激活ENaC,导致肾脏钠重吸收失调,最终造成血容量扩张和水肿形成。检测尿纤溶酶水平和活性可能成为肾病综合征患者监测肾脏水、钠潴留,血容量状态,预测高血压发生、发展的一种临床工具,而阻断纤溶酶原转化为纤溶酶从而抑制ENaC的过度活化可能是治疗难治性水肿和顽固性盐敏感性高血压的潜在药物靶点。

(沈 雯)

参考文献

1. EPSTEIN A. Concerning the causation of edema in chronic parenchymatous nephritis: methods for its alleviation[J]. Am J Med Sci, 1952,13(5):556-561.
2. BOCKENHAUER D, AITKENHEAD H. The kidney speaks: interpreting urinary sodium and osmolality[J]. Arch Dis Child Educpract Ed, 2011,96(6):223-227.
3. USBERTI M, GAZZOTTI R M, POIESI C, et al. Considerations on the sodium retention in nephrotic syndrome[J]. Am J Nephrol, 1995,15(1):38-47.
4. BROWN E A, MARKANDU N D, SAGNELLA G A, et al. Evidence that some mechanism other than the renin system causes sodium retention in nephrotic syndrome[J]. Lancet, 1982,2(8310):1237-1240.
5. BROWN E A, MARKANDU N D, ROULSTON J E, et al. Is the renin-angiotensin-aldosterone system involved in the sodium retention in the nephrotic syndrome?[J]. Nephrone, 1982,32(2):102-107.
6. USBERTI M AND GAZZOTTI RM. Hyporeninemic hypoaldosteronism in patients with nephrotic syndrome[J]. Am J Nephrol, 1998,18(3):251-255.
7. DE SEIGNEUX S, KIM S W, HEMMINGSEN S C, et al. Increased expression but not targeting of ENaC in adrenalectomized rats with PAN-induced nephrotic syndrome[J]. Am J Physiol Renal Physiol, 2006, 291(1):F208-F217.
8. LOURDEL S, LOFFING J, FAVRE G, et al. Hyperaldosteronemia and activation of the epithelial sodium channel are not required for sodium retention in puromycin-induced nephrosis[J]. J Am Soc Nephrol, 2005,16(12):3642-3650.
9. BROWN E A, MARKANDU N D, SEGNELLA G A, et al. Lack of effect of captopril on the sodium retention of the nephrotic syndrome[J]. Nephron, 1984, 37(1): 43-48.
10. ICHIKAWA L, RENNKE H G, HOYER J R, et al. Role for intrarenal mechanism in the impaired salt excretion of experimental nephrotic syndrome[J]. J Clin Invest, 1983,71(1):91-103.
11. BERNARD D B, ALEXANDER E A, COURSER W C, et al. Renal sodium retention during volume expansion in experimental nephrotic syndrome[J]. Kidney Int, 1978, 14(5):478-485.
12. FIRSOV D, SCHILD L, GAUTSHI I, et al. Cell surface expression of the epithelial Na channel and a mutant causing Liddle syndrome: a quantitative approach[J]. Proc Natl Acad Sci USA, 1996,93(26):15370-15375.
13. SNYDER PM. Minireview: regulation of epithelial Na^+ channel trafficking[J]. Endocrinology, 2005,146(12): 5079-5085.
14. CARATTINO M D, HUGHEY R P, KLEYMAN T R. Proteolytic processing of the epithelial sodium channel gamma subunit has a dominant role in channel activation [J]. J Biol Chem, 2008,283(37):25290-25295.
15. PASSERO C J, MUELLER G M, RONDON-BERRIOS H, et al. Plasmin activates epithelial Na^+ channels by cleaving the gamma subunit[J]. J Biol Chem, 2008, 283(52):36586-36591.
16. HAGER H, KWON T H, VINNIKOVA A K. Immunocytochemical and immunoelectron microscopic

localization of alpha, beta, and gamma-ENaC in rat kidney[J]. Am J Physiol, 2001, 280(6): F1093 - F1106.

17. MASILAMANI S, KIM G H, MITCHELL C, et al. Aldosterone-medicated regulation of ENaC alpha, beta, and gamma subunit proteins in rat kidney[J]. J Clin Invest, 1999, 104(7): R19 - R23.

18. VASSALLI JD, BELIN D. Amiloride selectively inhibits the urokinase-type plasminogen activator[J]. FEBS Lett, 1987, 214(1): 187 - 191.

19. LAU S O, TKACHUCK J Y, HASEGAWA D K, et al. Plasminogen and antithrombin Ⅲ deficiencies in the childhood nephrotic syndrome associated with plasminogenuria and antithrombinuria[J]. J Pediatr, 1980, 96(3 Pt 1): 390 - 392.

20. VAZIRI N D, GONZALES E C, SHAYESTEHFAR B, et al. Plasma levels and urinary excretion of fibrinolytic and protease inhibitory proteins in nephrotic syndrome [J]. J Lab Clin Med, 1994, 124(1): 118 - 124.

21. SVENNINGSEN P, BISTRUP C, FRIIS U G, et al. Plasmin in nephrotic urine activates the epithelial sodium channel[J]. J Am Soc Nephrol, 2009, 20(2): 299 - 310.

22. LOURDEL S, LOFFING J, FAVRE G, et al. Hyperaldosteronemia and Activation of the Epithelial Sodium Channel Are Not Required for Sodium Retention in Puromycin-Induced Nephrosis[J]. J Am Soc Nephrol, 2005, 16(12): 3642 - 3650.

23. HINRICHS G R, WEYER K, FRIIS U G, et al. Urokinase-type Plasminogen Activator Contributes to Amiloride-Sensitive Sodium Retention in Nephrotic Range Glomerular Proteinuria in Mice[J]. Acta Physiol (Oxf), 2019, 227(4): e13362.

24. KRISTENSEN P, ERIKSEN J, DANO K. Localization of urokinase-type plasminogen activator messenger RNA in the normal mouse by in situ hybridization[J]. J Histochem Cytochem, 1991, 39(3): 341 - 349.

25. PIEDAGNEL R, TIGER Y, LeLONGT B, et al. Urokinase (u - PA) is produced by collecting duct principal cells and is post-transcriptionally regulated by SV40 large-T, arginine vasopressin, and epidermal growth factor[J]. J Cell Physiol, 2006, 206(2): 394 - 401.

26. BUHL K B, OXLUND C S, FRIIS U G, et al. Plasmin in urine from patients with type 2 diabetes and treatment-resistant hypertension activates ENaC in vitro[J]. J Hypertens, 2014, 32(8): 1672 - 1677.

27. RAY E C, MILLER R G, DEMKO J E, et al. Urinary plasmin(ogen) as a prognostic factor for increased blood pressure, hypertension, and mortality[J]. Kidney Int Rep, 2018, 3(6): 1434 - 1442.

28. ANDERSEN R F, BUHL K B, JENSEN B L, et al. Remission of Nephrotic Syndrome Diminishes Urinary Plasmin Content and Abolishes Activation of ENaC[J]. Pediatr Nephrol, 2013, 28(8): 1227 - 1234.

29. CHEN J L, WANG L, YAO X M, et al. Association of Urinary Plasminogen-Plasmin With Edema and Epithelial Sodium Channel Activation in Patients With Nephrotic Syndrome[J]. Am J Nephrol, 2019, 50(2): 92 - 104.

30. SCHORK A, WOERN M, KALBACHER H, et al. Association of plasminuria with overhydration in patients with CKD[J]. Clin J Am Soc Nephrol, 2016, 11(5): 761 - 769.

31. BRATER DC. Diuretic therapy[J]. N Eng J Med, 1998, 339(6): 387 - 395.

32. DESCHENES G, GUIGONIS V, DOUCET A. Molecular Mechanism of Edema Formation in Nephrotic Syndrome[J]. Arch Pediatri, 2004, 11(9): 1084 - 1094.

33. HINRICHS G R, MORTENSEN L A, JENSEN B L, et al. Amiloride resolves resistant edema and hypertension in a patient with nephrotic syndrome: a case report[J]. Physiol Rep, 2018, 6(12): e13743.

34. HOORN E, ELLISON D. Diuretic resistance[J]. Am J Kidney Dis, 2017, 69(1): 136 - 142.

35. YAMAGUCHI E, YOSHIKAWA K, NAKAYA I, et al. Liddle's-like syndrome associated with nephrotic syndrome secondary to membranous nephropathy: the first case report[J]. BMC Nephrol, 2018, 19(1): 122 - 126.

36. SHIMKETS R A, WARNOCK D G, BOSITIS C M, et al. Liddle's syndrome: heritable human hypertension caused by mutations in the beta subunit of the epithelial sodium channel[J]. Cell, 1994, 79(3): 407 - 414.

37. INOUE T, ISEKI K, HIGASHIUESATO Y, et al. Proteinuria as a significant determinant of hypertension in a normotensive screened cohort in Okinawa, Japan[J]. Hypertens Res, 2006, 29(9): 687 - 693.

38. FORMAN J P, FISHER N D, SCHOPICK E L, et al. Higher levels of albuminuria within the normal range predict incident hypertension[J]. J Am Soc Nephrol, 2008, 19(10): 1983 - 1988.

39. TREVISAN R, BRUTTOMESSO D, VEDOVATO M, et al. Enhanced responsiveness of blood pressure to sodium intake and to angiotensin II is associated with insulin resistance in IDDM patients with microalbuminuria[J]. Diabetes, 1998, 47(8): 1347 - 1353.

40. DE BOER I H, KESTENBAUM B, RUE T C, et al. Insulin therapy, hyperglycemia, and hypertension in type 1 diabetes mellitus[J]. Arch Intern Med, 2008,168(17):1867-1873.

41. LARIONOV A, DAHLKE E, KUNKE M, et al. Cathepsin B increases ENaC activity leading to hypertension early in nephrotic syndrome[J]. J Cell Mol Med, 2019,23(10):6543-6553.

42. KAKIZOE Y, KITAMURA K, KO T, et al. Aberrant ENaC activation in Dahl salt-sensitive rats[J]. J Hypertens, 2009,27(8):1679-1689.

43. SAHA C, ECKERT G J, AMBROSIUS W T, et al. Improvement in blood pressure with inhibition of the epithelial sodium channel in blacks with hypertension[J]. Hypertension, 2005,46(3):481-487.

44. ANDERSEN H, HANSEN P B, BISTRUP C, et al. Significant natriuretic and antihypertensive action of the epithelial sodium channel blocker amiloride in diabetic patients with and without nephropathy[J]. J Hypertens, 2016,34(8):1621-1629.

45. STEARS A J, WOODS S H, WATTS M M, et al. A double-blind, placebo-controlled, crossover trial comparing the effects of amiloride and hydrocholorthiazide on glucose tolerance in patients with essential hypertension[J]. Hypertension, 2012,59(5):934-942.

46. UNRUH M L, PANKRATZ V S, DEMKO J E, et al. Trial of amiloride in type 2 diabetes with proteinuria[J]. Kidney Int Rep, 2017,2(5):893-904.

47. WILLIAMS B, MACDONALD T M, MORANT S V, et al. Endocrine and Haemodynamic Changes in Resistant Hypertension, and Blood Pressure Responses to Spironolactone or Amiloride[J]. Lancet Diabetes Endocrinol, 2018,6(6):464-475.

48. BROWN M J, WILLIAMS B, MORANT S V, et al. Effect of Amiloride, or Amiloride Plus Hydrochlorothiazide, Versus Hydrochlorothiazide on Glucose Tolerance and Blood Pressure (PATHWAY-3): A Parallel-Group, Double-Blind Randomised Phase 4 Trial[J]. Lancet Diabetes Endocrinol, 2016,4(2):136-147.

19 肾脏病理的新进展及其应用

19.1 新技术
　19.1.1 基于肾组织的各种组学
　19.1.2 数字病理及人工智能
19.2 新理念
　19.2.1 从单纯形态学到混合型诊断
　19.2.2 从描述、半定量到定量的转变
　19.2.3 从单中心到构建共享数据库
19.3 临床应用
　19.3.1 精细诊断和评估
　19.3.2 精准治疗
　19.3.3 药物研发
19.4 总结

肾脏位于腹腔，通常无法感觉到或看到。临床可以通过血液、尿液检查评估疾病状态下肾脏的功能，也可以通过计算机体层成像（CT）、B超等影像学技术观察肾脏的大体结构改变。但同样是蛋白尿，究竟是肾小球病变所致，还是肾小管病变导致的，其显微镜下的形态学表现如何，都必须通过肾活检，由病理医生给出明确的描述和判断。肾活检的价值体现在[1]：①明确病因，包括细胞和分子机制。②帮助诊断，24%～47%的临床诊断在活检后改变。③指导治疗，确定疾病的活动性和可逆性；31%～42%的治疗方案在活检后改变。④预测和验证预后，一些病理学特征和预后相关；形态学打分可以作为临床试验的评估指标。

一份肾活检报告应包括形态学/病因学诊断、形态学的定量描述以及评价与临床的相关性。标准化的病理诊断主要目标是识别具有不同特征、病史和/或对治疗反应的疾病及其亚组。理想的病理学分型应该是生物学上合理且具有临床意义，适用于所有患有该疾病的患者，有可重复性，易于使用，并在独立研究中得到验证。病理分型最好是独立于其他已知的、可影响临床结果的变量，例如年龄、种族等。目前，肾脏病理的诊断和分型存在以下几方面的问题：①多基于专家意见，缺少足够的临床验证数据；②重于形态学的描述和分类，导致一些分类和诊断的非特异性；③可重复性差。

好的病理诊断/分类系统应定期更新，纳入来自临床和实验研究中的各种新发现。在此，我们盘点一下近年来与肾脏病理相关的新技术，由此带来的病理上的新理论、新概念，以及在临床上的应用。

19.1 新技术

肾活检组织可以通过基因组学、转录组学、蛋白质组学和代谢组学生成各种数据集，并与相应的形态学数据及临床数据进行整合，有助于对疾病病因的理解，对患者进行亚组分型及风险分层，提供以患者为中心的靶向精准治疗，以及新型药物的开发（图19-1）[2]。

19.1.1 基于肾组织的各种组学

这些组学技术可以应用于血液、尿液以及各种组织，而基于肾活检组织的组学研究有其独特的优势：与肾脏病变的相关性更大，与系统性病变的相关性更小；更方便与组织形态学改变相匹配；由于穿刺组织长期保存，方便回顾性地研究大量病例，缩短研究周期。

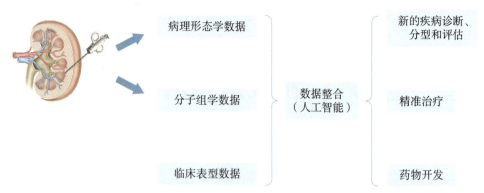

图 19-1 新技术(分子组学及人工智能)对病理和临床的影响

(1) 基因组学

连锁分析法(linkage analysis)主要适用于单基因遗传病的基因定位,目前采取的常用策略是基于血缘同一性的患者同胞对比分析法(affected sib-pair, ASP),即具有遗传关系的一对遗传病患者和对照,倘若他们所携带的某一遗传标记等位基因呈显著的非随机性分离,则控制疾病表型的基因极有可能与该遗传标记或遗传标记群连锁。连锁分析的方法对于直接寻找疾病相关基因来说仍是不可或缺的基本手段。应用该方法,近年来发现多个单基因突变导致的家族性局灶性节段性肾小球硬化症(FSGS),例如 *WT1*(R458Q)、*ANLN*(R431C)等,均与足细胞功能调节有关[3,4]。

全基因组关联分析(GWAS)是指在人类全基因组范围内找出存在的序列变异[单核苷酸多态性(SNP)],获得基因型。进而将基因型与可观测的性状,即表型,进行群体水平的统计学分析,挖掘出与疾病相关的 SNP。因此 GWAS 多用于复杂疾病、多基因突变的研究。例如磷脂酶 A2 受体(PLA2R)是原发性膜性肾病(MN)的常见抗原,编码该蛋白的 *PLA2R1* 突变(rs4664308)可以提高患病风险 2.28 倍,而患者如果同时存在 *HLA-DQA1* 突变(rs2187668),风险增加到 80 多倍[5]。有意思的是这种 *HLA-DQA1* 突变与 MN 的相关性仅存在于欧洲人群中,而在亚洲人群中是 *HLA-DRB1* 突变与 MN 相关[6]。

目前,基因组学面临的挑战包括:在更大和更多样化的遗传队列中,如何系统地确定常见和罕见等位基因对疾病的贡献;识别并确认每个重要 GWAS 基因变异和疾病的因果关系;阐明风险等位基因下游的分子通路。

(2) 基因功能组学

基因功能组学包括转录组学、蛋白质组学和代谢组学等,这里主要讨论转录组学和蛋白质组学。

转录组广义上是指生物体细胞或组织在特定状态下所转录出来的所有 RNA 的总和。RNA 包括编码蛋白质的 RNA(即 mRNA)和非编码蛋白质的 RNA(ncRNA,如 rRNA、tRNA、miRNA 等)。现在通常将基于第 2 代测序技术的转录组测序分析称为 RNA-seq。一般的转录组测序只能测到 mRNA,但是全转录组测序通过构建 2 个测序文库(小 RNA 测序文库、lncRNA 测序文库)是可以测到非编码蛋白质的 RNA。与基因组不同,转录组更具有时间特异性、组织特异性及空间特异性。例如,人体大部分细胞具有一模一样的基因,而即使同一细胞在不同的生长时期及生长环境下,其 RNA 表达情况也是不完全相同的。一个经典的案例是对患有 2 型糖尿病的 Pima 印第安人的转录组学研究,从这些患者程序性肾活检的标本提取 RNA;活检时这些患者没有明显得 DN 的临床证据,但在形态学上观察到超微结构病变;从肾小管获得的转录组数据显示存在线粒体功能障碍、炎症、细胞迁移和肾小管代谢功能异常,说明存在组织损伤;重要的是,在活检时这些基因的表达与 uACR 以及在活检后 10 年的估算肾小球滤过率(eGFR)显著相关,表明早期分子生物学改变与长期疾病进展之间存在联系[7]。

单细胞 RNA 测序(scRNA-seq)提供了在单细胞水平观测基因表达的方法,是目前转录组学的热点,已应用于小鼠肾脏和人类肾脏活检[8-10]。主要包括 4 个步骤:单细胞分离→全基因组扩增→高通量测序→数据分析。由于在样品制备过程涉及组织收集、研磨/均质化、酶促解离以及稀有细胞的富集,每一步都可能影响 RNA 含量,也就不能准确地反映细胞类型的真实比例。相比较而言,如果只抽取细胞核内 RNA 做单细胞核 RNA 测序(snRNA-seq),减少了解离偏倚,与冷冻样品兼容,避免了解离引起的转录应激反应,而且转录本在整个细胞和细胞核中的表达程度相当,所以 snRNA-seq 更有实际应用价值。scRNA-seq 和 snRNA-seq 可用于研究组织中到底存在哪些种类的细胞,以及找出在不同条件下(如治疗组和疾病组)在某一特定类型的细胞中差异表达的基因。最近发表在 *Nature Communications* 上的一项研究应用 snRNA-seq 分离了成人肾脏内 30 种不同细胞群体[11]。而一项对狼疮性肾炎(LN)的 scRNA-seq 研究显示:患者肾小管上皮细胞的干扰素(IFN)反应信号增强,并且与活检后 6 个月对治疗反应差相关。更有趣的是皮肤角质形成细胞也有类似的现象,说明重复皮肤活检可以作为 LN 治疗的潜在辅助手段[12]。

蛋白质组学一直是肾脏病中研究最广泛的"组学",主要选用基于质谱分析的不同方法,例如毛细管电泳、液质色谱-质谱法(LC-MS)和基质辅助激光解吸电离(MALDI)等。在应用于组织时,既往的研究多选用激光捕获显微切割(LCM)技术,分离需要的组织(如肾小球),然后做质谱分析(LC-MS)。这些技术已经应用于肾活检标本,用于鉴别肾组织中是否存在淀粉样蛋白,究竟是哪一种蛋白,如凝溶胶蛋白(gelsolin)、溶菌酶(lysozyme)、载脂蛋白 A1(apolipoprotein A1),还是白细胞趋化因子 2(leukocyte chemotactic factor-2)的淀粉样蛋白[13]。最近,应用该方法还在纤维样肾小球肾炎的肾小球中发现并鉴定了一个新的蛋白标志物——DNAJB9[14]。DNAJB9 的免疫组化已被用于鉴别诊断纤维样肾小球肾炎的常规染色。基质辅助激光解吸电离-飞行时间质谱成像(MALDI-TOF-IMS)技术是一门新兴的分子成像技术,主要用于人类和动物组织切片中的蛋白质研究。MALDI-TOF-IMS 可以原位显示组织中所有差异表达的质谱峰列表(按 m/z 排列),这些差异峰所对应的多肽和蛋白质可能在疾病发展进程中起到显著的调节作用。目前 MALDI-TOF-IMS 仪器可以提供 20 μm 的空间分辨率的图像,足以从直径约 100 μm 的肾小球获得详细的蛋白质组学信息[15]。最近一项研究应用这项技术在 DN 的活检组织中检测到 2 种蛋白与疾病的进展相关[16]。

基因功能组学存在的挑战包括:需要标准化的流程,增加准确度、稳定性和自动化程度,减少技术误差;需要进一步提高通量,减少费用;严格、有效的验证。

19.1.2 数字病理及人工智能

全切片图像(whole slide image, WSI)最早出现于 1999 年,数字病理最初被定义为使用 WSI 对病理图片进行数字化的过程,现在也包含基于人工智能(artificial intelligence, AI)的方法,对数字化图像进行检测、分割、诊断和分析。显然病理图片的数字化产生了大量高维、描述性和定量的病理数据,不仅仅为病理学的研究、教育和临床实践提供了一个平台,也方便了人工智能在病理方面的应用。

让我们来明确一下人工智能、机器学习(machine learning, ML)和深度学习(deep learning, DL)的差别。人工智能是一门模拟、延伸和扩展人的智能的技术科学,包括理论、方法、技术及应用系统。机器学习只是人工智能的一项技术,就是通过算法解析数据不断学习,对世界中发生的事做出判断和预测。深度学习又是机器学习的一个重要分支,是建立、模拟人的深度神经网络(deep neural networks, DNN),进行数据分析学习。其优点在于:将原始信号直接输入 DNN,而不需要创建任何域特定的输入功能,就可以"自动"通过每一层产生适当的特征,最后提供一个非常好的预测。DNN 演变出许多不同的网络拓扑结构,例如 CNN(卷积神经网络)、FCN(完全卷积网络)、RNN(递归神经网络)、GAN(生成对敌网络)等。相对其他机器学习的方法,深度学习已经越来越多地被用于数字病理范围,因为它不依赖于工程化的特征,可以直接从原始数据直接学习,同时有良好的易用性和高精度。

深度学习的作用有以下 2 个方面:①减少病理医生的负担,帮助医生对病变结构的识别、定量,提高诊断的准确率和效率;②基于分子组学、临床数据和病理的数据量非常庞大,深度学习可以帮助医生整合多维度的数据,更新对疾病的诊断、分型和治疗等方面的认识。

目前第一方面的应用已经有不少的进展,例如赫尔姆森(Hermsen)等应用 CNN 技术对肾移植活检的组织学切片进行自动分割,很好地标注了十类结构,包括肾小球、硬化性肾小球、鲍曼囊、近端肾小管、远端肾小管、动脉和间质等[17]。而金利(Ginley)

等应用 RNN 技术对 DN 进行分型[18]。深度学习在第 2 方面的应用目前比较少，多局限于结合临床和病理数据来判断疾病的预后。例如科拉查拉马(Kolachalama)等应用 CNN 技术来判断活检中间质纤维化对临床预后的影响[19]。表 19-1 列举了目前深度学习在肾脏病理领域的应用。

表 19-1 深度学习结合肾脏病理在诊断、预测和治疗中的应用

研究	时间	技术	目标
Multi-radial LBP features as a tool for rapid glomerular detection and assessment in whole slide histopathology images[20]	2018	CNN	识别肾小球及分型
Region-based convolutional neural nets for localization of glomeruli in trichrome-stained whole kidney sections[21]	2018	CNN	识别肾小球
Association of pathological fibrosis with renal survival using deep neural networks[19]	2018	CNN	判断预后
Deep learning global glomerulosclerosis in transplant kidney frozen sections[22]	2018	CNN+FCN	分割肾小球
Segmentation of glomeruli within trichrome images using deep learning[23]	2019	CNN	分割肾小球
An integrated iterative annotation technique for easing neural network training in medical image analysis[24]	2019	CNN	分割肾脏组织学结构
A Fully Automated System Using A Convolutional Neural Network to Predict Renal Allograft Rejection：Extra-validation with Giga-pixel Immunostained Slides[25]	2019	CNN	判断预后
Prediction and Risk Stratification of Kidney Outcomes in IgA Nephropathy[26]	2019	XGBoost algorithm	判断预后
Deep Learning-Based Histopathologic Assessment of Kidney Tissue[17]	2019	CNN	分割肾脏组织学结构
Computational segmentation and classification of diabetic glomerulosclerosis[18]	2019	RNN	糖尿病肾病分型
Generative adversarial networks for facilitating stain-independent supervised and unsupervised segmentation：a study on kidney histology[27]	2019	GAN	分割肾小球
CNN cascades for segmenting sparse objects in gigapixel whole slide images[28]	2019	CNN	分割肾小球
Classification of glomerular hypercellularity using convolutional features and support vector machine[29]	2020	CNN+SVM	分割肾小球和细胞
Glomerulosclerosis identification in whole slide images using semantic segmentation[30]	2020	AlexNet	分割肾小球
Identification of glomerular lesions and intrinsic glomerular cell types in kidney diseases via deep learning[31]	2020	CNN	分割肾小球和细胞
Classification of glomerular pathological findings using deep learning and nephrologist-AI collective intelligence approach[32]	2020	CNN	肾小球病变分型

不可否认应用深度学习的人工智能有很多先天优势：①对大数据的处理比人脑更快捷、全面，尤其是肾脏病理需要结合荧光、光镜、电镜、各种生物标记染色及临床数据，做出综合判断；②对微小的改变比人眼更敏感及精确，可以识别一些亚视觉线索；③一旦给出标准化的准则，对病变的打分或定量会更精准、恒定，减少了人的主观影响；④自动完成一些重复、耗时的任务，减少人的工作负荷。事实上，有研究发现在检测癌症是否存在微小的转移灶时，有人工智能协助的病理学家比单独的病理学家或人工智能更准确(敏感性为 91% vs. 83%；$P=0.02$)[33]。

大规模在肾脏病理领域使用人工智能还面临以下挑战：①数据的质量，包括扫描图像的分辨率以及注释的参考数据集的准确性；②可解释性，深度

学习的一个主要问题是一端为数据输入,另一端为结论输出,其中人工智能是如何处理的基本属于黑匣子,需要做事后的分析和解释;③算法验证,主要是要找到正确的参照,也就是所谓的基本事实。

19.2 新理念

肾活检的组织学表现提供了肾脏内先前和正在进行事件的快照。它既不是动态成像检查,也不一定代表整个肾脏,所以在诊断和评估预后方面必然有偏差。近年来的一些新技术给肾脏病理带来了很大的进展,例如质谱用于确定免疫球蛋白和补体因子的类型[27];IgG亚型和石蜡切片上轻链的新型染色,帮助鉴定单克隆增生性肾小球肾炎和IgG4相关的间质性肾炎[34,35]。然而最重要的是以下3个理念上的转变。

19.2.1 从单纯形态学到混合型诊断

既往的病理学诊断和分型往往基于单纯的形态学改变,在某种程度上与临床表现和预后相关,包括对治疗干预的反应和进展为终末期肾病(ESRD)。譬如FSGS,完全是形态学的描述,在2004年根据节段硬化的形态又进一步将它分为塌陷型、顶端型、细胞型、门部型和非特殊型几种,而且这种分型与临床预后有一定相关性,即塌陷型的预后远远差于细胞型,而其他3型介于中间[36]。但是无法解释部分儿童FSGS的治疗反应差,而黑种人FSGS的进展更快。

一般认为,FSGS是由于一些循环免疫因子使足细胞功能异常导致的,所以可以选用激素治疗。随着基因检测技术的发展,一部分对激素治疗不敏感的儿童FSGS被证实是遗传性的FSGS。甚至由于 *ADCK*4 基因突变导致的FSGS患者应当给予辅酶Q10治疗,而不是激素治疗[37]。而部分黑种人存在编码载脂蛋白L1(*APOL*1)基因的高风险突变,导致足细胞在"二次打击"后更容易损伤,所以这部分FSGS患者临床进展更快[38]。这种 *APOL*1 的突变在白种人中不存在。所以未来FSGS的诊断应该结合基因型、形态学和临床数据,指明这是遗传性(譬如 *APOL*1 基因突变相关)、感染相关性或者适应性(譬如肾单位减少)FSGS。

另一个典型的例子是膜增生性肾小球肾炎(MPGN)的分型。MPGN也是一个形态学的名词。传统上MPGN根据免疫沉积物的定位和超微结构外观,分为Ⅰ、Ⅱ和Ⅲ型(图19-2A),而不是根据这些沉积物的成分。随着补体、单克隆球蛋白在MPGN发病机制中作用的进一步认识,新的MPGN分型结合了免疫荧光、光镜和电镜下形态学结构、基因检测以及临床表型(图19-2B)。诊断思路如下:首先观察荧光下免疫球蛋白(Ig)和补体C3的阳性程度考虑是Ig/IC介导的、补体介导的或者其他;如果Ig阳性,需要做轻链及球蛋白亚型染色,明确是单克隆Ig沉积导致,还是免疫复合物(IC)沉积诱导的。进一步需要结合临床,确认IC是自身免疫相关,还是感染相关。如果补体介导则需要检测是否存在 *CFH*/*CFI*/*CFHR*5/*C*3 等基因的突变,是否存

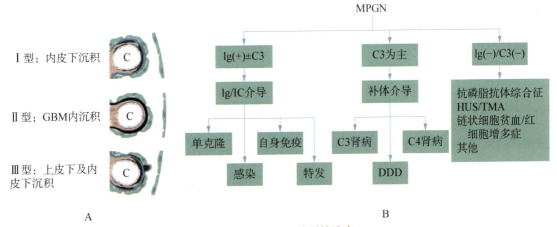

图19-2 MPGN分型的演变

A. MPGN旧分型;B. MPGN新分型。Ig:免疫球蛋白;IC:免疫复合物;DDD:致密物沉积病;HUS:溶血性尿毒综合征;TMA:血栓微血管病。

在C3/C4/C5 Nef的抗体。如果Ig和C3都是阴性,需要结合临床和病理形态学鉴别诊断抗磷脂抗体综合征、HUS/TMA、链状细胞贫血/红细胞增多症等。

目前已有的肾脏病理分类系统包括糖尿病肾病(肾脏病理协会分型)、抗中性粒细胞胞质抗体(ANCA)相关肾炎(Berdon分型)、FSGS(哥伦比亚分型)、狼疮性肾炎(国际肾脏病协会/肾脏病理协会分型)、移植肾排异(Banff分型)和IgA肾炎(牛津分型)。大部分分型都是先按照病理形态划分亚型,然后再研究与临床预后的相关性。这样的分类有助于识别形态不同的亚组,但在指导患者个人管理方面的作用不太确定。只有IgA肾病的牛津分型是直接根据特定患者的临床结果制订的。病理学家首先对265例IgA肾病的活检进行形态学表征归纳,确定了系膜细胞增生、节段性硬化、毛细血管内增生、细胞或纤维性新月体、肾小管萎缩或间质纤维化和动脉病变这6个变量。随后这些患者中位随访了69个月,在此期间22%患者肾功能下降50%,13%患者达到ESRD。将6个形态学变量与临床进展做相关分析,得出其中的系膜细胞增生(M)、毛细血管内增生(E)、节段性硬化(S)、肾小管萎缩或间质纤维化(T)4个变量与之相关[39,40]。在随后的研究中,>25%的肾小球有新月体(C)的患者,无论采用何种治疗方法,其预后都较差。所以在2016年更新的牛津分型中包括了5个变量(即MESTC)[41]。多个研究验证了IgA肾病牛津分型的准确性[42,43]。下一步的目标包括:验证可以指导临床治疗的形态学指标;寻找并验证组织上的其他生物学指标,如IgG的沉积、补体不同途径的激活、CD68(巨噬细胞)的浸润等预测预后;结合组织学、临床和其他数据做风险预测模型,优化单个患者的结局预测。

目前的共识是,一个好的病理学诊断和分型需要满足以下3个条件:①基于病因分类;②对预后和治疗反应有预测作用;③方便病理医生与临床医生之间更好地沟通,也有利于多个中心之间的协作。要满足这些条件,病理诊断必须结合多种数据来源,而不能再局限于单纯的形态学数据。

19.2.2 从描述、半定量到定量的转变

肾脏病理报告除了描述病变类型之外,还有一个重要因素就是对病变进行半定量或定量的打分。既往病理医生不愿意对病变定量,主要出于以下原因:①费时费力,得出的定量数据是否有用尚不可知;②可重复性差,比如狼疮性肾炎的急性和慢性指数可以为预后和治疗决策提供依据,但是不同病理医生对这2个指标的可重复性只有0.4~0.7[44,45]。

病理从描述到定量的好处是显而易见的:①增加客观性,不再是主观的描述,减少观察者对预期结果的潜在偏见;②增加敏感性,半定量是等级数据,而定量是连续变量,可以更精确地测量到很小的差异;③适应现代分子病理学的进展,随着新技术的发展,病理从传统的形态学诊断向整合多种数据库的分子病理转化。而多数据库的融合,一个必要条件就是尽量把形态学图像数据化,这样才方便匹配。随着WSI的普及,数据服务器的增多,以及计算机硬件的加强,利用人工智能帮助病理医生进行定量分析已经成为可能。最近研究显示,人工智能对肾活检标本间质纤维化的定量比病理学家更好[19]。在数字病理时代,这种人工智能辅助的病理定量技术节省了时间,又保证了客观性和可重复性,必然会成为未来的趋势。

19.2.3 从单中心到构建共享数据库

既往的病理研究经常局限于单中心,受限于区域、人种和样本量,导致部分研究的敏感性、重复性和可靠性下降。而IgA肾病的牛津分型囊括了世界各地多个国家、各色人种以及上千例的随访患者,所以才取得稳定的结果和一致的好评。另一方面,随着分子病理的进展,要求对形态学和分子组学的全面覆盖,需要大型队列研究,产生大量数据,必然牵涉包括生物信息学、计算机学在内的多学科人员。在这种情况下,由多中心参与、以构建大型共享数据库为目的的研究越来越盛行。对肾科来说,一个优势就在于可以发展以活检为中心的病理形态学/分子组学/临床表型研究。肾活检在临床常规中获得,可以提供用于诊断和治疗管理的形态学信息。此外,肾脏活检组织还可用于全面的分子组学分析,结合临床数据,可以提供有关肾脏病的多维度视图。在过去的20年中,多个肾脏相关的大型数据库在构建当中。

(1) ERCB-KFB

欧洲肾脏cDNA库-克朗·费森尤斯库(European renal cDNA bank-Kröner Fresenius bank, ERCB-KFB),成立于1998年,目的是了解人类肾活检组织中基因的表达和调控。涉及欧洲30多个中心,涵盖各种肾脏疾病谱。活检组织通过显

微切割分离肾小球和小管间质,提取的 RNA 通过 RNA 测序获取转录组学。目前已经收集了超过 3 000 份有组织学数据和临床参数的肾活检标本,并且已经对 600 多个样本进行了全基因组表达谱分析。

（2）C-PROBE

临床表型生物样本资源库（Clinical Phenotyping and Resource Biobank Core, C-PROBE）,是针对北美慢性肾脏病患者的生物资源库,旨在优化患者与生物医学研究人员之间的接口,以简化肾脏病的转化研究[46]。它包含尿液、血液、DNA 和肾脏活检组织样本的生物样本库,以及临床数据和病例数据库。目前有 1 200 多个来自不同临床、种族和社会经济背景的成年和儿科病例。

（3）NEPTUNE

肾病综合征研究网络（Nephrotic Syndrome Study Network, NEPTUNE）,是一项前瞻、观察性的多中心研究,包括美国和加拿大的 23 个研究中心[47]。迄今为止已招募了 450 多例肾病综合征的病例,包括 FSGS、微小病变和膜性肾病。在基线时,收集临床病史、体格检查以及组织、血液和尿液样本的信息。随访 30 个月以上,收集有关健康、生活质量、尿液和血液样本的数据。NEPTUNE 一直在开发数字病理图像库,并关注基因的遗传变异、表观遗传标记、转录组、蛋白质组和代谢组学的数据。目的是将多维数据与临床信息相集成,定义肾病综合征的分子异质性,以进行疾病分层、寻找生物标志物识别和分子靶目标。

（4）KPMP

肾脏精准医学计划（Kidney Precision Medicine Project, KPMP）,是由美国国立卫生研究院（NIH）发起的一项重大计划。近年来随着新的实验和计算工具的发展,生物医学研究进入信息丰富的大数据时代。通过将临床病理信息与组学数据以及其他生化、影像学或药理学信息相结合,可以生成患者病情的整体视图。反过来,这有助于更准确地预测疾病进程和对治疗的反应,并最大限度地提高疗效,减少不良反应。整个计划的目标包括:①了解人类肾脏病;②获取并评估急性肾损伤（AKI）或慢性肾脏病（CKD）的肾活检标本;③发现关键细胞中疾病路径;④查找疾病亚组以对患者进行分层;⑤设计个性化治疗;⑥改善对疾病的认识。

整个计划关键步骤如下。

1）建立融合各种数据库的标准　非负矩阵分解（NMF）方法应用于癌症队列的基因表达数据,并有助于鉴定具有临床意义的分子亚型[48]。矩阵分解方法（iCluster）已成功用于整合多种类型的数据,包括甲基化、mRNA 和 miRNA 数据[49]。在肾科,这些类型的方法也可以应用于整合形态学数据、组学数据及临床表型数据,以帮助建立分子病理图谱。

2）建立分子病理图谱　与既往单纯的形态学病理图谱不同,新的图谱融合了形态学和各种组学数据:①可以标记并识别组织/细胞形态、细胞状态和分子信号;②方便理解相邻细胞之间的异质性;③3D 成像（图 19-3）。鉴于肾病会改变肾脏细胞上各种分子生物标记的表达模式,首先要建立健康肾脏的分子-形态图谱,然后再建立各种疾病状态下的分子病理图谱。在建立正常图谱时,必须考虑到人类基因表达谱中很大程度的个体间差异,包括随着年龄、性别和遗传以及组织（皮质、髓质、乳头）的解剖起源而发生的变异。

3）发现并确认生物标志物　这些标志物可以根据潜在疾病（诊断）、对治疗的反应（预测）或长期结果（预后）来区分患者。这些分子生物标志物不仅可以确定个体发生肾功能进行性丧失的风险、治疗方案或监测疾病进程,而且还可以作为表型分析工具,用于对临床研究的患者人群进行分层,并可以作为临床试验的替代终点。

总之,近年来我们看到肾脏病理已经从单纯形态学到信息丰富的多学科协作的根本转变,这也要求我们不再拘泥于单打独斗,而是分工协作、共享数据。

19.3　临床应用

肾脏病理技术和理念的进展极大地拓展了肾科临床的应用,包括更精细的诊断和评估指标,更精准的治疗以及促进新药的研发。

19.3.1　精细诊断和评估

技术的进步帮助发现疾病中一些既往未明确的病原,从而使病理诊断更加明细化。比如用激光显微切割结合质谱技术在肾活检标本中发现并鉴定出

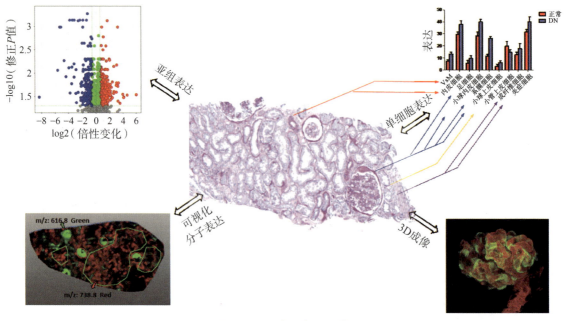

图 19-3 分子病理图谱

原发性膜性肾病的抗原 PLA2R、THSD7A、NELL-1 等[50-52]，这些患者就能确诊为 PLA2R/THSD7A/NELL-1 相关的膜性肾病。更重要的是，具有较高血浆抗-PLA2R 基线水平的患者不可能自发缓解[53]。而抗 PLA2R 抗体往往在临床缓解的几个月前就开始下降，无论是自发的还是由免疫抑制治疗诱导的[54]。在膜性肾病已经缓解的情况下，如果血浆抗 PLA2R 抗体的再次升高往往预示临床复发[55]。这些研究表明，血液中 PLA2R 水平反映了膜性肾病患者的免疫学活性。

基于病理标本的新技术有助于多种生物标志物的发现。重复肾活检的研究表明，疾病的临床缓解（蛋白尿和血尿减少）和组织学缓解（病理指数降低）可以不一致。一项狼疮性肾炎的研究显示，近 1/3 的临床缓解患者仍然有狼疮活动的组织学证据，而 62% 的组织学缓解患者具有持续的临床活动[56]。来源于非侵入性标本的生物标志物，比如尿液，可以反复获取，方便监测疾病进展并为患者提供个性化的疾病写照。但是血、尿不仅仅受肾脏影响，也反映了其他系统性问题，所以要发现那些肾脏特异性的生物标志物往往离不开肾活检的支持。研究发现狼疮性肾炎患者治疗前 B 细胞的浸润与疾病活动度相关，免疫抑制治疗失败者 B 细胞浸润也增多，而尿液和肾脏中免疫细胞的基因表达高度相关，表明尿液中的某些标志物可以反映肾脏病变[57]。另外一项研究用 CKD 和正常供肾的肾活检组织做了转录组学，然后与临床的 eGFR 匹配，发现 72 个候选基因[58]。在做了聚合酶链反应（PCR）验证后筛选出 6 个基因，然后在另一个队列中的进一步研究中将候选基因减少为最有潜力的 3 个（*EGF*、*NNMT* 和 *TSMB*10）。其中，*EGF* 在远端肾小管中特异性表达，能增强肾小管上皮细胞在损伤后的再生和修复，与肾病综合征患者中的肾小管萎缩和间质纤维化呈负相关，所以被认为是最佳候选基因。进一步的研究证明患者的尿 EGF 与肌酐之比（uEGF/Cr）与肾内 EGF mRNA 表达显著相关，而 uEGF/Cr 与 eGFR 呈显著相关性。在其他标准临床参数（例如蛋白尿或基线 GFR）上添加 uEGF 可改善疾病预后的预测能力。此外，uEGF/Cr 与 uACR 仅显示出弱的负相关。这些观察结果表明，uEGF/Cr 可以反映多种肾脏病中常见的病理变化，并且代表的病理生理机制不同于蛋白尿，可能与间质纤维化和肾小管萎缩的组织学改变更相关。

19.3.2 精准治疗

目前很多临床试验或基于试验得出的治疗方案往往是针对某个疾病的总体人群反应，没有考虑患者对药物的个体反应。事实上很多失败的临床试验,回过头来再对亚组进行详细分析,会发现,由于亚组之间疾病分子病理学有所不同,虽然总体试验结果没有显著差异,但是部分亚组患者明显受益[59,60]。对临床医生来说,在已有的、公认的、针对某类疾病的指南基础上,如何为某患者量身定制个体化治疗方案是目前的主要难题。可行的策略如下:①明确某个疾病及其亚型在疾病不同时期的分子病理谱;②针对单个或多个靶目标有合适的药物;③采集患者组织、组学及临床数据,确认目前的分子病理谱;④选择治疗药物,达到"给正确的患者以正确的治疗"。显然达到这样精准化的个体治疗还有很长一段路要走,但是同一疾病的分层治疗还是完全能够做到的。下面以 IgA 肾病的分层治疗为例,说明新型病理分类及定量系统对治疗方案选择的影响。

IgA 肾病的病理过程包括:①循环内异常糖基化 IgA1(Gd-IgA1)的增加("一次打击");②形成针对 Gd-IgA1 的 IgG 或 IgA("二次打击");③包含 IgA 的循环免疫复合物在肾脏沉积("三次打击");④引发肾小球炎症和肾脏损害("四次打击")。肾活检上的形态学改变是整个事件的结局。目前 IgA 肾病的牛津分型主要观察 5 个形态学指标:系膜细胞增生(M)、毛细血管内增生(E)、节段性硬化(S)、肾小管萎缩或间质纤维化(T)和新月体(C)。如果存在 M、E 或 C,说明是急性的病变,而出现 S 或 C 说明是慢性的病变。临床常用治疗 IgA 肾病的方案包括:扁桃体切除术、肠道菌群和/或饮食调整(如无麸质疗法)可能抑制 Gd-IgA1 的产生;激素/免疫抑制剂抑制 Gd-IgA1 的循环和沉积,并通过抗感染抑制活动性肾小球病变;肾素-血管紧张素系统抑制剂(RASB)延缓慢性病变所致的肾小球内高压和高滤过;针对补体级联反应的新药可以延缓活动性疾病的进展。有研究证明,存在系膜细胞增生(M1)的患者,接受激素+RASB 治疗,eGFR 的每年损失为 -1.8 mL/(min·1.73 m^2),而仅接受 RASB 治疗的患者则为 -6.1 mL/(min·1.73 m^2)($P<0.001$)[61]。毛细血管内增生(E1)往往反映炎症反应,不用激素治疗的患者中 E1 与预后差相关,而用激素治疗的患者这种相关性消失,间接提示 E1 可能对激素治疗有良好的反应[61,62]。同样的间接证据提示存在新月体(C1 和 C2)需要激素治疗[63]。存在节段性硬化(S1)理论上属于慢性病变,但研究发现与仅使用 RASB 的患者相比,接受激素+

RASB 治疗的 eGFR 下降明显更少[-1.1 mL/(min·1.73 m^2) vs. -3.7 mL/(min·1.73 m^2)]。这可能与部分 S1 的患者存在足细胞病变,比如足细胞肥大和顶端病变有关。这部分 S1 患者对激素治疗更敏感[64]。存在肾小管萎缩或间质纤维化(T)的患者,如果是轻度病变(T1),接受激素+RASB 治疗的 eGFR 下降比单纯 RASB 治疗的更少[-0.9 mL/(min·1.73 m^2) vs. -5 mL/(min·1.73 m^2)]。如果存在 T2 病变,激素的效果消失[61]。总之,治疗 IgA 肾病的个性化方法应该参考病理学指标,因为这些指标已被证明与病情发展、治疗反应相关。然而,任何一个患者的治疗方案选择都不能仅基于一个 MESTC 评分,而需要参考临床特征、病情进展速度以及目前处在病变的哪个阶段。

不仅仅是病理的形态学指标对治疗方案的选择有指导意义,其他各种组学指标也有类似的作用。比如 CKD273 是通过蛋白组学分离出来的多维度生物标志物(包含 273 个蛋白),已经证实与 CKD 的进展相关[65]。在 2 型糖尿病患者中,CKD273 水平高的患者使用螺内酯可明显降低蛋白尿,而 CKD273 低的患者作用不明显[66]。结合组织学、分子组学及临床表型,将极大地推动精准治疗的发展。

19.3.3 药物研发

多数据平台的数据融合有利于药物的开发。例如,2013 年的一项研究比较了来自糖尿病肾脏病(diabetic kidney disease, DKD)患者和 3 种 DKD 小鼠模型的转录组学数据,成功确定了人和小鼠模型共享的一些基因-基因相互作用网络,同时也指明了哪种小鼠模型与人类 DKD 最接近[67]。在这项研究中,信号转导与转录激活因子 3(STAT3)被确认为基因网络的中心节点之一,说明 DKD 发病机制中可能牵涉 JAK-STAT 信号通路途径。患者 JAK-STAT 通路成分的表达水平与疾病进展和肾衰竭相关,也支持这个理论。而另一项研究发现,与健康的活体移植供肾相比,DKD 患者肾小球和肾小管间质中的 JAK 和 STAT 通路成分上调[68]。利用转基因技术上调足细胞上 JAK2 可以导致糖尿病小鼠尿白蛋白增加、系膜区扩张、肾小球硬化和足细胞密度降低。JAK1/JAK2 抑制剂可改善这些表型[69]。所有这些发现,支持药厂开发 JAK1/JAK2 抑制剂,用于治疗 DKD。2018 年发表的 Ⅱ 期临床研究的结果表明,一种 JAK1/JAK2 抑制剂(巴瑞替尼,baricitinib)

降低了 DKD 患者的尿蛋白[70]。有趣的是,另一项研究报道 FSGS 患者外周血和肾脏组织中也存在 JAK-STAT 信号的激活,说明 JAK1/JAK2 抑制剂也可能应用于其他肾脏病[71]。

肾脏病变比较复杂,往往牵涉多种基因、蛋白质或代谢产物的异常,靶向单个目标不足以逆转病变。因此有人提出一种基于系统,而不是单个目标的药物开发流程,作为传统药物研发的补充。简而言之,该方法首先通过比较疾病样本和正常组织样本来创建疾病相关的基因表达特征,用药物治疗某个病变细胞系,取得药物治疗的基因表达特征。然后将 2 种基因表达特征进行比较,与疾病基因表达特征呈反向相关性的药物被认为是治疗药物。这种方法已经被用于癌症药物的开发[72,73]。譬如,通过肝细胞癌(HCC)和癌旁组织的转录组学,检验出由 163 个上调基因和 111 个下调基因组成的 HCC 疾病基因表达谱。然后与单个药物基因表达谱进行比较,发现氯硝柳胺(niclosamide)是逆转 HCC 基因表达的最佳候选药物。在 HCC 的临床前模型(包括 HCC 细胞系,PDX 小鼠模型和遗传小鼠模型)中,证实了水溶性氯硝柳胺盐的抗肿瘤功效[74]。随着技术的飞速发展,这种方法还可以扩展到基于蛋白质和/或代谢物特征,甚至基于图像特征的药物开发[75]。

19.4 总结

肾脏病的分子病理异质性,是常规病理和临床疾病分类所无法捕捉的。随着组学数据在深刻研究中的应用越来越广泛,使用不同的技术(尤其是人工智能)来整合多个数据平台将是解密肾脏病的关键。这为诊断分类、疾病预测以及为临床试验确定患者队列提供了新的机会,最终为患者量身定制有效的治疗方案。

(杨海春)

参考文献

1. HOGAN J J, MOCNNU M, BERNS J S. The native kidney biopsy: update and evidence for best practice[J]. Clin J Am Soc Nephrol, 2016, 11(2): 354-362.
2. EDDY S, MARIANI L H, KRETZLER M. Integrated multi-omics approaches to improve classification of chronic kidney disease[J]. Nat Rev Nephrol, 2020, 16(11): 657-668.
3. GBADEGESIN R A, HALL G, ADEYEMO A, et al. Mutations in the gene that encodes the F-actin binding protein anillin cause FSGS[J]. J Am Soc Nephrol, 2014, 25(9): 1991-2002.
4. HALL G, GBADEGESIN R A, LAVIN P, et al. A novel missense mutation of Wilms' Tumor 1 causes autosomal dominant FSGS[J]. J Am Soc Nephrol, 2015, 26(4): 831-843.
5. STANESCU H C, ARCOS-BURGOS M, MEDLAR A, et al. Risk HLA-DQA1 and PLA(2)R1 alleles in idiopathic membranous nephropathy[J]. N Engl J Med, 2011, 364(7): 616-626.
6. XIE J, LIU L, MLADKOVA N, et al. The genetic architecture of membranous nephropathy and its potential to improve non-invasive diagnosis[J]. Nature Commun, 2020, 11(1): 1600.
7. NAIR V, KOMOROWSKY C V, WEIL E J, et al. A molecular morphometric approach to diabetic kidney disease can link structure to function and outcome[J]. Kidney Int, 2018, 93(2): 439-449.
8. LU Y, YE Y, BAO W, et al. Genome-wide identification of genes essential for podocyte cytoskeletons based on single-cell RNA sequencing[J]. Kidney Int, 2017, 92(5): 1119-1129.
9. DER E, RANABOTHU S, SURYAWANSHI H, et al. Single cell RNA sequencing to dissect the molecular heterogeneity in lupus nephritis[J]. JCI Insight, 2017, 2(9): e93009.
10. PARK J, SHRESTHA R, QIU C, et al. Single-cell transcriptomics of the mouse kidney reveals potential cellular targets of kidney disease[J]. Science, 2018, 360(6390): 758-763.
11. LAKE B B, CHEN S, HOSHI M, et al. A single-nucleus RNA-sequencing pipeline to decipher the molecular anatomy and pathophysiology of human kidneys[J]. Nature Commun, 2019, 10(1): 2832.
12. DER E, SURYAWANSHI H, MOROZOV P, et al. Tubular cell and keratinocyte single-cell transcriptomics applied to lupus nephritis reveal type I IFN and fibrosis relevant pathways[J]. Nature Immunol, 2019, 20(7): 915-927.
13. SETHI S, VRANA J A, THEIS J D, et al. Laser microdissection and mass spectrometry-based proteomics aids the diagnosis and typing of renal amyloidosis[J]. Kidney Int, 2012, 82(2): 226-234.

14. NASR S H, VRANA J A, DASARI S, et al. DNAJB9 is a specific Immunohistochemical marker for fibrillary glomerulonephritis[J]. Kidney Int Rep, 2018,3(1):56-64.

15. DE SIO G, SMITH A J, GALLI M, et al. A MALDI-mass spectrometry imaging method applicable to different formalin-fixed paraffin-embedded human tissues[J]. Mole BioSys, 2015,11(6):1507-1514.

16. SMITH A, IABLOKOV V, MAZZA M, et al. Detecting proteomic indicators to distinguish diabetic nephropathy from hypertensive nephrosclerosis by integrating matrix-assisted laser desorption/ionization mass spectrometry imaging with high-mass accuracy mass spectrometry[J]. Kidney Blood Press Res, 2020,45(2):233-248.

17. HERMSEN M, DE BEL T, den BDER M, et al. Deep learning-based histopathologic assessment of kidney tissue [J]. J Am Soc Nephrol, 2019,30(10):1968-1979.

18. GINLEY B, LUTNICK B, JEN K Y, et al. Computational segmentation and classification of diabetic glomerulosclerosis[J]. J Am Soc Nephrol, 2019, 30(10):1953-1967.

19. KOLACHALAMA V B, SINGH P, LIN C Q, et al. Association of pathological fibrosis with renal survival using deep neural networks[J]. Kidney Int Rep, 2018, 3(2):464-475.

20. SIMON O, YACOUB R, JAIN S, et al. Multi-radial LBP features as a tool for rapid glomerular detection and assessment in whole slide histopathology images[J]. Sci Rep, 2018,8(1):2032.

21. BUKOWY J D, DAYTON A, CLOUTIER D, et al. Region-based convolutional neural nets for localization of glomeruli in trichrome-stained whole kidney sections[J]. J Am Soc Nephrol, 2018,29(8):2081-2088.

22. MARSH J N, MATLOCK M K, KUDOSE S, et al. Deep learning global glomerulosclerosis in transplant kidney frozen sections[J]. IEEE Trans Med Imaging, 2018,37(12):2718-2728.

23. KANNAN S, MORGAN L A, LIANG S, et al. Segmentation of glomeruli within trichrome images using deep learning[J]. Kidney Int Rep, 2019,4(7):955-962.

24. LUTNICK B, GINLEY B, GOVIND D, et al. An integrated iterative annotation technique for easing neural network training in medical image analysis[J]. Nat Mach Intell, 2019,1(2):112-119.

25. KIM Y G, CHOI G, GO H, et al. A fully automated system using a convolutional neural network to predict renal allograft rejection: extra-validation with giga-pixel immunostained slides[J]. Sci Rep, 2019,9(1):5123.

26. CHEN T, LI X, LI Y, et al. Prediction and risk stratification of kidney outcomes in IgA nephropathy[J]. Am J Kidney Dis, 2019,74(3):300-309.

27. GADERMAYR M, GUPTA L, APPEL V, et al. Generative adversarial networks for facilitating stain-independent supervised and unsupervised segmentation: a study on kidney histology[J]. IEEE Trans Med Imaging, 2019,38(10):2293-2302.

28. GADERMAYR M, DOMBROWSKI A K, KLINKHAMMER B M, et al. CNN cascades for segmenting sparse objects in gigapixel whole slide images [J]. Comput Med Imaging Graph, 2019,71:40-48.

29. CHAGAS P, SOUZA L, ARAUJO I, et al. Classification of glomerular hypercellularity using convolutional features and support vector machine[J]. Artif Intell Med, 2020,103:101808.

30. BUENO G, FERNANDEZ-CARROBLES M M, GONZALEZ-LOPEZ L, et al. Glomerulosclerosis identification in whole slide images using semantic segmentation[J]. Comput Methods Programs Biomed, 2020,184:105273.

31. ZENG C, NAN Y, XU F, et al. Identification of glomerular lesions and intrinsic glomerular cell types in kidney diseases via deep learning[J]. J Pathol, 2020, 252(1): e5491.

32. UCHINO E, SUZUKI K, SATO N, et al. Classification of glomerular pathological findings using deep learning and nephrologist-AI collective intelligence approach[J]. Inter J Med Inform, 2020,141:104231.

33. STEINER D F, MACDONALD R, LIU Y, et al. Impact of deep learning assistance on the histopathologic review of lymph nodes for metastatic breast cancer[J]. Am J Surg Pathol, 2018,42(12):1636-1646.

34. NASR S H, SATOSKAR A, MARKOWITZ G S, et al. Proliferative glomerulonephritis with monoclonal IgG deposits[J]. J Am Soc Nephrol, 2009, 20(9): 2055-2064.

35. RAISSIAN Y, NASR S H, LARSEN C P, et al. Diagnosis of IgG4-related tubulointerstitial nephritis[J]. J Am Soc Nephrol, 2011,22(7):1343-1352.

36. D'AGATI V D, ALSTER J M, JENNETTE J C, et al. Association of histologic variants in FSGS clinical trial with presenting features and outcomes[J]. Clin J Am Soc Nephrol, 2013,8(3):399-406.

37. KORKMAZ E, LIPSKA-ZIETKIEWICZ B S, BOYER O, et al. ADCK4-associated glomerulopathy causes Adolescence-Onset FSGS[J]. J Am Soc Nephrol, 2016,

27(1):63-68.

38. PAPETA N, KIRYLUK K, PATEL A, et al. APOL1 variants increase risk for FSGS and HIVAN but not IgA nephropathy[J]. J Am Soc Nephrol, 2011, 22(11): 1991-1996.

39. WORKING GROUP OF THE INTERNATIONAL IGA NEPHROPATHY NETWORK AND THE RENAL PATHOLOGY SOCIETY. The Oxford classification of IgA nephropathy: pathology definitions, correlations, and reproducibility[J]. Kidney Int, 2009, 76(5): 546-556.

40. WORKING GROUP OF THE INTERNATIONAL IGA NEPHROPATHY NETWORK AND THE RENAL PATHOLOGY SOCIETY. The Oxford classification of IgA nephropathy: rationale, clinicopathological correlations, and classification[J]. Kidney Int, 2009, 76(5):534-545.

41. HAAS M, VERHAVE J C, LIU Z H, et al. A multicenter study of the predictive value of crescents in IgA nephropathy[J]. J Am Soc Nephrol, 2017, 28(2): 691-701.

42. COPPO R, TROYANOV S, BELLUR S, et al. Validation of the Oxford classification of IgA nephropathy in cohorts with different presentations and treatments [J]. Kidney Int, 2014, 86(4):828-836.

43. LV J, SHI S, XU D, et al. Evaluation of the Oxford classification of IgA nephropathy: a systematic review and meta-analysis[J]. Am J Kidney Dis, 2013, 62(5): 891-899.

44. WILHELMUS S, COOK H T, NOEL L H, et al. Interobserver agreement on histopathological lesions in class Ⅲ or Ⅳ lupus nephritis[J]. Clin J Am Soc Nephrol, 2015, 10(1):47-53.

45. GROOTSCHOLTEN C, BAJEMA I M, FLORQUIN S, et al. Interobserver agreement of scoring of histopathological characteristics and classification of lupus nephritis[J]. Nephrol Dial Transplant, 2008, 23(1): 223-230.

46. MARTINI S, NAIR V, KELLER B J, et al. Integrative biology identifies shared transcriptional networks in CKD [J]. J Am Soc Nephrol, 2014, 25(11):2559-2572.

47. GADEGBEKU C, GIPSON D S, HOLZMAN L B, et al. Design of the nephrotic syndrome study network (NEPTUNE) to evaluate primary glomerular nephropathy by a multidisciplinary approach[J]. Kidney Int, 2013, 83(4):749-756.

48. WINTERHOFF B, HAMIDI H, WANG C, et al. Molecular classification of high grade endometrioid and clear cell ovarian cancer using TCGA gene expression signatures[J]. Gynecol Oncol, 2016, 141(1):95-100.

49. IORIO F, KNIJNENBURG T A, VIS D J, et al. A landscape of pharmacogenomic interactions in cancer[J]. Cell, 2016, 166(3):740-754.

50. TOMAS N M, BECK LH JR, MEYER-SCHWESINGER C, et al. Thrombospondin type-1 domain-containing 7A in idiopathic membranous nephropathy[J]. N Engl J Med, 2014, 371(24): 2277-2287.

51. SETHI S, DEBIEC H, MADDEN B, et al. Neural epidermal growth factor-like 1 protein (NELL-1) associated membranous nephropathy[J]. Kidney Int, 2020, 97(1):163-174.

52. BECK LH JR, BONEGIO R G, LAMBEAU G, et al. M-type phospholipase A2 receptor as target antigen in idiopathic membranous nephropathy[J]. N Engl J Med, 2009, 361(1):11-21.

53. HOFSTRA J M, BECK LH JR, BECK D M, et al. Anti-phospholipase A(2) receptor antibodies correlate with clinical status in idiopathic membranous nephropathy [J]. Clin J Am Soc Nephrol, 2011, 6(6):1286-1291.

54. HOXHA E, THIELE I, ZAHNER G, et al. Phospholipase A2 receptor autoantibodies and clinical outcome in patients with primary membranous nephropathy[J]. J Am Soc Nephrol, 2014, 25(6):1357-1366.

55. BECH A P, HOFSTRA J M, BRENCHLEY P E, et al. Association of anti-PLA(2)R antibodies with outcomes after immunosuppressive therapy in idiopathic membranous nephropathy[J]. Clin J Am Soc Nephrol, 2014, 9(8):1386-1392.

56. MALVAR A, PIRRUCCIO P, ALBERTON V, et al. Histologic versus clinical remission in proliferative lupus nephritis[J]. Nephrol Dial Transplant, 2017, 32(8): 1338-1344.

57. ARAZI A, RAO D A, BERTHIER C C, et al. The immune cell landscape in kidneys of patients with lupus nephritis[J]. Nature Immunol, 2019, 20(7):902-914.

58. JU W, NAIR V, SMITH S, et al. Tissue transcriptome-driven identification of epidermal growth factor as a chronic kidney disease biomarker[J]. Sci Translat Med, 2015, 7(316):316ra193.

59. HEERSPINK H J, NINOMIYA T, PERSSON F, et al. Is a reduction in albuminuria associated with renal and cardiovascular protection? A post hoc analysis of the

ALTITUDE trial[J]. Diabetes Obes Met, 2016, 18(2): 169-177.

60. SCHIEVINK B, DE ZEEUW D, PARVING H H, et al. The renal protective effect of angiotensin receptor blockers depends on intra-individual response variation in multiple risk markers[J]. Br J Clin Pharmacol, 2015, 80(4): 678-686.

61. TESAR V, TROYANOV S, BELLUR S, et al. Corticosteroids in IgA nephropathy: a retrospective analysis from the VALIGA study[J]. J Am Soc Nephrol, 2015, 26(9): 2248-2258.

62. CHAKERA A, MACEWEN C, BELLUR S, et al. Prognostic value of endocapillary hypercellularity in IgA nephropathy patients with no immunosuppression[J]. J Nephrol, 2016, 29(3): 367-375.

63. COPPO R, D'ARRIGO G, TRIPEPI G, et al. Is there long-term value of pathology scoring in immunoglobulin A nephropathy? A validation study of the Oxford classification for IgA nephropathy (VALIGA) update [J]. Nephrol Dial Transplant, 2020, 35(6): 1002-1009.

64. BELLUR S S, LEPEYTRE F, VOROBYEVA O, et al. Evidence from the Oxford classification cohort supports the clinical value of subclassification of focal segmental glomerulosclerosis in IgA nephropathy[J]. Kidney Int, 2017, 91(1): 235-243.

65. ARGILES A, SIWY J, DURANTON F, et al. CKD273, a new proteomics classifier assessing CKD and its prognosis[J]. PloS One, 2013, 8(5): e62837.

66. LINDHARDT M, PERSSON F, OXLUND C, et al. Predicting albuminuria response to spironolactone treatment with urinary proteomics in patients with type 2 diabetes and hypertension[J]. Nephrol Dial Transplant, 2018, 33(2): 296-303.

67. HODGIN J B, NAIR V, ZHANG H, et al. Identification of cross-species shared transcriptional networks of diabetic nephropathy in human and mouse glomeruli[J]. Diabetes, 2013, 62(1): 299-308.

68. BERTHIER C C, ZHANG H, SCHIN M, et al. Enhanced expression of Janus kinase-signal transducer and activator of transcription pathway members in human diabetic nephropathy[J]. Diabetes, 2009, 58(2): 469-477.

69. ZHANG H, NAIR V, SAHA J, et al. Podocyte-specific JAK2 overexpression worsens diabetic kidney disease in mice[J]. Kidney Int, 2017, 92(4): 909-921.

70. TUTTLE K R, BROSIUS FC 3RD, ADLER S G, et al. JAK1/JAK2 inhibition by baricitinib in diabetic kidney disease: results from a Phase 2 randomized controlled clinical trial[J]. Nephrol Dial Transplant, 2018, 33(11): 1950-1959.

71. TAO J, MARIANI L, EDDY S, et al. JAK-STAT signaling is activated in the kidney and peripheral blood cells of patients with focal segmental glomerulosclerosis [J]. Kidney Int, 2018, 94(4): 795-808.

72. JAHCHAN N S, DUDLEY J T, MAZUR P K, et al. A drug repositioning approach identifies tricyclic antidepressants as inhibitors of small cell lung cancer and other neuroendocrine tumors[J]. Cancer Discov, 2013, 3(12): 1364-1377.

73. BRUM A M, VAN DE PEPPEL J, van der LEIJE C S, et al. Connectivity Map-based discovery of parbendazole reveals targetable human osteogenic pathway[J]. Proc Nat Aca Sci USA, 2015, 112(41): 12711-12716.

74. CHEN B, WEI W, MA L, et al. Computational discovery of niclosamide ethanolamine, a repurposed drug candidate that reduces growth of hepatocellular carcinoma cells in vitro and in mice by inhibiting cell division cycle 37 signaling[J]. Gastroenterol, 2017, 152(8): 2022-2036.

75. CAICEDO J C, SINGH S, CARPENTER A E. Applications in image-based profiling of perturbations[J]. Curr Opin Biotec, 2016, 39: 134-142.

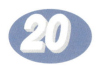

从肾脏科医生的角度全面认识高血压

- 20.1 概述
  - 20.1.1 肾脏病常常伴有高血压
  - 20.1.2 高血压与肾脏病的预后密切相关
  - 20.1.3 高血压的发病机制与肾脏密切相关
- 20.2 高血压与肾脏密切相关
  - 20.2.1 肾脏科高血压治疗指南与一般高血压人群不同
  - 20.2.2 高血压的发生与肾脏相关
- 20.3 高血压发病机制的崭新认识
  - 20.3.1 "非渗透性钠"积聚与高血压
  - 20.3.2 炎症与高血压
- 20.4 高血压的治疗
  - 20.4.1 限制盐摄入
  - 20.4.2 药物治疗
  - 20.4.3 肾脏神经消融术

慢性升高的血压被称为高血压,是全球共同面临的健康挑战。有研究发现,高血压目前影响着全球近1/3的人口,并且其患病率还在逐年上升。国内的一项研究提示,中国超过40岁的人群中有接近2亿人罹患高血压。除了发病率高外,高血压还导致每年超过1 000万人的死亡,并且还是卒中、心力衰竭、缺血性心脏病和慢性肾脏病的最重要风险因素之一。与高发病率、高致死率相比,高血压的知晓率、治疗率和控制率却非常不尽如人意。因此,全面认识和理解高血压的发病机制,改变生活饮食习惯,采用药物控制血压,延缓靶器官损伤迫在眉睫[1]。

20.1 概述

20.1.1 肾脏病常常伴有高血压

流行病学研究发现,随着慢性肾脏病(CKD)的进展,高血压的发病率逐渐升高:在CKD 3期的人群中,高血压的发生率约为40%;到了CKD 4期,这一比例升高至70%左右;而在透析人群中,几乎所有患者均患有高血压,所以高血压在肾脏病患者中是非常常见的。而肾脏病一旦合并高血压,其他的并发症如卒中、心力衰竭、缺血性心脏病都会更为好发和严重。因此,CKD和高血压是相互影响的[2,3]。

20.1.2 高血压与肾脏病的预后密切相关

很早就有研究发现,平均动脉压(MAP)与肾小球滤过率(GFR)的下降呈正相关,MAP越高,GFR下降的速度越快;另外,CKD患者并发恶性高血压,短期内会导致肾功能急剧恶化,此时若能及时有效控制血压,那么肾功能即可有一定程度的恢复。高血压损伤肾脏的机制涉及多个方面,一般来说,CKD患者因种种原因导致肾小球数量减少,因而需要更高的压力才能滤过机体产生的排泄产物,这样升高的压力传导到单个肾小球造成肾小球囊内压力增高,损伤肾小球内的固有细胞,尤其是肾小球上皮细胞(足细胞),产生蛋白尿,影响肾脏结构和功能,导致肾脏病进展。所以,无论 CKD 的病因、高血压的病因是什么,血压控制的情况都与肾脏病的预后密切相关。

20.1.3 高血压的发病机制与肾脏密切相关

肾脏科高血压与原发性高血压在发病机制上虽有相似之处,但更有其独有的特征,处理手段和原发性高血压也不尽相同,下文将详细阐述。所以肾脏科医生也非常关心高血压。

20.2 高血压与肾脏密切相关

20.2.1 肾脏科高血压治疗指南与一般高血压人群不同

现有的高血压指南大多是由高血压学会[如欧洲高血压学会(European Society of Hypertension, ESH)]或心脏病协会[如美国心脏协会(American Heart Association, AHA)]制订的[4-11]。比如,美国高血压联合委员会(Joint National Committee, JNC)每 2 年发布预防、检测、评估与治疗高血压的指南,根据最新流行病学、大型临床研究的结果,提出高血压的界定、检测方式、治疗靶目标、药物的推荐使用等,这对于高血压的防控具有相当重要的意义。但是肾脏科高血压不能完全遵循现有的高血压指南进行治疗,理由如下。

(1) 研究对象不同

绝大多数临床高血压研究的对象都是原发性高血压患者,而具有慢性肾脏病的高血压患者往往不被纳入,更没有研究涉及透析或移植的高血压人群,因此,在此基础上得出的结论、推荐的标准不完全符合肾脏病的实践。

(2) 控制的靶目标不同

对于一般的高血压人群,大部分指南将收缩压(SBP)的靶目标定为<18.7 kPa(140 mmHg)。然而,根据更新的改善全球肾脏病预后组织(KDIGO)指南,建议成年 CKD 患者的 SBP 应控制在 16.0 kPa(120 mmHg)以下。虽然这一靶目标在不同 CKD 分期以及合并糖尿病的 CKD 患者中尚存在争议,但强化血压控制在 CKD 人群中的获益是不争的事实。

(3) 预后不同

大多数临床高血压研究的终点事件为心脑血管疾病的预后,较少关注肾脏病的预后如肾功能进展、蛋白尿的影响,等等。而肾脏科的高血压,除了强调血压控制以外,更希望能够延缓 CKD 的自然病程,这与现有高血压指南的重点是不一样的。

(4) 药物策略不同

肾脏科高血压的治疗需要根据其特有的机制用药,而这类药物在现有高血压指南中并不一定作为重点;另外,某些指南推荐的药物在肾脏病进展到特定程度时是无法使用的,最简单的例子就是血管紧张素转换酶抑制剂(ACEI)和血管紧张素受体阻滞剂(ARB)在肾功能损伤到一定程度后的应用必须在肾脏科医生的指导和密切随访下才能够应用。除此之外,血透人群的透析日/非透析日高血压用药、移植高血压患者的用药也和普通人群有着极大的不同。

20.2.2 高血压的发生与肾脏相关

除了少数的高血压,如降主动脉高血压、某些内分泌性高血压,如原发性醛固酮增多症导致的高血压、嗜铬细胞瘤高血压等与肾脏科的高血压可能有点距离外,其他各种高血压,包括原发性高血压等都和肾脏有着或多或少的关系。

发生于肾脏本身的某些离子通道、分子信号通路的先天性基因突变可以产生非常严重的高血压。例如 Liddle 综合征(假性醛固酮增多症)是由于肾小管上皮钠通道(ENaC)基因突变导致的结果,这种高血压发生于一些特殊人群中,肾脏移植后高血压明显好转;还有一些其他病因导致肾小管钠重吸收障碍的先天性高血压,但这些基因突变的发病率低,因此并非导致肾脏高血压的主要原因。

更多临床医生谈到高血压与肾脏的关系时,通常想到的是肾动脉狭窄,也就是狭窄后引起肾素-血管紧张素系统(RAS)兴奋,进而导致的高血压。20 世纪 30 年代,戈德布拉特(Goldblatt)最早发现肾血管狭窄导致的高血压,随后逐渐发现 RAS 的各个组分,并且研制出相应的阻断药物。典型的肾动脉狭窄在肾脏病并非没有,但更多的是肾脏缺血所造成的后果。在动物肾动脉狭窄模型(如"两肾一夹",2K1C 模型)中早就发现,以银夹夹闭一侧肾动脉后,模型动物短时内血压明显升高,肾素水平也明显升高,而一段时间(1~2 周)后,虽然血压仍较高,但肾素水平却慢慢降低了,这主要是由于高肾素造成的血管紧张素Ⅱ虽然可以直接收缩全身的血管,但也同时作用于对侧肾脏,促进钠离子大量重新收,容量扩张,继而反馈性抑制肾素的生成。因此,"两肾一夹"高血压模型并非典型的肾素依赖性高血压。实际上,高血压持续发生的更主要原因如容量过多、局部RAS的持续激活等都与肾脏有着密不可分的关系。

(1) 影响平均动脉压的2个因素与肾脏相关

MAP由两个因素,即心输出量(CO)与总外周血管阻力(total peripheral vascular resistance, TPR)所决定(MAP=CO×TPR)。CO与血容量有关,而血容量跟钠的平衡有明显的关系。氯化钠的分子量很小,可从肾小球完全滤过,肾小管则可将滤过钠的60%重吸收回体内,这对于体内钠平衡十分重要。不同节段肾小管的钠通道可以因先天基因突变导致功能障碍(如Liddle综合征)或循环或肾脏局部的血管活性物质等影响导致钠重吸收的增加,影响细胞外液量,进而引起高血压。

MAP的另一决定因素TPR则与血管的顺应性(血管随系统压力的改变而进行相应改变的能力)以及众多血管活性物质、交感神经活性等有关。在CKD中,许多因素,特别是系统性血管紧张素活化,以及由高血压所带来的血流动力学改变,均可对血管内膜产生损害,加之肾脏病时的代谢异常,促进血管病变(如血管钙化、动脉粥样硬化等)的发生,因而在CKD,尤其是CKD 3期以后,血管顺应性下降,TPR升高。因此,从肾脏科医生的角度来看,无论CO或TPR都与肾脏有直接或间接关系。

(2) "压力性排钠"理论——肾脏在调控盐摄入和高血压中具核心作用

20世纪70年代后期,盖顿(Guyton)和科尔曼(Coleman)提出了"压力性排钠"的理论。该理论认为压力性排钠是肾脏的一种调节功能,它将细胞外液中钠含量维持在非常狭窄的范围,以保持内环境的稳定。该理论的提出是基于一个事实作为前提,即肾脏维持体内钠的平衡是通过不断改变血压而实现的。根据这一理论,高血压的本质是肾脏钠盐排泄的障碍。简单来说,摄盐增加导致细胞外液量增加,血压短暂升高,肾脏灌注压力升高,压力性排钠发挥作用,排出多余的钠盐,细胞外液量下降,血压恢复正常。如果肾脏持续排钠障碍,或者全身多种调控因素异常作用于肾脏,则高血压持续存在[12]。

该学说在相当长的时间内被广泛认可,它突显了肾脏在调控渗透性钠平衡及血压稳定中的重要作用。当然,这一学说近年来已被修正[13],下文会详细介绍。

(3) 摄盐与肾素-血管紧张素系统在高血压中的作用

WHO推荐每日食盐的摄入量应低于5 g(相当于2 g或85 mmol的钠),高于此水平的食盐摄入与高血压及心血管风险密切相关。因此,在临床实践中,无论哪一种高血压,都非常提倡限盐。北极地区的因纽特人饮食中缺乏食盐,因此高血压发生率非常低。反之,高盐摄入带来高血压发病率升高。根据一项中国高血压人群的调查发现,我国东北地区每日食盐摄入量可以达到15～20 g,因而高血压发病率要高于摄盐稍低(每日8～15 g)的南方地区。越来越多的研究发现,机体对于盐负荷的血压反应存在明显的个体差异性,除了肾脏压力性排钠外,摄盐和高血压的关系可能更为复杂。

另外对血压调控极为重要的是RAS。人们对RAS的认识已有多年。简而言之,肾脏肾小球旁器的球旁颗粒细胞在压力降低、钙水平改变等情况下可以合成和分泌肾素。肾素是一种酸性蛋白酶,可以水解血浆和组织(如肝脏)血管紧张素原,产生一个十肽,为血管紧张素Ⅰ(angiotensin Ⅰ, Ang Ⅰ)。Ang Ⅰ基本没有生物学活性,在血浆和组织(最早认识是在肺循环血管内皮表面)中存在的血管紧张素转换酶(ACE)作用下,Ang Ⅰ水解,剪切C-末端2个氨基酸残基,产生一个八肽,为血管紧张素Ⅱ(Ang Ⅱ)。Ang Ⅱ具有非常强大的生物活性作用,这种生物活性作用依靠与其受体相结合而启动,其中最主要的生理作用是收缩血管平滑肌;另一主要作用是刺激醛固酮的合成和释放,促进肾小管和集合管对钠和水的重吸收,使细胞外液量增加;此外还可以通过增加交感神经兴奋,使心跳加快,心脏收缩力增强;通过中枢和外周机制,使外周阻力增大等,总的效应是使血压增高。Ang Ⅱ分泌增加是机体应对急性容量减少,血压下降最重要的应激反应。

根据反馈调节的原理,摄盐增加后细胞外液容量增多,RAS受抑制,血压应该能降低,但实际情况是长期摄盐过多会导致血压升高。因此,传统对RAS、摄盐与高血压关系的认识是片面的。现在认为,摄盐过多,一方面会导致肾脏肾素分泌增加,另一方面更为重要的是脏器局部RAS激活。此时,肾素不一定来自肾脏分泌,血管紧张素原并非一定来自肝脏,ACE 也不一定要来自肺组织。循环中 RAS 的组分一部分来自传统的脏器组织,经过血流到达一定器官;另外局部组织 RAS 则可通过旁分泌和/或自分泌方式和邻近其他细胞相互作用,表现出特殊生物作用。比如心脏内局部 RAS 的作用主要为对心脏的正性变力作用,致使心肌肥大,调节冠状动脉阻力,抑制心肌细胞增长。与循环 RAS 相比,组织局部 RAS 作用时间持久,同时浓度非常高。有研究发现,肾脏局部的血管紧张素原浓度比循环中高 800 倍,所以作用后果完全不同。局部 RAS 通过受体激活以后的信号,还可以跟其他的信号相连接,产生更复杂的后果。

由此可见,盐和 RAS(尤其是局部 RAS)与高血压密切相关。有人研究大鼠模型发现,切除 70% 肾脏的大鼠血压正常或仅轻度升高,但给予高盐饮食后,实验大鼠出现了高血压。临床上也会遇到因肿瘤切除一侧肾脏后,并未发生高血压,但若饮食中摄盐过多,血压就明显升高。同样,单肾切除的大鼠血压正常,给予 AngⅡ持续注射后,血压明显升高。

那么,对血压的影响更大的是摄盐增加还是 RAS 活化呢? 20 世纪 90 年代曾有学者利用基因技术做了一项令人信服的研究。将正常带有 AT1A 受体的 WT 小鼠与全身 AT1A 受体基因敲除的小鼠进行交叉肾移植,共产生了 4 组小鼠[14]:①全身 AT1A$^{+/+}$ 的 WT 鼠;②全身 AT1A$^{-/-}$ 的 KO 鼠;③除肾脏 AT1A$^{-/-}$ 外,全身其余组织都有 AT1A 受体的小鼠;④全身 AT1A$^{-/-}$,只有肾脏有 AT1A 受体的小鼠。4 组动物都在皮下埋置 AngⅡ泵 2 周,缓慢持续注射 AngⅡ,结果发现全身都有 AT1A 受体的小鼠 SBP 缓慢上升到 24.0~25.3 kPa(180~190 mmHg);全身没有 AT1A 受体的小鼠血压基本没有改变;全身有 AT1A 受体但肾脏没有 AT1A 受体的小鼠,SBP 只轻度升高,由基线的 14.7 kPa(110 mmHg)升到 16.0 kPa(120 mmHg)左右;而全身没有 AT1A 受体,唯独肾脏有 AT1A 受体的小鼠血压却出现了明显升高,SBP 升至 21.3~22.7 kPa(160~170 mmHg)。由此可见,AngⅡ造成的高血压并非通过中枢神经系统或心脏发挥作用,而是通过肾脏 AT1A 受体发挥作用的。摄盐会导致 RAS 的进一步活化,限制盐摄入将有利于高血压的控制。在人类肾移植中也有不少类似的发现[15,16]。

20.3 高血压发病机制的崭新认识

20.3.1 "非渗透性钠"积聚与高血压

高血压是由遗传和环境因素共同决定的临床综合征,而盐摄入增加无疑与高血压的发生密切相关。大量证据表明,同样摄入高盐,有些人可以在不增加动脉压的情况下有效地排泄饮食中的高盐,而另一些人则不能,于是出现了动脉压的升高,这就是所谓的"盐敏感性高血压"。导致盐敏感性高血压的潜在机制非常复杂,从遗传到环境因素的异质性也很强。此外,高盐摄入对血管的结构和功能的影响有独立于血压以外的作用。最近的研究表明,血管的内皮糖被层(endothelial glycocalyx layer, EGL)和内皮细胞上皮钠通道(epithelial sodium channel on the endothelial luminal surface, EnNaC)功能不良引起的皮肤间质非渗透钠的积累和内皮功能障碍也在盐敏感性高血压发生中起着重要作用。这些新概念强调钠稳态和盐敏感性似乎不仅与肾功能改变相关,还与皮肤、内皮细胞功能有关。下文对此进行阐述。

(1) 盐敏感性高血压机制的再思考

传统认为,人体总的液体(total body water, TBW)分布服从"两室模型",即细胞内液(intracellular fluid, ICF)和细胞外液(extracellular fluid, ECF),后者又分为血管内和组织间隙。全身钠(total body sodium, TBNa)也进行了类似的分布。一般细胞内钠受严格调控,维持稳定浓度以保护细胞免受体积变化而带来的损害,而血管内和组织间隙的钠则处于一种动态平衡状态。随着饮食盐摄入量的增加,钠会在 ECF 中积聚。理论上,每增加 140 mmol 的钠,必须与细胞外液中约 1L 的水相结合,以保持渗透压的平衡。因此过多的盐摄入,导致细胞外液量增加,血容量增加,血压升高是很容易被理解的。前文提到的"压力性排钠"理论则很好地从生理学的角度解释了这一现象。身体必须维持钠盐的平衡,而这个平衡是靠血压改变以及肾脏对钠排出的反应来完成的。按照这个理论,摄入钠虽然常常有改变,但因为对应的渗透压也及时改变,引起血压即刻改变,于是摄盐(钠)增多,血压短暂升高,肾脏即刻压力性排钠,将过多的钠盐在增高的血压下及时从尿中排出。这种反应可以瞬间发生,所以测定出来的血压可以没有太多改变。如果有 CKD,

根据轻重程度,血压即出现轻微暂时或严重持续的升高。这种情况和我们一般临床所见确实十分相像,因此这一对高血压发病机制的解析多年来一直占据了统治地位。

然而,近年来基础和临床学家相继发现了一些难以用"压力性排钠"理论解释的现象。例如,对健康人群进行的 4 项精心设计的长期钠平衡研究表明,摄盐增加会导致大量钠的积聚却不伴有水的相应增加,机体对钠的排泄并非一成不变,而是周期性的;人群对盐与高血压的灵敏度不一样;血压改变时,按照"压力性排钠"曲线理论上计算得出的钠排出量与实际测定结果并不符合。总体的趋势是:排出的并不那么及时,且总量比预测的要少。因此,钠离子进入体内除了与氯离子结合,通过渗透压的改变导致血容量改变之外,一定还有其他参与钠离子平衡的机制存在。

(2) 皮肤作为"第三腔隙"参与体内钠离子平衡并与血压相关

皮肤是人体最大的器官,约占体重的 6%,是构成间质的重要组成部分。皮肤组织由表皮和真皮组成,表皮由非分层的上皮细胞组成,厚 50~200 μm,可作为防止微生物入侵和水分流失的物理屏障;真皮由成纤维细胞、血管、淋巴管和神经组成,细胞外基质含有丰富的胶原、弹性蛋白和糖胺聚糖(glycosaminoglycan, GAG)[17,18]。皮肤组织还是体内一氧化氮(NO)的丰富来源,NO 是血管张力的主要调节剂。皮肤内 NO 的含量是循环中的 10 倍。皮肤组织中的血液流动是动态的,从环境温度下降时仅占心输出量的 1%,到红皮病和热应激时升高至 60%。皮肤的这些特性表明其很可能会影响血压。

早在 1909 年就有研究者通过直接化学测量法发现皮肤组织是钠、氯化物和水的存储池,当时尚不清楚皮肤电解质的确切意义。1978 年,伊万诺娃(Ivanova)等研究发现,大鼠皮肤钠的含量随着饮食盐摄入量的增加而增加,而这与硫酸化 GAG 的含量增加有关。GAG 是具有不同长度的线性多糖链,由重复的二糖单元组成。由于在二糖单元上存在羧基和硫酸盐基团,因此 GAG 带有明显的负电荷,能够促进正电荷的钠离子在间质中以"非渗透性钠"的形式存储。通过多种最新检测手段发现,皮肤"非渗透性钠"的量甚至可以超过机体钠总量的 20%,在盐摄入多的人群这个比例甚至更高。由于皮肤钠的非渗透性质,无须跟水结合,因而皮肤成为体内钠平衡中重要的缓冲器官[19,20]。2002 年,蒂策(Titze)等率先通过一系列大鼠实验提出了皮肤钠、GAG 和血压之间存在的联系。研究发现,GAG 聚合促进皮肤中的非渗透活性钠的存储,使皮肤中的钠浓度升高,甚至高达 180~190 mmol/L,而皮肤水含量却没有相应增加。因此,这种非渗透活性的钠存储可以解释盐摄入改变后缓冲体积和血压相应改变的机制。人类研究发现,摄盐对男性血压改变的影响较小,可能的机制是男性的皮肤较女性厚,对于非渗透活性钠的储存能力较女性强,因此,盐摄入增加后皮肤组织结合的非渗透性钠离子较多,因而对血压的影响较女性小。女性服用避孕药后,摄盐多更容易有高血压倾向。近来应用更精密的方法,包括 ^{23}Na - MRI 光谱测量法、电感耦合等离子体发射光谱(inductively coupled plasma optical emission spectrometry, ICP - OES)法、小块皮肤炭化分析等都证明那些容易并发高血压的疾病,如糖尿病、CKD、高血压易感人群(如非洲裔群)的共同特点是皮肤钠含量与普通人群或其他种族不同。

(3) 组织巨噬细胞和淋巴管影响钠平衡、间质体积和血压

近年来的研究发现,先天性和获得性免疫系统的细胞在高血压和心血管疾病的发生、发展中都起了一定的作用。来自啮齿动物皮肤的研究表明,巨噬细胞介导了高盐摄入后一种额外的适应性机制。盐负荷后,皮肤钠浓度增加,产生局部高渗募集巨噬细胞,从而激活了张力反应增强子结合蛋白(tonicity-responsive enhancer binding protein, TonEBP)[21-24],TonEBP 通过自分泌信号转导增加了血管内皮生长因子 C(VEGF - C)基因的表达、间质淋巴网络重组,使水和电解质通过皮肤排入全身循环。VEGF - C 还诱导内皮型一氧化氮合酶(endothelial nitric oxide synthase, eNOS)的表达,通过产生 NO 引起血管舒张,这些过程显然可以缓冲盐负荷对血流动力学的影响。拮抗 VEGF - C 和 TonEBP 的作用或者遗传因素导致上述途径的破坏将引起动物盐敏感性高血压。总之,巨噬细胞通过 TonEBP 和 VEGF - C 在皮肤中发挥稳态作用,通过皮肤淋巴管调节"非渗透性钠"的清除,从而缓冲摄盐导致的血流动力学反应及血压改变。在此过程中,VEGF - C 介导了淋巴管作为皮肤中人体钠的"第三腔隙"与血液循环之间的连接。

(4) 影响皮肤"非渗透性钠"积聚与血压的可能因素

虽然 TonEBP-VEGF-C 轴在盐负荷时可以通过上述机制介导血压的改变，但皮肤"非渗透性钠"与血压之间的确切关系仍不清楚，几种其他机制也许可以解释皮肤"非渗透性钠"与血流动力学之间的联系[19,25,26]。

1) 皮肤毛细血管密度　皮肤毛细血管稀疏可能是导致血压调控异常的结构基础，血管生成不良以及血管损伤可导致外周血管阻力（peripheral vascular resistance，PVR）增加而介导血压改变。研究表明，在不同种族的高血压人群中减少盐摄入量均可改善皮肤毛细血管密度，表明盐的摄入与毛细血管稀疏有关。

2) 低氧诱导因子转录系统　HIF 在细胞应对低氧的反应中起着核心作用。最近的证据表明，皮肤中 HIF-1α 与 HIF-2α 的比例影响一氧化氮合酶 2（NOS2）的合成，而后者是血管紧张程度的关键调节剂。考伯恩（Cowburn）等的研究表明，角质形成细胞 HIF-1α 缺失小鼠的血管紧张度增加，全身血压升高；相反，角质形成细胞中 HIF-2α 活性的缺失可使皮肤 NO 水平升高、血压降低。与动物研究相一致，高血压人群中表皮 HIF-1α 表达降低、HIF-2α 表达升高的程度与 MAP 升高显著相关。这些发现为皮肤的全身性血压调节提供了一种新的机制。HIF 代谢也可能受盐摄入的影响。动物研究发现，摄盐增加抑制肾脏髓质的 HIF 脯氨酰羟化酶 2（PHD2），后者可降解 HIF-1α 和 HIF-2α，从而增加利尿作用。高盐摄入是否会改变皮肤中 HIF 异构体的水平，通过影响 PVR 而影响血压则有待进一步研究。

(5) 内皮表面层——另一个重要的钠屏障和存储位点

直接面对血流的内皮表面层可能是另一个重要的"非渗透性钠"的存储池[27]。覆盖于内皮细胞表面的 EGL 是一种带负电荷的生物聚合物，可以结合钠离子。虽然目前 EGL 的钠结合能力尚不清楚，但基于体外研究的结果预测出的人类整个血管中 EGL 可以结合 700 mg 的钠离子，相当于一顿膳食的摄入量。当然，人体实际的 EGL 体积比体外研究大 7～30 倍，因此理论上 EGL 可以结合更多的钠离子[28]。

内皮表面层的 EGL 同样受饮食钠摄入的影响[28]。奥伯莱特纳（Oberleithner）等的研究表明钠过量负荷导致 EGL 功能受损，受损的 EGL 促进钠进入内皮细胞。高生理范围（>140 mmol/L）的血浆钠浓度可减少 EGL 上带负电荷的硫酸乙酰肝素残基，增加到达 EnNaC 的钠量，从而使通道更活跃。除此之外，内皮表面层通过介导 EnNaC 影响 NO 的产生及可及性。当血浆钠增加时，EnNaC 密度增加，钠吸收增加，内皮细胞层变硬，NO 生成减少，血管张力增加。

在血管内皮中，细胞外钠浓度的急剧增加可诱导醛固酮和盐皮质激素受体依赖的 EnNaC 快速插入质膜，从而减少 NO 的释放。然而，当血浆钠/醛固酮的升高持续存在时，病理生理反应即血管僵硬度增加而 NO 的释放减少，最终导致内皮功能障碍并伴有内皮结构损伤。

20.3.2　炎症与高血压

免疫系统参与高血压发病的观点由来已久[29]。肾活检病理学研究显示，高血压时肾脏白细胞浸润[30]，淋巴细胞聚集程度与小动脉肾硬化之间呈正相关。来自动物模型的进一步研究表明，在高血压期间，除淋巴细胞外，其他免疫细胞（包括髓样细胞）也会在肾脏中聚积，将这些免疫细胞输注入正常动物后会导致先前血压正常的动物发生高血压[31,32]。此外，应用免疫抑制剂调节炎症细胞的功能可以改善由于 RAS 激活引起的高血压并减少靶器官损伤。越来越多的证据表明，免疫系统在钠稳态中发挥重要作用，炎性细胞及其分泌的细胞因子参与了盐敏感性高血压的发病[33]。

免疫系统既包括由巨噬细胞、树突细胞（DC）、肥大细胞、粒细胞等组成的先天免疫系统，也包括由 T/B 淋巴细胞组成的适应性免疫系统。2 种免疫系统的成分都与高血压有关。

(1) 先天性/适应性免疫系统参与高血压的发病

与正常血压对照组相比，高血压人群中的循环单核细胞具有增强的促炎症表型，导致血清炎症细胞因子浓度升高。Ang Ⅱ 可增强造血干细胞（hematopoietic stem cell，HSC）在骨髓中增殖及分化为促炎性单核细胞的能力。此外，激活 AT1A 受体会产生血流动力学损伤，导致循环单核细胞在高血压关键效应组织（包括心血管系统和肾脏）的积聚。这些细胞产生的炎性细胞因子和活性氧（ROS）则可能诱发血管内皮细胞功能障碍，并损害肾脏钠的排泄,从而导致血压升高[29]。

在炎症期间,血液单核细胞渗入受伤的组织,进一步分化为巨噬细胞。巨噬细胞是常驻组织吞噬细胞,至少具有2种表型:M1(经典激活)和M2(选择性激活)。M1型巨噬细胞通过产生ROS和促炎性细胞因子,尤其是肿瘤坏死因子-α(TNF-α)和白介素-1β(IL-1β)来加剧炎症;相反,M2型巨噬细胞在很大程度上具有抗感染作用,通过分泌IL-10和转化生长因子-β(TGF-β)来介导组织修复。在不同的刺激下,极化的巨噬细胞保持可塑性,可以分化为不同表型[34-36]。

M1型巨噬细胞通过产生炎症细胞因子和ROS,调控心血管功能,诱发高血压。在肾脏中,M1型巨噬细胞分泌的TNF-α和IL-1减少了NO的生成,继而肾脏NO依赖性钠转运蛋白功能改变[37],导致钠排泄受损。在循环系统中,TNF-α增加氧化应激并损害NO合成[32],从而导致血管功能受损和血管收缩。在中枢神经系统,巨噬细胞分泌可引起神经、血管功能障碍的ROS,还激活了小胶质细胞,进而增加高血压神经炎症和交感神经元的激活。

除了巨噬细胞及单核细胞外,DC也参与了高血压发病。DC遇到抗原后,成为成熟的免疫刺激效应细胞,捕获、加工和呈递来自Ⅰ类和Ⅱ类主要组织相容性复合体(MHC)上的抗原,并将其呈递给T细胞受体(T cell receptor,TCR)。肾脏中的DC激活记忆T细胞,通过增加CD70的表达来产生炎性细胞因子IL-17A和干扰素-γ(IFN-γ);相应地,将高血压小鼠体内的DC输注给裸鼠,可以诱导记忆性T细胞增殖,低剂量的AngⅡ输注即可诱导小鼠高血压的产生。

适应性免疫系统方面,2007年,古兹克(Guzik)等研究了T/B淋巴细胞在高血压中的作用。他们证明,在T/B淋巴细胞缺乏的Rag1-/-小鼠中,AngⅡ引起的高血压得到了缓解;在这些小鼠中,血管ROS的产生及内皮功能障碍也较对照组改善;输注T淋巴细胞而非B淋巴细胞可导致上述作用消失,高血压发生,这表明T淋巴细胞在高血压发生中的重要性。同样,克劳利(Crowley)等也证明淋巴细胞缺乏的重度联合免疫缺陷(severe combined immune deficiency,SCID)小鼠不发生高血压;淋巴细胞缺乏的小鼠,AngⅡ导致的心脏和肾脏损伤较弱。缺乏巨噬细胞集落刺激因子的小鼠,也称为骨质疏松小鼠(Op/Op),对慢性AngⅡ输注的高血压反应减弱;与野生型对照小鼠相比,这些Op/Op小鼠内皮功能障碍、血管重塑和氧化应激明显减少。

炎症细胞因子介导终末器官损伤的完整机制尚不清楚。在肾脏中,炎性细胞因子的积累导致肾小管周围毛细血管稀疏,引起髓质缺氧,并增加了氧化应激;浸润的淋巴细胞还表达AngⅡ,两者均可损害"压力性排钠",从而影响肾脏的排钠功能。炎症和氧化应激密不可分,ROS的产生降低了NO的生物利用度。查布拉什维利(Chabrashvilli)等证明,在高血压发生之前,自发性高血压大鼠(spontaneous hypertension rat,SHR)肾脏中还原型辅酶Ⅱ(NADPH)氧化酶(NADPH oxidase,Nox)的mRNA水平升高;SHR大鼠肾脏的管球反馈反应过度,这可能是由于NO的可及性降低所致。在循环系统中,血管周围释放的炎性细胞因子可以改变血管收缩剂和血管扩张剂(包括NO)的合成和降解速率。TNF-α抑制eNOS启动子,并降低内皮细胞产生NO的能力,导致血管舒张反应受损。因此,抑制TNF-α可以恢复内皮依赖性血管舒张。已经证实IL-17还可抑制eNOS活性,从而增加血管张力并导致内皮功能障碍。还有研究发现,IFN-γ可诱导近端肾小管细胞中血管紧张素原的表达,当血管紧张素原转化为AngⅡ后,促进肾单位中钠的重吸收。

(2)"自身抗原"在免疫活化、高血压发病中的作用

高血压时免疫系统因何而激活,进而导致免疫细胞在靶器官中的浸润是最近研究的热点。高血压时存在"自身抗原"这一概念的提出,是基于有研究发现机体可以产生针对肾上腺素能和血管紧张素受体的激动性抗体[38,39]。高血压动物肾脏中一些内源性抗原,如热激蛋白(heat shock protein,HSP)和由花生四烯酸的脂质过氧化作用产生的γ-酮醛(异缩酮)增加。异缩酮可以与细胞内蛋白质发生反应,形成蛋白质加合物,然后被DC摄取并呈递给Ⅰ型MHC受体,从而激活免疫系统。异缩酮的产生还促进DC产生细胞因子如IL-1β、IL-6和IL-23,进一步影响T细胞的极化。通过特异性阻断DC上CD80和CD86与T细胞受体CD28的相互作用可以减少血管T细胞的积聚,并防止高血压的发生。齐默尔曼(Zimmerman)等的开创性研究发现,ROS通过增加中枢神经系统炎症和交感神经系统兴奋而参与高血压的发生。总的来说,既往认为免疫细胞

浸润和炎症是高血压的结果,而越来越多的证据改变了这一传统观念,即原发性高血压可能是免疫细胞(DC、T细胞等)介导的抗原特异性自身免疫性疾病,而肾脏和其他器官的炎症参与了高血压的发生、发展。

(3)盐与免疫系统及高血压的关系

大量研究发现,高盐可以影响髓系细胞的表型改变。高盐不仅促进巨噬细胞的促炎性分化,还可以抑制巨噬细胞IL-4和IL-13依赖性抗炎表型的分化。在转录水平,高盐可以增加促炎细胞因子基因的合成,减少抗炎因子基因合成[31]。

盐对DC表型分化的作用不同于巨噬细胞,似乎会抑制DC介导的适应性免疫反应的激活,这可能是一种对于血压升高的负反馈机制。例如,将富含NaCl的培养基作用于小鼠骨髓来源的DC后,传统巨噬细胞标志物(包括CD11b和F4/80,甘露糖受体和精氨酸酶1)的表达增加,抗炎表型细胞(M2型巨噬细胞)产生的IL-10增加。与这种从DC向M2表型的转变相一致,高渗时,尽管DC对抗原的摄取和加工增强了,但T细胞活化却受损。因此,盐对DC功能的影响可能是通过抑制抗原特异性细胞毒性T细胞活化,削弱了适应性免疫系统的启动[40]。

盐还可导致T细胞不适当的活化。用高盐(40 nmol/L NaCl)培养幼稚T细胞后,可增强其向促炎性Th17表型的极化,增强了Th17驱动的自身免疫性疾病的发展。同时,这些Th17细胞还通过促进肾小管不同节段钠的重吸收而促进高血压[41]。血清糖皮质激素调节激酶1(serum and glucocorticoid regulated kinase, SGK1)似乎是盐介导的Th17极化的关键"检查点"(checkpoint),抑制SGK1的功能即可消除盐对Th17极化的影响。T调节细胞抑制适应性免疫系统,并可减轻高血压和随之而来的靶器官损害,高浓度的盐也会影响T调节细胞的极化,干扰T调节细胞的免疫抑制功能。长期高盐摄入还会增加"第三腔隙"的钠浓度,而T细胞通过增强钠与皮肤间质GAG的结合而对血压产生多效作用。因此,高盐摄入可能通过直接扩大血管内容量和转移血管紧张素,以及间接改变T细胞表型(向Th17表型而非T调节细胞表型分化)来促进高血压。

综上所述,先天性和适应性免疫系统在高血压发病机制中都具有重要的作用。促炎性单核细胞和巨噬细胞对尚未完全确定的"自身抗原"作出反应,从而促进血管收缩和钠潴留[42]。免疫细胞在不同组织中的作用不一:DC将由于损伤或氧化应激暴露的"自身抗原"呈递给中枢神经系统、循环系统和肾脏中的T细胞,参与血压调节的适应性免疫反应;真皮中的保护性单核巨噬细胞通过促进淋巴管生成,增加间质钠的回流来减轻盐敏感性。髓样细胞和T细胞通过细胞因子的修饰和ROS的产生来调节血压,两者在多种靶器官中均具有活性。高盐摄入导致钠潴留后,盐可以改变单核细胞和T细胞的表型,通过正反馈使它们趋向于促炎表型的分化,加剧高血压。另一方面,DC暴露于高盐浓度环境则可能通过抑制其激活T细胞的能力来限制高血压。

20.4 高血压的治疗

前文已经介绍高血压并非单一的疾病,而是一种综合征。高血压的病因不尽相同;众多系统参与高血压的发生、发展;高血压并发的靶器官损害涉及心、脑、肾脏等,在很大程度上决定了高血压的预后。因而,对治疗提出了更高的要求,除了改变生活饮食习惯外,在药物的选择上不仅要降压达标,更应延缓多种脏器疾病的进展。

20.4.1 限制盐摄入

前文中我们花了大量篇幅介绍盐与RAS、免疫系统、高血压发病的关系,因此,高血压的一般治疗必须强调限制盐的摄入。WHO推荐每日食盐的摄入量应≤5 g(相当于2 g或85 mmol的钠),高于此水平的食盐摄入与高血压及心血管风险的发生密切相关。因此,在临床实践中,无论哪一种高血压,均提倡限制盐的摄入。根据一项中国高血压人群的调查发现,我国东北地区每日食盐摄入量可以达到15~20 g,因而高血压发病率要高于摄盐稍低(每日8~15 g)的南方地区。限盐的目标任重而道远。

20.4.2 药物治疗

肾脏病高血压的治疗不仅要降低血压,还应尽可能降低肾小球囊内压而不影响肾脏血流动力学[43—47];同时,随着肾功能减退,药物的应用会受限或导致一些不良反应,如高钾血症等,这些应该综合考虑,尽量避免。用于治疗肾脏病高血压的药物主要有以下几类:①阻断RAS的药物,包括ACEI和ARB;②钙通道阻滞剂(CCB),常用的是长效二氢吡啶类 CCB；③利尿剂，按照作用于部位的不同分为：主要作用于髓袢升支粗段上钠-钾-氯共转运体(NKCC2)的袢利尿剂，主要作用于远曲小管上 Na^+-Cl^- 共转运体(NCC)的噻嗪类利尿剂，作用于远曲小管和集合管的醛固酮受体拮抗剂，抑制钠-钾交换的保钾利尿剂；④α/β 受体阻滞剂，协同降压，减少单用 α 或 β 受体阻滞剂带来的不良反应。

以上这 4 类药物的机制和降压作用明确，在此不再赘述。以下几个问题需要强调。

(1) 肾病高血压的靶目标和一般高血压人群不同

根据更新的 KDIGO 指南，建议成年 CKD 患者的 SBP 应控制在≤16.0 kPa(120 mmHg)。虽然这一靶目标在不同 CKD 分期以及合并糖尿病的 CKD 患者中尚存在争议，但强化血压控制在 CKD 人群中可以带来获益。

(2) RAS 抑制剂在肾脏科高血压治疗中的核心地位[48,49]

高血压时全身及局部组织 RAS 异常活化，在疾病的发生、发展中具有重要的作用，RAS 抑制剂在肾脏科的降压药物选择上具有绝对核心的地位。研究发现，RAS 抑制剂用于减少蛋白尿、延缓肾功能进展的剂量远大于降压所需的剂量，因此在应用时应该逐渐滴定剂量至最大耐受量。

(3) 应用 RAS 抑制剂时出现一定程度的肌酐升高，不应过分紧张

由于 RAS 阻断后对出球小动脉的舒张较入球小动脉更为明显，因此肾小球囊内压降低，滤过降低一些，肌酐会随之升高一些，在升高幅度≤30%时，是无需减停的，长期使用后延缓肾脏病进展的益处还是会显现。当然，当进展到 CKD 4 期后，可以从小剂量开始应用，监测肌酐和血钾水平。

(4) ACEI 与 ARB 联用

大量循证医学证据表明，ACEI 和 ARB 均能改善 CKD 的预后，但是两者作用机制有所不同。理论上两类药物联合使用可以更全面地抑制 RAS(即 RAS 双重阻滞)，取得更好的临床效果。但是 ONTARGET 研究结果却提示：ACEI 联合 ARB 在高危的心血管患者中减少事件的疗效相似，但不良反应明显增多，得出了阴性的结论。仔细分析该项研究的入选对象，均为广泛的伴有冠心病、脑卒中、短暂性脑缺血发作、靶器官损伤与糖尿病病史的高危心血管疾病患者，在研究中的主要不良反应与低血压和肾脏损害有关，因此，联用方案并不适合高危的冠心病患者。但对于 CKD 患者，单药治疗蛋白尿缓解效果不理想时，仍是可以考虑应用的，前提是患者没有合并冠心病等高危疾病，使用时也应避免血压下降过多、过快。

(5) RAS 阻断＋CCB 是联合降压的优化组合[50—52]

以往有些学者会将 RAS 抑制剂与 CCB 对立起来，其实两者的机制不仅不矛盾，还相辅相成。肾病高血压的患者 RAS 激活，Ang Ⅱ 与血管壁上 AT1A 受体结合，通过提高细胞内钙离子浓度(细胞内钙离子池释放及细胞外钙离子内流)使血管收缩，导致血管损伤，如果 RAS 抑制剂和 CCB 同时应用，就可以通过阻断 Ang Ⅱ 的作用，阻止钙离子由二氢吡啶通道内流，起到舒张血管、保护血管的作用。另一方面，CCB 通过阻断钙离子内流，减少平滑肌细胞的增殖和迁移及成纤维细胞生长因子/细胞外信号调节激酶的激活，防止内皮细胞功能紊乱、动脉粥样硬化；RAS 抑制剂则通过阻断 Ang Ⅱ，从而减少氧化应激，提高 NO 的生物利用度，减少炎症反应，改善胰岛素抵抗等，最终改善内皮细胞功能，防止动脉粥样硬化的形成。因此，这两类药物是肾脏科高血压联合降压的优化组合，临床上两类药物复合制剂的应用也取得了良好的疗效。

(6) 妊娠高血压患者绝对禁用 RAS 抑制剂[53—56]

胎儿发育早期(妊娠 3 个月内)极端需要 Ang Ⅱ，若妊娠的妇女此时应用 RAS 抑制剂，则胚胎发育会受到明显影响。迄今为止，全球已报道 2 000 多例妊娠期间服用 RAS 抑制剂导致婴儿出生畸形的病例，应该引起足够警示。

(7) 噻嗪类利尿剂在肾功能减退时有望继续应用[57]

噻嗪类药物主要通过抑制肾脏远曲小管中的 NCC，增强钠排泄来降低血压。先前的研究表明，噻嗪类利尿剂在治疗 CKD［尤其是 eGFR ≤ 30 mL/(min·1.73 m^2)］高血压时，可能导致肾功能减退、容量减少、低钠血症、高钙血症、高血糖和血脂异常。但现有的一些研究表明，当噻嗪类与袢利尿剂协同使用时，噻嗪类药物可通过增强利钠作用来协助控制血压；长期使用时也可能具有血管舒张作用，因此可以改善高血压。因而，噻嗪类药物有望单药治疗或联合袢利尿剂治疗 CKD 4~5 期患者的容量超负荷性和难治性高血压。

20.4.3 肾脏神经消融术

肾脏神经丛在调节动脉血压中起着核心作用，

而肾交感神经过度活跃是高血压发生和发展的主要因素。因此,采用微创导管进行肾脏神经消融术一度成为难治性高血压的一种替代疗法[58-60]。另外,有研究发现,肾脏神经除了参与血压调节外,还参与糖代谢、脂代谢,因此,肾脏神经消融术可能带来除降压以外的改善代谢的获益。但是,目前已有的临床研究结果尚不明确。总体而言,没有证据表明肾脏神经消融术优于标准治疗,对改善心血管疾病的发病率和病死率,对血压长期控制和肾功能也无明显影响。值得注意的是,肾脏神经消融后心动过缓发作的风险增加。因此,不推荐作为高血压的常规治疗手段。

(林善锬 尤 莉)

参考文献

1. ROSSIER B C, BOCHUD M, DEVUYST O. The hypertension pandemic: an evolutionary perspective[J]. Physiology, 2017,32(2):112-125.
2. LUBANSKI M S, MCCULLOUGH P A. Kidney's role in hypertension[J]. Minerva Cardioangiol, 2009,57(6):743-759.
3. ABE T. Hypertension and kidney[J]. Nihon Jinzo Gakkai shi, 2013,55(1):28-34.
4. BURNS J, PERSAUD-SHARMA D, GREEN D. Beyond JNC 8: implications for evaluation and management of hypertension in underserved populations[J]. Acta cardiologica, 2019,74(1):1-8.
5. FELDMAN H, ZUBER K, DAVIS J S. Staying up to date with the JNC 8 hypertension guideline[J]. JAAPA, 2014,27(8):44-49.
6. GALÁN I, VERDALLES Ú, DE VINEUSA M G, et al. Impact of the application of the JNC 8 and KDIGO - 2013 guidelines on hypertension and lipid control in a Nephrology outpatient clinic[J]. Nefrologia, 2018,38(4):379-385.
7. LOOKINLAND S, BECKSTRAND R L. Evidence-based treatment of hypertension. JNC 7 Guidelines provide an updated framework[J]. Adv Nurse Pract, 2003,11(9):32-39.
8. POGUE V A, ELLIS C, MICHEL J, et al. New staging system of the fifth Joint National Committee report on the detection, evaluation, and treatment of high blood pressure (JNC-V) alters assessment of the severity and treatment of hypertension[J]. Hypertension, 1996,28(5):713-718.
9. SHROUT T, RUDY D W, PIASCIK M T. Hypertension update, JNC8 and beyond[J]. Curr Opin Pharmacol, 2017,33:41-46.
10. WEBER M A. Controversies in the diagnosis and treatment of hypertension: a personal review of JNC V [J]. Am J Cardiol, 1993,72(20):H3-H9.
11. ZHANG P Y. Review of new hypertension guidelines[J]. Eur Rev Med Pharmacol Sci, 2015,19(2):312-315.
12. MELIA M, GEISSLER B, KÖNIG J, et al. Pressure pain thresholds: Subject factors and the meaning of peak pressures[J]. Eur J Pain, 2019,23(1):167-182.
13. EVANS R G, BIE P. Role of the kidney in the pathogenesis of hypertension: time for a neo-Guytonian paradigm or a paradigm shift?[J]. Am J Physiol Regul Integr Comp Physiol, 2016,310(3):R217-R229.
14. CROWLEY S D, ZHANG J, HERRERA M, et al. Role of AT_1 receptor-mediated salt retention in angiotensin II-dependent hypertension[J]. Am J Physiol Renal Physiol, 2011,301(5):F1124-F1130.
15. KARPINSKI M, OLIVEIRA E, COHN A, et al. The impact of accepting living kidney donors with mild hypertension or proteinuria on transplantation rates[J]. Am J Kidney Dis, 2006,47(2):317-323.
16. RETTIG R. Does the kidney play a role in the aetiology of primary hypertension? Evidence from renal transplantation studies in rats and humans[J]. J Human Hyperten, 1993,7(3):177-180.
17. FISCHEREDER M, MICHALKE B, SCHMÖCKEL E, et al. Sodium storage in human tissues is mediated by glycosaminoglycan expression[J]. Am J Physiol Renal Physiol, 2017,313(2):F319-F325.
18. HIJMANS R S, SHRESTHA P, SARPONG K A, et al. High sodium diet converts renal proteoglycans into pro-inflammatory mediators in rats[J]. PloS One, 2017,12(6):e0178940.
19. SELVARAJAH V, CONNOLLY K, McENIERY C, et al. Skin sodium and hypertension: a paradigm shift?[J]. Curr Hyperten Rep, 2018,20(11):94.
20. SUGÁR D, AGÓCS R, TATÁR E, et al. The contribution of skin glycosaminoglycans to the regulation of sodium homeostasis in rats[J]. Physiol Res, 2018,67(5):777-785.
21. FERRARIS J D, PERSAUD P, WILLIAMS C K, et al. cAMP-independent role of PKA in tonicity-induced transactivation of tonicity-responsive enhancer/osmotic response element-binding protein[J]. Proc Nat Acad Sci USA, 2002,99(26):16800-16805.

22. HASLER U, JEON U S, KIM J A, et al. Tonicity-responsive enhancer binding protein is an essential regulator of aquaporin-2 expression in renal collecting duct principal cells[J]. J Am Soc Nephrol, 2006,17(6): 1521-1531.

23. IRARRAZABAL C E, WILLIAMS C K, ELY M A, et al. Activator protein-1 contributes to high NaCl-induced increase in tonicity-responsive enhancer/osmotic response element-binding protein transactivating activity[J]. J Biol Chem, 2008,283(5):2554-2563.

24. SUN T, SAKATA F, ISHII T, et al. Excessive salt intake increases peritoneal solute transport rate via local tonicity-responsive enhancer binding protein in subtotal nephrectomized mice[J]. Nephrol Dial Transplant, 2019,34(12):2031-2042.

25. HIJMANS R S, van LONDEN M, SARPONG K A, et al. Dermal tissue remodeling and non-osmotic sodium storage in kidney patients[J]. J Transl Med, 2019, 17(1):88.

26. QIAN Q. Salt, water and nephron: Mechanisms of action and link to hypertension and chronic kidney disease[J]. Nephrology, 2018,23 (Suppl 4):44-49.

27. KUSCHE-VIHROG K, SCHMITZ B, BRAND E. Salt controls endothelial and vascular phenotype[J]. Pelug Arch, 2015,467(3):499-512.

28. MARTIN J V, LIBERATI D M, DIEBEL L N. Excess sodium is deleterious on endothelial and glycocalyx barrier function: a microfluidic study[J]. J Trauma Acute Care Surg, 2018,85(1):128-134.

29. KIRABO A. A new paradigm of sodium regulation in inflammation and hypertension[J]. Am J Physiol Reg Inter Com Physiol, 2017,313(6):R706-R710.

30. MCMASTER W G, KIRABO A, MADHUR M S, et al. Inflammation, immunity, and hypertensive end-organ damage[J]. Circ Res, 2015,116(6):1022-1033.

31. LU X, CROWLEY S D. Inflammation in Salt-Sensitive Hypertension and Renal Damage[J]. Curr Hyperten Rep, 2018,20(12):103.

32. XU Q, CHOKSI S, QU J, et al. NADPH Oxidases Are Essential for Macrophage Differentiation[J]. J Biol Chem, 2016,291(38):20030-20041.

33. AGITA A, ALSAGAFF M T. Inflammation, immunity, and hypertension[J]. Acta Med Ind, 2017,49(2):158-165.

34. HAASE S, WILCK N, KLEINEWIETFELD M, et al. Sodium chloride triggers Th17 mediated autoimmunity [J]. J Neuroimmunol, 2019,329:9-13.

35. MÜLLER D N, WILCK N, HAASE S, et al. Sodium in the microenvironment regulates immune responses and tissue homeostasis[J]. Nat Rev Immunol, 2019,19(4): 243-254.

36. SHARIF K, AMITAL H, SHOENFELD Y. The role of dietary sodium in autoimmune diseases: the salty truth [J]. Auto Rev, 2018,17(11):1069-1073.

37. CHISTIAKOV D A, MYASOEDOVA V A, REVIN V V, et al. The impact of interferon-regulatory factors to macrophage differentiation and polarization into M1 and M2[J]. Immunobiol, 2018,223(1):101-111.

38. PENDERGRAFT W F, BADHWAR A K, PRESTON G A, et al. Autoantigen complementarity and its contributions to hallmarks of autoimmune disease[J]. J Theo Biol, 2015,375:88-94.

39. RODRIGUEZ-ITURBE B, PONS H, JOHNSON R J. Role of the immune system in hypertension[J]. Physiol Rev, 2017,97(3):1127-1164.

40. MATTSON D L. Immune mechanisms of salt-sensitive hypertension and renal end-organ damage[J]. Nat Rev Nephrol, 2019,15(5):290-300.

41. WILCK N, MATUS M G, KEARNEY S M, et al. Salt-responsive gut commensal modulates T(H)17 axis and disease[J]. Nature, 2017,551(7682):585-589.

42. WILLEBRAND R, KLEINEWIETFELD M. The role of salt for immune cell function and disease[J]. Immunol, 2018,154(3):346-353.

43. CUSPIDI C, TADIC M, GRASSI G, et al. Treatment of hypertension: The ESH/ESC guidelines recommendations[J]. Pharmacol Res, 2018,128:315-321.

44. HELMER A, SLATER N, SMITHGALL S. A review of ACE Inhibitors and ARBs in Black Patients With Hypertension[J]. Anna Pharma, 2018, 52 (11): 1143-1151.

45. WHELTON P K, CAREY R M, ARONOW W S, et al. 2017 ACC/AHA/AAPA/ABC/ACPM/AGS/APhA/ASH/ASPC/NMA/PCNA Guideline for the Prevention, Detection, Evaluation, and Management of High Blood Pressure in Adults: A Report of the American College of Cardiology/American Heart Association Task Force on Clinical Practice Guidelines[J]. Hypertension, 2018, 71(6):e13-e115.

46. AJEBLI M, EDDOUKS M. Phytotherapy of hypertension: An updated overview[J]. Endocr Metab Immune Disord Drug Targets, 2020,20(6):812-839.

47. CHEN Y J, LI L J, TANG W L, et al. First-line drugs inhibiting the renin angiotensin system versus other first-line antihypertensive drug classes for hypertension[J].

Coch Data Sys Rev, 2018, 11(11): Cd008170.
48. IBRAHIM M M. RAS inhibition in hypertension[J]. J Hum Hyper, 2006, 20(2): 101-108.
49. MILLER A J, ARNOLD A C. The renin-angiotensin system in cardiovascular autonomic control: recent developments and clinical implications[J]. Clin Auto Res, 2019, 29(2): 231-243.
50. KRAMER H J, TOWNSEND R R, GRIFFIN K, et al. KDOQI US Commentary on the 2017 ACC/AHA Hypertension Guideline[J]. Am J Kidney Dis, 2019, 73(4): 437-458.
51. LEE D W, JUNG M, WANG H W, et al. Systematic review with network meta-analysis: comparative efficacy and safety of combination therapy with angiotensin Ⅱ receptor blockers and amlodipine in Asian hypertensive patients[J]. Inter J Hyper, 2019, 2019: 9516279.
52. LIN Y C, LIN J W, WU M S, et al. Effects of calcium channel blockers comparing to angiotensin-converting enzyme inhibitors and angiotensin receptor blockers in patients with hypertension and chronic kidney disease stage 3 to 5 and dialysis: a systematic review and meta-analysis[J]. PloS One, 2017, 12(12): e0188975.
53. NAQVI S A, AHSAN S, FAWWAD A, et al. Effect of angiotensin converting enzyme inhibitor on glomerular hyperfiltration in patients with type 1 diabetes[J]. Pak J Med Sci, 2016, 32(3): 559-564.
54. POLIFKA J E. Is there an embryopathy associated with first-trimester exposure to angiotensin-converting enzyme inhibitors and angiotensin receptor antagonists? a critical review of the evidence[J]. Birth Defects Res Part A Clin Mol Teratol, 2012, 94(8): 576-598.
55. PUCCI M, SARWEEN N, KNOX E, et al. Angiotensin-converting enzyme inhibitors and angiotensin receptor blockers in women of childbearing age: risks versus benefits[J]. Exp Rev Clin Pharmacol, 2015, 8(2): 221-231.
56. RATNAPALAN S, KOREN G. Taking ACE inhibitors during pregnancy. Is it safe?[J]. Can Fam Physician, 2002, 48: 1047-1049.
57. BLOWEY D L. Diuretics in the treatment of hypertension[J]. Pediatr Nephrol, 2016, 31(12): 2223-2233.
58. BARRETT C J. Renal sympathetic nerves — what have they got to do with cardiovascular disease?[J]. Exp Physiol, 2015, 100(4): 359-365.
59. BOLIGNANO D, COPPOLINO G. Renal nerve ablation for resistant hypertension: facts, fictions and future directions[J]. Rev Cardio Med, 2019, 20(1): 9-18.
60. SCHLAICH M P. What we need to know about renal nerve ablation for treatment of hypertension and other states of sympathetic overactivity[J]. Am J Physiol Renal Physiol, 2016, 311(6): F1267-F1270.

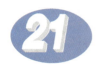

远端肾单位的重要生理和临床

21.1 髓袢升支粗段离子转运的生理和疾病
　　Bartter 综合征
21.2 远曲小管离子转运的生理和疾病
　　21.2.1　Gitelman 综合征
　　21.2.2　EAST/SeSAME 综合征
　　21.2.3　假性醛固酮减少症Ⅱ型
21.3 连接小管和集合管离子转运的生理和疾病
　　21.3.1　假性醛固酮减少症Ⅰ型
　　21.3.2　Liddle 综合征

　　肾脏对各种电解质离子的转运生理学从 20 世纪 70~80 年代开始有了长足的认识。这些进展主要得益于尤斯灌流室(Ussing chamber)、肾小管微穿刺(micropuncture)和肾小管微灌注(tubular microperfusion)等实验技术的成功应用[1]。自 20 世纪 1990 年代以来,在肾小管上皮细胞上陆续发现了各种离子转运子和通道,并成功地分离和分子克隆了这些离子转运体和通道。通过对离子转运体和通道的分子结构和功能的相关性研究以及应用电生理膜片钳(patch-clamping)技术对离子通道的研究,人们对肾脏肾小管的生理功能以及各种离子的转运分子机制有了比较清晰的认识和理解。以此发现和证实了肾小管上皮细胞上一些关键的离子转运体或通道的基因突变及其所造成的临床综合征表现。为临床医师对肾小管离子转运体和通道基因突变所造成疾病的诊治提供了其病理生理学发病机制的分子生物学基础。传统生理学意义上对远端肾单位(distal nephron)的定义包括髓袢升支(ascending limb of Henle loop, AL)、远曲小管(distal convoluted tubule, DCT)、连接小管(connecting tubule, CNT)和集合管(collecting duct, CD)。目前对远端肾单位的定义通常指从远曲小管开始及以下的肾小管。这一段肾小管通常又称醛固酮敏感远端肾单位(aldosterone-sensitive distal nephron, ASDN)[2-4]。本章主要讨论髓质髓袢升支粗段(medullary thick ascending limb of Henle loop, mTAL)和远端小管的生理功能,介绍此段肾单位对重要电解质包括钠-钾-氯共转运体或通道的生理功能和调节作用,以及常见离子转运体或通道的基因突变所造成疾病的发病机制、临床表现和诊治方法。

21.1　髓袢升支粗段离子转运的生理和疾病

　　髓袢形态学上呈发夹型,包括髓袢降支和升支。髓袢升支又细分为细段和粗段。髓袢升支粗段(TAL)主要负责钠、氯离子的重吸收,肾小球滤过液中的 25%~30% 钠、氯离子在此段中被重吸收[5]。髓袢升支粗段肾小管上皮细胞可以细分成两类:即细胞表面粗糙的 R 型细胞和细胞表面光滑的 S 型细胞[6]。此段肾小管上皮细胞表达 *SLC12A1* 基因,其编码的蛋白为钠-钾-氯共转运体 2(NKCC2)在顶膜上(管腔侧)上表达。NKCC2 在 2 种类型的细胞顶膜上都有表达,但是 NKCC2 在 S 形上皮细胞顶膜下的囊泡里含量丰富,便于在受到刺激时及时进入上皮细胞顶膜发挥作用[7]。编码 NKCC2 的 *SLC12A1* 基因在第 4 外显子上可以出现选择性剪接(alternative splicing),可以翻译成 3 种不同的 NKCC2 蛋白亚型,即 NKCC2-A、NKCC2-B 和 NKCC2-F[8,9]。NKCC2 蛋白的 3 个不同亚型主要不同表现在与氯离子亲和力上,B 型亲和力最高,F 型亲和力最低,A 型介于两者之间[8]。NKCC2 负责转运钠、钾、氯离子进入上皮细胞内,它是对呋塞米(速尿)敏感的钠-钾-氯共转运体[9]。NKCC2 的功能受到很多激素的调节,包括促进 NKCC2 活性的血管升压素、甲状旁腺素、胰高血糖素和肾上腺素,抑制 NKCC2 活性的心房钠尿肽(ANP)、一氧化氮(NO)和前列腺素等[7]。进入细胞内的钠离子由位于基底外侧膜上的 Na^+-K^+-ATP 酶转运出细胞进入间质液并回流入血液循环。进入细胞内的氯离子经由位于基底外侧膜的钾-氯共转运体 4(K^+-Cl^- cotransporter 4,KCC4,由 *SLC12A7* 基因编码)[10,11] 和氯通道(ClC-Ka/ClC-Kb,由 *CLCNKA* 和 *CLCNKB* 基因分别编码)[12] 转运出细胞。钾离子进入上皮细胞内后,一部分经由位于基底外侧膜的 KCC4 转运出细胞进入间质液再入血液循环,绝大部分钾离子(90%)经位于顶膜侧的钾通道 ROMK(肾髓质外钾通道,renal outer medullary potassium channel,由基因 *KCNJ1* 编码)回流重新进入肾小管腔液[13]。上皮细胞顶膜侧还表达 BK 通道(big K^+ channel),负责一部分钾离子分泌回到肾小管腔液[14,15]。此段基底膜侧还表达被称作内向整流钾离子通道[inwardly rectifying potassium (Kir) channels]的 Kir4.1 和 Kir5.1 钾离子通道[16,17],同样负责钾离子离开基底膜进入间质液,再通过 Na^+-K^+-ATP 酶将钾离子重新泵入上皮细胞内,形成钾离子的循环。维护 Na^+-K^+-ATP 酶的正常功能,对稳定基底膜侧的静息电位起到重要作用,确保钠离子的跨细胞膜重吸收。肾小管液中有 20% 的钙和 65% 的镁离子也在此段分别经由细胞膜顶膜侧上的瞬时受体电位 V4(transient receptor potential vanilloid 4,TRPV4)和 M6(transient receptor potential melastatin 6,TRPM6)通道主动重吸收以及细胞旁途径(paracellular pathway)被动重吸收进入血液循环。由于钾离子经顶膜侧的 ROMK 回流再次进入肾小管腔液以及氯离子通过基底膜侧的氯通道(ClC-K)进入肾小管周围的间质液中,这样就产生了管腔跨膜正电位差,促使钠、钙和镁离子经细胞旁路的重吸收[13,18]。以上离子转运体或通道如果发生基因突变,就会造成这些电解质离子转运紊乱而出现临床症状,例如 Bartter 综合征。

Bartter 综合征

电解质离子在髓袢升支粗段的重吸收涉及一系列的离子转运体和通道的协调合作作用。任何一个基因突变所造成的转运体或通道的编码错误都会影响其功能,导致此段肾小管对重要离子的重吸收障碍,临床上则出现电解质紊乱。Bartter 综合征就是在此段肾小管上出现离子转运故障所表现的重要临床疾病之一。

(1)发病机制

Bartter 综合征是常染色体隐性遗传疾病(Ⅰ~Ⅳ型)[19],主要是由于髓袢升支粗段上 5 个基因的突变造成此段肾小管的离子转运功能紊乱而引起(图 21-1)。其中 4 个基因为失去功能突变:如 NKCC2(Bartter 综合征Ⅰ型)[20]、ROMK(Bartter 综合征Ⅱ型)[21]、Ka/Kb 氯通道(ClC-Ka/Kb)(Bartter 综合征Ⅲ型)[22] 和 barttin(由 *BSND* 基因编码,为 Bartter 综合征Ⅳ型)[23]。barttin 是基底膜 ClC-Ka 和 ClC-Kb 氯通道的激活性辅助 β 亚基蛋白。位于基底膜侧的钙敏感受体(calcium sensing receptor,CaSR)发生获得功能性突变(L125P)也可造成 Bartter 综合征(Ⅴ型)[24,25]。另外药物(氨基糖苷类抗生素,如庆大霉素)可造成此段肾小管的直接损害而引起 Bartter 综合征样的临床表现。编码 NKCC2 的基因突变包括 NKCC2 的翻译蛋白提前终止而失去功能。这些基因突变的结果就是造成髓袢升支粗段 NKCC2 重吸收钠、钾和氯障碍,或者因为这些离子重吸收进入肾小管细胞内后由于钾通道(ROMK)的突变不能及时返回到管腔侧肾小管液中,造成钾离子再循环利用受到影响,腔内正电位消失,经旁路途径吸收的 Ca^{2+}、Mg^{2+}、K^+ 和 NH_4^+ 等也相应减少,或者氯通道突变造成氯离子不能转运出基底膜侧进入血液,从而影响了 NKCC2 的正常功能。最后造成钠、钾和氯从尿液中丢失。由于水的重吸收伴随着钠的吸收,水吸收减少可出现多尿、多饮现象,甚至导致孕期羊水增多及早产。同时使更多的液体流向远端肾小管和集合管,稀释了管腔液中的 K^+ 浓度,增大顶膜两侧 K^+ 浓度差,从而刺激 K^+ 分泌。钠吸收减少使进入远端肾小管液中钠的含量高,钠重吸收也会相应增加,腔内负电位随之增加,有利于 K^+ 向管腔内分泌并抑制钙离子吸收。同时水和钠的丢失引起的继发性醛固酮增加,进一步促进钾的分泌。故临床上出现明显低钾血症、高尿钙症。另外,患儿的水、钠丢失刺激肾素-血管紧张素-醛固酮系统(RAAS)的活性,使醛固酮分泌增加,而低钾血症又可以刺激机体产生更多的前列腺素 $E^{[26]}$。因此,临床上常伴有醛固酮和前列腺素 E(PGE)水平增高。虽然血管紧张素Ⅱ是血管收缩因子,可以升高血压,但由于肾脏盐的丢失,前列腺素 E2 水平升高,从而抵消了血管紧张素Ⅱ的血管收缩作用。加上钠、水丢失过多,反而容易出现低血压。由于 barttin 在内耳细胞上有表达,barttin 功能异常后导致氯离子外流减少,妨碍了耳蜗内正电位的产生,影响耳蜗细胞钾离子分泌及内淋巴钾离子浓度,导致感音神经性耳聋[19]。barttin 还表达于集合管上皮的嵌入细胞膜上,影响质子泵及碳酸氢盐的吸收,故基因突变后易产生酸碱平衡紊乱[27,28]。Ⅴ型 Bartter 综合征伴有低钙血症,为常染色体显性遗传性病[19]。CaSR 广泛表达于肾脏等组织。在髓袢升支粗段和远曲小管段,CaSR 在肾小管基底膜上表达,激活性突变后抑制 Kir4.1/Kir5.1 钾通道(由 *KCNJ*10 和 *KCNJ*16 基因分别编码)[16,29],阻碍钾离子从细胞内出去进入血液,导致氯离子离开细胞进入血液减少,结果引起细胞内氯离子浓度升高,并通过下调 WNK 信号通路抑制 NKCC2 的功能[30,31]。该蛋白基因激活性突变后抑制了 ROMK 的蛋白表达,使肾小管腔内钾离子浓度降低,进而影响 NKCC2 的活性,钠、钾、氯等离子重吸收减少。另外,CaSR 还参与调节细胞间的紧密结合体(tight juction)中的密封蛋白(claudin)16 和 19,突变后影响钙、镁经细胞旁路的重吸收,造成钙、镁丢失。CaSR 本身是一个 G 蛋白偶联受体,主要调节甲状旁腺素的分泌,当 CaSR 缺陷时,体内甲状旁腺素的分泌就会受到抑制。因此,CaSR 的缺陷会使血钙降低、尿钙升高[32]。

巴特(Bartter)等早在 1962 年首次报道了 2 例患者,临床上表现为低血钾,正常或低血压,低氯性代谢性碱中毒,高肾素、高醛固酮血症和肾小球旁器增生等特征[19,33]。另外,患者还常出现低镁血症和高尿钙症。对此,综合临床表现后被命名为 Bartter 综合征。自从首次报道该综合征后,对 Bartter 综合征的认识和其发病机制的研究有了很大的进展。到目前为止,已经至少发现 5 种基因突变可以造成此综合征(图 21-1)。临床上如髓袢利尿剂(如呋塞米等)过度应用或者患者滥用,也会出现 Bartter 综合征样的临床表现[34]。

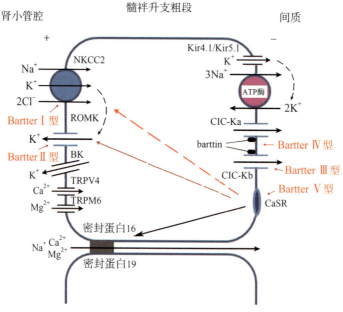

图 21-1　Bartter 综合征:髓袢升支粗段钠及相关离子转运示意图

Bartter综合征大多数病例都发生在胎儿、新生儿或婴儿时期。临床上主要分为3种类型,即经典型Bartter综合征、新生儿型Bartter综合征和Gitelman综合征(见后文)。各型综合征共同具有低血钾、低氯性代谢性碱中毒和正常或低血压。经典型Bartter综合征(Ⅲ型)常发生6岁前,症状相对较轻,但低血钾较明显;临床上有多尿、多饮、生长缓慢、脱水、低血压、肌肉无力、抽搐等。新生儿型Bartter综合征(Ⅰ~Ⅱ型)常发生在胎儿期,羊水增多或早产比较常见;由于Ⅱ型患者其NKCC2的转运功能虽然受到影响,但蛋白结构正常,功能也相对正常,所以Ⅱ型的临床表现一般比Ⅰ型轻。Ⅱ型患儿出生后可以有一过性高血钾[35],但几周后可能由于髓袢升支粗段之后的肾小管有BK通道代偿性分泌钾[36],会转变为低血钾[35]。Ⅳ型Bartter综合征即伴感音性耳聋的新生儿型Bartter综合征。此型患者的症状往往比较严重,在胎儿期可以发病,产后婴儿出现肾脏水、盐丢失症状和肾衰竭等[37-39]。由于barttin在内耳和集合管上皮细胞有表达,Ⅳ型患者常有神经性耳聋[19]和酸碱平衡紊乱[27,28]。Bartter综合征可以有低镁血症,但高尿钙症总是存在。Bartter综合征Ⅰ型和Ⅱ型绝大多数患者都会出现肾钙质沉淀症,但在Ⅲ型只有20%患者出现此症。Ⅴ型患者高尿钙症比较明显。

(2)治疗

Bartter综合征的治疗通常包括补充钾和镁的治疗。也可以加用保钾利尿剂螺内酯(安体舒通)和非甾体抗炎药(NSAID)。吲哚美辛(消炎痛)是常用的NSAID,可以通过抑制前列腺素E2(PGE2)产生来治疗[37]。血管紧张素转换酶抑制剂(ACEI,如卡托普利)联合补钾对治疗Bartter综合征有效[40,41]。吲哚美辛治疗新生儿有助于改善婴儿的生长发育[42]。

21.2 远曲小管离子转运的生理和疾病

髓袢升支粗段后是DCT。此段肾小管位于致密斑(macula densa)与CNT之间。DCT根据其功能独特性的不同可细分为2段,即远曲小管前段(DCT1)和远曲小管后段(DCT2)。整段DCT的上皮细胞膜顶端都表达Na^+-Cl^-共转运体(NCC),由SLC12A3基因编码,负责重吸收5%~7%的滤过钠离子,在DCT2顶膜上还表达上皮钠通道(ENaC)。DCT1段对钠离子的重吸收伴随着氯离子的重吸收,所以肾小管腔液呈电中性。由于DCT2另有ENaC钠离子通道参与钠离子的重吸收,就会产生肾小管腔内呈现负电荷,促进氯离子经过细胞旁路被重吸收[43]。由于DCT对水不具通透性,水在此段不被重吸收,导致此段肾小管腔液呈现低张性(hypotonic fluid),这对肾脏浓缩、稀释功能起到重要调节作用,在没有抗利尿激素(ADH)存在情况下,水不被重吸收,肾脏就可以产生稀释尿[44]。如NCC出现失功能突变,就会导致Gitelman综合征(又称家族性低钾低镁血症),临床上表现为肾脏丢失钠造成的低血压、低钾血症和代谢性碱中毒等。由于NCC对噻嗪类利尿剂非常敏感,滥用此类利尿剂也会出现Gitelman综合征样的临床表现。DCT上皮细胞的基底膜侧除具备所有细胞都有的Na^+-K^+-ATP酶外,常见还有氯通道(ClC-Kb)、K^+-Cl^-共转运体4(KCC4)及Kir4.1/Kir5.1钾通道表达[16,45]。Kir4.1/Kir5.1钾离子通道,负责钾离子离开基底膜进入间质液,钾离子又通过Na^+-K^+-ATP酶将钾离子重新泵入上皮细胞内,形成钾离子的再循环,以此维护Na^+-K^+-ATP酶的正常功能,对稳定基底膜侧的静息电位起到重要作用,确保钠离子的跨细胞膜重吸收。如发生Kir4.1钾离子通道的失功能突变,就会导致类似Gitelman综合征的肾脏表现以及其他神经系统疾病的表现,即称为癫痫、共济失调、感音性耳聋和肾小管病(epilepsy, ataxia, sensorineural deafness, and tubulopathy, EAST)/惊厥、感音性耳聋、共济失调、智力低下和电解质紊乱(seizures, sensorineural deafness, ataxia, mental retardation and electrolyte imbalance, SeSAME)综合征[46,47]。DCT上皮细胞表达赖氨酸缺乏蛋白激酶(with no lysine kinase, WNK)[48,49]、Ste20相关富含脯氨酸-丙氨酸激酶(the Ste20-relate proline-alanine rich kinase, SPAK)和氧化应激反应激酶1(oxidative stress responsive kinase 1, OSR1)[50-53]以及E3泛素连接酶CUL3(the E3 ubiquitin ligase Cullin 3)和它的衔接体KLHL3(Kelch-like-3)[54,55]。过去十几年的研究发现,WNK磷酸化SPAK/OSR1,再直接磷酸化NCC的N端丝氨酸或苏氨酸,激活其功能,增加重吸收钠、氯离子[50,51],这一WNK-SPAK/OSR1信号调节通路对NCC的功能具有极其重要的调节作用[56]。其他激素如醛固酮[57]、血管紧张素Ⅱ(AngⅡ)[58]、胰岛素[59]、精氨酸升压素(AVP)[60]等都刺激NCC功能的重要调节作用。摄入高盐或高钾饮食对NCC功能和蛋白表达都有抑制性的重要调节作用[61-64]。CUL3和KLHL3可以结合WNK激酶,增加WNK激酶的泛素化而使其降解,从而影响对NCC的调节作用[65-67]。如发生WNK激酶和CUL3/KLHL3泛素酶的基因突变,可以导致遗传性高血压的假性醛固酮减少症Ⅱ型(pseudohypoaldsteronism type 2, PHAⅡ),又称家族性高血钾高血压症(familial hyperkalemic hypertension, FHHt)或Gordon综合征[49,54,55]。另外,DCT对钙的重吸收主要通过其顶端膜上的TRPV5钙通道主动重吸收,占滤过钙的10%～15%。甲状旁腺素刺激TRPV5活性[68]。进入细胞内的钙与钙结合蛋白Calbindin-D28K(calcium-binding protein)结合[69],然后转运至基底膜,通过基底膜上面的钠-钙交换体1(Na^+-Ca^{2+} exchanger 1, NCX1,由 SLC8A1 基因编码)和Ca^{2+}-ATP酶1b(plasma membrane Ca^{2+} transporter 1b, PMCA1b,由 ATP2B1 基因编码)转运出细胞进入间质液。镁离子重吸收在DCT占滤过镁的10%,主要通过上皮细胞顶膜端的TRPM6镁离子通道重吸收[70]。进入细胞内的镁离子可能通过基底膜侧的周期蛋白M2(cyclin and CBS domain divalent metal cation transport mediator 2,由 CNNM2 基因编码)镁离子转运体转运出到间质液[71,72]。表皮生长因子(EGF)信号系统的激活可刺激TRPM6镁离子通道活性,增加镁离子重吸收[73,74]。DCT上皮细胞顶膜也表达ROMK和BK钾通道,主要负责此段钾离子的分泌[75,76]。虽然DCT上皮细胞内都表达盐皮质激素受体(mineralocorticoid receptor, MR),但只有DCT2的小管上皮细胞内表达11β-羟基类固醇脱氢酶2(11β-hydroxysteroid dehydrogenase 2, 11β-HSD2),可以把皮质醇转化成可的松,在DCT2上皮细胞内只有醛固酮结合MR,故DCT2上皮细胞对醛固酮比较敏感[77]。由于DCT2及其后的CNT和集合管上皮细胞都表达11β-HSD2,故统称为ASDN[4]。尽管DCT是最短的肾单位,长只有5 mm,但此段肾小管对钠、氯重吸收,钾分泌及钙和镁离子的调节极其重要,对维持电解质的内环境稳定起到重要作用。如果这些电解质离子转运体或者通道以及调节它们的信号通路系统发生变异,临床上就会发生上面提到的综合征[78]。

21.2.1 Gitelman综合征

Gitelman综合征是Bartter综合征的一种新亚型[79],为常染色体隐性遗传病,主要影响DCT的钠、氯离子重吸收,是由于噻嗪类利尿剂敏感的NCC失活突变所致[80]。

(1) 发病机制

编码NCC的基因(SLC12A3)位于染色体16q13,含有26个外显子[19]。NCC属于电中性阳离子/氯离子偶联的共转运蛋白的超级家族(SLC12),该家族共9个成员,具有高度同源的氨基酸序列和可能相似的拓扑结构。NCC主要表达在DCT的管腔顶膜上,负责钠和氯的重吸收。现已发现有180多种基因突变可以引起Gitelman综合征。绝大多数基因突变可造成NCC结构的变化或阻碍NCC运输到顶膜上发挥作用(图21-2)[81]。最常见的基因突变影响到NCC的2个膜外区域的糖基化,使NCC失去功能[82,83]。当NCC失活后,DCT的钠、氯离子重吸收减少,水的重吸收也相应减少[84]。肾性失盐和血容量的减少导致血压偏低并激活肾素-血管紧张素-醛固酮系统(RAAS),醛固酮敏感的上皮细胞(主要是CNT和集合管上的主细胞)的ENaC重吸收钠离子增加,管腔负电位的增加促进了钾离子和氢离子的分泌,从而产生低钾血症和代谢性碱中毒等临床表现[79]。由于NaCl在DCT的重吸收只占总滤出量的5%～7%,Gitelman综合征的临床症状一般比较轻。Gitelman综合征的另一个临床特征是低镁血症,这主要是 NCC 基因突变造成NCC功能低下或功能丧失,转而抑制DCT顶膜上的镁离子通道(TRPM6),影响镁离子的重吸收,造成尿镁排泄增加而导致低镁血症[85]。另外,低尿钙症也是Gitelman综合征重要特征之一,可能与NCC功能的丧失导致DCT上皮细胞内Na^+浓度降低,引起血液中的部分Na^+经基底膜返回肾小管上皮细胞中,这一过程伴随着钠-钙交换,于是钙的重吸收增加[86]。也有学者认为,DCT钠的重吸收减少,将导致继发性的近端小管钠的重吸收增加,故引起钙的重吸收伴随着钠的重吸收增加[19]。正常情况下,尿镁和尿钙的分泌是平行的,但Gitelman综合征患者尿钙和尿镁的排出量却不平行,其机制目前还不完

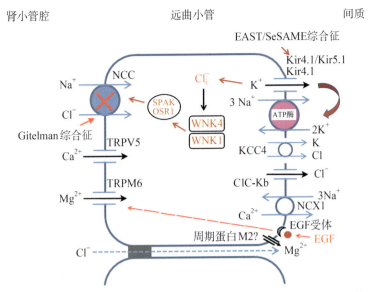

图 21-2 Gitelman 综合征和 EAST/SeSAME 综合征：远曲小管离子转运示意图及相关基因突变导致的疾病

全清楚。

（2）临床表现

Gitelman 综合征发病率为 2.5/10 万，是最常见的肾小管遗传性疾病[85,87]。Gitelman 综合征主要表现为低钾血症和代谢性碱中毒。与其他类型的 Bartter 综合征相比，Gitelman 综合征的临床症状一般较轻，在新生儿期通常没有临床症状，往往偶尔被发现而诊断[37]。该综合征发病年龄偏大，通常在青少年或成年发病。Gitelman 综合征本身在发病年龄、生化特点和临床表现等方面呈现较大的异质性和多样性，少数病例出现严重的临床表型，如发病年龄<6 岁、横纹肌溶解、肾功能不全和室性心律失常等[88]。另外，低尿钙和低镁血症是 Gitelman 综合征的重要特征之一。患者通常没有明显的血容量减少以及多尿和多饮现象[89]，但是患者会有软骨钙化所造成的关节炎，可能与低镁血症有关。

Gitelman 综合征患者尿液前列腺素（E2）水平正常[90]。由于噻嗪类利尿剂抑制 NCC，可以出现与 Gitelman 综合征类似的临床症状，泻药和慢性呕吐也可以出现类似表现。所以，鉴别诊断时要考虑这些情况。通常做尿液利尿剂筛查和测定尿氯含量可以帮助鉴别诊断。

（3）治疗

对 Gitelman 综合征患者的治疗主要是补钾、补镁治疗和应用保钾利尿剂螺内酯和阿米洛利（amiloride）[91]。因为前列腺素（E2）的水平正常，一般非甾体抗炎药对 Gitelman 综合征的治疗没有效果。

21.2.2 EAST/SeSAME 综合征

肾小管上皮细胞膜上的钾通道在维持水、盐平衡中起着重要作用。钾在肾小球自由滤过，有 2/3 的滤过钾在近端肾小管被重吸收。钾在肾小管中的分泌主要在远端肾单位，启始于 DCT，终止于集合管。在远端肾单位，位于顶膜侧的钾通道主要是 ROMK 和 BK 通道，在肾小管的钾分泌中起到重要作用。在许多基底膜侧的钾通道中，研究发现 Kir4.1 钾通道主要表达在 DCT 和集合管的基底膜上，在维持基底膜静电位和钾的再循环方面起着重要的作用，在基底膜维持钾的再循环提供了稳定的钾源，使基底膜 Na^+-K^+-ATP 酶的功能得以维持，确保钠离子跨膜转运出基底膜，重吸收进入间质液，最终回流血液循环起到了决定性作用。尽管 Kir4.1 钾通道早在 20 世纪 90 年代已经被克隆发现[92,93]，但对其重要性的认识得益于 10 多年前发现 Kir4.1 钾通道的突变可以造成所谓的 EAST/SeSAME 综合征[94,95]。EAST 综合征由于临床表现中有癫痫、共济失调、感音性耳聋和肾小管病而得名[46]。SeSAME 综合征也因为临床表现中有癫痫、感音性耳聋、共济失调、智力迟钝和电解质紊乱而命名[47]。两者实为同一种综合征。

(1) 发病机制

Kir4.1 是内向整流钾离子通道[inwardly rectifying potassium (Kir) channel],由 $Kcnj$10 基因编码[94—96]。塔库米(Takumi)等在 1995 年报道成功克隆 Kir4.1 钾通道,发现其主要表达在大脑胶质细胞(glial)上[92]。免疫组化实验发现 Kir4.1 钾通道在肾小管主要表达在 DCT 和集合管的基底膜侧上[93]。它的氨基酸序列有 53% 与 ROMK 相同,大约有 40% 与其他内向整流钾离子通道序列相同[92]。除外 Kir4.1 钾通道,Kir5.1 钾通道(由 $Kcnj$16 基因编码)也主要表达在 DCT 和集合管的基底膜上[97,98]。Kir4.1 可以本身形成钾通道,也可以与 Kir5.1 聚合形成通道[99,100]。Kir4.1/Kir5.1 钾通道比单一 Kir4.1 形成的钾通道活性增加,对 pH 值的改变更加敏感,pH 值下降可抑制该钾通道[17]。在 DCT 和皮质集合管(CCD)基底膜上绝大多数为 Kir4.1/Kir5.1 杂合钾通道[97,98,101]。正常情况下,钾离子经 Kir4.1/Kir5.1 钾通道出基底膜进入间质液,并经过 Na^+-K^+-ATP 酶重新转回细胞内,形成钾的再循环,保证 Na^+-K^+-ATP 酶的正常运行(图 21-2)。编码 Kir4.1 的基因突变可以造成 Kir4.1 钾通道失去功能,钾通道活性明显减低或没有活性,钾离子不能从基底膜出去进入细胞外的间质液,影响了钾的再循环,从而影响了 Na^+-K^+-ATP 酶的功能,造成跨细胞膜钠离子转运重吸收出现故障,导致肾小管失盐、低钾血症、低镁血症、代谢性碱中毒等。失盐所造成的相对低血压可以刺激 RAAS 的活性增加,出现肾素和醛固酮水平升高。由于 Kir4.1 在大脑角质细胞上表达丰富,内耳也有该钾通道表达,其突变会改变细胞膜静电位,因而产生一系列神经系统症状,包括癫痫、感觉神经性耳聋、共济失调和智力迟钝等。目前发现 Kir4.1 的基因突变主要为错义(missense)突变和无义(nonsense)突变。这些造成疾病的基因突变包括 R65P、R65P/R199X、G77R、C140R、T164I 和 A167V/R297C[102]。Kir4.1 钾通道基因的突变导致该钾通道的开放概率下降、钾通道活性下降或通道不能运输到基底膜上发挥作用。Kir4.1 钾通道的活性丢失会导致 DCT 的 NCC 功能下降[31]和集合管上的 ENaC 活性增强[103]。由于 DCT 的 NCC 功能降低造成该段肾小管钠、氯离子重吸收减少,进入下游 CNT 和集合管的钠离子就会增加,因为在这些小管上钠通道活性的增加,钠离子经过 ENaC 重吸收就会增加,钾离子与钠离子重吸收交换增加使钾离子分泌增加,造成钾丢失,从而引起低钾血症。NCC 功能的降低影响了镁离子通道(TRPM6)对镁的重吸收,造成低镁血症。另外,近几年发现血液中的钾水平与 NCC 的表达呈负相关关系,高血钾可以增加细胞内氯离子水平,抑制 WNK 激酶,从而抑制 NCC 的功能[61,104]。位于 DCT 基底膜上的 Kir4.1 或 Kir4.1/Kir5.1 钾通道作为一个感应器(sensor)可以感应血液中钾水平的变化,造成细胞内氯离子浓度的变化,通过 WNK-SPAK 信号转导通路,最终影响 NCC 的功能[61,63,94,104,105]。

(2) 临床表现

EAST/SeSAME 综合征是常染色体隐性遗传性疾病,该综合征常在婴儿和儿童期发生[46,47]。神经系统的症状包括癫痫、感音性耳聋、共济失调、发育迟钝等。肾小管失盐性表现与 Gitelman 综合征基本一致,包括血压偏低、低钾血症、低镁血症、低尿钙症、代谢性碱中毒。症状的严重程度与 Kir4.1 突变的氨基酸位点所造成 Kir4.1 的功能失去程度相关。Kir4.1 钾通道功能丧失越严重,临床症状也越严重。

(3) 治疗

EAST/SeSAME 综合征中出现的肾小管病变的治疗与 Gitelman 综合征类似(见前文),主要是针对处理电解质紊乱的治疗,通常包括口服补钾、补盐、补镁等治疗。如果有严重的低镁血症,可以考虑住院静脉补镁治疗。另外,保钾利尿剂阿米洛利 5~10 mg 口服,对治疗低镁血症有帮助,但在治疗过程中需要监测血钾水平。

21.2.3 假性醛固酮减少症Ⅱ型

PHAⅡ又称 FHHt 或 Gordon 综合征,是一种极为罕见的常染色体显性遗传病[106]。PHAⅡ是一种容量依赖性的低肾素性高血压遗传病,呈家族性发病。临床上主要表现为高血压、高血钾和代谢性酸中毒。它最早是由澳大利亚的佩弗(Paver)和波林(Pauline)在 1964 年首先报道[107,108]。经过 30~40 年的追踪研究,终于在 2001 年由耶鲁(Yale)大学的利夫顿(Lifton)研究小组报道 WNK 激酶突变导致 PHAⅡ[49]。WNK 激酶突变致病性的发现极大地增加了肾脏远端肾单位对离子转运机制的认识[66,109,110]。

(1) 发病机制

PHA Ⅱ 早期发现是由于 WNK1 和 WNK4 基因突变所致[49]，与编码 NCC 基因无关。由于 WNK 激酶的突变致病只占一小部分家族，继续研究后又发现 CUL 和 KLHL 3 的基因突变也可以导致 PHA Ⅱ[54,66]。其发病机制比较复杂（图 21-3）。WNK 激酶是丝氨酸/苏氨酸蛋白激酶家属中的一个新型亚族，共有 4 个成员：WNK1、WNK2、WNK3 和 WNK4，它们的催化区域中有超过 85% 的同源性[111]。WNK1 基因定位于 12p13.3，长约 156 kb，共 28 个外显子。WNK1 的致病突变是由于第 1 内含子的丢失所造成，此突变使其本身基因表达增多，导致该激酶活性增加，从而导致 PHA Ⅱ[49,112]。WNK4 基因定位于 17p11-q21，长约 16 kb，共 19 个外显子。现已发现共 4 个致病错义基因突变导致 PHA Ⅱ，该基因突变体现在 WNK4 蛋白的高度保守的区域，该区域处于 WNK4 蛋白第一个卷曲螺旋结构的远端；错义基因突变造成了氨基酸带电荷的变化，有可能导致蛋白与蛋白相互作用的变化，从而影响对下游底物的调节作用[113]。WNK1 致病基因突变造成其基因 mRNA 的表达增加，从而增强了 NCC 的活性[49]。早期研究发现 WNK4 可抑制 NCC 的功能及其蛋白在细胞表面的表达，但是，WNK4 致病性错义突变后却失去了抑制 NCC 的功能和其蛋白在细胞表面的表达[114,115]。因此，WNK4 致病错义突变增加了噻嗪类敏感的 NCC 的活性，使 Na^+、Cl^- 的重吸收增加，细胞旁路 Cl^- 重吸收也相应增加，并随电势差的逐渐消失使 K^+ 分泌的减少。WNK1 和 WNK4 后来发现是通过结合并磷酸化其下游 SPAK/OSR1 激酶，再直接通过磷酸化 NCC 氨基端对 NCC 进行调节作用，使其活性增高。后来发现 WNK4 可以通过磷酸化 SPAK/OSR1 激酶，再直接刺激 NCC 的功能活性[110]。近来研究又发现 CUL3 和 KLHL3 的基因突变同样可以导致 PHA Ⅱ[54,66]。这些基因的突变最终引起 DCT 的 NCC 功能亢进，造成钠离子重吸收增加，引起高血压。由于钠离子传递到后面 CNT 和集合管的减少，不能有效通过 ENaC 重吸收钠与钾离子交换，钾离子分泌减少，造成高血钾。同时氢质子也受影响分泌减少，造成代谢性酸中毒。另外，野生型 WNK1 和 WNK4 都可以直接抑制肾脏钾通道 ROMK 的功能[116,117]，而肾脏特异性 WNK1 异形体（KS-WNK1）[118] 本身对 ROMK 没有影响，但却可拮抗野生型 WNK1 对 ROMK 的抑制作用[119]。WNK4 致病错义突变进一步增加对 ROMK 的抑制功能[116]。在 PHA Ⅱ 患者，这些变化就会减少肾脏对钾的分泌，从而导致高钾血症。近来发现 CUL3 和 KLHL3 主要是结合 WNK 激酶，增加 WNK1 和 WNK4 激酶的泛素化并促使其降解，从而影响 NCC 的功能[66,67]。WNK4 致病性错义突变发生后，CUL3 和 KLHL3 不能与突变后的 WNK4 结合而减少了对 WNK4 的泛素化，错义突变的 WNK4 不能被降解，造成突变型的 WNK4 蛋白增加，从而促进 SPAK/OSR1 磷酸化，激活 NCC 功能（图 21-3）[66]。WNK1 致病性突变引起 WNK1 mRNA 表达增加，使 WNK1 蛋白表达增加而刺激磷酸化 SPAK/OSR1，同样也激活 NCC 活性。CUL3 和 KLHL3 的突变破坏了它们与 WNK 激酶的结合，导致 WNK 激酶不被降解，WNK 激酶蛋白增加，磷酸化 SPAK/OSR1 激酶，最后直接磷酸化 NCC，增加 NCC 活性，并使其功能亢进而致病（图 21-3）[66,120,121]。PHA Ⅱ 另一个特征是氯离子依赖性。WNK 激酶突变可以造成氯离子通过所谓的"细胞旁路氯分流"（paracellular chloride shunt）而重吸收离子增加，也帮助造成钠盐滞留体内并引起高血压[122,123]。多年来的研究表明，WNK 激酶代表了一个重要的信号传递通路，它不仅造成 PHA Ⅱ 患者各种电解质的紊乱，而且对各种离子通道和转运体的功能都起到很重要的生理调节作用[113]。肾脏 WNK1 和 WNK4 主要表达在远端肾单位[112]，在肾脏对肾小管细胞膜上多种通道和转运体的功能都起到很重要的调节作用，在低血容量情况下呈现出对钠离子重吸收为主的调节作用及在高血钾情况下出现对钾分泌为主的所谓"分子开关器"（molecular switch）的分别调节作用[124]，合理解释了 WNK 激酶对钠、钾离子调节的重要性，并在生理情况下协同调节机体离子转运功能，对维持内环境的稳定起到重要作用[43,66,110]。

(2) 临床表现

PHA Ⅱ 是常染色体显性遗传疾病，通常在成年后得以诊断，但在新生儿期也有发现并诊断[125]。患者常表现为不同程度的慢性高血钾、高血氯代谢性酸中毒和容量依赖性高血压。高钾血症发现时往往不能解释其产生原因，通常先于高血压出现，其严重程度与盐摄取量及利尿剂应用与否有关[48]。在许多严重的病例中，还伴随肌肉的萎缩和无力、身材矮小、智能缺陷。高血钾和高血氯又可以引起代谢性

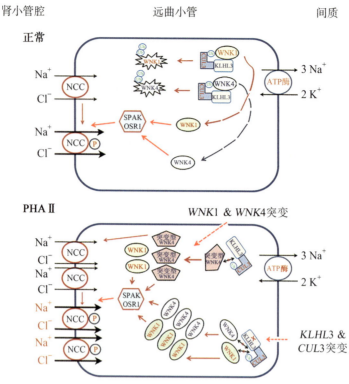

图21-3 远曲小管NCC离子转运功能和PHA Ⅱ致病性基因WNK激酶及CUL3和KLHL3突变导致NCC活性亢进的机制示意图

酸中毒,而醛固酮的水平却取决于高钾血症的程度而变化。肾的尿液浓缩能力、泌酸能力、近端小管功能及肾小球滤过率基本正常。PHA Ⅱ一个很重要的临床特征就是对噻嗪类利尿剂治疗非常敏感。在作出PHA Ⅱ诊断前必须排除其他原因引起的高钾血症。

(3) 治疗

噻嗪类利尿剂可纠正所有的生化异常,因而它是治疗PHA Ⅱ患者的首选药物,而且患者常需终身服药。另外,也可应用袢利尿剂来治疗。

21.3 连接小管和集合管离子转运的生理和疾病

CNT和集合管及前文提到的DCT2代表了醛固酮敏感的远端肾单位。CNT和集合管的上皮细胞有4种细胞类型,即主细胞(principal cell, PC)[126]、A型嵌入细胞(intercalated cell type A)、B型嵌入细胞(intercalated cell type B)及非A和非B嵌入细胞[127]。A型嵌入细胞主要功能是重吸收钾离子和碳酸氢离子(HCO_3^-)及经H^+-ATP酶分泌氢质子(H^+)。B型嵌入细胞主要是经Cl^--HCO_3^-交换体(又称阴离子交换体, anion exchanger, AE)分泌碳酸氢离子(HCO_3^-)和重吸收氢质子(H^+)。新近还发现在B型嵌入细胞顶膜上有钠依赖性Cl^--HCO_3^-交换体(Na-driven chloride bicarbonate exchanger, NDCBE),一起参与钠、氯离子的重吸收,NDCBE对噻嗪类利尿剂非常敏感[128]。非A和非B型嵌入细胞也表达pendrin。嵌入细胞顶膜侧还表达BK钾通道,参与分泌钾作用。总之,嵌入细胞在维持酸碱平衡以及重吸收钠、氯离子和分泌钾离子方面起很重要的作用[127],具体的离子转运功能及其调节作用请参见其他书籍[127]。本文主要集中讨论主细胞离子转运的生理功能及其变异造成的疾病[126]。

ASDN上的主细胞主要在调节钠离子重吸收和排泄钾离子的过程中起很重要的作用[126,129]。主细胞顶膜上表达阿米洛利敏感的 ENaC，主要负责钠离子的重吸收，占 5% 的滤过钠离子在 CNT 和集合管被重吸收。阿米洛利敏感的 ENaC 原来认为是由 3 条同源亚单位（α、β、γ）组成的四聚体钠通道蛋白[130]，但近来确定是由 3 个同源亚单位组成的三聚体钠通道[131]。现发现组成 ENaC 的亚单位包括通常认为的 α（由 SCNN1A 基因编码）、β（由 SCNN1B 基因编码）、γ（由 SCNN1G 编码），以及新近发现的 δ（由 SCNN1D 编码）亚单位[131]。肾小管的 ENaC 在远端肾单位的 DCT2、CNT 和集合管上皮细胞的主细胞上表达，由其同源的 α、β、γ 3 个亚单位组成。ENaC 属于 ENaC/Degenerin 大家族[131]。重吸收进入细胞内的钠离子通过基底侧膜上的 Na^+-K^+-ATP 酶泵出进入间质液并回流入肾小管周围的毛细血管床及直小静脉。此段肾小管上皮细胞对钠离子的重吸收受到醛固酮的严格调节控制。醛固酮进入主细胞内与盐皮质激素受体结合后，转入细胞核内，激活血清和糖皮质激素调节的激酶 1（serum and glucocorticoid-regulated kinase 1，SGK1）基因的转录，SGK1 激酶磷酸化 NEDD4（neural precursor cell expressed developmentally downregulated protein 4）后，使 NEDD4-2 脱离与 ENaC 结合，NEDD4 不能让 ENaC 泛素化，从而使 ENaC 内吞降解减少，导致 ENaC 的活性增加[132-134]。另发现细胞外液中加入丝氨酸蛋白酶的纤溶酶（serine protease plasmin）可以切断 ENaC 亚基的外环区域，从而激活 ENaC 的活性，增加钠离子重吸收[135]。其他如胰岛素、AVP[136]、PGE2[137]、NO[138]、ATP[139]、缓激肽[140]、内皮素[141] 等都参与了对 ENaC 活性的调节作用。此段肾小管的主细胞还负责通过其顶端膜侧 ROMK 和 BK 钾离子通道分泌钾离子。钠离子通过 ENaC 重吸收增加，造成肾小管腔液里的负电位增加，增加了膜电位梯度，吸引钾离子分泌进入肾小管腔液中。在生理情况下，钾离子的分泌主要由 ROMK 钾通道排泄钾[76]，但是在饮食钾摄入增加的情况下，就会刺激 BK 通道的活性，分泌排泄大量钾离子[142]。除饮食钾的调节外，WNK 和 SPAK/OSR1 激酶在调节 ROMK 和 BK 功能上也起重要作用[76,110,114,116,143]。主细胞顶膜上还表达水通道蛋白 2（aquaporin 2，AQP2），在抗利尿激素（ADH）存在下，通过 cAMP 信号通路增加顶膜上 AQP2 的表达量，刺激水通道重吸收水，导致水浓缩。进入细胞内的水通过基底膜上的水通道蛋白 4（AQP4）进入间质液也被重吸

收回血液。钙离子的重吸收除外在 DCT2 段发生，CNT 顶膜上也表达 TRPV5，可以重吸收少量的钙离子。主细胞基底膜同样还表达 Kir4.1/Kir5.1 钾通道，负责钾离子出去基底膜进入间质液，并与 Na^+-K^+-ATP 酶形成钾循环再次进入细胞内，在维持细胞膜静息膜电位的稳定及确保钠离子通过 Na^+-K^+-ATP 酶被跨膜重吸收起重要作用。如果出现 ENaC 的突变或者参与调节 ENaC 的盐皮质激素受体出现突变，都可以引起 ENaC 活性的增加或者减少而导致疾病[126]。

21.3.1 假性醛固酮减少症 I 型

PHA I 是一种非常少见的遗传性疾病。主要临床特征为肾性失盐、低血压、高血钾、代谢性酸中毒、发育停滞等。根据遗传方式分为 2 种亚型[144]：常染色体隐性遗传 PHA I [145] 和常染色体显性遗传 PHA I [146]。

（1）发病机制

常染色体隐性遗传 PHA I 是由肾小管 ENaC 的 3 个亚基（SCNN1a、SCNN1b、SCNN1g）失活突变引起，任何一个 ENaC 亚基基因发生突变后，CNT 和集合管的氯化钠转运出现障碍（图 21-4）[145]，钠重吸收明显减少，造成严重的肾脏钠丢失，从而出现低血压。由于 CNT 和集合管的钠重吸收减少，肾小管腔内由于过多带阳性电荷的钠离子的存在，使得肾小管内液负电压降低，从而减少了对钾离子的吸引，影响主细胞钾离子的分泌，造成高血钾；氢质子的分泌也发生障碍而导致代谢性酸中毒。由于电解质和酸碱平衡紊乱，可以导致婴儿发育不良或停滞。

常染色体显性遗传 PHA I 是由于盐皮质激素受体基因（NR3C2）突变所致[146]，导致对醛固酮等盐皮质激素反应低下，影响 CNT 和集合管主细胞 ENaC 对钠的重吸收，从而产生钠丢失等一系列症状。盐皮质激素受体纯合子突变所导致的疾病会比盐皮质激素受体杂合子突变导致的临床症状严重[147]。

（2）临床表现

PHA I 临床上分 2 种类型，一为常染色体隐性遗传 PHA I [145]，二为常染色体显性遗传 PHA I [146]。常染色体隐性遗传型的患者，其临床症状比较严重，在新生儿或儿童期间发病，并持续至成年。主要临床表现为低血压、高血钾、代谢性酸中毒及部分患儿生长停滞。实验室检测常见低钠血症、高血

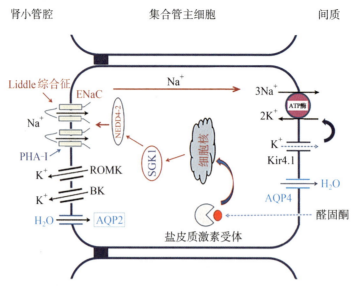

图 21-4　集合管主细胞的离子转运示意图及 ENaC 突变导致的相关疾病示意图

钾、血浆及尿液醛固酮水平增高、血浆肾素活性增高、尿液排钠增高等变化[144]。

常染色体显性遗传型的患者,其临床总体表现比隐性遗传型患者相对要轻。如果是因为盐皮质激素受体纯合子突变所致,临床上可能引致死性的后果,实验发现该基因敲除的小鼠均在出生后几天内因为出现大量失盐症状而死亡[147]。如果为盐皮质激素受体杂合子突变所导致的疾病,临床症状与隐性遗传 PHA Ⅰ 相似,如肾性失盐、低血压等,但远比后者轻微。此型患者的临床表现随着年龄的增长及肾脏的成熟,临床症状逐渐缓解。

在确诊 PHA Ⅰ 前,必须排除由 21-羟化酶缺乏(21-hydroxylase deficiency)造成的失盐型典型性先天性肾上腺增生症[148,149],因为后者的临床表现与 PHA Ⅰ 非常接近。另外,由 ROMK 钾通道基因突变引起的 Bartter 综合征 Ⅱ 型,有时候也与 PHA Ⅰ 表现相近,在鉴别诊断时需要注意。

(3) 治疗

治疗上主要靠补充食盐,可以明显改善症状,包括低钠血症、高钾血症及生长发育方面等上述症状。醛固酮、氟氢可的松、去氧皮质酮等药物对此病无明显疗效。对隐性遗传型患者,治疗失盐及高钾血症时,往往需要终身服药。但对显性遗传型患者,治疗通常到成年后就可以逐渐停止用药。

21.3.2　Liddle 综合征

Liddle 综合征是一种常染色体显性的遗传性高血压病,伴有低血钾、血浆肾素及醛固酮水平低下[150]。利德尔(Liddle)早在 1963 年就报道了该遗传性综合征的首个家谱及临床表现[151]。Liddle 综合征是由 ENaC 的 β 或 γ 亚基的获能性突变所致[152]。

(1) 发病机制

阿米洛利敏感的 ENaC 原来认为是由 3 条同源亚单位(α、β、γ)组成的四聚体钠通道蛋白[130],近来确定是由 3 个同源亚单位组成的三聚体钠通道[131]。现在发现组成 ENaC 的亚单位包括通常认为的 α、β、γ 以及新近发现的 δ 亚单位[131]。肾脏的 ENaC 在远端肾单位的 CNT 和集合管上皮细胞的主细胞上表达,由其同源的 α、β、γ 3 个亚单位组成。ENaC 的 N 端和 C 端均在细胞内,其细胞内的两端片段及细胞外环含有调节通道活性的片段,受到 RAAS[153,154] 和细胞外液的钠、氯、氢、剪应力(sheer stress)及蛋白酶的调节[131,150,155]。阿米洛利特异性地抑制 ENaC 的活性。NEDD4 和 α-血影蛋白(spectrin)可结合到 ENaC 亚单位的 C 端,调节其蛋白组装、插入及回收降解[156]。当醛固酮结合细胞内盐皮质激素受体后,会转移进入细胞核内调节基因转录合成蛋白,其中包括蛋白激酶 SGK1、SGK1 磷酸化 NEDD4-2,使其脱离结合 ENaC,减少 ENaC 的泛素化和降解,从而使 ENaC 持续表达在细胞膜上,引起 ENaC 的激活,重吸收钠离子增加而致病。Liddle 综合征是由 ENaC 的 β 或 γ 亚基发生获能性的突变所致。ENaC 的 β 或 γ 亚单位 C 端的基因出现提前终止或移码突变,结果导致其 C 端氨基酸末端所包括的保守并富含脯氨酸的 PPxP(PY)基序(motif)被删除或改变了其重要的 PY 基序上富含脯氨酸的氨基酸序列,从而影响 NEDD4 的结合位点 WW 区域(domain)不能结合 ENaC 的 C 端,干扰了 ENaC 自身泛化及降解,使 ENaC 继续保留在细胞顶膜上,既导致膜上"开放"状态的钠通道数量增加,同时又可引起钠通道本身高度激活,增加钠的重吸收,造成细胞外液容量扩张(见图 21-4)[154]。在远端肾单位的 CNT 和集合管上皮细胞中钾的外流分泌与钠间接偶联,造成钾过度丢失,从而导致低血钾及其他特征性病理生理改变[157]。

(2) 临床表现

Liddle 综合征是一种常染色体显性的遗传性疾病。临床上主要表现为低血钾、代谢性碱中毒和低肾素性高血压、尿钠排泄减少[152,154]。长期的高血压就像原发性高血压一样,会造成慢性肾脏病(CKD),严重者可导致终末期肾病(ESRD)。Liddle 综合征的确诊需要基因序列检测。临床上需要与其他少见的遗传性低肾素性高血压病相鉴别。这些遗传性疾病包括糖皮质激素治疗敏感性醛固酮增多症(glucocorticoid-remediable aldosteronism,GRA)和表观盐皮质激素过多(apparent mineralocorticoid excess,AME)综合征。

(3) 治疗

Liddle 综合征的治疗主要集中在直接对 ENaC 的抑制。治疗上结合低盐饮食及应用 ENaC 拮抗剂,如阿米洛利或氨苯蝶啶等利尿剂。盐皮质激素受体拮抗剂螺内酯在治疗上却无效。其他抗高血压药如钙离子拮抗剂等也可以用于该疾病的治疗。

(蔡 晖)

参考文献

1. BURG M B. Isolated perfused tubule. Introduction: background and development of microperfusion technique[J]. Kidney Int, 1982, 22(5):417-24.
2. TEULON J, WANG W H. Studying Na^+ and K^+ channels in aldosterone-sensitive distal nephrons[J]. Methods Cell Biol, 2019, 153:151-68.
3. LABARCA M, NIZAR J M, WALCZAK E M, et al. Harvest and primary culture of the murine aldosterone-sensitive distal nephron[J]. Am J Physiol Renal Physio, 2015, 308(11): F1306-F1315.
4. MENETON P, LOFFING J, WARNOCK D G. Sodium and potassium handling by the aldosterone-sensitive distal nephron: the pivotal role of the distal and connecting tubule[J]. Am J Physiol Renal Physiol, 2004, 287(4): F593-F601.
5. MOUNT D B. Thick ascending limb of the loop of Henle[J]. Clin J Am Soc Nephrol, 2014, 9(11):1974-1986.
6. NIELSEN S, MAUNSBACH A B, ECELBARGER C A, et al. Ultrastructural localization of Na-K-2Cl cotransporter in thick ascending limb and macula densa of rat kidney[J]. Am J Physiol, 1998, 275(6): F885-F893.
7. ARES G R, CACERES P S, ORTIZ P A. Molecular regulation of NKCC2 in the thick ascending limb[J]. Am J Physiol Renal Physiol, 2011, 301(6): F1143-F1159.
8. GIMENEZ I, ISENRING P, FORBUSH B. Spatially distributed alternative splice variants of the renal Na-K-Cl cotransporter exhibit dramatically different affinities for the transported ions[J]. J Biol Chem, 2002, 277(11):8767-8770.
9. HEBERT S C, MOUNT D B, GAMBA G. Molecular physiology of cation-coupled Cl-cotransport: the SLC12 family[J]. Pflugers Arch, 2004, 447(5):580-593.
10. GREGER R, OBERLEITHNER H, SCHLATTER E, et al. Chloride activity in cells of isolated perfused cortical thick ascending limbs of rabbit kidney[J]. Pflugers Arch, 1983, 399(1):29-34.
11. MERCADO A, SONG L, VAZQUEZ N, et al. Functional comparison of the K^+-Cl^- cotransporters KCC1 and KCC4[J]. J Biol Chem, 2000, 275(39): 30326-30334.
12. WALDEGGER S, JECK N, BARTH P, et al. Barttin increases surface expression and changes current properties of ClC-K channels[J]. Pflugers Arch, 2002, 444(3):411-418.
13. GREGER R. Ion transport mechanisms in thick ascending limb of Henle's loop of mammalian nephron[J]. Physiol Rev, 1985, 65(3):760-797.
14. WANG W H. Two types of K^+ channel in thick ascending limb of rat kidney[J]. Am J Physiol, 1994, 267(4 Pt 2):F599-F605.
15. TANIGUCHI J, GUGGINO W B. Membrane stretch: a physiological stimulator of Ca^{2+}-activated K^+ channels in thick ascending limb[J]. Am J Physiol, 1989, 257(3 Pt 2):F347-F352.
16. SU X T, WANG W H. The expression, regulation, and function of Kir4.1 (Kcnj10) in the mammalian kidney

[J]. Am J Physiol Renal Physiol, 2016, 311(1): F12 - F15.

17. TUCKER S J, IMBRICI P, SALVATORE L, et al. pH dependence of the inwardly rectifying potassium channel, Kir5.1, and localization in renal tubular epithelia[J]. J Biol Chem, 2000, 275(22): 16404 - 16407.

18. HEBERT S C, ANDREOLI T E. Control of NaCl transport in the thick ascending limb[J]. Am J Physiol, 1984, 246(6 Pt 2): F745 - F756.

19. NAESENS M, STEELS P, VERBERCKMOES R, et al. Bartter's and Gitelman's syndromes: from gene to clinic [J]. Nephron Physiol, 2004, 96(3): 65 - 78.

20. SIMON D B, KARET F E, HANDAN J M, et al. Bartter's syndrome, hypokalaemic alkalosis with hypercalciuria, is caused by mutations in the Na-K - 2Cl cotransporter NKCC2[J]. Nat Genet, 1996, 13(2): 183 - 188.

21. SIMON D B, KARET F E, RODRIGUEZ-SORIANO J, et al. Genetic heterogeneity of Bartter's syndrome revealed by mutations in the K^+ channel, ROMK[J]. Nat Genet, 1996, 14(2): 152 - 156.

22. SIMON D B, BINDRA R S, MANSFIELD T A, et al. Mutations in the chloride channel gene, CLCNKB, cause Bartter's syndrome type Ⅲ[J]. Nat Genet, 1997, 17(2): 171 - 178.

23. BIRKENHAGER R, OTTO E, SCHURMANN M J, et al. Mutation of BSND causes Bartter syndrome with sensorineural deafness and kidney failure[J]. Nat Genet, 2001, 29(3): 310 - 314.

24. WATANABE S, BENOMAR K, CHANG H, et al. Association between activating mutations of calcium-sensing receptor and Bartter's syndrome[J]. Lancet, 2002, 360(9334): 692 - 694.

25. VARGAS-POUSSOU R, HUANG C, HULIN P, et al. Functional characterization of a calcium-sensing receptor mutation in severe autosomal dominant hypocalcemia with a Bartter-like syndrome[J]. J Am Soc Nephrol, 2002, 13(9): 2259 - 2266.

26. AMIRLAK I, DAWSON K P. Bartter syndrome: an overview[J]. QJM, 2000, 93(4): 207 - 215.

27. FERNANDEZ R, MALNIC G. H^+ ATPase and Cl^- interaction in regulation of MDCK cell pH[J]. J Membr Biol, 1998, 163(2): 137 - 145.

28. PETROVIC S, BARONE S, XU J, et al. SLC26A7: a basolateral Cl^-[J]. Am J Physiol Renal Physiol, 2004, 286(1): F161 - F169.

29. CHA S K, HUANG C, DING Y, et al. Calcium-sensing receptor decreases cell surface expression of the inwardly rectifying K^+ channel Kir4.1[J]. J Biol Chem, 2011, 286(3): 1828 - 1835.

30. PONCE-CORIA J, SAN-CRISTOBAL P, KAHLE K T, et al. Regulation of NKCC2 by a chloride-sensing mechanism involving the WNK3 and SPAK kinases[J]. Proc Natl Acad Sci USA, 2008, 105(24): 8458 - 8463.

31. ZHANG C, WANG L, ZHANG J, et al. KCNJ10 determines the expression of the apical Na-Cl cotransporter (NCC) in the early distal convoluted tubule (DCT1)[J]. Proc Natl Acad Sci USA, 2014, 111(32): 11864 - 11869.

32. VEZZOLI G, ARCIDIACONO T, PALOSCHI V, et al. Autosomal dominant hypocalcemia with mild type 5 Bartter syndrome[J]. J Nephrol, 2006, 19(4): 525 - 528.

33. BARTTER F C, PRONOVE P, GILL J R, et al. Hyperplasia of the juxtaglomerular complex with hyperaldosteronism and hypokalemic alkalosis[J]. A new syndrome. Am J Med, 1962, 33: 811 - 828.

34. CHEN Y S, FANG H C, CHOU K J, et al. Gentamicin-induced Bartter-like syndrome[J]. Am J Kidney Dis, 2009, 54(6): 1158 - 1161.

35. FINER G, SHALEV H, BIRK O S, et al. Transient neonatal hyperkalemia in the antenatal (ROMK defective) Bartter syndrome[J]. J Pediatr, 2003, 142 (3): 318 - 323.

36. BAILEY M A, CANTONE A, YAN Q, et al. Maxi-K channels contribute to urinary potassium excretion in the ROMK-deficient mouse model of Type II Bartter's syndrome and in adaptation to a high-K diet[J]. Kidney Int, 2006, 70(1): 51 - 59.

37. JECK N, SCHLINGMANN K P, REINALTER S C, et al. Salt handling in the distal nephron: lessons learned from inherited human disorders[J]. Am J Physiol Regul Integr Comp Physiol, 2005, 288(4): R782 - R795.

38. HUNTER M. Accessory to kidney disease[J]. Nature, 2001, 414(6863): 502 - 503.

39. ESTEVEZ R, BOETTGER T, STEIN V, et al. Barttin is a Cl-channel beta-subunit crucial for renal Cl-reabsorption and inner ear K^+ secretion[J]. Nature, 2001, 414(6863): 558 - 561.

40. RICKHEIT G, MAIER H, STRENZKE N, et al. Endocochlear potential depends on Cl^- channels: mechanism underlying deafness in Bartter syndrome IV [J]. EMBO J, 2008, 27(21): 2907 - 2917.

41. SCHERLING B, VERDER H, NIELSEN M D, et al.

Captopril treatment in Bartter's syndrome[J]. Scand J Urol Nephrol, 1990, 24(2): 123-125.

42. MACKIE F E, HODSON E M, ROY L P, et al. Neonatal Bartter syndrome—use of indomethacin in the newborn period and prevention of growth failure[J]. Pediatr Nephrol, 1996, 10(6): 756-758.

43. SUBRAMANYA A R, ELLISON D H. Distal convoluted tubule[J]. Clin J Am Soc Nephrol, 2014, 9(12): 2147-2163.

44. GOTTSCHALK C W, MYLLE M. Evidence that the mammalian nephron functions as a countercurrent multiplier system[J]. Science, 1958, 128(3324): 594.

45. HAMILTON K L, DEVOR D C. Basolateral membrane K^+ channels in renal epithelial cells[J]. Am J Physiol Renal Physiol, 2012, 302(9): F1069-F1081.

46. BOCKENHAUER D, FEATHER S, STANESCU H C, et al. Epilepsy, ataxia, sensorineural deafness, tubulopathy, and KCNJ10 mutations[J]. N Engl J Med, 2009, 360(19): 1960-1970.

47. SCHOLL U I, MICULE I, LIU T, et al. Seizures, sensorineural deafness, ataxia, mental retardation, and electrolyte imbalance (SeSAME syndrome) caused by mutations in KCNJ10[J]. Proc Natl Acad Sci USA, 2009, 106(14): 5842-5847.

48. HADCHOUEL J, DELALOY C, FAURE S, et al. Familial hyperkalemic hypertension[J]. J Am Soc Nephrol, 2006, 17(1): 208-217.

49. WILSON F H, DISSE-NICODèME S, CHOATE K A, et al. Human hypertension caused by mutations in WNK kinases[J]. Science, 2001, 293(5532): 1107-1112.

50. ALESSI D R, ZHANG J, KHANNA A, et al. The WNK-SPAK/OSR1 pathway: master regulator of cation-chloride cotransporters[J]. Sci Signal, 2014, 7(334): re3.

51. RICHARDSON C, RAFIQI F H, KARLSSON H K, et al. Activation of the thiazide-sensitive Na^+-Cl^- cotransporter by the WNK-regulated kinases SPAK and OSR1[J]. J Cell Sci, 2008, 121(Pt 5): 675-684.

52. DELPIRE E, GAGNON K B. SPAK and OSR1: STE20 kinases involved in the regulation of ion homoeostasis and volume control in mammalian cells[J]. Biochem J, 2008, 409(2): 321-331.

53. GRIMM P R, TANEJA T K, LIU J, et al. SPAK isoforms and OSR1 regulate sodium-chloride cotransporters in a nephron-specific manner[J]. J Biol Chem, 2012, 287(45): 37673-37690.

54. BOYDEN L M, CHOI M, CHOATE K A, et al. Mutations in kelch-like 3 and cullin 3 cause hypertension and electrolyte abnormalities[J]. Nature, 2012, 482(7383): 98-102.

55. LOUIS-DIT-PICARD H, BARC J, TRUJILLANO D, et al. KLHL3 mutations cause familial hyperkalemic hypertension by impairing ion transport in the distal nephron[J]. Nat Genet, 2012, 44(4): 456-453.

56. ZHOU B, WANG D, FENG X, et al. WNK4 inhibits NCC protein expression through MAPK ERK1/2 signaling pathway[J]. Am J Physiol Renal Physiol, 2012, 302(5): F533-F539.

57. CHIGA M, RAI T, YANG S S, et al. Dietary salt regulates the phosphorylation of OSR1/SPAK kinases and the sodium chloride cotransporter through aldosterone[J]. Kidney Int, 2008, 74(11): 1403-1409.

58. CASTANEDA-BUENO M, CERVANTES-PÉREZ L G, VAZQUEZ N, et al. Activation of the renal Na^+: Cl^- cotransporter by angiotensin II is a WNK4-dependent process[J]. Proc Natl Acad Sci USA, 2012, 109(20): 7929-7934.

59. KOMERS R, ROGERS S, OYAMA T T, et al. Enhanced phosphorylation of Na^+-Cl^- cotransporter in experimental metabolic syndrome: role of insulin[J]. Clin Sci, 2012, 123(11): 635-647.

60. PEDERSEN N B, HOFMEISTER M V, ROSENBACK L L, et al. Vasopressin induces phosphorylation of the thiazide-sensitive sodium chloride cotransporter in the distal convoluted tubule[J]. Kidney Int, 2010, 78(2): 160-169.

61. TERKER A S, ZHANG C, McCORMICK J A, et al. Potassium modulates electrolyte balance and blood pressure through effects on distal cell voltage and chloride[J]. Cell Metab, 2015, 21(1): 39-50.

62. THOMSON M N, CUEVAS C A, BEWARDER T M, et al. WNK bodies cluster WNK4 and SPAK/OSR1 to promote NCC activation in hypokalemia[J]. Am J Physiol Renal Physiol, 2020, 318(1): F216-F228.

63. FENG X, ZHANG Y, SHAO N, et al. Aldosterone modulates thiazide-sensitive sodium chloride cotransporter abundance via DUSP6-mediated ERK1/2 signaling pathway[J]. Am J Physiol Renal Physiol, 2015, 308(10): F1119-F1127.

64. LAI L, FENG X, LIU D, et al. Dietary salt modulates the sodium chloride cotransporter expression likely through an aldosterone-mediated WNK4-ERK1/2 signaling pathway[J]. Pflugers Arch, 2012, 463(3): 477-85.

65. OHTA A, SCHUMACHER F R, MEHELLOU Y, et al. The CUL3-KLHL3 E3 ligase complex mutated in Gordon's hypertension syndrome interacts with and ubiquitylates WNK isoforms: disease-causing mutations in KLHL3 and WNK4 disrupt interaction[J]. Biochem J, 2013,451(1):111-122.

66. SOHARA E, UCHIDA S. Kelch-like 3/Cullin 3 ubiquitin ligase complex and WNK signaling in salt-sensitive hypertension and electrolyte disorder [J]. Nephrol Dial Transplant, 2016,31(9):1417-1424.

67. UCHIDA S, SOHARA E, RAI T, et al. Regulation of with-no-lysine kinase signaling by Kelch-like proteins[J]. Biol Cell, 2014,106(2):45-56.

68. CHA S K, WU T, HUANG C L. Protein kinase C inhibits caveolae-mediated endocytosis of TRPV5[J]. Am J Physiol Renal Physiol, 2008,294(5):F1212-F1221.

69. HEMMINGSEN C. Regulation of renal calbindin-D28K [J]. Pharmacol Toxicol, 2000,87(Suppl 3):5-30.

70. SCHLINGMANN K P, STUIVER M, PETERS M, et al. Hypomagnesemia with secondary hypocalcemia is caused by mutations in TRPM6, a new member of the TRPM gene family[J]. Nat Genet, 2002,31(2):166-170.

71. DE BAAIJ J H, STUIVER M, MEIJ I C, et al. Membrane topology and intracellular processing of cyclin M2 (CNNM2)[J]. J Biol Chem, 2012,287(17):13644-13655.

72. GOYTAIN A, QUAMME G A. Functional characterization of ACDP2 (ancient conserved domain protein), a divalent metal transporter [J]. Physiol Genomics, 2005,22(3):382-389.

73. THEBAULT S, ALEXANDER R T, TEIL GROENESTEGE W M, et al. EGF increases TRPM6 activity and surface expression[J]. J Am Soc Nephrol, 2009,20(1):78-85.

74. GROENESTEGE W M, THÉBAULT S, van der WIJST J, et al. Impaired basolateral sorting of pro-EGF causes isolated recessive renal hypomagnesemia [J]. J Clin Invest, 2007,117(8):2260-2267.

75. HOLTZCLAW J D, GRIMM P R, SANSOM S C. Role of BK channels in hypertension and potassium secretion [J]. Curr Opin Nephrol Hypertens, 2011,20(5):512-517.

76. WADE J B, FANG L, COLEMAN R A, et al. Differential regulation of ROMK (Kir1.1) in distal nephron segments by dietary potassium [J]. Am J Physiol Renal Physiol, 2011,(6):F1385-F1393.

77. BOSTANJOGLO M, REEVES W B, REILLY R F, et al. 11Beta-hydroxysteroid dehydrogenase, mineralocorticoid receptor, and thiazide-sensitive Na-Cl cotransporter expression by distal tubules[J]. J Am Soc Nephrol, 1998,9(8):1347-1358.

78. CHABARDES D, GAGNAN-BRUNETTE M, IMBERFTEBOUL M, et al. Adenylate cyclase responsiveness to hormones in various portions of the human nephron[J]. J Clin Invest, 1980, 65(2): 439-448.

79. BETTINELLI A, BIANCHETTI M G, GIRARDIN E, et al. Use of calcium excretion values to distinguish two forms of primary renal tubular hypokalemic alkalosis: Bartter and Gitelman syndromes[J]. J Pediatr, 1992, 120(1):38-43.

80. SIMON D B, NELSON-WILLIAMS C, BIA M J, et al. Gitelman's variant of Bartter's syndrome, inherited hypokalaemic alkalosis, is caused by mutations in the thiazide-sensitive Na-Cl cotransporter[J]. Nat Genet, 1996,12(1):24-30.

81. DE JONG J C, VAN DER VLIET W A, VAN DER HEUVEL L P, et al. Functional expression of mutations in the human NaCl cotransporter: evidence for impaired routing mechanisms in Gitelman's syndrome[J]. J Am Soc Nephrol, 2002,13(6):1442-1448.

82. SABATH E, MEADE P, BERKMAN J, et al. Pathophysiology of functional mutations of the thiazide-sensitive Na-Cl cotransporter in Gitelman disease[J]. Am J Physiol Renal Physiol, 2004,287(2):F195-F203.

83. HOOVER R S, POCH E, MONROY A, et al. N-Glycosylation at two sites critically alters thiazide binding and activity of the rat thiazide-sensitive Na^+:Cl^- cotransporter[J]. J Am Soc Nephrol, 2003,14(2):271-282.

84. BROWN E M, MACLEOD R J. Extracellular calcium sensing and extracellular calcium signaling[J]. Physiol Rev, 2001,81(1):239-97.

85. NIJENHUIS T, VALLON V, VAN DER KEMP A W, et al. Enhanced passive Ca^{2+} reabsorption and reduced Mg^{2+} channel abundance explains thiazide-induced hypocalciuria and hypomagnesemia [J]. J Clin Invest, 2005,115(6):1651-1658.

86. RODRIGUEZ-SORIANO J. Bartter and related syndromes: the puzzle is almost solved[J]. Pediatr Nephrol, 1998,12(4):315-327.

87. MELANDER O, ORHO-MELANDER M, BENGTSSON K, et al. Genetic variants of thiazide-sensitive NaCl-

cotransporter in Gitelman's syndrome and primary hypertension[J]. Hypertension, 2000, 36(3):389-394.

88. RIVEIRA-MUNOZ E, CHANG Q, GODEFROID N, et al. Transcriptional and functional analyses of SLC12A3 mutations: new clues for the pathogenesis of Gitelman syndrome[J]. J Am Soc Nephrol, 2007, 18(4):1271-1283.

89. BIANCHETTI M G, BETTINELLI A, OETLIKER O H, et al. Calciuria in Bartter's and similar syndromes [J]. Clin Nephrol, 1992, 38(6):338.

90. LUTHY C, BETTINELLI A, ISELIN S, et al. Normal prostaglandinuria E2 in Gitelman's syndrome, the hypocalciuric variant of Bartter's syndrome[J]. Am J Kidney Dis, 1995, 25(6):824-828.

91. COLUSSI G, ROMBOLÀ G, DE FERRARI M E, et al. Correction of hypokalemia with antialdosterone therapy in Gitelman's syndrome[J]. Am J Nephrol, 1994, 14(2):127-135.

92. TAKUMI T, ISHII T, HORIO Y, et al. A novel ATP-dependent inward rectifier potassium channel expressed predominantly in glial cells[J]. J Biol Chem, 1995, 270(27):16339-16346.

93. ITO M, INANOBE A, HORIO Y, et al. Immunolocalization of an inwardly rectifying K^+ channel, K(AB)-2 (Kir4.1), in the basolateral membrane of renal distal tubular epithelia[J]. FEBS Lett, 1996, 388(1):11-15.

94. ZHANG H, ZHU L, WANG F, et al. Novel KCNJ10 compound heterozygous mutations causing EAST/SeSAME-like syndrome compromise potassium channel function[J]. Front Genet, 2019, 10:912.

95. CELMINA M, MICULE I, INASHKINA I, et al. EAST/SeSAME syndrome: review of the literature and introduction of four new latvian patients[J]. Clin Genet, 2019, 95(1):63-78.

96. PALYGIN O, POCHYNYUK O, STARUSCHENKO A. Role and mechanisms of regulation of the basolateral Kir 4.1/Kir 5.1 K^+ channels in the distal tubules[J]. Acta Physiol, 2017, 219(1):260-273.

97. LOURDEL S, PAULAIS M, CLUZEUD F, et al. An inward rectifier K^+ channel at the basolateral membrane of the mouse distal convoluted tubule: similarities with Kir4-Kir5.1 heteromeric channels[J]. J Physiol, 2002, 538(Pt 2):391-404.

98. LACHHEB S, CLUZEAUD F, BENS M, et al. Kir4.1/Kir5.1 channel forms the major K^+ channel in the basolateral membrane of mouse renal collecting duct principal cells[J]. Am J Physiol Renal Physiol, 2008, 294(6):F1398-F1407.

99. D'ADAMO M C, SHANG L, IMBRICI P, et al. Genetic inactivation of Kcnj16 identifies Kir5.1 as an important determinant of neuronal PCO_2/pH sensitivity[J]. J Biol Chem, 2011, 286(1):192-198.

100. PESSIA M, TUCKER S J, LEE K, et al. Subunit positional effects revealed by novel heteromeric inwardly rectifying K^+ channels[J]. EMBO J, 1996, 15(12):2980-2987.

101. ZAIKA O, PALYGIN O, TOMILIN V, et al. Insulin and IGF-1 activate Kir4.1/5.1 channels in cortical collecting duct principal cells to control basolateral membrane voltage[J]. Am J Physiol Renal Physiol, 2016, 310(4):F311-F321.

102. WILLIAMS D M, LOPES C M, ROSENHOUSE-DANTSKER A, et al. Molecular basis of decreased Kir4.1 function in SeSAME/EAST syndrome[J]. J Am Soc Nephrol, 2010, 21(12):2117-2129.

103. SU X T, ZHANG C, WANG L, et al. Disruption of KCNJ10 (Kir4.1) stimulates the expression of ENaC in the collecting duct[J]. Am J Physiol Renal Physiol, 2016, 310(10):F985-F993.

104. ELLISON D H, TERKER A S, GAMBA G. Potassium and its discontents: new insight, new treatments[J]. J Am Soc Nephrol, 2016, 27(4):981-989.

105. BAZUA-VALENTI S, CHÁVEZ-CANALES M, ROJAS-VEGA L, et al. The effect of WNK4 on the Na^+-Cl^- cotransporter is modulated by intracellular chloride[J]. J Am Soc Nephrol, 2015, 26(8):1781-1786.

106. MABILLARD H, SAYER J A. The molecular genetics of gordon syndrome[J]. Genes, 2019, 10(12):986.

107. PAVER W K, PAULINE G J. Hypertension and hyperpotassaemia without renal disease in a young male[J]. Med J Aust, 1964, 2:305-306.

108. STOWASSER M, PIMENTA E, GORDON R D. Familial or genetic primary aldosteronism and Gordon syndrome[J]. Endocrinol Metab Clin North Am, 2011, 40(2):343-368, viii.

109. HOORN E J, ELLISON D H. WNK kinases and the kidney[J]. Exp Cell Res, 2012, 318(9):1020-1026.

110. HADCHOUEL J, ELLISON D H, GAMBA G. Regulation of renal electrolyte transport by WNK and SPAK-OSR1 kinases[J]. Annu Rev Physiol, 2016, 78:367-389.

111. XU B, ENGLISH J M, WILSBACHER J L, et al.

WNK1, a novel mammalian serine/threonine protein kinase lacking the catalytic lysine in subdomain II[J]. J Biol Chem, 2000, 275(22): 16795 - 16801.

112. HOLLENBERG N K. Human hypertension caused by mutations in WNK kinases[J]. Curr Hypertens Rep, 2002, 4(4): 267.

113. KAHLE K T, RING A M, LIFTON R P. Molecular physiology of the WNK kinases[J]. Annu Rev Physiol, 2008, 70: 329 - 355.

114. WILSON F H, KAHLE K T, SABATH E, et al. Molecular pathogenesis of inherited hypertension with hyperkalemia: the Na-Cl cotransporter is inhibited by wild-type but not mutant WNK4[J]. Proc Natl Acad Sci USA, 2003, 100(2): 680 - 684.

115. CAI H, CEBOTARU V, WANG Y H, et al. WNK4 kinase regulates surface expression of the human sodium chloride cotransporter in mammalian cells[J]. Kidney Int, 2006, 69(12): 2162 - 2170.

116. KAHLE K T, WILSON F H, LENG Q, et al. WNK4 regulates the balance between renal NaCl reabsorption and K^+ secretion[J]. Nat Genet, 2003, 35(4): 372 - 376.

117. LAZRAK A, LIU Z, HUANG C L. Antagonistic regulation of ROMK by long and kidney-specific WNK1 isoforms[J]. Proc Natl Acad Sci USA, 2006, 103(5): 1615 - 1620.

118. DELALOY C, LU J, HOUOT A M, et al. Multiple promoters in the WNK1 gene: one controls expression of a kidney-specific kinase-defective isoform[J]. Mol Cell Biol, 2003, 23(24): 9208 - 9221.

119. WADE J B, FANG L, LIU J, et al. WNK1 kinase isoform switch regulates renal potassium excretion[J]. Proc Natl Acad Sci USA, 2006, 103(22): 8558 - 8563.

120. SUSA K, SOHARA E, RAI T, et al. Impaired degradation of WNK1 and WNK4 kinases causes PHAII in mutant KLHL3 knock-in mice[J]. Hum Mol Genet, 2014, 23(19): 5052 - 5060.

121. UCHIDA S. Regulation of blood pressure and renal electrolyte balance by Cullin-RING ligases[J]. Curr Opin Nephrol Hypertens, 2014, 23(5): 487 - 493.

122. TAKE C, IKEDA K, KUROKAWA K. Increased chloride reabsorption as an inherited renal tubular defect in familial type II pseudohypoaldosteronism[J]. N Engl J Med, 1991, 324(7): 472 - 476.

123. KAHLE K T, MACGREGOR G G, WILSON F H, et al. Paracellular Cl^- permeability is regulated by WNK4 kinase: insight into normal physiology and hypertension [J]. Proc Natl Acad Sci USA, 2004, 101(41): 14877 - 14882.

124. KAHLE K T, WILSON F H, LIFTON R P. Regulation of diverse ion transport pathways by WNK4 kinase: a novel molecular switch[J]. Trends Endocrinol Metab, 2005, 16(3): 98 - 103.

125. GEREDA J E, BONILLA-FELIX M, KALIL B, et al. Neonatal presentation of Gordon syndrome [J]. J Pediatr, 1996, 129(4): 615 - 617.

126. PEARCE D, SOUNDARARAJAN R, TRIMPERT C, et al. Collecting duct principal cell transport processes and their regulation[J]. Clin J Am Soc Nephrol, 2015, 10(1): 135 - 146.

127. ROY A, AL-BATAINEH M M, PASTOR-SOLER N M. Collecting duct intercalated cell function and regulation[J]. Clin J Am Soc Nephrol, 2015, 10(2): 305 - 324.

128. LEVIEL F, HüBNER C A, HOUILLIER P, et al. The Na^+-dependent chloride-bicarbonate exchanger SLC4A8 mediates an electroneutral Na^+ reabsorption process in the renal cortical collecting ducts of mice[J]. J Clin Invest, 2010, 120(5): 1627 - 1635.

129. LOFFING J, ZECEVIC M, FERAILLE E, et al. Aldosterone induces rapid apical translocation of ENaC in early portion of renal collecting system: possible role of SGK[J]. Am J Physiol Renal Physiol, 2001, 280(4): F675 - F682.

130. FIRSOV D, GAUTSCHI I, MERILLAT A M, et al. The heterotetrameric architecture of the epithelial sodium channel (ENaC)[J]. EMBO J, 1998, 17(2): 344 - 352.

131. HANUKOGLU I, HANUKOGLU A. Epithelial sodium channel (ENaC) family: phylogeny, structure-function, tissue distribution, and associated inherited diseases[J]. Gene, 2016, 579(2): 95 - 132.

132. KABRA R, KNIGHT K K, ZHOU R, et al. Nedd4-2 induces endocytosis and degradation of proteolytically cleaved epithelial Na^+ channels[J]. J Biol Chem, 2008, 283(10): 6033 - 6039.

133. DEBONNEVILLE C, FLORES S Y, KAMYNINA E, et al. Phosphorylation of Nedd4 - 2 by Sgk1 regulates epithelial Na^+ channel cell surface expression [J]. EMBO J, 2001, 20(24): 7052 - 7059.

134. EATON D C, MALIK B, SAXENA N C, et al. Mechanisms of aldosterone's action on epithelial Na^+ transport[J]. J Membr Biol, 2001, 184(3): 313 - 319.

135. PASSERO C J, MUELLER G M, RONDON-BERRIOS

H, et al. Plasmin activates epithelial Na$^+$ channels by cleaving the gamma subunit[J]. J Biol Chem, 2008, 283 (52): 36586 - 36591.

136. SNYDER P M, OLSON D R, KABRA R, et al. cAMP and serum and glucocorticoid-inducible kinase (SGK) regulate the epithelial Na$^+$ channel through convergent phosphorylation of Nedd4 - 2[J]. J Biol Chem, 2004, 279(44): 45753 - 45758.

137. FLORES D, LIU Y, LIU W, et al. Flow-induced prostaglandin E2 release regulates Na and K transport in the collecting duct[J]. Am J Physiol Renal Physiol, 2012, 303(5): F632 - F638.

138. CAI Z, XIN J, POLLOCK D M, et al. Shear stress-mediated NO production in inner medullary collecting duct cells[J]. Am J Physiol Renal Physiol, 2000, 279 (2): F270 - F274.

139. VALLON V, RIEG T. Regulation of renal NaCl and water transport by the ATP/UTP/P2Y2 receptor system[J]. Am J Physiol Renal Physiol, 2011, 301(3): F463 - F475.

140. ZAIKA O, MAMENKO M, O'NEIL R G, et al, Pochynyuk O. Bradykinin acutely inhibits activity of the epithelial Na$^+$ channel in mammalian aldosterone-sensitive distal nephron[J]. Am J Physiol Renal Physiol, 2011, 300(5): F1105 - F1115.

141. KOHAN D E, ROSSI N F, INSCHO E W, et al. Regulation of blood pressure and salt homeostasis by endothelin[J]. Physiol Rev, 2011, 91(1): 1 - 77.

142. LIU Y, SONG X, SHI Y, et al. WNK1 activates large-conductance Ca^{2+}-activated K$^+$ channels through modulation of ERK1/2 signaling[J]. J Am Soc Nephrol, 2015, 26(4): 844 - 854.

143. VAN DER LUBBE N, ZIETSE R, HOORN E J, et al. Effects of angiotensin II on kinase-mediated sodium and potassium transport in the distal nephron[J]. Curr Opin Nephrol Hypertens, 2013, 22(1): 120 - 126.

144. BONNY O, ROSSIER B C. Disturbances of Na/K balance: pseudohypoaldosteronism revisited[J]. J Am Soc Nephrol, 2002, 13(9): 2399 - 2414.

145. CHANG S S, GRUNDER S, HANUKOGLU A, et al. Mutations in subunits of the epithelial sodium channel cause salt wasting with hyperkalaemic acidosis, pseudohypoaldosteronism type 1 [J]. Nat Genet, 1996, 12(3): 248 - 253.

146. GELLER D S, RODRIGUEZ-SORIANO J, VALLO B A, et al. Mutations in the mineralocorticoid receptor gene cause autosomal dominant pseudohypoaldosteronism type I[J]. Nat Genet, 1998, 19(3): 279 - 281.

147. BERGER S, BLEICH M, SCHMID W, et al. Mineralocorticoid receptor knockout mice: pathophysiology of Na$^+$ metabolism[J]. Proc Natl Acad Sci USA, 1998, 95(16): 9424 - 9429.

148. WHITE P C, SPEISER P W. Congenital adrenal hyperplasia due to 21-hydroxylase deficiency[J]. Endocr Rev, 2000, 21(3): 245 - 291.

149. SPEISER P W, WHITE P C. Congenital adrenal hyperplasia[J]. N Engl J Med, 2003, 349(8): 776 - 788.

150. ROSSIER B C, STUTTS M J. Activation of the epithelial sodium channel (ENaC) by serine proteases [J]. Annu Rev Physiol, 2009, 71: 361 - 379.

151. PALMER B F, ALPERN R J. Liddle's syndrome[J]. Am J Med, 1998, 104(3): 301 - 309.

152. WARNOCK D G. Liddle syndrome: an autosomal dominant form of human hypertension[J]. Kidney Int, 1998, 53(1): 18 - 24.

153. ROSSIER B C, BAKER M E, STUDER R A. Epithelial sodium transport and its control by aldosterone: the story of our internal environment revisited[J]. Physiol Rev, 2015, 95(1): 297 - 340.

154. BHALLA V, HALLOWS K R. Mechanisms of ENaC regulation and clinical implications[J]. J Am Soc Nephrol, 2008, 19(10): 1845 - 1854.

155. KASHLAN O B, KLEYMAN T R. Epithelial Na$^+$ channel regulation by cytoplasmic and extracellular factors[J]. Exp Cell Res, 2012, 318(9): 1011 - 1019.

156. DINUDOM A, HARVEY K F, KOMWATANA P, et al. Nedd4 mediates control of an epithelial Na$^+$ channel in salivary duct cells by cytosolic Na$^+$[J]. Proc Natl Acad Sci USA, 1998, 95(12): 7169 - 7173.

157. FARMAN N, BOULKROUN S, COURTOIS-COUTRY N. Sgk: an old enzyme revisited[J]. J Clin Invest, 2002, 110(9): 1233 - 1234.

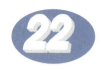

慢性肾脏病酸中毒

- 22.1 慢性肾脏病合并代谢性酸中毒
  - 22.1.1 定义及诊断
  - 22.1.2 慢性肾脏病酸中毒的机制
- 22.2 肾脏对酸碱平衡的调节作用
  - 22.2.1 氨代谢
  - 22.2.2 可滴定酸
  - 22.2.3 碳酸氢盐的重吸收
- 22.3 慢性肾脏病酸中毒对全身系统的影响
  - 22.3.1 肾脏
  - 22.3.2 骨骼
  - 22.3.3 肌肉
  - 22.3.4 胰岛素抵抗
  - 22.3.5 淀粉样蛋白
  - 22.3.6 心血管系统
  - 22.3.7 炎症反应
  - 22.3.8 病死率
- 22.4 治疗
- 22.5 总结与展望

代谢性酸中毒是慢性肾脏病（CKD）患者常见的临床表现。由于原发疾病的不同，酸中毒发生的时间、轻重程度有所不同。随着疾病的进展，代谢性酸中毒的发生逐渐增加，并且是造成 CKD 患者预后不良的重要因素[1,2]。因此，了解 CKD 酸中毒的机制及不良影响，并进行有效、规范的诊治，对于改善患者的生活质量及生存率具有重要的临床意义。

22.1 慢性肾脏病合并代谢性酸中毒

22.1.1 定义及诊断

代谢性酸中毒定义为动脉血 pH 值降低合并血清碳酸氢根离子（HCO_3^-）减少。

目前，多种国际指南及文献建议将血清 HCO_3^- 浓度或血清二氧化碳总量（total carbon dioxide, tCO_2）持续＜22 mmol/L 作为 CKD 酸中毒的诊断标准[3,4]。由于慢性呼吸性碱中毒也可出现血清碳酸氢根的降低，需测量动脉血 pH 值和二氧化碳分压（$PaCO_2$）以鉴别这 2 种酸碱紊乱。考虑到肾脏对非挥发性酸起着至关重要的作用，因此在没有血气测定结果条件的情况下可以对 CKD 合并低 HCO_3^- 浓度的患者作出代谢性酸中毒的推定诊断。若患者有慢性呼吸性碱中毒危险因素，如肝脏、心肺疾病或居住在高海拔地区，或者用碱疗法不能使血清 HCO_3^- 浓度正常化，则有必要行动脉血气测定以明确诊断。

22.1.2 慢性肾脏病酸中毒的机制

正常情况下，成年人每日每千克体重产生约 1 mmol 的净酸，同时蛋白质的代谢产生硫酸盐和非挥发性酸，加重体内的酸负荷[5]。肾功能正常的个体中，肾小管会产生相当数量的碳酸氢盐，以弥补细胞内和细胞外缓冲液的损失。随着 CKD 患者正常肾单位的丢失，总酸的排泄随之减少，尽管每个剩余的存活肾单位能适应性增加产氨（NH_3）和泌氢，但由于总肾单位减少，总氨的产生也是减少的，这可能与近端肾小管对谷氨酰胺的摄取受损、肾间质 NH_4^+

浓度梯度降低相关[6]。当肾脏无法产生足够的氨来中和每日的酸负荷,就会使中度CKD患者发展为阴离子间隙正常型代谢性酸中毒。此时尽管肾脏功能下降,但仍保持排泄可滴定酸的能力。当肾功能进一步进展[肾小球滤过率(GFR)<15 mL/(min·1.73 m^2)],则主要是由GFR下降引起的固定酸排泄减少,此即阴离子间隙增高型代谢性酸中毒(尿毒症性酸中毒)。

22.2 肾脏对酸碱平衡的调节作用

非挥发性酸来源于内源性有机酸的产生和膳食中蛋白质、磷脂、核酸的代谢,以及糖类和脂肪的不完全氧化。肾脏是机体维持酸碱平衡的重要器官,通过产生足够的净酸排泄(net acid excretion, NAE)来平衡机体内非挥发性的酸性代谢产物。NAE可用以下公式计算:NAE=尿 NH_4^+ +可滴定酸度(TA)−HCO_3^-(单位:mmol/d)。

22.2.1 氨代谢

肾脏对酸负荷的主要适应性反应是增加尿中 NH_4^+ 的排泄量(图22-1、图22-2)。氨在近端肾小管合成,主要通过水解谷氨酰胺产生。其中,谷氨酰胺酶和磷酸烯醇丙酮酸羧基酶是代谢过程中的限速酶,酸中毒时其活性明显升高。1个谷氨酰胺可以生成2个 NH_4^+ 和2个 HCO_3^-,后者被转运入血,NH_4^+ 则经钠-氢交换体3(NHE3)分泌至管腔。当肾小管内液体进入髓袢时,NH_4^+ 通过钠-钾-氯共转运体(NKCC2)替代钾离子(K^+)进入细胞,并在基膜外侧钠-氢交换体的作用下进入间质。在间质中,NH_4^+ 与硫酸根阴离子可逆性结合,在髓质内高浓度和皮质内低浓度硫酸根的作用下,产生了间质 NH_4^+ 的浓度梯度。随后以 NH_3 在氨转运蛋白(RhCG和RhBG)作用下从髓质集合管细胞弥散至小管腔内,最终自终末尿中排出。

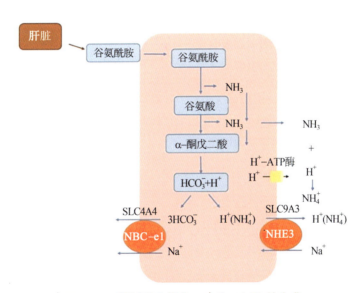

图22-1 肾近端小管中 NH_4^+ 和 HCO_3^- 的生成

22.2.2 可滴定酸

生理状态下,可滴定酸参与了大约40%的内源性酸的排泄,但在代谢性酸中毒时仅发挥一小部分作用。有效的可滴定酸缓冲液具有接近生理范围尿液pH值的解离常数(pKa),并且能够缓冲分泌的氢离子。其中磷酸盐占可滴定酸排泄量的90%,因为它的pKa为6.8,尿排泄率相对较高。而其他具有较低pKa的缓冲液,如尿酸(pKa 5.4)和肌酐(pKa 5.0)也有助于滴定酸的排泄。

22.2.3 碳酸氢盐的重吸收

正常内环境下,肾小球每日可以滤过约4 000 mmol的碳酸氢盐,其中多达80%被近端肾小

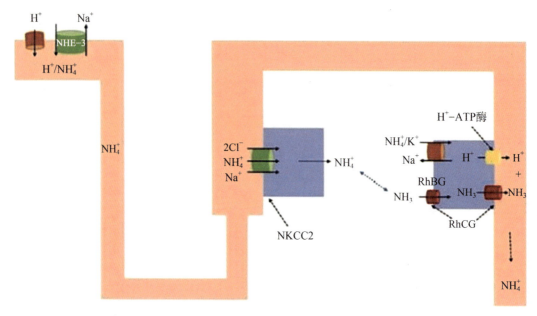

图22-2 NH_4^+ 进入近端小管管腔的分泌，以及随后在髓袢升支粗段和髓质集合管中的转运

管重吸收。近端肾小管可通过碳酸酐酶高效催化二氧化碳和水生成碳酸，碳酸解离出的 H^+ 经钠-氢交换体分泌到肾小球滤液中，碳酸氢根则被重吸收到血浆中。而远端肾单位通过水解 ATP 的质子泵完成氢离子的分泌，同时在基膜侧以 $Cl^--HCO_3^-$ 交换体的方式重吸收碳酸氢根。值得注意的是，当尿 pH 值<6.5 时，尿中碳酸氢盐浓度可忽略不计，因此，增加对滤过碳酸氢盐的再吸收并不是肾脏对酸负荷的主要适应性反应。

22.3 慢性肾脏病酸中毒对全身系统的影响

CKD 代谢性酸中毒的不良影响主要包括肾脏病进展加速、骨骼疾病、肌肉萎缩与肌肉蛋白的降解、胰岛素抵抗、淀粉样蛋白沉积、心脏病的发展或恶化、刺激炎症和死亡风险的增加。这些不良反应与其他慢性代谢性酸中毒的特征虽然相似，但仍不能排除 CKD 本身与酸中毒之间存在的相互作用。在血清 HCO_3^- 浓度正常的情况下出现体内酸潴留的阶段被称为亚临床代谢性酸中毒。重要的是，即使是这种亚临床代谢性酸中毒也会损害多个器官系统的功能[7]。

22.3.1 肾脏

慢性代谢性酸中毒是 CKD 进展的独立且可干预的危险因素[8,9]。动物实验表明，代谢性酸中毒可导致肾脏肥大和增生，而碳酸氢钠的使用可减少肾小管损伤并延缓肾功能的下降[10,11]。多贝尔（Dobre）等研究了 CKD 2~4 期 3 939 例参与者，平均随访时间 3.9 年，发现血清碳酸氢根水平每升高 1 mmol/L，发生肾终点［终末期肾病（ESRD）或估算肾小球滤过率（eGFR）降低 50%］的风险降低 3%[12]，提示代谢性酸中毒与肾脏功能的丧失密切相关。那么，慢性代谢性酸中毒是如何引起肾脏损害的？

研究证实，CKD 患者酸中毒可刺激血管紧张素Ⅱ（AngⅡ）和内皮素-1（ET-1）的产生，从而增加净酸排泄，但同时促进了体内炎症和肾纤维化的进展[13,14]。另外，肾内代偿性氨的生成也会导致补体激活，引起肾小管-间质损害，进一步加剧疾病恶化[15]。这些作用与酸积累产生的氧化应激共同促进了肾脏病的进展。

（1）AngⅡ

AngⅡ是 CKD 患者酸中毒短期反应的重要调节因子[16,17]。动物和患者临床研究表明，代谢性酸中毒引起蛋白尿和 GFR 下降与肾内 AngⅡ的升高有关[18,19]。激活的 AngⅡ可增加残余肾单位的酸化率，但其参与氨生成的调节，促进 ET-1 和醛固酮的产生,可能加速肾功能的进展[20,21]。而补充碳酸氢盐和食用含碱食物可降低 CKD 患者 Ang Ⅱ 水平,并减缓 eGFR 下降的速度,且碱治疗对肾脏的保护作用优于 Ang Ⅱ 受体的拮抗作用[22—24]。

(2) ET-1

ET-1 的增加是对代谢性酸中毒的另一种代偿反应。ET-1 是肾小球血管内皮细胞分泌的小分子调节肽,可通过增加钠-氢交换,刺激肾上腺醛固酮释放,促进 H^+-ATP 酶活性来发挥调节酸中毒的作用[25,26]。在酸潴留条件下,ET-1 的激活促进了肾小球炎症、足细胞损伤的发生,加重了肾脏纤维化,进而导致 GFR 下降[27,28]。在产酸饮食的残肾动物模型中,内皮素受体拮抗剂可改善上述效应,延缓肾功能损害的进展,同时也被证实可改善 CKD 患者的蛋白尿,提示拮抗 ET-1 可能是一种有待研究的治疗途径[29,30]。

(3) 氨生成

纳特(Nath)等研究表明,肾 3/4 切除大鼠术后出现肾功能不全,在残余有功能的肾小管中 NH_4^+ 浓度增加,而在补充碳酸氢钠后,大鼠肾静脉总氨、C3 和 C5b-9 补体成分沉积显减少,并有效缓解了肾脏损伤[11]。这可能是由于在酸潴留条件下,肾内氨的局部浓度升高,通过氨上的孤电子对补体蛋白 C3 内硫酯键的破坏,激活补体的替代途径,进而促进肾小管-间质纤维化[31]。在对 CKD 患者的研究中发现碳酸氢钠给药后尿中补体激活产物 C3 和 C9 的排泄率显著降低,提示代谢性酸中毒与肾小管内补体激活的程度有关[32]。

(4) 氧化应激

氧化应激表现为体内氧化和抗氧化系统失衡,活性氧(ROS)和活性氮(RNS)产生过多,是与肾脏病进展有关的重要致病因素[33,34]。鲁斯托姆(Rustom)等建立了近端小管上皮细胞(LLC-PK1)慢性酸中毒的模型,并测定了氧化应激的相关标志物,发现酸中毒导致细胞总谷胱甘肽和蛋白硫醇含量降低,谷胱甘肽过氧化物酶活性和氨生成增加,热激蛋白(HSP)70 和 60 在 pH 值 7.0 时表达增加,提示酸中毒可能在肾脏中引起氧化应激,进一步加剧肾损害[35]。

22.3.2 骨骼

代谢性酸中毒可导致骨质成分改变,对骨产生多种不良影响。体外骨细胞培养和动物实验证明,长期酸中毒可导致破骨细胞活性的增加和成骨细胞活性的降低,从而促进骨溶解,抑制骨形成[36,37]。在肾小管酸中毒(renal tubular acidosis,RTA)患者的小样本研究发现,补碱治疗能改善患者骨细胞功能异常,显著提高骨密度[38]。此外,酸中毒还可引起 CKD 患者甲状旁腺激素(PTH)含量的增加,抑制活性维生素 D 的生成,破坏体内钙、磷及 PTH 的稳态平衡[39]。而纠正酸中毒可减少 CKD 患者 PTH 的分泌,从而减弱继发性甲状旁腺功能亢进导致的有害作用[40]。

酸中毒还可抑制儿童骨骼的纵向生长。一项横断面研究对远端肾小管性酸中毒(distal renal tubular acidosis,dRTA)的儿童进行了身高标准差评分,发现与对照组(无 dRTA 组)相比,dRTA 组患儿的平均身高较低,身材矮小患病率较高[41]。持续的碱疗法可提高酸中毒儿童的生长速度,改善其生长受限[42]。

22.3.3 肌肉

代谢性酸中毒是导致肌肉萎缩的一个重要原因。健康与营养调查(NHANES Ⅲ)的数据表明,与血清 HCO_3^- 正常的受试者相比,$HCO_3^- < 23$ mmol/L 的个体步态速度较慢,股四头肌力量下降[43]。在对动物实验和体外肌肉细胞的研究中证实酸中毒激活肌肉蛋白的分解主要通过泛素-蛋白酶体系统(ubiquitin-proteasome system,UPS)和胱天蛋白酶-3[44,45]。胱天蛋白酶-3 是一种参与细胞凋亡的蛋白酶,可在肌原纤维复合体中切割肌动蛋白,与 UPS 协同作用促进蛋白分解,导致肌肉萎缩[46]。其中糖皮质激素水平升高、胰岛素样生长因子 1(IGF-1)信号转导受损和炎症反应增加被认为是激活 UPS 途径的重要因素[47]。

纠正酸中毒可以减少 CKD 患者肌肉蛋白的分解代谢,提高白蛋白水平,改善营养状况。有学者将 134 例 CKD 酸中毒患者[肌酐清除率 15～30 mL/(min·1.73 m²)和血清 HCO_3^- 浓度 16～20 mmol/L]随机分为 2 组,一组予以补充碳酸氢钠和标准治疗,另一组仅接受标准治疗。随访 2 年后发现碳酸氢钠治疗组的标准化蛋白含氮量、白蛋白、中臂肌围均显著改善[48]。在维持性透析的患者中,增加血清 HCO_3^- 浓度可以提高必需支链氨基酸的水平,下调肌肉中泛素 mRNA 的表达,改善营养不良[49]。

值得注意的是,研究者在 CKD 大鼠中观察到脊

柱旁肌的 H^+ 保留，并且即使在血清 HCO_3^- 没有明显下降的情况下，组织间隙的 pH 值也可能降低[50,51]。此外，给血清 HCO_3^- 正常的绝经后妇女服用碱剂可减少尿中氮的排泄，从而减少肌肉蛋白的分解[52]。这些发现表明，在血清 HCO_3^- 下降之前，间质内酸的积聚也可引起肌肉损伤。

22.3.4 胰岛素抵抗

代谢性酸中毒会降低靶器官对胰岛素的敏感性，导致胰岛素抵抗（IR）[53]。这一效应的潜在机制可能与 AngⅡ诱导的炎症和/或炎症刺激产生的酪氨酸磷酸酶有关[54,55]。体外实验中，用无碳酸氢盐培养液灌注大鼠胰岛细胞，发现在葡萄糖刺激下也只能分泌极少量的胰岛素[56]。降低细胞外 pH 值会加速胰岛素与其受体的分离[57]。一项临床观察性研究用高胰岛素正血糖钳夹技术检测 CKD 患者不同肾功能阶段的胰岛素敏感性，发现 IR 与肾功能下降呈线性相关，同时也证实酸中毒与 IR 的因果作用[58]。贝拉西（Bellasi）等前瞻性地探索了血清碳酸氢盐与 IR 之间的关系，该研究纳入 145 例糖尿病伴 CKD 的患者，随机分为碳酸氢钠治疗组（0.7 ± 0.2 mmol/kg）和非治疗组，使用稳态模型评估（HOMA）胰岛素抵抗指数，数据显示血清 HCO_3^- 与 HOMA-IR 的关系是非线性的，并且 24～28 mmol/L 之间的 HOMA-IR 下降幅度最大，同时证实血清 HCO_3^- 的正常化改善了胰岛素抵抗，减少了口服降糖药物的需要[59]。在对 ESRD 患者的小样本研究中也提示代谢性酸中毒的治疗可提高胰岛素分泌和胰岛素敏感性[60]。

IR 在 CKD 患者中普遍存在，并与肾脏病的进展和心血管疾病的高风险相关[61,62]。由于 IR 是一种可改变的危险因素，它的降低可能减少心血管疾病的发病率和病死率[63]，因此进一步明确导致 CKD 相关 IR 发病的具体分子机制，对于确定旨在减轻肾脏和心血管损伤的新治疗靶点具有重要意义。

22.3.5 淀粉样蛋白

血清 β_2 微球蛋白的积累和淀粉样蛋白的形成参与了腕管综合征、骨囊肿和心肌病的发展。研究证实，代谢性酸中毒可导致正常人淋巴细胞 β_2 微球蛋白的 mRNA 表达增加[64]。在 CKD 患者中，血浆 β_2 微球蛋白与碳酸氢盐浓度呈负相关，这一结果在血液透析患者中也得到了证实[64,65]。人体骨髓细胞系（U937）的体外培养中发现，酸性 pH 值下 β_2 微球蛋白在细胞表面表达降低，而释放到上清液中增加。结果表明，代谢性酸中毒可促进细胞 β_2 微球蛋白的产生和释放[64]，从而使 CKD 患者淀粉样蛋白更易沉积在各种组织中。

22.3.6 心血管系统

心血管疾病是 CKD 患者重要的死亡原因，这可能与代谢性酸中毒影响心脏功能有关。拉辛（Lasheen）等对大鼠的实验中发现酸中毒可诱发多种心律失常，如心动过缓、QTc 间期延长、T 波增宽等。与正常大鼠相比，酸中毒大鼠的射血分数显著降低，肌钙蛋白I、肌酸激酶同工酶（CK-MB）上升明显，并伴有心脏组织醛固酮和白细胞介素-6（IL-6）的表达上调，心肌细胞变性、纤维化和凋亡[66]。因此，慢性代谢性酸中毒引起负性肌力和心肌损伤，可能是由于心脏组织释放的醛固酮和IL-6水平升高所致。此外，酸中毒可引起心肌细胞 Na^+-K^+-ATP 酶活性降低，也许这是导致心肌收缩力降低和充血性心力衰竭的另一因素[67]。酸性环境还可诱导炎症因子释放增加，从而增加肾脏病进展和心血管疾病易感性的风险[68]。然而，CKD 患者代谢性酸中毒对心血管系统的确切影响至今尚不完全清楚，仍需进一步研究。

22.3.7 炎症反应

酸性环境可诱导中性粒细胞活化、延缓其自发凋亡，并延长中性粒细胞寿命，从而强化炎症反应[69]。另有研究证明，细胞外酸中毒激活了免疫系统的其他组成部分，包括树突细胞[70]和补体系统[71]。法威尔（Farwell）等在一般人群的健康样本中进行了血清碳酸氢盐和炎症生物标志物水平的检测，结果提示低碳酸氢盐水平与高炎症生物标志物水平相关[72]。一项基于 CKD 患者队列的研究测定了参与者的血浆 IL-1β、IL-1 受体拮抗剂、IL-6、肿瘤坏死因子-α（TNF-α）、转化生长因子-β（TGF-β）、高敏 C 反应蛋白（hs-CRP），发现随着 eGFR 的降低，炎症标志物明显升高[73]。而用碳酸氢盐纠正 CKD 酸中毒可减少抗炎细胞因子 IL-10 的分泌[74]。由此推测，CKD 患者中的慢性炎症与酸中毒有关，纠酸可以减轻炎症反应。

22.3.8 病死率

代谢性酸中毒会对患者全身系统产生一系列负

面影响,因此可能影响 CKD 患者的病死率。纳瓦尼坦(Navaneethan)等研究纳入了 41 749 例 CKD 3~4 期患者,随访发现低血清碳酸氢盐水平与 CKD 3 期和无糖尿病患者的病死率增加有关,在 CKD 4 期和糖尿病的患者中,这种相关性没有统计学意义[75]。另有对非透析依赖性 CKD 患者的研究表明,当血清碳酸氢盐水平<22 mmol/L 时全因死亡率最高,并且在基线浓度为 26~29 mmol/L 的患者中观察到最低死亡率[76]。同时,代谢性酸中毒也是血液透析和腹膜透析患者死亡的一个危险因素[77,78]。尽管酸中毒与不良的临床预后有很强的关系,但关于碱疗法对病死率影响的数据至今仍有限。一项对透析患者前瞻性的观察研究表明,在透析前纠正酸中毒与更好的透析生存率明显相关[79]。

22.4　治疗

代谢性酸中毒是 CKD 常见的并发症之一,又与 CKD 进展及其多种并发症有关。预防或改善酸中毒的不良影响是治疗的主要目标。大量研究表明,口服碱或减少饮食酸摄入可减轻上述酸中毒带来的机体代谢和功能改变,提高血清碳酸氢盐水平,延缓 eGFR 下降的速度,保护肾功能,且具有一定的安全性[80,81]。纠正酸中毒需要关注的主要问题是:有哪些治疗方式?治疗的并发症是什么?血清碳酸氢盐的目标值是多少?

碳酸氢钠作为一种弱碱类药物,价格便宜,易于管理,已广泛应用于酸中毒的临床治疗中。在使用剂量上应根据患者的血清 tCO_2 动态调节,同时需考虑胃肠不耐受或其他不良反应的可能[82]。当血清 tCO_2 浓度为 19~21 mEq/L 时,合理的碳酸氢钠起始剂量为 650 mg/d;若 tCO_2 浓度≤18 mEq/L 时,可考虑 1 300 mg/d。部分患者更喜欢用溶于水的碳酸氢钠粉(小苏打)代替片剂。1/8 茶匙碳酸氢钠粉末提供的碳酸氢钠相当于一片 650 mg 的片剂。Shohl 溶液(由柠檬酸钠和柠檬酸组成)可在肝脏中代谢为碳酸氢钠,每 1 mL 溶液含 1 mEq 的碱。柠檬酸盐无明显胃肠道不良反应,但可增加铝的吸收,因此应避免与铝复合制剂合用。

不管是碳酸氢钠还是前体盐柠檬酸钠,由于具有钠潴留的作用,均可能导致容量超负荷,使肺水肿和原有高血压的加重。然而,短期和长期研究均显示,补充碳酸氢钠对血压、体重增加或充血性心力衰竭的发生没有显著影响[83,84]。一项小样本的研究表明,在慢性肾衰竭(肌酐清除率<20 mL/min)的患者中,与氯化钠相比,等当量的碳酸氢钠引起钠潴留的作用更小[85]。碱性环境会促进体外细胞和尿毒症大鼠血管的钙化[86],提示酸中毒的治疗具有引起 CKD 患者血管钙化的可能性,但尚未在临床试验中得到充分的评估。

饮食干预是 CKD 酸中毒治疗策略的一部分。摄入更多的水果和蔬菜可降低饮食中的酸负荷,延缓 eGFR 的下降[87]。膳食蛋白质的限制或调整蛋白类型也会减少酸的产生,从而改善酸中毒的程度。鉴于这些饮食建议具有一定的复杂性,如水果和蔬菜含有丰富的钾盐,可能增加 CKD 患者高钾血症的风险;低蛋白饮食可能加剧患者的营养不良状态,应在肾脏营养专家的指导下进行。另有一些磷结合剂,也可影响体内酸碱代谢,如柠檬酸钙可影响外源性碱需求量,盐酸司维拉姆有酸化作用,碳酸司维拉姆有碱化作用。

美国肾脏基金会的肾脏病生存治疗工作组(NKF-KDOQI)建议当 CKD 患者的血清 HCO_3^-<22 mmol/L 时应开始给予补碱治疗,并将其浓度维持在 22 mmol/L 以上(推荐 2B)[88]。2013 年改善全球肾脏病预后组织(KDIGO)指南推荐将血清碳酸氢盐浓度保持在临床实验室的参考范围内(23~29 mmol/L)[89]。拉斐尔(Raphael)等研究证实 CKD 患者伴低碳酸氢盐(血清 HCO_3^-<22 mmol/L)的死亡风险明显增加,而血清 HCO_3^- 在 22~30 mmol/L 的多个浓度区间未发现病死率的差异[90]。然而,一项为期 6 年的大型慢性肾功能不全队列的研究结果表明,持续血清 HCO_3^->26 mmol/L 与心力衰竭事件和病死率的增加相关[91]。因此,最佳的血清 HCO_3^- 浓度在 22~26 mmol/L 之间,目标值过高可能对临床结果产生不利影响。尽管如此,仍需要进一步的大规模研究以确定最佳的血清碳酸氢根浓度。

22.5　总结与展望

CKD 代谢性酸中毒是指在肾功能下降的患者中血清 HCO_3^- 浓度持续<22 mmol/L。流行病学研究显示,CKD 3 期代谢性酸中毒的患病率为

2.3%～13%,进展至 CKD 4 期时,酸中毒的患病率为 19%～23%[5,92]。肾脏产生足够的净酸排泄来维持酸碱平衡,主要包括合成并排泄 NH_4^+、可滴定酸的排泄以及碳酸氢盐的重吸收。伴随着血清 HCO_3^- 浓度的下降,这一病理生理特征具有病程特异性。

代谢性酸中毒是 CKD 的并发症,而酸中毒可进一步加重 CKD 的进展,对全身系统产生不良影响。纠正酸中毒可对 CKD 患者的肾功能、骨骼肌、糖类及蛋白代谢、心血管疾病等多系统病变具有保护作用。目前多数患者首选碳酸氢钠作为治疗酸中毒的药物,少部分可通过补充柠檬酸钠、饮食干预来改善体内的酸潴留。而对于碱剂治疗的安全性及有效性仍是临床工作中不容忽视的一部分。

尽管目前已经发现酸中毒介导多器官功能异常的一些潜在机制,但仍需进一步探索两者之间的具体关系。因为目前的治疗方案仅限于减少酸的生成或补充碱剂,或许未来针对相关并发症发病机制的研究可提供靶向治疗的选择。

(吴永贵)

参考文献

1. MORANNE O, FROISSART M, ROSSERT J, et al. Timing of onset of CKD related metabolic complications[J]. J Am Soc Nephrol, 2009,20(1):164-171.
2. CHEN W, ABRAMOWITZ M K. Epidemiology of acid-base derangements in CKD[J]. Adv Chronic Kidney Dis, 2017,24(5):280-288.
3. KRAUT J A, KURTZ I. Metabolic acidosis of CKD: diagnosis, clinical characteristics, and treatment[J]. Am J Kidney Dis, 2005,45(6):978-993.
4. RAPHAEL K L. Metabolic Acidosis in CKD: Core Curriculum 2019[J]. Am J Kidney Dis, 2019,74(2):263-275.
5. KRAUT J A, KURTZ I. Metabolic acidosis of CKD: diagnosis, clinical characteristics, and treatment[J]. Am J Kidney Dis, 2005,45(6):978-993.
6. TIZIANELLO A, DE FERRARI G, GARIBOTTO G, et al. Renal metabolism of amino acids and ammonia in subjects with normal renal function and in patients with chronic renal insufficiency[J]. J Clin Invest, 1980,65(5):1162-1173.
7. RAPHAEL K L. Metabolic acidosis and subclinical metabolic acidosis in CKD[J]. J Am Soc Nephrol, 2018, 29(2):376-382.
8. SHAH S N, ABRAMOWITZ M, HOSTETTER T H, et al. Serum bicarbonate levels and the progression of kidney disease: a cohort study[J]. Am J Kidney Dis, 2009,54(2):270-277.
9. PHISITKUL S, HACKER C, SIMONI J, et al. Dietary protein causes a decline in the glomerular filtration rate of the remnant kidney mediated by metabolic acidosis and endothelin receptors[J]. Kidney Int, 2008,73(2):192-199.
10. LOTSPEICH W D. Renal hypertrophy in metabolic acidosis and its relation to ammonia excretion[J]. Am J Physiol, 1965,208:1135-1142.
11. NATH K A, HOSTETTER M K, HOSTETTER T H. Pathophysiology of chronic tubulo-interstitial disease in rats. Interactions of dietary acid load, ammonia, and complement component C3[J]. J Clin Invest, 1985,76 (2):667-675.
12. DOBRE M, YANG W, CHEN J, et al. CRIC investigators: association of serum bicarbonate with risk of renal and cardiovascular outcomes in CKD: a report from the chronic renal insufficiency cohort (CRIC) study [J]. Am J Kidney Dis, 2013,62(4):670-678.
13. WESSON D E, SIMONI J, BROGLIO K, et al. Acid retention accompanies reduced GFR in humans and increases plasma levels of endothelin and aldosterone[J]. Am J Physiol Renal Physiol, 2011,300(4):F830-F837.
14. KRAUT J A, MADIAS N E. Retarding progression of chronic kidney disease: use of modalities that counter acid retention[J]. Curr Opin Nephrol Hypertens, 2018, 27(2):94-101.
15. NATH K A, HOSTETTER M K, HOSTETTER T H. Increased ammoniagenesis as a determinant of progressive renal injury[J]. Am J Kidney Dis, 1991,17(6):654-657.
16. RÜSTER C, WOLF G. Renin-angiotensin-aldosterone system and progression of renal disease[J]. J Am Soc Nephrol, 2006,17(11):2985-2991.
17. NISHIYAMA A, SETH D M, NAVAR L G. Renal interstitial fluid angiotensin Ⅰ and angiotensin Ⅱ concentrations during local angiotensin-converting enzyme inhibition[J]. J Am Soc Nephrol, 2002,13(9):2207-2212.
18. NG H Y, CHEN H C, TSAI Y C, et al. Activation of intrarenal renin-angiotensin system during metabolic acidosis[J]. Am J Nephrol, 2011,34(1):55-63.
19. SECCIA T M, MANIERO C, BELLONI A S, et al. Role of angiotensin Ⅱ, endothelin-1 and L-type calcium

channel in the development of glomerular, tubulointerstitial and perivascular fibrosis[J]. J Hypertens, 2008, 26(10): 2022-2029.

20. WESSON D E, JO C H, SIMONI J. Angiotensin Ⅱ receptors mediate increased distal nephron acidification caused by acid retention[J]. Kidney Int, 2012, 82(11): 1184-1194.

21. NAGAMI G T. Role of angiotensin Ⅱ in the enhancement of ammonia production and secretion by the proximal tubule in metabolic acidosis[J]. Am J Physiol Renal Physiol, 2008, 294(4): F874-F880.

22. PHISITKUL S, KHANNA A, SIMONI J, et al. Amelioration of metabolic acidosis in patients with low GFR reduced kidney endothelin production and kidney injury, and better preserved GFR[J]. Kidney Int, 2010, 77(7): 617-623.

23. GORAYA N, SIMONI J, JO C H, et al. Treatment of metabolic acidosis in patients with stage 3 chronic kidney disease with fruits and vegetables or oral bicarbonate reduces urine angiotensinogen and preserves glomerular filtration rate[J]. Kidney Int, 2014, 86(5): 1031-1038.

24. WESSON D E, JO C H, SIMONI J. Angiotensin Ⅱ-mediated GFR decline in subtotal nephrectomy is due to acid retention associated with reduced GFR[J]. Nephrol Dial Transplant, 2015, 30(5): 762-770.

25. KOHAN D E, INSCHO E W, WESSON D E, et al. Physiology of endothelin and the kidney[J]. Compr Physiol, 2011, 1(2): 883-919.

26. KHANNA A, SIMONI J, WESSON D E. Endothelin-induced increased aldosterone activity mediates augmented distal nephron acidification as a result of dietary protein[J]. J Am Soc Nephrol, 2005, 16(7): 1929-1935.

27. BARTON M, SOROKIN A. Endothelin and the glomerulus in chronic kidney disease[J]. Semin Nephrol, 2015, 35(2): 156-167.

28. RAINA R, CHAUVIN A, CHAKRABORTY R, et al. The role of endothelin and endothelin antagonists in chronic kidney disease[J]. Kidney Dis, 2020, 6(1): 22-34.

29. PHISITKUL S, HACKER C, SIMONI J, et al. Dietary protein causes a decline in the glomerular filtration rate of the remnant kidney mediated by metabolic acidosis and endothelin receptors[J]. Kidney Int, 2008, 73(2): 192-199.

30. DHAUN N, MACINTYRE I M, KERR D, et al. Selective endothelin-A receptor antagonism reduces proteinuria, blood pressure, and arterial stiffness in chronic proteinuric kidney disease[J]. Hypertension, 2011, 57(4): 772-779.

31. CLARK E C, NATH K A, HOSTETTER M K, et al. Role of ammonia in tubulointerstitial injury[J]. Miner Electrolyte Metab, 1990, 16(5): 315-321.

32. MORITA Y, IKEGUCHI H, NAKAMURA J, et al. Complement activation products in the urine from proteinuric patients[J]. J Am Soc Nephrol, 2000, 11(4): 700-707.

33. GORIN Y. The kidney: an organ in the front line of oxidative stress-associated pathologies[J]. Antioxid Redox Signal, 2016, 25(12): 639-641.

34. AKCHURIN O M, KASKEL F. Update on inflammation in chronic kidney disease[J]. Blood Purif, 2015, 39(1-3): 84-92.

35. RUSTOM R, WANG B, McARDLE F, et al. Oxidative stress in a novel model of chronic acidosis in LLC-PK1 cells[J]. Nephron Exp Nephrol, 2003, 95(1): e13-23.

36. KRIEGER N S, SESSLER N E, BUSHINSKY D A. Acidosis inhibits osteoblastic and stimulates osteoclastic activity in vitro[J]. Am J Physiol, 1992, 262(3 Pt 2): F442-F448.

37. KRAUT J A, MISHLER D R, SINGER F R, et al. The effects of metabolic acidosis on bone formation and bone resorption in the rat[J]. Kidney Int, 1986, 30(5): 694-700.

38. DOMRONGKITCHAIPORN S, PONGSKUL C, SIRIKULCHAYANONTA V, et al. Bone histology and bone mineral density after correction of acidosis in distal renal tubular acidosis[J]. Kidney Int, 2002, 62(6): 2160-2166.

39. ISOZAKI Y, KOMABA H. Treatment of CKD-MBD targeting the parathyroid gland[J]. Clin Calcium, 2016, 26(6): 895-903.

40. MATHUR R P, DASH S C, GUPTA N, et al. Effects of correction of metabolic acidosis on blood urea and bone metabolism in patients with mild to moderate chronic kidney disease: a prospective randomized single blind controlled trial[J]. Ren Fail, 2006, 28(1): 1-5.

41. SHARMA A P, SHARMA R K, KAPOOR R, et al. Incomplete distal renal tubular acidosis affects growth in children[J]. Nephrol Dial Transplant, 2007, 22(10): 2879-2885.

42. MCSHERRY E, MORRIS R C JR. Attainment and maintenance of normal stature with alkali therapy in infants and children with classic renal tubular acidosis[J].

J Clin Invest, 1978,61(2):509 - 527.

43. ABRAMOWITZ M K, HOSTETTER T H, MELAMED M L. Association of serum bicarbonate levels with gait speed and quadriceps strength in older adults[J]. Am J Kidney Dis, 2011,58(1):29 - 38.

44. MITCH W E, MEDINA R, GRIEBER S, et al. Metabolic acidosis stimulates muscle protein degradation by activating the adenosine triphosphate-dependent pathway involving ubiquitin and proteasomes[J]. J Clin Invest, 1994,93(5):2127 - 2133.

45. ISOZAKI U, MITCH W E, ENGLAND B K, et al. Protein degradation and increased mRNAs encoding proteins of the ubiquitin-proteasome proteolytic pathway in BC3H1 myocytes require an interaction between glucocorticoids and acidification[J]. Proc Natl Acad Sci USA, 1996,93(5):1967 - 1971.

46. SCHARDONG J, MARCOLINO M A Z, PLENTZ R D M. Muscle atrophy in chronic kidney disease[J]. Adv Exp Med Biol, 2018,1088:393 - 412.

47. WANG X H, MITCH W E. Mechanisms of muscle wasting in chronic kidney disease[J]. Nat Rev Nephrol, 2014,10(9):504 - 516.

48. DE BRITO-ASHURST I, VARAGUNAM M, RAFTERY M J, et al. Bicarbonatesupplementation slows progression of CKD and improves nutritional status [J]. J Am Soc Nephrol, 2009,20(9):2075 - 2084.

49. PICKERING W P, PRICE S R, BIRCHER G, et al. Nutrition in CAPD: serum bicarbonate and the ubiquitin-proteasome system in muscle[J]. Kidney Int, 2002, 61 (4):1286 - 1292.

50. WESSON D E, SIMONI J. Increased tissue acid mediates a progressive decline in the glomerular filtration rate of animals with reduced nephron mass[J]. Kidney Int, 2009,75(9):929 - 935.

51. BAILEY J L, ENGLAND B K, LONG R C, et al. Experimental acidemia and muscle cell pH in chronic acidosis and renal failure[J]. Am J Physiol, 1995,269(3 Pt 1):C706 - C712.

52. FRASETTO L, MORRIS R C, SABASTIAN A. Potassium bicarbonate reduces urinary nitrogen excretion in postmenopausal women[J]. J Clin Endocrinol Metab, 1997,82(1):254 - 259.

53. THOMAS S S, ZHANG L, MITCH W E, et al. Molecular mechanisms of insulin resistance in chronic kidney disease[J]. Kidney Int, 2015,88(6):1233 - 1239.

54. ZHANG L, DU J, HU Z, et al. IL - 6 and serum amyloid A synergy mediates angiotensin Ⅱ-induced muscle wasting[J]. J Am Soc Nephrol, 2009,20(3):604 - 612.

55. THOMAS S S, DONG Y, ZHANG L, et al. Signal regulatory protein-α interacts with the insulin receptor contributing to muscle wasting in chronic kidney disease [J]. Kidney Int, 2013,84(2):308 - 316.

56. HENQUIN J C, LAMBERT A E. Bicarbonate modulation of glucose-induced biphasic insulin release by rat islets[J]. Am J Physiol, 1976,231(3):713 - 721.

57. MARSHALL S, PODLECKI D A, OLEFSKY J M. Low pH accelerates dissociation of receptor-bound insulin[J]. Endocrinology, 1983,113(1):37 - 42.

58. KOBAYASHI S, MAESATO K, MORIYA H, et al. Insulin resistance in patients with chronic kidney disease [J]. Am J Kidney Dis, 2005,45(2):275 - 280.

59. BELLASI A, DI M L, SANTORO D, et al. Correction of metabolic acidosis improves insulin resistance in chronic kidney disease[J]. BMC Nephrol, 2016, 17(1):158.

60. MAK R H. Effect of metabolic acidosis on insulin action and secretion in uremia[J]. Kidney Int, 1998,54(2):603 - 607.

61. HANLEY A J, WILLIAMS K, STERN M P, et al. Homeostasis model assessment of insulin resistance in relation to the incidence of cardiovascular disease: The San Antonio Heart Study[J]. Diabetes Care, 2002, 25(7):1177 - 1184.

62. KOSMAS C E, SILVERIO D, TSOMIDOU C, et al. The impact of insulin resistance and chronic kidney disease on inflammation and cardiovascular disease[J]. Clin Med Insights Endocrinol Diabetes, 2018,11:1 - 6.

63. SPOTO B, PISANO A, ZOCCALI C. Insulin resistance in chronic kidney disease: a systematic review[J]. Am J Physiol Renal Physiol, 2016,311(6):F1087 - F1108.

64. SONIKIAN M, GOGUSEV J, ZINGRAFF J, et al. Potential effect of metabolic acidosis on β_2-microglobulin generation: In vivo and in vitro studies[J]. J Am Soc Nephrol, 1996,7(2):350 - 356.

65. RAIKOU V D, TENTOLOURIS N, KYRIAKI D, et al. β_2-microglobulin, pulse pressure and metabolic alterations in hemodialysis patients[J]. Nephron Clin Pract, 2011,117(3):C237 - C245.

66. LASHEEN N N, MOHAMED G F. Possible mechanisms of cardiac contractile dysfunction and electrical changes in ammonium chloride induced chronic metabolic acidosis in Wistar rats[J]. Physiol Res, 2016, 65(6):927 - 940.

67. BROWN R H JR, COHEN I, NOBLE D. The interactions of protons, calcium and potassium ions on cardiac Purkinje fibres[J]. J Physiol, 1978, 282: 345-352.
68. RAO M, WONG C, KANETSKY P, et al. Cytokine gene polymorphism and progression of renal and cardiovascular diseases[J]. Kidney Int, 2007, 72: 549-556.
69. TREVANI A S, ANDONEGUI G, GIORDANO M, et al. Extracellular acidification induces human neutrophil activation[J]. J Immunol, 1999, 162(8): 4849-4857.
70. MARTINEZ D, VERMEULEN M, VON EUW E, et al. Extracellular acidosis triggers the maturation of human dendritic cells and the production of IL-12[J]. J Immunol, 2007, 179(3): 1950-1959.
71. FISHELSON Z, HORSTMANN R D, MULLER-EBERHARD H J. Regulation of the alternative pathway of complement by pH[J]. J Immunol, 1987, 138(10): 3392-3395.
72. FARWELL W R, TAYLOR E N. Serum anion gap, bicarbonate and biomarkers of inflammation in healthy individuals in a national survey[J]. CMAJ, 2010, 182(2): 137-141.
73. GUPTA J, MITRA N, KANETSKY P A, et al. Association between albuminuria, kidney function, and inflammatory biomarker profile in CKD in CRIC[J]. Clin J Am Soc Nephrol, 2012, 7(12): 1938-1946.
74. ORI Y, ZINGERMAN B, BERGMAN M, et al. The effect of sodium bicarbonate on cytokine secretion in CKD patients with metabolic acidosis[J]. Biomed Pharmacother, 2015, 71: 98-101.
75. NAVANEETHAN S D, SCHOLD J D, ARRIGAIN S, et al. Serum bicarbonate and mortality in stage 3 and stage 4 chronic kidney disease[J]. Clin J Am Soc Nephrol, 2011, 6(10): 2395-2402.
76. KOVESDY C P, ANDERSON J E, KALANTAR-ZADEH K. Association of serum bicarbonate levels with mortality in patients with non-dialysis-dependent CKD[J]. Nephrol Dial Transplant, 2009, 24(4): 1232-1237.
77. BOMMER J, LOCATELLI F, SATAYATHUM S, et al. Association of predialysis serum bicarbonate levels with risk of mortality and hospitalization in the dialysis outcomes and practice patterns study (DOPPS)[J]. Am J Kidney Dis, 2004, 44(4): 661-671.
78. CHANG T I, OH H J, KANG E W, et al. A low serum bicarbonate concentration as a risk factor for mortality in peritoneal dialysis patients[J]. PLoS One, 2013, 8(12): e82912.
79. CARAVACA F, ALVARADO R, GARCÍA-PINO G, et al. During the pre-dialysis stage of chronic kidney disease, which treatment is associated with better survival in dialysis[J]? Nefrologia, 2014, 34(4): 469-476.
80. NAVANEETHAN S D, SHAO J, BUYSSE J. Effects of treatment of metabolic acidosis in CKD: a systematic review and meta-analysis?[J]. Clin J Am Soc Nephrol, 2019, 14(7): 1011-1020.
81. DI IORIO B R, BELLASI A, RAPHAEL K L, et al. Treatment of metabolic acidosis with sodium bicarbonate delays progression of chronic kidney disease: the UBI Study[J]. J Nephrol, 2019, 32(6): 989-1001.
82. RAPHAEL K L. Approach to the treatment of chronic metabolic acidosis in CKD[J]. Am J Kidney Dis, 2016, 67(4): 696-702.
83. ABRAMOWITZ M K, MELAMED M L, BAUER C, et al. Effects of oral sodium bicarbonate in patients with CKD[J]. Clin J Am Soc Nephrol, 2013, 8(5): 714-720.
84. SUSANTITAPHONG P, SEWARALTHAHAB K, BALK E M, et al. Short- and long-term effects of alkali therapy in chronic kidney disease: a systematic review[J]. Am J Nephrol, 2012, 35(6): 540-547.
85. HUSTED F C, NOLPH K D. $NaHCO_3$ and NaCl tolerance in chronic renal failure[J]. Clin Nephrol, 1977, 7(2): 21-25.
86. DE SOLIS A J, GONZALEZ-PACHECO F R, DEUDERO J J, et al. Alkalinization potentiates vascular calcium deposition in an uremic milieu[J]. J Nephrol, 2009, 22(5): 647-653.
87. GORAYA N, SIMONI J, JO C. Dietary acid reduction with fruits and vegetables or bicarbonate attenuates kidney injury in patients with a moderately reduced glomerular filtration rate due to hypertensive nephropathy[J]. Kidney Int, 2012, 81(1): 86-93.
88. NATIONAL KIDNEY FOUNDATION. KDOQI clinical practice guidelines for bone metabolism and disease in chronic kidney disease 2003[J]. Am J Kidney Dis, 2003, 42(4): S3-S201.
89. KIDNEY DISEASE: IMPROVING GLOBAL OUTCOMES (KDIGO) CKD WORK GROUP. KDIGO 2012 clinical practice guideline for the evaluation and management of chronic kidney disease[J]. Kidney Int, 2013, 3: 1-150.
90. RAPHAEL K L, ZHANG Y, WEI G, et al. Serum bicarbonate and mortality in adults in NHANES III[J].

Nephrol Dial Transplant, 2013, 28(5): 1207 - 1213.
91. DOBRE M, YANG W, PAN Q, et al. Persistent high serum bicarbonate and the risk of heart failure in patients with chronic kidney disease (CKD): a report from the chronic renal insufficiency cohort (CRIC) study[J]. J Am Heart Assoc, 2015, 4(4): e001599.
92. RAPHAEL K L, ZHANG Y, YING J, et al. Prevalence of and risk factors for reduced serum bicarbonate in chronic kidney disease[J]. Nephrology, 2014, 19(10): 648 - 654.

23 肾脏病与高钾血症

23.1 高钾血症概述
23.2 正常钾平衡及其机制
　23.3.1 正常钾代谢及细胞内外平衡的调控
　23.3.2 肾脏在钾平衡中的作用
　23.3.3 影响尿钾排出减少的因素
23.3 肾脏病常伴高钾血症的原因
　23.3.1 肾小球滤过率下降
　23.3.2 醛固酮分泌减少/抵抗
　23.3.3 分解代谢过高
　23.3.4 摄入钾过多或药物等
23.4 高钾血症的后果
23.5 肾脏病高钾血症诊断的难点
23.6 血钾升高对治疗肾脏病的影响
23.7 慢性心脏病和心血管意外与高钾血症相关
23.8 对抗高血钾药物的局限性
23.9 新型降血钾药物带来的希望

钾是人体内主要的细胞内阳离子,具有重要的生理功能,包括维持细胞的新陈代谢、调节渗透压和酸碱平衡以及保持神经-肌肉的应激性和心肌的正常功能,等等。肾脏是调控机体内钾平衡的重要脏器,许多肾脏病会出现多种类型的血钾异常情况,包括高钾血症,低钾血症,伴有酸碱平衡异常的钾代谢异常,伴骨骼代谢、生长异常的血钾异常,等等。当然也可以是肾外原因造成的钾代谢异常等。基于高钾血症与肾脏病的密切关系及其危害性,本章主要讨论肾脏病相关的高钾血症。

23.1 高钾血症概述

高钾血症(hyperkalemia)在肾脏病中发生率很高,与预后明显相关。高钾血症的定义及各国指南或发表的论文中关于血钾的正常上限值略有不同。近年来国外指南的趋势是将高钾血症的标准不断下调,最新指南把高钾血症定义为血钾＞5.0 mmol/L。在2019年美国肾脏病学会(ASN)年会上提出对于估算肾小球滤过率(eGFR)＜45 mL/(min·1.73 m²)(CKD 3b期或更严重)的患者,如血钾≥4.5 mmol/L需要密切监测,预防高钾血症的发生。我国王海燕主编的《肾脏病学》(第3版)定义高钾血症为血钾≥5.0 mmol/L。高钾血症可能是由于细胞内释放增多引起,但尿钾分泌减少是最常见的原因。在肾功能正常人群中高钾血症并不常见,但CKD患者中高钾血症患病率很高,文献报道为5%～50%不等[1]。如美国退伍军人回顾性研究提示:eGFR≥60 mL/(min·1.73 m²)的对照组高钾血症的患病率为8.9%,CKD 3～5期患者高钾血症的患病率增至20.7%、42.1%以及56.7%[2]。有专家分析了2008—2012年170万患者,高钾血症(≥5.1 mmol/L)在非CKD患者中的患病率为8.5%,在CKD 3a、3b、4、5期及终末期肾病(ESRD)患者的患病率分为22.8%、32.7%、46.9%、56.5%和68.7%。来自日本的一项真实世界回顾性研究,纳入2008年4月—2017年9月共1 022 087例至少有一次血钾监测结果的住院和门诊患者（不包括透析患者），结果提示 CKD 4～5 期患者高钾血症患病率 >40%[3]。从上述数据看，CKD，特别是 CKD 4～5 期患者中高钾血症非常普遍。

而血清 K^+ 浓度与病死率之间的相关性呈"U"形关系，低钾血症和高钾血症均增加病死率，尤其是那些有心肾并发症的患者，包括高血压、CKD 和 ESRD[4]。高钾血症是引起 CKD 患者全因死亡风险增加的独立危险因素，增加心血管相关死亡和全因死亡风险。因此要特别关注 CKD 患者高钾血症的管理。

23.2 正常钾平衡及其机制

23.2.1 正常钾代谢及细胞内外平衡的调控

人体总储钾量约为 50 mmol/kg，一个 70 kg 的人钾储存量大约为 3 500 mmol，主要分布在骨骼肌。钾是细胞内主要的阳离子。细胞内含钾量大概是机体总储量的 98%，钾浓度为 140 mEq/L，是细胞外钾的 35 倍，细胞外液钾浓度为 4～5 mEq/L。一个 70 kg 的人细胞外液大约有 14L（体重的 20%），含钾 50～60 mmol。细胞内、外钾浓度梯度的维持依赖于细胞膜上的 Na^+-K^+-ATP 酶。这一电化学梯度是跨膜静息膜电位的主要决定因素，奠定了动作电位产生的基础，而动作电位是维持正常神经及肌肉功能所必需的，它能保证肌肉和神经正常功能，便于细胞养分的摄取和肠道、肾脏细胞内外溶质的转运。

每日饮食摄入的钾有 50～100 mmol，这些钾需迅速转移至细胞内液。钾在细胞内、外转移的变化可发生在数分钟内，细胞内液为血钾浓度的缓冲提供了巨大的空间。肾脏是维持钾体内平衡的重要器官，但饮食摄入的钾需经几小时才能从肾脏排泄，所以细胞的缓冲尤为重要，否则将产生严重的高钾血症。正常情况下，钾的摄入与排出处于动态平衡，约 90% 的钾经肾脏排出，10% 经消化道排出。

钾在细胞内、外转移及缓冲受到多种因素的调控，其中胰岛素是餐后血钾调节的重要因素。胰岛素与钾之间存在一反馈环，血清钾升高刺激胰岛 β 细胞释放胰岛素，胰岛素则通过刺激 Na^+-K^+-ATP 酶等促进钾进入细胞（主要是肌肉）。胰岛素还可使细胞血浆膜过度极化，钾被动进入细胞。

在调节细胞内、外钾平衡中，交感肾上腺素系统也起到重要作用。不同的肾上腺素能受体对钾的细胞内、外调控不同。如 $β_2$ 肾上腺素受体激动剂，通过 cAMP 激活 Na^+-K^+-ATP 酶，促进钾进入细胞（主要是肌肉和脂肪细胞）。如高度应激时可引起血钾降低，这与兴奋 $β_2$ 受体促进钾进入细胞内有关；另外应激时血糖升高，刺激胰岛素也参与其作用。α 肾上腺素受体激动剂，如去氧肾上腺素，也会升高血清钾。

酸碱平衡对细胞内、外钾平衡发挥调控作用。代谢性酸中毒对血清钾的作用取决于伴随的阴离子是否仍留在细胞外液。如阴离子间隙正常的酸中毒时，无机酸如盐酸、磷酸等不能通过细胞膜，只有氢离子进入细胞内，钾离子出细胞，使血钾升高。阴离子间隙升高的代谢性酸中毒不升高血钾，可能与有机阴离子如乳酸从细胞内转运到细胞外有关。呼吸性酸中毒时对促进钾流出细胞外的作用相对较小。同理，代谢性碱中毒时氢离子流向细胞外液，促进细胞摄取钾，轻度降低血钾。

23.2.2 肾脏在钾平衡中的作用

（1）肾小管对钾的处理

肾脏是维持体内钾平衡的重要器官。正常情况下，每日约 810 mmol 的钾从肾小球滤出，其中 90% 滤出的钾在近端小管、髓袢被重吸收。在近端小管钾离子主要随着水、钠从细胞旁通路重吸收；在髓袢升支粗段，钾主要通过顶端膜（管腔膜）钠-钾-氯共转运体（NKCC2）重吸收，部分通过细胞旁阳离子通道弥散吸收（与钙和镁的重吸收方式相同）。钾缺乏时，集合管闰细胞顶端膜的 H^+-K^+-ATP 酶被诱导，进一步促进钾的重吸收。然而，与尿钠可被完全重吸收不同，钾很少完全重吸收，尿钾浓度很少低于 5 mmol/L。尿中的钾主要来自远端肾单位（包括远曲小管、连接管和皮质集合管，其中又以集合管最为重要）分泌，并可被调控。

（2）连接小管和集合管是对醛固酮作用敏感的排钾关键部位

皮质集合管的细胞主要分为主细胞（principal cell）和闰细胞（intercalated cell），它们在钾的转运中担任不同的角色，其中主细胞占大多数。主细胞是调节钾分泌的主要部位，细胞顶端膜上有上皮钠通道（ENaC）和钾通道。ENaC 将管腔内的钠转运入细胞，管腔内形成负电位，有助于钾的排泌。ENaC 受到醛固酮的调控。目前已发现至少 2 种钾通道、肾髓质外钾通道(ROMK)和大钾通道(BK 或 Maxi-K)。钾通道开放后，钾顺电化学梯度从细胞内进入管腔，顶端膜侧的电压变化可影响钾的排泌。主细胞基底侧分布着 Na^+-K^+-ATP 酶，将细胞间质内的钾转运入细胞，细胞内的钠转运出细胞。Na^+-K^+-ATP 酶受多种因素调节，当肾脏需要排钾时，Na^+-K^+-ATP 酶转运速度增快，大量钾被转运入细胞，再由顶端膜钾通道排泌(图 23-1)。

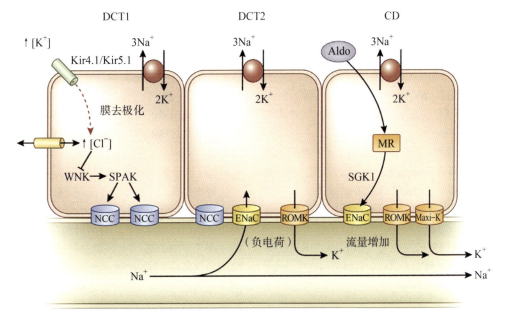

图 23-1 远端肾单位钾分泌机制图

DCT：远曲小管；CNT/CD：连接小管/集合管；SPAK：Ste20 相关脯氨酸-丙氨酸激酶；Aldo：醛固酮；MR：盐皮质激素受体；SGK1：血清糖皮质激素调节激酶 1；WNK：赖氨酸缺乏蛋白激酶。
引自：CLASE C M, CARRERO J J, ELLISON D H, et al. Potassium homeostasis and management of dyskalemia in kidney diseases：conclusions from a KDIGO controversies conference[J]. Kidney Int, 2020, 97 (1)：42-61.

钾在皮质集合管的重吸收主要是在 A 型闰细胞。与主细胞不同，此细胞无 Na^+-K^+-ATP 酶，顶端膜侧有 2 个氢泵，主动泌 H^+，其中 1 个是 H^+-K^+-ATP 酶。当钾摄入不足时，H^+-K^+-ATP 酶活性增加，钾被主动重吸收，基侧膜的钾通道将钾排出细胞外。肾脏需要保钾时，闰细胞活性增加，主细胞活性降低。H^+-K^+-ATP 酶活性增加时伴有碳酸氢钾($KHCO_3$)重吸收增多，管腔内液体呈酸性，氨(NH_3)生成铵离子(NH_4^+)，最后自尿中排泄。

有 3 个机制调节钾的分泌：①管腔内跨上皮细胞负电荷提供钾分泌的动力，如通过 ENaC 介导钠离子重吸收，产生管腔内负电荷；②顶端膜泌钾通道的调控；③对小管液流速的依赖。远端肾单位介导钾分泌的通道有 ROMK 和 BK。ROMK 分布在连接小管及皮质集合管主细胞顶端膜，参与钾离子的固有分泌，受醛固酮和饮食钾负荷的调控。BK 表达于皮质集合管的主细胞及闰细胞，主要受小管液流速调控。

醛固酮是调节钾分泌的重要激素。醛固酮可以增加远曲小管和连接小管的 Na^+-Cl^- 共转运体(NCC)，以及位于连接小管和皮质集合管主细胞上的 ENaC 对钠离子的重吸收，进而增加钾的分泌。醛固酮亦可增加 ROMK 活性，促进钾的分泌。

醛固酮的合成受血管紧张素Ⅱ(AngⅡ)促发，可见于血管外容积减少、高肾素状态。摄入大量含钾食物等使钾负荷增加也可直接刺激醛固酮。虽然醛固酮对肾脏的作用是保钠、排钾，然而在容量不足时，醛固酮激活，使肾脏保钠，但这时肾脏并不排出过多的钾；同样，当钾负荷刺激醛固酮排钾时，也不出现过多的钠潴留。这种现象称为醛固酮的悖论。

在低血容量状态下,近端小管、远曲小管、连接小管等在 Ang Ⅱ 的作用下使钠离子的重吸收增加,抵达皮质集合管的钠离子已经很少,虽然醛固酮被激活,主细胞 ENaC 作用增加,但这时 K^+-Na^+ 交换有限,钾的分泌有限。另一方面 Ang Ⅱ/WNK 作用可下调 ROMK 活性,也影响钾的分泌。因此,尽管醛固酮上调,综合作用使 K^+ 排出有限。另外,钾负荷增多使醛固酮升高,但 Ang Ⅱ 不升高,近端小管对钠的重吸收相对少,较多的 Na^+ 抵达醛固酮敏感的远端肾单位,醛固酮增加 ENaC 的活性,同时 ROMK 上调,最终促进钾的分泌。因为近端肾单位钠的重吸收少,到达集合管的钠超过了重吸收的量,故总体钠重吸收增加不多。

血清钾对醛固酮的反馈作用是调节尿钾排出的重要机制。如高醛固酮血症导致钾的丢失,低钾血症会减少醛固酮的产生,随后钾丢失减少。高钾血症促进醛固酮合成和释放,继而容量扩张和 Ang Ⅱ 减少,促进钾从尿排出。

细胞内 pH 值的改变也可以调节 ROMK。细胞内酸中毒可以通过影响 ROMK 而抑制钾离子分泌;当代谢性或呼吸性酸中毒 H^+ 排泄增多,钾分泌下降。在碱中毒时,ROMK 活性增加引起钾离子分泌增多,从而导致明显的钾丢失。

远曲小管主要通过噻嗪类敏感 NCC 同向重吸收钠和氯离子。当血浆 K^+ 浓度低时,通过效应依赖 K^+ 通道 Kir4.1/Kir5.1,激活 NCC 重吸收钠和氯离子。WNK 通过 SPAK 激活 NCC。当血浆 K^+ 浓度升高时,则相反。此外,醛固酮对分布在远曲小管后半段和连接小管/集合管中的 ENaC 起调控作用。在这些部位钠被重吸收,通过 ROMK 和 BK 通道驱动 K^+ 的分泌。

23.2.3 影响尿钾排出减少的因素

尿钾排出减少引起高钾血症的 4 个主要原因是:①醛固酮分泌减少;②醛固酮反应降低(醛固酮抵抗);③到达远端小管滤液量和流速减少;④存在 1 个或多个上述因素的急性和慢性肾脏病。

(1) 醛固酮分泌减少

影响肾素-血管紧张素-醛固酮系统(RAAS)不同阶段的各种因素均可引起醛固酮分泌减少,减少尿钾排泄。如非甾体抗炎药(NSAID)、钙调磷酸酶抑制剂(CNI)、β 受体阻滞剂等药物以及糖尿病、衰老等状态下均可引起肾素释放障碍,导致低肾素性醛固酮减少症,降低尿钾分泌,从而引起高钾血症和代谢性酸中毒[称为Ⅲ型肾小管性酸中毒(RTA)]。血管紧张素转换酶抑制剂(ACEI)以及血管紧张素受体阻滞剂(ARB)类药物作用于血管紧张素Ⅰ(Ang Ⅰ)向 Ang Ⅱ 转化及其血管紧张素受体的不同阶段,可引起醛固酮减少、尿钾分泌减少。此外,在肾上腺皮质功能不全或使用肝素时会引起醛固酮抑制,从而调控尿钾排泄。

其他罕见疾病还有假性醛固酮减少症Ⅱ型(Gordon 综合征),是一种遗传性综合征,表现为高钾血症、血容量增加、高血压和肾功能正常。是由于调控噻嗪类利尿剂敏感的远曲小管 NCC 的 WNK 激酶功能异常,导致 NCC 活性增强所致,尿钾、氢离子排泄减少,血容量增加,从而抑制了醛固酮的分泌。

(2) 醛固酮反应降低/醛固酮抵抗

醛固酮反应降低也会引起高钾血症。最常见的是应用保钾利尿剂,以及急性和慢性肾脏病(其他因素也可能起促成作用)。有两大类药物即使在醛固酮水平正常或偏高时也会减少肾脏钾分泌:一类是醛固酮受体拮抗剂(如螺内酯和依普利酮)与醛固酮竞争受体结合位点,拮抗醛固酮的作用;另一类是直接阻滞集合管中主细胞顶端膜上皮钠通道的药物(阿米洛利和氨苯蝶啶)。

在部分远端电压依赖性 RTA 患者中,主要缺陷为远端小管后的连接小管和皮质集合管中主细胞的钠离子重吸收受损,使氢离子和钾离子的分泌减少,从而引起代谢性酸中毒和高钾血症。这类疾病多与尿路梗阻、狼疮性肾炎、镰状细胞病和肾脏淀粉样变相关。低醛固酮症可引起某种程度上相似的缺陷,因为醛固酮正常情况下可增加腔侧膜上钠离子通道的开放。与低醛固酮症相比,电压依赖型 RTA 的醛固酮水平正常甚至偏高,正常的尿液酸化能力丧失,尿 pH 值>5.5。

假性醛固酮减少症Ⅰ型是一种罕见的遗传性疾病,特征为醛固酮抵抗。若为常染色体隐性遗传,影响 ENaC;大多数患者为常染色体显性遗传,影响盐皮质激素受体。

醛固酮分泌减少或醛固酮反应降低引起的血浆钾浓度升高可直接刺激钾分泌,从而部分抵消醛固酮的相对缺乏。其净效应为血浆钾浓度升高,在肾功能正常的患者中通常较小,但是在有基础肾功能不全和/或其他高钾血症病因的患者中具有重要的临床意义。

(3) 到达远端小管滤液量和流速对排钾影响

即使血浆醛固酮水平正常或升高，如果到达远端小管滤液量和流速减少，则可导致向肾小管管腔的钾分泌受损，引起尿钾排出受损和高钾血症。例如，兔子集合管灌注后的钾分泌在管腔钠离子浓度为 8 mmol/L 时显著抑制，而当管腔钠浓度为 0 时则基本停止。饮食中钠的摄入也影响钾排出；过多的钠摄入可增强钾分泌，而限钠则会减弱之。

远端钠和水输送减少最常见的原因为有效动脉血容量减少。有效动脉血容量不足包括任何因素（如消化道或肾脏丢失）造成的真性容量不足，以及心力衰竭和肝硬化，后 2 种疾病的组织灌注减少分别由心输出量降低和血管舒张导致。

23.3　肾脏病常伴高钾血症的原因

前文已述，在各类急性和慢性肾脏病中高钾血症患病率高。肾脏病易出现高钾血症的原因主要包括以下几个方面。

23.3.1　肾小球滤过率下降

在各类急性和慢性肾脏病时，肾小球滤过率（GFR）下降是引起高钾血症的重要因素。

23.3.2　醛固酮分泌减少/抵抗

前文已述，醛固酮分泌减少或反应降低是引起尿钾排泄减少的重要因素。NSAID、CNI、ACEI/ARB、β 受体阻滞剂、肝素、醛固酮受体拮抗剂、ENaC 抑制剂（如阿米洛利、氨苯蝶啶）等药物均可引起低肾素低醛固酮血症或降低醛固酮的反应，引起尿钾排泄减少和高钾血症。在某些疾病与生理状态下，如糖尿病、衰老等引起肾素释放减少，也可引起低肾素低醛固酮血症，导致Ⅳ型 RTA 和高钾血症。也有报道狼疮性肾炎、急性移植排斥反应和镰状细胞病会引起选择性钾分泌受损，外源性盐皮质激素无效。间质性肾炎也会引起钾分泌受损。

23.3.3　分解代谢过高

组织分解增加会引起细胞内钾离子释放进入细胞外液，从而发生高钾血症。在急性肾损伤（AKI）患者中，高钾血症最常见于细胞内钾离子释放增加（如由横纹肌溶解或肿瘤溶解综合征）合并少尿时。

在晚期肾衰竭患者中，细胞钾摄取受损也会促进高钾血症的发生，此时 Na^+-K^+-ATP 酶活性降低尤其重要。具体机制尚不清楚，但滞留的尿毒症毒素可能减少骨骼肌中 Na^+-K^+-ATP 酶泵 α_1 同种型的 mRNA 转录。

23.3.4　摄入钾过多或药物等

在肾脏病患者中，如果钾摄入过多［高钾饮食、使用代盐（低钠盐）等］，或服用一些药物易引起高钾血症。

常涉及的药物包括 NSAID、CNI、ACEI/ARB、β 受体阻滞剂、肝素、醛固酮受体拮抗剂、ENaC 抑制剂（如阿米洛利、氨苯蝶啶）、抗生素等。在 CNI（如环孢素、他克莫司）治疗的患者中，高钾血症常见。CNI 可诱发低肾素性醛固酮减少症，还可干扰醛固酮对连接小管和皮质集合管内钾分泌细胞的作用。应用可激活细胞膜上 ATP 依赖性钾离子通道的药物（如尼可地尔和异氟烷），特别是多项报道显示易感患者应用尼可地尔可引发高钾血症。

此外，禁食可能降低胰岛素水平，导致机体对钾摄取的 β 肾上腺素能受体刺激产生抵抗，透析患者因各种原因禁食易诱发高钾血症。在术前禁食的透析患者中，非糖尿病患者应用胰岛素和葡萄糖或单用葡萄糖（作用较小），可尽量减少血清钾浓度的增幅。

23.4　高钾血症的后果

（1）对心脏的影响

高钾血症对机体的主要危险是心律失常，包括窦性心动过缓、窦性停搏、室性心动过速、心室颤动和心脏停搏。心电图一般先呈 T 波高尖，Q-T 间期缩短，随后 T 波改变更加明显，QRS 波渐增宽伴幅度下降，P 波消失。

（2）对骨骼肌的影响

高血钾时可出现肌肉软弱无力，腱反射减弱或消失，甚至出现迟缓性麻痹等症状。肌肉症状常出现于四肢，然后向躯干发展，也可波及呼吸肌。

（3）对肾脏的影响

高血钾可影响肾脏排酸，引起代谢性酸中毒。

该作用与抑制肾脏氨的合成与排泄有关。

23.5 肾脏病高钾血症诊断的难点

通过血清或血浆钾离子的测定不难诊断高钾血症。但因考虑到检测仪器准确度和精密度的影响,需除外因抽血、机械损伤、使用止血带超过1 min、凝血或因白细胞或血小板计数升高所引起的假性高钾血症。

改善全球肾脏病预后组织(KDIGO)建议结合心电图特征性表现将高钾血症分为轻度、中度和重度[5]。其中血钾5.0~5.9 mmol/L,不伴心电图异常为轻度高钾血症;血钾5.0~5.9 mmol/L,伴心电图异常,或血钾6.0~6.4 mmol/L,不伴心电图异常为中度高钾血症;血钾6.0~6.4 mmol/L,伴心电图异常,或血钾≥6.5 mmol/L为重度高钾血症。

CKD患者发生高钾血症存在隐匿性、长期性,大量严重高血钾症事件无心电图异常表现。如一项美国匹兹堡大学医学院住院患者临床观察性研究发现,127例严重高血钾事件中(血钾在6~9.3 mmol/L),54%的严重高血钾事件无心电图异常[6]。一项美国耶鲁大学医学院住院患者临床观察性研究发现,90例严重高血钾事件中(血钾≥6 mmol/L)有73%(66例)高血钾事件无典型的T波改变[7]。近年来针对国内外的流行病学调查提示,高钾血症的患者知晓率、诊断率和治疗率均较低,具有较大的潜在危险。增加血钾监测的次数可提高高钾血症的诊断和治疗率。

23.6 血钾升高对治疗肾脏病的影响

当CKD患者出现血钾升高时,许多治疗药物的使用会受到限制,包括ACEI/ARB类、醛固酮拮抗剂(如螺内酯等)以及抗排异药物(如CNI类),等等。

以RAAS抑制剂为例,ACEI/ARB是CKD治疗的基石,具有延缓CKD进展的重要作用。美国IDNT研究纳入1 715例2型糖尿病肾病伴高血压患者,随机接受厄贝沙坦、氨氯地平和安慰剂治疗,随访2.6年[8],结果使用厄贝沙坦治疗使糖尿病肾病患者进入ESRD的时间较安慰剂组患者延缓约6个月。但ACEI/ARB类药物在CKD患者使用会增加高钾血症的发生率。AASK研究发现,入选1 094例非糖尿病、有高血压的CKD[eGFR 20~65 mL/(min·1.73 m²)]患者,分别随机使用ACEI、β受体阻滞剂或非二氢吡啶钙通道阻滞剂(CCB)治疗,随访3~6.4年[9],结果使用ACEI类药物与CCB或β受体阻滞剂组相比,高钾血症风险增加(HR:7; 95%CI:2.29~21.39;P<0.001。HR:2.85;95%CI:1.5~5.42;P=0.001),eGFR在31~40 mL/(min·1.73 m²)以及<30 mL/(min·1.73 m²)这2组患者尤为显著。

因此,高钾血症导致RAAS抑制剂药物减量或停药而限制了其应用。如对美国出现多种合并症且至少有2次血钾读数的患者电子健康记录数据库(Humedica,n=205 108)回顾性分析发现,轻度高钾血症(5.1~5.4 mmol/L)患者有38%需要将RAAS抑制剂减量或者停药,而高达47%的中至重度高钾血症(≥5.5 mmol/L)患者将RAAS抑制剂减量或者停药[10]。RAAS抑制剂减量或停用会导致肾病进展及死亡风险显著提高。RAAS抑制剂减量使患者不良结局及病死率提升至47.4%,停药使超过半数的患者(54.4%)面临不良结局和死亡。

23.7 慢性心脏病和心血管意外与高钾血症相关

高钾血症是CKD患者全因死亡率增加的独立危险因素,可增加心血管相关死亡和全因死亡风险。一项对2007—2012年美国多个综合医疗记录网络筛选出的911 698例患者进行回顾性研究,比较血钾变化及合并症对患者病死率的影响。高钾血症(≥5.0 mmol/L)显著增加CKD、心力衰竭(HF)、糖尿病患者的全因死亡率,且并发症越多,全因死亡率越高[11]。前文提到的日本一项真实世界回顾性观察研究,用Cox回归模型评估不同血钾水平下患病到死亡的时间,建立血钾水平和3年生存关系的模型。结果发现CKD 3期以上患者的3年死亡率随血钾水平升高而提高;CKD 4~5期患者出现高钾血症的3年死亡率>20%[3]。

美国一项纳入38 689例患者的回顾性急性心肌梗死(AMI)队列研究分析了1 091例入院后平均血清钾水平≥5.0 mmol/L的患者,发现血钾5.0~5.5 mmol/L的患者室性心律失常或心脏骤停风险提高 62%；当血钾＞5.5 mmol/L 时，患者室性心律失常或心脏骤停风险是血钾 3.5～4.0 mmol/L 患者的 2.65 倍[12]。

23.8 对抗高血钾药物的局限性

高血钾伴心电图改变应考虑为急诊，需紧急处理。高钾血症（＞5.0 mmol/L）无心电图改变时，也应加强关注，积极处理，因为有时心电图不够敏感，当高钾血症患者血钾＞6.0 mmol/L 时需心电监护。高钾血症的处理有以下 3 步。

（1）当患者心电图改变时，需拮抗高血钾的心脏毒性

钙剂能提供心肌动作电位的阈值，稳定心肌兴奋性。在心电监护下，10% 葡萄糖酸钙 10 mL 静脉注射，10% 氯化钙 3～4 mL 注射也可以，如溢出导致组织坏死，常通过中心静脉注射。一般 1～3 min 起效，维持 30～60 min。如心电图没有改善或改善后复发，需重复静脉注射钙剂。因为高钙可以促进地高辛的心脏毒性，对使用地高辛的患者需小心，可缓慢注射或滴注。

（2）当血钾＞6.5 mmol/L 时，需促进钾进入细胞

胰岛素可使血钾向细胞内转移。为了尽快降低钾水平，可以使用 50% 葡萄糖 100 mL 合用 10 U 胰岛素，两药合用可以平均在 60 min 内下降钾水平 0.5 mmol/L，但是 20% 的患者会出现低血糖。或者血糖正常患者，1 h 内静脉滴注 10 U 胰岛素＋10% 葡萄糖 300～500 mL。

β_2 受体激动剂也可促进钾向细胞内转移。由于一部分患者（特别是 ESRD 患者）无效，一般和胰岛素联用，而不单独使用。可予沙丁胺醇雾化吸入（10～20 mg 沙丁胺醇稀释于 4 mL 生理盐水中，10 min 内吸入）。

碳酸氢钠单药治疗急性高钾血症是无效的。2014 年英国肾脏协会指南以"无法快速降低血钾，其联合用药证据不足"为由不推荐使用碳酸氢钠治疗急性高钾血症。

糖尿病患者即使表现为高钾血症，但总体钾是缺乏的，因而需要钾的再分布治疗。噻嗪类利尿剂对纠正 Gordon 综合征高钾非常有效。

（3）钾的清除

包括聚磺苯乙烯（降钾树脂）、利尿剂和透析。阳离子的交换树脂聚磺苯乙烯能在一定程度上增加钾的肠道排泄，从而增加钾的清除。这种树脂会增加钠负荷，结合钙，导致容量扩张和低钙血症。聚磺苯乙烯的不良反应主要是肠坏死，虽不常见，但可致死，在与山梨醇的联合作用时更容易发生。

如果患者容量扩张，可以使用呋塞米、氢氯噻嗪或者碱中毒患者使用乙酰唑胺，以增加钾的清除。如果患者容量缺失，补充等渗盐溶液可以增加尿量，促进钾的分泌。

血液透析是清除钾最有效和可靠的方法。由于有时透析准备需要一定时间，因此对严重高血钾患者，在准备透析的同时，稳定心肌、促进钾细胞内流的治疗应该立即开始。

除透析外，传统降钾治疗存在一定的局限性，如大部分为静脉制剂，使用不便；口服聚磺苯乙烯有肠坏死等不良反应，限制其不能长期使用，等等。

23.9 新型降血钾药物带来的希望

近年来用于高钾血症的降钾新型药物有 2 种胃肠道阳离子交换剂：环硅酸锆钠散用于治疗成人高钾血症和帕蒂罗默（patiromer）（一种不被吸收的钙钾交换树脂）用于 CKD 服用 RAAS 抑制剂高钾患者（后者未在中国获批）。

环硅酸锆钠散（利倍卓®）（sodium Zirconium cyclosilicate，Lokelma，曾用名 ZS－9）2018 年被 FDA 批准用于治疗成人高钾血症。环硅酸锆钠散是一种不被吸收的硅酸锆晶体无机物，在全消化道起效，其稳定的七元环结构可以优先捕获钾离子，置换出氢离子和钠离子。多项Ⅲ期临床研究提示该药能有效治疗高钾血症。一项纳入 753 例高钾血症的随机对照试验（RCT）研究，接受不同剂量的环硅酸锆钠散或安慰剂治疗，最初 48 h 分别予以剂量为 1.25 g、2.5 g、5 g、10 g 的环硅酸锆钠散或安慰剂（每日 3 次），随后对血钾浓度恢复正常的患者予以环硅酸锆钠散或安慰剂（每日 1 次）维持治疗至第 14 天，结果发现与安慰剂相比，环硅酸锆钠散 48 h 内能显著降低血钾水平，并且在随后 12 天维持治疗期间维持正常血钾浓度[13]。另一项 HARMONIZE 研究，纳入 258 例 CKD、心力衰竭、糖尿病和/或 RAAS 抑制剂相关高钾血症患者，予以环硅酸锆钠散（10 g，每日 3 次），将血钾浓度恢复正常的 237 例患者随机

分组,分别予以每日 5 g、10 g、15 g 环硅酸锆钠散或安慰剂治疗 28 天[14]。结果显示 3 种剂量环硅酸锆钠散在 28 天治疗期间均可降低高钾血症的复发率,不良反应发生率与安慰剂相当。并且从这些研究中发现用药后 1 h,血钾浓度即显著降低,达到正常血钾浓度的中位时间为 2.2 h,提示环硅酸锆钠散有可能成为紧急治疗严重高钾血症的药物。目前几项短期临床研究中均未出现严重不良反应,但其安全性尚待更长期的研究验证。

环硅酸锆钠散也能有效治疗维持性血液透析患者的高钾血症。2019 年发布的 DIALIZE 研究将 196 例存在持续性临时透析前高钾血症的维持性血液透析患者随机分组,给予 8 周的环硅酸锆钠散治疗(5~15 g,在非透析日口服)或安慰剂治疗[15],若 4 次长间隔期血液透析前有≥3 次的血清钾维持在 4.0~5.0 mmol/L,且在 4 周评估期间不需要抢救治疗的患者为治疗成功。结果环硅酸锆钠散的治疗成功率更高(41% vs. 1%)。

目前环硅酸锆钠散因其独特的作用机制与临床疗效,被国家药品监督管理局药品评审中心纳入《临床急需境外新药名单》,已在国内获批上市,有望对我国高钾血症患者的管理和治疗提供新的选择。

2015 年 FDA 批准帕替罗姆钙(patiromer calcium),一种不可吸收的钙钾交换树脂,可用于高钾血症的治疗。与聚磺苯乙烯不同,帕替罗姆钙接触水不会膨胀,也不需要服用导泻药便可到达远端结肠。其活性成分为 α-氟羟酸钙,当其经过胃肠道时,部分钙离子被 H^+ 离子代替,到达结肠的碱性环境时,酸根解离,与游离的钾离子结合,从而使过多的钾随粪便排出。除与钾离子结合,帕替罗姆钙还可结合 NH_4^+ 和镁离子,从而产生轻度低镁血症。有研究对 CKD 使用 RAAS 抑制剂引起高钾血症(5.1~6.5 mmol/L)的患者,评估使用帕替罗姆钙降钾的有效性和安全性,结果发现帕替罗姆钙口服治疗能有效降低血钾水平并减少高钾血症的复发[16]。另一项Ⅱ期临床研究,纳入 CKD 及难治性高血压患者,在服用螺内酯和基础降压药的前提下,随机使用安慰剂或帕替罗姆钙,结果发现第 12 周,66% 的安慰剂组及 86% 的帕替罗姆钙治疗组患者仍能服用螺内酯,2 组差异显著[17]。

但因帕替罗姆钙通过 Ca^{2+}-K^+ 交换,长期服用可能会引起患者体内 Ca^{2+} 平衡紊乱或异位钙化,有待进一步的研究来评估。此外,帕替罗姆钙主要在消化道发挥作用,这可能与其他口服药物发挥相互作用而影响药效。覆盖了 28 种口服药物的多项体外药物相互作用研究显示,帕替罗姆钙使其中 14 种药物(包括缬沙坦和罗格列酮)的生物药效降低 30%。为避免药物相互影响,FDA 建议初始剂量控制在 8.4 g/d,且与其他口服药物间隔 6 h 使用。

(张 敏 顾 勇)

参考文献

1. SARAFIDIS P A, BLACKLOCK R, WOOD E, et al. Prevalence and factors associated with hyperkalemia in predialysis patients followed in a low-clearance clinic[J]. Clin J Am Soc Nephrol, 2012,7(8):1234-1241.
2. EINHORN L M, ZHAN M, HSU V D, et al. The frequency of hyperkalemia and its significance in chronic kidney disease[J]. Arch Intern Med, 2009,169(12):1156-1162.
3. KASHIHARA N, KOHSAKA S, KANDA E, et al. Hyperkalemia in real-world patients under continuous medical care in Japan[J]. Kidney Int Rep, 2019,4(9):1248-1260.
4. HUGHES-AUSTIN J M, RIFKIN D E, BEBEN T, et al. The relation of serum potassium concentration with cardiovascular events and mortality in community-living individuals[J]. Clin J Am Soc Nephrol, 2017,12(2):245-252.
5. CLASE C M, CARRERO J J, ELLISON D H, et al. Potassium homeostasis and management of dyskalemia in kidney diseases: conclusions from a kidney disease: improving global outcomes (KDIGO) Controversies Conference[J]. Kidney Int, 2020,97(1):42-61.
6. ACKER C G, JOHNSON J P, PALEVSKY P M, et al. Hyperkalemia in hospitalized patients: causes, adequacy of treatment, and results of an attempt to improve physician compliance with published therapy guidelines[J]. Arch Intern Med, 1998,158(8):917-924.
7. MONTAGUE B T, OUELLETTE J R, BULLER G K. Retrospective review of the frequency of ECG changes in hyperkalemia[J]. Clin J Am Soc Nephrol, 2008,3(2):324-330.
8. DE BORST M H, NAVIS G. Sodium intake, RAAS-blockade and progressive renal disease[J]. Pharmacol Res, 2016,107:344-351.
9. WEINBERG J M, APPEL L J, BAKRIS G, et al. Risk of hyperkalemia in nondiabetic patients with chronic

kidney disease receiving antihypertensive therapy[J]. Arch Intern Med, 2009, 169(17):1587-1594.

10. EPSTEIN M, REAVEN N L, FUNK S E, et al. Evaluation of the treatment gap between clinical guidelines and the utilization of renin-angiotensin-aldosterone system inhibitors[J]. Am J Manag Care, 2015, 21(11 Suppl):S212-S220.

11. COLLINS A J, PITT B, REAVEN N, et al. Association of serum potassium with all-cause mortality in patients with and without heart failure, chronic kidney disease, and/or diabetes[J]. Am J Nephrol, 2017, 46(3):213-221.

12. GOYAL A, SPERTUS J A, GOSCH K, et al. Serum potassium levels and mortality in acute myocardial infarction[J]. JAMA, 2012, 307(2):157-164.

13. PACKHAM D K, RASMUSSEN H S, LAVIN P T, et al. Sodium zirconium cyclosilicate in hyperkalemia[J]. N Engl J Med, 2015, 372(3):222-231.

14. KOSIBOROD M, RASMUSSEN H S, LAVIN P T, et al. Effect of sodium zirconium cyclosilicate on potassium lowering for 28 days among outpatients with hyperkalemia: the HARMONIZE randomized clinical trial[J]. JAMA, 2014, 312(21):2223-2233.

15. FISHBANE S, FORD M, FUKAGAWA M, et al. A phase 3b, randomized, double-blind, placebo-controlled study of sodium zirconium cyclosilicate for reducing the incidence of predialysis hyperkalemia[J]. J Am Soc Nephrol, 2019, 30(9):1723-1733.

16. WEIR M R, BAKRIS G L, BUSHINSKY D A, et al. Patiromer in patients with kidney disease and hyperkalemia receiving RAAS inhibitors[J]. N Engl J Med, 2015, 372(3):211-221.

17. AGARWAL R, ROSSIGNOL P, ROMERO A, et al. Patiromer versus placebo to enable spironolactone use in patients with resistant hypertension and chronic kidney disease (AMBER): a phase 2, randomised, double-blind, placebo-controlled trial[J]. Lancet, 2019, 394(10208):1540-1550.

24 磷代谢异常处理的临床实践与评价

- 24.1 磷代谢及其主要调节机制
  - 24.1.1 钠-磷共转运体
  - 24.1.2 甲状旁腺激素
  - 24.1.3 成纤维细胞生长因子-23
  - 24.1.4 维生素D
- 24.2 异常磷代谢
  - 24.2.1 低磷血症
  - 24.2.2 高磷血症
- 24.3 慢性肾脏病高磷血症的临床诊治
  - 24.3.1 高磷血症的危害
  - 24.3.2 慢性肾脏病高磷血症的管理

磷是人体内最丰富的元素之一，人体内大多数磷和氧复合形成磷酸盐，磷酸盐在人体内的平衡至关重要，它参与了细胞代谢、细胞内信号转导、骨的结构和蛋白质合成等多种生理过程。大约85%的磷酸盐分布在骨骼，另外大部分位于细胞内，只有不到1%的磷酸盐在细胞外。肠道、骨骼、甲状旁腺和肾脏在磷酸盐的调节和维持平衡中发挥着重要作用。

24.1 磷代谢及其主要调节机制

磷的摄入主要由小肠吸收，通常人体每日饮食摄入的磷大约为20 mg/kg，大约有7 mg/kg的磷通过大便排出体外，肾脏每日排泄磷13 mg/kg，85%~90%的磷在近曲小管重吸收。肠道磷吸收主要包括2种方式：主动跨膜转运和细胞旁被动转运。主动跨膜转运与细胞旁被动转运的比例随着饮食中磷酸盐摄入量的不同而发生变化。跨肠刷状缘膜（brush border membrane，BBM）的磷酸盐转运是磷酸盐系数的限速步骤，由Ⅱb型钠-磷共转运体（NPT2b）以 $3Na^+ : 1HPO_4^{2-}$ 的比例，将磷从肠腔刷状缘外转至基底侧[1]。该转运途径对磷有高度亲和力，提示一般饮食情况时磷饱和，在磷摄入较低时钠依赖转运途径才是主要的磷转运途径。有证据显示，每日磷的摄入量影响磷在体内的平衡，低磷饮食可以通过刺激肠道、肾脏钠-磷共转运体的作用，增加肠道磷的吸收；低磷饮食还可以增加循环 $1,25-(OH)_2D_3$ 的浓度。相反，高磷饮食可以快速导致甲状旁腺激素（PTH）释放，以增加肾脏的磷排泄，这一反应早于血钙、血磷浓度的升高[2]。

体内调节钙磷平衡的因素之间存在复杂的相互影响，其中参与的调节激素有钠-磷共转运体（NPT）、$1,25-(OH)_2D_3$、PTH、成纤维细胞生长因子-23（FGF-23）和克老素（Klotho）等。PTH在调节钙、磷方面起了重要的作用，甲状旁腺上的钙敏受体可以感知细胞外钙离子的浓度。当血钙离子浓度下降，PTH作用于肾小管，增加钙的吸收，促进磷的排泄，同时刺激骨骼破骨细胞的活性，促进骨骼钙、磷入血。

24.1.1 钠-磷共转运体

饮食和NPT的变化有着密切的关系，低磷饮食会显著降低尿中磷酸盐的排泄[3]，在啮齿动物中由于Ⅱa型NPT（NPT2a）的增加，高磷饮食导致NPT2a通过微管依赖性过程被溶酶体降解[4]。低磷饮食增加肾近端肾小管顶端膜上的Ⅱc型NPT(NPT2c),而高盐饮食降低NPT2c[5,6]。

Ⅰ型NPT(NPT1,SLC17A1)在近端小管的肾刷缘膜上表达,可以调节磷以及其他离子(如氯离子)的转运[7]。饮食磷酸盐和PTH都不会改变NPT1或mRNA的表达。除了转运磷酸盐外,NPT1还协助转运阴离子和尿酸盐。

Ⅱ型NPT包括3种密切相关的同工型,即Ⅱa型(NPT2a,SLC34A1)、Ⅱc型(NPT2c,SLC24A3)和Ⅱb型(NPT2b,SLC34A2)。NPT2a和NPT2c仅在肾近端小管的刷状缘膜上表达,而NPT2b在包括肺和小肠在内的几种组织中表达,但在肾脏中不表达[7]。NPT2a和NPT2c具有8个跨膜段,人NPT2a包含635个氨基酸,其基因位于5q35染色体上,而人NPT2c包含599个氨基酸,其基因位于9q34染色体上[8]。在小鼠中,NPT2c的表达比NPT2a的表达少大约一个数量级[9]。

Ⅲ型NPT是普遍表达的细胞表面反转录病毒受体[长臂猿白血病病毒(Glvr-1,Pit-1,SLC20A1)和鼠两性病毒(Ram-1,Pit-2,SLC20A2)][10,11],它们位于基底外侧膜的肾单位所有部分,并介导细胞磷的平衡。

24.1.2 甲状旁腺激素

PTH通过促进NPT2a的溶酶体降解来调节磷酸盐稳态[12,13]。PTH与基底外侧膜上的PTH/PTHrP受体结合,从而增加cAMP信号转导并激活蛋白激酶A(PKA)或蛋白激酶C(PKC),而与顶膜上的受体结合则被认为仅激活PKC[14,15]。钠-氢交换调控因子2(Na^+-H^+ exchanger regulating factor 2, NHERF2)在顶刷缘膜上结合PTH受体,通过刺激抑制性G蛋白来协调PTH介导的磷脂酶C的活化和对腺苷酸环化酶的抑制[16],PKA和PKC途径均可激活细胞外信号调节激酶(ERK)/丝裂原活化蛋白激酶(MAPK)信号转导途径,从而诱导PTH介导的NPT2a内在化[17,18]。辅助蛋白如蛋白激酶A锚定蛋白79(AKAP79)和受体相关蛋白(RAP)已显示在PTH介导的NPT2a内吞作用中起重要作用[19,20]。患有NHERF1突变的人类表现为低磷血症和肾脏磷消耗[21,22]。

24.1.3 成纤维细胞生长因子-23

磷酸盐平衡的长期调节因子是FGF-23,它由251个氨基酸残基组成,包括一个包含24个氨基酸的信号肽[23]。它在Thr178和其他位点进行O-糖基化,减少了枯草杆菌蛋白酶样前蛋白转化酶在RXXR位点(残基176—179)的裂解[24]。相反,当在Ser180处发生FAM20C的磷酸化作用时,裂解作用增强,从而降低了Thr178处的O-糖基化作用[25]。FGF-23在多种组织中低水平表达,包括心脏、肝脏、胸腺和大脑[23,26]。它主要在骨细胞中表达,并在成骨细胞中较低水平表达[23,27]。FGF-23的成骨细胞或骨细胞特异性消融导致循环FGF-23水平仅降低了40%~50%[28],表明FGF-23也可以在其他组织中产生。在存在Klotho的情况下,FGF-23以高亲和力与主要作用受体FGFR1结合[29]。

24.1.4 维生素D

$1,25-(OH)_2D_3$对于饮食中的磷酸盐和血清磷酸盐浓度调节很重要,饮食限制引起的大鼠急性低磷血症会增加$1α$-羟化酶的活性,从而增加$1,25-(OH)_2D_3$的合成[30]。同样,限制人类饮食中的磷摄入会增加血清$1,25-(OH)_2D_3$水平,而补充磷会降低血清$1,25-(OH)_2D_3$浓度。大鼠研究还表明,饮食中的磷限制会使肾脏近端小管中的Cyp27B1 mRNA和编码的$1α$-羟化酶蛋白表达增加6~8倍[31]。饮食磷的限制降低了肾脏24-羟化酶的活性和表达,从而降低了$1,25-(OH)_2D_3$的降解[32,33]。相反,用$1,25-(OH)_2D_3$治疗维生素D缺乏大鼠会增强NPT2a mRNA和蛋白表达[34]。虽然在$1,25-(OH)_2D_3$作用下PTH下降可以解释NPT2a水平升高,但$1,25-(OH)_2D_3$可以直接增强肾脏中NPT2a启动子活性和蛋白水平[34]。

此外,德夫朗佐(DeFronzo)等还证实在高胰岛素血症的动物中磷的重吸收增加,相反给予生长抑素降低血浆胰岛素水平后磷的排泄增加,调节机制可能与肾小管NPT有关。生长激素在近端肾小管的基底膜侧存在生长激素受体,通过激活磷脂酶C的信号途径产生细胞内效应,增强NPT对磷的重吸收。生长激素还可促进肾脏合成胰岛素样生长因子1刺激NPT的转运功能。其他肾小管管腔内碱性环境也可以刺激NPT的转运,而慢性代谢性酸中毒或呼吸性酸中毒则抑制NPT转运。肾上腺皮质激素以及血容量的改变等都能引起磷代谢的改变。

24.2 异常磷代谢

24.2.1 低磷血症

尽管慢性低磷血症通常无症状,但急性严重低磷血症并伴有磷酸盐消耗可导致明显的临床表现。多种因素包括胃肠道丢失、过度换气或输注右旋糖,可导致酒精中毒时发生低磷血症[35]。慢性低磷血症也可导致肌病,其中肌肉萎缩和废用可导致骨软化症[36]。低磷血症的血液学后果可能包括溶血或白细胞功能障碍。要保持红细胞和白细胞中的ATP水平,必须有足够的磷酸盐水平[37]。血磷不足引起的ATP水平下降与红细胞寿命降低有关。据报道,低磷血症患者白细胞中ATP含量降低会损害细胞功能,特别是趋化性和吞噬作用[38,39]。严重低磷酸盐水平还会发生呼吸肌无力,包括膈肌功能受损[40,41],以及心肌功能下降[42,43]。据报道,患有严重低磷血症的再进食综合征患者会出现中枢和周围神经系统功能障碍[44,45],患者可能表现为烦躁不安和肌肉无力,并发展为意识模糊或昏迷[45,46]。

（1）范科尼（Fanconi）综合征

在范科尼综合征中,遗传或继发性原因破坏近端肾小管的功能会导致血磷水平过低,近端肾小管酸中毒以及氨基酸、葡萄糖、碳酸氢盐和磷酸盐的肾脏损失。低磷血症被认为是血清 $1,25-(OH)_2D_3$ 水平过低的结果（范科尼综合征,1型）[47,48]。受影响的个体可表现出与骨软化症相符的临床表现,腿部弯曲且身材矮小,组织形态计量学分析显示骨量减少,类骨质增加[48]。治疗包括补充磷酸盐和/或骨化三醇。罕见的遗传性疾病可能继发范科尼综合征,包括胱氨酸症、肝豆状核变性、眼脑肾综合征、Ⅰ型糖原贮积病或半乳糖血症。

（2）X连锁低磷血症（XLH）

XLH是低磷血症的最常见遗传形式,发生率为0.5/10万[49]。其遗传方式是X连锁显性遗传,具有完全的外显率,即男性和女性均受到同等影响。但是即使在同一个家族中,表型也可能有很大差异,有些轻度XLH的诊断可以推迟到成年。受影响的患者经常出现骨软化症,导致身材矮小和腿弓。长骨和躯干之间的生长不一致,长骨的生长迟缓更为明显[50]。XLH的临床表现还可能包括由于牙本质或牙釉质缺陷和颅骨早发症引起牙齿脓肿[51,52]。患者也可能主诉肌肉无力或痉挛,尽管许多XLH患者通常因低磷血症而无症状[53]。

XLH的治疗主要针对儿童,以改善他们的生长以及最大限度地减少骨软化症,从而防止弯曲。从诊断开始直至活跃的生长停止,磷酸盐和骨化三醇联合治疗可改善XLH儿童碱性磷酸酶但并不能使骨骼生长和矿化正常化[54,55]。

（3）其他遗传性疾病

常染色体显性遗传性低磷酸盐血症性佝偻病（ADHR）、常染色体隐性遗传性低磷酸盐血症性Rick病（ARHR）、纤维性结构不良（FD）、线性痣皮脂腺综合征（LNSS）/表皮痣综合征（ENS）、NPT2a和NPT2c突变等。遗传性疾病导致低磷血症的治疗主要针对儿童,以改善他们的生长,最大限度地减少骨软化症。

（4）胃肠道吸收不良

低磷血症可能是由于长期摄入高剂量的磷酸盐结合剂（包括醋酸钙或司维拉姆等）[56],也有报道使用含铝或镁的抗酸等药物会导致血清磷酸盐水平降低,导致骨软化症和肌病[57,58]。低磷血症与 $1,25-(OH)_2D_3$ 水平升高阻碍了骨骼矿化。肠道中维生素D吸附能力降低的疾病也会导致血清磷酸盐水平降低。在小肠切除术和克罗恩病中,维生素D吸收的肠道表面积减少了[59,60];同样维生素D缺乏症还有可能是由于囊性纤维化或慢性胰腺炎中的脂肪泻引起[61]。维生素D缺乏症可导致相应的继发性甲状旁腺功能亢进,这2种过程均会导致在吸收不良性疾病中产生轻度至中度的低磷血症。

24.2.2 高磷血症

高磷酸盐血症通常是无症状的。磷酸盐水平升高的一个重要结果是低钙血症,这是由于软组织中磷酸钙沉积物的沉淀所致。磷酸盐水平升高的可能后果是继发性甲状旁腺功能亢进症。慢性肾脏病（CKD）患者磷代谢可发生明显改变,常出现高磷血症、低钙血症和 $1,25-(OH)_2D_3$ 血症。在肾功能减退初期,磷潴留可刺激PTH分泌增多,抑制肾小管对磷的重吸收,临床上并不出现高磷血症。当肾功能进行性减退[肾小球滤过率（GFR）<30 mL/(min·1.73 m²)]时,尽管血PTH升高,但有效肾单位减少,肾小管对PTH的反应能力下降,肾脏对磷的排泄发生障碍,磷在体内积蓄,开始出现高磷血症。同时,肾脏1α-羟化酶减少致使 $1,25-$

$(OH)_2D_3$ 的水平降低,小肠对钙的吸收减少更加剧了低钙血症的形成。低钙血症、低 $1,25-(OH)_2D_3$ 血症、甲状旁腺对 $1,25-(OH)_2D_3$ 抑制的敏感度降低以及高磷血症均可导致高 PTH。

越来越多证据表明,FGF-23 也参与了 CKD 患者的血磷调节,且与低 $1,25-(OH)_2D_3$ 以及继发甲状旁腺功能亢进症有关。早在高磷血症出现之前,CKD 患者就有血 FGF-23 的升高,随着 GFR 的下降,FGF-23 水平进一步升高。FGF-23 能够抑制羟化酶的活性,它可能是 $1,25-(OH)_2D_3$ 降低的原因,也可能是继发性甲状旁腺功能亢进症的早期促使因子。关于 FGF-23 升高的具体原因尚不明确,可能与肾脏清除减少、长期维生素 D 治疗及高磷血症等因素有关。

24.3 慢性肾脏病高磷血症的临床诊治

24.3.1 高磷血症的危害

(1) 高磷血症和继发性甲状旁腺功能亢进症

传统的观点认为高磷血症是通过降低血 $1,25-(OH)_2D_3$ 的水平,诱发低钙血症,从而刺激甲状旁腺细胞增殖。近年的研究证实,高磷血症可不依赖于血钙和 $1,25-(OH)_2D_3$ 的水平,直接促进 PTH 的 mRNA 的转录。此外,血磷升高还可直接刺激甲状旁腺细胞的增殖[62]。高磷血症可以促使 PTH mRNA 基因的表达[63],引起继发性甲状旁腺功能亢进症(secondary hyperparathyroidism,SHPT),而 SHPT 反过来又可加重高磷、低钙血症和活性维生素 D 缺乏,形成恶性循环。

(2) 高磷血症和心血管钙化

在维持性血液透析患者的调查中发现,心、脑血管疾病是其主要死因,而心血管系统的钙化是造成心血管疾病高发生率和高病死率的重要因素之一。其中,血磷水平在心血管钙化的发生、发展中起着重要的作用,是预测冠状动脉钙化、颈动脉内膜中膜增厚和心脏瓣膜钙化的独立危险因素[64]。高磷血症促进血管钙化的机制尚不完全明确。研究表明,除了钙盐在骨外软组织异常沉积外,高血磷还可直接诱导血管平滑肌细胞骨桥接素和碱性磷酸酶的表达而促进血管钙化;高血磷通过 NPT 的作用,诱导血管平滑肌细胞转化为类成骨细胞,直接导致血管中层

平滑肌细胞凋亡,参与和促进血管钙化[65]。

(3) 高磷血症和骨代谢

高磷血症与肾性骨病的发生也密切相关:血磷增高引起 SHPT,PTH 能促进骨吸收和骨形成;血磷增高可以抑制 $1,25-(OH)_2D_3$ 合成,阻止维生素 D 对骨的协同作用,抑制 PTH 介导的血钙增高,低血钙与骨质疏松和软骨病有关。同时活性维生素 D 的缺乏使铝性骨病的易感性增高,铝沉积于矿化骨与骨样组织交界面,阻止骨形成和骨矿化。另外,终末期肾病(ESRD)患者常见的代谢性酸中毒可以促进骨盐溶解,进一步促进肾性佝偻病或骨软化症的发生。

24.3.2 慢性肾脏病高磷血症的管理

24.3.2.1 限磷饮食

高磷血症是慢性肾脏病-矿物质和骨代谢异常(CKD-MBD)发生、发展的关键,而饮食磷摄入量对血磷的调节起到至关重要的作用[66]。CKD 3~5 期非透析患者以及血磷超过正常范围的 ESRD 患者,血磷超过目标值,建议首先限制饮食磷摄入(800~1 000 mg/d)。

低磷饮食有助于控制高磷血症,但过度限磷会导致营养不良并增加病死率,因此,蛋白质摄入和磷摄入之间必须达到平衡。为了避免 ESRD 患者出现营养不良,可采用含磷相对少的蛋白质,同时补充酮酸类制剂的方法。植物来源食物中的磷主要以肌醇六磷酸的形式存在,不易被吸收;动物来源的有机磷吸收率是 40%~60%;添加剂中的磷是无机磷,易被肠道上皮吸收,吸收率可达 90%。因此,推荐用植物性蛋白代替动物性蛋白,限制蛋白质摄入、使用优质限蛋白饮食治疗。

24.3.2.2 磷结合剂

(1) 含钙的磷结合剂

含钙的磷结合剂虽然已广泛使用多年,但此类药物如碳酸钙、醋酸钙等可促进血管钙化、心瓣膜钙化等不良事件发生,增加病死率[67,68]。因此当患者反复出现高钙血症、血管钙化、低动力型骨病及低 PTH 血症时,不推荐使用含钙的磷结合剂。根据 CKD 患者分期及血磷水平,含钙的磷结合剂的使用指征如下:①CKD 3~5 期非透析患者,如果通过限制饮食磷摄入后,血磷水平仍高于目标值,而血钙水平在正常范围或降低,建议使用含钙的磷结合剂;②CKD 5 期患者,如果通过限制饮食中磷的摄入和

充分透析仍不能控制血磷水平,而血钙水平在正常范围或降低,建议使用含钙的磷结合剂。CKD 3～5期患者合并高磷血症,若高钙血症持续存在或反复发生,不推荐使用含钙的磷结合剂;若合并动脉钙化和/或无动力性骨病和/或血清PTH水平持续过低,建议限制含钙的磷结合剂的使用。

关于含钙的磷结合剂的使用方法,建议含钙的磷结合剂和饮食中提供的钙不应超过 2 000 mg/d。在使用含钙的磷结合剂的过程中,需密切监测血钙水平,同时应监测血磷及 PTH 水平,以便调整药物剂量。

(2) 非含钙的磷结合剂

常用的非含钙的磷结合剂目前包括司维拉姆和碳酸镧。新型磷结合剂司维拉姆是一种阳离子聚合物,盐酸/碳酸司维拉姆的降磷效果不仅与含钙的磷结合剂相同,有降低血脂、减少炎症、降低尿酸、减少氧化应激及改善骨病等作用且不易导致高钙血症[69]。碳酸镧是另一种新型的磷结合剂,在胃或十二指肠和空肠均能与磷高效结合,形成不溶性的、不易被消化道吸收的镧盐,虽然也有文献报道吸收的碳酸镧能沉积于肝脏、骨骼、肌肉、肾脏、大脑等,并且为时间依赖性,但是长期服用碳酸镧的安全性已得到证实[70]。含铁的磷结合剂可以促进消化道排磷、降低血磷而不增加血清钙和钙磷乘积,同时可以纠正缺铁性贫血,近年来被证实可有效控制 CKD 患者的血磷水平[71]。有研究发现烟胺能抑制动物小肠上的 NPT,从而降低血清磷水平,因此烟酸可能成为治疗伴有高脂血症的 ESRD 患者的理想药物[72]。

根据 CKD 患者分期及血磷水平,非含钙的磷结合剂的使用指征如下:①CKD 5 期患者伴高磷血症,血清校正钙>2.5 mmol/L 时,建议选择非含钙的磷结合剂降磷治疗;②CKD 5 期患者伴高磷血症,血清校正钙<2.5 mmol/L 时,给予足量含钙的磷结合剂后,血磷仍高于目标值,建议根据血钙水平加用或换用非含钙的磷结合剂;③CKD 5 期患者伴高磷血症,同时伴血管钙化,和/或 PTH 持续降低和/或低转运骨病,建议选择非含钙的磷结合剂进行降磷治疗[73]。

(3) 含铝的磷结合剂

CKD 3～5 期的患者,如果患者血磷水平持续高水平,可考虑短期(最多 4 周)使用含铝的磷结合剂。为避免铝中毒可能导致的维生素 D 抵抗骨软化和各种神经毒性,禁止反复长期使用含铝的磷结合剂[74]。

24.3.2.3 充分透析

透析可以快速清除循环中的矿物质离子,是在短时间内降低血磷的有效手段之一。研究证明,透析前血磷越高、透析膜面积越大、透析频率越大、透析时间越长,透析磷的清除越多。透析膜材料、透析缓冲液的种类、血流速度、透析液流速并不能明显影响透析磷的清除。由于磷从细胞内释放入血的速度远远慢于透析过程中磷的清除速度,因此常规血液透析对磷的清除是不充分的。每日短时透析或每日夜间透析能良好控制血磷到目标水平[75],减少左心室肥大、减少高血压用药、改善矿物质代谢及生活质量。

总之,在慢性肾衰竭的发生、发展过程中,高磷血症作为一种死亡相关的独立危险因素,越来越引起重视,高磷血症的防治将有效降低各项心血管和骨骼并发症、提高患者生活质量、降低住院率和病死率。

(陈 靖 张敏敏)

参考文献

1. NISHI Y, FUJIMOTO S, SASAKI M. Role of mitochondrial phosphate carrier in metabolism-secretion coupling in rat insulinoma cell line INS‑1[J]. Biochem J, 2011,435(2):421‑430.

2. BERNDT T, THOMAS L F, CRAIG T A. Evidence for a signaling axis by which intestinal phosphate rapidly modulates renal phosphate reabsorption[J]. Proc Natl Acad Sci USA, 2007,104(25):11085‑11090.

3. DOMINGUEZ J H, GRAY R W, LEMANN J R J. Dietary phosphate deprivation in women and men: effects on mineral and acid balances, parathyroid hormone and the metabolism of 25-OH-vitamin D [J]. J Clin Endocrinol Metab, 1976,43(5):1056‑68.

4. LOTSCHER M, KAISSLING B, BIBER J, et al. Role of microtubules in the rapid regulation of renal phosphate transport in response to acute alterations in dietary phosphate content[J]. J Clin Invest, 1997,99(6):1302‑1312.

5. SEGAWA H, YAMANAKA S, ITO M, et al. Internalization of renal type Ⅱc Na-Pi cotransporter in response to a high phosphate diet[J]. Am J Physiol Ren Physiol, 2005,288(3):F587‑F596.

6. MIYAMOTO K, ITO M, TATSUMI S, et al. New

aspect of renal phosphate reabsorption: the type Ⅱ c sodium-dependent phosphate transporter [J]. Am J Nephrol, 2007, 27(5):503-515.

7. MURER H, HERNANDO N, FORSTER I, et al. Proximal tubular phosphate reabsorption: molecular mechanisms[J]. Physiol Rev, 2000, 80(4):1373-1409.

8. HARTMANN C M, HEWSON A S, KOS C H, et al. Structure of murine and human renal type Ⅱ Nafl-phosphate cotransporter genes (Npt2 and NPT2)[J]. Proc Natl Acad Sci USA, 1996, 93(14):7409-7414.

9. SINGH A K, WILLIAMS G H. Textbook of nephro-endocrinology [M]. Amsterdam: Boston: London: Academic, 2009.

10. KAVANAUGH M P, MILLER D G, ZHANG W, et al. Cell-surface receptors for gibbon ape leukemia virus and amphotropic murine retrovirus are inducible sodium-dependent phosphate symporters[J]. Proc Natl Acad Sci USA, 1994, 91(15):7071-7075.

11. COLLINS J F, BAI L, GHISHAN F K. The SLC20 family of proteins: dual functions as sodium-phosphate cotransporters and viral receptors[J]. Pflügers Archiv, 2004, 447(5):647-652.

12. KEMPSON S A, LOTSCHER M, KAISSLING B, et al. Parathyroid hormone action on phosphate transporter mRNA and protein in rat renal proximal tubules[J]. Am J Physiol, 1995, 268(4 Pt 2):F784-F791.

13. PFISTER M F, RUF I, STANGE G, et al. Parathyroid hormone leads to the lysosomal degradation of the renal type Ⅱ Na/Pi cotransporter [J]. Proc Natl Acad Sci USA, 1998, 95(4):1909-1914.

14. TRAEBERT M, VOLKL H, BIBER J, et al. Luminal and contraluminal action of 1-34 and 3-34 PTH peptides on renal type Ⅱa Na-P(i) cotransporter[J]. Am J Physiol Ren Physiol, 2000, 278(5):F792-F798.

15. SNEDDON W B, RUIZ G W, GALLO L I, et al. Convergent signaling pathways regulate parathyroid hormone and fibroblast growth Factor-23 action on NPT2A-mediated phosphate transport[J]. J Biol Chem, 2016, 291(36):18632-18642.

16. MAHON M J, DONOWITZ M, YUN C C, et al. Na(fl)/H(fl) exchanger regulatory factor 2 directs parathyroid hormone 1 receptor signalling[J]. Nature, 2002, 417(6891):858-861.

17. LEDERER E D, SOHI S S, McLEISH K R. Parathyroid hormone stimulates extracellular signal-regulated kinase (ERK) activity through two independent signal transduction pathways: role of ERK in sodium-phosphate cotransport[J]. J Am Soc Nephrol, 2000, 11(2):222-231.

18. BACIC D, SCHULZ N, BIBER J, et al. Involvement of the MAPK-kinase pathway in the PTH-mediated regulation of the proximal tubule type Ⅱa Nafl/Pi cotransporter in mouse kidney [J]. Pflügers Archiv, 2003, 446(1):52-60.

19. BACIC D, CAPUANO P, GISLER S M, et al. Impaired PTH-induced endocytotic down-regulation of the renal type Ⅱa Nafl/Picotransporter in RAP-deficient mice with reduced megalin expression[J]. Pflügers Archiv, 2003, 446(4):475-484.

20. KHUNDMIRI S J, RANE M J, LEDERER E D. Parathyroid hormone regulation of type II sodium-phosphate cotransporters is dependent on an A kinase anchoring protein[J]. J Biol Chem, 2003, 278(12):10134-10141.

21. COURBEBAISSE M, LEROY C, BAKOUH N, et al. A new human NHERF1 mutation decreases renal phosphate transporter NPT2a expression by a PTH-independent mechanism[J]. PLoS One, 2012, 7(4):347-364.

22. KARIM Z, GERARD B, BAKOUH N, et al. NHERF1 mutations and responsiveness of renal parathyroid hormone[J]. N Engl J Med, 2008, 359(11):1128-1135.

23. SHIMADA T, MIZUTANI S, MUTO T, et al. Cloning and characterization of FGF23 as a causative factor of tumor-induced osteomalacia [J]. Proc Natl Acad Sci USA, 2001, 98(11):6500-6505.

24. YAMAZAKI Y, OKAZAKI R, SHIBATA M, et al. Increased circulatory level of biologically active full-length FGF-23 in patients with hypophosphatemic rickets/osteomalacia [J]. J Clin Endocrinol Metab, 2002, 87(11):4957-4960.

25. TAGLIABRACCI V S, ENGEL J L, WILEY S E, et al. Dynamic regulation of FGF23 by Fam20C phosphorylation, GalNAc-T3 glycosylation, and furin proteolysis[J]. Proc Natl Acad Sci USA, 2014, 111(15):5520-5525.

26. CONSORTIUM A. Autosomal dominant hypophosphataemic rickets is associated with mutations in FGF23[J]. Nat Genet, 2000, 26(3):345-348.

27. LIU S, ZHOU J, TANG W, et al. Pathogenic role of Fgf23 in hyp mice[J]. Am J Physiol Endocrinol Metab, 2006, 291(1):E38-E49.

28. CLINKENBEARD E L, CASS T A, NI P, et al. Conditional deletion of murine FGF-23: interruption of

the normal skeletal responses to phosphate challenge and rescue of genetic hypophosphatemia[J]. J Bone Miner Res, 2016,31(6):1247 - 1257.

29. URAKAWA I, YAMAZAKI Y, SHIMADA I, et al. Klotho converts canonical FGF receptor into a specific receptor for FGF23[J]. Nature, 2006,444(7120):770 - 774.

30. HUGHES M R, BRUMBAUGH P F, HUSSLER M R, et al. Regulation of serum 1alpha, 25 - dihydroxyvitamin D3 by calcium and phosphate in the rat[J]. Science, 1975,190(4214):578 - 580.

31. INSOGNA K L, BROADUS A E, GERTNER J M. Impaired phosphorus conservation and 1,25 - dihydroxyvitamin D generation during phosphorus deprivation in familial hypophosphatemic rickets[J]. J Clin Invest, 1983,71(6):1562 - 1569.

32. WU S, GRIEFF M, BROWN A J. Regulation of renal vitamin D - 24 - hydroxylase by phosphate: effects of hypophy-sectomy, growth hormone and insulin-like growth factor I[J]. Biochem Biophys Res Commun, 1997,233(3):813 - 817.

33. WU S, FINCH J, ZHONG M, et al. Expression of the renal 25-hydroxyvitamin D-24-hydroxylase gene: regulation by dietary phosphate[J]. Am J Physiol, 1996,271(1 Pt 2):F203 - F208.

34. TAKETANI Y, SEGAWA H, CHIKAMORI M, et al. Regulation of type II renal NafI-dependent inorganic phosphate transporters by 1,25-dihydroxyvitamin D3. Identification of a vitamin D-responsive element in the human NAPi - 3 gene[J]. J Biol Chem, 1998,273(23):14575 - 14581.

35. AMANZADEH J, REILLY JR R F. Hypophosphatemia: an evidence-based approach to its clinical consequences and management[J]. Nat Clin Pract Nephrol, 2006,2(3):136 - 148.

36. DASTUR D K, GAGRAT B M, WADIA N H, et al. Nature of muscular change in osteomalacia: light- and electron-microscope observations[J]. J Pathol, 1975,117(4):211 - 228.

37. NAKAO K, WADA T, KAMIYAMA T, et al. A direct relationship between adenosine triphosphate-level and in vivo viability of erythrocytes[J]. Nature, 1962, 194:877 - 887.

38. RASMUSSEN A, SEGEL E, HESSOV I, et al. Reduced function of neutrophils during routine postoperative glucose infusion[J]. Acta Chir Scand, 1988,154(7 - 8):429 - 433.

39. CRADDOCK P R, YAWATA Y, VAN SANTEN L, et al. Acquired phagocyte dysfunction. A complication of the hypophosphatemia of parenteral hyperalimentation[J]. N Engl J Med, 1974,290(25):1403 - 1407.

40. AUBIER M, MURCIANO D, LECOCGUIC Y, et al. Effect of hypophosphatemia on diaphragmatic contractility in patients with acute respiratory failure[J]. N Engl J Med, 1985,313(7):420 - 424.

41. GRAVELYN T R, BROPHY N, SIEGERT C, et al. Hypophosphatemia-associated respiratory muscle weakness in a general inpatient population[J]. Am J Med, 1988,84(5):870 - 876.

42. VERED Z, BATTLER A, MOTRO M, et al. Left ventricular function in patients with chronic hypophosphatemia[J]. Am Heart J, 1984,107(4):796 - 798.

43. O'CONNOR L R, WHEELER W S, BETHUNE J E. Effect of hypophosphatemia on myocardial performance in man[J]. N Engl J Med, 1977,297(17):901 - 903.

44. JUNGE O. Acute polyneuropathy due to phosphate deficiency during parenteral feeding[J]. Fortschr Med, 1979,97(8):335 - 338.

45. MICHELL A W, BURN D J, READING P J. Central pontine myelinolysis temporally related to hypophosphataemia[J]. J Neurol Neurosurg Psychiatry, 2003,74(6):820.

46. SILVIS S E, PARAGAS JR P D. Paresthesias, weakness, seizures, and hypophosphatemia in patients receiving hyperalimentation[J]. Gastroenterology, 1972, 62(4):513 - 520.

47. CHESNEY R W, ROSEN J F, HAMSTRA A J, et al. Serum 1,25-dihydroxyvitamin D levels in normal children and in vitamin D disorders[J]. Am J Dis Child, 1980, 134(2):135 - 139.

48. CLARKE B L, WYNNE A G, WILSON D M, et al. Osteomalacia associated with adult Fanconi's syndrome: clinical and diagnostic features[J]. Clin Endocrinol, 1995,43(4):479 - 490.

49. LIU E S, MARTINS J S, RAIMANN A, et al. 1,25-Dihydroxyvitamin D alone improves skeletal growth, microarchitecture, and strength in a murine model of XLH, despite enhanced FGF23 expression[J]. J Bone Miner Res, 2016,31(5):929 - 939.

50. HAFFNER D, WUHL E, BLUM W F, et al. Disproportionate growth following long-term growth hormone treatment in short children with X-linked hypophosphataemia[J]. Eur J Pediatr, 1995,154(8):

610-613.

51. CONNOR J, OLEAR E A, INSOGNA K L, et al. Conventional therapy in adults with x-linked hypophosphatemia: effects on enthesopathy and dental disease[J]. J Clin Endocrinol Metab, 2015, 100(10): 3625-3632.

52. MURTHY A S. X-linked hypophosphatemic rickets and craniosynostosis[J]. J Craniofac Surg, 2009, 20(2): 439-442.

53. IMEL E A, ECONS M J. Approach to the hypophosphatemic patient[J]. J Clin Endocrinol Metab, 2012, 97(3): 696-706.

54. GLORIEUX F H, MARIE P J, PETTZFOR J M, et al. Bone response to phosphate salts, ergocalciferol, and calcitriol in hypophosphatemic vitamin D-resistant rickets [J]. N Engl J Med, 1980, 303(18): 1023-1031.

55. HARRELL R M, LYLES K W, HARRELSON J M, et al. Healing of bone disease in X-linked hypophosphatemic rickets/osteomalacia. Induction and maintenance with phosphorus and calcitriol[J]. J Clin Invest, 1985, 75(6): 1858-1868.

56. LIAMIS G, MILIONIS H J, ELISAF M. Medication-induced hypophosphatemia: a review[J]. QJM, 2010, 103(7): 449-459.

57. LOTZ M, ZISMAN E, BARTTER F C. Evidence for a phosphorus-depletion syndrome in man[J]. N Engl J Med, 1968, 278(8): 409-415.

58. BAKER L R, ACKRILL P, CATTELL W R, et al. Iatrogenic osteomalacia and myopathy due to phosphate depletion[J]. Br Med J, 1974, 3(5924): 150-152.

59. YAMAUCHI J, UBARA Y, SUWABE T, et al. Severe osteomalacia caused by short bowel syndrome in a patient on long-term hemodialysis after parathyroidectomy[J]. J Bone Miner Metabol, 2011, 29(2): 245-250.

60. DEDEOGLU M, GARIP Y, BODUR H. Osteomalacia in Crohn's disease[J]. Arch Osteoporos, 2014, 9: 177.

61. FRIEDMAN H Z, LANGMAN C B, FAVUS M J. Vitamin D metabolism and osteomalacia in cystic fibrosis [J]. Gastroenterol, 1985, 88(3): 808-13.

62. HRUSKA K A, MATHEW S, LUND R, et al. Hyperphosphatemia of chronic kidney disease[J]. Kidney Int, 2008, 74(1): 148-157.

63. JORGE B. Hyperphosphataemia as a cardiovascular risk factor—how to manage the problem[J]. Nephrol Dial Transplant, 2002, 17(Suppl 11): 16-19.

64. ISHIMURA E, TANIWAKI H, TABATA T, et al. Cross-sectional association of serum phosphate with carotid intima-medial thickness in hemodialysis patients [J]. Am J Kidney Dis, 2005, 45(5): 859-865.

65. RAGGI P, KLEEREKOPER M. Contribution of bone and mineral abnormalities to cardiovascular disease in patients with chronic kidney disease[J]. Clin J Am Soc Nephrol, 2008, 3(3): 836-843.

66. D'ALESSANDRO C, PICCOLI G B, CUPISTI A. The "phosphorus pyramid": a visual tool for dietary phosphate management in dialysis and CKD patients[J]. BMC Nephrol, 2015, 16: 9.

67. ELSEVIERS M, DE VOS J-Y. The Research Board of EDTNA/ERCA. The use of phosphate binders: data from contributors to the European practice database. J Ren Care, 2009, 35(Suppl 1): 14-8.

68. SCHAEFER K, UMLAUF E, VON HERRATH D. Reduced risk of hypercalcemia for hemodialysis patients by administering calcitriol at night[J]. Am J Kidney Dis, 1992, 19(5): 460-464.

69. KOMABA H, WANG M, TANIGUCHI M, et al. Initiation of sevelamer and mortality among hemodialysis patients treated with calcium-based phosphate binders [J]. Clin J Am Soc Nephrol, 2017, 12(9): 1489-1497.

70. HUTCHISON A J, WILSON R J, GARAFOLA S, et al. Lanthanum carbonate: safety data after 10 years[J]. Nephrol, 2016, 21(2): 987-994.

71. GEISSER P, PHILIPP E. PA21: a novel phosphate binder for the treatment of hyperphosphatemia in chronic kidney disease[J]. Clin Nephrol, 2010, 74(1): 4-11.

72. RENNICK A, KALAKECHE R, SEEL L, et al. Nicotinic acid and nicotinamide: a review of their use for hyperphosphatemia in dialysis patients[J]. Pharmacotherapy, 2013, 33(6): 683-690.

73. KDIGO CKD-MBD UPDATE WORK GROUP. KDIGO 2017 clinical practice guideline update for the diagnosis, evaluation, prevention, and treatment of chronic kidney disease-mineral and bone disorder (CKD-MBD) [J]. Kidney Int Suppl, 2011, 7(1): 1-59.

74. SEIDOWSKY A, DUPUIS E, DRUEKE T, et al. Aluminic intoxication in chronic hemodialysis. a diagnosis rarely evoked nowadays. clinical case and review of the literature[J]. Nephrol Ther, 2018, 4(1): 35-41.

75. ŠVÁRA F, LOPOT F, VALKOVSKÝ I, et al. Phosphorus removal in low-flux hemodialysis, high-flux hemodialysis, and hemodiafiltration[J]. ASAIO J, 2016, 62(2): 176-181.

25 抗衰老基因 *Klotho* 在慢性肾脏病及其并发症中的保护作用

25.1 抗衰老基因 *Klotho* 的概述
    25.1.1 Klotho 蛋白的结构特征
    25.1.2 Klotho 蛋白的生物学作用
25.2 Klotho 蛋白与慢性肾脏病
    25.2.1 慢性肾脏病患者 Klotho 蛋白的变化特点
    25.2.2 Klotho 蛋白与肾脏保护
    25.2.3 Klotho 蛋白与慢性肾脏病-矿物质和骨代谢异常
25.3 Klotho 蛋白与慢性肾脏病心血管并发症
    25.3.1 Klotho 蛋白与血管钙化
    25.3.2 Klotho 蛋白与左心室肥厚
    25.3.3 Klotho 蛋白与慢性肾脏病加速性动脉粥样硬化
25.4 Klotho 蛋白在慢性肾脏病中的应用前景
    25.4.1 作为慢性肾脏病新的生物标志物
    25.4.2 作为慢性肾脏病新的防治策略

    慢性肾脏病(CKD)是一个全球性的健康问题,我国成人 CKD 的患病率高达 10%～12%,并且其发病率仍呈现逐年增高的趋势[1]。值得注意的是,CKD 患者在肾功能持续减退的同时会出现全身并发症,其中心血管疾病(CVD)、矿物质和骨代谢异常(MBD)是其最常见的严重并发症,也是 CKD 患者致残、致死等不良结局的重要原因[2]。尽管人们早已认识到 CKD 背景下 CVD 和 MBD 高发病率和高病死率的原因有别于普通人群,但其发病机制和防治措施目前仍未完全阐明。

    抗衰老基因 *Klotho* 是日本科学家科罗欧(Kuro-o)等在构建盐敏感高血压转基因小鼠的过程中发现并命名的。*Klotho* 基因缺失小鼠($kl^{-/-}$)不仅寿命缩短,还伴随多种衰老样表型,如多器官(如性腺、胸腺等)退行性改变、皮肤萎缩、血管等软组织异位钙化、骨质疏松、动脉粥样硬化(AS)等[3]。有趣的是,*Klotho* 仅在体内有限器官表达,尤以肾脏为甚。当肾功能持续减退时,常常伴随着肾脏 Klotho 表达和 Klotho 分泌水平的显著降低[4];而体内 Klotho 水平又与 CKD 及其多种并发症,尤其是心血管并发症和 MBD 的发生与临床转归之间存在紧密联系,说明 Klotho 参与了 CKD 的发病进程[5,6]。本文就 Klotho 在 CKD 领域的研究进展进行阐述。

25.1 抗衰老基因 *Klotho* 的概述

25.1.1 Klotho 蛋白的结构特征

    人类 *Klotho* 基因位于 13 号染色体,可编码一种单次跨膜蛋白,包含 α、β 及 γ 3 种亚型,后 2 种亚型的发现是基于其与 α-Klotho 的同源性[7]。β-Klotho 主要表达于肝、肠及脂肪,可与成纤维细胞生长因子受体 1c(FGFR1c)和 FGFR4 形成复合物,调控成纤维细胞生长因子(FGF)家族成员中 FGF-21 和 FGF-19 的活性[8];γ-Klotho 在皮肤和肾脏均有表达,可与 FGFR1b、FGFR1c 及 FGFR2c 结合,但其功能目前尚远未明确。α-Klotho(以下称为 Klotho)仅在体内有限脏器(如肾脏、大脑脉络膜及成熟生殖细胞)中表达,且主要在肾小管上皮细胞高表达[9]。Klotho 包含 5 个外显子,可形成 2 种转录本[3]。全长转录本编码膜型 Klotho 蛋白,由胞外区、跨膜区及一个包含 11 个残基的 C 端结构域组成。胞外区含 K11 和 K12 这 2 个重复序列,可被金属蛋白酶-10(ADAM-10)和 ADAM-17 剪接成可溶型 Klotho 蛋白[10];另一方面,Klotho 基因仅转录翻译 N 端 549 个氨基酸可形成分泌型 Klotho 蛋白(图 25-1)[3,7]。可溶型和分泌型 Klotho 蛋白(统称循环 Klotho)可进入外周血液循环,在血、尿和脑脊液中均能检测到[9]。

骨代谢中发挥重要调控作用,肾脏和甲状旁腺是其主要靶器官[11]。由于缺乏硫酸乙酰肝素结构域,FGF-23 与其特异性受体 FGFR 亲和力极低。在两者结合过程中,膜型 Klotho 需作为"支架"连接 FGF-23 与 FGFR 以增强两者亲和力,从而促进其结合[12]。由此,人们重点关注膜型 Klotho 在矿物质与骨代谢中的调控作用,发现它一方面能抑制近端肾小管Ⅱa 型钠-磷共转运体(NPT2a)减少磷酸盐的重吸收[13];另一方面通过下调肾脏 1α-羟化酶的表达来减少 1,25-二羟维生素 D_3(骨化三醇)合成和肠道对磷的吸收[14]。有趣的是,当 FGF 自身具有硫酸乙酰肝素结构域时,例如 FGF-2,就可以直接结合 FGFR 而无需膜型 Klotho 协助[15]。因此,Klotho 与此类 FGF 竞争性结合 FGFR,两者之间成为相互拮抗的关系。

(2) 循环 Klotho

作为一种激素样物质,循环 Klotho 蛋白以内分泌或旁分泌形式发挥作用,可与细胞膜表面受体结合以促进或抑制其与特异性配体间的亲和力,进而影响下游信号转导。例如,Klotho 蛋白与转化生长因子-β1(TGF-β1)竞争性结合其受体 TGF-βR2[16];也可直接抑制胰岛素/胰岛素样生长因子-1(IGF-1)与其受体(IGFR)结合[17]。松原(Matsubara)等发现循环 Klotho 蛋白能作用于血管内皮生长因子受体-2(VEGFR-2),促进其与钙离子(Ca^{2+})通道 TRPC-1 结合,增强 Ca^{2+} 内流而维持 Klotho 基因缺陷($kl^{-/-}$)小鼠血管内皮的完整性[18]。

既往研究认为,膜型与循环 Klotho 发挥作用方式不同,前者主要作为 FGF 家族成员的共受体发挥生物学功能;后者主要作为体液因子,进入血液循环到达远端脏器发挥特定功能。近年来的研究拓展了人们对循环 Klotho 的认识。穆罕默迪(Mohammadi)等利用 X 线晶体衍射分析技术对 Klotho、FGF-23 及 FGFR 蛋白的原子结构进行解析,发现循环 Klotho 像膜型 Klotho 一样,可作为 FGF-23 的共受体协助其向下游通路传递信号[12]。

此外,循环 Klotho 还具有唾液酸酶活性,能像生物酶一样对特定底物产生催化作用。研究表明,Klotho 能酶解 Ca^{2+} 通道 TRPV5 或肾外髓钾离子(K^+)通道 ROMK1 N 端糖链中的唾液酸,暴露其下半乳凝集素配体,当该配体结合半乳凝集素后能活化上述离子通道[19,20];Klotho 还能与位于细胞膜筏中神经节糖苷上的唾液酸乳糖元件反应,进而下调 Ca^{2+} 通道 TRPC6 介导的钙信号[21]。最近的研究表

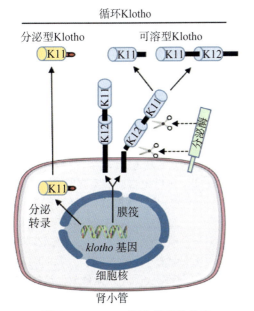

图 25-1 Klotho 蛋白的结构特点

25.1.2 Klotho 蛋白的生物学作用

(1) 膜型 Klotho

FGF-23 是一种骨源性生长激素,在矿物质与

明,循环 Klotho 还能结合脂滴上的神经节糖苷调控胞内信号通路[如磷脂酰肌醇-3-激酶/蛋白激酶 B(PI3K/Akt)]活性[22]。这些结果提示,Klotho 像生物酶一样,通过修饰底物中的糖基元件或改变唾液酸酶和 β-葡萄糖醛酸酶的丰度发挥作用。

25.2 Klotho 蛋白与慢性肾脏病

25.2.1 慢性肾脏病患者 Klotho 蛋白的变化特点

生理情况下,Klotho 主要在肾小管上皮细胞高表达;CKD 时,由于肾小管上皮细胞结构受损、功能紊乱导致 Klotho 表达和分泌降低[23]。即使在儿童等较年轻 CKD 人群中,血清 Klotho 水平仍低于健康群体[24]。研究证实,CKD 患者血清 Klotho 水平与肾小球滤过率呈显著正相关[25]。其他学者也发现,血清 Klotho 水平和 CKD 分期呈显著负相关,且与 CKD 及其心血管并发症的临床转归密切相关[26,27]。因此,CKD 被认为是一种 Klotho 缺乏症,Klotho 表达下调不仅是 CKD 的标志,也可能是评判 CKD 分期和预后的重要生物学指标。

CKD 时多种因素可影响 Klotho 表达,如转录因子过氧化物酶体增殖物激活受体(PPARγ)、降钙素基因相关肽、尿毒症毒素、促红细胞生成素等[28-31]。最近的研究报道,CKD 时肾小管上皮细胞内过度活化的转录因子——干扰素调节因子-1(IRF-1)可通过抑制 C/EBP-β 与 *Klotho* 启动子结合而下调 *Klotho* 基因转录[32]。

25.2.2 Klotho 蛋白与肾脏保护

肾间质纤维化是所有类型 CKD 的共同病理特征,以细胞外基质蛋白过度积聚为标志,最终导致终末期肾衰竭。在单侧输尿管梗阻术(UUO)模型中,*Klotho* 基因缺陷杂合子($kl^{+/-}$)小鼠梗阻侧肾组织较野生型小鼠表现出更为严重的肾间质纤维化[33]。即使是正常小鼠,敲除 *Klotho* 基因后也更易发生肾间质纤维化[33,34]。这说明,Klotho 的丢失可能是肾间质纤维化发生和发展的重要致病因素。相反,在 UUO 或 CKD 动物模型中,使用重组 Klotho 蛋白或过表达 *Klotho* 基因可恢复 Klotho 水平,同时明显改善肾间质纤维化[35]。

研究表明,Klotho 通过与 FGF-2 竞争性结合肾小管上皮细胞 FGFR1,抑制 FGF-2 激活的 ERK1/2 信号通路,从而拮抗肾间质纤维化[15]。其他学者的研究表明,Klotho 可直接与肾小管上皮细胞 TGF-β2 型受体结合来抑制 TGF-β1 介导的 β-连环蛋白激活及由此引发的致纤维化基因表达,如 Snail1、纤连蛋白和 α-SMA 等[16]。Klotho 还可与 CKD 时肾小管上皮细胞异常活化的 Wnt(如 Wnt1、Wnt3、Wnt4、Wnt5a、Wnt7a 等)直接结合,抑制 Wnt 介导的 β-连环蛋白活化及其诱导的致纤维化因子分泌[36]。Klotho 还可通过下调 TRPC6 介导的肾小管上皮细胞 Ca^{2+} 内流来减轻肾间质纤维化[37]。

另一方面,CKD 患者和小鼠体内长期处于一种高氧化应激和炎症状态[38]。氧化应激是指活性氧(ROS)及其代谢产物过量堆积,通过激活相关信号通路调控某些效应基因的转录与表达,从而对细胞产生多种毒性作用的一种病理状态。尽管人们对 Klotho 最初的认识是基于其抗衰老作用,但后来发现,Klotho 的抗衰老作用与其强大的抗氧化应激能力密切相关[39]。基于 Klotho 过表达(kl^{tg})小鼠构建 CKD 模型,发现该小鼠不但寿命延长,内源性 ROS 生成量及由 ROS 介导的信号通路活性均明显降低[31]。研究证实,Klotho 蛋白可通过抑制胰岛素/IGF-1/PI3K 信号通路活化叉头转录因子(FoxO)和促进超氧化物歧化酶 2(SOD2)表达,从而发挥清除 ROS 和抗氧化应激效应[40,41]。Klotho 也能抑制线粒体 ROS 的过量生成,缓解线粒体功能紊乱[42,43]。此外,Klotho 还能抑制 NADPH 氧化酶的活性,从而在 ROS 生成来源方面发挥阻断作用[44]。

炎症在 CKD 的发生、发展中发挥着重要作用。临床研究表明,CKD 患者血清炎症因子,如 C 反应蛋白、白细胞介素-6(IL-6)、肿瘤坏死因子 α 等水平显著增高[45]。血清中升高的炎症因子通过抑制一氧化氮(NO)合成刺激血管收缩,从而减少肾血流量[46]。炎症还能促进 T 细胞黏附和巨噬细胞迁移至肾间质,导致促纤维化因子大量释放而诱发肾间质纤维化[47,48]。因此,抑制炎症能有效阻遏 CKD 进展。已知,Klotho 与细胞、器官和机体的炎症反应均密切相关。在缺血再灌注诱导的急性肾损伤模型小鼠中,随着肾功能持续恶化,血清炎症水平不断升高的同时 Klotho 水平不断下降[49];在 UUO 模型中,$kl^{-/-}$ 小鼠纤维化的肾脏组织中炎症因子水平明显增加且较野生型小鼠更明显[50]。这些结果说明,

Klotho 丢失能够增强炎症。补充 Klotho 蛋白不但能降低 CKD 小鼠肾脏炎症因子水平，还可抑制 RIG-I/NF-κB 信号通路激活，以减少循环中单核细胞炎症因子的表达与释放，从而拮抗 CKD 导致的系统性炎症[49]。

25.2.3　Klotho 蛋白与慢性肾脏病-矿物质和骨代谢异常

CKD-MBD 是指由于 CKD 所致的矿物质与骨代谢异常综合征，可表现为钙、磷、甲状旁腺激素（PTH）或维生素 D 代谢异常，或者血管或其他软组织钙化。

最初，人们观察到 *FGF-23* 基因缺陷小鼠的表型特征和 $kl^{-/-}$ 小鼠相似，两者均会出现严重的高磷血症和软组织异位钙沉积[40,51]。这一研究发现将 FGF-23 与 Klotho 紧紧联系在一起。通过对这 2 个蛋白结构和功能的深度解析，学者们发现 FGF-23 要发挥生物学作用，其蛋白 N 端和 C 端需分别与特异性受体 FGFR 和 Klotho 蛋白结合[52]。基于这一特性，"FGF-23-Klotho-FGFR 轴"概念被提出，而它在 CKD-MBD 中的作用也随之受到重点关注。

人 FGF-23 由成骨细胞（包括成骨前体细胞）和骨细胞合成分泌，是调节磷稳态和骨矿化的关键激素。FGF-23 与血清钙、磷、骨化三醇、甲状旁腺激素（PTH）水平关系密切。生理情况下，FGF-23 与 PTH 分泌呈负相关[53]。而对于 CKD 继发甲状旁腺功能亢进的患者来说，增生的甲状旁腺细胞对 FGF-23 的刺激不再敏感，此时 FGF-23 无法调节 PTH 分泌[54]。FGF-23 是磷和维生素 D 的负性调控因子。当血磷和骨化三醇水平升高会促使 FGF-23 分泌增加[55]。FGF-23 一方面与肾小管 Klotho-FGFR 复合物结合后通过激活 ERK1/2 和血清糖皮质激素调节激酶-1（SGK-1）磷酸化钠-氢交换调控因子 1（NHERF1），进而下调近曲小管钠-磷共转运体 2a 和 2c（NPT2a 和 NPT2c），以此增加肾脏对磷的排泄[56]；另一方面抑制肾脏 1α-羟化酶活性而增加 24-羟化酶活性以降低骨化三醇水平，同时减少肾脏重吸收磷[57,58]。但 CKD 时，肾脏对磷的排泄能力减弱，即使 FGF-23 代偿性升高也不能促进磷排泄，却降低了骨化三醇水平，血中磷的大量潴留刺激骨不断分泌 FGF-23，而高水平 FGF-23 又会进一步抑制骨化三醇合成，形成恶性循环[59]（图 25-2）。因此，当 Klotho 水平不足时，会限制 FGF-23 介导

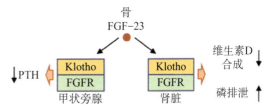

图 25-2　生理情况下 FGF-23-Klotho-FGFR 调控的内分泌轴

的信号转导。研究表明，近端肾小管特异性敲除 *Klotho* 基因可导致肾脏对磷的排泄降低，提示近端肾小管表达分泌的 Klotho 蛋白参与了 FGF-23 调节磷稳态[60]。循环 Klotho 也能调节 1α-羟化酶活性，以及 PTH 和 FGF-23 水平，直接影响全身矿物质，包括钙和磷的稳态[61]。

有学者发现组蛋白去乙酰化酶抑制剂通过抑制 HDAC3 促进 PPARγ 赖氨酸 240 和 265 位点乙酰化，进而增加 PPARγ 对 Klotho 的转录活性，Klotho 表达上调能有效改善 CKD 及其骨并发症症状[62]。该课题组同时还发现，DNA 甲基化酶 DNMT1/3a 异常致 *Klotho* 启动子超甲基化是 CKD 时 Klotho 表达下调的重要原因；而中药成分大黄酸能够通过阻遏 DNMT1/3a 异常和 *Klotho* 启动子超甲基化以助肾脏 Klotho 水平恢复，进而缓解肾间质纤维化和骨质疏松病变[63]。这些结果表明，Klotho 缺乏是 CKD-MBD 发生、发展的关键机制，当体内 Klotho 水平恢复时又能有效改善 CKD-MBD，为 CKD-MBD 的临床防治提供了新策略和重要依据。

25.3　Klotho 蛋白与慢性肾脏病心血管并发症

CVD 是 CKD 患者最常见的严重并发症和首位死因。CKD 时 CVD 主要的病理改变包括血管钙化（VC）、左心室肥厚（LVH）、动脉粥样硬化（AS）等[64,65]。在 CKD 模型中，$kl^{+/-}$ 小鼠较野生型小鼠 VC 和 LVH 更高发、更严重，并且 AS 呈加速进展，提示 *Klotho* 的丢失能够促发 CKD 心血管并发症。此外，$kl^{-/-}$ 与 CKD 的表型特征极为相似，并且在短时间内快速出现 CVD 和死亡[66-68]。这都说明，*Klotho* 表达下调是 CKD 致 CVD 的重要因素。

25.3.1　Klotho 蛋白与血管钙化

VC 是 CKD 心血管并发症的独立危险因素之

一。即使 CKD 早期，VC 的发生率也明显增高。VC 通常发生于血管中膜，主要与血管平滑肌细胞转分化为成骨样细胞有关。而矿物质骨代谢异常综合征是 CKD 时 VC 高发的重要原因。多个研究证实，血清磷和钙水平紊乱可直接导致 VC，尤其是高磷血症被认为是促发 VC 的主要诱因[69-71]。然而，血磷水平正常的 CKD 患者仍表现出严重的 VC，提示除高磷血症外的其他因素也参与了 VC 的发生与发展[72]。

$kl^{-/-}$ 小鼠出生 4 周后开始出现动脉硬化，且该症状随增龄而加重，表现为动脉内膜增厚，主动脉、肌性动脉中层和肾小动脉严重钙化等，这些表型特征与人类动脉硬化极为相似[3]；而过表达 Klotho 则可显著减轻小鼠动脉硬化[73]。在 CKD 患者或腹膜透析患者中，血清低 Klotho 水平被证明与 VC 发病率呈明显负相关关系。$kl^{+/-}$ 合并 CKD 小鼠较单纯 CKD 小鼠表现出更为严重的高磷血症和 VC[23]。$kl^{-/-}$ 小鼠血管平滑肌细胞标志物 sm-22 表达降低而成骨细胞标志物 Runx2 和 Ⅲ 型钠-磷共转运体（Pit1 和 Pit2）表达升高，提示 Klotho 缺乏可直接导致血管平滑肌细胞向成骨样细胞分化，而成骨样细胞摄取磷酸盐后便会出现钙化。相反，过表达或补充 Klotho 则可在一定程度上逆转上述现象[74]。此外，CKD 时 FGF-23-Klotho-FGFR 轴功能失调也是 VC 重要的发病机制。但 FGF-23 依赖于 Klotho 蛋白发挥其病理生理作用，提示 Klotho 的丢失可能是 CKD 促发 VC 的关键环节[75]。$kl^{-/-}$ 小鼠会自发形成严重的高磷血症和 VC[9]；而饲喂 $kl^{-/-}$ 小鼠低磷饲料可增加肾脏 Klotho 表达，并在一定程度上缓解 VC[76,77]。NPT2a 和 Klotho 双基因敲除小鼠血磷水平以及 VC 发生和严重程度较正常小鼠显著降低；但给予该小鼠高磷饮食，血磷水平增加的同时会伴发 VC[77]。

25.3.2 Klotho 蛋白与左心室肥厚

尿毒症心肌病是 CKD 患者最常见的心血管并发症和首位死因，主要表现为心肌肥大、变性和心肌间质纤维化[78-80]。LVH 是其最主要的心脏结构改变，在 CKD 早、中期即逐渐显现，至尿毒症期透析患者发生率已高达 75%，并成为心室舒张功能失调、心律失常和心力衰竭的重要病理基础，是 CKD 患者生存率降低的独立危险因素[81]。

既往认为，CKD 时 LVH 的发生主要与 CKD 导致的压力和容量负荷增高有关，但单纯控制血压和减轻容量负荷并不能有效改善 LVH[82,83]。近年来的研究则更加关注 CKD 特有的内环境改变在 LVH 形成中的作用。研究表明，CKD 透析患者循环低 Klotho 水平与 LVH 典型超声改变包括室间隔和左心室后壁厚度增加密切相关，且循环 Klotho 水平与 LVH 发生率呈显著负相关[84]。值得关注的是，$kl^{-/-}$ 小鼠会自发形成 LVH；$kl^{+/-}$ 合并 CKD 小鼠较单纯 CKD 小鼠表现出更为严重的 LVH[67,85]。相反，过表达 Klotho 或外源性补充 Klotho 蛋白可有效改善 CKD 诱导的 LVH[79,85]。这些结果提示，Klotho 与 CKD 诱导的 LVH 呈负相关关系，Klotho 的丢失可能是 CKD 促发尿毒症心肌病的关键危险因素。

CKD 时，肾功能持续减退导致循环中大量毒素蓄积，这些毒素如硫酸吲哚酚、晚期糖基化终末产物、对甲酚硫酸盐等均具有刺激细胞内 ROS 过量生成、提高氧化应激水平的作用[86]。研究表明，高氧化应激水平是促发心肌肥厚和心肌间质纤维化的重要原因[87]。基于 Klotho 强大的抗氧化应激能力，其通过减少 ROS 生成或加速 ROS 清除，能显著减少心肌细胞中 ROS 过量蓄积，并抑制 ROS 下游信号通路激活，从而拮抗 CKD 诱导的心肌肥大和间质纤维化，最终改善心脏结构重塑[88]。

另一方面，这些毒素长期存在于循环中可直接损害心血管系统。研究证实，蛋白结合毒素硫酸吲哚酚通过提高氧化应激水平导致 LVH[85]。小分子毒素磷可直接靶向心肌细胞诱导其肥大[89]。此外，高水平 FGF-23 通过激活心肌细胞 FGFR4 激活 PLCγ/钙调神经磷酸酶/NFAT 信号通路，从而诱导心脏肥大[90]。而 Klotho 可以直接抑制这些毒素的损伤作用来缓解 LVH[85,91]。这些结果表明，Klotho 不仅参与尿毒症心肌病的发生、发展，其对心肌肥厚的拮抗作用也为临床治疗此类疾病提供了新策略和可能的转化医学靶点。

25.3.3 Klotho 蛋白与慢性肾脏病加速性动脉粥样硬化

AS 是一种严重危害人类健康的常见病，是冠心病、脑血管病、血栓栓塞性疾病等缺血性心脑血管事件重要的病理基础[92]。AS 形成是一个漫长复杂的过程，主要特征性事件包含脂质沉积、AS 斑块形成、血管腔隙狭窄和 AS 斑块破裂。血管内皮细胞（VEC）、血管平滑肌细胞（VSMC）、单核/巨噬细胞共同参与了 AS 斑块形成。值得注意的是，CKD 的 AS 呈现加速进展，极易出现斑块破裂。因此，针对 CKD 加速性 AS 相关机制和防治措施的研究具有重要意义。

临床研究表明，低水平 Klotho 与 AS 患者低血流介导的血管舒张以及心外膜脂肪和颈动脉内-中膜增厚呈显著正相关，是近年来发现的 AS 早期风险预警新指标[93]。随后，Klotho 被证实也可作为 CKD 透析患者 AS 的风险预警指标[94]。基础研究进一步证实，Klotho 缺失能加速 CKD 患者和小鼠 AS 进展；而外源性补充 Klotho 能有效拮抗 CKD 所致 AS 进展加速[95]。本节围绕 Klotho 在 CKD 加速性 AS 中的保护作用及相关机制进行阐述。

(1) 防治血管内皮细胞功能失代偿

血管内皮细胞(VEC)作为血液与血管平滑肌之间的结构，不但具有天然屏障功能，还能参与血管张力和止血的调节。VEC 功能的正常发挥依赖 VEC 所分泌的多种血管活性物质；其中，NO 和内皮素分别是最具代表性的血管舒张和收缩因子，共同维系血管和血液内环境稳态。既往研究表明，$kl^{-/-}$ 小鼠 VEC 功能明显失代偿，表现为 VEC 分泌的 NO 较野生型小鼠显著减少[96]。有趣的是，VEC 不表达 *Klotho* 基因，并且通过构建 $kl^{-/-}$ 和野生型小鼠联体共生模型，人们观察到在联体共生小鼠主动脉和提睾肌动脉受损的舒张功能得到明显恢复，由此推断 Klotho 对 VEC 功能的保护作用可能更依赖于循环 Klotho 蛋白实现[97,98]。近年来的研究表明，膜型 Klotho 通过激活环磷酸腺苷(cAMP)信号和促进 NO 生成上调 SOD 表达，也可减轻 VEC 氧化应激水平[99]。

Klotho 主要通过抑制炎症、氧化应激和凋亡发挥 VEC 保护作用，同时与血管新生有密切联系。研究表明，Klotho 蛋白能够抑制肿瘤坏死因子 α 诱导的人脐静脉 VEC 中黏附分子(如 ICAM-1、VCAM-1)表达上调，从而阻碍单核细胞黏附于 VEC[100]；并抑制 NF-κB 和内皮型一氧化氮合酶(eNOS)活化，从而减少炎症因子生成和 NO 丢失[101]。Klotho 蛋白还能通过调控 PI3K/Akt、ROS/p38 MAPK、cAMP-PKA、Caspase3/9、p53 和 p21 等信号分子或通路活性，拮抗多种病理因素导致的 VEC 高氧化应激水平、凋亡或衰老[99,102]。不仅如此，Klotho 蛋白还能促进血管新生。通过激光多普勒对单侧下肢血流分析发现，$kl^{-/-}$ 小鼠较野生型小鼠单侧下肢血流量减少；主动脉环体外培养分析表明，Klotho 的缺失会导致血管生成受损，并伴随 VEC NO 分泌和释放减少；同时，骨髓移植实验进一步证实，$kl^{-/-}$ 小鼠骨髓和外周血中能分化为内皮细胞和修复血管的内皮祖细胞比例降低[103]。这些现象提示，Klotho 的缺失可能是导致受损血管修复不良的重要原因；而提高 Klotho 水平能有效改善上述情况，促进血管生成。

(2) 防治血管平滑肌细胞受损

VSMC 来源的细胞约占 AS 斑块总细胞的 70%。VSMC 一方面通过增殖、迁移、分泌细胞外基质形成斑块纤维帽，随 AS 进展 VSMC 发生表型转换和衰老，可导致斑块纤维帽变薄形成易损斑块[104,105]；另一方面分泌促增殖、促炎细胞因子和黏附分子，以自分泌或旁分泌方式作用于自身，或损伤 EC、招募单核/巨噬细胞[106,107]；此外，VSMC 表达脂蛋白受体，摄取脂质后衍生为肌源性泡沫细胞。因此，VSMC 在 AS 进程和斑块形成中发挥重要作用。

与 VEC 不同，VSMC 自身可表达和分泌 Klotho 蛋白，并证实上调 VSMC 源性 Klotho 的表达能改善 CKD 高磷血症诱导的 VSMC 表型转换和 VC[108,109]。另一方面增加循环 Klotho 蛋白水平也可明显减轻 VSMC 氧化应激水平和衰老表型，从而改善 CKD 导致的 AS 斑块不稳定性[4]。Klotho 还可通过协同激活核因子 E2 相关因子(Nrf2)上调 VSMC 抗氧化酶氧合酶-1 和过氧化物酶-1 的表达[110]。此外，Klotho 通过抑制 NF-κB 活化来减少 VSMC 过量分泌炎症因子。

(3) 抑制单核/巨噬细胞活化

VEC 损伤后，循环中的单核细胞由血管内皮间隙进入内膜并转化为巨噬细胞。巨噬细胞通过清道夫受体吞噬脂质后形成泡沫细胞并形成脂纹，巨噬细胞在内膜下积聚，导致内膜进一步发生改变。正常情况下，巨噬细胞合成分泌的物质能杀灭吞入的微生物和毒性物质；而异常情况下，巨噬细胞分泌大量氧化代谢物，如氧化型低密度脂蛋白(ox-LDL)和超氧化离子，这些物质能进一步损伤覆盖其上的 VEC[111]。因此，抑制单核/巨噬细胞的活化有助于减缓 AS 进展。

研究表明，Klotho 通过抑制 RIG-I/NF-κB 信号通路减少单核细胞炎症因子生成，从而拮抗 CKD 诱导的炎症状态[49]。Klotho 可以调节巨噬细胞表型转换，表现为抑制 M1 型巨噬细胞，并通过 Toll 样受体 4 通路诱导巨噬细胞向 M2 型极化[112,113]。Klotho 能降低脂水平。Klotho 蛋白还可以显著降低佛波醇肉豆蔻酸酯乙酸酯和 ox-LDL 诱导的高胆固醇血症，并抑制巨噬细胞转变为泡沫细胞[112]。

(4) 抑制血小板异常活化

VEC 损伤后细胞间的连接受到影响，引起细胞间的分离、内皮下泡沫细胞和/或结缔组织暴露，循环中静息状态的血小板活化后发生黏附、聚集并形成附壁血栓[114]。体内和体外研究均证实，活化血小板和血小板-单核细胞聚集体可促进 AS 进展[115]。

CKD 小鼠体内血小板发生异常活化，表现为 CKD 来源的血小板对血小板激动剂反应性增强、血小板来源的微颗粒(PMP)数量和血小板-单核细胞聚集体增加，血栓形成倾向增高[116]；进一步研究发现，CKD 通过激活 ROS/p38MAPK 信号通路，诱导血小板内氧化应激水平升高，从而导致其异常活化；而 Klotho 蛋白则可通过抑制 CKD 诱导的 ROS/p38 MAPK 信号激活，拮抗血小板异常活化，从而在 CKD 诱导的 AS 和血栓形成中发挥保护作用(图 25-3)[31]。

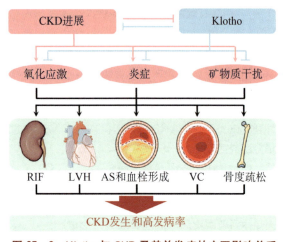

图 25-3 Klotho 与 CKD 及其并发症的交互影响关系

RIF：肾间质纤维化；LVH：左心室肥厚；AS：动脉粥样硬化；VC：血管钙化。

25.4 Klotho 蛋白在慢性肾脏病中的应用前景

25.4.1 作为慢性肾脏病新的生物标志物

CKD 早期发现难、诊断难，致使目前还没有一种生物标志物能够简单、特异、灵敏、可靠地预测其发生。Klotho 缺乏与 CKD 特征性的表现如肾间质纤维化、矿物质和骨代谢异常、系统性炎症、VC、加速性 AS、LVH 等的发生与发展密切相关[6,117—120]。临床研究发现，循环中 Klotho 蛋白水平早在 CKD 2 期便开始下降，而尿中 Klotho 水平可能下降得更早[120]。提示，血和/或尿中 Klotho 蛋白水平可能是 CKD 极具潜力的诊断指标，为 CKD 早期生物学标志物的确立提供了有力依据。

另一方面，Klotho 与 CKD 患者心血管事件发生率和病死率之间也存在极高的相关性。在 CKD 透析患者中，血清 Klotho ≥ 280 ng/L 能发挥更好的心血管保护作用。在未透析患者中，血清低水平 Klotho 与 CKD 患者全因死亡率和 CVD 事件呈独立负相关[121]。因此，Klotho 可作为 CKD 患者心血管事件的预测因子。

25.4.2 作为慢性肾脏病新的防治策略

尽管 CKD 的致病因素是复杂的，但 Klotho 的丢失与 CKD 及其并发症发生、发展间的相关性是肯定的。补充 Klotho 或上调内源性 Klotho 表达能明显改善 CKD 及其并发症的症状。因此，恢复 Klotho 水平可能是未来 CKD 治疗的新策略。

(1) 调控内源性 Klotho 表达

如前所述，Klotho 基因启动子超甲基化使其活性降低 30%～40%，而 DNA 去甲基化能回升 1.5～3 倍 Klotho 表达[122]；或通过抑制组蛋白脱乙酰酶可上调肿瘤坏死因子诱导的 Klotho 表达[123,124]。此外，PPAR-γ 激动剂、血管紧张素Ⅱ的Ⅰ型受体阻滞剂、维生素 D 活性衍生物、二氢杨梅素、垂体中叶素是目前已被证明可上调体内和/或体外 Klotho 表达的药物[122,125]。而通过病毒载体递送系统上调体内 Klotho 基因表达，也可有效改善 $kl^{-/-}$ 小鼠多种病理表型。

(2) 外源性补充 Klotho 蛋白

外源性补充可溶型 Klotho 蛋白可增加循环中 Klotho 水平。可溶型 Klotho 蛋白是膜 Klotho 胞外结构域，因此能更直接、更安全恢复体内 Klotho 水平[126]。基础研究证实，腹腔注射可溶型 Klotho 蛋白能有效防治 CKD[20]。然而，当体内 Klotho 水平过高时会导致胰岛素抵抗并参与肥胖及其并发症的发生、发展[127]。尽管这一观点存在争议，但使用 Klotho 蛋白治疗时伴随的不良反应亟待深入研究，这也意味着 Klotho 用于临床治疗还有很长的路要走。

(杨 可 赵景宏)

参考文献

1. ZHIHONG L. Nephrology in China [J]. Nat Rev Nephrol, 2013, 9(9): 523-528.
2. WEBSTER A C, NAGLER E V, MORTON R L, et al. Chronic kidney disease [J]. Lancet, 2017, 389(10075): 1238-1252.
3. KURO-O M, MATSUMURA Y, AIZAWA H, et al. Mutation of the mouse Klotho gene leads to a syndrome resembling ageing [J]. Nature, 1997, 390(6655): 45-51.
4. KURO-O M. The Klotho proteins in health and disease [J]. Nat Rev Nephrol, 2019, 15(1): 27-44.
5. NEYRA J A, HU M C, MOE O W. Klotho in clinical nephrology: diagnostic and therapeutic implications [J]. Clin J Am Soc Nephrol, 2020, 16(1): 162-176.
6. YAMADA S, GIACHELLI C M. Vascular calcification in CKD-MBD: roles for phosphate, fgf23, and Klotho [J]. Bone, 2017, 100: 87-93.
7. MATSUMURA Y, AIZAWA H, SHIRAKI-IIDA T, et al. Identification of the human Klotho gene and its two transcripts encoding membrane and secreted Klotho protein [J]. Biochem Biophys Res Commun, 1998, 242(3): 626-630.
8. LEE S, CHOI J, MOHANTY J, et al. Structures of β-Klotho reveal a 'zip code'-like mechanism for endocrine FGF signalling [J]. Nature, 2018, 553(7689): 501-505.
9. OLAUSON H, MENCKE R, HILLEBRANDS J L, et al. Tissue expression and source of circulating α-Klotho [J]. Bone, 2017, 100: 19-35.
10. CHEN C D, PODVIN S, GILLESPIE E, et al. Insulin stimulates the cleavage and release of the extracellular domain of Klotho by ADAM10 and ADAM17 [J]. Proc Natl Acad Sci USA, 2007, 104(50): 19796-19801.
11. EDMONSTON D, WOLF M. FGF23 at the crossroads of phosphate, iron economy and erythropoiesis [J]. Nat Rev Nephrol, 2020, 16(1): 7-19.
12. CHEN G, LIU Y, GOETZ R, et al. α-Klotho is a non-enzymatic molecular scaffold for FGF23 hormone signalling [J]. Nature, 2018, 553(7689): 461-466.
13. FARROW E G, DAVIS S I, SUMMERS L J, et al. Initial FGF23-mediated signaling occurs in the distal convoluted tubule [J]. J Am Soc Nephrol, 2009, 20(5): 955-960.
14. OHNISHI M, NAKATANI T, LANSKE B, et al. Reversal of mineral ion homeostasis and soft-tissue calcification of Klotho knockout mice by deletion of vitamin D1 alpha-hydroxylase [J]. Kidney Int, 2009, 75(11): 1166-1172.
15. GUAN X, NIE L, HE T, et al. Klotho suppresses renal tubulo-interstitial fibrosis by controlling basic fibroblast growth factor-2 signalling [J]. J Pathol, 2014, 234(4): 560-572.
16. DOI S, ZOU Y, TOGAO O, et al. Klotho inhibits transforming growth factor-beta 1 (TGF-beta 1) signaling and suppresses renal fibrosis and cancer metastasis in mice [J]. J Biol Chem, 2011, 286(10): 8655-8665.
17. ZHOU X, FANG X, JIANG Y, et al. Klotho, an anti-aging gene, acts as a tumor suppressor and inhibitor of IGF-1R signaling in diffuse large B cell lymphoma [J]. J Hematol Oncol, 2017, 10(1): 37.
18. KUSABA T, OKIGAKI M, MATUI A, et al. Klotho is associated with VEGF receptor-2 and the transient receptor potential canonical-1 Ca^{2+} channel to maintain endothelial integrity [J]. Proc Natl Acad Sci USA, 2010, 107(45): 19308-19313.
19. LU P, BOROS S, CHANG Q, et al. The beta-glucuronidase Klotho exclusively activates the epithelial Ca^{2+} channels TRPV5 and TRPV6 [J]. Nephrol Dial Transplant, 2008, 23(11): 3397-3402.
20. CHA S K, HU M C, KUROSU H, et al. Regulation of renal outer medullary potassium channel and renal K^+ excretion by Klotho [J]. Mol Pharmacol, 2009, 76(1): 38-46.
21. WRIGHT J D, AN S W, XIE J, et al. Soluble Klotho regulates TRPC6 calcium signaling via lipid rafts, independent of the FGFR-FGF23 pathway [J]. Faseb J, 2019, 33(8): 9182-9193.
22. DALTON G, AN S W, AL-JUBOORI S I, et al. Soluble Klotho binds monosialoganglioside to regulate membrane microdomains and growth factor signaling [J]. Proc Natl Acad Sci USA, 2017, 114(4): 752-757.
23. HU M C, SHI M, ZHANG J, et al. Klotho deficiency causes vascular calcification in chronic kidney disease [J]. J Am Soc Nephrol, 2011, 22(1): 124-36.
24. WAN M, SMITH C, SHAH V, et al. Fibroblast growth factor 23 and soluble Klotho in children with chronic kidney disease [J]. Nephrol Dial Transplant, 2013, 28(1): 153-161.
25. MARTÍN-NÚÑEZ E, DONATE-CORREA J, FERRI C, et al. Association between serum levels of Klotho and inflammatory cytokines in cardiovascular disease: a case-control study [J]. Aging (Albany NY), 2020, 12(2):

1952-1964.
26. MARCAIS C, MAUCORT-BOULCH D, DRAI J, et al. Circulating Klotho associates with cardiovascular morbidity and mortality during hemodialysis [J]. J Clin Endocrinol Metab, 2017,102(9):3154-3161.
27. KIM H R, NAM B Y, KIM D W, et al. Circulating α-Klotho levels in CKD and relationship to progression [J]. Am J Kidney Dis, 2013,61(6):899-909.
28. ZHANG H, LI Y, FAN Y, et al. Klotho is a target gene of PPAR-gamma [J]. Kidney Int, 2008,74(6):732-739.
29. SUGIURA H, YOSHIDA T, MITOBE M, et al. Recombinant human erythropoietin mitigates reductions in renal Klotho expression [J]. Am J Nephrol, 2010,32(2):137-144.
30. ZHOU Z, HU C P, WANG C J, et al. Calcitonin gene-related peptide inhibits angiotensin II-induced endothelial progenitor cells senescence through up-regulation of Klotho expression [J]. Atherosclerosis, 2010,213(1):92-101.
31. YANG K, DU C, WANG X, et al. Indoxyl sulfate induces platelet hyperactivity and contributes to chronic kidney disease-associated thrombosis in mice [J]. Blood, 2017,129(19):2667-2679.
32. LI Y, LIU Y, HUANG Y, et al. IRF-1 promotes renal fibrosis by downregulation of Klotho [J]. Faseb J, 2020, 34(3):4415-4429.
33. SUGIURA H, YOSHIDA T, SHIOHIRA S, et al. Reduced Klotho expression level in kidney aggravates renal interstitial fibrosis [J]. Am J Physiol Renal Physiol, 2012,302(10):F1252-F1264.
34. PANESSO M C, SHI M, CHO H J, et al. Klotho has dual protective effects on cisplatin-induced acute kidney injury [J]. Kidney Int, 2014,85(4):855-870.
35. HU M C, SHI M, ZHANG J, et al. Klotho deficiency is an early biomarker of renal ischemia-reperfusion injury and its replacement is protective [J]. Kidney Int, 2010, 78(12):1240-1251.
36. SATOH M, NAGASU H, MORITA Y, et al. Klotho protects against mouse renal fibrosis by inhibiting Wnt signaling [J]. Am J Physiol Renal Physiol, 2012, 303 (12):F1641-F1651.
37. WU Y L, XIE J, AN S W, et al. Inhibition of TRPC6 channels ameliorates renal fibrosis and contributes to renal protection by soluble Klotho [J]. Kidney Int, 2017,91(4):830-841.
38. DAENEN K, ANDRIES A, MEKAHLI D, et al. Oxidative stress in chronic kidney disease [J]. Pediatr Nephrol, 2019,34(6):975-991.
39. HSIEH C C, KURO-O M, ROSENBLATT K P, et al. The ASK1-signalosome regulates p38 mapk activity in response to levels of endogenous oxidative stress in the Klotho mouse models of aging [J]. Aging (Albany NY), 2010,2(9):597-611.
40. RAZZAQUE M S, SITARA D, TAGUCHI T, et al. Premature aging-like phenotype in fibroblast growth factor 23 null mice is a vitamin D-mediated process [J]. Faseb J, 2006,20(6):720-722.
41. YAMAMOTO M, CLARK J D, PASTOR J V, et al. Regulation of oxidative stress by the anti-aging hormone Klotho [J]. J Biol Chem, 2005,280(45):38029-38034.
42. LIM S W, JIN L, LUO K, et al. Klotho enhances FoxO3-mediated manganese superoxide dismutase expression by negatively regulating PI3K/Akt pathway during tacrolimus-induced oxidative stress [J]. Cell Death Dis, 2017,8(8):e2972.
43. MIAO J, HUANG J, LUO C, et al. Klotho retards renal fibrosis through targeting mitochondrial dysfunction and cellular senescence in renal tubular cells [J]. Physiol Rep, 2021,9(2):e14696.
44. WANG Y, KURO-O M, SUN Z. Klotho gene delivery suppresses Nox2 expression and attenuates oxidative stress in rat aortic smooth muscle cells via the cAMP-PKA pathway [J]. Aging Cell, 2012,11(3):410-417.
45. AMDUR R L, FELDMAN H I, GUPTA J, et al. Inflammation and progression of CKD: the CRIC study [J]. Clin J Am Soc Nephrol, 2016,11(9):1546-1556.
46. WATARI E, TAKETANI Y, KITAMURA T, et al. Fluctuating plasma phosphorus level by changes in dietary phosphorus intake induces endothelial dysfunction [J]. J Clin Biochem Nutr, 2015,56(1):35-42.
47. MENG X M, NIKOLIC-PATERSON D J, LAN H Y. Inflammatory processes in renal fibrosis [J]. Nat Rev Nephrol, 2014,10(9):493-503.
48. EARDLEY K S, KUBAL C, ZEHNDER D, et al. The role of capillary density, macrophage infiltration and interstitial scarring in the pathogenesis of human chronic kidney disease [J]. Kidney Int, 2008,74(4):495-504.
49. HE T, XIONG J, HUANG Y, et al. Klotho restrain RIG-1/NF-κB signaling activation and monocyte inflammatory factor release under uremic condition [J]. Life Sci, 2019,231:116570.
50. LIU F, WU S, REN H, et al. Klotho suppresses RIG-I-mediated senescence-associated inflammation [J]. Nat

Cell Biol, 2011, 13(3): 254 - 262.

51. SHIMADA T, KAKITANI M, YAMAZAKI Y, et al. Targeted ablation of FGF23 demonstrates an essential physiological role of FGF23 in phosphate and vitamin D metabolism [J]. J Clin Invest, 2004, 113(4): 561 - 568.

52. GOETZ R, NAKADA Y, HU M C, et al. Isolated C-terminal tail of FGF23 alleviates hypophosphatemia by inhibiting FGF23-FGFR-Klotho complex formation [J]. Proc Natl Acad Sci USA, 2010, 107(1): 407 - 412.

53. BERGWITZ C, JUPPNER H. Regulation of phosphate homeostasis by PTH, vitamin D, and FGF23 [J]. Annu Rev Med, 2010, 61: 91 - 104.

54. KOMABA H, FUKAGAWA M. FGF23-parathyroid interaction: implications in chronic kidney disease [J]. Kidney Int, 2010, 77(4): 292 - 298.

55. GEORGIADOU E, MARKETOU H, TROVAS G, et al. Effect of calcitriol on FGF23 level in healthy adults and its dependence on phosphate level [J]. In Vivo, 2017, 31(1): 145 - 150.

56. ANDRUKHOVA O, ZEITZ U, GOETZ R, et al. FGF23 acts directly on renal proximal tubules to induce phosphaturia through activation of the ERK1/2 - SGK1 signaling pathway [J]. Bone, 2012, 51(3): 621 - 628.

57. SHIMADA T, HASEGAWA H, YAMAZAKI Y, et al. FGF - 23 is a potent regulator of vitamin D metabolism and phosphate homeostasis [J]. J Bone Miner Res, 2004, 19(3): 429 - 435.

58. SHIMADA T, YAMAZAKI Y, TAKAHASHI M, et al. Vitamin D receptor-independent FGF23 actions in regulating phosphate and vitamin D metabolism [J]. Am J Physiol Renal Physiol, 2005, 289(5): F1088 - F1095.

59. GUITIERREZ O, ISAKOVA T, RHEE E, et al. Fibroblast growth factor - 23 mitigates hyperphosphatemia but accentuates calcitriol deficiency in chronic kidney disease [J]. J Am Soc Nephrol, 2005, 16(7): 2205 - 2215.

60. NAKATANI T, SARRAJ B, OHNISHI M, et al. In vivo genetic evidence for klotho-dependent, fibroblast growth factor 23 (FGF23)-mediated regulation of systemic phosphate homeostasis [J]. Faseb J, 2009, 23(2): 433 - 441.

61. TAKENAKA T, INOUE T, MIYAZAKI T, et al. Xeno-Klotho inhibits parathyroid hormone signaling [J]. J Bone Miner Res, 2016, 31(2): 455 - 462.

62. LIN W, ZHANG Q, LIU L, et al. Klotho restoration via acetylation of peroxisome proliferation-activated receptor γ reduces the progression of chronic kidney disease [J]. Kidney Int, 2017, 92(3): 669 - 679.

63. ZHANG Q, LIU L, LIN W, et al. Rhein reverses Klotho repression via promoter demethylation and protects against kidney and bone injuries in mice with chronic kidney disease [J]. Kidney Int, 2017, 91(1): 144 - 156.

64. CERASOLA G, NARDI E, PALERMO A, et al. Epidemiology and pathophysiology of left ventricular abnormalities in chronic kidney disease: a review [J]. J Nephrol, 2011, 24(1): 1 - 10.

65. REISS AB, MIYAWAKI N, MOON J, et al. CKD, arterial calcification, atherosclerosis and bone health: interrelationships and controversies [J]. Atherosclerosis, 2018, 278: 49 - 59.

66. LIU L, LIU Y, ZHANG Y, et al. High phosphate-induced downregulation of PPARγ contributes to CKD-associated vascular calcification [J]. J Mol Cell Cardiol, 2018, 114: 264 - 275.

67. HU M C, SHI M, CHO H J, et al. Klotho and phosphate are modulators of pathologic uremic cardiac remodeling [J]. J Am Soc Nephrol, 2015, 26(6): 1290 - 1302.

68. HAMANO T. Klotho upregulation by rapamycin protects against vascular disease in CKD [J]. Kidney Int, 2015, 88(4): 660 - 662.

69. ADENEY K L, SISCOVICK D S, IX J H, et al. Association of serum phosphate with vascular and valvular calcification in moderate CKD [J]. J Am Soc Nephrol, 2009, 20(2): 381 - 387.

70. KUKIDA M, MOGI M, KAN-NO H, et al. AT2 receptor stimulation inhibits phosphate-induced vascular calcification [J]. Kidney Int, 2019, 95(1): 138 - 148.

71. WANG C, XU W, AN J, et al. Poly(ADP - ribose) polymerase 1 accelerates vascular calcification by upregulating Runx2 [J]. Nat Commun, 2019, 10(1): 1203.

72. CAZANA-PEREZ V, CIDAD P, DONATE-CORREA J, et al. Phenotypic modulation of cultured primary human aortic vascular smooth muscle cells by uremic serum [J]. Front Physiol, 2018, 9: 89.

73. MENCKE R, HILLEBRANDS J L. The role of the anti-ageing protein Klotho in vascular physiology and pathophysiology [J]. Ageing Res Rev, 2017, 35: 124 - 146.

74. HU M C, KURO-O M, MOE O W. Klotho and kidney disease [J]. J Nephrol, 2010, 23 (Suppl 16): S136 - S144.

75. LIM K, LU T S, MOLOSTVOV G, et al. Vascular Klotho deficiency potentiates the development of human

artery calcification and mediates resistance to fibroblast growth factor 23 [J]. Circulation, 2012, 125(18): 2243 - 2255.

76. SEGAWA H, YAMANAKA S, OHNO Y, et al. Correlation between hyperphosphatemia and type II Na-Pi cotransporter activity in Klotho mice [J]. Am J Physiol Renal Physiol, 2007, 292(2): F769 - F779.

77. OHNISHI M, RAZZAQUE M S. Dietary and genetic evidence for phosphate toxicity accelerating mammalian aging [J]. FASEB J, 2010, 24(9): 3562 - 3571.

78. LAW J P, PRICE A M, PICKUP L, et al. Clinical potential of targeting fibroblast growth factor - 23 and α Klotho in the treatment of uremic cardiomyopathy [J]. J Am Heart Assoc, 2020, 9(7): e016041.

79. XIE J, YOON J, AN S W, et al. Soluble Klotho protects against uremic cardiomyopathy independently of fibroblast growth factor 23 and phosphate [J]. J Am Soc Nephrol, 2015, 26(5): 1150 - 1160.

80. ERKUS E, BUYUKTERZI Z, KARAKOSE S, et al. The relationship of soluble Klotho level with uremic cardiomyopathy and ecocardiographic parameters in hemodialysis patients [J]. Semin Dial, 2021, 34(2): 157 - 162.

81. COZZOLINO M, MANGANO M, STUCCHI A, et al. Cardiovascular disease in dialysis patients [J]. Nephrol Dial Transplant, 2018, 33(suppl 3): iii28 - iii34.

82. GO A S, CHERTOW G M, FAN D, et al. Chronic kidney disease and the risks of death, cardiovascular events, and hospitalization [J]. N Engl J Med, 2004, 351(13): 1296 - 1305.

83. FOLEY R N, PARFREY P S, SARNAK M J. Epidemiology of cardiovascular disease in chronic renal disease [J]. J Am Soc Nephrol, 1998, 9(12 Suppl): S16 - S23.

84. ABDALLAH E, MOSBAH O, KHALIFA G, et al. Assessment of the relationship between serum soluble Klotho and carotid intima-media thickness and left ventricular dysfunction in hemodialysis patients [J]. Kidney Res Clin Pract, 2016, 35(1): 42 - 49.

85. YANG K, WANG C, NIE L, et al. Klotho protects against indoxyl sulphate-induced myocardial hypertrophy [J]. J Am Soc Nephrol, 2015, 26(10): 2434 - 2446.

86. HENAUT L, MARY A, CHILLON J M, et al. The impact of uremic toxins on vascular smooth muscle cell function [J]. Toxins (Basel), 2018, 10(6): 218.

87. PAULUS W J, TSCHOPE C. A novel paradigm for heart failure with preserved ejection fraction: comorbidities drive myocardial dysfunction and remodeling through coronary microvascular endothelial inflammation [J]. J Am Coll Cardiol, 2013, 62(4): 263 - 271.

88. GUO Y, ZHUANG X, HUANG Z, et al. Klotho protects the heart from hyperglycemia-induced injury by inactivating ROS and NF-κB-mediated inflammation both in vitro and in vivo [J]. Biochim Biophys Acta Mol Basis Dis, 2018, 1864(1): 238 - 251.

89. LIU Y L, HUANG C C, CHANG C C, et al. Hyperphosphate-induced myocardial hypertrophy through the GATA - 4/NFAT - 3 signaling pathway is attenuated by ERK inhibitor treatment [J]. Cardiorenal Med, 2015, 5(2): 79 - 88.

90. GRABNER A, AMARAL A P, SCHRAMM K, et al. Activation of cardiac fibroblast growth factor receptor 4 causes left ventricular hypertrophy [J]. Cell Metab, 2015, 22(6): 1020 - 1032.

91. NAVARRO-GARCIA J A, DELGADO C, FERNANDEZ-VELASCO M, et al. Fibroblast growth factor - 23 promotes rhythm alterations and contractile dysfunction in adult ventricular cardiomyocytes [J]. Nephrol Dial Transplant, 2019, 34(11): 1864 - 1875.

92. PALOMBO C, KOZAKOVA M. Arterial stiffness, atherosclerosis and cardiovascular risk: pathophysiologic mechanisms and emerging clinical indications [J]. Vascul Pharmacol, 2016, 77: 1 - 7.

93. KELES N, CALISKAN M, DOGAN B, et al. Low serum level of Klotho is an early predictor of atherosclerosis [J]. Tohoku J Exp Med, 2015, 237(1): 17 - 23.

94. KITAGAWA M, SUGIYAMA H, MORINAGA H, et al. A decreased level of serum soluble Klotho is an independent biomarker associated with arterial stiffness in patients with chronic kidney disease [J]. PLoS One, 2013, 8(2): e56695.

95. ARKING D E, BECKER D M, YANEK L R, et al. Klotho allele status and the risk of early-onset occult coronary artery disease [J]. Am J Hum Genet, 2003, 72(5): 1154 - 1161.

96. MAEKAWA Y, OHISHI M, IKUSHIMA M, et al. Klotho protein diminishes endothelial apoptosis and senescence via a mitogen-activated kinase pathway [J]. Geriatr Gerontol Int, 2011, 11(4): 510 - 516.

97. NAGAI R, SAITO Y, OHYAMA Y, et al. Endothelial dysfunction in the Klotho mouse and downregulation of Klotho gene expression in various animal models of vascular and metabolic diseases [J]. Cell Mol Life Sci, 2000, 57(5): 738 - 746.

98. SAITO Y, YAMAGISHI T, NAKAMURA T, et al. Klotho protein protects against endothelial dysfunction [J]. Biochem Biophys Res Commun, 1998, 248(2):324-329.

99. RAKUGI H, MATSUKAWA N, ISHIKAWA K, et al. Anti-oxidative effect of Klotho on endothelial cells through cAMP activation [J]. Endocrine, 2007, 31(1):82-87.

100. BUENDIA P, RAMIREZ R, ALJAMA P, et al. Klotho prevents translocation of NF-κB [J]. Vitam Horm, 2016, 101:119-150.

101. MAEKAWA Y, ISHIKAWA K, YASUDA O, et al. Klotho suppresses TNF-alpha-induced expression of adhesion molecules in the endothelium and attenuates NF-kappaB activation [J]. Endocrine, 2009, 35(3):341-346.

102. WANG Y, SUN Z. Current understanding of Klotho [J]. Ageing Res Rev, 2009, 8(1):43-51.

103. SHIMADA T, TAKESHITA Y, MUROHARA T, et al. Angiogenesis and vasculogenesis are impaired in the precocious-aging Klotho mouse [J]. Circulation, 2004, 110(9):1148-1155.

104. UHRIN P, WANG D, MOCAN A, et al. Vascular smooth muscle cell proliferation as a therapeutic target. part 2: natural products inhibiting proliferation [J]. Biotechnol Adv, 2018, 36(6):1608-1621.

105. BENNETT M R, SINHA S, OWENS G K. Vascular smooth muscle cells in atherosclerosis [J]. Circ Res, 2016, 118(4):692-702.

106. MURASHOV I S, VOLKOV A M, KAZANSKAYA G M, et al. Immunohistochemical phenotypes of stable and unstable occlusive atherosclerotic plaques in coronary arteries [J]. Bull Exp Biol Med, 2018, 165(6):798-802.

107. SHANKMAN L S, GOMEZ D, CHEREPANOVA O A, et al. KLF4-dependent phenotypic modulation of smooth muscle cells has a key role in atherosclerotic plaque pathogenesis [J]. Nat Med, 2015, 21(6):628-637.

108. SUN H, ZHANG F, XU Y, et al. Salusin-β promotes vascular calcification via nicotinamide adenine dinucleotide phosphate/reactive oxygen species-mediated Klotho downregulation [J]. Antioxid Redox Signal, 2019, 31(18):1352-1370.

109. NEYRA J A, HU M C. Potential application of Klotho in human chronic kidney disease [J]. Bone, 2017, 100:41-49.

110. MALTESE G, PSEFTLI P M, RIZZO B, et al. The anti-ageing hormone Klotho induces Nrf2-mediated antioxidant defences in human aortic smooth muscle cells [J]. J Cell Mol Med, 2017, 21(3):621-627.

111. YAO Y, WANG Y, ZHANG Y, et al. Klotho ameliorates oxidized low density lipoprotein (ox-LDL)-induced oxidative stress via regulating LOX-1 and PI3K/Akt/eNOS pathways [J]. Lipids Health Dis, 2017, 16(1):77.

112. JIA Y, ZHENG Z, XUE M, et al. Extracellular vesicles from albumin-induced tubular epithelial cells promote the M1 macrophage phenotype by targeting Klotho [J]. Mol Ther, 2019, 27(8):1452-1466.

113. ZENG Y, WANG P H, ZHANG M, et al. Aging-related renal injury and inflammation are associated with downregulation of Klotho and induction of RIG-I/NF-κB signaling pathway in senescence-accelerated mice [J]. Aging Clin Exp Res, 2016, 28(1):69-76.

114. IBA T, LEVY J H. Inflammation and thrombosis: roles of neutrophils, platelets and endothelial cells and their interactions in thrombus formation during sepsis [J]. J Thromb Haemost, 2018, 16(2):231-241.

115. WEI X, YING M, DEHAINI D, et al. Nanoparticle functionalization with platelet membrane enables multifactored biological targeting and detection of atherosclerosis [J]. ACS Nano, 2018, 12(1):109-116.

116. LU G Y, XU R J, ZHANG S H, et al. Alteration of circulatory platelet microparticles and endothelial microparticles in patients with chronic kidney disease [J]. Int J Clin Exp Med, 2015, 8(9):16704-16708.

117. XIE J, WU Y L, HUANG C L. Deficiency of soluble α-Klotho as an independent cause of uremic cardiomyopathy [J]. Vitam Horm, 2016, 101:311-330.

118. FUJII H, JOKI N. Mineral metabolism and cardiovascular disease in CKD [J]. Clin Exp Nephrol, 2017, 21(Suppl 1):53-63.

119. BI X, YANG K, ZHANG B, et al. The protective role of Klotho in CKD-associated cardiovascular disease [J]. Kidney Dis (Basel), 2020, 6(6):395-406.

120. ZOU D, WU W, HE Y, et al. The role of Klotho in chronic kidney disease [J]. BMC Nephrol, 2018, 19(1):285.

121. KIM H J, LEE J, CHAE D W, et al. Serum Klotho is inversely associated with metabolic syndrome in chronic kidney disease: results from the KNOW-CKD study [J]. BMC Nephrol, 2019, 20(1):119.

122. AZUMA M, KOYAMA D, KIKUCHI J, et al. Promoter methylation confers kidney-specific expression of the Klotho gene [J]. FASEB J, 2012, 26(10):4264-4274.
123. RUBINEK T, SHULMAN M, ISRAELI S, et al. Epigenetic silencing of the tumor suppressor Klotho in human breast cancer [J]. Breast Cancer Res Treat, 2012,133(2):649-657.
124. BAE J, HIDESHIMA T, TAI Y T, et al. Histone deacetylase (HDAC) inhibitor ACY241 enhances anti-tumor activities of antigen-specific central memory cytotoxic T lymphocytes against multiple myeloma and solid tumors [J]. Leukemia, 2018,32(9):1932-1947.
125. LIU Y, BI X, XIONG J, et al. MicroRNA-34a promotes renal fibrosis by downregulation of Klotho in tubular epithelial cells [J]. Mol Ther, 2019, 27(5):1051-1065.
126. HU M C, KURO-O M, MOE O W. The emerging role of Klotho in clinical nephrology [J]. Nephrol Dial Transplant, 2012,27(7):2650-2657.
127. RAZZAQUE M S. The role of Klotho in energy metabolism [J]. Nat Rev Endocrinol, 2012, 8(10):579-587.

26 脓毒症急性肾损伤血液净化治疗的现状和进展

26.1 脓毒症急性肾损伤血液净化治疗的可能机制
26.2 脓毒症急性肾损伤的常用血液净化疗法
　　26.2.1 高容量血液滤过
　　26.2.2 多黏菌素B血液吸附
　　26.2.3 配对血浆滤过吸附
　　26.2.4 高截流量血液滤过
26.3 脓毒症急性肾损伤的新型血液净化疗法
　　26.3.1 人工肾小管上皮细胞系统
　　26.3.2 粒细胞的体外细胞疗法
　　26.3.3 血管内皮细胞生物反应器
　　26.3.4 选择性粒细胞吸附装置

急性肾损伤(AKI)是危重患者高发病率和高病死率的常见原因之一[1-3]。尽管血液净化治疗已广泛应用于临床,但伴有 AKI 的危重患者病死率仍高达 40%~60%[2,4,5]。重症 AKI 的致死原因通常认为是全身性炎症反应综合征、二重感染或脓毒症所引发的循环衰竭、重要脏器的缺血性损伤,最终导致多器官衰竭[6]。

大量研究表明,脓毒症以及脓毒症休克是危重症患者 AKI 的最常见病因,发达国家脓毒症发病率仍以每年 8%~13% 的速度急剧增加,其住院病死率高达 30%~60%[7]。脓毒症是机体应对感染产生的一系列免疫应答反应,包括常常相伴存在的系统性炎症反应综合征(systemic inflammatory response syndrome, SIRS)和代偿性抗炎反应综合征(compensatory anti-inflammatory response syndrome, CARS)[8]。正是在这一促炎和抗炎过程中异常释放的促炎和抗炎介质导致机体发生免疫紊乱,引起原发病灶以外远隔组织器官的损害,严重者发生多器官功能障碍综合征(multiple organ dysfunction syndrome, MODS),导致患者死亡。脓毒症是 AKI 的发病高危因素,大约分别有 19% 的脓毒症患者,23% 的重症脓毒症患者,51% 的脓毒症休克患者会发展为 AKI。脓毒症并发 AKI 的病死率高达 74.5%,明显高于非 AKI 脓毒症人群的 45.2%。AKI 是脓毒症患者死亡的独立危险因素,早期诊治脓毒症 AKI 是降低脓毒症病死率的关键[9]。近年学术界提议血液净化技术用于脓毒症 AKI 的治疗,以期改善脓毒症的临床预后、降低脓毒症的病死率,但临床疗效有限,需要开展不同于传统疗法的全新的治疗方法,以改变 AKI 患者预后不佳的现状。

26.1 脓毒症急性肾损伤血液净化治疗的可能机制

过去认为,脓毒症 AKI 的发病机制为脓毒症时全身血流动力学不稳定,肾脏低灌注导致肾小管急性缺血性坏死。因而,脓毒症 AKI 的治疗靶点一直集中于通过增加心输出量,提高肾血流量和灌注压来降低 AKI 的发病率。可惜,上述治疗方法并未取得显著疗效,脓毒症 AKI 的病死率仍居高不下。尽管血流动力学因素可能降低肾小球滤过率(GFR),但却不是引起脓毒症 AKI 的主要原因。目前发现肾血流量增加而 GFR 降低的 2 种机制包括出球小动脉扩张[10,11]和肾内分流[12-14],它们可能同时发生。这样的分流可以将增加的肾血流量主要分流到皮质而远离髓质,减少髓质氧化作用[15]。现有的实验数据表明肾小管损伤一般较轻,肾小管坏死并不常见[16]。不过即使是轻微的肾小管损伤也可以通过激活管球反馈,从而降低 GFR[17]。

荟萃分析表明[18],非血流动力学的细胞损伤因素是脓毒症 AKI 发病的关键,其中最重要的是免疫损伤与炎症介质介导的细胞凋亡机制。脓毒症时肾小管周围存在高浓度的细胞因子和炎症介质,提前触发了肾小管细胞的生理性凋亡过程,大量肾小管细胞发生凋亡,从而导致脓毒症 AKI。细胞因子和炎症介质与脓毒症的发生、进展、预后息息相关,主要原因有:①细胞因子有损伤组织细胞的作用,即细胞因子的细胞毒作用[19];②过量释放的炎症介质会引起免疫失衡,出现全身免疫抑制的状态[20]。血液净化治疗能非特异性清除细胞因子和炎症介质,抑制全身促炎和抗炎因子的暴发性表达,恢复免疫稳态。

近年关于脓毒症血液净化的治疗理论主要有以下 4 种假说。

(1) 朗科(Ronco)等提出的"细胞因子峰浓度假说"[21]

该假说认为在脓毒症早期采用血液净化治疗能消除血液循环中细胞因子峰浓度水平,抑制后续组织器官级联炎症反应,使远隔组织器官免受各种细胞因子的损害,预防 AKI 和 MODS 的发生。

(2) 霍诺雷(Honore)等提出的"阈值免疫调节假说"[22]

基于血浆与组织间隙细胞因子浓度平衡的原理,该假说认为血液循环中细胞因子浓度的降低会引起组织间隙细胞因子浓度的降低。

(3) 迪卡洛(DiCarlo)等提出的"炎症因子流通假说"[23]

该假说认为由于使用了高容量置换液,血液净化能促进淋巴回流,使组织间隙的细胞因子进入血液,更利于细胞因子的清除。

(4) 纳马斯(Namas)等提出的"细胞因子动力假说"[24]

该假说认为血液净化能降低血液循环中炎症因子浓度水平,重建血浆与感染组织之间炎症因子浓度梯度,有利于白细胞游走、迁移、清除感染组织的细菌。

26.2 脓毒症急性肾损伤的常用血液净化疗法

目前还没有一套明确标准来具体指导 AKI 如何进行血液净化治疗。通常临床医生需要综合考虑多种因素,如血钾水平、容量状态、酸碱状态、肌酐和尿素水平、尿量、患者整体状态以及存在的并发症[25]。

目前用于脓毒症的血液净化疗法主要有:高容量血液滤过(high-volume hemofiltration, HVHF)、多黏菌素 B 血液吸附、配对血浆滤过吸附(coupled plasma filtration adsorption, CPFA)、高截流量血液滤过(high-cutoff hemofiltration, HCO-HF)等。

26.2.1 高容量血液滤过

HVHF 的基本原理是通过提高置换液流速,增加血液与置换液的交换,从而加大细胞因子和炎症因子的清除率。HVHF 精确定义为每日 24 h 50~70 mL/(kg·h) 连续性血液滤过或每日 4~8 h 100~120 mL/(kg·h) 间歇性血液滤过,后续再进行标准血液滤过[26]。HVHF 可以清除脓毒症动物血浆心肌抑制因子,增加心输出量,改善血流动力学参数[27,28]。另有临床研究证实 HVHF 不但可以降低脓毒症并发 MODS 患者去甲肾上腺素的需求量[29],还可以降低脓毒症 AKI 患者血管升压素需求量[30]。尽管如此,至今尚不能证实 HVHF 在提高脓毒症 AKI 患者生存率、改善临床预后方面优于标准血液滤过 (standard-volume hemofiltration, SVHF)。荟萃分析[31] 表明,HVHF 在降低脓毒症 AKI 患者 28 天病死率、促进肾功能恢复、减少重症监护病房(ICU)住院天数上与 SVHF 并无显著差别。同时,HVHF 的临床应用也受到诸多限制,如低分子量蛋白质、营养物质、微量元素、抗生素等药物的大量丢失;大量置换液所致的高额费用;患者护理困难等[29]。

26.2.2 多黏菌素 B 血液吸附

多黏菌素 B 是由多黏芽孢杆菌产生的一种多肽物质,能结合革兰阴性菌细胞膜表面的内毒素,在体外循环(cardio-pulmonary bypass, CPB)中用于清除血液中过量的内毒素。目前,多黏菌素 B 血液吸附在欧美等国还处于评估阶段,但其已作为一项血液净化技术在日本进入临床使用[32]。一项前瞻性多中心随机对照实验[33]证实,多黏菌素 B 治疗 72 h 后血流动力学指标、动脉血氧饱和度和序贯器官衰竭评估(sequential organ failure assessment,SOFA)明显改善。然而,文森特(Vincent)等却提出多黏菌素 B 在改善血流动力学和氧气运输功能方面确有益处,但多黏菌素 B 血液吸附并不能有效清除内毒素和白细胞介素-6(IL-6)等细胞因子水平[34]。

26.2.3 配对血浆滤过吸附

CPFA 的基本原理是先采用血浆分离器将血浆与血细胞分离,然后将血浆与吸附剂接触,炎症因子和内毒素被吸附后再将血浆与血细胞混合,接着将全血通过第 2 个血液滤器以清除过量的液体及小分子毒素。CPFA 的主要优点是血细胞不与吸附剂直接接触,从而避免凝血功能紊乱、血小板聚集、溶血等并发症,同时采用低滤过率能延长炎症因子与吸附剂的作用时间,达到最大清除率。CPFA 不但能有效吸附炎症因子,还能提高脓毒症患者的免疫应答反应、减少洋地黄类等正性肌力类药物的需求量[35,36]。荟萃分析[37]在肯定 CPFA 治疗脓毒症有效性的同时,也指出了 CPFA 在临床应用过程中所面临的挑战主要为血浆分离器内血栓形成。

26.2.4 高截流量血液滤过

HCO-HF 通过增加滤过膜孔径而加大炎症因子的清除率。当滤过膜孔径从 0.01 μm 增至 0.02 μm 时,血液净化清除细胞因子的范围将大大增加[38]。莫尔杰拉(Morgera)等报道称 HCO-HF 在提高细胞因子清除率的同时还能降低脓毒症患者血管升压素需求量[39]。一项随机对照实验证明,HCO-HF 能清除免疫调节因子,恢复单核细胞的增殖能力[40]。然而,HCO-HF 会引起白蛋白大量丢失,高达 15 g/4 h[41]。由于在诸如滤过膜截留界限、滤过膜组成成分、滤过形式等问题上存在较大分歧,目前关于 HCO-HF 的临床运用较难达成共识[42]。

26.3 脓毒症急性肾损伤的新型血液净化疗法

尽管血液净化方式越来越多元化,其本质都是围绕如何利用血液净化技术以最大限度替代肾脏的滤过功能,维持内环境稳态。休姆斯(Humes)等认为由于当前血液净化治疗并不能显著降低脓毒症病死率,因而以最大限度替代肾小球滤过功能为目的的血液净化治疗不是脓毒症 AKI 患者的最佳治疗方案[43]。究其原因在于当前血液净化治疗主要集中于清除体内过量液体和中小可溶性分子物质,并不能替代肾脏的所有生物功能。众所周知,肾脏并不仅仅是一个滤过器官,除了发挥滤过功能清除各种代谢废物外,肾脏在人体内还发挥着重要的内分泌、代谢、转运及免疫调节作用。如:促红细胞生成素的分泌,维生素 D、谷胱甘肽和自由基降解酶的合成,各种低分子蛋白(如肽类激素、细胞因子和生长因子)的降解,氨基酸与葡萄糖的转运等。理论上将治疗目标从只替代肾小球滤过功能转而指向替代肾小管细胞的主要生物功能将会取得更大获益。

细胞基础上的新型血液净化疗法将治疗靶点集中于参与脓毒症的各种炎症细胞及血管内皮细胞而不是清除各种细胞因子和炎症介质,包括细胞治疗(cell therapy)和细胞处理(cell processing)[44]。

细胞治疗逐渐发展为一种用于治疗大量临床疾病的新方法。该疗法提供动态的、交互作用的、个体化的治疗,可能逐渐发展为一项更有效的医疗策略。细胞疗法的作用机制目前尚不完全明了,但主要有 2 点:①受损细胞的功能替代;②受损细胞内分泌或旁分泌的功能替代。布罗德斯基(Brodsky)等首先提出了细胞治疗的有效性,即在缺血性 AKI 动物模型体内植入内皮细胞能有效保护缺血性肾脏[31]。细胞治疗能够成功的原理在于其符合广大受众认知的一点:大多疾病的病理过程并非由于单一物质的缺乏,而是由于一系列细胞产物的复杂交互作用的改变[45]。细胞治疗又包括体内细胞治疗和体外细胞治疗。体内细胞治疗是将细胞直接输入体内替代受损细胞的功能,如体内干细胞疗法。干细胞或者祖细胞技术在危重症中的研究,逐步提示其具有一定的治疗作用[46-49]。但是该方法最重要的问题是细胞来源以及免疫排异问题。出于安全的考虑,体外细胞疗法可能会是一种更好的选择,因为其不仅替代了受损细胞的功能或调整了病理生理过程,而且提供了免疫绝缘屏障。体外细胞治疗是指利用体外多种形式培养的细胞与体外循环装置相结合进行受损细胞的功能替代,如体外肾小管辅助装置(renal tubule assist device,RAD)、内皮细胞生物反应器

(endothelial bioreactor,EBR)等。

细胞处理是指在体外构建一种生物模拟膜装置,能选择性吸附白细胞,调节白细胞功能,抑制炎症因子的过量释放,如选择性粒细胞吸附装置(selective cytopheretic inhibitory device,SCD)。

26.3.1 人工肾小管上皮细胞系统

现有的间歇性或持续性的肾脏替代治疗并不能完整地替代肾脏功能。除了清除体内毒素及多余的液体外,肾脏拥有许多其他的功能。其同时也是一个内分泌脏器,如分泌调控血流动力学的激素(如肾素、血管紧张素Ⅱ、前列腺素、一氧化氮、内皮素等)、促进生成红细胞(促红细胞生成素),参与骨代谢(骨化三醇)等[50]。由肾缺血性和/或肾毒性所导致的AKI主要表现为急性肾小管坏死,特别是近曲小管上皮细胞。休姆斯(Humes)等认为急性肾小管坏死期间替代这些细胞的功能,同时与血液滤过联合,近乎可以完全替代肾脏功能,从而改变疾病的进程[51,52]。该课题组设计了一种中空纤维生物反应器,在该反应器中定植一定数量的猪或人类的近端肾小管上皮细胞。治疗时将生物反应器与血液滤过串联,称之为RAD。该装置既替代了肾小球滤过功能,又具备一定的肾小管代谢、合成功能[6]。肾小管上皮细胞定植在高通量滤器的外腔纤维膜表面,既保证了水分子及溶质可通过纤维膜,又提供了免疫绝缘屏障[50,53—56]。

在双侧肾切除尿毒症犬模型中,定植有猪或者人类肾小管上皮细胞的RAD,实现了替代肾脏的滤过、代谢以及内分泌功能[51,54—56]。此外,在犬及猪的脓毒症AKI实验中,RAD疗法改善了血流动力学稳定性、调控细胞因子分泌,更重要的是明显提高了存活率[51,52,57,58]。

更值得关注的是,在一项入选10例合并AKI的需要连续性肾脏替代治疗(continuous renal replacement therapy,CRRT)的危重症患者Ⅰ/Ⅱ期临床研究中[59],RAD的活性以及功能性可保持稳定。同时研究数据亦证实RAD具有代谢和内分泌活性,主要表现为该装置内可检测到25-OH-D_3向1,25-$(OH)_2$-D_3的转化[59]。为了测试RAD的短期(72 h内)治疗是否可以提升AKI患者的存活率,一项多中心、随机、非双盲的Ⅱ期临床研究入选了58例AKI且需要CRRT治疗的患者,以单纯CRRT治疗为对照。结果显示,RAD治疗显著降低病死率

(28天病死率为33%),而单纯接受CRRT治疗组的28天病死率高达61%[60]。

尽管RAD疗法具备一定的治疗作用,但其实现临床转化还有一些问题尚待解决,如治疗设施的储存、分配以及治疗的标准化[61]。为了解决这个障碍,休姆斯(Humes)等进一步设计了生物人工肾上皮细胞系统(bioartificial renal epithelial cell system,BRECS)[61]。BRECS是一个集培养容器、低温贮藏工具以及细胞疗法为一体的系统。应对紧急临床应用,该项独特的设计考虑到长期储存以及即刻需求。BRECS设计可维持一定的人肾小管上皮细胞的数量,细胞定植于生物反应器的碳盘中灌注培养。培养细胞达到最佳密度节点时,BRECS可以冷藏贮藏后运输,储存于一个医疗点以备临床急需。具备免疫隔绝的生物反应器可灵活与血液透析或腹膜透析回路连接,减少此前细胞疗法的临床限制。大型动物研究表明,运用BRECS联合标准的血液滤过对AKI具有一定的治疗作用[6,61]。

26.3.2 粒细胞的体外细胞疗法

脓毒症是危重患者AKI的首要原因之一[7]。中性粒细胞和单核细胞的免疫活性异常及功能失调与脓毒症的高病死率相关[62—64]。有学者将粒细胞集落刺激因子(G-CSF)或粒细胞-巨噬细胞集落刺激因子(GM-CSF)用于脓毒症的治疗,以期改善细胞吞噬功能。研究结果显示虽然可降低感染,但并不能降低脓毒症患者的病死率[65,66]。亦有研究显示,尽管高剂量的粒细胞输注会使粒细胞减少症、中性粒细胞功能障碍、癌症关联感染等病死率降低[67,68],但是仍然会有局部的肺部并发症[69]。

米茨纳(Mitzner)等研发了一种生物反应器,由血浆分离器以及包含粒细胞的体外回路组成。在完全的体外模式下使用粒细胞治疗。该系统具备粒细胞的特异性功能,如可吞噬细胞碎屑、抗原物质或病原体,同时也可避免输注粒细胞可能导致的局部脏器损害[70,71]。首先在体外用全反式维A酸将人类早幼粒细胞株HL60刺激成熟,使其具有成熟粒细胞的主要特征和功能;随后将定植该细胞的生物反应器用于脓毒症猪的体外细胞治疗[72]。结果显示这种使用体外细胞疗法组的存活时间为186 h,而对照组仅为70 h[70]。此外,2组外周血菌量、血气、乳酸、IL水平都存在显著不同[70]。

紧接着一项观察性、非对照、28天随访的Ⅰ/Ⅱ

期临床研究入选了3家教学医院ICU患者[71]。10例脓毒症休克患者在72 h内接受了2次上述粒细胞体外细胞治疗。该项治疗中所应用的粒细胞均为健康志愿者所提供。治疗期间,内毒素浓度显著降低。此外,平均动脉压可维持稳定水平,去甲肾上腺素用量也大幅降低。

26.3.3 血管内皮细胞生物反应器

脓毒症是一个复杂的免疫应答过程,涉及各种细胞的激活及炎症介质的释放,其中的关键是血管内皮细胞的功能改变。血管内皮细胞是一种柔韧性极强的细胞层。在正常生理状态下,血管内皮细胞具有调节血管收缩、运输营养物质、维持血液流动性、调节局部促炎和抗炎介质的平衡、产生新生血管等多项生理作用[73]。在特殊情况下,血管内皮细胞可能同时发生结构上和功能上的变化。一旦内皮细胞被激活,可以转化为促凝血、抗纤溶、促黏附的状态[74],而且伴随着凝血功能、血管通透性、炎症状态、白细胞黏附、微循环血流量等方面的变化[75]。大量的数据表明,血管内皮细胞是脓毒症宿主反应的核心,也是一个重要的潜在的治疗靶点[76]。据布罗德斯基(Brodsky)[77]和哈勒尔(Herrler)[78]报道,在肾脏缺血再灌注损伤动物模型中,内皮细胞的输注可以为缺血的肾带来巨大的功能性保护。

体外肝脏辅助装置及RAD是细胞治疗有效的依据[32-34]。在此基础上,本课题组研发了一款新型体外细胞治疗装置,称为血管EBR系统[73],用于治疗脓毒症猪模型。EBR是由聚四氟乙烯组成的中空纤维管,内含109个血管内皮细胞,具有细胞吸附特性。在该系统中内皮细胞被种植在滤器中空纤维外腔,动脉血液不需透析或血过滤即可被引向生物反应器的细胞定植腔部。通过检测细胞培养液内乳酸、葡萄糖、一氧化氮、血管性血友病因子(vWF)、C反应蛋白(CRP)及内皮素-1(ET-1)的浓度可判断内皮细胞的存活及增殖状态[73]。后续本课题组又开展了相关动物实验,进一步评价EBR对血流动力学指标、生化指标及改善脓毒症预后的影响[73]。结果提示,EBR治疗能有效维持血流动力学稳定性,提高平均动脉压,维持血生化指标和血浆ET-1浓度的稳定性,减轻肺水肿和炎症细胞浸润,延长动物的生存时间。

然而,大型动物模型限制了其深入研究的开展。因此,我们设计了一个针对小型动物的微型EBR系统。该微型EBR系统包含了一个微型滤器、一个内皮生物反应器(EBR,容积1 mL,2×10^6个定植于微载体表面的血管内皮细胞)、管路以及微型蠕动泵。体外循环血液经由微型滤器,以0.25 mL/min的速度产生超滤液,然后超滤液经过EBR,与体外内皮细胞接触后回输体内。该微型系统的总容量为3 mL。将该系统应用于健康大鼠,以评价其安全性。我们发现,在血流动力学参数、血气、血常规以及溶血等方面均没有明显的不良反应。虽然肝素的应用使活化部分凝血活酶时间(APTT)延长,但并没有观察到大量出血现象(数据尚未发表)。我们用微型EBR系统为脓毒症大鼠进行了治疗。假性治疗组的7天存活率仅为25.0%,而EBR治疗组的存活率增加到57.1%。研究发现,EBR系统亦保护了肝、肾功能,减轻了肾和肺组织的损伤。同时也降低了肺的血管通透性,减少了炎症细胞在肺组织的浸润,特别是中性粒细胞。此外,EBR系统可以改善肺血管内皮细胞的过度活化状态,减少其对中性粒细胞的趋化作用,减少两者间的黏附。

因此,本课题组推断,及时运用EBR治疗脓毒症或许能提高心肺功能,调节免疫应答反应和凝血功能,改善临床预后。

26.3.4 选择性粒细胞吸附装置

SCD是一种人工合成的生物模拟膜,联合体外循环装置,在全身炎症反应状态下当血液以低流速、低剪切力通过SCD时,SCD能结合活化的白细胞,清除体内过量的白细胞,减少炎症因子的释放[79]。休姆斯(Humes)等首先研发出SCD并经初步探索证实其临床疗效[80]。本课题组进行的一项试验性研究[81]旨在表明SCD联合连续性静脉-静脉血液滤过(continuous venous-venous hemofiltration,CVVH)治疗ICU脓毒症AKI患者的有效性和安全性,结果发现SCD治疗组患者住院期间的病死率为22.22%,远低于对照组的77.78%,且在整个治疗过程中无严重不良反应。随着对SCD联合CVVH治疗脓毒症AKI的深入研究,本课题组进一步发现采用局部枸橼酸抗凝(SCD-C)治疗的获益要大于局部肝素抗凝(SCD-H)治疗的获益[79]。SCD-C治疗组动物平均生存时间为8.4~9.2 h,高于SCD-H组6.1~6.7 h。SCD联合局部枸橼酸抗凝治疗不但能改善脓毒症动物心功能、提高心输出量,还能通过局部枸橼酸拮抗游离钙离子,降低血浆钙离子浓度,调节白细胞功能,抑制炎症因子释放。本课题组后续又进行了局部枸橼酸抗凝(regional citrate anticoagulation,RCA)的临床随机对照研究以观察枸橼酸在重症AKI患者体内的代谢情况,结果发现枸橼酸在重症患者体内不但能正常代谢,还能在有效抗凝的基础上改善透析器的生物相容性,尤为重要的是能抑制钙离子介导的补体激活路径和白细胞活化[82]。

在熟练掌握构建小型动物血液净化平台及具有制备大型脓毒症动物模型经验的基础上,本课题组研制了体外粒-单核细胞吸附(granulocyte monocyte apheresis,GMA)装置,进一步进行选择性粒细胞吸附治疗脓毒症动物模型的疗效观察及机制探索[83]。研究发现体外GMA干预对脓毒症大鼠具有一定的治疗作用,延长大鼠生存时间,改善脏器功能,通过吸附炎症细胞,从而减少炎症因子分泌、减少炎症细胞在局部组织的浸润,可以为临床上脓毒症的治疗提供一种全新、安全、有效的治疗手段。

脓毒症是ICU常见疑难症也是重症患者的主要死因。脓毒症血液净化治疗虽已进行了部分实验和临床研究,但还有很多问题没有解决,如血液净化的治疗时机、治疗模式、治疗剂量、治疗频率等。为使血液净化治疗脓毒症AKI达到最佳治疗效果,仍需做大量工作。未来需要构建新型血液净化实验平台以及加强血液净化治疗脓毒症AKI作用机制的研究。目前有诸多关于脓毒症AKI血液净化的研究,但大部分未证实其临床疗效。如何针对个体,采用适合个人的血液净化方式或将各种形式的血液净化技术相结合及探索新型血液净化疗法(如生物反应器、粒细胞吸附等)未来的研究方向之一。

(卢建新 马帅 丁峰)

参考文献

1. THAKAR C V, CHRISTIANSON A, FREYBERG R, et al. Incidence and outcomes of acute kidney injury in intensive care units: a veterans administration study[J]. Crit Care Med, 2009, 37(9): 2552-2558.
2. UCHINO S, KELLUM J A, BELLOMO R, et al. Acute renal failure in critically ill patients: a multinational, multicenter study[J]. JAMA, 2005, 294(7): 813-818.
3. WAIKAR S S, LIU K D, CHERTOW G M. Diagnosis, epidemiology and outcomes of acute kidney injury[J]. Clin J Am Soc Nephrol, 2008, 3(3): 844-861.
4. LIANO F, PASCUAL J. Epidemiology of acute renal failure: a prospective, multicenter, community-based study[J]. Kidney Int, 1996, 50(3): 811-818.
5. MEHTA R L, PASCUAL M T, SOROKO S, et al. Program to improve care in acute renal disease: spectrum of acute renal failure in the intensive care unit: the PICARD experience[J]. Kidney Int, 2004, 66(4): 1613-1621.
6. PINO C J, YEVZLIN A S, TUMLIN J, et al. Cell-based strategies for the treatment of kidney dysfunction: a review[J]. Blood Purif, 2012, 34(2): 117-123.
7. VINCENT J L. Increasing awareness of sepsis: world sepsis day[J]. Crit Care, 2012, 16(5): 152.
8. SHUBIN N J, MONAGHAN S F, AYALA A. Anti-inflammatory meachinisms of sepsis [J]. Contrib Microbiol, 2011, 17: 108-124.
9. SCHRIER R W, WANG W. Acute renal failure and sepsis[J]. N Engl Med, 2004, 351(2): 159-169.
10. BELLOMO R, WAN L, LANGENBERG C, et al. Septic acute kidney injury: new concepts[J]. Nephron Exp Nephrol, 2008, 109(4): E95-E100.
11. WAN L, BAGSHAW S M, LANGENBERG C, et al. Pathophysiology of septic acute kidney injury: what do we really know? [J]. Crit Care Med, 2008, 36(Suppl): S198-S203.
12. MA S, EVANS R G, IGUCHI N, et al. Sepsis-induced acute kidney injury: a disease of the microcirculation[J]. Microcirculation, 2019, 26: e12483.
13. LANKADEVA Y R, KOSAKA J, EVANS R G, et al. Intrarenal and urinary oxygenation during norepinephrine resuscitation in ovine septic acute kidney injury[J]. Kidney Int, 2016, 90(1): 100-108.
14. CALZAVACCA P, EVANS R G, BAILEY M, et al. Cortical and medullary tissue perfusion and oxygenation in experimental septic acute kidney injury[J]. Crit Care Med, 2015, 43(10): E431-E439.
15. CALZAVACCA P, EVANS R G, BAILEY M, et al. Variable responses of regional renal oxygenation and perfusion to vasoactive agents in awake sheep[J]. Am J Physiol Regul Integr Comp Physiol, 2015, 309(10): R1226-R1233.
16. KOSAKA J, LANKADEVA Y R, MAY C N, et al. Histopathology of septic acute kidney injury: a systematic review of experimental data[J]. Crit Care Med, 2016, 44(9): E897-E903.
17. LI Y M, ZHANG J, SU L J, et al. Downregulation of TIMP2 attenuates sepsis-induced AKI through the NF-

18. JACOBS R, HONORE P M, JOANNES-BOYAU O, et al. Septic acute kidney injury: the culprit is inflammatory apoptosis rather than ischemic necrosis[J]. Blood Purif, 2011,32(4):262-265.

19. SUNTHARALINGAM G, PERRY M R, WARD S, et al. Cytokine storm in a phase 1 trial of the anti-CD28 monoclonal antibody TGN1412[J]. N Engl J Med, 2006,355(10):1018-1028.

20. HOTCHKISS R S, COOPERSMITH C M, McDUNN J E, et al. The sepsis seesaw: tilting toward immunosuppression[J]. Nat Med, 2009,15(5):496-497.

21. RONCO C, TETTA C, MARIANO F, et al. Interpreting the mechanisms of continuous renal replacement therapy in sepsis: the peak concentration hypothesis[J]. Artif Organs, 2003,27(9):792-801.

22. HONORE P M, MATSON J R. Extracorporeal removal for sepsis: Acting at the tissue level—the beginning of a new era for this treatment modality[J]. Crit Care, 2004, 32(3):896-897.

23. DI CARLO J V, ALEXANDER S R. Hemofiltration for cytokine-driven illnesses: the mediator delivery hypothesis[J]. Int J Artif Organs, 2005,28(8):777-786.

24. NAMAS R A, NAMAS R, LAGOA C, et al. Hemoadsorption reprograms inflammation in experimental gram-negative septic peritonitis: insights from in vivo and in silico studies[J]. Mol Med, 2012,18(1):1366-1374.

25. FORNI L G, CHAWLA L, RONCO C. Precision and improving outcomes in acute kidney injury: personalizing the approach[J]. J Crit Care, 2017,37:244-245.

26. HONORE P M, JACOBS R, BOER W, et al. New insights regarding rationale, therapeutic target and dose of hemofiltration and hybrid therapies in septic acute kidney injury[J]. Blood Purif, 2012,33(1-3):44-51.

27. GROOTENDORST A F, VAN BOMMEL E F, VAN der HOVEN B, et al. High volume hemofiltration improves right ventricular function in endotoxin-induced shock in the pig[J]. Intensive Care Med, 1992,18(4):235-240.

28. BELLOMO R, KELLUM J A, GANDHI C R, et al. The effect of intensive plasma water exchange by hemofiltration on hemodynamics and soluble mediators in canine endotoxemia[J]. Am J Respir Crit Care Med, 2000,161(5):1429-1436.

29. BOUSSEKEY N, CHICHE A, FAURE K, et al. A pilot randomized study comparing high and low volume hemofiltration on vasopressor use in septic shock[J]. Intensive Care Med, 2008,34(9):1646-1653.

30. SRISAWAT N, LAWSIN L, UCHINO S, et al. Cost of acute renal replacement therapy in the intensive care unit: results from the beginning and ending supportive therapy for the kidney (BEST Kidney) study[J]. Crit Care, 2010,14(2):R46.

31. CLARK E, MOLNAR A O, JOANNES-BOYAU O, et al. High-volume hemofiltration for septic acute kidney injury: a systematic review and meta-analysis[J]. Crit Care, 2014,18(1):R7.

32. SHOJI H. Extracorporeal endotoxin removal for the treatment of sepsis: endotoxin adsorption cartridge (Toraymyxin)[J]. Ther Apher Dial, 2003, 7 (1): 108-114.

33. CRUZ D N, ANTONELLI M, FUMAGALLI R, et al. Early use of polymyxin B hemoperfusion in abdominal septic shock: the EUPHAS randomized controlled trial [J]. JAMA, 2009,301(23):2445-2252.

34. VINCENT J L, LATERRE P F, COHEN J, et al. A pilot-controlled study of a polymyxin B-immobilized hemoperfusion cartridge in patients with severe sepsis secondary to intra-abdominal infection[J]. Shock, 2005, 23(5):400-405.

35. CESANO G, LIVIGNI S, VALLERO A, et al. Treatment of septic shock with the use of CPFA (associated plasma filtration and adsorption): impact on hemodynamics monitored with PiCCO[J]. G Ital Nefrol, 2003,20(3):258-263.

36. BELLOMO R, TETTA C, BRENDOLAN A, et al. Coupled plasma filtration adsorption[J]. Blood Purif, 2002,20(3):289-292.

37. ABDUL CADER R, ABDUL GAFOR H, MOHD R, et al. Coupled Plasma Filtration and Adsorption (CPFA): A Single Center Experience[J]. Nephrourol Mon, 2013, 5(4):891-896.

38. HAASE M, BELLOMO R, MORGERA S, et al. High cut-off point membranes in septic acute renal failure: a systematic review[J]. Int J Artif Organs, 2007,30(12): 1031-1041.

39. MORGERA S, HAASE M, KUSS T, et al. Pilot study on the effects of high cutoff hemofiltration on the need for norepinephrine in septic patients with acute renal failure [J]. Crit Care Med, 2006,34(8):2099-2104.

40. MORGERA S, HAASE M, ROCKTASCHEL J, et al. High permeability haemofiltration improves peripheral

blood mononuclear cell proliferation in septic patients with acute renal failure[J]. Nephrol Dial Transplant, 2003,18(12):2570 – 2576.

41. MORGERA S, KLONOWER D, ROCKTASCHEL J, et al. TNF-alpha elimination with high cut-off haemofilters: a feasible clinical modality for septic patients? [J]. Nephrol Dial Transplant, 2003,18(7):1361 – 1369.

42. RIMMELE T, KELLUM J A. Clinical review: blood purification for sepsis[J]. Crit Care, 2011,15(1):205.

43. SONG J H, HUMES H D. Renal cell therapy and beyond [J]. Seminars in Dialysis, 2009,22(6):603 – 609.

44. PINO C J, YEVZLIN A S, LEE K, et al. Cell-based approaches for the treatment of systemic inflammation [J]. Nephrol Dial Transplant, 2013,28(2):296 – 302.

45. FISSELL W H, HUMES H D. Cell therapy of renal failure[J]. Transplant Proc, 2003,35(8):2837 – 2842.

46. CRIBBS S K, MARTIN G S. Stem cells in sepsis and acute lung injury[J]. Am J Med Sci, 2011,341(4):325 – 332.

47. MEI S H, HAITSMA J J, DOS SANTOS C C, et al. Mesenchymal stem cells reduce inflammation while enhancing bacterial clearance and improving survival in sepsis[J]. Am J Respir Crit Care Med, 2010,182(8):1047 – 1057.

48. GUPTA N, SU X, POPOV B, et al. Intrapulmonary delivery of bone marrow-derived mesenchymal stem cells improves survival and attenuates endotoxin-induced acute lung injury in mice[J]. J Immunol, 2007,179(3):1855 – 1863.

49. KÄHLER C M, WECHSELBERGER J, HILBE W, et al. Peripheral infusion of rat bone marrow derived endothelial progenitor cells leads to homing in acute lung injury[J]. Respir Res, 2007,8(1):50.

50. DING F, HUMES H D. The bioartificial kidney and bioengineered membranes in acute kidney injury [J]. Nephron Exp Nephrol, 2008,109(4):E118 – E122.

51. HUMES H D, FISSELL W H, WEITZEL W F. The bioartificial kidney in the treatment of acute renal failure [J]. Kidney Int Suppl, 2002,80:121 – 125.

52. FISSELL W H, LOU L, ABRISHAMI S, et al. Bioartificial kidney ameliorates gram-negative bacteria-induced septic shock in uremic animals[J]. J Am Soc Nephrol, 2003,14(2):454 – 461.

53. MACKAY S M, FUNKE A J, BUFFINGTON D A, et al. Tissue engineering of a bioartificial renal tubule[J]. ASAIO J, 1998,44(3):179 – 183.

54. HUMES H D, MACKAY S M, FUNKE A J, et al. Tissue engineering of a bioartificial renal tubule assist device: In vitro transport and metabolic characteristics [J]. Kidney Int, 1999,55(6):2502 – 2514.

55. HUMES H D, BUFFINGTON D A, MacKAY S M, et al. Replacement of renal function in uremic animals with a tissue-engineered kidney[J]. Nat Biotechnol, 1999, 17(5):451 – 455.

56. HUMES H D, FISSELL W H, WEITZEL W F, et al. Metabolic replacement of kidney function in uremic animals with a bioartificial kidney containing human cells [J]. Am J Kidney Dis, 2002,39(5):1078 – 1087.

57. HUMES H D, BUFFINGTON D A, LOU L, et al. Cell therapy with a tissue-engineered kidney reduces the multiple-organ consequences of septic shock[J]. Crit Care Med, 2003,31(10):2421 – 2428.

58. FISSELL W H, DYKE D B, WEITZEL W F, et al. Bioartificial kidney alters cytokine response and hemodynamics in endotoxin-challenged uremic animals [J]. Blood Purif, 2002,20(1):55 – 60.

59. HUMES H D, WEITZEL W F, BARTLETT R H, et al. Initial clinical results of the bioartificial kidney containing human cells in ICU patients with acute renal failure[J]. Kidney Int, 2004,66(4):1578 – 1588.

60. TUMLIN J, WALI R, WILLIAMS W, et al. Efficacy and safety of renal tubule cell therapy for acute renal failure[J]. J Am Soc Nephrol, 2008,19(5):1034 – 1040.

61. BUFFINGTON D A, PINO C J, CHEN L, et al. Bioartificial Renal Epithelial Cell System (BRECS): A Compact, Cryopreservable Extracorporeal Renal Replacement Device[J]. Cell Med, 2012,4(1):33 – 43.

62. DöCKE W D, RANDOW F, SYRBE U, et al. Monocyte deactivation in septic patients: restoration by IFN-gamma treatment[J]. Nat Med, 1997,3(6):678 – 681.

63. CAILLE V, CHICHE J D, NCIRI N, et al. Histocompatibility leukocyte antigen-D related expression is specifically altered and predicts mortality in septic shock but not in other causes of shock[J]. Shock, 2004, 22(6):521 – 526.

64. KAUFMANN I, HOELZL A, SCHLIEPHAKE F, et al. Polymorphonuclear leukocyte dysfunction syndrome in patients with increasing sepsis severity[J]. Shock, 2006, 26(3):254 – 261.

65. CARR R, MODI N, DORÉ C. G-CSF and GM-CSF for treating or preventing neonatal infections[J]. Cochrane Database Syst Rev, 2003,3:CD003066.

66. NAPOLITANO L M. Immune stimulation in sepsis: to be or not to be? [J]. Chest, 2005,127(6):1882 – 1885.

67. STANWORTH S J, MASSEY E, HEDE C, et al. Granulocyte transfusions for treating infections in patients with neutropenia or neutrophil dysfunction[J]. Cochrane Database Syst Rev, 2005,3:CD005339.
68. SAFDAR A, HANNA H A, BOKTOUR M, et al. Impact of high-dose granulocyte transfusions in patients with cancer with candidemia: retrospective case-control analysis of 491 episodes of Candida species bloodstream infections[J]. Cancer, 2004,101(12):2859-2865.
69. MOHAN P, BROCKLEHURST P. Granulocyte transfusions for neonates with confirmed or suspected sepsis and neutropaenia[J]. Cochrane Database Syst Rev, 2003,(4):CD003956.
70. SAUER M, ALTRICHTER J, KREUTZER H J, et al. Extracorporeal cell therapy with granulocytes in a pig model of Gram-positive sepsis[J]. Crit Care Med, 2009, 37(2):606-613.
71. ALTRICHTER J, SAUER M, KAFTAN K, et al. Extracorporeal cell therapy of septic shock patients with donor granulocytes: a pilot study[J]. Crit Care, 2011, 15(2):R82.
72. MITZNER S R, FREYTAG J, SAUER M, et al. Use of human preconditioned phagocytes for extracorporeal immune support: introduction of a concept[J]. Ther Apher, 2001,5(5):423-432.
73. XIE Q, LIU J, GU Y, et al. Endothelial bioreactor ameliorates endotoxemia sepsis in swine[J]. Blood Purif, 2010,29(3):252-258.
74. AIT-OUFELLA H, MAURY E, LEHOUX S, et al. The endothelium: physiological functions and role in microcirculatory failure during severe sepsis[J]. Intensive Care Med, 2010,36(8):1286-1298.
75. SKIBSTED S, JONES A E, PUSKARICH M A, et al. Biomarkers of endothelial cell activation in early sepsis [J]. Shock, 2013,39(5):427-432.
76. AIRD W C. Endothelium as a therapeutic target in sepsis [J]. Curr Drug Targets, 2007,8(4):501-507.
77. BRODSKY S V, YAMAMOTO T, TADA T, et al. Endothelial dysfunction in ischemic acute renal failure: rescue by transplanted endothelial cells[J]. Am J Physiol Renal Physiol, 2002,282(6):1140-1149.
78. HERRLER T, WANG H, TISCHER A, et al. Decompression of inflammatory edema along with endothelial cell therapy expedites regeneration after renal ischemia-reperfusion injury[J]. Cell Transplant, 2013, 22(11):2091-2103.
79. DING F, SONG J H, JUNG J Y, et al. A biomimetic membrane device that modulates the excessive inflammatory response to sepsis[J]. PLoS One, 2011, 6(4):e18584.
80. HUMES H D, SOBOTA J T, DING F, et al. A selective cytopheretic inhibitory device to treat the immunological dysregulation of acute and chronic renal failure[J]. Blood Purif, 2010,29(2):183-190.
81. DING F, YEVZLIN A S, XU Z Y, et al. The effects of a novel therapeutic device on acute kidney injury outcomes in the intensive care unit: a pilot study[J]. Asaio J, 2011,57(5):426-432.
82. ZHENG Y, XU Z, ZHU Q, et al. Citrate Pharmacokinetics in Critically Ⅲ Patients with Acute Kidney Injury[J]. PLoS One, 2013,8(6):e65992.
83. MA S, XU Q, DENG B, et al. Granulocyte and monocyte adsorptive apheresis ameliorates sepsis in rats [J]. Intensive Care Med Exp, 2017,5(1):18.

27 心脏术后急性肾损伤

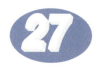

- 27.1 病理生理机制
  - 27.1.1 肾脏缺血再灌注损伤
  - 27.1.2 炎症和氧化应激
  - 27.1.3 肾毒性药物
  - 27.1.4 神经体液因素
  - 27.1.5 其他
- 27.2 风险评估
  - 27.2.1 危险因素
  - 27.2.2 风险预测模型
- 27.3 诊断与监测
- 27.3.1 诊断
- 27.3.2 监测
- 27.4 预防
  - 27.4.1 药物预防
  - 27.4.2 非药物预防
- 27.5 治疗
  - 27.5.1 肾脏替代治疗的时机
  - 27.5.2 容量与血流动力学
  - 27.5.3 目标导向性肾脏替代治疗

我国心血管外科发展几乎与国际同步。来自中国生物医学工程学会体外循环分会的调查数据显示，2019年全国724家医院共开展心血管外科手术总量为253 867例，体外循环下手术总量175 557例（占比69.1%）[1]。急性肾损伤（AKI）是心脏术后常见的严重并发症之一。近年来心脏术后AKI（cardiac surgery associated AKI，CSA-AKI）的发病率始终波动于20%～40%，病死率为15%～30%，危重AKI病死率更是高达40%～70%[2-4]。CSA-AKI与远期不良预后密切相关，心脏术后即使发生1期AKI也显著增加远期进展性CKD（CKD 4～5期）的发生率和远期病死率，并随着AKI严重程度而升高[5]。

防治CSA-AKI已成为心脏外科、肾脏内科和重症医学科共同面临的重要挑战。改善全球肾脏病预后组织（KDIGO）[6]、急性透析质量倡议组织（Acute Dialysis Quality Initiative，ADQI）[7]、英国国家卫生与临床优化研究所（National Institute For Health And Care Excellence，NICE）[8]都持续致力于研究如何优化CSA-AKI的防治。急需寻找有效的防治手段降低危重AKI病死率，改善预后。

本文通过阐述CSA-AKI的病理生理机制、新型诊断与监测手段、预防和治疗领域的进展，为临床和科研工作提供参考。

27.1 病理生理机制

CSA-AKI发病机制复杂，主要是心肺转流术（cardiopulmonary bypass，CPB）导致的缺血再灌注损伤（IRI）；此外，炎症、氧化应激和围术期药物使用等诸多因素也参与其中。大致可归纳为以下几点。

27.1.1 肾脏缺血再灌注损伤

血流动力学不稳定是导致肾脏IRI的重要机制，心脏围术期常伴血流动力学不稳定，主要原因包括如下：①术前及术后低血压。心功能不全引起的低心输出量，严重时可导致心源性休克；手术相关的失血等。②术中干预所致。深麻醉、术中低体温、CPB相关的术中低灌注（CPB持续时间长、低循流量、低平均动脉压)、栓子脱落和栓塞(动脉粥样硬化斑块脱落、心内膜赘生物脱落、空气栓塞)。持续低心输出量和低血压状态,导致肾组织灌注不足,肾小球滤过率(GFR)下降和肾小管损伤[9,10]。CPB结束后,缺血再灌注(IR)可诱导肾脏细胞线粒体通透性转换孔(permeability transition pores,mPTP)开放,增加活性氧(ROS)的产生[11,12]。而mPTP的开放引起细胞损伤和凋亡,细胞因子释放;ROS通过上调促炎转录因子(包括NF-κB)诱导炎症反应[13,14],促进AKI的发生。

27.1.2 炎症和氧化应激

手术相关的组织损伤、血液与CPB泵等接触可刺激循环中炎症细胞因子的产生和释放,并激活补体,诱导炎症反应[15,16]。CPB引起氧化应激是CSA-AKI发生的重要机制[17]。一方面CPB所致血管内溶血可引起氧自由基产生并催化铁释放,两者均参与心肌损伤和AKI发病[18]。另一方面CPB期间IR诱发、加重炎症反应和氧化应激,致游离的不稳定铁释放增加[19],过多的铁可抑制肾小管上皮细胞增殖,诱导脂质过氧化和蛋白质氧化[20]。

27.1.3 肾毒性药物

围术期常使用的一些药物可引起或加重肾损伤,如造影剂、部分抗生素(如万古霉素、氨基糖苷类药物)、非甾体抗炎药、血管紧张素转换酶抑制剂或血管紧张素Ⅱ受体拮抗剂,以及体外循环过程使用的部分抑肽酶等。它们引起肾损伤的机制各异,包括直接的细胞毒性、影响肾血流的自我调节和肾脏灌注等。

27.1.4 神经体液因素

心脏手术中的血流动力学变化可触发机体的神经体液反应,包括激活交感神经系统、肾素-血管紧张素-醛固酮系统,增加血管升压素和内皮素-1(ET-1)的产生,最终引起全身血管收缩,加剧肾脏缺血,导致AKI的发生[21]。

27.1.5 其他

其他如血管内溶血、CPB过程中血管内溶血及铁蛋白释放被认为是引起肾脏损伤的重要因素[22]。大量游离血红蛋白导致肾小管阻塞、管腔内压升高和GFR下降;另外,游离血红蛋白引起肾小管上皮细胞广泛坏死[23]。

27.2 风险评估

27.2.1 危险因素

传统的CSA-AKI危险因素可分为术前、术中和术后3类[24-26]。术前危险因素包括年龄、性别(男性)、基础肾脏病、冠心病、慢性心力衰竭、慢性合并症(高血压、糖尿病、慢性阻塞性肺疾病、周围血管疾病等)、心脏手术史和急诊手术等。术中危险因素包括CPB、血液稀释、低体温和低灌注等。术后危险因素包括心源性休克、容量过负荷、感染和合并脓毒血症等。

近年国内外的研究又发现一些新的危险因素,如蛋白尿[27]、红细胞分布宽度增加[28]、肺动脉收缩压升高[29]、冠状动脉造影时机[30]、术中血制品输注[31]、术后容量过负荷或不足、血流动力学紊乱等。心脏手术患者术前大多需要行冠状动脉造影,笔者单位姜埙华等证实术前冠脉造影距离手术≤7天以及造影剂量>240 mg/kg与术后AKI发生密切相关[31]。近年来,容量超负荷对AKI的不良影响日益被重视,复旦大学附属中山医院肾内科的最新研究中,除了证实CSA-AKI发生率随容量负荷程度增加而增加外[32],还发现容量负荷程度与AKI的进展呈"U"形曲线关系,容量不足或容量超负荷可能加重AKI进展,并且术后容量相关血流动力学参数能够很好预测AKI和AKI-肾脏替代治疗(RRT)的发生[33]。

除了年龄、性别、基础肾脏病等属于不可控因素,CSA-AKI危险因素有很大部分属于可控因素[6],通过纠正可控的危险因素,如术前改善贫血、控制血糖、减轻术前病情危重程度、停用肾毒性药物等,可预防或降低危重AKI的发生。对于术前需行冠状动脉造影患者,应尽量延长造影与手术的间隔时间、使用等渗或低渗造影剂、采用等渗生理盐水或碳酸氢钠溶液进行造影前后水化。术后注意维持容量平衡、个体化血压管理、血流动力学管理,以减轻炎症反应、避免严重感染等(表27-1)[34-36]。

表 27-1 CSA-AKI 的主要危险因素及应对措施

	基线相关	术前	术中	术后
危险因素	年龄 糖尿病/高血压 慢性阻塞性肺疾病/周围血管疾病 慢性肾功能不全 冠心病（左主干病变） 慢性心功能不全 LVEF<35% 心脏手术史	冠脉造影 肾毒性药物 低灌注（急性心肌梗死等） 心源性休克（需 IABP） 需急诊手术	手术类型（急诊、复合、重做） CPB 时长（>100 min） 主动脉阻断时长 深低温停循环 CPB 相关-溶血/血红蛋白尿 CPB 相关-血液稀释 CPB 相关-炎症反应 CPB 相关-微栓塞 低流量/低灌注	低心排综合征（房室同步性缺失、心肌收缩力不足等） 低血容量/容量超负荷 血流动力学不稳 大剂量血管活性药物 肾毒性药物 辅助循环装置（IABP、VAD） 感染

应对措施	风险评分模型
	血糖、血压控制
		优化心功能
		纠正血容量不足
		延长造影与手术间隔
		避免肾毒性药物
			缩短 CPB 时间
			CPB 中
			  MAP≥65 mmHg；
			  Hb≥9 g/L；
			  Hct≥0.24；
			  提高 PO_2
				密切监测肾功能
				维持容量平衡
				维持血流动力学稳定
				  MAP≥65 mmHg；
				  CVP 8~12 cmH_2O；
				  $ScVO_2$>70%；
				  DO_2>600 ml/min

注：LVEF，左心室射血分数；IABP，主动脉内球囊反搏；VAD，心室辅助装置；CVP，中心静脉压；MAP，平均动脉压；Hb，血红蛋白；Hct，血细胞比容；$ScVO_2$，中心静脉血氧饱和度；DO_2，氧输送。

27.2.2 风险预测模型

围术期风险评估十分必要，并且应是一个动态过程。术前风险评估有助于告知患者手术相关并发症的风险并纠正可控的危险因素；术中和术后风险评估的目的是早期识别 AKI，以便尽早实施预防措施、积极治疗。文献报道的 CSA-AKI 风险预测模型中，美国 Cleveland 评分[37]、Mehta 评分[38]、巴西 AKICS 评分[39]、加拿大 SRI 评分[40]，以其可靠的研究方法、多中心、大样本的研究人群最为著名。这些模型能较好地识别低风险人群，但对于中、高危患者识别能力较差[41]，并且预测效果较好的模型是预测需要 RRT 的危重 AKI，局限了后者在临床的推广和应用，因为心脏术后轻症 AKI 最常见[42]，需要 RRT 治疗的 AKI 仅占 1%~2%，并且临床医生对 RRT 指征的判断也大相径庭。此外，近年新发现的很多危险因素尚未被纳入模型。

复旦大学附属中山医院肾内科在国内人群中进行上述应用广泛的 CSA-AKI 模型的验证，结果发现上述预测模型对国人 AKI 的预测效力均不理想[43]，原因可能与国外建模人群的人口学特征、慢性合并症比例、手术类型等与国内患者差别较大有关。考虑到 CSA-AKI 是一系列连续发展的临床过程，因此提出了围术期动态评分模型的新理念，随着术前、术中、术后纳入危险因素的增加，模型的预测效力逐渐升高[44]，预测 AKI 的 ROC 曲线下面积分别为：术前 0.74，术后即刻 0.75，术后 24 h 0.82，但该研究的局限性为单中心，需通过更多外部人群进行验证。

27.3 诊断与监测

27.3.1 诊断

一般根据 KDIGO-AKI 诊断标准来识别心脏术后 AKI，需同时参考血清肌酐（SCr）和尿量（UO）的参数，因为仅根据 SCr 标准，会遗漏约 30% 的 AKI 患者，导致误判 AKI 的严重程度、延误治疗等。与符合 SCr 或 UO 单一诊断标准的 AKI 患者相比，同时符合 SCr 和 UO 这 2 条诊断标准的患者发生不良预后（30 天病死率、RRT 治疗率）的风险更高[44,45]。有指南建议所有患者术前即刻检测 SCr[46]，并以 SCr 为基础计算 eGFR，以明确术前基线肾功能，因为一些突发急性事件可能影响肾脏功能（如造影使用的碘造影剂、心源性休克、应激状态等）。

我国 AKI 检出率低，与欧美国家 AKI 发病率相差较大，主要缘于我国多采用人工统计。电子实时监控系统（E-Alerts）有助于 AKI 诊断从人工统计阶段进入自动识别阶段。E-Alerts 的核心内容是实时、自动诊断 AKI，并推送 AKI 诊断信息和治疗建议,促进肾内科医师早期介入诊疗,进而改善患者的预后。目前在欧美国家的许多医院已建立AKI的E-Alerts[47,48]。在我国,复旦大学附属中山医院于2016年成功建立了E-Alerts,院内AKI检出率从以前人工识别阶段的3.6%提高到10.2%[49],并且发现绝大多数AKI患者并非来自肾内科,出院诊断漏诊严重,肾内科会诊率低[50]。目前E-Alerts仍处于摸索阶段,因为如果仅收到消息提示,而不能落实相应的干预措施,E-Alerts终将成为摆设。资料显示,肾脏专科对AKI干预率远远不够,还需要进一步努力探索和推广。

由于SCr对于早期诊断AKI并不理想,在SCr值达到AKI诊断标准前肾脏损伤往往已经发生,并且围术期体外循环和静脉补液都可能稀释SCr[51],进一步导致AKI诊断延后。在过去10年中,研究已证明新型生物标志物(biomarker)有助于早期识别肾脏损伤[52,53],提高临床AKI的早期诊治率。近年来临床研究较为广泛的生物标志物主要聚焦于NGAL、KIM-1、IL-18、胱抑素C、金属蛋白酶组织抑制剂2(TIMP2)和胰岛素样生长因子结合蛋白7(IGFBP7)等,它们都是细胞周期阻滞生物标志物的蛋白,由于灵敏度不高、特异性差等缺陷,大部分难在临床上推广应用。继发于缺血或毒物暴露的肾小管上皮细胞损伤,由于损伤细胞的细胞成分被释放到尿液中,因此,尿液生物标志物的检测可能比血清生物标志物的检测更具特异性和敏感性。一项随机对照试验显示[54],在心脏手术的高危患者中,远程缺血预处理(RIPC)后立即出现尿液TIMP2和IGFBP7水平的增加。目前NGAL较多运用于儿科CSA-AKI的早期识别[55,56],TIMP2和IGFBP7则运用于成人和儿科心脏手术AKI的早期诊断[57]。术后早期尿TIMP2和IGFBP7升高不仅能预测AKI 2~3期的发生,对AKI 1期同样有很好的预测作用[58]。2014年经FDA批准,用于检测尿液TIMP2和IGFBP7水平的NephroCheck®上市,后者是目前唯一用于AKI早期识别的临床检测产品。

27.3.2 监测

AKI的监测可分为一般临床指标监测和血流动力学监测。英国曾根据NCEPOD指南制订AKI集束化管理(care bundle)[59],内容以监测容量及各项临床指标为主。研究证实,遵从该集束化管理组的AKI进展率低、病死率低。尽管迄今为止国际上尚无公认合适的AKI集束化管理,来自加拿大的巴格肖(Bagshaw)也曾为此设想了几个元素[60],主要包括每日监测肾功能、评估用药、评估液体治疗、每日监测代谢情况。围术期血流动力学管理可为AKI防治带来获益。最近一项荟萃分析纳入65项研究(9308例患者)[61],发现在腹部及骨科手术患者围术期,通过液体治疗和使用血管活性药物以优化血流动力学和改善组织氧供,可改善AKI高危患者的肾脏灌注和氧合,并显著降低术后AKI的发生(表27-2)。

表27-2 CSA-AKI的术后监测[46]

分类	监测方式	针对群体	优点	缺点
心脏功能	初级血流动力学监测(MAP、CVP、心脏充盈压及变化、SpO_2、心率、呼吸、体温)	所有心脏手术患者	识别需进一步监测的患者;评估病情趋势	分辨率差;与容量不足易混淆
	高级血流动力学监测(PICCO、动脉压力波形、食管或胸骨上多普勒、心超、生物电阻抗等)	进展性或危重AKI;血流动力学不稳	精确;分辨率高	有创;对预后影响的证据有限
	乳酸	进展性或危重AKI;血流动力学不稳	反应氧供、代谢指标	缺乏特异性(如肾上腺素引起的乳酸升高)
	SVO_2、$ScVO_2$	进展性或危重AKI;血流动力学不稳	反应氧供需平衡	低氧耗时敏感性降低
肺功能	血气分析	心肺功能不全	精确测量氧供和通气功能	不能评估心功能
	肺部超声	心肺功能不全	无创;敏感性、特异性高	操作者一致性

续表

分类	监测方式	针对群体	优点	缺点
肾功能	肺部影像	心肺功能不全	简单,可广泛运用	射线暴露;特异性低
	肺顺应性	机械通气者	易操作	特异性低
	SCr	所有心脏手术患者	易获得;公认的诊断及预后指标	升高滞后;不够敏感
	尿沉渣	肾功能不全	特异性高	敏感性低
	尿电解质	肾功能不全	易获得;有助诊断	敏感性、特异性低;受利尿剂影响大
	生物标志物	AKI 1 期或 AKI 高风险者	诊断及预后指标;早期可升高	尚未普遍开展
	肾脏超声	怀疑栓塞	敏感性、特异性高	操作者一致性
	肾脏多普勒	进展性 AKI	无创	缺乏特异性阻力指数;缺乏图像
	尿嗜酸性粒细胞	进展性 AKI,临床怀疑 AIN 或动脉粥样硬化相关	特异性可	敏感性低
其他	肾活检	病因不明的进展性 AKI	提供诊断及预后信息	非临床常规操作
	血液生化	所有心脏手术患者	易获得;用于评估 AKI 并发症	
	肌红蛋白等(如肌酸激酶、醛缩酶、LDH、ALT 和 AST)	进展性 AKI,临床怀疑与之相关	有助于诊断肌溶解	
	补体	进展性 AKI,临床怀疑有免疫介导性肾损伤(如动脉粥样硬化、感染、IR)	有助于诊断	敏感性低
	ESR/CRP	进展性 AKI,临床怀疑有合并疾病(如动脉粥样硬化、感染、IR)	有助于诊断	
	外周血涂片、溶血相关指标	进展性 AKI,临床考虑溶血相关(HUS/TTP, DIC)	有助于诊断	
	炎症指标	血管舒张型休克	预测预后	实用性有限;无参考标准

注:AIN,急性间质性肾炎;ALT,谷丙转氨酶;AST,谷草转氨酶;CVP,中心静脉压;CRP,C 反应蛋白;DIC,弥散性血管内凝血;ESR,红细胞沉降率;HUS,溶血性尿毒综合征;IR,缺血再灌注;LDH,乳酸脱氢酶;MAP,平均动压;PICCO,经肺热稀释测定技术;SpO_2,外周血氧饱和度;$ScVO_2$,中心静脉血氧饱和度;SVO_2,静脉血氧饱和度;TTP,血栓性血小板减少性紫癜。

综上所述,心脏术后 AKI 的监测频次应根据临床病情决定,初诊为 AKI 的患者应至少每日(或更频繁)监测容量、代谢、血流动力学情况,直到病情稳定或 AKI 恢复。最近有研究表明,在心脏术后生物标志物升高的患者中,按 KDIGO 指南进行集束化治疗[62,63],包括密切监测 SCr 和 UO、严格控制血糖、避免使用肾毒性药物、血流动力学监测等,这一系列综合措施可以预防 CSA - AKI 的发生,或减轻 AKI 的严重程度。

27.4 预防

27.4.1 药物预防

CSA - AKI 的药物预防大多缺乏足够证据支持,指南认为在有证据之前应避免使用,而一些已被证明无效,甚至有害的干预措施应该停止使用。多巴胺和袢利尿剂[64,65]尽管能增加尿量,但相关的研究规模小、质量低,结果常相互矛盾,甚至被证明有害,已不推荐应用。甘露醇、脑钠肽、非诺多泮等药物的证据等级较弱或有争议[66-68],需要更多高质量的临床研究来证实。术前应用他汀类药物被认为具有一定的肾脏保护作用，主要机制是通过抗感染作用和减少内皮素分泌，但大多数研究仅限于动物实验或回顾性研究。有荟萃分析显示，心脏术前应用他汀类药物能显著改善全因死亡率[69]，但一些研究却未得出满意的阳性结论[70]。总体来说，围术期他汀类药物的使用仍然存在一定争议。

27.4.2 非药物预防

非药物预防的研究结果也同样存在很多争议，例如非体外循环冠状动脉搭桥术（OPCAB）对肾脏预后的影响是一个主要争议点。有研究表明，OPCAB 能降低术后 AKI 的风险[71]。但荟萃分析表明，OPCAB 会增加患者远期的全因死亡率[72]，认为 AKI 发生率的降低可能会以牺牲远期生存获益为代价。远端缺血预适应（remote ischemic preconditioning，RIPC）被证实能降低心脏术后 AKI 的发生率，但有研究表明其对高危患者有显著疗效，对低危患者无效[73]，并且异丙酚可能干扰 RIPC 的肾脏保护作用[74]。体外循环期间血液稀释是心脏手术 AKI 的独立危险因素，已证实不发生血液稀释（血细胞比容<0.24）的患者预后较好[75]，然而术中输注红细胞也同样增加 AKI 发病率。

指南推荐运用多种方法（药物和非药物）预防 CSA - AKI，因此综合管理可能是实现 AKI 预防的新方向，上文提到的"KDIGO 集束化管理"，包括密切监测 SCr 和 UO、避免使用肾毒性药物、血流动力学监测等，这些综合措施可以在生物标志物提示的高危患者中[62,63]预防心血管手术（CVS）相关 AKI 的发生。在临床实践中，CSA - AKI 的防治涉及心外科、心内科、重症医学、肾内科等多个科室，如何在围术期开展多学科协作，共同协商，制订一系列综合防治措施，并在肾脏科医师的协调下认识并监控各项危险因素，进行"多靶点防治"，或可成为提高心脏术后 AKI 临床防治效率和整体诊治质量的关键。

27.5 治疗

CSA - AKI 一旦发生，治疗目标包括防止 AKI 的进展，促进肾功能恢复，减少 AKI 反复发生次数，以及治疗 AKI 的急性和慢性并发症。脑钠肽、非诺多泮、利尿剂、多巴胺、甘露醇等药物，由于研究证据

有争议，指南均不推荐使用。CSA - AKI 有其特殊的病理生理特点，术后心泵功能（如心输出量、低心排综合征）、血流动力学（平均动脉压、中心静脉压、外周循环）、容量状态等，均可影响肾脏血流，是决定 AKI 发生、发展的重要因素，因此应首要关注，加强血流动力学和血管内容量监测[76]；对血流动力学的管理应侧重于平均动脉压的维持、前负荷的优化、左右心室功能的改善等[77,78]。

27.5.1 肾脏替代治疗的时机

RRT 仍然是危重 AKI 的主要治疗方式。近年来，CSA - AKI - RRT 的治疗指征和病死率均发生了很大的变化。在治疗时机方面，既往研究表明，早期开始 RRT 有一定益处，可能在于早期清除体内过多的水分、毒素，稳定机体内环境等。有荟萃分析表明，早期启动 RRT 有助于提高危重 AKI 患者的生存率[79,80]，但纳入的多为小型随机对照试验（RCT）研究，质量不高，因此 CSA - AKI 的 RRT 启动时机始终存在争议。近年 ELAIN 研究纳入 231 例患者[81]，其中约一半（47%）是心脏手术患者，纳入标准是 AKI 2 期＋血 NGAL＞150 μg/L，随机分为早期组（AKI 2 期 8 h 内行 RRT）和晚期组（AKI 3 期 12 h 内行 RRT），结果早期组的病死率比晚期组低 25%。巴格肖（Bagshaw）等开展的 STARRT 研究[82]，纳入 2 866 例符合 KDIGO 标准的 AKI 2～3 期，且没有紧急 RRT 指征的患者，将其随机分配至早期方案组（12 h 内）或延迟方案组，最新结果提示早期干预对预后无显著益处，且可能与更多的不良反应有关。实际上，这 2 项研究都没有明确指出哪些患者可从早期 RRT 中获益。判断的难点在于，许多 AKI 3 期患者不做 RRT 也能自行恢复，而一些非危重 AKI 患者可能有 RRT 紧急指征（如容量过负荷且对利尿剂无反应）。

27.5.2 容量与血流动力学

复旦大学附属中山医院肾内科在这方面积累了不少实战经验。目前提倡的 RRT 指征已从过去的"紧急的绝对指征"，如高钾、严重酸中毒、无尿、肺水肿等，逐渐过渡到"非紧急的相对指征"，即更倾向于对其他重要脏器功能的支持，如心脏术后早期启动 RRT，相对于肾功能的替代，更主要的目的是让心脏休息。当心功能改善、循环稳定，肾功能可能随之恢复。近年来容量超负荷和血流动力学在 RRT 启动

时机中的价值受到充分关注[83]。大量研究发现,危重AKI患者开始RRT时,容量超负荷(>10%)可导致不良预后[84,85],并且心脏术后容量超负荷≥7.2%是决定预后的重要参考阈值[86]。鉴于心脏术后心泵功能、血流动力学、容量状态是决定AKI发生和进展的重要因素,亦是能够通过RRT改善的治疗靶点,因此在CSA-AKI患者中决定是否开始RRT,应优先考虑RRT对容量和血流动力学的作用。我们发现,以血流动力学和容量过负荷为主要标准的RRT预先干预策略与心脏术后危重AKI患者的预后显著相关,某些特定疾病背景下的AKI,如心脏术后发生心源性休克的危重AKI患者[87],以及心脏移植术后AKI[88],容量超负荷和心泵功能的关系更为显著,早期干预获益更明显。

27.5.3 目标导向性肾脏替代治疗

现有临床证据并不支持任何一种RRT模式在CSA-AKI治疗中比其他模式更有优越性[89]。对于大多数患者,应根据当地的医疗经验、专业人员和设备等具体条件选择治疗模式,固定某种RRT模式并无必要。复旦大学附属中山医院肾内科近年来提出目标导向RRT(goal-directed renal replacement therapy,GDRRT)的概念,回顾性研究证实GDRRT治疗能显著提高肾功能恢复率,减少RRT费用[90],并在CSA-AKI患者中推广应用。GDRRT的核心为提供以促进受损心泵功能恢复为出发点的内环境支持,通过多学科协作制订GDRRT目标值。目标主要包括容量、代谢水平、血流动力学控制等,随后密切监测患者指标变化,根据治疗过程中是否达标,综合患者整体病情,随时调整RRT处方,包括模式、剂量、透析/置换液成分、抗凝方式、持续时间等。ADQI指南也推荐以这种精准的个体化方案治疗危重AKI[91]。在特殊类型患者,如心脏移植术后AKI患者[88],心肾交互反应中容量平衡起到核心作用,早期应用GDRRT进行干预临床获益更显著。

(许佳瑞 贾 平 方 艺 丁小强)

参考文献

1. 中国生物医学工程学会体外循环分会. 2019年中国心外科手术和体外循环数据白皮书[J]. 中国体外循环杂志, 2020, 18(4): 193-196.
2. MACHADO M N, NAKAZONE M A, MAIA L N. Prognostic value of acute kidney injury after cardiac surgery according to kidney disease: improving global outcomes definition and staging (KDIGO) criteria [J]. PLoS One, 2014, 9(5): e98028.
3. JIACHANG H, RONGYI C, SHAOPENG L, et al. Global incidence and outcomes of adult patients with acute kidney injury after cardiac surgery: a systematic review and meta-analysis [J]. J Cardiothorac Vasc Anesth, 2016, 30(1): 82-89.
4. BASTIN A J, OSTERMANN M, SLACK A J, et al. Acute kidney injury after cardiac surgery according to risk/injury/failure/loss/end stage, acute kidney injury network, and kidney disease: improving global outcomes classifications [J]. J Crit Care, 2013, 28(4): 389-396.
5. CARRASCAL-HINOJAL J, FULQUET-CARRERAS E. Cardiac surgery-associated acute kidney injury [J]. Ann Card Anaesth, 2016, 19(4): 687-698.
6. XU J R, ZHU J M, JIANG J, et al. Risk factors for long-term morality and progressive chronic kidney disease associated with acute kidney injury after cardiac surgery [J]. Medicine, 2015, 94(45): e2025.
7. KHWAJA A. KDIGO clinical practice guidelines for acute kidney injury [J]. Nephron Clin Pract, 2012, 120(4): c179-c184.
8. BAGSHAW S M, GOLDSTEIN S L, RONCO C, et al. Acute kidney injury in the era of big data: the 15(th) consensus conference of the acute dialysis quality initiative (ADQI) [J]. Can J Kidney Health Dis, 2016, 3: 5.
9. COWIE M R. National institute for health and care excellence [J]. Eur Heart J, 2015, 36(4): 195.
10. HUDSON C, HUDSON J, SWAMINATHAN M, et al. Emerging concepts in acute kidney injury following cardiac surgery [J]. Semi Cardioth Vas Anesth, 2008, 12(4): 320-330.
11. WANG Y, BELLOMO R. Cardiac surgery-associated acute kidney injury: risk factors, pathophysiology and treatment [J]. Nat Rev Nephrol, 2017, 13(11): 697-711.
12. CROMPTON M. The mitochondrial permeability transitino pore and its role in cell death [J]. Biochem J, 1999, 341(Pt2): 233-249.
13. NANETTE H, BISHOPRIC P A, TATIANA S, et al. Molecular mechanisms of apoptosis in the cardiac myocyte [J]. Curr Opin Pharmacol, 2001, 1(2): 141-150.
14. STONER J D, CLANTON T L, AUNE S E, et al. O_2 delivery and redox state are determinants of compartment-specific reactive O_2 species in myocardial

reperfusion [J]. Am J Physiol Heart Circ Physiol, 2007, 292(1):H109 – H116.

15. WEI C, LI L, KIM I K, et al. NF-kappaB mediated miR-21 regulation in cardiomyocytes apoptosis under oxidative stress [J]. Free Radic Res, 2014. 48(3):282 – 291.

16. BRUINS P, TE VELTHUIS H, YAZDANBAKHSH A P, et al. Activation of the complement system during and after cardiopulmonary bypass surgery: post-surgery activation involves C-reactive protein and is associated with postoperative arrhythmia [J]. Circulation, 1997, 96(10):3542 – 2548.

17. MACCALLUM N S, FINNEY S J, GORDON S E, et al. Modified criteria for the systemic inflammatory response syndrome improves their utility following cardiac surgery [J]. Chest, 2014,145(6):1197 – 1203.

18. ONEAL J B, SHAW A D, BILLINGS F T. Acute kidney injury following cardiac surgery: current understanding and future directions [J]. Crit Care, 2016, 20(1):187.

19. MCGUINNESS S P, PARKE R L, DRUMMOND K, et al. A multicenter, randomized, controlled phase IIb trial of avoidance of hyperoxemia during cardiopulmonary bypass [J]. Anesthesiology, 2016,125(3):465 – 473.

20. HAASE M, BELLOMO R, HAASE-FIELITZ A. Novel biomarkers, oxidative stress, and the role of labile iron toxicity in cardiopulmonary bypass-associated acute kidney injury [J]. J Am Coll Cardiol, 2010,55(19):2024 – 2033.

21. SPONSEL H T, ALFREY A C, HAMMOND W S, et al. Effect of iron on renal tubular epithelial cells [J]. Kidney Int, 1996,50(2):436 – 444.

22. CRUZ D N, SCHMIDT-OTT K M, VESCOVO G, et al. Pathophysiology of cardio-renal syndrome type 2 in stable chronic heart failure: workgroup statements from the eleventh consensus conference of the Acute Dialysis Quality Initiative (ADQI) [J]. Contrib Nephrol, 2013, 182:117 – 136.

23. VERVAEMST L. Hemolysis in cardiac surgery patients undergoing cardiopulmonary bypass: a review in search of treatment algorithm [J]. J Extracorporeal Tech, 2008, 40(4):257 – 267.

24. VERMEULEN WINDSANT I C, DE WIT N C, SERTORIO JT, et al. Hemolysis during cardiac surgery is associated with increased intravascular nitric oxide consumption and perioperative kidney and intestinal tissue damage [J]. Front Physiol, 2014,5:340.

25. COLEMAN M D, SHAEFI S, SLADEN R N. Preventing acute kidney injury after cardiac surgery [J]. Curr Opin Anaesthesiol, 2011,24(1):70 – 76.

26. COPPOLINO G, PRESTA P, SATURNO L, et al. Acute kidney injury in patients undergoing cardiac surgery [J]. J Nephrol, 2013,26(1):32 – 40.

27. 许佳瑞,滕杰,方艺,等. 心脏手术患者急性肾损伤危险因素及预后的前瞻性队列研究[J]. 中华内科杂志,2012, 51(12):943 – 947.

28. COCA S G, JAMMALAMADAKA D, SINT K, et al. Preoperative proteinuria predicts acute kidney injury in patients undergoing cardiac surgery [J]. J Thorac Cardiovasc Surg, 2012,143(2):495 – 502.

29. ZHOUPING Z, YAMIN Z, LAN L, et al. Role of elevated red cell distribution width on acute kidney injury patients after cardiac surgery [J]. BMC Cardio Dis, 2018,18(1):166.

30. JIFU J, SU C, CHANG B, et al. Usefulness of high estimated pulmonary artery systolic pressure to predict acute kidney injury after cardiac valve operations [J]. Am J Cardiol, 2018,123(3):440 – 445.

31. WUHUA J, JIAWEI Y, JIARUI X, et al. Impact of cardiac catheterization timing and contrast media dose on acute kidney injury after cardiac surgery [J]. BMC Cardio Dis, 2018,18(1):191.

32. JIANG W, ZOU Z, ZHAO S, et al. Erythrocyte transfusion limits the role of elevated red cell distribution width on predicting cardiac surgery associated acute kidney injury[J]. Cardiol J, 2021,28(2):255 – 261.

33. XIN C, JIARUI X, YANG L, et al. The effect of postoperative fluid balance on the occurrence and progression of acute kidney injury after cardiac surgery [J]. J Cardio Vas Anesth, 2021,35(9):2700 – 2706.

34. JIARUI X, WUHUA J, YANG L, et al, Volume-associated hemodynamic variables for prediction of cardiac surgery-associated acute kidney injury [J]. Clini experimental nephrol, 2020,24(9):798 – 805.

35. HAASE M, BELLOMO R, STORY D, et al. Effect of mean arterial pressure, haemoglobin and blood transfusion during cardiopulmonary bypass on post-operative acute kidney injury [J]. Nephrol Dial Transplant, 2012, 27(1):153 – 160.

36. ANNEMYR L, BRAGADOTTIR G, KRUMBHOLZ V, et al. Effects of cardiopulmonary bypass on renal perfusion, filtration, and oxygenation in patients undergoing cardiac surgery [J]. Anesthesiology, 2017,126(2):205 – 213.

37. NICOLA B, MARIA TG, MASSIMO M, et al. Does

perioperative hemodynamic optimization protect renal function in surgical patients? A meta-analytic study [J]. Crit Care Med,2009,37(6):2079-2090.

38. THAKAR C V, ARRIGAIN S, WORLEY S, et al. A Clinical score to predict acute renal failure after cardiac surgery [J]. J Am Soc Nephrol,2005,16(1):162-168.

39. MEHTA R H, GRAB J D, O'BRIEN S M, et al. Bedside tool for predicting the risk of postoperative dialysis in patients undergoing cardiac surgery [J]. Circulation,2006,114(21):2208-2216.

40. PALOMBA H, DE CASTRO I, NETO A L C, et al. Acute kidney injury prediction following elective cardiac surgery:AKICS score [J]. Kidney Int,2007,72(5):624-631.

41. WIJEYSUNDERA D N, KARKOUTI K, DUPUIS J Y, et al. Derivation and validation of a simplified predictive index for renal replacement therapy after cardiac surgery [J]. JAMA,2007,297(16):1801-1809.

42. VANMASSENHOVE J, KIELSTEIN J, JORRES A, et al. Management of patients at risk of acute kidney injury [J]. Lancet. 2017,389(10084):2139-2151.

43. 姜物华,丁小强,方艺,等. 心脏外科手术后急性肾损伤及其预后的五种评分模型在中国患者的验证研究[J]. 中华肾脏病杂志,2013,29(6):413-418.

44. WUHUA J, JIE T, JIARUI X, et al. Dynamic predictive scores for cardiac surgery-associated acute kidney injury [J]. J Am Heart Assoc,2016,5(8):e003754.

45. QUAN S, PANNU N, WILSON T, et al. Prognostic implications of adding urine output to serum creatinine measurements for staging of acute kidney injury after major surgery:a cohort study [J]. Nephrol Dial Transplant,2016,31(12):2049-2056.

46. JIN K, MURUGAN R, SILEANU F E, et al. Intensive monitoring of urine output is associated with increased detection of acute kidney injury and improved outcomes [J]. Chest,2017,152(5):972-979.

47. MITRA K, NADIM, LUI G, et al. Cardiac and vascular surgery — associated acute kidney injury:the 20th international consensus conference of the ADQI (acute disease quality initiative) group [J]. J Am Heart Assoc, 2018,7(11):e008834.

48. NICHOLAS M, SELBY L, CROWLEY R, et al. Use of electronic results reporting to diagnose and monitor AKI in hospitalized patients [J]. Clin J Am Soc Nephrol, 2012,7(4):5330-5540.

49. KERRY L H, NICHOLAS M S. Recent developments in electronic alerts for acute kidney injury [J]. Curr Opin Crit Care,2015,21(6):479-484.

50. 王一梅,滕杰,沈波,等. 院内实时监控系统显著提高住院急性肾损伤患者识别率[J]. 诊断学理论与实践,2017,16(6):596-600.

51. 蒋啸天,胡家昌,许佳瑞,等. 基于电子监控系统的住院患者急性肾损伤流行病学研究[J]. 上海医学,2018,41(2):84-89.

52. JIFU J, SUCHI C, SUJUAN X, et al. Early postoperative serum creatinine adjusted for fluid balance precisely predicts subsequent acute kidney injury after cardiac surgery [J]. J Cardio Vas Anesth,2019,33(10):2695-2702.

53. MURRAY P T, MEHTA R L, SHAW A, et al. Potential use of biomarkers in acute kidney injury:report and summary of recommendations from the 10th acute dialysis quality initiative consensus conference [J]. Kidney Int,2014,85(3):513-521.

54. CHAWLA L S, BELLOMO R, BIHORAC A, et al. Acute kidney disease and renal recovery:consensus report of the acute disease quality initiative (ADQI) 16 workgroup [J]. Nat Rev Nephrol,2017,13(4):241-257.

55. ZARBOCK A, SCHMIDT C, VAN AKEN H, et al. Effect of remote ischemic preconditioning on kidney injury among high-risk patients undergoing cardiac surgery:a randomized clinical trial [J]. JAMA,2015,313(21):2133-2141.

56. MISJRA J, DENT C, TARABISHI R, et al. Neutrophil gelatinaseassociated lipocalin (NGAL) as a biomarker for acute renal injury after cardiac surgery [J]. Lancet,2005,365(9466):1231-1238.

57. FANGFANG Z, QUN L, LAILIANG W, et al. Diagnostic value of neutrophil gelatinase-associated lipocalin for early diagnosis of cardiac surgery-associated acute kidney injury:a meta-analysis [J]. Eur J Cardiothorac Surg,2016,49(3):746-755.

58. VIJAYAN A, FAUBEL S, ASKENAZI D J, et al. American society of nephrology acute kidney injury advisory G. clinical use of the urine biomarker [TIMP-2] x [IGFBP7] for acute kidney injury risk assessment [J]. Am J Kidney Dis,2016,68(1):19-28.

59. YIMEI W, ZHOUPING Z, JIFU J, et al. Urinary TIMP-2 and IGFBP7 for the prediction of acute kidney injury following cardiac surgery [J]. BMC Nephrol,2017,18(1):177.

60. NITIN V K, TIMOTHY R, JANSON L, et al. A simple care bundle for use in acute kidney injury:a propensity

61. SEAN M, BAGSHA A. Acute kidney injury care bundles [J]. Nephron, 2015,131(4):247-251.
62. GIGLIO M, DALFINO L, PUNTILLO F, et al. Hemodynamic goal-directed therapy and postoperative kidney injury: an updated meta-analysis with trial sequential analysis [J]. Crit Care, 2019,23(1):232.
63. MEERSCH M, SCHMIDT C, HOFFIMEIER A, et al. Prevention of cardiac surgery-associated AKI by implementing the KDIGO guidelines in high risk patients identified by biomarkers: the PrevAKI randomized controlled trial [J]. Intensive Care Med, 2017,43(11): 1551-1561.
64. GOCZE I, JAUCH D, GOTZ M, et al. Biomarker-guided intervention to prevent acute kidney injury after major surgery: the prospective randomized BigpAK study [J]. Ann Surg, 2018,267(6):1013-1020.
65. KELLUM J A, M DECKER J. Use of dopamine in acute renal failure: a meta analysis [J]. Crit Care Med, 2001, 29(8):1526-1531.
66. MAHESH B, YIM B, ROBSON D, et al. Does furosemide prevent renal dysfunction in high-risk cardiac surgical patients? Results of a double-blinded prospective randomised trial [J]. Eur J Cardiothorac Surg, 2008, 33(3):370-376.
67. YALLOP K G, SHEPPARD S V, SMITH D C. The effect of mannitol on renal function following cardiopulmonary bypass in patients with normal pre-operative creatinine [J]. Anaesthesia, 2008,63(6):576-582.
68. MITAKA C, OHUMA T, MURAYAMA T, et al. Effects of low-dose atrial natriuretic peptide infusion on cardiac surgery-associated acute kidney injury: a multicenter randomized controlled trial [J]. J Crit Care, 2017,38:253-258.
69. BOVE T, ZANGRILLO A, GUARRACINO F, et al. Effect of fenoldopam on use of renal replacement therapy among patients with acute kidney injury after cardiac surgery: a randomized clinical trial [J]. JAMA, 2014, 312(21):2244-2253.
70. LIAKOPOULOS O J, CHOI Y H, HALDENWANG P L, et al. Impact of preoperative statin therapy on adverse postoperative outcomes in patients undergoing cardiac surgery: a meta-analysis of over 30,000 patients [J]. Eur Heart J, 2008,29(12):1548-1559.
71. PROWLE J R, CALZAVACCA P, LICARI E, et al. Pilot double-blind, randomized controlled trial of short-term atorvastatin for prevention of acute kidney injury after cardiac surgery [J]. Nephrology, 2012,17(3):215-224.
72. DI MAURO M, GAGLIARDI M, IACO A L, et al. Does off-pump coronary surgery reduce postoperative acute renal failure? The importance of preoperative renal function [J]. Ann Thorac Surg, 2007, 84(5): 1496-1502.
73. FILARDO G, HAMMAN B L, DA GRACA B, et al. Efficacy and effectiveness of on-versus off-pump coronary artery bypass grafting: a meta-analysis of mortality and survival [J]. J Thorac Cardiovasc Surg, 2018,155(1): 172-179.
74. ZARBOCK A, SCHMIDT C, VAN AKEN H, et al. Effect of remote ischemic preconditioning on kidney injury among high-risk patients undergoing cardiac surgery: a randomized clinical trial [J]. JAMA, 2015, 313(21): 2133-2141.
75. MEYBOHM P, BEIN B, BROSTEANU O, et al. A multicenter trial of remote ischemic preconditioning for heart surgery [J]. N Engl J Med, 2015,373(15):1397-1407.
76. RANUCCI M, ALOISIO T, CARBONI G, et al. Acute kidney injury and hemodilution during cardiopulmonary bypass: a changing scenario [J]. Ann Thorac Surg, 2015,100(1):95-100.
77. KHAN U A, COCA S G, HONG K, et al. Blood transfusions are associated with urinary biomarkers of kidney injury in cardiac surgery [J]. J Thorac Cardiovasc Surg, 2014,148(2):726-732.
78. BELLOMO R, RONCO C, MEHTA R L, et al, Acute kidney injury in the ICU: from injury to recovery: reports from the 5th Paris International Conference [J]. Ann Intensive Care, 2017,7(1):49.
79. CAROLE I, CHRISTOPHE V, BERTRAND S, et al. Acute kidney injury in the perioperative period and in intensive care units (excluding renal replacement therapies) [J]. Ann Intensive Care, 2016,6(1):48.
80. ZOU H, HONG Q, GAOSI X. Early versus late initiation of renal replacement therapy impacts mortality in patients with acute kidney injury post cardiac surgery: a meta-analysis [J]. Crit Care, 2017,21(1):150.
81. WIERSTRA B T, KADRI S, ALOMAR S, et al. The impact of "early" versus "late" initiation of renal replacement therapy in critical care patients with acute kidney injury: a systematic review and evidence synthesis [J]. Crit Care, 2016,20(1):122.

82. ZARBOCK A, KELLUM J A, SCHMIDT C, et al. Effect of early vs delayed initiation of renal replacement therapy on mortality in critically ill patients with acute kidney injury: the ELAIN randomized clinical trial [J]. JAMA, 2016, 315(20): 2190-2199.

83. BAGSHAW S M, WALD R, NKJ A, et al. Timing of initiation of renal-replacement therapy in acute kidney injury [J]. N Engl J Med, 2020, 383(3): 240-251.

84. OSTERMANN M, JOANNIDIS M, PANI A, et al. Patient selection and timing of continuous renal replacement therapy [J]. Blood Purif, 2016, 42(3): 224-237.

85. MICHAEL H, DAWN F W, MALLIKA K, et al. Fluid overload at initiation of renal replacement therapy is associated with lack of renal recovery in patients with acute kidney injury [J]. Nephrol Dial Transplant, 2012, 27(3): 956-961.

86. SUVI T V, ANNA-MAIJA K, KIRSI-MAIJA K, et al. Fluid overload is associated with an increased risk for 90-day mortality in critically ill patients with renal replacement therapy: data from the prospective FINNAKI study [J]. Crit Care, 2012, 16(5): R197.

87. JIARUI X, BO S, YI F, et al. Postoperative fluid overload is a useful predictor of the short-term outcome of renal replacement therapy for acute kidney injury after cardiac surgery [J]. Medicine, 2015, 94(33): e1360.

88. GUOWEI T, JIARUI X, LAN L, et al. Preemptive renal replacement therapy in post-cardiotomy cardiogenic shock patients: a historically controlled cohort study [J]. Ann Transl Med, 2019, 7(20): 534.

89. BO S, JIARUI X, WUHUA J, et al. Efficacy of early goal-directed renal replacement therapy for the treatment of acute kidney injury after heart transplantation-a single center 10-year experience [J]. J Cardio Vas Anesth, 2020, 34(6): 1534-1541.

90. XU J, DING X, FANG Y, et al. New, goal-directed approach to renal replacement therapy improves acute kidney injury treatment after cardiac surgery [J]. J Cardiothorac Surg, 2014, 9: 103.

91. RAGHAVAN M, ERIC H, RAVINDRA LM, et al. Precision fluid management in continuous renal replacement therapy [J]. Blood Purif, 2016, 42(3): 266-278.

28 新冠肺炎肾脏损害

- 28.1 流行病学
- 28.2 病理生理机制
  - 28.2.1 病毒直接损伤
  - 28.2.2 免疫介导
  - 28.2.3 药物性肾损害
  - 28.2.4 其他因素
- 28.3 临床表现和危险因素
  - 28.3.1 临床表现
  - 28.3.2 危险因素
- 28.4 诊断
- 28.5 治疗
  - 28.5.1 一般治疗
  - 28.5.2 抗病毒治疗
  - 28.5.3 糖皮质激素
  - 28.5.4 肾脏替代治疗
  - 28.5.5 其他疗法

新型冠状病毒肺炎(简称新冠肺炎,COVID-19)是2019年新发现的由冠状病毒SARS-CoV-2感染引起的传染性疾病。截至2021年6月底,全球确诊病例超过1.8亿,死亡超过390万,是近百年来人类遭遇的影响范围最广的全球性大流行病。虽然新冠肺炎以呼吸道症状为主要表现,但同时可以累及肾脏、心血管、消化、血液和神经等多个器官系统。越来越多的证据表明肾脏损害在新冠肺炎患者中较为常见,尤其在危重症新冠肺炎患者中表现更为突出。此外,多项研究证实肾脏损害与新冠肺炎患者不良预后相关,包括合并症及死亡,极大地增加医疗负担。因此,了解新冠肺炎导致的肾脏损害对于诊治新冠肺炎患者具有十分重要的意义。本文将通过阐述新冠肺炎中肾脏损害的流行病学、病理生理机制、评估与诊断、治疗领域的进展,为临床和科研工作提供参考。

28.1 流行病学

新冠肺炎出现以来,全球不同国家和地区陆续报道了患者肾脏损害的情况。然而,不同的国家和地区保健制度、住院政策和医疗水平大不相同,即使是同一个国家不同时期,医疗资源的丰富程度也不相同。因此,各项研究报道的新冠肺炎患者中肾脏损害的比例差异较大。新冠肺炎患者的肾脏损害临床表现主要包括急性肾损伤(AKI)、蛋白尿和血尿。国内疫情初期,武汉同济医院研究显示肾脏损害在新冠肺炎患者中较为常见,其中14.4%患者入院时肌酐高于正常值,13.1%患者尿素氮高于正常值,43.9%患者出现蛋白尿,26.7%患者出现血尿[1]。发生肾脏损害的新冠肺炎患者住院期间入住重症监护病房(ICU)的概率较大,死亡风险较高[1,2]。此外,国内研究报道新冠肺炎患者发生AKI的风险为0.5%~7.0%[3-5],且AKI分期越高,患者病死率越高[5]。一项来自纽约州最大医疗系统的研究发现,在5 449例美国新冠肺炎患者中,AKI的发生率为36.6%,其中14.3%患者需要接受肾脏替代治疗(RRT)[6],这种差异可能与美国人群糖尿病、高血压及心血管疾病等合并症的比例较高有关。

28.2 病理生理机制

28.2.1 病毒直接损伤

冠状病毒的器官靶向性主要由受体结合蛋白和细胞表面受体的结合能力决定。目前研究显示新冠病毒受体结合域可与细胞表面血管紧张素转换酶2（ACE2）结合，从而进入到细胞内[7]。ACE2在肾小管细胞、睾丸间质细胞和睾丸生精管细胞中均有高表达，甚至高于肺组织[8]，因而不能排除其对肾脏的靶向攻击作用。在通过对新冠肺炎死亡患者进行尸检发现，患者肾组织出现明显的急性肾小管损伤和肾间质管周毛细血管及肾小球毛细血管中弥漫性红细胞聚集。电镜下可以在肾小管上皮细胞、足细胞和肾小球毛细血管内皮细胞中观察到具有明显尖峰的新冠病毒颗粒，肾小管中SARS-CoV核蛋白抗体免疫染色呈阳性[9-11]。细胞研究也提示新冠病毒可以直接感染人肾小管细胞[12]。此外，钟南山团队从患者尿液中分离出新冠病毒，侧面提示部分患者的肾损害可能是由于病毒感染直接介导的。

28.2.2 免疫介导

新冠病毒感染后会破坏呼吸道细胞，触发局部免疫反应，募集巨噬细胞、单核细胞和淋巴细胞等。在大多数情况下，此过程能够有效抑制感染。然而，在部分重症患者中免疫反应过于剧烈，体内IL-6、IL-10、GM-CSF等为主的炎性因子急剧升高，进一步激活炎症细胞，释放炎症因子，从而引起细胞因子风暴，诱发全身性严重反应[13]。这些细胞因子与肾脏细胞表面的受体相结合，启动细胞内信号转导通路引起炎症级联反应，导致肾脏内皮功能障碍、微循环紊乱和肾小管损伤[14]。临床研究显示，在多数重症新冠肺炎患者中细胞因子水平显著升高，其中IL-2、IL-2R、IL-8、IL-10和TNF-α等细胞因子与患者疾病的严重程度相关[15,16]。一项回顾性多中心研究发现，铁蛋白和IL-6升高是患者死亡的危险因素[17]。在近期的研究中也发现，IL-6和GM-CSF可能是新冠肺炎引发细胞因子风暴的重要环节，阻断IL-6和GM-CSF的药物可阻断新冠肺炎患者中的细胞因子风暴，可能是逆转危重症患者病情的关键治疗靶点[18]。

28.2.3 药物性肾损害

在新冠肺炎治疗过程中，尤其是重症患者中，常需大剂量使用多种抗病毒药物，如奥司他韦、阿比洛尔或联合其他抗生素（如大环内酯类抗生素等已知有肾损伤的药物），进一步增加肾脏损害的风险。研究显示，发生AKI的患者使用抗生素的比例明显高于未发生AKI的患者[19]。因此，药物性肾损害可能是诱发或加重肾脏损害的一个重要因素。

28.2.4 其他因素

急性呼吸窘迫综合征引发的高碳酸血症可引起全身血管舒张，血压下降，肾脏血流减少和肾小球滤过率下降[20]，导致肾脏损害的发生。此外，重症和危重症新冠病毒感染患者常伴有低血压，患者本身合并有高血压、糖尿病或其他基础疾病等，机体功能较差，感染新冠肺炎后易出现肾脏损害。

28.3 临床表现和危险因素

28.3.1 临床表现

新冠病毒可以感染包括人类在内的多种宿主，引起呼吸、消化、泌尿、神经等多系统器官疾病[16]。临床表现有发热、咳嗽、呼吸急促、肌肉酸痛、乏力、腹泻和流涕等。其他的症状可包括头痛、咽痛、鼻出血和结膜炎等。X线摄片检查示双侧肺炎，早期主要表现为双下肺野间质性肺炎；CT显示多发性斑驳和磨玻璃样混浊。危重患者可发生急性呼吸窘迫综合征，若在短时间内加重，可死于多器官功能衰竭。患者可有不同程度的肾功能损害，伴有血尿素氮、肌酐升高以及肾脏影像学改变，发展为AKI[21]。实验室检查可见尿素氮、血肌酐升高，超敏C反应蛋白和红细胞沉降率升高，早期外周白细胞总数正常或减低，淋巴细胞计数减少是重要特征表现。重症者见血小板减少，出现炎症风暴时，细胞因子进行性升高。另外，蛋白尿和血尿在新冠肺炎患者中很常见[2,22]。

28.3.2 危险因素

来自武汉同济医院的观察性研究表明，年龄较大、高血压、心血管疾病和新冠肺炎严重程度与患者肾脏损害的发生有关[1,2,5]。据报道，超过2/3的院内AKI发作是在患者达到危重状态后发生的[23]。欧美国家的研究发现，男性、老年、糖尿病、高血压、黑种人、心血管疾病(如冠状动脉疾病、心力衰竭、周围血管疾病)、呼吸系统疾病(如哮喘和慢性阻塞性肺病)、慢性肾脏病和需要呼吸机支持或血管活性药物治疗是潜在的风险因素[6,24]。此外，与非AKI患者相比，在AKI患者中观察到更高的体重指数和更高的基线炎症标志物水平，包括铁蛋白、C反应蛋白、丙种球蛋白和乳酸脱氢酶[24](表28-1)。

表 28-1 新冠肺炎肾脏损害的潜在危险因素

人口风险因素
　　年龄较大
　　糖尿病
　　高血压
　　心血管疾病或充血性心力衰竭
　　体重指数高
　　慢性肾脏病
　　遗传危险因素(如 *APOL1* 基因型；ACE2 多态性)
　　免疫抑制状态
　　吸烟史
入院时的风险因素
　　新冠肺炎的严重程度
　　病毒血症的严重程度
　　呼吸系统状况
　　非呼吸器官受累，如腹泻
　　白细胞增多
　　淋巴细胞增多症
　　炎症标志物的升高，如铁蛋白、C反应蛋白、D-二聚体等
　　低血容量/脱水
　　横纹肌溶解症
　　药物暴露，如血管紧张素转换酶抑制剂(ACEI)和/或血管紧张素受体阻滞剂(ARB)、他汀类药物、非甾体抗炎药物(NSAID)
住院期间的风险因素
　　肾毒素(药物，造影剂)
　　血管活性药物
　　机械通气，高呼气末正压
　　流体动力学(流体超载或低血糖)

28.4　诊断

新冠肺炎诊断标准参照国家卫生健康委员会颁布的《新型冠状病毒肺炎诊疗方案》，主要依据为临床表现、流行病学因素、影像学以及实验室检查(包括血常规、胸部CT、病毒核酸及血清学抗体等)。

合并肾损伤：应常规动态检测尿常规和肾功能。出现尿检异常(蛋白尿)和/或肾功能损害即可诊断。

AKI诊断：参照KDIGO指南，在确诊新冠病毒感染的基础上，根据血清肌酐升高或尿量减少进行诊断和分级，即48 h内血肌酐升高>26.5 μmol/L；或肌酐升高超过基线1.5倍(确认或推测7天内发生)；或尿量<0.5mL/(kg·h)，且持续6 h以上(符合以上情况之一即可诊断AKI)[25]。

28.5　治疗

28.5.1　一般治疗

所有感染病例应在具备有效隔离条件和防护条件的定点医院隔离治疗，危重患者应当尽早收入ICU治疗。一般治疗主要包括休息、支持治疗、维持内环境稳定、生命体征与实验室检查监测等，必要时予以氧疗。危重患者在一般治疗基础上积极防治并发症，及时进行器官功能支持、循环支持，预防继发感染。必要时提供呼吸支持包括高流量氧疗、机械通气、肺复张治疗，对重度急性呼吸窘迫综合征患者，条件允许时，应尽快考虑体外膜氧合(extracorporeal membrane oxygenation, ECMO)，优化氧气输送，以保持高水平的氧合参数，并防止组织缺氧和严重感染下AKI恶化。由于新冠肺炎患者容易出现入量不足，不显性失水增加，会加重肾脏缺血。因此，适当的液体管理是至关重要的。然而，随着肾损伤加重，容易导致容量负荷增加，同时因为感染所导致肺组织渗出增加，加重肺水肿，影响肺换气功能。因此，应该针对肾损伤发生原因、肾损伤程度和肺脏、心脏等重要脏器功能的具体情况，在仔细监测容量负荷的前提下，采用不同的液体管理对策。轻症尚未合并AKI的患者，适当补充液体，并密切监测全身水负荷情况；重症/危重症患者，为减轻容量负荷，可采用缓慢连续超滤，避免出现有效血容量不足。此外，停止使用有潜在肾毒性的药物和调整由肾脏排泄的药物剂量，对保护患者的肾功能至关重要。

ACE2是对抗肾素-血管紧张素-醛固酮系统

(RAAS)的活化酶,也是 SARS-CoV-2 的细胞受体。先前研究提示 RAAS 抑制剂可能增加 ACE2 表达,增加新冠肺炎患者的安全风险。但目前尚无足够证据明确 RAAS 抑制剂能否增加人类 ACE2 表达,RAAS 抑制剂对新冠肺炎安全性和有效性的临床试验正在进行中。现有回顾性研究表明,RAAS 抑制剂的使用与新冠肺炎高血压患者的死亡风险较低有关[26],考虑到 RAAS 抑制剂应用广泛,心力衰竭或心肌梗死等高危患者突然停药可能导致不良后果,建议新冠肺炎患者继续服用 RAAS 抑制剂。同时建议对于使用 RAAS 抑制剂的有肺部症状的发热患者,建议密切监测血压和肾功能,只有在临床上有必要时才停用 RAAS 抑制剂[27]。

28.5.2 抗病毒治疗

新冠病毒感染的肺炎诊疗方案指出,新冠肺炎患者的治疗包括抗病毒治疗,药物有洛匹那韦/利托那韦、磷酸氯喹、利巴韦林、α-干扰素、阿比多尔等。

洛匹那韦/利托那韦属于蛋白酶抑制剂,洛匹那韦与利托那韦组成的复方片剂,主要通过和病毒蛋白酶结合来抑制蛋白酶功能。洛匹那韦在血浆中具有较高的蛋白质结合率,而利托那韦可抑制 CYP3A 介导的洛匹那韦代谢,从而产生更高的洛匹那韦浓度[28]。在对 199 例住院成年患者进行的随机对照临床试验中,与标准治疗相比,使用洛匹那韦/利托那韦并未显示出益处。评估洛匹那韦/利托那韦是否可以改善新冠肺炎患者临床结局的英国 RECOVERY 试验参与者达 10 000 多例,在去除了不适合洛匹那韦/利托那韦治疗的患者后,将 7 825 例患者进行随机分组,1616 例受试者被随机分配至洛匹那韦/利托那韦组,标准治疗组为 3 424 例。研究结果表明,2 组之间 28 天全因死亡率没有差异,次要结局住院时间和机械通气均无差异,因此洛匹那韦/利托那韦已不再是新冠肺炎推荐的治疗方法[29]。

氯喹/羟氯喹的抗病毒作用早期主要用于抗疟疾和风湿病的治疗,近年发现其具有广谱抗病毒作用。目前国内外已经发起了多项关于氯喹/羟氯喹治疗新冠肺炎患者的临床试验,但早期的试验数据尚未显示出明显的益处。中国一项针对 150 例住院患者的随机对照临床试验显示,羟氯喹治疗后 28 天的病毒清除率没有优势,而不良事件的风险明显较高(羟氯喹组 30% vs. 标准护理组 8.8%;$P=0.001$)[30]。2 项回顾性研究发现羟氯喹对新冠肺炎住院患者的气管插管风险或病死率没有影响,其中一项回顾性多中心队列研究比较了羟氯喹联合阿奇霉素治疗(735 例患者)、单独使用羟基氯喹治疗(271 例患者)、单独使用阿奇霉素(211 例患者)和 2 种药物都不用(221 例患者)之间的院内病死率,结果发现在所有组中没有差异。在身体比较虚弱的人群里,不良反应很常见,尤其是 QT 间期延长会导致发生心脏合并症风险提高[31]。无论是否联合使用阿奇霉素,这些研究不支持在盲法下使用(羟)氯喹。

能够阻止 SARS-CoV-2 复制的 RNA 聚合酶抑制剂包括利巴韦林、法匹拉韦和瑞得西韦。其中瑞得西韦在临床试验中被证实可缩短新冠肺炎患者的康复时间(接受瑞德西韦的患者康复中位时间为 11 天,而接受安慰剂的患者为 15 天;$P<0.001$)[32]。一项对不需要机械通气的 397 例新冠肺炎住院患者进行的单独随机、对照临床试验显示,在临床状态方面,用瑞得西韦治疗 5 天与 10 天并无不同[33]。瑞得西韦对生存率的影响尚不清楚。

28.5.3 糖皮质激素

对于疾病发展表现为无法控制的高热、呼吸困难加重、氧合指数进行性恶化、影像学进展迅速、细胞因子水平急剧上升的患者,国内指南建议可使用糖皮质激素进行治疗。国内的几项观察性研究未能显示出皮质类固醇对重症或非重症患者影响的确凿证据。英国 RECOVERY 试验共有 2 104 例患者随机接受 6 mg 地塞米松,每日 1 次,为期 10 天,并与 4 321 例随机接受常规护理的患者进行比较。地塞米松使需要机械通气的危重患者的病死率降低了 35%(29.3% vs. 41.4%;RR:0.64;95%CI:0.51~0.81),使仅需要吸氧治疗患者的病死率降低了 20%(23.3% vs. 26.2%;RR:0.82;95%CI:0.72~0.94);然而,对不需要吸氧的住院患者没有益处(17.8% vs. 14.0%;RR:1.19;95%CI:0.91~1.55)[34]。同时世界卫生组织(WHO)发表汇集 7 项随机临床试验的荟萃分析结果表明,在随机接受皮质类固醇治疗的 678 例患者中出现 222 例死亡,在随机接受常规疗法或安慰剂治疗的 1025 例患者中出现 425 例死亡(OR:0.66;$P<0.001$),推荐在严重和危重新冠肺炎患者中使用全身性(口服或静脉注射)皮质类固醇疗法[35]。合并肾损伤的新冠肺炎患者使用糖皮质激素总体从严掌握,可在关键节点

上短疗程应用,剂量应结合病情特点,及时进行疗效评价,同时注意监测不良反应。

28.5.4 肾脏替代治疗

体外血液净化与持续性肾脏替代治疗(CRRT)作为临床实践中最常见的技术,在重症肺炎和其他败血症相关肾脏损害的抢救中发挥了重要作用[36]。有0.5%～2.0%的新冠肺炎患者需要CRRT,AKI是主要原因[37,38]。在ICU的重症患者中,这一比例增加到5.6%～23.0%[21,39—41]。中国卫生健康委员会发布的国家指南提出,对有AKI和炎症因子增加的新冠肺炎重症患者采取血液净化疗法。根据中国专家对重症新冠肺炎血液净化治疗的共识,在常规CRRT的基础上进行血液灌流、血液吸附和血浆交换,以清除败血症和关键炎症介质[41,42]。有研究报道了1例重症新冠肺炎患者,在接受双血浆分子吸附系统(BS330和HA330II;Jafron,中国珠海)和血浆交换的联合治疗后,成功从细胞因子风暴中恢复[43]。一些关于危重患者启动肾脏替代治疗(RRT)策略的临床试验和荟萃分析表明,在没有紧急适应证的情况下,启动RRT在病死率或肾脏恢复方面没有区别[44—47]。因此,对新冠肺炎患者启动RRT的时机应该考虑临床情况,而不是仅仅基于AKI程度或肾功能情况[25,47]。

RRT的剂量应以KDIGO建议为基础,并根据临床、生理和代谢状态的变化进行调整[25,48,49]。在新冠肺炎患者中,导致回路凝固的凝血病可中断长时间的疗程,并极大地影响输送剂量,可能需要调整RRT处方[50,51]。如果使用CRRT,减少滤过率可以减少回路凝结[52]。对于不能接受抗凝剂的患者来说,急性腹膜透析也可能是一个有效的选择[53—55]。

在新冠肺炎患者中,选择颈部还是股部的血管通路部位,要根据临床医生的经验和偏好而定。对于体重指数>28的患者,颈内静脉部位的感染率最低[56,57]。与右颈内静脉或股骨头部位相比,使用左颈内静脉的血管通路功能障碍率较高,但许多左颈内静脉通路功能障碍的病例可能是由于左颈内静脉部位的导管尖端深度不够造成的[56,58]。使用超声放置颈内静脉血管通路增加了成功放置导管的可能性,减少了并发症和手术所需时间。

KDIGO建议CRRT应使用抗凝剂,除非是禁忌证或已经在接受全身抗凝剂[25]。许多新冠肺炎患者存在高凝状态,这可能导致过早的体外RRT通路故障[59—61]。有研究者发现,在29例CRRT患者中,有28例患者出现通路凝结[62]。与匹配的非重症患者相比,新冠肺炎患者每日需要的过滤器数量明显高于非新冠肺炎患者(0.7 vs. 0.3)。在这项研究中,大多数患者的D-二聚体、纤维蛋白原、Ⅷ因子、血管性血友病因子活性和血管性血友病因子抗原的水平升高[62]。萨姆卡里(Samkari)等报道了12例患者中的8例CRRT通路重复凝血[63];尽管这些患者最初接受了预防性剂量的抗凝治疗,但在改用治疗性剂量后,2例患者出现重复凝血现象。由于新冠肺炎患者的高凝状态,在RRT期间通常会使用抗凝剂,以减少过滤器凝固的风险。然而,没有研究指导抗凝策略的选择。有几种抗凝策略可用于新冠肺炎患者RRT,包括CRRT中的区域柠檬酸盐抗凝、非分化或低分子量肝素的治疗性、可滴定抗凝和直接凝血酶抑制剂等。对于CRRT期间,尽管使用抗凝剂,但仍有持续的回路凝血的患者,应考虑将RRT模式改为间歇性血液透析、长时间间歇性RRT或急性腹膜透析。

28.5.5 其他疗法

(1) 免疫治疗

英国有研究表明,托珠单抗可降低住院、需要氧疗且有显著炎症反应的新冠肺炎患者的死亡风险、住院时长和机械通气风险[64]。托珠单抗组596例(29%)患者在28天内死亡,而标准治疗组有694例(33%)患者死亡(RR:0.86;95%CI:0.77～0.96;P = 0.007)。托珠单抗还将28天内出院的可能性从47%增加到54%(RR:1.23;95%CI:1.12～1.34;P<0.0001)。在参加试验时未接受有创机械通气的患者中,托珠单抗将患者病情进展到需要有创机械通气或死亡的风险从38%降低至33%(RR:0.85;95%CI:0.78～0.93;P = 0.0005)。由于RECOVERY试验先发现廉价且广泛使用的糖皮质激素地塞米松可减少重症新冠肺炎患者的死亡,糖皮质激素从而成为所有此类患者标准治疗的一部分。因此,托珠单抗的临床获益是糖皮质激素临床获益基础上的额外获益。RECOVERY试验研究团队表明,在缺氧(需要氧疗)且有显著炎症反应的新冠肺炎患者中,全身用糖皮质激素(如地塞米松)加托珠单抗联合治疗可将单纯氧疗患者的病死率降低约1/3,将需要有创机械通气患者的病死率降低约一半。

（2）康复者血浆治疗

根据一项对纽约市39例症状严重住院患者进行的回顾性、病例对照、评分匹配研究,接受康复者血浆治疗的新冠肺炎患者在第14天需要吸氧的可能性较小,且比未接受血浆治疗的患者更容易存活[65]。然而,英国RECOVERY研究组在 Lancet 发表的关于康复者血浆的最大临床研究结果表明,康复者血浆对治疗住院新冠肺炎患者无益处[66]。

（3）干细胞治疗

在印度尼西亚雅加达4家医院开展的随机双盲对照临床试验结果表明,使用脐带干细胞治疗新冠肺炎患者的存活率是没有接受治疗患者的2倍以上。在患有糖尿病、高血压或肾病等慢性疾病的新冠肺炎患者,脐带干细胞治疗可以使他们的存活率提高4倍以上[67]。中国研究团队关于脐带间充质干细胞治疗重症新冠肺炎患者的Ⅱ期临床试验结果表明,脐带间充质干细胞加速了重症患者肺实性病变的消退,使用脐带间充质干细胞作为新冠肺炎患者标准治疗方法的辅助疗法是一种可行的选择[68]。

（徐 钢）

参考文献

1. CHENG Y, LUO R, WANG K, et al. Kidney disease is associated with in-hospital death of patients with COVID-19 [J]. Kidney Int, 2020, 97(5): 829-838.
2. PEI G, ZHANG Z, PENG J, et al. Renal involvement and early prognosis in patients with COVID-19 pneumonia [J]. J Am Soc Nephrol, 2020, 31(6): 1157-1165.
3. WANG D, HU B, HU C, et al. Clinical characteristics of 138 hospitalized patients with 2019 novel coronavirus-infected pneumonia in Wuhan, China [J]. JAMA, 2020, 323(11): 1061-1069.
4. GUAN W J, NI Z Y, HU Y, et al. Clinical characteristics of coronavirus disease 2019 in China [J]. N Engl J Med, 2020, 382(18): 1708-1720.
5. CHENG Y, LUO R, WANG X, et al. The incidence, risk factors, and prognosis of acute kidney injury in adult patients with coronavirus disease 2019 [J]. Clin J Am Soc Nephrol, 2020, 15(10): 1394-1402.
6. HIRSCH J S, NG J H, ROSS D W, et al. Acute kidney injury in patients hospitalized with COVID-19 [J]. Kidney Int, 2020, 98(1): 209-218.
7. HOFFMANN M, KLEINE-WEBER H, SCHROEDER S, et al. SARS-CoV-2 cell entry depends on ACE2 and TMPRSS2 and is blocked by a clinically proven protease inhibitor [J]. Cell, 2020, 181(2): 271-280.
8. ZOU X, CHEN K, ZOU J, et al. Single-cell RNA-seq data analysis on the receptor ACE2 expression reveals the potential risk of different human organs vulnerable to 2019-nCoV infection [J]. Front Med, 2020, 14(2): 185-192.
9. SU H, YANG M, WAN C, et al. Renal histopathological analysis of 26 postmortem findings of patients with COVID-19 in China [J]. Kidney Int, 2020, 98(1): 219-227.
10. XIA P, WEN Y, DUAN Y, et al. Clinicopathological features and outcomes of acute kidney injury in critically ill COVID-19 with prolonged disease course: a retrospective cohort [J]. J Am Soc Nephrol, 2020, 31(9): 2205-2221.
11. DING Y, HE L, ZHANG Q, et al. Organ distribution of severe acute respiratory syndrome (SARS) associated coronavirus (SARS-CoV) in SARS patients: implications for pathogenesis and virus transmission pathways [J]. J Pathol, 2004, 203(2): 622-630.
12. MONTEIL V, KWON H, PRADO P, et al. Inhibition of SARS-CoV-2 infections in engineered human tissues using clinical-grade soluble human ACE2 [J]. Cell, 2020, 181(4): 905-913.
13. YE Q, WANG B, MAO J. Cytokine storm in COVID-19 and treatment [J]. J Infect, 2020, 80(6): 607-613.
14. MEHTA R L, KELLUM J A, SHAH S V, et al. Acute kidney injury network: report of an initiative to improve outcomes in acute kidney injury [J]. Crit Care, 2007, 11(2): R31.
15. GONG J, DONG H, XIA Q S, et al. Correlation analysis between disease severity and inflammation-related parameters in patients with COVID-19: a retrospective study [J]. BMC Infect Dis, 2020, 20(1): 963.
16. HUANG C, WANG Y, LI X, et al. Clinical features of patients infected with 2019 novel coronavirus in Wuhan, China [J]. Lancet, 2020, 395(10223): 497-506.
17. RUAN Q, YANG K, WANG W, et al. Clinical predictors of mortality due to COVID-19 based on an analysis of data of 150 patients from Wuhan, China [J]. Intensive Care Med, 2020, 46(5): 846-848.
18. XU X, HAN M, LI T, et al. Effective treatment of severe COVID-19 patients with tocilizumab [J]. Proc Natl Acad Sci U S A, 2020, 117(20): 10970-10975.
19. CHU DKW, PAN Y, CHENG S M S, et al. Molecular

diagnosis of a novel coronavirus (2019 - nCoV) causing an outbreak of pneumonia [J]. Clin Chem, 2020, 66(4): 549-555.

20. HEMLIN M, LJUNGMAN S, CARLSON J, et al. The effects of hypoxia and hypercapnia on renal and heart function, haemodynamics and plasma hormone levels in stable COPD patients [J]. Clin Respir J, 2007, 1(2): 80-90.

21. CHEN N, ZHOU M, DONG X, et al. Epidemiological and clinical characteristics of 99 cases of 2019 novel coronavirus pneumonia in Wuhan, China: a descriptive study [J]. Lancet, 2020, 395(10223): 507-513.

22. HONG D, LONG L, WANG A Y, et al. Kidney manifestations of mild, moderate and severe coronavirus disease 2019: a retrospective cohort study [J]. Clin Kidney J, 2020, 13(3): 340-346.

23. CUI X, YU X, WU X, et al. Acute kidney injury in patients with the coronavirus disease 2019: a multicenter study [J]. Kidney Blood Press Res, 2020, 45(4): 612-622.

24. RUBIN S, ORIEUX A, PREVEL R, et al. Characterization of acute kidney injury in critically ill patients with severe coronavirus disease 2019 [J]. Clin Kidney J, 2020, 13(3): 354-361.

25. Section 2: AKI definition [J]. Kidney Int Suppl, 2012, 2(1): 19-36.

26. CHEN C, WANG F, CHEN P, et al. Mortality and pre-hospitalization use of renin-angiotensin system inhibitors in hypertensive COVID - 19 patients [J]. J Am Heart Assoc, 2020, 9(21): e017736.

27. MESSERLI F H, SIONTIS G C M, REXHAJ E. COVID-19 and renin angiotensin blockers: current evidence and recommendations [J]. Circulation, 2020, 141(25): 2042-2044.

28. OLDFIELD V, PLPSKER G L. Lopinavir/ritonavir: a review of its use in the management of HIV infection [J]. Drugs, 2006, 66(6): 1275-1299.

29. RECOVERY COLLABORATIVE GROUP. Lopinavir-ritonavir in patients admitted to hospital with COVID - 19 (RECOVERY): a randomised, controlled, open-label, platform trial [J]. Lancet, 2020, 396(10259): 1345-1352.

30. TANG W, CAO Z, HAN M, et al. Hydroxychloroquine in patients with mainly mild to moderate coronavirus disease 2019: open label, randomised controlled trial [J]. BMJ, 2020, 369: M1849.

31. RECOVERY COLLABORATIVE GROUP. Effect of hydroxychloroquine in hospitalized patients with COVID - 19 [J]. N Engl J Med, 2020, 383(21): 2030-2040.

32. BEIGEL J H, TOMASHEK K M, DODD L E, et al. Remdesivir for the treatment of COVID - 19 - final report [J]. N Engl J Med, 2020, 383(19): 1813-1826.

33. GOLDMAN J D, LYE D C B, HUI D S, et al. Remdesivir for 5 or 10 days in patients with severe COVID - 19 [J]. N Engl J Med, 2020, 383(19): 1827-1837.

34. HORBY P, LIM W S, EMBERSON J R, et al. Dexamethasone in hospitalized patients with COVID - 19 [J]. N Engl J Med, 2021, 384(8): 693-704.

35. STERNE J A C, MURTHY S, DIAZ J V, et al. Association between administration of systemic corticosteroids and mortality among critically Ill patients with COVID - 19: A Meta-analysis [J]. JAMA, 2020, 324(13): 1330-1341.

36. ZHANG J, TIAN J, SUN H, et al. How does continuous renal replacement therapy affect septic acute kidney injury? [J]. Blood Purif, 2018, 46(4): 326-331.

37. GUAN W J, NI Z Y, HU Y, et al. Clinical characteristics of coronavirus disease 2019 in China [J]. N Engl J Med, 2020, 382(18): 1708-1720.

38. SHI S, QIN M, SHEN B, et al. Association of cardiac injury with mortality in hospitalized patients with COVID - 19 in Wuhan, China [J]. JAMA Cardiol, 2020, 5(7): 802-810.

39. CHENG Y, ZHANG N, LUO R, et al. Risk factors and outcomes of acute kidney injury in critically Ill patients with coronavirus disease 2019 [J]. Kidney Dis, 2021, 7(2): 111-119.

40. YANG X, YU Y, XU J, et al. Clinical course and outcomes of critically ill patients with SARS - CoV - 2 pneumonia in Wuhan, China: a single-centered, retrospective, observational study [J]. Lancet Respir Med, 2020, 8(5): 475-481.

41. WANG D, HU B, HU C, et al. Clinical characteristics of 138 hospitalized patients with 2019 novel coronavirus-infected pneumonia in Wuhan, China [J]. JAMA, 2020, 323(11): 1061-1069.

42. CHINESE RESEARCH HOSPITAL ASSOCIATION OF CRITICAL CARE MEDICINE, YOUTH COMMITTEE OF CHINESE RESEARCH HOSPITAL ASSOCIATION OF CRITICAL CARE MEDICINE. Chinese experts' consensus on diagnosis and treatment of severe and critical coronavirus disease 2019 (revised edition) [J]. Zhonghua Wei Zhong Bing Ji Jiu Yi Xue, 2020, 32(3): 269-274.

43. WANG Q, HU Z. Successful recovery of severe COVID-19 with cytokine storm treating with extracorporeal blood purification [J]. Int J Infect Dis, 2020, 96: 618-620.

44. ZARBOCK A, KELLUM JA, SCHMIDT C, et al. Effect of early vs delayed initiation of renal replacement therapy on mortality in critically Ill patients with acute kidney injury: the ELAIN randomized clinical Trial [J]. JAMA, 2016, 315(20): 2190-2199.

45. BARBAR S D, CLERE-JEHL R, BOURREDJEM A, et al. Timing of renal-replacement therapy in patients with acute kidney injury and sepsis [J]. N Engl J Med, 2018, 379(15): 1431-1442.

46. GAUDRY S, HAJAGE D, BENICHOU N, et al. Delayed versus early initiation of renal replacement therapy for severe acute kidney injury: a systematic review and individual patient data meta-analysis of randomised clinical trials [J]. Lancet, 2020, 395(10235): 1506-1515.

47. GAUDRY S, HAJAGE D, SCHORTGEN F, et al. Initiation strategies for renal-replacement therapy in the intensive care unit [J]. N Engl J Med, 2016, 375(2): 122-133.

48. PALEVSKY P M, ZHANG J H, O'CONNOR T Z, et al. Intensity of renal support in critically ill patients with acute kidney injury [J]. N Engl J Med, 2008, 359(1): 7-20.

49. BELLOMO R, CASS A, COLE L, et al. Intensity of continuous renal-replacement therapy in critically ill patients [J]. N Engl J Med, 2009, 361(17): 1627-1638.

50. VESCONI S, CRUZ D N, FUMAGALLI R, et al. Delivered dose of renal replacement therapy and mortality in critically ill patients with acute kidney injury [J]. Crit Care, 2009, 13(2): R57.

51. CLAURE-DEL GRANADO R, MACEDO E, CHERTOW G M, et al. Effluent volume in continuous renal replacement therapy overestimates the delivered dose of dialysis [J]. Clin J Am Soc Nephrol, 2011, 6(3): 467-475.

52. JOANNIDIS M, OUDEMANS-VAN STRAATEN H M. Clinical review: patency of the circuit in continuous renal replacement therapy [J]. Crit Care, 2007, 11(4): 218.

53. ADAPA S, AEDDULA N R, KONALA V M, et al. COVID-19 and renal failure: challenges in the delivery of renal replacement therapy [J]. J Clin Med Res, 2020, 12(5): 276-285.

54. EL SHAMY O, SHARMA S, WINSTON J, et al. Peritoneal dialysis during the coronavirus disease-2019 (COVID-19) pandemic: acute inpatient and maintenance outpatient experiences [J]. Kidney Med, 2020, 2(4): 377-380.

55. LIU L, ZHANG L, LIU G J, et al. Peritoneal dialysis for acute kidney injury [J]. Cochrane Database Syst Rev, 2017, 12(12): CD011457.

56. PARIENTI J J, THIRION M, MEGARBANE B, et al. Femoral vs jugular venous catheterization and risk of nosocomial events in adults requiring acute renal replacement therapy: a randomized controlled trial [J]. JAMA, 2008, 299(20): 2413-2422.

57. MARIK P E, FLEMMER M, HARRISON W. The risk of catheter-related bloodstream infection with femoral venous catheters as compared to subclavian and internal jugular venous catheters: a systematic review of the literature and meta-analysis [J]. Crit Care Med, 2012, 40(8): 2479-2485.

58. OLIVER M J, EDWARDS L J, TRELEAVEN D J, et al. Randomized study of temporary hemodialysis catheters [J]. Int J Artif Organs, 2002, 25(1): 40-44.

59. NAHUM J, MORICHAU-BEAUCHANT T, DAVIAUD F, et al. Venous thrombosis among critically Ill patients with coronavirus disease 2019 (COVID-19) [J]. JAMA Netw Open, 2020, 3(5): e2010478.

60. IBA T, LEVY J H, CONNORS J M, et al. The unique characteristics of COVID-19 coagulopathy [J]. Crit Care, 2020, 24(1): 360.

61. IBA T, LEVY J H, LEVI M, et al. Coagulopathy of coronavirus disease 2019 [J]. Crit Care Med, 2020, 48(9): 1358-1364.

62. HELMS J, TACQUARD C, SEVERAC F, et al. High risk of thrombosis in patients with severe SARS-CoV-2 infection: a multicenter prospective cohort study [J]. Intensive Care Med, 2020, 46(6): 1089-1098.

63. AL-SAMKARI H, KARP LEAF R S, DZIK W H, et al. COVID-19 and coagulation: bleeding and thrombotic manifestations of SARS-CoV-2 infection [J]. Blood, 2020, 136(4): 489-500.

64. RECOVERY COLLABORATIVE GROUP. Tocilizumab in patients admitted to hospital with COVID-19 (RECOVERY): a randomised, controlled, open-label, platform trial [J]. Lancet, 2021, 397(10285): 1637-1645.

65. LIU S T H, LIN H M, BAINE I, et al. Convalescent plasma treatment of severe COVID-19: a propensity score-matched control study [J]. Nat Med, 2020, 26(11): 1708-1713.

66. RECOVERY COLLABORATIVE GROUP. CONVALESCENT PLASMA IN PATIENTS ADMITTED TO HOSPITAL WITH COVID-19 (RECOVERY): a randomised controlled, open-label, platform trial [J]. Lancet, 2021, 397(10289): 2049-2059.

67. DILOGO I H, ADITIANINGSIH D, SURIARTO A, et al. Umbilical cord mesenchymal stromal cells as critical COVID-19 adjuvant therapy: a randomized controlled trial [J]. Stem Cells Transl Med, 2021, 10. 1002/sctm. 21-0046.

68. SHI L, HUANG H, LU X, et al. Effect of human umbilical cord-derived mesenchymal stem cells on lung damage in severe COVID-19 patients: a randomized, double-blind, placebo-controlled phase 2 trial [J]. Signal Transduct Target Ther, 2021, 6(1): 58.

29 老年肾脏病的特点及诊治重点与难点

- 29.1 老年肾脏病的临床表现
  - 29.1.1 血尿
  - 29.1.2 蛋白尿
  - 29.1.3 水肿
  - 29.1.4 高血压与慢性肾脏病
  - 29.1.5 少尿
  - 29.1.6 腰痛
- 29.2 老年人肾功能的评估
- 29.3 老年患者肾活检的价值
- 29.4 常见老年原发性肾脏病诊治重点与难点
  - 29.4.1 原发性膜性肾病
  - 29.4.2 原发性微小病变型肾病
  - 29.4.3 原发性局灶性节段性肾小球硬化症
  - 29.4.4 老年IgA肾病
  - 29.4.5 抗肾小球基底膜抗体病
- 29.5 常见老年继发性肾脏病诊治重点与难点
  - 29.5.1 糖尿病肾脏疾病
  - 29.5.2 高血压肾脏损害
  - 29.5.3 动脉粥样硬化性肾病
  - 29.5.4 系统性血管炎相关急进性肾小球肾炎
  - 29.5.5 恶性肿瘤相关性肾病
  - 29.5.6 药物相关性肾病
- 29.6 合理用药
  - 29.6.1 选择明确的用药指征
  - 29.6.2 选择适宜的药物
  - 29.6.3 选择适宜的药物剂量
  - 29.6.4 选择适宜的药物剂型
  - 29.6.5 选择适宜的合用药物种类
  - 29.6.6 慎用或忌用肾毒性药物
  - 29.6.7 加强药物监测
  - 29.6.8 提高老年人用药的依从性

人口老龄化是人类21世纪面临的巨大挑战,也是全球各国面临的重大公共健康问题。增龄是慢性肾脏病(CKD)发病的主要危险因素之一[1],发病率随增龄逐渐增加。老年CKD患者常合并多种慢性疾病和老年综合征,CKD的临床表现易被掩盖,在早期常被忽视,肾功能也难以正确评估。与年轻患者相比,老年患者对药物治疗反应和疾病预后也截然不同,老年肾脏病的防治面临着许多未知。了解老年肾脏病特点,对临床诊治具有重要的指导作用。

29.1 老年肾脏病的临床表现

血尿、蛋白尿、水肿、高血压、尿量减少及腰痛等是肾脏病常见的临床表现。老年肾脏解剖和功能随着年龄的增长而发生改变,常合并多种基础疾病,肾脏病的临床表现较年轻患者更为复杂[2]。

29.1.1 血尿

老年人出现血尿时需首先排除：①泌尿系统肿瘤，尤其是无痛性肉眼血尿，需高度警惕泌尿系统肿瘤。尿红细胞相差显微镜检查、尿沉渣细胞学检查、泌尿系统超声与磁共振检查有助于鉴别诊断。与尿细胞学相比，脱落细胞荧光原位杂交（FISH）检测在恶性血尿病因的无创性诊断中具有较高的灵敏度和相似的特异度。老年人泌尿系肿瘤有时发展较缓慢，出现血尿后较长时间甚至数年都难以有影像学方面的表现。因此，对于临床上高度怀疑肿瘤的患者，一定要严密不懈地追踪观察。②泌尿系统结石，包括肾结石、输尿管结石、膀胱结石等。③过度抗凝、抗血栓治疗等。临床上在分析血尿原因和治疗时需要考虑此方面的问题，应监测凝血指标的变化，必要时可减少抗凝、抗血栓药物剂量，甚至在密切监视下停用相关药物进行鉴别诊断。

大量或微量血尿几乎与所有肾小球疾病有关，红细胞管型可能为IgA肾病（IgAN）等肾脏病提供线索。常规尿液试纸检测即可区分是否存在微量血尿。血尿定量检测存在较大缺陷，如尿液留取和检查之间的时间、尿液浓度、尿液沉渣的提取方法、尿液pH值以及检测者的专业技术水平不同等均可导致血尿定量差异。血尿是否消失与疾病有无缓解有关，其对评估疾病如IgAN和抗中性粒细胞胞质抗体（ANCA）相关性血管炎是否活动尤为重要[3,4]。血尿的缓解对IgAN进展具有显著有利的影响，而其持续大量存在是肾功能丧失的独立危险因素。随访期间持续存在血尿和蛋白尿的患者存在发展为终末期肾病（ESRD）的风险。应将这些发现纳入治疗决策和治疗性前瞻性试验的设计中[3]。

29.1.2 蛋白尿

老年人出现蛋白尿时应明确病因，首先排除继发因素，以糖尿病肾脏疾病（DKD）、高血压肾损害、缺血性肾脏病、血管炎、淀粉样变性最为常见。感染、药物引起的急性小管间质病变发病率逐年提高，常伴急性肾损伤（AKI）。还应排除肺、乳腺、胃肠道肿瘤，并注意询问含重金属、巯基药物服用史，肝炎病毒血清检测阳性者应进行肾组织免疫病理的肝炎抗原的检测。明显的蛋白尿、肾病综合征（NS）或伴不明原因肾衰竭者应行肾活检。

虽然随机尿白蛋白与肌酐比值（ACR）或蛋白与肌酐比值（PCR）比较常用，但近期数据强调这2个比值与24 h尿蛋白定量的一致性较差[5]。虽然随机尿ACR和PCR在常规临床管理中有帮助，但依据尿蛋白决策高风险药物的调整，仍然不够精确[6-9]。这种情况需要检测24 h尿蛋白定量或PCR。值得注意的是：检测PCR的尿液样本至少来源于24 h尿液的50%，以确保较准确地反映24 h尿蛋白[10]。肾病综合征监测血清白蛋白也是一个有价值的工具，可以间接评估尿蛋白情况[8]。

29.1.3 水肿

老年人水肿鉴别诊断困难，除肾炎性水肿、肾病性水肿外，需首先排除药物引起的水肿。除此之外，还应考虑右心功能不全引起的心源性水肿，肝硬化引起的肝源性水肿，甲状腺功能低下引起的黏液性水肿，静脉血栓形成，栓塞引起的非对称性水肿以及特发性水肿等。

29.1.4 高血压与慢性肾脏病

高血压与CKD两者相互影响，应首先鉴别高血压是原发性高血压还是肾病性高血压。老年人出现血压升高时应除外继发性因素，尤其是肾动脉狭窄。彩色多普勒超声检查是目前临床上主要使用的简便价廉的检测方法，肾血管造影是临床上公认的诊断肾动脉狭窄的"金标准"。

29.1.5 少尿

老年人出现尿量减少时，需排除肾前性、肾后性因素后再考虑肾性因素。肾前性因素常见于急性血容量不足、低血压、过度降压、过度利尿等，在肾血流不足的情况下使用血管紧张素转换酶抑制剂（ACEI）、血管紧张素受体阻滞剂（ARB），也是发生急性少尿/无尿的原因，尤其是肾动脉狭窄患者。肾后性因素多见于前列腺肥大、结石、血块阻塞、尿路肿瘤等。

29.1.6 腰痛

肾脏病引发腰痛多为双侧，呈钝痛、胀痛，一般不剧烈，腰痛与活动、体位关系不密切；肾区一般没有压痛，多有叩痛。老年人出现腰痛症状要首先除外脊柱、脊神经病变以及腰肌劳损。单侧剧烈疼痛，伴血尿、恶心、呕吐，要考虑泌尿系统结石。

29.2 老年人肾功能的评估

对老年人群的研究显示,与Cockcroft-Gault公式及肾脏病饮食改善研究(MDRD)公式相比,CKD流行病学(CKD-EPI)公式表现出更好的准确性[9],推荐应用CKD-EPI公式估算老年人的估算肾小球滤过率(eGFR)[11]。与血清肌酐(SCr)相比,血清胱抑素C水平受肾外因素的影响相对较少,基于SCr和胱抑素C的联合公式(CKD-EPIcr-cyst)较单纯基于SCr的公式(CKD-EPIcr)估算GFR更加准确[12,13]。国内外针对老年人的数项研究也发现CKD-EPIcr-cyst公式的准确性优于其他GFR估测公式[14-16]。

改善全球肾脏病预后组织(KDIGO)(2012)有关CKD定义和分期系统适用于老年人群[17]。老年人群不能单独依靠SCr水平来评价肾功能。仅根据SCr水平往往会高估其肾小球滤过功能,造成CKD的漏诊,而对eGFRcr处于45~59 mL/(min·1.73 m^2)、无肾损伤标志物的人群进一步采用血清胱抑素C来估算GFR,可在一定程度上减少老年CKD的过度诊断。

相关研究已证实老年CKD 3a期具有明确的病理意义。研究发现eGFR为45~59 mL/(min·1.73 m^2)的老年人群中AKI的发生率是eGFR>60 mL/(min·1.73 m^2)者的2倍,发生全因死亡和ESRD的风险也明显增加[13,18,19],而eGFR为60 mL/(min·1.73 m^2)者AKI的发生率也是eGFR为60~75 mL/(min·1.73 m^2)者的2倍,提示肾功能储备下降是老年CKD 3a期患者发生AKI的病理基础,随增龄而逐渐减退的肾功能储备使老年肾脏应对病理性打击的能力明显下降。

29.3 老年患者肾活检的价值

在过去20年,老年患者肾活检数量持续增长。但总体而言,仍然相对较少,其可能原因是老年患者对手术相关并发症的恐惧和对保守治疗的倾向。此外,年龄相关的慢性化程度较高的肾脏组织学特征也被认为是一个潜在的危险因素。

年龄并非肾活检禁忌。只要认真做好术前准备,术中定位准确,术者操作熟练,术后妥善护理,老年患者绝大多数都能很好地耐受肾穿刺活检术。2012年日本学者报道一项单中心老年患者肾脏活检结果,与70~79岁和60~69岁的老年患者相比,年龄≥80岁的老年肾脏活检相关并发症没有显著增加,且高龄患者肾脏病理结果修正了78%以上患者的临床诊断[20]。2020年法国学者也报道了一项单中心老年患者肾活检结果[21],比较年龄65~80岁($n=160$)和年龄>80岁的老年($n=46$)基线特征、肾脏临床表现、肾活检安全性和预后。结果显示,2组基线特征、肾脏临床表现、病理类型和肾活检安全性没有差别。但年龄>80岁的2、4、6年生存率明显低于年龄65~80岁的。年龄>80岁的老年患者中,有67.4%肾活检后诊断为可逆的肾脏病,有40%使用免疫抑制剂治疗。因此,年龄>80岁的老年患者肾活检后生存率明显提高。美国、意大利、西班牙以及中国学者的报道也有类似结果,即老年患者肾活检是相当安全的[22],且肾活检结果可能修正原有诊断、调整治疗方案和改变患者的预后,肾活检组织也是评估疾病组织学活动和慢性程度以及识别特殊病变的关键[8]。

然而有的组织病理学相似,仍有不少患者治疗失败,提示不同患者即使组织病理学相似,其致病分子通路也可能存在差异。为了确定合适的治疗靶点,必须明确致病途径,关注组织学改变的作用机制,而不是仅依赖于标准组织学改变。这也涉及免疫学和临床缓解的新概念[8]。

29.4 常见老年原发性肾脏病诊治重点与难点

进一步强调肾活检对老年原发性(特发性)肾小球疾病的诊断和制订治疗方案至关重要,因患者对治疗的反应以及对肾脏和患者生存的影响差异很大。据我国大的肾病中心肾活检报道[23,24],老年原发性肾小球疾病肾活检时常见的临床表现为肾病综合征、AKI和慢性肾小球肾炎,病理类型最常见的是膜性肾病(MN)、局灶性节段性肾小球硬化症(FSGS)、微小病变(MCD)型肾病、IgAN、抗肾小球基底膜(GBM)抗体病等。各组肾小球疾病的临床表现可能相似,但对治疗的反应和预后却截然不同。

29.4.1 原发性膜性肾病

肾活检的诊断作用[8]:由于磷脂酶A2受体

(PLA2R)抗体预测 MN 特异性高,因此抗 PLA2R 阳性伴疾病进展风险低和/或肾活检高风险患者可不需要活检,但考虑免疫抑制剂治疗时,仍建议肾活检以排除其他并存疾病,并评估肾脏慢性纤维化的程度。即使抗 PLA2R 阳性,肾活检尤其适用于肾病综合征和 AKI,以识别 MN 伴新月体性肾小球肾炎(与抗 GBM 抗体或抗中性粒细胞胞质抗体相关)。抗 PLA2R 阴性的 MN 更需要肾活检,这类患者检测肾小球 PLA2R 是否阳性很重要,有助于识别 PLA2R 相关 MN。

老年 MN 患者开始免疫抑制剂治疗前,所有患者都应该进行感染和适龄性恶性肿瘤筛查[8]。如肿瘤标志物测定,查抗 M 型 PLA2R 抗体可借此区分特发性和继发性 MN,在一定程度上可反映蛋白尿的变化情况;IgG 亚型和免疫复合物的沉积方式有利于继发性肾病的诊断,如特发性 MN 中 IgG 沉积以 IgG4 为主,IgG1 较弱;膜型狼疮性肾炎中以 IgG1 沉积为主,几乎没有 IgG4 的沉积;肿瘤相关性 MN 的 IgG 的主要亚型为 IgG1 和 IgG2。

由于老年患者使用免疫抑制剂的毒性和不良反应风险较年轻患者高,对于肾病蛋白尿和肾功能未恶化的老年患者应考虑保守或对症治疗。治疗应包括限制摄入食盐和蛋白质,使用 ACEI 或 ARB、他汀类调脂药物和抗凝活血药物,对低血清白蛋白(<20 g/L)的老年患者因血栓形成的高风险可接受预防性抗凝治疗。这些措施特别适用于患有多种疾病和身体状况不佳的老年患者。在伴肾功能恶化的蛋白尿不能缓解的情况下,应考虑免疫抑制剂治疗,特别是对那些预期寿命超过 5 年且身体健康状况良好的患者。然而,应权衡风险/收益比,老年患者使用免疫抑制剂并发感染的风险很高,对于有充血性心力衰竭和严重冠状动脉疾病等而预期寿命有限的老年患者,免疫抑制剂的使用疗效可能并不显著。适用于老年 MN 患者的免疫抑制方案尚存在争议,通常是使用皮质类固醇和细胞毒性药物(如环磷酰胺)或霉酚酸酯的联合治疗。迄今为止,对老年 MN 患者的治疗经验极为有限,使用环孢素或利妥昔单抗的报道也非常少,确切疗效需更多的随机对照试验研究结果。

新近数据研究发现[8],PLA2R 抗体定量监测和抗原表位扩散定性可能对评估疾病预后有价值。PLA2R 阳性,低抗体水平似乎比高抗体水平更能预测自发缓解的可能。而靶向 2 个或 3 个靶表位结构域的抗体不太可能发生自发缓解。PLA2R 抗体水平可能对监测治疗和随访有价值,MN 完全缓解几乎总是与 PLA2R 抗体消失有关。虽然抗体水平下降可能先于临床缓解,但目前还不清楚抗体下降到何种程度预示缓解。治疗过程中对 PLA2R 抗体的动态监测还需要进一步研究。另外,蛋白尿缓解期,没有证据支持仅基于抗体水平升高的预防性治疗。检测蛋白尿复发或恶化患者的 PLA2R 抗体,有助于区分是 MN 复发还是其他原因引起的蛋白尿。

29.4.2 原发性微小病变型肾病

老年 MCD 型肾病与年轻患者相比,除了表现肾病综合征外,常出现镜下血尿和 SCr 升高,同时合并高血压,常并发 AKI,通常发生在有收缩期高血压病史的老年男性。

老年 MCD 型肾病患者临床表现为肾病综合征,治疗前首先要排除继发性因素,如药物、感染、过敏、肿瘤等[17]。由于非甾体抗炎药(NSAID)具有抗感染、抗风湿、解热镇痛等作用,在老年人中特别是类风湿关节炎,骨性关节炎患者中使用较广泛,对于各种发热及疼痛的缓解应用也较普遍,因此 NSAID 增大了继发性肾病综合征的概率,成为老年继发性 MCD 型肾病的主要原因。

老年继发性 MCD 型肾病需除外使用 NSAID 所致[15],临床医生应该仔细询问病史及用药史。若患者有服用 NSAID 史,可先嘱其停用 NSAID 数周,当肾病综合征仍不缓解时可应用糖皮质激素治疗。

对糖皮质激素的治疗反应一般需要 8~24 周才能诱导老年患者完全缓解,比年轻患者慢得多。有研究显示,只有 30% 的患者在 8 周的糖皮质激素治疗后病情得到缓解。隔日与每日服用糖皮质激素治疗被证明疗效相当。对激素敏感的患者,常容易复发,但复发频率低于年轻患者。复发后,可以尝试二线治疗,包括环磷酰胺、环孢素、他克莫司、霉酚酸酯,以及 CD20 利妥昔单抗。二线疗法通常有 40%~60% 的病例得到缓解。大多数并发 AKI 的老年患者不能完全恢复肾功能,一小部分发展至 ESRD。

29.4.3 原发性局灶性节段性肾小球硬化症

老年患者往往合并其他疾患,诊断 FSGS 和治疗应更加谨慎。原发性/特发性 FSGS 是指未知渗透因子引起的 FSGS。而遗传性、适应性(某些肾单位减少的情况)、药物诱导和病毒诱导的 FSGS 不属于原发性 FSGS[25]。FSGS 肾小球病变特点是仅累及部分肾小球的局灶性、受累肾小球的节段小叶硬化呈节段性分布。原发性 FSGS 常以急性发作的大量蛋白尿和肾组织学弥漫性足突消失为特征。其他 FSGS 亚型通常表现为中度蛋白尿和节段性足突消失。尽管 MCD 型肾病和 FSGS 可能有病理生理重叠,但光镜下发现局灶性节段性硬化对诊断和预后评估都很重要。为了通过肾活检区分 MCD 型肾病和 FSGS,肾组织中至少需要 20 个肾小球,且有部分肾组织检查仅表现为 MCD,以后可能发展为 FSGS[25]。原发性 FSGS 与年龄性和非活动性球性硬化鉴别在于,衰老相关的肾脏损伤的组织病理学变化主要表现在肾小球基底膜增厚,系膜区扩张,肾小球扩大,局灶性节段性硬化的发生。非活动性球性硬化鲜见临床症状,偶可表现为隐匿性肾炎,且病理检查没有活动性病变[26]。

老年原发性 FSGS 患者往往表现为较低的 GFR 和较明显的蛋白尿,临床常以急性发作的大量蛋白尿和肾组织学弥漫性足突消失为特征。与中青年患者相比,老年 FSGS 患者除更大量的蛋白尿外,高血压的发生率也更高,病程更长、进展更快。临床上高龄、大量蛋白尿、高血压、血清 C3 水平和肾功能受损及病理上肾小球硬化、间质纤维化的程度均是反映预后的指标。

老年 FSGS 患者的病情可能更严重,更应早期行肾组织活检,治疗需要仔细权衡利弊,积极控制血压,减少蛋白尿,延缓肾功能减退,减少 ESRD 的发生,严重者可考虑使用免疫抑制剂,但要密切观察不良反应的发生。

29.4.4　老年 IgA 肾病

我国 60 岁或 65 岁 IgAN 患者的发病率为 8%～10%。老年患者在肾活检时常伴随较多的合并症,包括高血压和较低的 GFR,蛋白尿程度也较高,肾脏病理组织学慢性改变包括肾小球硬化、肾小管萎缩、间质纤维化和更明显的肾血管改变。除了年龄是影响预后的因素外,持续的蛋白尿、高血压、贫血和肾功能不全,病理组织学出现肾小球硬化、肾小管萎缩、肾间质纤维化和肾血管硬化以及合并新月体形成等均是老年 IgAN 患者预后不良的因素。

老年 IgAN 治疗的研究报道非常有限,治疗方案主要根据对年轻患者的研究数据的推断,使用 ACEI 和 ARB 是主要的保守措施。对于蛋白尿少、血压正常、肾功能稳定的患者,用 ACEI 和 ARB 均无益处。糖皮质激素可用于新月体肾小球肾炎患者。2016 年日本学者报道一项单中心小样本回顾性分析研究[27],与常规使用肾素-血管紧张素系统(RAS)抑制剂比较,尽管肾组织有明显慢性化改变,使用糖皮质激素治疗可降低老年 IgAN 患者蛋白尿,改善患者预后,且未发现额外不良反应。多数研究结果报道[28],尽管老年患者接受了与年轻患者类似的 RAS 抑制剂和糖皮质激素治疗,但老年患者的肾脏病进展更快,预后更差。

29.4.5　抗肾小球基底膜抗体病

抗 GBM 抗体病是一种少见的自身免疫性疾病,其特征是快速进展的肾小球肾炎伴弥漫性新月体形成和纤维蛋白样坏死。当伴有肺出血时,也称为肺出血综合征,如果不及时治疗,大多数患者将发展为 ESRD。在老年患者中,肺出血的发生率似乎比年轻患者低。肾脏预后由血 SCr 决定。及时诊断和肾活检对指导治疗至关重要。治疗包括血浆置换(肺出血患者)、糖皮质激素和细胞毒性药物(如环磷酰胺)双冲击治疗。及时治疗可显著提高患者的存活率[29,30]。2018 年法国学者小样本病例报道,使用利妥昔单抗治疗可很快将抗 GBM 抗体转阴,明显改善患者症状,但未发现肾脏预后的改善[31]。

29.5　常见老年继发性肾脏病诊治重点与难点

据我国大的肾病中心肾活检报道[23,24],老年继发性肾脏病常见于 DKD、高血压肾损害、动脉粥样硬化性肾病、血管炎、肿瘤相关性肾病和药物相关性肾病等。感染、药物引起的急性小管间质病变发病率逐年提高,常伴 AKI,还应排除肿瘤。

29.5.1　糖尿病肾脏疾病

老年 DKD 的表现通常是非典型的,年轻患者早期特征是肾小球高滤过,但老年患者可能不存在。老年 DKD 患者无论有无蛋白尿,因年龄相关性肾脏损害可导致 GFR 降低。有学者报道,老年 DKD 患者微量蛋白尿或无蛋白尿,肾功能仍持续进展,肾活检发现有明显的肾小管间质病变,其确切原因尚不清楚。

肾活检并非老年 DKD 患者的常规检查,对于视网膜病变不明显、有不明原因的 AKI、血尿或糖尿病(DM)病史短就出现肾病综合征的患者,建议行肾活检以排除非 DM 肾小球疾病。老年 DM 和高血压常同时被发现,出现肾损害时很难判断是由 DM 还是高血压引起,此时也常需通过肾活检来明确。2013 年美国学者报道 620 例具有 DM 的患者肾活检结果[32],仅 37% 患有 DKD,27% 患有 DKD 加非 DKD,而有 36% 患非 DKD。在这项研究中,最常见的非 DKD 是由于高血压肾硬化症引起的急性肾小管损伤,而最常见的非 DKD 是继发于高血压和/或肥胖的 FSGS,其次是 IgAN、MN、寡免疫复合物坏死性和新月体性肾小球肾炎。

老年 DKD 的治疗应个体化。由于老年患者更容易发生低血糖及与低血糖相关的并发症,应避免过于严格的血糖控制。除了降糖以外,也要重视降压、调脂、降尿酸等。据报道,75 岁以上的 DM 患者超过 60% 合并高血压,控制老年 DKD 患者血压是预防肾衰竭和降低死亡风险的关键。

《老年人慢性肾脏病诊治中国专家共识(2018)》建议[17],对 CKD 合并糖尿病的老年人酌情优化血糖控制,根据肾功能选择合适的降糖药物并重视血管病变的评估:对老年 CKD 处于糖尿病前期或早期糖化血红蛋白(HbA1c)>6.5% 的患者应及早开始生活方式管理,可辅以极小低血糖风险且不经肾脏排出的降糖药物(如伏格列波糖、利格列汀等)。不同糖代谢异常水平或不同健康状态下老年 CKD 合并糖尿病患者血糖控制的目标不同:对于预期生存期>10 年、并发症及伴发疾病较轻者,HbA1c 水平应控制在 7.5% 以下;对预期生存期>5 年、伴有中等程度并发症及伴发疾病者,HbA1c 水平可控制在 8.0% 以下;对于衰弱的老年人,HbA1c 水平可放宽至 8.5% 以下。老年 CKD 患者降糖药物的选择原则是既要适宜降低血糖水平又要避免低血糖的发生,降糖药物应根据肾功能调整剂量,如二甲双胍是老年 2 型糖尿病患者的首选药物,也是明确有心血管获益的降糖药,但其在体内的蓄积可能导致乳酸酸中毒等不良反应,当 eGFR≥60 mL/(min·1.73 m²)可安全使用,eGFR 在 30~60 mL/(min·1.73 m²)时应减量和谨慎使用,当 eGFR<30 mL/(min·1.73 m²)时应停止使用。老年 CKD 患者的血糖控制常使用基础胰岛素联合口服降糖药方案,

使用甘精胰岛素者症状性低血糖及低血糖的总发生率均较低。CKD 合并糖尿病的老年人常伴有明显的血管病变并严重影响 CKD 的预后,建议重视对老年 CKD 患者微血管病变和外周血管疾病的评估,必要时按照相关指南给予抗凝、抗血小板、前列环素和/或葡糖胺聚糖类药物进行治疗[33]。

29.5.2 高血压肾脏损害

尽管国内外指南规定,高血压患者治疗目标是将普通患者血压控制在 140/90 mmHg 以下,DM 和 CKD 患者血压控制在 130/80 mmHg 以下,在患者可以耐受的情况下,甚至可以降至 125/75 mmHg。但对于老年良性高血压肾硬化症患者理想的控制血压目标值则难以确定,因老年患者可能存在多器官功能不同程度下降,对于患者心脏而言,血压相对低一点可能对减轻心脏后负荷有利;对于大脑来说,血压低了可能出现明显缺血性脑病;对于肾脏来说,血压相对高一点可能更有利于保持肾单位的有效灌注。所以对于老年患者理想降压目标值具有较大的个体差异性。由于各种混杂因素,老年患者经常比年轻患者采用较低强度的肾脏保护方案。

治疗上首先要改变饮食和停止使用血压升高的药物,包括减肥、戒烟、限制饮食中的盐摄入、增加钾的摄入、避免过量的饮酒和咖啡因的摄入以及进行规律的有氧运动,这是老年良性高血压肾硬化症患者治疗的基石,饮食改变可有效降低血压和减少降压药的剂量[34]。其次要积极寻找高血压可能的原因。随着肾功能的恶化,引起血压难以控制的因素增多,包括水钠潴留、肾素-血管紧张素-醛固酮系统(RAAS)激活、睡眠或心理因素引起的交感神经兴奋性增高、血管活性物质分泌失调、甲状旁腺功能亢进症和药物(如促红细胞生成素、NSAID 等)影响等。由于大多数不良反应取决于药物剂量,目前建议不同类别药物的低剂量联合应用,以达到机制互补、疗效叠加、不良反应减少的作用。在老年患者中,无症状的高血压、药物不良反应和治疗费用都会影响其治疗依从性。应该努力让患者了解控制血压的好处和高血压的危害,个性化的治疗方案可以最大限度地提高依从性和治疗效果。

老年 CKD 患者血压的控制应安全、平稳,避免血压的明显波动。用药应从小剂量开始,根据患者的反应再调整,不要急于达标,短期内平均动脉压下降大于 1.77 kPa(13.3 mmHg),可能导致 AKI 的发

生;其次选用药物要有效合理。临床常用的利尿剂、ACEI、ARB、钙通道阻滞剂(CCB)及α、β受体阻滞剂对于老年高血压的治疗均有效,但需要根据患者的具体情况合理选用降压药物,减少各类并发症的发生,尤其注意的是老年患者用药的依从性是药物有效的前提保证。

老年人使用利尿剂降压,价廉且达标率高,是我国老年患者最常用的药物。但需要注意行动不便的老年患者,每日水摄入受到限制,多数存在潜在的低血容量状况,过度使用利尿剂易发生直立性低血压,或引发AKI;长期使用噻嗪类利尿剂可引起血尿酸水平增高,导致糖尿病患者出现胰岛素抵抗的情况,对于肾功能不全的老年CKD患者,使用醛固酮拮抗剂容易引发高钾血症等情况。

ACEI/ARB具有良好的器官保护作用,降压作用平稳,老年高血压患者伴有CKD、心功能不全或心肌病时,应优先考虑使用ARB、ACEI。但伴有肾功能损伤的患者在初次使用此类药物时一定要监测血钾和肾功能的变化,长期使用者不宜骤停。ACEI和ARB联合使用可能增加高钾血症和肾损伤的发生,容易出现低血压,增加心血管事件的风险,不建议联合使用。

CCB是联合用药的基础,降压效果迅速,降压治疗中对老年患者在每次就诊间血压的变异性明显小于利尿剂,在老年患者中使用较普遍。但多数CCB常有踝部水肿、心率加快等不良反应,应该提前向老年患者说明,以减轻其心理负担;短效CCB降压速度较快,在老年患者中容易引起低血压反应或肾脏灌注损伤等,最好选用长效CCB。

老年CKD伴有高血压的患者中通常不推荐单独使用α和β受体阻滞剂,但可以在联合用药中使用。如伴有冠心病、心力衰竭以及心率过快者常联合使用β受体阻滞剂,在合并有前列腺增生老年患者中常用α受体阻滞剂等。

29.5.3 动脉粥样硬化性肾病

动脉粥样硬化性肾病(atherosclerotic-nephropathy,AN)包括肾动脉狭窄相关的缺血性肾病(ischemic nephropathy related to renal artery stenosis,IN-RAS)、动脉粥样硬化性肾血管病(atherosclerotic renovascular disease,ARVD)和高血压肾病(hypertensive nephropathy,HTN)[35]。IN-RAS临床表现主要是难治性高血压,临床常见特征是使用ACEI或ARB治疗后SCr短期升高>30%,如双侧肾动脉狭窄明显时,可发生肺水肿和/或难治性心力衰竭,而且经皮腔内肾动脉成形术(percutaneous transluminal renal angioplasty,PTRA)后肾血流改善与临床症状恢复并不相关。ARVD通常指肾内缺血性损伤,伴有或不伴有肾动脉狭窄,临床表现为中、重度蛋白尿和肾功能受损,主要是由肾小动脉损伤、肾小球硬化、肾小管萎缩、肾间质纤维化引起。HTN是在排除其他原因引起的肾损害后,血压增高持续10年以上引起的肾损害,组织学特征是肾小动脉内膜增厚、管腔狭窄和透明样变。临床有时很难对老年ARVD和HTN进行鉴别。

在继发性高血压中,IN-RAS引起的肾血管性高血压是可治愈的高血压,因此要重视高血压患者的筛查及治疗。

由于AN发病隐匿,缺乏统一的诊断标准,在老年人群中AN的诊断率较低,不少老年患者在就诊时已出现肾功能不可逆性损害,严重影响了预后。在治疗上,年龄始终是侵入性治疗的限制,若不考虑继发性高血压的病因,治疗后血压降至正常的可能性会随年龄增加急剧下降。另外,在老年缺血性肾病中使用RAS阻断药是一把双刃剑,如何合理应用RAS阻断药,仍值得进一步探讨。

29.5.4 系统性血管炎相关急进性肾小球肾炎

系统性血管炎是以血管壁的炎症和纤维素样坏死为病理特征的一组系统性疾病,又称ANCA相关性血管炎(ANCA associated-vasculitis,AAV)。根据肾脏、肺和全身血管受累的程度,老年患者的临床表现有很大的差异,AAV除了反映寡免疫复合物急进性肾小球肾炎(rapidly progressive glomerulonephritis,RPGN)的肾功能障碍外,多系统表现在老年患者比年轻患者更为常见。皮肤症状包括血管性紫癜;肌肉骨骼症状包括肌痛和关节痛;胃肠道症状包括腹痛和出血;神经症状包括感觉器官减少和神经病变。有研究表明,与年轻患者相比,老年患者肺部浸润较多,但上呼吸道病变较少,弥漫性肺泡出血较少[36]。

诊断应结合临床症状、ANCA血清学和肾脏病理。在血清学上,大多数老年患者表现出循环胞质型ANCA(c-ANCA)或核周型ANCA(p-ANCA)

阳性。尿常规表现为尿沉渣中畸形红细胞和红细胞管型。SCr 水平通常高于基线水平。组织学上，与 p-ANCA 或 c-ANCA 相关的坏死性和新月体肾小球肾炎难以区分。急性期以局灶性肾小球新月体形成和纤维蛋白样坏死为特征，无系膜或毛细血管内增生。慢性期以纤维性新月体形成、肾小球瘢痕和肾小球硬化为特征。在免疫荧光和电子显微镜下，可见少量或缺失的肾小球免疫复合物沉积。

糖皮质激素联合环磷酰胺是标准疗法。对于初始 SCr>500 μmol/L(6 mg/dL)的患者，增加血浆置换可以改善预后。即使是 80 岁老年患者，适当给予免疫抑制治疗可改善肾脏和患者预后。有小样本研究报道，利妥昔单抗疗效优于环磷酰胺[37]。尽管接受了治疗，老年患者的病死率仍然较高。

29.5.5 恶性肿瘤相关性肾病

肿瘤发生率全球范围逐年增加，肿瘤相关性肾病也受到极大关注，主要包括实体肿瘤和血液肿瘤。除了肿瘤梗阻、肿瘤浸润和肿瘤治疗引起肾损害外，老年肿瘤引起的肾小球疾病常被误诊为原发性肾小球疾病，应引起临床高度重视。

与实体肿瘤相关最常见的肾小球疾病是 MN，老年患者肺癌、胃癌、肾癌、前列腺癌、胸腺瘤和乳腺癌等都报道与 MN 有关。肿瘤相关 MN 患者多表现为[38]：①血清或肾脏组织中缺乏 PLA2R 的抗体；②存在 IgG1 和/或 IgG2 免疫荧光染色，但肾脏中缺乏 IgG4 染色。一般来说，恶性肿瘤在 MN 诊断时临床表现明显。如果表现不明显，则应进行结肠镜、乳房钼靶和前列腺等恶性肿瘤的检查。对于有吸烟史的患者，即使胸片检查呈阴性，也应考虑高分辨率胸部 CT 断层扫描。如果在 MN 诊断时没有发现癌症，那么应该对患者进行至少 5 年的肿瘤监测，因为肿瘤的风险会持续几年[39]。值得注意的是，在光镜、免疫荧光和电子显微镜下，肿瘤相关 MN 的组织学与特发性 MN 相似。此外，高达 25%的肿瘤相关 MN 病例在肾小球中呈 PLA2R-1 染色阳性。因此，无论肾活检的结果如何，在老年 MN 患者中排除肿瘤是至关重要的。MN 还可能与血液病相关，如慢性淋巴细胞白血病和骨髓或干细胞移植后的移植物与宿主病。老年慢性淋巴细胞白血病患者也可能发展成单克隆免疫球蛋白样肾小球疾病[40]。

MCD 型肾病是另一种肿瘤相关性肾小球疾病，常见于淋巴瘤、白血病和其他血液系统恶性肿瘤。霍奇金淋巴瘤与 MCD 型肾病的关联是众所周知的，大约 1%的受影响的患者主要是老年人[41]。MCD 型肾病也被认为与实体瘤有关，包括肺癌、结直肠癌、肾癌以及胸腺瘤。其他肾小球疾病，如过敏性紫癜和 IgAN，也可发生于血液系统恶性肿瘤以及呼吸道黏膜和鼻咽部癌症患者。新月体肾小球肾炎可发生于肾癌、胃癌和肺癌患者。肿瘤的有效治疗可改善肾脏的预后。

29.5.6 药物相关性肾病

老年患者药物相关性肾病主要与药物剂量过大、药物间相互作用和药物的不良反应有关[42]。最常见引起肾损害的药物有 NSAID、对比剂、氨基糖苷类抗生素、含马兜铃酸的中草药、质子泵抑制剂、利尿剂、化疗药物和各种靶向治疗的生物制剂等。NSAID 除了可引起正常血压和高血压患者的体液潴留和血压升高外，还可引起肾小球疾病，包括 MCD 型肾病和 MN。已有 CKD 或同时接受利尿剂和 ACEI/ARB 治疗的老年患者发生 NSAID 不良反应的风险增加。在大多数 NSAID 引起的蛋白尿病例中，停用该药可在 1 个月内缓解。如果停药后仍有蛋白尿，那么短期内服用类固醇激素对控制蛋白尿有效。对比剂广泛应用于影像学检查技术中，对比剂肾病(contrast-induced nephropathy, CIN)的危险因素包括患者相关因素和对比剂操作相关因素 2 个方面[43]。其中，患者自身因素包括糖尿病、肾功能减退、高龄、脱水、充血性心力衰竭、围术期低血压、水电解质酸碱失衡、血细胞比容水平减低等；对比剂操作相关因素包括使用高渗造影剂、使用大剂量造影剂以及短时间内多次使用造影剂等。CIN 的发生对于临床预后有着严重的影响。有研究发现，CIN 患者的院内病死率远较非 CIN 患者显著增加，而 1 年和 5 年的随访病死率均增加近 4 倍；同时也有研究证实随着 SCr 升高的程度越高，患者远期不良预后的发生风险往往越高[44]。CIN 目前尚无有效的治疗手段，主要是通过预防来降低 CIN 的发生，除了充分水化和减少对比剂用量有较多的循证支持并且被广泛认可外，其他预防措施尚未得到肯定[45]。

老年患者药物相关性肾损害十分常见，临床关键在于预防，尽量减少药物剂量和使用疗程，掌握药物适应证和禁忌证。

29.6 合理用药

老年肾脏病患者总的用药原则是慎重选药、准确用药、适当配伍、用药时间控制，安全、稳定、有效、不良反应最小，治疗一种疾病的同时兼顾其他脏器的功能[2]。

29.6.1 选择明确的用药指征

要有明确的治疗目的和适应证。根据患者病情的轻重缓急，采取对因治疗或对症治疗，或标本兼治的原则。注意权衡老年人用药利弊，尤其是应用激素要慎重，评估治疗收益及不良反应，保证用药的受益/风险比>1。即便有适应证但用药的受益/风险比<1时，不应给予药物治疗，以确保用药对患者有益。

29.6.2 选择适宜的药物

首先应明确诊断，要有较强的针对性才能达到预期的治疗目的。应在全面了解老年患者的病史、体征及相关辅助检查的结果，了解既往和现在的用药情况，在做出正确的临床诊断后，合理选择药物品种，只用必需的药，可用可不用的药尽量不用。

29.6.3 选择适宜的药物剂量

老年患者个体差异较大，对药物的反应也各有不同，因此应注意个体化给药。根据药代动力学和药效学的特点，在维持足够疗效的前提下，最大限度地减少不良反应。由于老年人肝脏对药物的代谢功能减退，肾脏对药物的排泄功能降低，加之老年人血浆蛋白随年龄的增长而降低，药物和蛋白质间的结合减少，具有药理活性的非结合药物浓度相对增加，以及药物在体内的半衰期延长，因此老年人用药剂量应低于成年人，一般为成人剂量的3/4~1/2，实行剂量个体化。老年慢性疾病的用药应从小剂量开始，然后缓慢增量到最合适的剂量。

29.6.4 选择适宜的药物剂型

老年患者尽可能选择口服给药，对吞咽困难的患者可改用液体剂型。尽量不选用缓释片，老年人胃肠蠕动减慢，也可能因便秘而增加吸收产生毒性。老年人肌肉对药物的吸收能力较差，注射后疼痛较显著且易形成硬结；老年急性病患者尽量少用肌内或皮下注射，可选用静脉注射用药。肾病综合征患者水肿明显时可根据需要先静脉用激素，再酌情改为口服。

29.6.5 选择适宜的合用药物种类

同一老年患者往往合并多种疾病，同一疾病往往出现多种症状。老年患者常常应用药物种类较多，同时应用多种药物加重了患者经济负担，降低了依从性，并且导致不良反应的发生增加。老年患者同时服用5种药物不良反应的发生率高达18.6%，6种以上可高达81.4%。因此老年人应尽量减少用药种类，需要联合用药时应有明确的指征，原则上应遵守5种用药原则，当用药>5种时，应考虑是否是必要用药、药物依从性、药物不良反应等问题。

29.6.6 慎用或忌用肾毒性药物

对于肾功能不全患者必须调整用药方案，根据肾功能减退程度调整给药剂量和用药间隔时间，尽量选择不以肾脏排泄为主的药物，应用主要经肾脏途径排泄的药物及其代谢产物时，则需要调整剂量。一般经肾脏排泄的比例在40%以上的药物，肾功能障碍时将导致药物蓄积。尽量选用肾毒性较低的药物。以下为常见的肾毒性药物：NSAID、金制剂、汞、青霉胺、抗菌药物（包括氨基糖苷类、头孢菌素类抗生素、糖肽类等）、抗病毒药、抗肿瘤药、含马兜铃酸的中草药等。

29.6.7 加强药物监测

注意观察用药后的不良反应；在用药期间应密切观察老年患者的临床表现，随时调整药物和用药剂量。对长期用药的老年患者应定期监测肝肾功能、电解质、酸碱平衡状态以及心电图、血压等。对某些治疗量和中毒量比较接近的药物要定期监测血药浓度（如地高辛、氨茶碱、氨基糖苷类抗生素等），及时调整用药剂量、疗程。

29.6.8 提高老年人用药的依从性

老年慢性病（如高血压、糖尿病等）患者需要终身用药，为了确保疗效，需要老年患者坚持规律用药，对用药种类较多的可指导家属配备药箱，每日提前在药盒内摆好一天的药，方便老年人服药。

总之，老年肾脏病与青中年肾脏病有诸多不同之处，有显著的特点，应引起临床高度重视。老年人群不能单独依靠SCr水平来评估肾功能。年龄并非肾活检禁忌，肾穿刺活检组织病理诊断仍是"金标准"。目前老年肾脏病治疗缺乏有说服力的循证医学依据,多数可按年轻患者治疗方案来推测治疗。治疗应遵循个体化,要考虑患者全身状况、认知功能、合并症、预期寿命以及患者自身愿望,同时也要考虑药代动力学与肾功能的影响。与年轻患者相比,老年患者预后较差。临床迫切需要更多有价值的有关老年肾脏病诊治的临床随机对照试验研究。

(钟鸿斌 陈 建)

参考文献

1. TONELLI M, RIELLA M C. World kidney day 2014: CKD and the aging population[J]. Am J Kidney Dis, 2014, 63(3): 349-353.
2. 郑丰,蔡广研,陈建. 现代老年肾病诊治重点与难点[M]. 北京:人民卫生出版社,2015.
3. SEVILLANO A M, GUTIÉRREZ E, YUSTE C, et al. Remission of hematuria improves renal survival in IgA nephropathy[J]. J Am Soc Nephrol, 2017, 28(10): 3089-3099.
4. GEETHA D, SEO P, EILLIS C, et al. Persistent or new onset microscopic hematuria in patients with small vessel vasculitis in remission: findings on renal biopsy[J]. J Rheumatol, 2012, 39(7): 1413-1417.
5. HOGAN M C, REICH H N, NELSON P J, et al. The relatively poor correlation between random and 24-hour urine protein excretion in patients with biopsy-proven glomerular diseases[J]. Kidney Int, 2016, 90(5): 1080-1089.
6. REICH H N, TROYANOV S, SCHOLEY J W, et al. Remission of proteinuria improves prognosis in IgA nephropathy[J]. J Am Soc Nephrol, 2007, 18(12): 3177-3183.
7. LV J, ZHANG H, WONG M G, et al. Effect of oral methylprednisolone on clinical outcomes in patients with IgA nephropathy: the testing randomized clinical trial [J]. JAMA, 2017, 318(5): 432-442.
8. FLOEGE J, BARBOUR S J, CATTRAN D J, et al. Management and treatment of glomerular diseases (part 1): conclusions from a kidney disease: improving global outcomes (KDIGO) controversies conference[J]. Kidney Int, 2019, 95(2): 268-280.
9. FLAMANT M, DENKINGER M, VIDAL-PETIOT E, et al. GFR estimation using the cockcroft-gault, MDRD study and CKD-EPI equations in the elderly[J]. Am J Kidney Dis, 2012, 60(5): 847-849.
10. HEBERT L A, BIRMINGHAM D J, SHIDHAM G, et al. Random spot urine protein/creatinine ratio is unreliable for estimating 24-hour proteinuria in individual systemic lupus erythematosus nephritis patients[J]. Nephron Clin Pract, 2009, 113(3): c177-c182.
11. LEVEY A S, STEVENS L A, SCHMID C H, et al. A new equation to estimate glomerular filtration rate[J]. Ann Intern Med, 2009, 150(9): 604-612.
12. KILBRIDE H S, STEVENS P E, EAGLESTONE G, et al. Accuracy of the MDRD (modification of diet in renal disease) study and CKD-EPI (CKD epidemiology collaboration) equations for estimation of GFR in the elderly[J]. Am J Kidney Dis, 2013, 61(1): 57-66.
13. INKER L A, SCHMID C H, TIGHIOUART H, et al. Estimating glomerular filtration rate from serum creatinine and cystatin C[J]. N Engl J Med, 2012, 367(1): 20-29.
14. FAN L, LEVEY A S, GUDNASON V, et al. Comparing GFR estimating equations using cystatin C and creatinine in elderly individuals[J]. J Am Soc Nephrol, 2015, 26(8): 1982-1989.
15. ZHU Y, YE X, ZHU B, et al. Comparisons between the 2012 new CKD-EPI (chronic kidney disease epidemiology collaboration) equations and other four approved equations[J]. PLoS One, 2014, 9(1): e84688.
16. LIU X, WANG Y, WANG C, et al. A new equation to estimate glomerular filtration rate in Chinese elderly population[J]. PLoS One, 2013, 8(11): e79675.
17. 中华医学会老年医学分会肾病学组,国家老年疾病临床医学研究中心. 老年人慢性肾脏病诊治中国专家共识(2018)[J]. 中华老年医学杂志,2018,37(7):725-731.
18. COCA S G, CHO K C, HSU C Y, et al. Acute kidney injury in the elderly: predisposition to chronic kidney disease and vice versa[J]. Nephron Clin Prac, 2011, 119 (Suppl 1): c19-c24.
19. SHARMA A, MUCINO M J, RONCO C. Renal functional reserve and renal recovery after acute kidney injury[J]. Nephron Clin Pract, 2014, 127(1-4): 94-100.
20. OMOKAWA A, KOMATSUDA A, NARA M, et al. Renal biopsy in patients aged 80 years and older: a single-center experience in Japan[J]. Clin Nephrol, 2012, 77(6): 461-467.
21. PLANCHAIS M, BRILLAND B, DEMISELLE J, et al. Renal biopsy in very elderly patients (over 80 years): clinical presentation, histological diagnosis, and long-term outcome[J]. Int Urol Nephrol, 2020, 52(4): 721-729.

22. MOUTZOURIS D A, BOMBACK A S, APPEL G B, et al. Renal biopsy in the very elderly[J]. Clin J Am Soc Nephrol, 2009,4(6):1073-1082.
23. ZHU P, ZHOU F D, ZHAO M H. The renal histopathology spectrum of elderly patients with kidney diseases: a study of 430 patients in a single Chinese center [J]. Medicine, 2014,93(28):e226.
24. JIN B, ZENG C, GE Y, et al. The spectrum of biopsy-proven kidney diseases in elderly Chinese patients[J]. Nephrol Dial Transplant, 2014,29(12):2251-2259.
25. ROVIN B H, CASTER D J, GATTRAN D C, et al. Management and treatment of glomerular diseases (part 2): conclusions from a kidney disease: improving global outcomes (KDIGO) controversies conference[J]. Kidney Int, 2019,95(2):281-295.
26. 邹万忠. 局灶性节段性肾小球硬化症的病理诊断[J]. 内科急重症杂志, 2012,18(2):66-69.
27. OKABAYASHI Y, TSUBOI N, HARUHARA K, et al. Reduction of proteinuria by therapeutic intervention improves the renal outcome of elderly patients with IgA nephropathy[J]. Clin Exp Nephrol, 2016,20(6):910-917.
28. OSHIMA Y, MORIYAMA T, ITABASHI M, et al. Characteristics of IgA nephropathy in advanced-age patients[J]. Int Urol Nephrol, 2015,47(1):137-145.
29. BIESENBACH P, KAIN R, DERFLER K, et al. Long-term outcome of anti-glomerular basement membrane antibody disease treated with immunoadsorption [J]. PLoS One, 2014,9(7):e103568.
30. FOSTER M H, ORD J R. Emerging immunotherapies for autoimmune kidney disease [J]. Hum Vaccin Immunother, 2019,15(4):876-890.
31. HEITZ M, CARRON P L, CLAVARINO G, et al. Use of rituximab as an induction therapy in anti-glomerular basement-membrane disease[J]. BMC Nephrol, 2018, 19(1):241.
32. SHARMA S G, BOMBACK A S, RADHAKRISHNAN J, et al. The modern spectrum of renal biopsy findings in patients with diabetes[J]. Clin J Am Soc Nephrol, 2013, 8(10):1718-1724.
33. ABOYANS V, RICCO J B, BERTELINK M E L, et al. 2017 ESC guidelines on the diagnosis and treatment of peripheral arterial diseases, in collaboration with the european society for vascular surgery (ESVS): document covering atherosclerotic disease of extracranial carotid and vertebral, mesenteric, renal, upper and lower extremity arteriesEndorsed by: the european stroke organization (ESO)the task force for the diagnosis and treatment of peripheral arterial diseases of the european society of cardiology (ESC) and of the european society for vascular surgery (ESVS)[J]. Eur Heart J, 2018,39(9):763-816.
34. APPEL L J. The effects of dietary factors on blood pressure[J]. Cardiol Clin, 2017,35(2):197-212.
35. QIAN Q, NASR S H. Diagnosis and treatment of glomerular diseases in elderly patients[J]. Adv Chronic Kidney Dis, 2014,21(2):228-246.
36. MCGOVERN D, WILLIAMS S P, PAGNOUX C, et al. Long-term outcomes in elderly patients with ANCA-associated vasculitis[J]. Rheumatology, 2020, 59(5): 1076-1083.
37. GEETHA D, SPECKS U, STONE J H, et al. Rituximab versus cyclophosphamide for ANCA-associated vasculitis with renal involvement[J]. J Am Soc Nephrol, 2015,26(4):976-985.
38. LARSEN C P, MESSIAS N C, SILVA F G, et al. Determination of primary versus secondary membranous glomerulopathy utilizing phospholipase A2 receptor staining in renal biopsies[J]. Mod Pathol, 2013, 26(5): 709-715.
39. BJøRNEKLETT R, VIKSE B E, SVARSTAD E, et al. Long-term risk of cancer in membranous nephropathy patients[J]. Am J Kidney Dis, 2007,50(5):396-403.
40. NASR S H, FIDLER M E, CORNELL L D, et al. Immunotactoid glomerulopathy: clinicopathologic and proteomic study[J]. Nephrol Dial Transplant, 2012, 27(11):4137-4146.
41. MALLOUK A, PHAM P T, PHAM P C, et al. Concurrent FSGS and Hodgkin's lymphoma: case report and literature review on the link between nephrotic glomerulopathies and hematological malignancies [J]. Clin Exp Nephrol, 2006,10(4):284-289.
42. WU H, HUANG J. Drug-induced nephrotoxicity: pathogenic mechanisms, biomarkers and prevention strategies[J]. Curr Drug Metab, 2018,19(7):559-567.
43. STACUL F, VAN DER MOLEN A J, REIMER P, et al. Contrast induced nephropathy: updated ESUR contrast media safety committee guidelines [J]. Eur Radiol, 2011,21(12):2527-2541.
44. SEELIGER E, SENDESKI M, RIHAL C S, et al. Contrast-induced kidney injury: mechanisms, risk factors, and prevention[J]. Eur Heart J, 2012,33(16):2007-2015.
45. AZZALINI L, SPAGNOLI V, LY H Q. Contrast-induced nephropathy: from pathophysiology to preventive strategies[J]. Can J Cardiol, 2016,32(2):247-255.

30 儿童肾脏病热点

- 30.1 儿童慢性肾脏病的病因及早期筛查
  - 30.1.1 儿童慢性肾脏病的病因特点
  - 30.1.2 儿童慢性肾脏病早期筛查
- 30.2 儿童遗传性肾脏病的热点问题进展
  - 30.2.1 遗传性肾病综合征
  - 30.2.2 肾小管疾病
  - 30.2.3 遗传性低血磷性佝偻病伴高钙尿症
  - 30.2.4 先天性肾脏及尿路畸形
  - 30.2.5 肾单位肾痨
  - 30.2.6 原发性高草酸尿症
  - 30.2.7 法布里病
  - 30.2.8 总结与展望
- 30.3 儿童肾病综合征的治疗进展
  - 30.3.1 儿童原发性肾病综合征的分类
  - 30.3.2 激素敏感型肾病综合征的免疫抑制剂治疗进展
  - 30.3.3 激素耐药型肾病综合征的治疗进展
  - 30.3.4 儿童原发性肾病综合征的其他治疗
  - 30.3.5 总结与展望
- 30.4 儿童系统性红斑狼疮的生物靶向治疗
  - 30.4.1 针对B细胞靶向生物制剂
  - 30.4.2 靶向B/T细胞共刺激分子
  - 30.4.3 靶向炎性细胞因子/趋化因子或其受体
  - 30.4.4 靶向干扰素
  - 30.4.5 靶向细胞内信号通路
  - 30.4.6 靶向浆细胞样树突细胞
  - 30.4.7 其他靶标
- 30.5 儿童慢性肾脏病常见并发症的治疗进展
  - 30.5.1 儿童慢性肾脏病贫血的治疗
  - 30.5.2 儿童慢性肾脏病营养不良的评估与治疗
  - 30.5.3 慢性肾脏病儿童生长障碍
  - 30.5.4 慢性肾脏病-矿物质和骨代谢异常的治疗
- 30.6 儿童自动腹膜透析治疗的发展
  - 30.6.1 儿童自动腹膜透析的历史沿革
  - 30.6.2 儿童自动腹膜透析的特点
  - 30.6.3 儿童自动化腹膜透析的应用
  - 30.6.4 远程监控
- 30.7 儿童肾移植关注的热点问题
  - 30.7.1 儿童供肾优先分配给儿童
  - 30.7.2 去激素化治疗方案
  - 30.7.3 移植后感染
  - 30.7.4 移植后肿瘤
  - 30.7.5 儿童肾移植的预后

30.1 儿童慢性肾脏病的病因及早期筛查

30.1.1 儿童慢性肾脏病的病因特点

慢性肾脏病(CKD)是全球性公共卫生问题,部分CKD持续进展至终末期肾病(ESRD),需肾脏替代治疗(RRT),包括血液透析、腹膜透析和肾移植,以维持生命。儿童CKD的发病率和病死率较高,部分在儿童期或成人期进展为ESRD[1]。

儿童CKD的病因与成人的不同,总体而言,先天性肾脏和尿路畸形(congenital anomalies of the kidney and urinary tract,CAKUT)和肾小球疾病是儿童CKD的主要病因(表30-1)。从注册数据库和大宗项目的报道数据看,北美儿童肾脏临床研究及合作研究(North American Pediatric Renal Collaborative Trials and Studies,NAPRTCS)、美国肾脏数据登记系统(US Renal Data System,USRDS)、欧洲透析和移植协会(European Dialysis and Transplant Association,EDTA)登记系统、意大利儿童慢性肾衰竭登记(Kid Ital Project)以及西班牙儿童慢性肾脏病登记数据库等报道,儿童CKD首要病因为CAKUT,其次为肾小球疾病,其中CAKUT以肾发育不良伴或不伴膀胱输尿管反流最为常见,而肾小球疾病以局灶性节段性肾小球炎硬化症(FSGS)或激素耐药肾脏综合征(steroid-resistant nephrotic syndrome,SRNS)最为常见;而在亚洲、非洲、南美洲等发展中国家,如越南、印度、尼日利亚、南非、苏丹等,多以单中心或多中心临床研究开展,报道多以肾小球疾病为首要病因(表30-1)。

表30-1 儿童慢性肾脏病常见病因构成特点

研究	NAPRTCS[1]	意大利登记数据库[2]	比利时登记数据库[3]	西班牙登记数据库[4]	越南单中心回顾性数据[5]	埃及多中心回顾性数据[6]	中国多中心回顾性数据[7]	中国单中心回顾性数据[8]
对象	CKD (GFR<75)	CKD (GFR<75)	CKD (GFR<60)	CKD (GFR<60)	CKD	CKD	CKD (GFR<50)	CKD (GFR<60)
年龄(岁)	0~20	0~19	0~19	0~18	0~18	1~19	0~14	0~18
时间(年)	1994—2007	1990—2000	2001—2005	2008	2001—2005	2012—2013	1990—2002	2004—2013
纳入例数	7 037	1 197	143	603	152	1 018	1 658	264
病因(%)								
CAKUT	47.8	—	58.7	58.9	11.2	—	14.1	43.9
肾发育不良伴/不伴膀胱输尿管反流	27.1	57.6	39.2	—		9.6	9.6	29.5
梗阻性尿路畸形	20.7		8.4			21.7	2.4	3.8
后尿道瓣膜		10.4						
肾小球疾病	—	6.8	6.9	3.2	66.4		59.2	23.1
FSGS/SRNS	7.7	1.8	2.8	—	21.7	3.1	15.4	6.1
HUS	2.3	3.6	6.3	—		3.6	1.6	
遗传性肾脏病	10.0	3.8	18.9	14.3#	1.3	6.7	1.8	5.7
囊性肾脏病	4.1	5.0	9.1		1.3		8.3	4.9
原因不明	2.3	2.3	—		19.8	20.6	5.2	22.0

注:NAPRTCS,北美儿童肾脏临床研究及合作研究;CKD,慢性肾脏病;GFR,肾小球滤过率[单位:ml/(min·1.73 m^2)];CAKUT,先天性肾脏和尿路畸形;FSGS,局灶性节段性肾小球硬化症;SRNS,激素耐药性肾病综合征;HUS,溶血性尿毒综合征。#:包含遗传性肾脏病和囊性肾脏病。

我国1990—2002年针对14岁以下住院儿童CKD的调查显示,在1 268例CKD患儿中,获得性肾脏病占近70%,先天性肾脏病仅占24%[2]。近年来,国内多个单中心报道的儿童CKD病因数据显示,CAKUT 逐渐占据儿童 CKD 病因的主导地位,占 36.4%~43.9%,其次是肾小球肾炎[3]。

30.1.2 儿童慢性肾脏病早期筛查

儿童 CKD 常起病隐匿,早期防治可延缓慢性肾脏病的发生和进展,而早期发现是实现早期诊治的关键。

(1) 超声筛查

1996 年开始实施基于出生人口的 CAKUT 队列研究,对同一对象同时开展产前超声与产后早期超声筛查,发现产前超声检查敏感性为 36%、特异性为 99%。

在常规进行产前胎儿超声检查的地区,许多泌尿系统异常的儿童在出生前可被发现,有助于早期干预;但在世界许多地区,结构发育异常的儿童往往在产生症状的较晚时期才被发现。复旦大学附属儿科医院肾脏科团队分析其中心 2005—2010 年住院 CAKUT 患儿就诊资料发现,半数是因泌尿系统症状和体征就诊而确诊,仅 1/3 因产前超声异常确诊;同时发现在特殊暴露因素(三聚氰胺奶粉事件期间免费泌尿系结石超声筛查)下住院 CAKUT 患儿构成比明显升高,同期几项大宗结合结石超声筛查的研究报道"健康"婴幼儿中 CAKUT 高达 1.5%~3‰[4]。该研究团队自 2010 年开始探索基于人群的产后早期泌尿系统超声筛查 CAKUT 策略,结合上海市儿童保健工作,以早产儿、低出生体重儿等高危新生儿对象,在原儿童保健网络的基础上进一步拓展建立集筛查、随访和干预于一体的"三级医疗网络",即由社区卫生服务中心登记、甄别筛查对象,区妇幼保健院实施超声筛查和轻症者随访,儿童专科医院开展重症者早期诊断和干预(图 30-1)。该项筛查已作为上海市闵行区妇幼保健院高危儿童健康体检常规项目,超声筛查阳性率为 10%~15%,其中重症者需进一步转诊至儿童专科医院的约占筛查阳性的 6%,半数诊断为 CAKUT 的占所有筛查者的 0.3%~0.5%[5,6]。该模式不仅可稳步推进,且可复制和推广。同时,该团队探索了产前超声发现泌尿系统异常胎儿的产后管理模式,对其进行多中心、多学科团队的管理,以早期发现重症 CAKUT 患者,及早干预,改善预后。

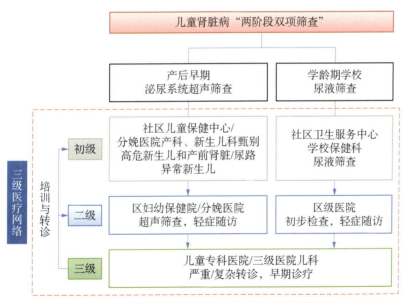

图 30-1 儿童肾脏病早期筛查三级诊疗网络模式图

(2) 尿液筛查

肾小球疾病起病常隐匿,早期仅尿液检查发现蛋白尿和/或血尿,从而可以早期发现肾小球疾病。微量白蛋白尿是肾小球疾病肾功能损害进展的危险因素,微量尿白蛋白筛查也可作为儿童 CKD 早期筛查的重要手段[7]。

我国曾于 1986 年进行全国多中心儿童尿液筛查,发现尿检异常率达 0.9%。直至 2003 年,复旦大学附属儿科医院肾脏团队在上海市开展中小学生学校尿液筛查,报道中小学生 2 次尿液标本检查阳性率约为 1.0%，小学生和初中生分别为 0.7%和 1.4%。复旦大学附属儿科医院肾脏团队经多年实践提出，考虑到学校（包括幼儿园、中小学校）人群的相对稳定性，以学校作为尿液筛查地点，有利于实现尿检异常者在同一学校就读期间相当长时期的随访可及性；并探索了以学校为筛查点，整合区级医院、儿童专科医院的学生尿液筛查"三级诊疗策略"[8]（见图30-1）。

（3）基因筛查

遗传性肾脏病种类繁多，大多起病隐匿，约占25岁前起病的CKD患者的20%，占儿童肾移植患者的30%，故早期、及时确诊遗传性肾脏病成为亟待解决的临床问题。目前已有超过200个基因的单基因突变形式已被确定与遗传性肾脏病有关，主要集中于CAKUT、SRNS、慢性肾小球肾炎以及肾囊性纤毛病中，而这些疾病约占早发CKD病因的70%。

近年随着基因检测技术的飞速发展，从早期单个致病基因检测，至目前全基因组测序，以及成本的逐步降低，给遗传性肾脏病在进展至ESRD前得到早期诊断提供可能。复旦大学附属儿科医院肾内科团队"基于多中心注册登记系统的1001例儿童肾脏病致病基因谱系研究"[9]，首次报道了我国最大样本的儿童肾脏病的表型谱及致病基因突变谱系。通过表型与基因型交互验证的数据分析方法，提高了儿童遗传性肾脏病-儿童CKD主要病因的分子诊断阳性率；总体有42.1%的患儿明确了致病基因的突变位点诊断，其中SRNS、纤毛病、先天性肾脏及尿路畸形、肾小管疾病/肾结石及不明原因等儿童CKD五大类疾病中，分子诊断率分别为29.1%、61.4%、17.0%、62.3%及23.9%。该研究基于复旦大学附属儿科医院牵头的国家儿童医学中心互联网＋肾脏专科联盟的工作，依托联盟建立"儿童遗传性肾脏疾病数据库"网站（www.ccgkdd.com.cn），一个全国范围遗传性肾脏病数据平台推进数据共享、协同合作。基因诊断对儿童CKD病因的精准诊断具有重要意义，尽管尚面临着一些挑战，但有望在不久的将来更广泛地应用于临床。

30.2 儿童遗传性肾脏病的热点问题进展

遗传性肾脏病是导致约10%成人和至少70%儿童尿毒症的病因。随着高通量二代测序技术革新，临床医生对肾脏病基因诊断的能力逐步提高，同时解析了肾脏发育和肾脏病发生及进展的分子机制。在本节中，我们重点回顾包括遗传性肾病综合征、遗传性肾小管疾病、先天性肾脏和尿路畸形、纤毛病（肾单位肾痨）、原发性高草酸尿症及法布里病（Fabry disease, FD）在内的6种主要儿童遗传性肾脏病的遗传学特点和研究进展，旨在为肾脏专科医生剖析儿童遗传性肾病诊治的一般策略、遗传咨询以及研究热点方向。

30.2.1 遗传性肾病综合征

遗传性肾病综合征（hereditary nephrotic syndrome, OMIM 256300）是指由于肾小球滤过屏障组成蛋白的编码基因或其他相关基因突变导致的肾病综合征。临床上绝大多数表现为SRNS，随访10年后近50%的患儿进展ESRD。遗传性肾病综合征根据有无家族史分为家族性和散发性，根据有无其他系统受累分为孤立型和综合征型肾病综合征。遗传性肾病综合征最常见的肾脏病理类型为FSGS。特定的基因组套（panel）测序结合临床表型是遗传性SRNS分子诊断最具成本效益的方式。遗传性SRNS患者可选用肾素-血管紧张素-醛固酮系统抑制剂、免疫抑制剂（特别是环孢素）、辅酶Q10、半乳糖和白蛋白进行初始治疗，对病情严重或进展至ESRD的患儿可考虑行肾脏切除术或肾移植。遗传性SRNS尚无针对原发病的根治方法，针对临床症状、体征的各种治疗旨在有效控制危险因素，延缓肾衰竭进展。患者一旦进入ESRD，则需要肾脏替代治疗[10]。

（1）遗传性肾病综合征的遗传机制

目前有超过59个与遗传性肾病综合征有关的基因被鉴定。这些基因的编码蛋白大多为肾小球裂孔隔膜蛋白分子（如NPSH1、NPSH2、PLCE1等）、足细胞分子骨架蛋白（如ACTN4、INF2、MYO1E等）或肾小球基膜结构分子（如LAMB2、ITGB4、ITGA3等）；一些突变基因编码的是足细胞发育和维持功能所必需的转录因子或蛋白酶（如WT1、LMX1B、SMARCAL1等），还有一些基因编码产物为溶酶体（SCARB2、NEU1）、线粒体（CoQ2、PDSS2、MTTL1）蛋白或DNA核小体重组调节子（SMARCAL1）。随着二代测序及解读技术的进步，越来越多遗传性SRNS致病基因被鉴定；

最新的研究发现编码核孔蛋白(nucleoporin，NUP)家族的基因突变可导致SRNS。核孔复合物是细胞核上沟通核质与胞质的结构。研究者先后证实编码核质内环的 *NUP93*、*NUP205* 以及编码胞质外环的 *NUP107*、*NUP85*、*NUP133* 和 *NUP160* 是SRNS的致病基因，这些基因突变患者蛋白尿起病较早且常在3～20岁左右进入ESRD。体内外研究发现，这些NUP家族基因突变可导致足细胞核孔膜蛋白间作用减弱、细胞活力障碍、抗氧化应激能力降低以及BMP7/SMAD4信号转导障碍，这些新机制的阐明为潜在的治疗提供可能。

(2) *ADCK4* 基因突变所致的SRNS

阿什拉夫(Ashraf)等[11]首次利用纯合性定位结合人类全外显子测序的方法，从8个不相关的家族中鉴定了15个SRNS个体中含有 *ADCK4* 的突变。此后研究证实 *ADCK4* 的突变导致辅酶 Q10 (CoQ10)水平降低，线粒体呼吸酶活性降低及蛋白尿形成。*ADCK4* 与 *ADCK3* 非常相似，*ADCK3* 已被证明参与 CoQ10 生物合成。在斑马鱼和果蝇中敲除 *ADCK4* 模拟了人肾病综合征的相关表型。在人足细胞中，*ADCK4* 亦可与 CoQ10 生物合成途径的其他成分相互作用，包括 CoQ7 和 CoQ6。在足细胞中 CoQ10 可逆转敲除 *ADCK4* 导致的足细胞异常表型。在 CoQ10 治疗后，具有纯合 *ADCK4* 移码突变的 SRNS 患者有部分缓解。研究数据表明，具有 *ADCK4* 突变的 SRNS 或参与 CoQ10 生物合成的其他基因的个体可以用 CoQ10 治疗，以缓解蛋白尿水平。与亚洲其他国家类似，复旦大学附属儿科医院牵头的多中心队列提示 *ADCK4* 基因突变是中国儿童遗传性 SRNS 最常见的致病基因。因此，SRNS单基因病因的确定有助于进一步加深对疾病发生机制的理解。

(3) *CoQ8B* 基因突变所致的 SRNS

CoQ8B 基因突变作为 CoQ10 的缺陷可导致 SRNS 的发生，及早发现 CoQ8B 肾病并辅以补充 CoQ10 联合血管紧张素转换酶抑制剂(ACEI)治疗可减缓肾功能不全的进展。国内一项研究[12]通过 WES 筛选了 345 例 SRNS、非肾病性蛋白尿或不明原因 CKD 3～5 期患者的致病基因，在 17 个家庭中发现了 *CoQ8B* 双等位基因突变的 20 例患者(5.8%)，并对早期基因检测和延迟基因检测组进行了 CoQ10 治疗和肾移植后肾结局的比较研究。研究表明 CoQ8B 肾病是青少年起病的蛋白尿或

SRNS的遗传因素之一，尿液筛查和基因检测有助于 CoQ8B 肾病的早期发现，具有 *CoQ8B* 突变的患者在接受肾移植后没有复发。此外，对于 CoQ8B 肾病的患者，需要长期进行血压、蛋白尿和肾功能的随访。

(4) 遗传性肾病综合征的基因检测

目前，还没有关于 SRNS 儿童基因突变筛查的通用指南。临床医生在指导儿童 SRNS 患者的基因检测时，应考虑临床有用性、相关性、可用性和成本效益[13]。推荐基因检测应在肾活检之前，作为先天性肾病综合征患者初步评估的一部分应首先考虑。一旦临床怀疑先天性肾病综合征，就应开始基因检测，作为一种快速、无创、可靠的诊断方法，及时的基因检测对减少婴儿住院诊断时间，提高临床决策具有深远的影响，亦有助于预期和迅速识别肾外表现和复发风险，早期识别遗传缺陷[14]。

(5) 遗传性肾病综合征的遗传咨询

对疑似遗传性肾病综合征的患儿，尤其有家族史的患儿，宜完善其家系图谱，评估相关家庭成员的患病风险，并积极行基因检测，明确基因诊断和基因遗传方式分析。对于家庭中存在患病风险的胎儿，建议行产前筛查，评估胎儿患病情况，给予妊娠期指导。

30.2.2 肾小管疾病

(1) 肾小管酸中毒

肾小管酸中毒(renal tubular acidosis，RTA，OMIM 179800)是由于近端肾小管对 HCO_3^- 重吸收障碍和/或远端肾小管排泌 H^+ 障碍所致的一组临床综合征。临床上主要表现为正常阴离子间歇性高氯性代谢性酸中毒、电解质紊乱、生长障碍等。按照肾小管受累部位和临床表现，肾小管酸中毒可分为4种类型：①远端肾小管酸中毒(distal renal tubular acidosis，dRTA)；②近端肾小管酸中毒(proximal renal tubular acidosis，pRTA)；③混合型肾小管酸中毒；④高钾型肾小管酸中毒。

目前已明确的遗传性 RTA 致病基因包括 *SLC4A1*(编码 $Cl^- - HCO_3^-$ 交换体)、*ATP6V1B1*(编码 $H^+ - ATP$ 酶的 B1 亚单位)、*ATP6V0A4*(编码 $H^+ - ATP$ 酶 a4 亚单位)、*SLC4A4*(编码 $Na^+ - HCO_3^-$ 共转运体，即 kNBCe1)、*CA2*(编码碳酸酐酶)[15]。其中，原发性 dRTA 的遗传模式有 2 种：常

染色体隐性遗传主要与 $ATP6V1B1$ 和 $ATP6V0A4$ 基因突变有关;常染色体显性遗传通常与 $SLC4A1$ 基因中的突变有关,导致 $Cl^- - HCO_3^-$ 交换体的功能发生异常。造成 dRTA 的最常见原因是空泡膜类型 $H^+ - ATP$ 酶($V - ATP$ 酶)的常染色体隐性突变[16]。近期研究也揭示其他可能导致 dRTA 的新基因,$K^+ - Cl^-$ 共转运体($KCC4$)基因突变导致 dRTA 与感音神经性耳聋[17]相关;编码人和小鼠肾脏髓质酸分泌细胞中 $Cl^- - HCO_3^-$ 交换体的 $SLC26A7$ 基因也可导致 dRTA[18]。此外,小鼠中的 dRTA 可由转录因子 Foxi1 缺陷引起[19],常染色体隐性遗传的 $FOXI1$ 基因突变患者表现为早发性感音神经性耳聋和 dRTA 亦被报道[20]。另有研究[21],在 dRTA 患者中鉴定出 $WNK1$ 和 $CLDN16$ 突变。因此,对临床可疑的遗传性 RTA 患者寻找致病基因,有助于做出准确的遗传学诊断,提供有针对性的治疗干预和遗传咨询[15]。

(2)登特病(Dent disease)

登特病(OMIM 300009)是一种 X 连锁的肾小管疾病,以近端小管功能障碍为主要表现,包括低分子量蛋白尿、高钙尿症、肾结石、肾钙质沉着症以及进行性肾衰竭。这些典型的表现通常只在男性中表现,而且在儿童早期就可出现。而女性携带者的表型比较轻微。该病尚无确切的流行病学资料,目前已经在 250 个家系中有所报道。

登特病主要是由 $CLCN5$ 或 $OCRL1$ 基因突变所致,前者位于 Xp11.22,编码 746 个氨基酸组成的氯离子通道蛋白 CLC - 5;后者位于 Xq25,与磷脂酰肌醇双磷酸(PIP2)5 -磷酸酶有关。虽然大部分报道提示登特病是单基因致病,但也有 $CLCN5$ 和 $OCRL1$ 基因共同致病的报道。CLC5 蛋白对近端肾小管胞吞重吸收白蛋白及低分子量蛋白质起重要作用,参与调节体内细胞膜的兴奋性、维持细胞内外离子的稳态和调节酸化功能等。$OCRL1$ 基因编码的具有磷脂酰肌醇双磷酸(PIP2)5 -磷酸酶活性的高尔基复合物蛋白,可以水解磷脂酰肌醇 4,5 -二磷酸(PIP2),参与调节肌动蛋白聚合过程。它的异常可以影响细胞迁移和细胞间接触,导致肾小管对某些调节蛋白重吸收减少或管腔膜上参与钙离子转运的蛋白通道再循环障碍,使原尿中钙离子重吸收减少,最终导致尿钙增多。$OCRL$ 基因在肾小管、眼晶状体和脑组织等发育过程中起重要作用。

迄今为止,已经描述了 266 种不同的 $CLCN5$ 致病变异[22]。在多个家族中发现了一些致病变异:48%是截断(无义、移码或复杂);37%是非截断(错义或插入/缺失);10%是剪接位点突变;5%是其他类型(大缺失、ALU 插入或 5′UTR 突变)。大多数报道的突变是错义(93 种不同的突变)或移码,其次是无义突变、剪接突变和大片段缺失[22]。

大约 40%的登特病患者没有找到 $CLCN5$ 突变的依据。据报道,这些患者中有 20 例有 $OCRL1$ 突变,但他们并没有和眼脑肾综合征(Lowe syndrome)那样有明显的白内障或智力缺陷。值得注意的是,引起登特病 2 型的 $OCRL1$ 突变位点与眼脑肾综合征的位点其实并不重叠。与登特病 2 型相关的所有的 $OCRL1$ 错义突变都发生在基因的 5′区(4~15 号外显子),而截断变异发生在前 7 个外显子或 7 号内含子。登特病的基因型和表型无确切的相关性,具有明显的遗传异质性。50%~60%的患者有 $CLCN5$ 突变(登特病 1 型),约 15%的患者有 $OCRL1$ 突变(登特病 2 型),其余 25%~35%的患者既没有 $CLCN5$ 突变,也没有 $OCRL1$ 突变,但可能存在其他基因的缺陷。

低分子量蛋白尿(low-molecular-weight protein, LMWP)是登特病最突出的表现,在几乎所有患病男性和女性携带者中均可检测到,可作为筛查指标。登特病的诊断是基于低分子量蛋白尿、高钙尿和至少以下 1 项:肾钙质沉着症、肾结石、血尿、低磷血症或肾功能不全。遗传学检测发现 $CLCN5$ 或 $OCRL1$ 存在突变可确诊。在登特病 1 型和 2 型人群中,发现 LMWP 的发生率均为 100.0%,然而,其他表现的发生率并不高,因此,LMWP 是一个关键的临床特征,应该警惕临床登特病的可能性,大量 LMWP 结合阳性基因检测结果可作为本病的诊断标准[23]。诊断标准有助于减少本病的漏诊,有利于通过早期诊断和早期干预保护这些患者的肾功能。

目前尚没有针对分子缺陷的治疗,早期诊断是治疗登特病的关键,可以防止激素等免疫抑制剂的滥用。其治疗主要是为了降低尿钙的排泄、减少肾钙化等的支持性治疗。大多数患者预后良好,30%~80%的男性患者将会在 30~50 岁进展到终末期肾衰竭。

登特病 1 型和 2 型均为 X 连锁遗传,在男性症状更为严重,女性症状比较轻微。大约 10%的登特病患者并没有家族史,其基因变异为新发突变。尤其是对于有 LMWP 或高钙尿伴肾石症的男性患者,应警惕登特病,必要时行 $CLCN5$ 和 $OCRL1$ 基因检测以避免误诊和漏诊。对于致病突变已经确定的家族来说,应该对家族中女性携带者的所有亲属进行基因突变的筛查,且女性携带者生育时需做必要的产前诊断。

30.2.3 遗传性低血磷性佝偻病伴高钙尿症

遗传性低血磷性佝偻病伴高钙尿症(hereditary hypophosphatemic rickets with hypercalciuria, HHRH, OMIM 241530)是一种罕见的单基因突变引起的常染色隐性遗传性疾病,患病率约为1/25万。1985年由以色列蒂德(Tieder)等首次报道。该病可发生于任何人种,至今在高加索和中东人中报道较多。HHRH早年起病,常在10岁以内发生佝偻病表现,因尿磷丢失而临床表现为低磷血症、低血磷性佝偻病伴肌肉无力、高钙尿症、肾钙质沉着或肾结石[24]。HHRH患者活性维生素D合成增加,血清$1,25-(OH)_2D$水平升高,肠道钙吸收增加,临床表现为特征性的高钙尿症、肾钙盐沉着或肾结石。HHRH在一定程度上抑制PTH和FGF-23产生,属于FGF-23非依赖型低血磷佝偻病。

HHRH是由溶质载体家族基因*SLC34A3*突变所致,系常染色体隐性遗传。至今已报道40多种致病突变,主要为纯合突变和复合杂合突变,复合杂合突变的频率较高。该基因定位在染色体9q34.3,编码体内Ⅱ型钠依赖型的钠-磷共转运体(NPT2c)。NPT2c主要在肾脏的近端肾小管上皮细胞刷状缘表达,负责肾小球滤过的磷重吸收,利用跨上皮细胞钠的渗透梯度实现2个Na^+和1个HPO_4^{2-}的重吸收。*SLC34A3*基因单杂合突变者可表现尿钙增加,一些患者的血生化指标异常,肾钙盐沉着/肾结石,但一般无佝偻病表现;当然这些病例也可能是由于未能检测出另一等位基因上的突变。此外,也有纯合和复合杂合突变的HHRH患者仅表现为肾结石,而没有佝偻病。由于病例数少,基因型和表型之间的关系尚不明确。

若患儿存在早发佝偻病表现伴有低磷血症、高钙尿症、肾钙盐沉着或肾结石,血清$1,25-(OH)_2D$水平升高,血清FGF-23和PTH水平下降,无X连锁遗传性特征,临床可考虑此诊断。对患者进行相应的基因检测,发现*SLC34A3*基因突变,可明确诊断。HHRH的治疗需要长期磷补充治疗,不需要补充维生素D。然而,长期磷补充治疗的安全性、疗程和治疗期间的监测指标等仍在研究中。

需进一步研究HHRH自然病程,了解其长期和短期的发病率以及目前治疗的安全性。靶向针对HHRH/IH的肾钙素沉着/结石的新治疗方法有待开发。对未分类的HHRH患者进一步做基因检测,明确其是否携带*NPT2a*突变或新基因的突变[24]。因HHRH为常染色体隐性遗传性疾病,对于已有先证者的家庭,建议完善其家系图谱,评估相关家庭成员的患病风险;对于患病风险较高的家庭成员,建议积极行基因检测以明确诊断;对于存在患病风险的胎儿,建议行产前诊断,进而帮助医生及受累家庭知情选择妊娠的结局。

30.2.4 先天性肾脏及尿路畸形

先天性肾脏和尿路畸形(CAKUT)主要是由于泌尿系统在胚胎期发育缺陷所引起的,其肾脏发育异常的疾病谱较为广泛,从轻度肾积水到严重的双侧肾脏发育不良等,是儿童ESRD的主要病因。CAKUT也可导致成年期肾脏问题,出现高血压和/或蛋白尿。

CAKUT临床表型多样,主要包括如下:肾缺如(renal agenesis, RA)、肾发育不全(renal hypoplasia, RH)、肾发育不良(renal dysplasia, RD)与膀胱输尿管反流(vesicoureteral reflux, VUR)等。大多数CAKUT为非综合征型,但仍有部分CAKUT患儿合并多器官发育异常而表现为某种综合征,如肾囊肿糖尿病综合征(renal cysts and diabetes syndrome, RCAD),以及同为常染色体显性遗传的鳃裂-耳-肾综合征(branchiootorenal syndrome)、甲状旁腺功能减退-感音神经耳聋-肾发育不良综合征(hypoparathyroidism-sensorineural deafness-renal dysplasia, HDR)、肾缺损综合征(renal-coloboma syndrome, RCS)等。综合征型CAKUT及CAKUT病例中的家族聚集性均提示遗传因素在其发病机制中发挥了重要作用。

(1) CAKUT遗传学病因研究进展

目前与CAKUT有关致病基因近50个[25],遗传方式以常染色体显性遗传最多见(涉及33个基因),其次为常染色体隐性遗传(涉及13个基因),X连锁遗传罕见(涉及3个基因)。*PAX2*基因在肾脏发育中起着重要作用。初始阶段,*PAX2*是后肾间充质被诱导开始分化的最重要指标之一。*PAX2*激活也是上皮细胞分化(MET)的重要起点之一,PAX2蛋白在输尿管芽与后肾间质相互作用中发挥着关键性作用。PAX2蛋白能够与胶质细胞源性神经营养因子（GDNF）启动子上游的调控序列相结合，激活GDNF的表达。此外，PAX2还可与Eya1、Six1、Sall1和HoxI 1形成分子复合体，协同作用激活GDNF的转录。产生的GDNF与输尿管芽上的GDNF酪氨酸激酶受体（RET）相互作用，诱导输尿管芽的出芽侵入间充质形成分支。RCS患者中约有50%发生*PAX2*的移码突变。*PAX2*基因所产生的蛋白质是截断、无功能性的。与非综合征CAKUT相关的最早的突变基因之一是GDNF的酪氨酸激酶RET受体。双等位基因使*RET*基因突变失活与CAKUT、双侧肾发育不全[26]最严重的表现有关。GDNF/RET信号刺激输尿管芽生长，因此该信号通路的缺陷导致输尿管芽未能到达肾间充质，导致肾发育不全[27—29]。常染色体显性突变*HNF1B*是CAKUT最常见的单基因病因[30]。HNF1B是一种有助于输尿管发育和肾单位分割的转录因子。*HNF1B*基因变异与广泛的CAKUT相关，从肾发育不全到无功能的多囊性发育不良肾脏。与散发性CAKUT相关的其他常染色体显性突变是肾细胞中调节早期肾上皮分化的转录因子，包括EYA1。EYA1结合并调节多种其他转录因子，维持肾单位祖细胞群并刺激GDNF表达。常染色体隐性遗传突变可能发生在散发的CAKUT中，包括FRAS/FREM中的基因缺陷，这些缺陷与Fraser综合征（CAKUT）有关。家族性VUR研究已经确定了SLIT-ROBO信号转导中的遗传缺陷，以及编码Tenascin-XB *TNXB*基因遗传缺陷可导致人类VUR表型。我们应用PB转座子动物模型，首次鉴定*GEN1*基因突变可导致CAKUT表型。

（2）拷贝数变异与CAKUT

基因拷贝数变异（copy number variations，CNV）作为基因组结构变异的重要组成部分包括DNA片段缺失、插入、重复和复杂多位点改变等多种变异形式。随着基因芯片及基因测序等技术的飞速发展，人们在CAKUT患者中发现了大量CNV，成为CAKUT病因的重要组成之一。CNV的形成和人类基因组结构变异有关，包括染色体的结构重排和DNA的错误复制。其主要通过基因效应剂量、基因编码序列紊乱，一条染色体上的拷贝缺失导致另外一条染色体的隐性致病基因得以表达，基因调控区的CNV位点影响基因的表达。目前，CNV的检测主要通过基因芯片技术和测序技术、分子杂交和PCR法。在人类23对染色体中，除10、11、12、13、14、18、19和Y染色体外，其余染色体上均检测到与CAKUT有关的拷贝数变异[24]。基因型和表型相关性分析显示，17q12、4p16.1～p16.3及22q11.2的缺失与肾脏异常，包括肾缺如、肾发育不全、肾发育不良和多囊性肾发育不良相关，CAKUT是16p11.2微缺失综合征常见表型，发现*TBX6*基因为16p11.2微缺失综合征中CAKUT类型的主要驱动因素[31]。

（3）CAKUT遗传咨询

对CAKUT胎儿的遗传咨询，需结合超声、染色体及基因芯片等综合分析。临床表型的异质性、基因型和表型之间相关性的缺乏，给CAKUT的遗传研究和遗传咨询带来一定难度。尽管*HNF1B*与*PAX2*是散发型CAKUT最常见的致病因素，但也只能解释15%以下的病例。在进行遗传咨询时需注意患者是否存在其他系统的发育异常，如耳、眼及生殖、代谢、内分泌等系统的异常。同样，对于一级亲属除了注意排查CAKUT外，也要注意其他系统有无发育异常。

30.2.5 肾单位肾痨

肾单位肾痨（nephronophthisis，NPH，OMIM 256100）是一组以肾脏浓缩功能障碍、慢性肾小管间质性肾炎、肾脏囊肿和肾功能在30岁前逐渐进展至ESRD为临床特征的常染色体隐性遗传性疾病，是导致儿童和青少年ESRD最常见的单基因遗传病。NPH占儿童ESRD的2.4%～15%，其发病率约为9/8.3百万人或1/5万活产婴儿。NPH往往起病隐匿，进展为ESRD前临床表现缺乏特异性，无明显蛋白尿、血尿和高血压。NPH虽为囊性肾脏病，但囊肿多出现于疾病晚期且对普通影像学检查的敏感性欠佳。因此，NPH的早期诊断困难，往往需要基因检测以明确。

（1）NPH的遗传机制

目前已明确25个已知的NPH相关致病基因突变，仅占所有临床诊断NPH患者的1/3，这些基因编码的蛋白质均在原纤毛、基体和中心体中发挥重要作用[32]。蛋白质组学研究表明，这些基因及其蛋白质产物在相互作用网络中连接成大分子复合物：肾囊肿素（nephrocystin protein，NPHP）复合物，包括NPHP1-4，8，NPHP5-6，NPHP2-3-9-ANKS6，NPHP5-6和MKS[32—36]。这些复合物相互作用,以支持纤毛的发生并发挥功能,使NPH中具有广泛的表型谱[36,37]。NPHP1基因是NPH最常见的致病基因,约占所有患者的20%。NPHP1基因变异大部分为纯合缺失,小部分为纯合点突变或杂合缺失伴点突变。具有NPH表型的患者中仅有30%~40%被不同的分子诊断技术(碱基测序、MLPA等)明确致病基因。这组基因变异导致NPH的共同致病机制被认为与纤毛功能障碍有关。NPH致病基因编码蛋白质均位于细胞初级纤毛,通过影响一系列生物信号转导而参与原纤毛结构形成和功能发挥。NPHP1、INVS和NPHP4基因编码的蛋白质位于肾小管上皮细胞间连接处,对维持细胞连接、信号转导具有重要作用。研究表明,NPHP参与多个信号转导通路,包括Wnt通路(参与肾小管上皮细胞基底侧极性)、Hedgehog通路(介导肾小管发育中的MET过程)和Hippo通路(调节组织生长)。此外,NEK8、CEP164、SDCCAG8、CEP290和ZNF423在细胞核中介导DNA损伤反应调节信号通路(DDR),参与肾间质纤维化形成。

(2) 囊性肾脏病的治疗进展与前景展望

随着基因组测序技术的日益进展,肾脏基因组学领域已从基因鉴定发展到疾病建模、基因筛选和疾病诊断[38]。但很少有针对囊性肾脏病的分子治疗。迄今为止,唯一一种针对性但非纤毛导向的治疗方法是FDA批准的用于治疗常染色体显性遗传多囊肾(ADPKD)的托伐普坦(tolvaptan),它是一种血管升压素V2受体抑制剂,已被证明能延缓估算肾小球滤过率(eGFR)的下降[39]。

目前,结构生物学、基因组、干细胞和细胞生物学方面的技术进步正越来越多地被用以开发个性化的治疗方法。自2015年以来,由患者衍生的诱导多能干细胞,已被用于模拟肾脏发育、损伤和个性化治疗方法[40-42]。一系列分子遗传学研究正通过鉴定新的纤毛相关基因和蛋白质,揭示基因突变如何导致异常蛋白质和纤毛结构功能缺陷,从而对肾脏上皮组织的形成和结构产生相应的影响,进一步增加了对纤毛疾病的理解。纤毛相关基因的突变会导致肾脏和肾外脏器的功能障碍,这些发现有望被应用于开发新的、有效的治疗纤毛病的方法[43]。

(3) NPH的遗传咨询

NPH以常染色体隐性遗传,对于已有先证者的家庭,建议完善其家系图谱,评估相关家庭成员的患病风险。理论上每个患者的同胞有25%的概率患

病,50%的概率为无症状携带者,另外25%的概率不患病也不携带。杂合子(携带者)无症状,不存在患病风险。一旦在患病家系中发现与NPH相关的致病变异,对于伴有NPH妊娠风险夫妇应考虑产前检查或体外受孕胚胎植入前遗传学诊断。

30.2.6 原发性高草酸尿症

原发性高草酸尿症(primary hyperoxaluria,PH,OMIM 259900)是由基因突变引起肝脏乙醛酸代谢障碍的常染色体隐性遗传病,临床上有过量的草酸生成和尿草酸盐排泄,增加了草酸钙结石形成和肾钙盐沉积的风险[44]。最初于1925年由勒普特(Lepoutre)描述。临床表现为肾结石、肾钙质沉着症、慢性肾脏病、ESRD及其他肾外表型。由于突变基因的不同,原发性高草酸尿症主要分为3种类型。其中,1型原发性高草酸尿症(PH1)是最严重的类型,约占PH的80%,其患病率为1/100万~3/100万,在欧洲活产婴儿中的发病率约为1/12万[45,46]。

(1) PH1的遗传机制

PH1由AGXT基因(2q37.3)编码的丙氨酸-乙醛酸氨基转移酶(alanine-glyoxylate aminotransferase,AGT)缺陷所致。丙氨酸-乙醛酸氨基转移酶是维生素B_6依赖的肝特异性过氧化物酶,可将乙醛酸转化为甘氨酸,缺乏此酶导致机体内乙醛酸、乙醇酸及草酸过量产生,最终形成难溶的草酸钙结晶在体内沉积[44]。目前已明确的AGXT基因突变位点超过190个,其中错义突变约占67%;4种较为常见的突变是p.Gly170Arg、p.Phe152Ile、p.Ile244Thr和p.Lys12GlnfsTer156[47]。

(2) PH1的治疗进展

PH1一旦被诊断应该及时治疗,包括大量液体摄入、草酸钙结晶抑制剂、维生素B_6和低钠低草酸饮食。维生素B_6是丙氨酸-乙醛酸氨基转移酶的辅酶和伴侣分子,其有利于AGT的蛋白质稳定性、催化活性等[48],可明显减少部分PH1患者尿草酸的分泌,有效抑制草酸钙结晶进一步形成。在PH1患者中,肾衰竭通常是不可逆的,但在PH1纯合子的G170R突变患者中,维生素B_6可通过减少肝草酸盐的产生来减少尿草酸盐的排泄。一项研究报道了3例PH1患者AGXT纯合突变G170R肾衰竭,经维生素B_6治疗后脱离透析;其次即使是在肾衰竭晚期的PH1患者中,减少肝草酸盐的产生也是有益[49]。

由于 PH1 是由肝脏特异性酶缺乏所引起的，目前治疗 ESRD 的移植策略包括肝肾移植、联合移植或序贯移植（先肝后肾）。然而，肝移植与发病率和病死率有关。幸运的是，PH1 患者的治疗革命正在兴起，许多创新药物目前被探究以治疗代谢缺陷，并可以避免肝移植，这些有前途的药物将改变 PH1 合并 ESRD 患者的治疗方法[50]。随着分子技术的发展，原发性高草酸尿症的治疗取得了长足进展，减少底物治疗（substrate reduction therapy，SRT）、替代治疗（基因治疗、细胞治疗和酶替代治疗）、伴侣稳定调节治疗（chaperone-proteostasis regulator therapy，CPRT）、抗感染、抗纤维化、结晶预防和草酸去除等为疾病提供了治疗新可能[51]。

新近 RNA 干扰（RNAi）疗法已用于 PH1 患者的治疗。lumasiran（Oxlumo™）作为一种皮下注射的小干扰 RNA（siRNA），靶向羟基酸氧化酶 1 基因（HAO1，编码乙二醇酸氧化酶 GO）的 mRNA，通过沉默编码乙醇酸氧化酶的基因 HAO1，并耗尽 GO 的合成，抑制与 PH1 临床表现直接相关的有毒代谢物草酸的合成，从而达到治疗 PH1 的效果[52]。另有 2 项研究表明，靶向肝脏 LDHA 的 RNAi（1 个编码肝乳酸脱氢酶的基因，负责乙醛酸最终转化为草酸）可以减少草酸盐的合成，而不增加动物模型中 GO 的表达[53,54]。药物开发方法的进展有望在不久可预见地发明和应用，为潜在的 PH 有效治疗提供广阔的前景。基于 RNAi 的 SRT 目前正在进行临床试验，有望得到监管机构的批准，并将延缓 PH1 患者残肾功能进展至需要联合肝肾移植的终末期肾脏病（ESRD）[51]。

研究证实利用重新编程成熟的体细胞，可产生诱导多能干细胞（iPSC）。iPSC 可在许多细胞类型中进一步分化，包括肝细胞[55]。埃斯特夫（Estève）等[56]重新编程 PH1 患者的皮肤成纤维细胞，能够产生体外无转基因的 iPSC。PH1-iPSC 可进一步分化为低残留 AGT 表达的肝细胞样细胞，进一步用密码子优化 AGT cDNA 的慢病毒载体转导后，在 PH1 肝细胞样细胞中挽救 AGT 的体外表达。有研究[57]利用 CRISPR/Cas9 技术，通过特异性破坏肝 LDH 来改善 PH1，证实了 CRISPR/Cas9 介导的 LDH 清除可能代表一种缓解 PH1 的新策略，并具有持久的作用和较低的编辑效率要求。

Oxabact™ OC5 此前已被证明在 PH 受试者中可去除体内产生的草酸。一项Ⅱ期临床试验[58]结果表明，持续的 OC5 治疗与草酸盐降低、心功能改善等有关，这些受试者全身草酸蓄积症状可能已经停止进展。在 24 个月内，一些受试者的血草酸水平降低到非 PH 透析患者通常观察到的水平，而没有增加透析频率。OC5 治疗是一种新的治疗方法，可以潜在地防止所有患有 ESRD 的 PH 患者草酸钙的进一步沉积，以及更少的透析治疗，并有助于改善肾衰竭 PH1 受试者潜在移植的临床结局。

（3）PH1 合并 CKD 患者的管理和肾移植的新策略

RNAi 新兴疗法将改善 PH1 患者的预后，降低与 PH1 相关的 ESRD 的患病率。对于 CKD 1～3b[eGFR ＞30 mL/(min · 1.73 m²)]的患者，可以纠正代谢性肝损害，阻止草酸在肾脏中的沉积，防止肾功能进一步恶化。仍需要Ⅲ期临床试验的数据进一步评估这些创新治疗方法的长期安全性和有效性，保护 PH1 患者免受肾功能进一步恶化的影响。然而，在 CKD 4～5 期的患者中，防止肝脏产生过量的草酸可能不会阻止肾脏进展为 ESRD。此外，这些患者最终还需要肾移植（图 30-2）。

（4）PH 的遗传咨询

PH 的预后与致病基因、突变位点、诊疗时机、治疗方式及患者的依从性等具有明显的相关性。PH1 是由 AGXT 基因突变所致，临床症状较重，预后较差，20%～50%患者确诊时已进展至 CKD，甚至 10%的患者在肾移植后肾结石/肾钙质沉着症复发时才明确诊断。但携带 Gly170Arg、Phe152Ile、Ile244Thr 位点者，对维生素 B_6 治疗敏感，预后相对较好。尽管基因型与患者的预后具有明显的相关性，但早期诊断、及时采取有效的治疗方式仍可改善患者的预后[59,60]。

PH 属常染色体隐性遗传，对于已有先证者的家庭，建议完善其家系图谱，评估相关家庭成员的患病风险；对于患病风险较高的家庭成员，建议积极行基因检测以明确诊断；对于存在患病风险的胎儿，建议行产前诊断，进而帮助医生及受累家庭知情选择妊娠的结局。

30.2.7 法布里病

法布里病又称弥漫性体表血管角质瘤病，是一种罕见的 X 连锁遗传性溶酶体贮积病（lysosomal storage diseases，LSD）。法布里病临床表现常见皮肤血管角质瘤、手心或脚心灼痛、少汗或无汗、眼底

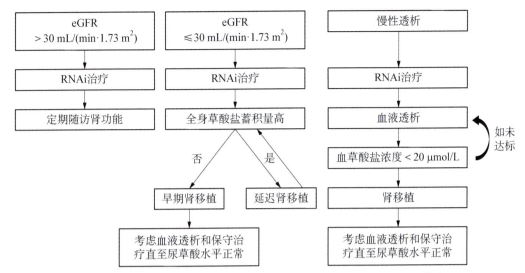

图 30-2 RNAi 药物时代 PH1 合并 CKD 患者的管理和肾移植的新策略

引自：DEVRESSE A, COCHAT P, GODEFROID N, et al. Transplantation for primary hyperoxaluria type 1: designing new strategies in the era of promising therapeutic perspectives [J]. Kidney Int Rep, 2020,5(12):2136-2145.

小血管迂曲、角膜涡状浑浊、心肌梗死或心肌病、肾功能障碍等。1898 年法布里(Fabry)和安德森(Anderson)首次报道该病的皮肤症状；1947 年有学者因为发现细胞内有异常小泡，认为该病可能属于溶酶体贮积病；1967 年布雷迪(Brady)等发现疾病由缺乏半乳糖苷酶引起；20 世纪 80 年代后期，α-半乳糖苷酶 A(α-Gal A)的 cDNA 被分离，基因序列被确定。

(1) 法布里病的遗传学机制

法布里的致病基因为 Xq22 的 *GLA* 基因，该基因编码了 429 个氨基酸多肽，包含有 7 个外显子。因 Xq22 的 α-Gal A 相关 *GLA* 基因突变导致代谢底物三己糖酰基鞘脂醇(GL3)及相关的鞘糖脂在人体各器官贮积，诱发的一组临床综合征。既往认为法布里病属于 X 连锁隐性遗传方式，但目前发现女性携带者也有症状，不属于严格意义上 X 连锁隐性遗传方式。相对来说男性患者多见，发病率为 1/11.7 万～1/4 万。

(2) 法布里病的生物标志物研究

Lyso-Gb3 (globotriaosylsphingosine) 是 Gb3 的脱酰化形式，血浆 Lyso-Gb3 检测是诊断经典法布里病的理想生物标志物。多年来，对生物标志物进行了深入研究，以检测可能在临床实践中用作筛查工具，在诊断过程中作为治疗反应指标的新标志物[61]。在法布里病累及的器官中，尿液 Gb3 与基因型、性别和治疗之间存在相关性[62]。虽然尿液中 Gb3 水平被用作肾脏病的生物标志物，但它们的临床和研究应用[63] 存在争议，仅见对部分患者的诊断作用及筛查报道。此外，它还是酶替代治疗(enzyme replacement therapy, ERT)代谢效应的一个指标：在开始 ERT 治疗 2 周后，其在尿液中的浓度降低，α-糖苷酶 A 抗体的产生与尿 Gb3[64,65] 的增加有关；3-硝基酪氨酸(3-NT)可作为法布里病血管受累的生物标志物，也可用于预后评估，建立显示血管并发症的风险，监测对目前治疗的反应，以减少 Gb3 的积累[66]。此外，代谢组学分析或蛋白质组学研究以识别新的 Gb3 亚型[67,68]；近期一项研究分析了 ERT 前后的血浆蛋白质组图谱，以更好地定义法布里病的分子病理[69]。迄今为止，尚没有对法布里病患者进行全面的蛋白质组学和代谢组学分析，仅最近在法布里病患者外周血单个核细胞上应用蛋白质组学方法，检测到一些特定的法布里标记，如 calnexin、g-enolase 和 galectin-1[70]。此外，循环中 miRNA 作为生物标志物在肾脏病和法布里病中的作用亦在研究中得到证实[71,72]。

(3) 法布里病治疗的现状和挑战

法布里病的 ERT，即利用基因组技术体外合成 α-Gal A 替代体内缺陷的酶。ERT 是法布里病的首选的治疗方法。ERT 已被证实可明显改善法布里病患者疼痛评分、生活质量评估、心肺运动能力、脑血管灌注、肾功能以及心脏体积和功能。尽管ERT已经证明了法布里病治疗的有效性和安全性，但有关开始治疗的最佳方案和时间以及ERT的潜在局限性[73]，如组织穿透有限、不通过血脑屏障、免疫源性问题以及终身静脉注射给药带来的不便等，仍存在诸多悬而未决的问题。米加司他(migalastat)胶囊作为法布里病的一线药物伴侣疗法，已被证明对伴有GLA突变的患者是一种安全和有效的治疗。作为一种口服非免疫原性小分子药物，米加司他胶囊克服了ERT的一些局限性；然而，其临床应用仅限于35%～50%的法布里病患者。由于这2种疗法都无法完全恢复法布里病的病理和临床表现，仍有几种新兴疗法正在研究和开发中，如新形ERT、底物还原治疗(SRT，由葡萄糖基神经酰胺合酶抑制剂组成)以及α-Gal mRNA、体内外基因治疗以及辅助治疗(血管紧张素转换酶抑制剂、血管紧张素受体阻滞剂、低钠饮食及他汀类药物等)[74]。到目前为止，尚不清楚最佳治疗是否在于单一治疗或联合治疗；除了纠正酶缺陷以外，是否需要其他治疗策略，以避免或恢复法布里病的器官损伤[73,75]。

总之，法布里病患者的治疗选择将在可预见的未来不断扩大。修饰的ERT、葡萄糖合成酶抑制剂和基因治疗等研究药物对法布里病患者都具有潜在的前景。

（4）法布里病的遗传咨询

法布里病是一种罕见的X连锁遗传性疾病，继发于GLA基因的突变。该基因负责编码α-Gal酶，位于Xq22位置的X染色体长臂上[76]。大多数病例是家系遗传，新突变的病例较为罕见，目前超过900种不同的突变被描述该病的原因[36]。编码α-Gal的基因大约有12 kb和7个外显子，法布里病可由该基因的几种类型的分子突变引起：错义变异(57%)、无义变异(11%)、部分缺失变异(6%)、插入变异(6%)，以及RNA转录加工中的缺陷，导致异常剪接变异(6%)[77]。基因型与表型之间的相关性是复杂的，因为同一突变可以呈现不同的临床表现，可归因于不同的环境因素和血型。

携带有致病突变的女性其后代中男性约50%发病(半合子)，女性约50%为携带者；男性患者后代中男性均正常，女性均为携带者。女性携带者由于有另一条正常X染色体，因此临床症状相对较轻。对所有患者而言，均需在生育前进行遗传咨询，仅有男性患者的男性后代不需要进一步的检查。此外，

在孕11周时取胎儿绒毛或孕18周时取羊水细胞，鉴定α-Gal A酶活性，可以帮助判断胎儿是否患病以决定是否终止妊娠。对有生育需求的患者可以进行第3代辅助生殖技术。

30.2.8　总结与展望

遗传性疾病诊断技术的飞速发展不仅有助于明确疾病的病因，而且有助于提高对疾病基因型-表型相关性及疾病发病机制的认识，从而促进个性化治疗的开发。在某些情况下接受分子诊断可以避免侵入性肾活检，对高危家庭成员进行遗传咨询和筛查等。此外，包括靶向药物治疗、分子伴侣药物、基因编辑等在内的精准治疗领域的探索亦为临床肾脏病学开辟了新篇章，在预防和治疗儿童遗传性肾脏病领域具有无比广阔的应用前景。

30.3　儿童肾病综合征的治疗进展

儿童原发性肾病综合征(primary nephrotic syndrome, PNS)以大量蛋白尿、低白蛋白血症和/或水肿为临床特征[78]，发病率为2/10万到7/10万[79]，不同种族、地区发病率从1.15/10万～16.9/10万不等，其中南亚发病率最高[80]。我国新发患儿约7万人/年，患病率为10/10万～16/10万[81]，是儿童最常见的肾小球疾病，约占我国同期泌尿系统疾病住院患儿总数的20%。发病年龄多为学龄前儿童，3～5岁为发病高峰，男性多见[79]。

PNS儿童由于血液中大量蛋白质从尿液中丢失，引起水肿，尤其是在面部、腹部和双下肢。PNS相关并发症包括感染、低丙球蛋白血症、高脂血症、高血压、甲状腺功能低下、静脉血栓、维生素D缺乏、生长受限、营养不良、AKI和CKD等。

PNS的治疗包括免疫抑制剂使用、一般治疗、并发症的干预，同时需监测评估治疗药物常见的不良反应。以下就该领域近年来高质量循证医学证据(主要来源于 *Cochrane Reviews*)、国际儿科肾脏病学会(IPNA)和改善全球肾脏病预后组织(KDIGO)相关指南进行汇总阐述。

30.3.1　儿童原发性肾病综合征的分类

（1）分类标准

早在1900年之前，就已经认识到需区分原发性

和继发性肾病综合征;20世纪50年代开始进行的肾活检和组织学分类对治疗和预后有一定提示作用;治疗首选药物泼尼松和甲泼尼龙也于20世纪50年引入;另外还有临床试验分层、分类,以辨别可能最大程度获益的人群[82]。

目前肾病综合征的分类多数是基于对糖皮质激素治疗的反应和组织病理学。通常根据对糖皮质激素治疗的反应分为激素敏感型肾病综合征(SSNS)和激素耐药型肾病综合征(SRNS)。PNS的初始治疗通常每日使用甲泼尼龙/泼尼松(PDN)60 mg/m² 或 2 mg/kg(每日最大量 60 mg)口服 4~6 周,随后隔日口服 40 mg/m² 或 1.5 mg/kg 4~6 周[83]。大约 85%的患者在每日口服标准剂量的 PDN 治疗 4 周内尿蛋白获完全缓解,定义为 SSNS。在 PDN 治疗 4~6 周后未达到完全缓解的患者判定为 SRNS。儿童 PNS 最常见的病理类型是微小病变(MCD),SRNS 的主要病理类型包括局灶性节段性肾小球硬化症(FSGS)、MCD 和弥漫系膜硬化[83]。

(2)新分类

近些年基于具有里程碑意义的遗传学和生物学研究揭示了足细胞是 PNS 的靶细胞,强调了裂孔隔膜和整合素信号在多种信号转导中的关键作用。根据对潜在分子机制的了解,可以将肾病综合征分为遗传性肾病综合征、循环因子疾病(CFD)和免疫性肾病综合征。这种分类可能有助于确定靶向治疗中受益的患者亚组[82]。

遗传学进展表明,至少 33%的儿童期 SRNS 是由单基因突变引起的[82],这些患者肾移植后很少出现原发病复发[84]。2020 年 IPNA 指南[83]对存在单基因致病依据的 SRNS 患者不推荐使用钙调磷酸酶抑制剂(CNI),并停止 PDN 治疗。

CFD 的特点是移植后疾病易复发[84],并与迟发激素耐药有关[82]。迟发耐药的 SRNS 儿童没有基因突变的遗传背景[85]。可溶性因子包括旁分泌信号因子和循环因子,如血管内皮生长因子(VEGF)、内皮素-1(ET-1)、类肝素酶、血凝素、可溶性尿激酶纤溶酶原激活剂受体(suPAR)、血管生成素样蛋白 3(Angptl3)、血管生成素样蛋白 4(Angptl4)、心肌营养蛋白样细胞因子-1 等的表达明显升高,通过某些致病机制引起足细胞损伤。FSGS 患者中存在 suPAR 浓度升高,其与足细胞表面整合素受体 αvβ3 相互作用影响足细胞肌动蛋白骨架。然而,有人反对将 suPAR 作为 FSGS 特异性循环因子,因其浓度

因肾脏功能而异,对 FSGS 缺乏特异性[86]。2001 年复旦大学附属儿科医院肾内科首次发现 Angptl3 参与肾病综合征发生。在肾病综合征患儿肾组织中,Angptl3 表达显著增高,且主要表达于足细胞。由同源重组转基因技术建立的 $Angptl3^{-/-}$ 小鼠模型提示敲除 $Angptl3$ 基因后小鼠的生理功能无异常,并对肾病模型损伤有很好的保护作用[87]。近期以此为靶点的治疗抗体取得了重要进展[88]。可以通过将体外模型发现与关键临床特征关联来推测 CFD 的生物标志物,从而帮助识别有复发风险的患者,并提供对病程的更多见解[82]。

此外,目前认为 T 细胞和 B 细胞调节异常参与了肾病综合征的发生,导致肾小球滤过屏障的关键结构足细胞损伤[89]。最新分子候选物是在抗原呈递细胞上表达的蛋白质 CD80(B7-1),可以与 T 细胞表面受体 CTLA-4 结合,为 T 细胞活化提供共刺激信号。在各种蛋白尿动物模型和患者研究中,足细胞 B7-1 表达明显增加[82]。目前认为免疫介导的肾病综合征,部分可能是某些形式的 CFD,也可能是由免疫介导的非 CFD 亚型引起的。而某些形式免疫介导的肾病综合征也具有已知的遗传关联,特别是与 $HLA-DR$ 等位基因有关[82]。

疾病的发生通常与特定的易感因素和/或遗传或环境的诱因有关,每种诱因可能导致一系列影响多个生物网络的事件,在"大数据"时代,精心收集样本的巨大优势是能够使用系统生物学方法生成大量数据[82]。收集具有明确表型特征的患者数据,并追踪临床和实验室特征以及存储疾病不同阶段的生物学样本,在不同临床状态如疾病复发与无复发,或者对治疗有效与无效之间,比较生物样本蛋白质组、代谢组、转录组、脂质组学等多组学差异[82],以探究疾病的精准发病机制。此外,个性化免疫监测有助于选择免疫抑制方案和判断预后。希望在不久的将来,所有的临床试验和治疗都将根据这些新见解进行分层,从而带来比目前更大、更迅速的治疗变化[82]。

30.3.2 激素敏感型肾病综合征的免疫抑制剂治疗进展

(1)糖皮质激素

糖皮质激素是 PNS 首选免疫抑制,虽然绝大部分患者接受治疗后可达到完全缓解,但有较多潜在的不良反应,因此有大量研究探寻其在儿童 PNS 中的初次治疗疗程、剂量及合并感染和疾病复发时的

优化方案。

2020年 Cochrane Review 纳入48项随机对照试验(RCT)和准RCT的SSNS患者进行研究(年龄1~18岁,共3941名纳入对象)。结果提示:目前有4项高质量设计共823例RCT和准RCT研究,明确证实初发SSNS泼尼松3个月或更长疗程相较2个月疗程并不能减少复发[90]。小型研究提示复发患儿使用2 mg/kg或60 mg/m² 常规糖皮质激素剂量的一半剂量时,疾病的缓解时间没有差异,但需更大样本的研究予以证实。此外,根据已有的4项小型研究结果提示,与隔日或无泼尼松治疗相比,在上呼吸道感染或其他感染期间每日给予较低剂量的泼尼松治疗可降低疾病复发的风险。

(2) 其他免疫抑制剂

约80%的SSNS儿童在激素减量和/或停药后至少经历1次复发[90],其中约50%表现为多次复发。高达15%~25%的儿童期SSNS复发可延续至成年期,部分可能出现迟发SRNS,进展为尿毒症和肾移植后复发的风险较高。

反复激素使用增加不良反应的发生,因此对于频复发/激素依赖的SSNS患儿,需使用其他免疫抑制剂治疗以延长缓解期[83],但也应警惕这些免疫抑制剂潜在的不良反应。目前对于激素敏感但持续复发的儿童肾病综合征治疗药物主要包括:利妥昔单抗(RTX)、霉酚酸酯(MMF)、烷化剂(环磷酰胺,CPA)、CNI、左旋咪唑等。

RTX是人鼠嵌合型抗CD20单抗,可导致B细胞的短期耗竭。2020年 Cochrane Review 纳入43项RCT和准RCT的SSNS进行研究(年龄3个月至18岁,共2541例),总结非激素的免疫抑制剂使用[91],提示所有免疫抑制剂中RTX是治疗激素依赖型肾病综合征儿童很有价值的合并用药。RTX与CNI或泼尼龙联用时相较单独应用CNI或泼尼龙,可减少6个月和12个月疾病复发;在6个月时,RTX组复发比例为126/1 000,而单独应用CNI或泼尼龙组的复发比例为548/1 000。RTX最早应用于B细胞非霍奇金淋巴瘤,2004年首次报道可诱导激素依赖型肾病综合征的缓解,后续有不同方案报道,频次包括间隔1~2周应用1剂、2剂和4剂,单次剂量包括极低剂量(100 mg/m²)、低剂量(375 mg/m²)、中等剂量(750 mg/m²)和高剂量(1 125~1 500 mg/m²)。复旦大学附属儿科医院肾内科率先在国内使用并报道了每周1次输注2次各375 mg/m² 的优选方案[92,93]。但是其治疗效果是暂时的,许多儿童需要额外的RTX疗程,这种治疗的长期不良反应尚不明确。也有研究报道在RTX后序贯予以维持免疫抑制剂如MMF治疗的情况下,RTX单次不同剂量组间无复发生、存期无显著差异[94]。

关于其他免疫抑制剂,如CNI包括他克莫司(TAC)、环孢素(CsA)、MMF、左旋咪唑和烷基化剂等,2020年 Cochrane Review[91] 比较相关研究提示不同治疗组间疗效差异较小,因循证证据尚存在不足,有待进一步的研究。

30.3.3 激素耐药型肾病综合征的治疗进展

2.1%~27.3%(平均12.4%)的肾病综合征患儿最终诊断为SRNS,在判定前泼尼龙治疗持续时间是一个需要讨论的问题,泼尼龙治疗时间延长至6~8周以及甲泼尼龙(MPDN)冲击治疗已有报道[95]。2020年IPNA的SRNS指南[83]建议儿童肾病综合征处理流程如图30-3,SRNS定义为标准剂量泼尼龙治疗4周内尿蛋白未完全缓解,同时建议使用"确认期",即从口服标准剂量泼尼龙开始的第4周至第6周的时间段,以评估延长使用糖皮质激素治疗的效应,并开始应用肾素-血管紧张素-醛固酮系统(RAAS)阻滞剂如血管紧张素转换酶(ACE)抑制剂或血管紧张素受体阻滞剂(ARB),推荐同时完善基因检测和/或肾活检,从而选择适合的治疗。通过"确认期"在6周时达到完全缓解的患者被定义为"晚发型"SSNS。在6周时未达到完全缓解的患者,即使在4周时达到部分缓解,仍被定义为SRNS。

(1) 钙调磷酸酶抑制剂

2020年IPNA的SRNS指南[83]推荐将钙调磷酸酶抑制剂(CNI)作为SRNS患儿的一线免疫抑制剂,并在确诊后开始使用。建议CsA的起始剂量每日为3~5 mg/kg(最大起始剂量每日为250 mg),每日分2次口服。建议至少间隔一日调整CsA剂量,并使用通过串联质谱法验证的方法检测全血CsA谷浓度,并以80~120 μg/L为CsA的目标血药浓度。建议TAC的起始剂量每日为0.1~0.2 mg/kg(最大起始剂量每日为5 mg),分2次口服。建议TAC以谷浓度在4~8 μg/L之间为目标浓度调整剂量,并建议间隔至少3天调整一次TAC剂量。当合并eGFR<30 ml/(min·1.73 m²)、AKI和/或未控制高血压者需暂停或推迟CNI治疗。如果治疗6

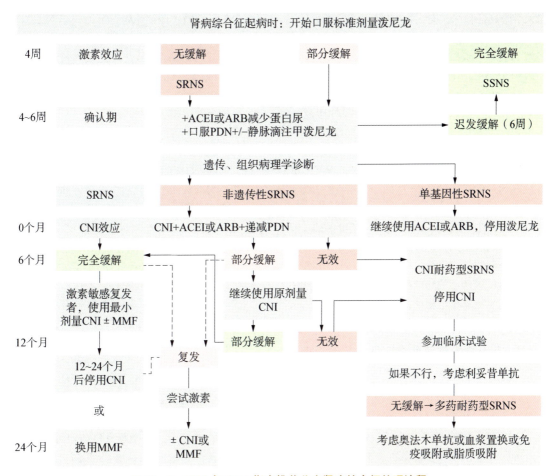

图 30-3 2020 年 IPNA 指南推荐儿童肾病综合征处理流程

根据 PDN 治疗 4 周的效应确定患者分型。未达到完全缓解的患者进入确认期,持续口服 PDN 联合或不联合甲泼尼龙冲击治疗以及 ACEI 或 ARB 治疗,同时完善基因和组织病理学评估。有单基因致病者则停用免疫抑制剂。

个月后仍未达到部分缓解,则应停止使用 CNI。

2020 年 Cochrane Review 纳入 25 项 RCT 和准 RCT 的 SRNS 患者进行研究(年龄 3 月至 18 岁,共 1 063 例),总结提示:CNI 与安慰剂、不治疗、静脉注射 CPA 组相比,可能增加完全或部分缓解的可能性。

(2)其他免疫抑制剂

由于证据级别较低,2020 年 Cochrane Review 纳入 25 项 RCT 和准 RCT 的 SRNS 患者进行研究(年龄 3 月至 18 岁,共 1 063 例)尚不确定其他免疫抑制剂如 CPA、苯丁酸氮芥和 RTX 等是否存在优势,需要更大且设计合理的 RCT 来评估 SRNS 治疗组合。虽然这些治疗可以使 50%~70%的 SRNS 患者获得完全或部分缓解[95],但由于 SRNS 病因的异质性,存在免疫抑制剂治疗不能缓解的蛋白尿以及药物毒性、感染、血栓形成、进展为 ESRD、肾移植后疾病复发等严重并发症[83]。

对于免疫介导的肾病综合征的治疗已经在朝着更靶向的方向发展,如使用诸如 RTX 和抗 B7-1 单抗阿巴西普(abatacept)的生物制剂。然而,尽管初步研究表明 B7-1 的足细胞表达可以帮助识别受益于阿巴西普治疗的患者,但该途径在足细胞中的生物学可行性尚不确定[82]。需要开发新的药物或方法,以靶向新发现的足细胞或免疫细胞中的病理生理分子途径。

(3)其他

单基因病通常已知特定的突变和可能受到影响的信号转导途径,但治疗上尚缺乏纠正该缺陷的化合物或生物制剂[82]。编码线粒体 CoQ10 生物合成酶的基因($CoQ2$,$CoQ6$,$ADCK4$ 和 $PDSS2$)[82]突变患者接受 CoQ10 补充治疗,可能有不同疗效。近期复旦大学附属儿科医院肾内科牵头回顾了中国儿童遗传性肾脏病数据库中 CoQ8B 突变患者的基因型和表型[96],提示 CoQ8B 突变是中国儿童青少年发病蛋白尿和/或病因不明的 CKD 的最常见原因之一。及早发现 CoQ8B 肾病应用 CoQ10 联合 ACEI 后可减慢 CKD 的进展,CoQ8B 肾病患者的肾脏移植后均未见蛋白尿复发。除了补偿受影响蛋白质功能改变的拮抗剂和激动剂之外,纠正突变蛋白功能或挽救错误折叠蛋白定位的分子伴侣也可能有效[97]。基因疗法是另一种可能的治疗方向,将新的遗传物质直接引入足细胞的治疗虽尚未成功,但因为足细胞具有特异性的靶向启动子,且是终末分化的细胞,因此具有很好的理论前景[82]。

分子分层的最终目标是选择应用针对特定分子途径且不良反应最小的治疗药物。期待大数据方法学与先进的生物信息学相结合的系统生物学方法获得更为深入的分子分层[82]。

30.3.4 儿童原发性肾病综合征的其他治疗

(1) 控制水肿

2020 年 IPNA 指南推荐[83] 在严重水肿患者中使用袢利尿剂(如呋塞米)。对于难治性水肿的患者,可考虑加用甲苯喹唑磺胺、噻嗪类利尿剂或保钾利尿剂。利尿剂不应用于存在血容量不足征象的患者(如毛细血管再充盈时间延长、心动过速、低血压、少尿等),其可能增加血栓和 AKI 发生的风险。

人白蛋白通过增加血容量和诱导利尿作用而广泛用于治疗水肿,可单独或与利尿剂一同应用。2020 年 IPNA 指南推荐[83] 对存在难治性水肿(心包/胸腔积液、全身性水肿、生殖器水肿)、症状性低血容量、有肾前性危象(血容量不足导致的少尿)的患者,给予人血白蛋白输注治疗。白蛋白输注过程中应每 30 min 监测一次血压和心率,如果患儿出现容量超负荷的症状,应减慢或停止输注。

(2) 控制高血压

2020 年 IPNA 指南推荐[83] 积极治疗高血压。与所有 CKD 患儿一样,高血压(大于同年龄-性别-身高的第 95 百分位)的治疗目标:无蛋白尿患儿血压应控制<第 75 百分位水平,蛋白尿患儿血压应控制<第 50 百分位水平。

(3) 控制蛋白尿

减轻蛋白尿对延缓肾功能的丢失十分重要,ACEI 或 ARB 可降低肾小球内压,降低蛋白尿,并可减少进行性肾小球硬化症。2020 年 IPNA 指南推荐[83] 诊断为 SRNS 后即开始 ACEI 和 ARB 治疗,CKD 4 期患者需慎用,当合并低血容量、AKI、高钾血症或频繁呕吐/腹泻时不应开始或必须终止 ACEI/ARB 治疗[83]。青春期女性应确保避孕,以避免发生致畸。

(4) 预防血栓

2020 年 IPNA 指南推荐[83] 尽可能动员患者活动;除非特别和暂时的需求,尽量避免中心静脉置管。建议有静脉血栓栓塞病史的患者使用低分子肝素或口服抗凝药物进行预防性抗凝治疗,并考虑对那些存在其他危险因素(中心静脉置管、已知的遗传性血栓发生倾向、因急性病住院、存在感染或脱水风险)的患者进行预防性治疗。

(5) 预防感染

2012 年 Cochrane Review[98] 提示没有强有力的证据表明,采取任何干预措施可以预防肾病综合征的感染,尚需要更多的研究。2020 年 IPNA 指南推荐[83] 在肾病综合征起病时评估其预防接种情况,并立即完成所有的疫苗接种,特别是针对荚膜细菌的疫苗(肺炎链球菌、脑膜炎球菌、流感嗜血杆菌);如果有可能,还应完成水痘-带状疱疹疫苗接种。每年接种灭活流感疫苗。遵循国家疫苗接种指南,为免疫抑制剂治疗患者接种灭活疫苗和减毒活疫苗。每日服用免疫抑制剂(包括 CNI、MMF 和泼尼龙)的 SRNS 患者,不应接种活疫苗。推荐水痘-带状疱疹免疫球蛋白(VZIG)治疗易感患者(即有水痘接触史,但未曾接种水痘疫苗或未曾患过水痘的患者)。如果 VZIG 不可及,建议在水痘暴露 7~10 天内口服阿昔洛韦(10 mg/kg,每日 2 次,共 7 天)治疗。

(6) 其他

2013 年 Cochrane Review[99] 提示需要进行高质量的 RCT 以评估降脂药对肾病综合征患者的安全性和有效性。2020 年 IPNA 指南推荐[83] 对 25 - (OH)D 水平降低(<30 μg/L)的患者,给予维生素 D_3 或麦角骨化醇。对存在甲状腺功能减退的患者使用左甲状腺素(T_4)替代治疗。推荐积极治疗高血压和 CKD 相关并发症,如贫血、代谢性酸中毒和甲状旁腺功能亢进症等。需要注意糖皮质激素相关不良反应如库欣综合征、生长迟缓、高血压、糖耐量异常、骨密度降低、白内障、青光眼和行为障碍等。注意 CNI 相关不良反应如高血压、肾毒性、神经毒性、多毛、齿龈增生等。必要时调整剂量或更换免疫抑

制剂。

30.3.5 总结与展望

近年来，具有里程碑意义的遗传学和生物学研究的发现让我们对儿童 PNS 的认识跨入了一个新的时代。同时多项高质量 RCT 和准 RCT 研究对激素及其他免疫抑制剂在不同类型、不同病程的肾病综合征中的剂量、疗程、合并用药等做了多方面探索。2020 年 IPNA 指南推荐 PNS 的初始泼尼龙疗程 8~12 周，根据泼尼龙治疗 4 周的效应来确定患者分型。约 80% 的 SSNS 儿童在激素减量和/或停药后至少经历 1 次复发，这其中约 50% 表现为多次复发，而 RTX 是目前认为治疗激素依赖型肾病综合征最有效的免疫抑制剂。此外，目前指南推荐将 CNI 作为非遗传性 SRNS 一线免疫抑制方案用药。虽然 PNS 的诊治取得了很大进展，但仍有免疫抑制剂治疗不能缓解的蛋白尿以及包括药物毒性、感染、血栓形成，进展为 ESRD、肾移植后疾病复发等严重并发症的发生，期待未来大数据方法学与先进的生物信息学相结合的系统生物学方法获得更为深入的分子分层，从而为个体精准化治疗奠定基础。

30.4 儿童系统性红斑狼疮的生物靶向治疗

系统性红斑狼疮（SLE）是一种经典的自身免疫性疾病，以多系统受累及多种自身抗体产生为临床特征。虽然糖皮质激素和免疫抑制剂等传统治疗使得患者的生存率有了显著的提高，但由于 SLE 病因和发病机制复杂，传统治疗是非特异的，疗效也是有限的，表现为许多患者对糖皮质激素和免疫抑制剂不敏感或抵抗。此外，长期应用会引起诸多不良反应。

SLE 患者血清有多种自身抗体和细胞因子升高，针对 SLE 致病相关的细胞因子或信号分子通路为治疗靶点是目前 SLE 的研究热点（图 30-4）。这些生物制剂靶点包括 B 细胞或浆细胞、B/T 细胞共刺激分子、炎症细胞因子或趋化因子及其受体、干扰素、细胞内信号通路、浆细胞样树突状细胞以及其他靶点[100,101]。这些生物制剂有的针对单个靶点（表 30-2）[100]，有的针对双靶点（表 30-3）[100]，使得治疗更为精准和特异，同时不良反应也显著减少。20 世纪末 SLE 的靶向治疗进入一个新的时代。2011 年贝利木单抗被 FDA 批准用于治疗成人 SLE，是目前唯一获批可用于儿童和成人 SLE 的生物制剂，使 SLE 的管理发生了巨大变革。

30.4.1 针对 B 细胞靶向生物制剂

（1）利妥昔单抗

CD20 在 B 细胞上广泛表达，从早期的 B 细胞到后期的分化，但在终末分化的浆细胞上却不存在。利妥昔单抗是一种人鼠嵌合抗 CD20 蛋白的单抗。自 1997 年首次批准用于非霍奇金淋巴瘤以来，利妥昔单抗已被成功地用于治疗类风湿关节炎，也成为肾移植抗排斥治疗的一部分。利妥昔单抗的 FC 部分通过抗体依赖的细胞介导的细胞毒性作用（ADCC）和补体依赖的细胞毒性作用（CDC）来诱导 CD20 细胞凋亡。2001 年首次单一病例利妥昔单抗被用于治疗 SLE。随后 2002 年，一项针对 6 名 SLE 患者的公开研究为利妥昔单抗治疗 SLE 的安全性和可能的有效性提供了充分的证据[102]。因此，利妥昔单抗的使用已经在几个临床Ⅲ期的 RCT 中进行了研究，但都未达到主要终点（LUNAR、EXPLORER）[103,104]。EXPLORER 研究纳入 257 例中至重度的 SLE 患者，这些患者按 2∶1 的比例随机分配，接受静脉注射利妥昔单抗（2 000 mg，间隔 14 天）或安慰剂（第 1、15、168 和 182 天）治疗，并加入泼尼松（根据治疗方案给予）和免疫抑制剂，主要终点为 52 周时根据 BILAG 指数判定的完全临床缓解、部分缓解和无缓解，结果显示 2 组在主要终点指标无明显差异（28.4% vs. 29.6%；$P=0.975$），但患者亚组分析显示在非裔美国人/西班牙裔人群中利妥昔单抗治疗组疗效优于安慰剂治疗组[104]。而在许多观察性研究中，仍有利妥昔单抗用于难治性 SLE 尤其伴有狼疮性肾炎的成功报道[105]。2019 年，欧洲抗风湿病联盟在 SLE 治疗中推荐，对标准免疫抑制剂疗效不佳或不耐受或有禁忌的脏器受累患者，可考虑采用利妥昔单抗治疗[106]。研究显示，在 SLE 合并重度难治性血小板减少症的患者，低剂量利妥昔单抗（每周静脉输注 100 mg，共 4 次）治疗的缓解率达 80%，可有效改善患者的结局，在出现危及生命的急性溶血性贫血时，利妥昔单抗是有效的治疗措施[107]。

（2）贝利尤单抗

在动物模型中，B 淋巴细胞刺激因子（B lymphocyte stimulator，BLys 或 BAFF）水平的升高

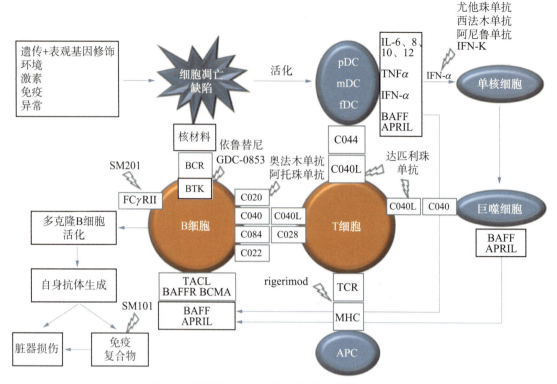

图 30-4 系统性红斑狼疮发病机制及生物制剂治疗靶点

pDC：浆细胞样树突细胞（plasmacytoid dendritic cell）；mDC：髓样树突细胞（myeloid dendritic cell）；fDC：滤泡树突细胞（follicular dendritic cell）；BCR：B 细胞受体（B-cell receptor）；BTK：布鲁顿酪氨酸激酶（Bruton's tyrosine kinase）；BAFF：B 细胞刺激因子（B cell activating factor）；APRIL：增殖诱导配体（a proliferation inducing ligand）；APC：抗原呈递细胞（antigen presenting cell）；BAFFR：B 细胞刺激因子受体（B cell activating factor receptor）；BCMA：B 细胞成熟抗原（B cell maturation antigen）；TCR：T 细胞受体（T cell receptor）；MHC：主要组织相容性复合体（major histocompatibility complex）；rigerimod：瑞葛莫德。

表 30-2 SLE 单靶点生物制剂

生物制剂	抗原类型	作用机制	SLE 新药临床研究分期
靶向 B 细胞			
贝利尤单抗（belimumab）	抗-BAFF 单抗	结合可溶性 BAFF	上市
他贝芦单抗（tabalumab）	抗-BAFF 单抗	结合可溶性及膜 BAFF	Ⅲ期
比西莫德（blisibimod）	抗-BAFF 融合蛋白	结合可溶性及膜 BAFF	Ⅲ期
依帕珠单抗（epratuzumab）	抗-CD22 单抗	结合可溶性 CD22	Ⅲ期
利妥昔单抗（rituximab）	抗-CD20 单抗	结合可溶性 CD20	上市
维妥珠单抗（veltuzumab）	抗-CD20 单抗	结合可溶性 CD20	病例报告
MAb5261	抗-CXCL13 单抗	结合可溶性 CXCL13，干扰 B 细胞迁移	临床前
靶向共刺激分子			
达比罗利单抗（dapirolizumab）	抗-CD40L 单抗	阻断 CD40L，抑制 B 细胞共刺激及 B 细胞成熟	Ⅱ期
阿巴西普（abatacept）	CTLA4-Fc 融合蛋白	干扰 T 细胞活化	Ⅱb 期
AMG557	抗-ICOSL 单抗	阻断 ICOSL	Ⅱ期

续 表

生物制剂	抗原类型	作用机制	SLE新药临床研究分期
1D1	抗-CD86单抗	阻断CD86	临床前
靶向细胞因子			
托珠单抗(tocilizumab)	抗-IL-6受体单抗	阻断IL-6与IL-6受体结合	Ⅱ期
西鲁库单抗(sirukumab)	抗-IL-6单抗	阻断IL-6	Ⅱ期
司库奇尤单抗(secukinumab)	抗-IL-17A单抗	阻断IL-17A	病例报告
西法木单抗(sifalimumab)	抗-IFNα单抗	结合大部分IFN亚型	Ⅱb期
尤他珠单抗(rontalizumab)	抗-IFNα单抗	阻断Ⅰ型IFN诱发的炎症	Ⅱ期
阿尼鲁单抗(anifrolumab)	抗-IFNα受体单抗	阻断IFNα与IFNα受体结合	Ⅲ期
英夫利昔单抗(infliximab)	抗-TNFα单抗	中和外周血TNF	病例报告
乌司奴单抗(ustekinumab)	抗-p40单抗	结合IL12/IL23亚型单位p40	Ⅱ期
靶向补体			
依库珠单抗(eculizumab)	抗-C5单抗	补体C5	病例报告

注:CXCL13,细胞因子配体13;APRIL,增殖-诱导配体;BAFF,B细胞活化因子;CD40L,CD40配体;ICOSL,诱导型T细胞共刺激配体。

表30-3 SLE双靶点生物制剂

生物制剂	生物制剂形式	靶 点	作用机制	SLE新药临床研究分期
阿他西普(atacicept)	Fc融合片段	APRIL+BAFF	抑制B细胞成熟及存活	Ⅱb期
RC18	Fc融合片段	APRIL+BAFF	抑制B细胞成熟及存活	Ⅲ期 NCT04082416
替布利珠单抗(tibulizumab)	IgG-scFv	BAFF+IL-17A	抑制B细胞成熟及炎症因子	Ⅰ期
AMG570	IgG-scFv	ICOSL+BAFF	抑制B细胞成熟及T细胞增殖	临床前
22*-(20)-(20)	DNL-Fab	CD20+CD22	减少B细胞	临床前
奥贝利单抗(obexelimab)	Fc突变的IgG	CD19+FcgRIIb	抑制天然/适应性B细胞活化	Ⅱ期
MT-6194	IgG-Fynomer	IL-17A+IL-6R	抑制炎症	临床前

注:APRIL,增殖诱导配体;BAFF/BLyS:B细胞活化因子。

与自身免疫有关,而BLys在SLE患者中的显著升高于2001年被首次证明。BLys是B细胞存活和发育的重要因素。贝利尤单抗是一种完全人源化的单抗,可对抗BLys。使用贝利尤单抗可导致幼稚、活化和CD20B细胞的耗竭,以及减少对ds-DNA的作用。贝利尤单抗已被证明可以有效地减少SLE疾病活动,且因其针对反应性增生的B细胞,对成熟B细胞无影响,从而不会增加感染概率。于2011年获得FDA,2016年获得英国批准,成为50年来首个用于治疗SLE的生物靶向药物。2018年一项关于中国、日本和韩国入组的677例SLE患者中,SLE标准治疗基础上联合使用贝利尤单抗的应答率为53.8%,显著高于对照组[108]。2019年贝利尤单抗获得国家食品药品监督管理总局(CFDA)批准,适用于在常规治疗基础上仍有高疾病活动,如抗双链DNA抗体阳性、低补体、SLE疾病活动指数(SLE disease activity index,SLEDAI)-2000评分≥8分的SLE成年患者,也作为唯一推荐的生物制剂写入了《2020中国系统性红斑狼疮诊疗指南》。目前,关于贝利尤单抗临床试验的研究对象多为具有关节炎、皮肤病变和血清学活动的SLE患者,其用于狼疮性肾炎的研究已完成[109]。

(3) 其他抗 B 细胞生物制剂

除了利妥昔单抗外,其他 3 种具有类似作用机制的抗 CD20 抗体目前正在研究中:奥比妥珠单抗(obinutuzumab)、TRU-015 和奥瑞珠单抗(ocrelizumab),与狼疮性肾炎的标准治疗相比统计学上无明显差异,且奥瑞珠单抗治疗狼疮性肾炎的Ⅲ期临床研究由于其与吗替麦考酚酯联合治疗后高发重症感染而提前终止。奥比妥珠单抗(Ⅱ型抗 CD20 单抗)与利妥昔单抗相比,具有更强的 B 细胞清除作用,其用于狼疮性肾炎的Ⅱ期临床研究正在招募中。依帕珠单抗可靶向 B 细胞上的 CD22 抗原,导致外周 B 细胞耗竭。在Ⅲ期 EMBODY 临床试验中评估了依帕珠单抗有效性,结果并未达到其主要终点事件[104]。另一种抗 CD22 的 SM03 已在第一阶段的研究中进行了评估。

30.4.2 靶向 B/T 细胞共刺激分子

CD40 与其配体(CD40 ligand,CD40L)相互作用是 SLE 的重要发病机制,因而成为 SLE 的重要干预靶点。CD40L 可与 B 细胞表面表达的 CD40 受体结合,参与 B 细胞的分化、抗原类别转换和生发中心的形成。在 SLE 患者中,$CD4^+$ 和 $CD8^+$ T 细胞均过表达 CD40L。动物实验结果显示使用抗 CD40L 单抗能有效延迟狼疮小鼠的发病、降低尿蛋白和提高小鼠存活率。鲁普利珠单抗(ruplizumab)(人源化的抗 CD40L 单抗)在早期的临床试验中提示对部分狼疮性肾炎患者有效,但因该药使用后出现了严重合并症(血栓)而导致试验提前终止。另一种全人源化的抗 CD40L 单抗是托利珠单抗(toralizumab),Ⅱ期临床试验结果显示其治疗组和对照组之间无显著差异。而托利珠单抗在治疗克罗恩病的临床试验中也出现了严重血栓事件,可能与抗体 Fc 段介导免疫复合物沉积而使血小板聚集和活化形成血栓相关。达匹罗利单抗是第一个在 RCT 中显示治疗干燥综合征疗效的生物制剂,而在 SLE 中的治疗结果尚待确定。

可诱导共刺激分子(inducible co-stimulator,ICOS)及其配体(ICOS ligand,ICOSL)共刺激信号,可诱导辅助性 Th1 和 Th2 细胞因子的产生,并在 T 细胞依赖的 B 细胞活化中起重要作用,从而参与对细胞免疫和体液免疫的调节。SLE 患者中表达 ICOS 的 T 细胞上调而表达 ICOSL 的 B 细胞下调,提示 ICOS-ICOSL 共刺激通路在 SLE 中紊乱。

30.4.3 靶向炎性细胞因子/趋化因子或其受体

记忆 T 细胞分为各种亚群:Th1 细胞在细胞介导的免疫激活中起重要作用,Tfh 细胞在 B 细胞的分化和激活中起重要作用。细胞因子 IL-12 诱导 Th1 和 Tfh 细胞的生成,而在活动期的 SLE 患者血清中 IL-12 水平升高。乌司奴单抗(ustekinumab)是 IL-12 和 IL-23 的拮抗剂,目前获批的适应证为银屑病和银屑病关节炎。2018 年,乌司奴单抗的Ⅱ期临床试验评估了在 SLEDAI-2000 评分≥6 和/或 BILAG(british isles lupus assessment group)评分为 B 的活动性 SLE 患者的应答率,6 个月时治疗组应答率为 60%,与对照组相比具有显著性差异,同时 SLE 复燃的风险也显著下降[110],目前正在进行Ⅲ期临床试验中。关于其他靶向细胞因子的实验研究,包括 2 种 IL-6 抑制剂:PF-04236921、西鲁库单抗(sirukumab)和 2 种 IL-6R 抗体:MRA003US、伏巴利珠单抗(vobarilizumab),以及抗 IL-10 抗体、抗 IL-21 抗体、抗 CD30 抗体等均在进行中。

30.4.4 靶向干扰素

2003 年,在 SLE 患者的外周血单个核细胞(PBMC)中发现了广泛的 IFN-1 诱导的基因转录特征,显示 IFN-α 可能是 SLE 发病机制中的中心介质。目前已经有多种抗 IFN-α 单抗在进行临床实验中,如龙他珠单抗(rontalizumab)、西法木单抗(sifalimumab)、AGS-009 等,而各个抗体在抗Ⅰ型 IFN 通路抑制剂的研究结果不一。龙他珠单抗和西法木单抗是 IFN-α 的单抗。在治疗 SLE 的期临床试验中,西法木单抗虽然达到了主要研究终点,但与对照组相比仅轻度获益,而隆利组单抗未达到研究终点。直接阻断 IFN-α 可能不是 SLE 的最佳策略,因为 IFN-β 和 IFNⅢ型仍然活跃,而阿尼鲁单抗(anifrolumab)则是针对 IFN-α 受体的全人源化单抗。2017 年的Ⅲ期研究入组了轻至重症 SLE 患者,观察 24 周时 SRI-4 响应率主要研究终点,发现加用阿尼鲁单抗与对照组相比具有显著差异,且在基线 IFN 基因明显表达的 SLE 患者中治疗响应率更高,提示 IFN 通路相关基因明显表达的患者使用阿尼鲁单抗治疗获益更大。此外,除带状疱疹和支气管炎外,阿尼鲁单抗组和安慰剂组的不良事件发生率没有显著差异,在阿尼鲁单抗组的患者中7.2%发生不良事件。目前该药正准备申请上市[111]。

30.4.5 靶向细胞内信号通路

(1) 靶向 JAK-STAT 信号通路

JAK-STAT 信号通路是众多细胞因子信号转导的重要途径。SLE 患者中编码 JAK 和 STAT 蛋白的基因多态性增加,提示 SLE 的发病可能有该信号通路的参与,也为 SLE 的治疗提供了新的靶点。JAK-STAT 通路抑制剂已经获批用于治疗多种自身免疫性疾病,如类风湿关节炎、银屑病关节炎等。托法替尼(tofacitinib,JAK1 和 JAK3 抑制剂)在动物实验中显示能够缓解狼疮小鼠的肾脏受累,降低致病性抗体滴度。巴瑞替尼(baricitinib,JAK1 和 JAK2 抑制剂)Ⅱ期临床试验纳入皮肤和关节受累的活动 SLE 患者,研究结果显示治疗剂量 4 mg/d 能够降低患者 SLEDAI-2000 疾病活动度评分,减轻患者关节症状,而 2 mg/d 组无明确获益。Ⅲ期临床试验目前处于患者招募中。

(2) 靶向 BTK 信号通路

布鲁顿酪氨酸激酶(Bruton's tyrosine kinase, BTK)在免疫细胞如巨噬细胞、单核细胞和 B 细胞中均有表达。而在 SLE 中,BTK 参与调控 B 细胞受体如 Fc 受体的下游信号通路的激活。研究显示,狼疮小鼠模型中过表达细胞内的 BTK 可使小鼠出现狼疮样表现,如抗双链 DNA 升高,而 BTK 活性下降可减弱狼疮样表现。目前在研的 BTK 抑制剂包括依鲁替尼(ibrutinib)和 GDC-0853。依鲁替尼是不可逆的 BTK 选择性抑制剂,通过与 BTK 结合诱导活化的 B 细胞凋亡。动物实验结果提示其能有效降低小鼠中抗核小体抗体和抗组蛋白抗体的产生,缓解狼疮小鼠的肾病表现[112]。GDC-0853 是另一种 BTK 抑制剂,正在进行的Ⅱ期临床试验在 SLEDAI-2000 评分≥6 分的 SLE 患者中研究治疗的有效性和安全性,主要研究终点为 48 周时 SLE 反应者指数(SLE responder index, SRI)。BTK 靶向治疗转化应用于临床还需要更多的研究证据支持。

30.4.6 靶向浆细胞样树突细胞

针对 IFN-α 的主要生产者浆细胞样树突细胞(pDC)的策略包括使用针对 pDC 特异性细胞表面受体 BDCA2 的单抗 BIIB059、抗 CD123 单抗如塔妥珠单抗(talacotuzumab)和 BCL-2 抑制剂维奈托克(venetoclax)等,目前均处于临床试验中。

30.4.7 其他靶标

通过凋亡机制清除活化 T 细胞从而发挥免疫调节作用,而不影响 T、B 细胞免疫应答的瑞葛莫德(rigerimod)是源于小核糖核蛋白上由 21 个氨基酸构成的多肽,在狼疮小鼠模型中,能够降低狼疮疾病活动度,尤其是血管炎、蛋白尿和皮疹以及抗双链 DNA 抗体滴度。rigerimod 的Ⅱ期临床试验获得了较好结果,在标准治疗的基础上加用 rigerimod 能使 SLE 病情明显缓解,并且在皮肤和关节受累为主的 SLE 患者中更有效。然而Ⅲ期临床试验的初步结果与Ⅱ期结果不一致。补体激活与常见的风湿性疾病有关,例如 SLE、类风湿关节炎和系统性血管炎。依库珠单抗(eculizumab)是一种抑制补体成分 C5 的单抗,现已被批准用于治疗涉及补体过度活化的疾病如溶血尿毒综合征,这种疗法的成功重新激发了人们对了解补体抑制在风湿病中效用的兴趣,尤其是对于 SLE。补体在 SLE 中的作用是复杂的,补体激活可以导致 SLE 相关炎症,补体缺乏也是 SLE 发展的危险因素。大多数 SLE 患者没有补体的遗传缺陷,因此可能受益于补体活性的抑制。最近一项对发表文献中接受依库珠单抗的 30 例患者临床效果荟萃分析显示,所有接受治疗的患者 93%获得了较好的结果,而这些患者几乎一半(46%)在停止治疗后在中位随访 7 个月里没有复发;另有 10%患者出现了与治疗相关的不良反应包括急性胰腺炎、腹泻和肺部感染以及恶心、呕吐[113]。

30.5 儿童慢性肾脏病常见并发症的治疗进展

儿童 CKD 的并发症与成人相比,既有共通之处,又有独有的特点。儿童和成人 CKD 患者同样会出现贫血、营养不良、代谢性酸中毒、心血管疾病,但儿童患者中,营养和生长发育在其并发症中占据更高的地位,且并发症的治疗也与成人不太相同。

30.5.1 儿童慢性肾脏病贫血的治疗

(1) 儿童 CKD 贫血诊断与评估

儿童贫血的定义为血红蛋白(Hb)水平低于正

常同年龄、同性别儿童的第 5 百分位数。Hb 水平参照 2008 年世界卫生组织(WHO)颁布的儿童贫血标准[114](表 30-4)。

表 30-4　儿童肾性贫血诊断标准(WHO)

年龄(岁)	血红蛋白(g/L)
0.5~5	<110
>5~12	<115
>12~15	<120
>15	男：<130
	女：<120

(2) 儿童肾性贫血治疗

1) 儿童肾性贫血治疗的启动时机　建议为 Hb <110 g/L，要早于成人患者。

2) 儿童肾性贫血治疗的靶目标　建议为 Hb 120~130 g/L，高于成人靶目标高限 120 g/L。

3) 儿童肾性贫血的红细胞生成刺激素治疗　红细胞生成刺激素(ESA)治疗可缓解 CKD 患儿红细胞生成素(EPO)的相对缺乏，促进红细胞生成，减少输血，对等待肾移植的患儿意义尤为显著。

儿童有较高的代谢清除率。因此，ESA 治疗剂量的单位体重应用剂量高于成人。rHuEPO 起始剂量一般为每周 80~120 U/kg。对于 5 岁以下儿童或透析患者，常需要较高剂量 rHuEPO。

4) 儿童肾性贫血的铁剂治疗　无论是否应用 ESA 治疗，均需首先保证铁储备充足，以实现 Hb 达标且维持在靶目标范围内。铁储备充足的定义：低色素红细胞百分比(HRC%)<6%，或网织红细胞血红蛋白量(CHr)≥29 pg，或同时满足铁蛋白(SF)>100 μg/L 和转铁蛋白饱和度(TSAT)>20%[114]。

5) 儿童肾性贫血的输血治疗　CKD 患儿输血需慎重。对于 CKD 患儿尤其等待肾移植者，应尽量避免输血以减少同种致敏的风险。只有权衡利大于弊时才考虑输血治疗。

6) 低氧诱导因子脯氨酰羟化酶抑制剂治疗　低氧诱导因子-脯氨酰羟化酶抑制剂(hypoxia-inducible factor prolyl hydroxylase inhibitors, HIF-PHI)是一种新型治疗肾性贫血的小分子口服药物，通过抑制低氧诱导因子-脯氨酰羟化酶，稳定体内低氧诱导因子(HIF)水平，进而调控 HIF 信号通路下游靶基因的转录及表达。HIF 通过促进内源性生理浓度的 EPO 生成及受体表达，降低铁调素水平，促进与铁代谢相关蛋白的表达，综合调控机体促进红细胞的生成。儿童患者中使用罗沙司他的安全性和有效性尚未确立，目前国际上有 2 项涉及儿童 CKD 患者的罗沙司他临床试验正在进行中，希望不久的将来可以应用于我国的 CKD 儿童。

30.5.2　儿童慢性肾脏病营养不良的评估与治疗

(1) 营养不良和蛋白质能量耗竭

蛋白质能量耗竭(protein energy wasting, PEW)是指机体蛋白质和能量储备(体蛋白和脂肪)减少的一种状态，是 CKD 的常见并发症[115]。PEW 的特征是体内蛋白质和能量(人体蛋白质和脂肪量)的储存减少。由于摄入不足而导致营养不良的儿童相对能保持良好的食欲，其机体通过减少能量消耗和增加脂肪代谢而非减少肌肉和蛋白质的储备来适应营养的消耗，一旦供给充足的蛋白质和能量时，能快速对机体的损耗作出补充。PEW 不仅导致 CKD 儿童生长发育的落后，而且也是 CKD 住院、心血管疾病和死亡的重要原因[116]。PEW 主要的致病因素是 CKD 患儿营养摄入不足和慢性炎症的作用[117]。慢性肾脏病患者因肾脏滤过功能下降，体内毒素积累，容易并发食欲下降、呕吐、厌食等，同时，为了减少摄入含氮物质，减轻肾脏负担，长期限制蛋白质饮食，会影响营养物质的摄入。另外，尿毒症患者的透析治疗也会导致营养物质的丢失。同时，慢性肾脏病患者体内代谢性酸中毒、内分泌激素紊乱、慢性全身性炎症状态等会导致蛋白质分解强度的增高。

(2) 营养和 PEW 的评估

1) 评估频率　营养和生长评估是所有 CKD 患儿管理的常规评估指标和重要内容。根据 KDOQI 营养指南建议[118]，CKD 患儿根据年龄和慢性肾脏病分期确定营养和生长状况的随访频率。一般随访频率是正常同年龄儿童的 2 倍，合并蛋白尿、生长延迟、低体重指数(BMI)或下降，有影响生长或营养素摄入的合并症，健康状况或饮食摄入急性改变者需要增加随访频率(表 30-5)。

表 30-5 CKD 2~5期儿童营养评估频率和推荐参数

测量参数	评估频率(次/月)									
	0~1岁			1~3岁			>3岁			
	CKD 2~3	CKD 4~5	CKD 5	CKD 2~3	CKD 4~5	CKD 5	CKD 2	CKD 3	CKD 4~5	CKD 5D
饮食摄入量	0.5~3	0.5~3	0.5~2	1~3	1~3	1~3	6~12	6	3~4	3~4
身高年龄百分位数/SDS	0.5~1.5	0.5~1.5	0.5~1	1~3	1~2	1	3~6	3~6	1~3	1~3
身高增长速率年龄百分位数/SDS	0.5~2	0.5~2	0.5~1	1~6	1~2	1~2	6	6	6	6
体重年龄百分位数/SDS	0.5~1.5	0.5~1.5	0.25~1	1~3	1~3	0.5~1	3~6	3~6	1~3	1~3
BMI 身高/年龄百分位数/SDS	0.5~1.5	0.5~1.5	0.5~1	1~3	1~3	1	3~6	3~6	1~3	1~3
头围年龄百分位数/SDS	0.5~1.5	0.5~1.5	0.5~1	1~3	1~3	1~2	不适用	不适用	不适用	不适用
nPCR	不适用	不适用	不适用	不适用	不适用	不适用	不适用	不适用	不适用	1

注:SDS,SD 评分;nPCR,标准蛋白分解率。

2) 膳食评估 最广泛使用的评估 CKD 儿童膳食摄入的方法是 3 次 24 h 青少年膳食回顾或 3 天膳食日记(适用于 10 岁以下儿童),这样就可以计算出每日热量、三大营养素(蛋白质、糖类、脂肪)、维生素和矿物质的摄入量。但这些方法的主要缺点是在填写日记时依赖于父母和患者的依从性,以及填写者的可靠性。

3) 临床评估 常见的胃肠道症状包括厌食、恶心、呕吐和便秘。其他临床症状包括受损的牙齿、头发、舌、皮肤和指甲,以及肌肉萎缩和皮下脂肪减少。主观综合性评价(subjective global assessment, SGA)是对饮食摄入、消化道症状、活动能力、代谢情况、体格测量等的综合评估,可被用于评价 CKD 患儿的营养状况。

4) 人体参数测量 KDOQI 营养指南[118] 推荐人体测量参数(见表 30-6),包括身高(或身长)年龄百分位数或 SD 评分(SDS)、身高(或身长)年龄百分位数或 SDS、体重年龄百分位数或 SDS、BMI、身高/年龄百分位数或 SDS、头围年龄百分位数或 SDS(≤36 个月)。

5) 生化指标 各种生化指标已被提出作为营养状况的标志,包括血清白蛋白和总蛋白、前白蛋白、转铁蛋白和肌酐水平、血红蛋白、总淋巴细胞计数、胆固醇、三酰甘油(甘油三酯)和视黄醇结合蛋白质。2009 年 KDOQI 指南中[118],对白蛋白能否很好预测营养状态提出了争议。标准蛋白分解率(normalized protein catabolic rate,nPCR)<1 g/(kg·d)是预测成年及青少年血透患者发生营养不良的指标。每月监测 nPCR,动态观察其变化趋势,可为评估蛋白质摄入情况提供参考。

6) 其他检查 双能 X 线(DXA)可有效反映蛋白质能量的营养状态,被广泛应用于成人 CKD 患者身体成分的评估,但尚无足够证据支持其在儿童中的应用。生物电阻抗分析(bioelectrical impedance analysis,BIA)可用于推断身体成分,单频全身 BIA 已被用于预测接受维持性透析的儿童全身水成分分析,多频 BIA 可直接估计细胞外液和细胞内液体积。但 BIA 仍有局限性,缺乏可广泛适用的、在个体水平上发挥良好作用的 BIA 方法。对 CKD 儿童来说,异常的体脂成分可能是限制 CKD 儿童 BIA 测量的最大问题,当液体状态和去脂体重改变时,人体成分也有较大变化。生物电阻抗分析方法是很有前景的技术,但应用于 CKD 儿童尚需更多证据验证。

(3) CKD 患儿能量和蛋白质的需求

CKD 儿童需获得足够的能量摄入,以保证生长的需要。2009 年 KDOQI 指南[118] 建议 CKD 2~5 期患儿的能量摄入根据实足年龄 100% 估计能量需要量(EER),进一步调整能量摄入应该基于患儿体重变化率,计算公式见表 30-6。体力活动强度对能量需求产生显著影响,计算时应乘以不同的体力活动水平(physical activity level,PAL)系数(表 30-7)。

表 30-6 每日所需能量需求计算公式

年龄	每日所需能量(kcal)
0～3 个月	[89×体重(kg)−100]+175
4～6 个月	[89×体重(kg)−100]+56
7～12 个月	[89×体重(kg)−100]+22
13～35 个月	[89×体重(kg)−100]+20
3～8 岁	男 88.5−61.9×年龄(y)+PAL×[26.7×体重(kg)+903×身高(m)]+20
	女 135.3−30.8×年龄(y)+PAL×[10×体重(kg)+934×身高(m)]+20
9～18 岁	男 88.5−61.9×年龄(y)+PAL×[26.7×体重(kg)+903×身高(m)]+25
	女 135.3−30.8×年龄(y)+PAL×[10×体重(kg)+934×身高(m)]+25

注：1 kcal = 4.184 kJ；PAL：体力活动水平(physical activity level)。

表 30-7 3～18 岁儿童体力活动水平系数

性别	缺少体育运动	轻体力活动	中体力活动	重体力活动
男	1	1.13	1.26	1.42
女	1	1.16	1.31	1.56

注：缺少体育运动，指日常生活活动(activities of daily living, ADL)；轻体力活动，ADL+(30～60) min/d 中度体育活动(如散步 5～7 km/d)；中体力活动，ADL+≥60 min/d 中度体育活动；重体力活动，ADL+≥60 min/d 中度体育活动+60 min 剧烈活动或 120 min 中度体育活动。

CKD 儿童应避免限制饮食蛋白质，低蛋白饮食可能增加营养不良、生长落后和 PEW 的风险，没有证据表明低蛋白饮食可以延缓儿童 CKD 的进展。

2009 年 KDOQI 指南[118]建议 CKD 儿童每日蛋白质摄入至少达到 100%膳食营养摄入参考(dietary reference intake, DRI)，见表 30-8。维持 CKD 3 期儿童理想体重膳食蛋白质摄入量为 DRI 的 100%～140%，CKD 4～5 期儿童膳食蛋白质摄入量为 DRI 的 100%～120%。对于 CKD 5 期的儿童，建议将膳食蛋白质摄入量维持在理想体重 DRI 的 100%，外加透析蛋白质和氨基酸损失量：腹膜透析患者每日 0.15～0.3 g/kg，血液透析患者每日 0.1 g/kg。

表 30-8 CKD 3～5D 期患儿蛋白质摄入量

年龄	DRI	CKD 3 期	CKD 4～5 期	HD	PD
0～6 个月	1.50	1.50～2.10	1.50～1.80	1.60	1.8
7～12 个月	1.20	1.20～1.70	1.20～1.50	1.30	1.5
1～3 岁	1.05	1.05～1.50	1.05～1.25	1.15	1.3
4～13 岁	0.95	0.95～1.35	0.95～1.15	1.05	1.1
14～18 岁	0.85	0.85～1.20	0.85～1.05	0.95	1.0

注：DRI，膳食营养摄入参考[g/(kg·d)]。

儿科肾脏营养特别小组(paediatric renal nutrition taskforce, PRNT)指南[119]建议：为了促进 CKD 2～5 期患儿最佳生长，目标蛋白质摄入量需要达到建议膳食摄入量(SDI)上限值(表 30-9)。同时，透析儿童因透析过程中蛋白质丢失，其蛋白质摄入应高于非透析儿童的 SDI[120]。

表 30-9 0～18 岁 CKD 2～5 期婴幼儿、儿童和青少年能量和蛋白质需求

月龄	能量 SDI 值[a] [kcal/(kg·d)]	蛋白质 SDI 值 [g/(kg·d)]	蛋白质 SDI 值(g/d)	年龄	能量 SDI 值[a] [kcal/(kg·d)] 男	能量 SDI 值[a] [kcal/(kg·d)] 女	蛋白质 SDI 值 [g/(kg·d)]	蛋白质 SDI 值(g/d)
0	93～107	1.52～2.5	8～12	2	81～95[b]	79～92[b]	0.9～1.05	11～15
1	93～120	1.52～1.8	8～12	3	80～82	76～77	0.9～1.05	13～15
2	93～120	1.4～1.52	8～12	4～6	67～93	64～90	0.85～0.95	16～22
3	82～98	1.4～1.52	8～12	7～8	60～77	56～75	0.9～0.95	19～28
4	82～98	1.3～1.52	9～13	9～10	55～69	49～63	0.9～0.95	26～40
5	72～82	1.3～1.52	9～13	11～12	48～63	43～57	0.9～0.95	34～42
6～9	72～82	1.1～1.3	9～14	13～14	44～63	39～50	0.8～0.9	34～50
10～11	72～82	1.1～1.3	9～15	15～17	40～55	36～46	0.8～0.9	男：52～60
								女：45～49
12	72～120	0.9～1.14	11～14					

注：1 kcal=4.184 kJ。对于发育不良的儿童，参考身高年龄对应的 SDI 值比较合适。身高年龄是指一个人的身高在生长发育表格上的第 50 百分位数所对应的年龄。

a：SDI 是基于国际制定的体力活动水平(PAL)：1～3 岁 PAL 值 1.4；4～9 岁 PAL 值 1.6；10～17 岁 PAL 值 1.8。尽管指南提供了不同水平 PAL 的能量需求范围，PAL 最低值已经包含了 CKD 儿童活动水平低造成的低能量 SDI 值。

b：营养科学咨询委员会提出的能量需求(kcal/d)：男性 1 040 kcal/d；女性 932 kcal/d。

(4) CKD 患儿维生素与矿物质的补充

CKD 患儿对于维生素 B_1、维生素 B_2、维生素 B_6、维生素 B_{12}、维生素 A、维生素 C、维生素 E、维生素 K、叶酸以及矿物质(如铜、锌)需按 DRI 足量摄入(表 30 - 10)[118]。对于营养不良和喂养困难的患儿,需确保补充足量的维生素及矿物质;但对于 CKD 5 期的患儿,因肾脏清除维生素 A 的能力下降,可能有维生素 A 过量可能,只有在进食极少的情况下才给予补充。

表 30 - 10 膳食参考摄入量:推荐饮食量和适宜摄入量

	0~6月龄 婴儿	7~12月龄 婴儿	1~3岁 儿童	4~8岁 儿童	9~13岁 男孩	9~13岁 女孩	14~18岁 男孩	14~18岁 女孩
维生素 A(μg/d)	400	500	**300**	**400**	**600**	**600**	**900**	**700**
维生素 C(mg/d)	40	50	**15**	**25**	**45**	**45**	**75**	**65**
维生素 E(mg/d)	4	5	**6**	**7**	**11**	**11**	**15**	**15**
维生素 K(μg/d)	2.0	2.5	30	55	60	60	75	75
维生素 B_1(mg/d)	0.2	0.3	**0.5**	**0.6**	**0.9**	**0.9**	**1.2**	**1.0**
维生素 B_2(mg/d)	0.3	0.4	**0.5**	**0.6**	**0.9**	**0.9**	**1.3**	**1.0**
烟酸(mg/d)	2*	4	**6**	**8**	**12**	**12**	**16**	**14**
维生素 B_6(mg/d)	0.1	0.3	**0.5**	**0.6**	**1.0**	**1.0**	**1.3**	**1.2**
叶酸(μg/d)	65	80	**150**	**200**	**300**	**300**	**400**	**400**
维生素 B_{12}(μg/d)	0.4	0.5	**0.9**	**1.2**	**1.8**	**1.8**	**2.4**	**2.4**
维生素 B_5(mg/d)	1.7	1.8	2	3	4	4	5	5
维生素 B_7(μg/d)	5	6	8	12	20	20	25	25
铜(μg/d)	200	220	**340**	**440**	**700**	**890**	**700**	**890**
硒(μg/d)	15	20	**20**	**30**	**40**	**55**	**40**	**55**
锌(mg/d)	2	**3**	**3**	**5**	**8**	**11**	**8**	**9**

注:推荐饮食量为粗体字;适宜摄入量为普通字体。
来源:Health Canada:http://www.hc-sc.gc.ca/fn-an/alt_formats/hpfb-dgpsa/pdf/nutrition/dri_tables-eng.pdf. Reprinted with the permission of the Minister of Public Works and Government Services, Canada, 2008.
*:此年龄组为烟酸前体,而非烟酸当量。

与健康儿童一样,CKD 患儿需要足够的钙进行骨骼矿化,特别是在生长活跃期。但是,过量的钙是潜在的有害物质,会导致异位钙化。因此,CKD 患儿需调整钙和磷的摄入量,在不影响营养和生长发育的同时,使血清钙和磷水平保持在年龄相当的正常范围内。表 30 - 11[121] 为建议 CKD 2~5 期患儿的钙磷摄入 SDI。在长期的管理上,应结合血清钙、磷、甲状旁激素、碱性磷酸酶和 25 -羟维生素 D 水平的趋势,调整膳食,对高磷血症和甲状旁腺功能亢进的 CKD 患儿进一步限制磷的饮食。除饮食限制外,通常需要使用磷结合剂进一步控制血清磷和甲状旁腺激素水平。CKD 2~5 期患儿钙的摄入量(饮食、药物等)不应超过 2 倍的膳食参考摄入量。另外,CKD 患儿也要补充维生素 D,此部分内容在 CKD - MBD 相关内容中详述。

表 30 - 11 CKD 2~5 期患儿的钙和磷 SDI 值

年龄	钙 SDI 值(mg)	磷 SDI 值(mg)
0~4 月龄	220	120
4~12 月龄	330~540	275~420
1~3 岁	450~700	250~500
4~10 岁	700~1 000	440~800
11~17 岁	900~1 300	640~1 250

注:生长障碍儿童,根据身高年龄计算出的 SDI 值较合适。身高年龄是与生长曲线上 50 百分位数身高对应的年龄。

30.5.3 慢性肾脏病儿童生长障碍

对儿童 CKD 患者来说,生长和发育落后是其不同于成人期患者的重要并发症。CKD 严重影响儿童的身高,CKD 发病年龄越低,身材矮小越明显。CKD 患儿生长激素-胰岛素样生长因子(GH - IGF)

轴异常是 CKD 患儿生长障碍的最主要机制。随着 CKD 进展,机体出现多种生理功能和代谢紊乱的并发症,如营养不良、酸碱代谢紊乱、贫血、肾性骨病等,共同导致 CKD 患儿的生长障碍。

生长激素可以促进青春期前未透析 CKD 儿童、透析儿童和肾移植儿童的生长。在考虑生长激素治疗时,应综合考虑患儿年龄、原发肾脏病、全身疾病、CKD 分期、透析充分性(透析患者)、移植肾功能和糖皮质激素治疗(移植后儿童)的情况。治疗前应进行充分评估:血清肌酐、eGFR、尿素、钙、磷、碱性磷酸酶、碳酸氢盐、甲状旁腺激素、25-羟维生素 D、白蛋白、空腹血糖、糖化血红蛋白、甲状腺功能、胰岛素样生长因子 1 浓度。

生长激素治疗禁忌证:骨骺闭合者,对生长激素活性物质或任何辅料过敏者,患者或家属拒绝者,重度继发性甲状旁腺功能亢进症患者,增殖性或严重非增殖性糖尿病视网膜病变患者,肾移植术后第 1 年患者,急危重症患者,恶性肿瘤活动期患者[122]。

生长激素的治疗剂量推荐为每周 28~30 IU/m² (每日 0.045~0.05 mg/kg),皮下注射。需监测治疗反应,若身高每年增加 2 cm 以上可认为治疗满意,若第 1 年生长激素治疗后身高增长<2 cm,建议评估患者对生长激素治疗的依从性,包括测量血清胰岛素样生长因子 1 水平,计算体重调整的生长激素剂量,进行营养代谢因素的评估。在应用生长激素期间,需定期随访,评估身高、身高增长速度、青春期发育状况、骨龄、肾功能、甲状腺功能、血糖、电解质、碳酸氢盐和甲状旁腺激素水平。需警惕不良反应的发生,如糖耐量异常(血糖测定)、良性颅内压升高(眼底镜检查)、肾功能异常(血肌酐测定)以及股骨头骨骺滑脱(若有症状时行 X 线检查)。

当出现骨骺闭合、活动性新生瘤样疾病、对 rhGH 过敏、颅内压增高、依从性差、严重的甲状旁腺功能亢进症时,需终止治疗。当身高达到目标高度时(基于父母身高设定)则可减少剂量。

有关 CKD 营养障碍的其他机制请参见本书第 43~45 章。

30.5.4 慢性肾脏病-矿物质和骨代谢异常的治疗

CKD - MBD 是由于慢性肾脏病导致的矿物质和骨代谢异常综合征,临床上出现以下 1 项或多项表现:①钙、磷、甲状旁腺素(PTH)或维生素 D 代谢异常;②骨转化、矿化、骨量、骨线性生长或骨强度异常;③血管或其他软组织钙化。

CKD - MBD 的治疗请参见本书第 24 章,此处不再赘述。

30.6 儿童自动腹膜透析治疗的发展

30.6.1 儿童自动腹膜透析的历史沿革

腹膜透析(PD)是 ESRD 儿童有效的肾脏替代治疗方式。腹膜透析技术相对简单,不需要血液透析所需的血管通路,且能居家进行,是世界上大多数国家儿童和青少年主要选择的透析疗法,尤其对于 0~5 岁的婴幼儿,慢性腹膜透析的优势超越血液透析[123]。

腹膜透析在过去的大半个世纪里成就卓越。早在 1948 年就有关于儿童腹膜透析的首次报道,当时全球腹膜透析的报道病例尚不超过 100 例。1976 年,持续非卧床腹膜透析(continuous ambulatory peritoneal dialysis,CAPD)开创了腹膜透析史的新时代。1978 年,在加拿大多伦多,CAPD 被首次应用于儿童患者。此后,CAPD 在儿童中的应用得到了儿科肾脏病医师的广泛认同。然而,CAPD 尽管拯救了许多儿童的生命,但是让孩子及其家庭的生活质量也大大地下降。因此,需要寻求更合适的腹膜透析操作方式。自动腹膜透析(automated peritoneal dialysis,APD)逐渐进入人们视野。其实,早在 20 世纪 60 年代初,华盛顿大学的博恩(Boen)首次描述了 APD。1966 年,莱克(Laker)发明出能够检测进入腹腔透析 APD 自动化循环机的前身。1980 年后,APD 问世,该项新技术拥有里程碑式的重大意义。但 APD 真正意义上的发展是在 1996 年 CANUSA 的研究报道以及 1997 年 DOQI 指南对腹膜透析剂量的推荐后,国际 APD 发展才进入了新的时期。

30.6.2 儿童自动腹膜透析的特点

APD 是指通过自动腹膜透析机实现的透析方式,APD 处方可以实现腹透液 24 h 持续留在腹腔内,或间歇留在腹腔内而部分时间干腹(大多是日间的时间)。腹透液持续留腹有利于一些中分子和小分子的完全清除。然而,CAPD 模式下的日间大量透析液留腹会使患者感到不适,出现腹部疝气(尤其是婴儿和小年龄儿童)和体型增大(尤其是青少年)。此外,机体对葡萄糖的持续吸收会影响患儿的食欲,加重脂质代谢紊乱。CAPD的操作较多,污染机会增加,护理量也较大。由于儿童的无菌意识薄弱,自理能力差,其皮下隧道感染及腹膜炎发生率远高于成人患者。与CAPD不同,APD可以利用患儿夜间睡眠时间对其自动进行腹透液交换,在夜间运用氨基酸和葡萄糖混合腹透液能促进氨基酸利用和蛋白质合成[124],尽可能减少上述情况的发生。在过去20年间,APD发展很快。APD特别适合儿童,在很大程度上替代了CAPD,尤其在不受经济限制的地区。目前,加拿大腹膜透析的患者中>60%的患者采用APD模式,在美国这一比例>70%。APD的生活方式指征不断扩大,除去儿童外,白天需要工作或自由活动的患者、依赖他人行腹膜透析的患者、在小型私人医院行腹膜透析的患者,乃至任何不想手工行腹膜透析的患者,APD均适用。此外,APD的医疗指征也不断扩大,尤其适用于高转运或高平均转运、CAPD溶质清除不充分、CAPD反复腹膜炎的患者。因此,APD具有广阔的应用前景。根据腹膜透析操作执行的方法不同,APD具有多种透析模式,包括间歇腹膜透析(intermittent peritoneal dialysis,IPD)、持续循环腹膜透析(continuous cycling peritoneal dialysis,CCPD)、夜间间歇腹膜透析(nocturnal intermittent peritoneal dialysis,NIPD)和潮式腹膜透析(tidal peritoneal dialysis,TPD)等,这也是它的优势所在。灵活的腹膜处方可以适应多种生活模式,不仅满足了不同的透析需求、增加治疗的有效性,同时提供患儿和家长更多的日间闲暇时光,有助于他们重返社会,尤其是夜间APD模式(即NIPD),对家庭生活的影响最小。APD处方可以根据患儿的年龄、体形、临床特点、生长发育情况、残肾功能和腹膜转运特性而制订。此外,夜间平卧位进行腹膜透析可以最大化腹透液注入量,充分利用腹膜的有效面积。同时相对CAPD来说,大大减少了人工操作的概率,还可以减少腹膜炎的发生。APD处方的制订和优化可以借助相关的计算机软件,但确切的溶质清除和超滤仍需要临床直接的评估。我国《腹膜透析标准操作规程》建议,当有一定残肾功能时可以NIPD模式开始,如果残肾功能已很少或无时,可开始CCPD模式。

2001年复旦大学附属儿科医院实现了我国第1例APD治疗儿童ESRD。2007—2012年全国调查数据显示,接近40%的ESRD儿童选择以腹膜透析作为肾脏替代治疗方式;而其中APD占50.3%,成为我国最主要的儿童腹膜透析模式。

30.6.3 儿童自动化腹膜透析的应用

APD在儿童中的应用具有以下优点:①夜间进行透析治疗使患儿日间能正常回归校园生活,以有效减少透析治疗对患儿及家长生活的影响,实现自动化操作代替手工,减少患儿家庭及医疗机构人工成本。②可根据患儿年龄、体形大小、临床需求和腹膜转运特性制订个体化的治疗模式;由于儿童的腹膜更容易出现高转运或高平均转运类型,应用APD通过夜间较短留腹时间的多次交换也可达到理想的超滤量。③夜间仰卧位进行透析可使用较大的注入量而有效提高透析充分性,日间干腹或较低的日间留腹量可减少患儿日间腹内压力,有效减少对其进食的影响并减少疝等并发症的发生。④减少换液频率,降低感染风险,有效减少腹膜炎的发生。⑤仪器设有自动报警系统,透析过程更安全。⑥远程调控能将治疗信息实时反馈给医务工作者。因此,APD技术在儿科应用较为广泛,包括AKI、ESRD和急性中毒患儿。本节主要介绍APD在儿童AKI、ESRD中的应用。

(1) 急性肾损伤

1) APD在儿童AKI治疗中的优势及局限性 在当前的临床实践中,起始肾脏替代治疗模式的选择主要依据特异疗法的可行性和经验性,也依据患者的血流动力学状态。相对于成人,腹膜透析在儿科领域仍有一定治疗价值,腹膜透析可用于所有年龄组的AKI治疗,包括先天性心脏病心内直视手术后的新生儿,多器官衰竭患儿,休克、感染和败血症的危重儿童,以及自然灾害后的儿童,特别是在偏远和基础设施较差地区的患者。而APD在AKI或急性中毒患儿治疗中,与血液透析、急性灌流和持续肾脏替代治疗等相比,具有对医疗设施要求低、操作相对简单、不需建立血管通路和体外循环、不需抗凝剂、费用较低等特点,同时可根据患儿年龄、体形大小、临床需求制订个体化的治疗模式,在临床上具有较广泛的应用。

急性腹膜透析具有一定的局限性,由于其需要完整的腹膜腔,因此近期行腹部手术和腹膜炎的儿童为相对禁忌[125]。由于超滤和溶质的去除是不可预测的,对于多器官功能障碍的重症儿童,采用腹膜透析治疗 AKI 可能无法获得受控的超滤和精确的液体平衡。在呼吸机设置较高的新生儿和重症婴儿中,由于增加腹腔内压力会干扰呼吸力学,可能无法将容量增加到目标容积[126]。此外,在重症休克儿童中,由于肠系膜血管收缩引起的内脏灌注减少,也会导致超滤效果差。但腹膜透析作用缓慢,且超滤作用不可预知。因而可能无法纠正危及生命的高钾血症或严重急性肺水肿。急性 PD 清除小溶质的速度较慢,在患有先天性代谢异常的儿童(如高氨血症)中有可能导致高分解代谢物清除不足。但是通过使用适当的导管和技术,即使在危重的婴儿和儿童中,也可以实现足够的溶质清除、超滤和代谢控制。此外,APD 相关并发症如渗漏、导管移位、导管阻塞或透析相关性腹膜炎等的发生仍需引起重视。

2) APD 治疗儿童 AKI 的有效性和安全性　巴苏(Basu)等回顾了 136 例分别行持续腹膜透析(continuous peritoneal dialysis, CPD)和间歇性血液透析(IHD)治疗结局差异的 1 个月至 16 岁的 AKI 儿童,发现 CPD 和 IHD 治疗后 30 天生存率分别为 60.7%(共 84 人,51 人生存)和 36.5%(共 52 人,19 人生存)($P=0.019$)。肾脏替代治疗后 1 个月,84%患儿肾功能恢复正常,同时研究发现越早期开始肾脏替代治疗患儿的生存率越高。这项研究显示出腹膜透析治疗的有效性及优势[127]。有研究回顾分析了 11 年内中国西北地区因 AKI 住院行腹膜透析的 24 例小年龄儿童的相关数据,发现腹膜透析平均持续时间为 11.3±7.8 天(2～39 天),最终治疗成功 20 例,18 例最终肾功能完全恢复。研究显示,腹膜透析在降低毒性、改善液体超负荷、纠正电解质紊乱($P<0.001$)方面非常有效,并且显示出其安全性[128]。耿海云等回顾分析 12 例 AKI 患儿腹膜透析 3 天时的尿量、体重、血压及生化血肌酐、尿素、钠、钾、pH 值、碳酸氢根等指标,均有显著改善,与国外的研究一致[129]。恩科伊(Nkoy)等分析了 1 年内主要由严重疟疾和脓毒症导致 AKI 入院治疗的 49 例 4 个月至 15 岁的刚果儿童,共有 35 例患儿接受透析治疗,其中 32 例行腹膜透析治疗,结果显示此类 AKI 患儿总体腹膜透析治疗成功率>70%,同时,腹膜透析显著降低 AKI 相关死亡率[130]。

3) APD 在 AKI 中的实施　由于临床证据有限,APD 在治疗 AKI 中的导管选择、治疗方案和剂量选择并没有标准。2014 年国际腹膜透析学会发布了指导方针以帮助规范临床实践[131]。该指南提出在儿童急性腹膜透析治疗中,推荐外科置入腹膜透析导管(Tenckhoff 导管),透析处方中需重点考虑透析液葡萄糖浓度和透析液留腹时间以达到目标超滤量和溶质及毒物的清除。起始每次腹透液注入量 300～600 ml/m²(10～20 ml/kg)以减少透析液渗漏的发生,渐增至每次注入量 800～1 100 ml/m²(30～40 ml/kg),每一循环设置时间 60～90 min。开始透析治疗的第 1～3 日,一般需持续每日 24 h 治疗,最初 24 h 内每 12 h 需监测血电解质水平,待稳定后可改为每日监测 1 次。儿童急性腹膜透析治疗策略详见图 30-5。

4) APD 治疗新生儿 AKI　腹膜透析是新生儿 AKI 的优选治疗途径,腹膜透析治疗新生儿 AKI 应尽早开始[132]。卡雅(Kaya)分析了该中心 3 年内 25 例发生 AKI 的极低出生体重儿,其中 9 例进行腹膜透析治疗,这些患儿平均透析时间 93 h,多尿期开始平均时间为 25 h,最终 3 例死亡,6 例完全康复,提示腹膜透析可能是许多中心新生儿,尤其是 ELBW 发生 AKI 时的有效治疗措施[133]。然而,发生 AKI 的极低出生体重儿和超低出生体重儿的腹膜透析治疗风险仍高,有研究报道总体治疗病死率约为 80%[134-136],考虑与该类患儿严重的基础疾病(如脓毒血症、新生儿窒息、呼吸窘迫综合征、儿童坏死性肠炎)、容量超负荷状态、新生儿导管器材尺寸及型号受限、操作技术不成熟等因素有关,提示针对该类特殊患儿 APD 治疗仍需进一步改进。

(2) 终末期肾病

1) APD 与 CAPD 在治疗儿童 ESRD 中的比较　2007 年拉宾德纳特(Rabindranath)等[137]发表了比较 CAPD 和 APD 的随机对照试验研究的系统综述,发现 APD 比 CAPD 有更低的腹膜炎发生率和住院率。2009 年迈赫罗特拉(Mehrotra)等[138]通过美国肾脏病数据系统对 1996—2004 年 66 381 例腹透患者的数据进行分析发现,APD 与 CAPD 这 2 组患者的死亡或技术失败的风险并没有显著的差别。有研究表明,CAPD 和 APD 在残余肾功能(residual renal function, RRT)、腹膜炎发生率、容量状态、技术存活率、病死率或与健康相关的生活质量方面并没有太大的差异。因此 APD 被认为是 ESRD 患者理想的腹透模式。

儿童腹膜表面积约为成人的 2 倍,因此 ESRD 儿童应用 APD 溶质清除率高。同时,APD 血流动

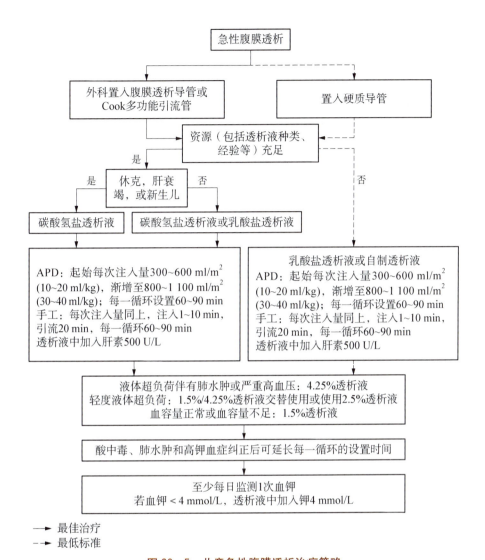

图 30-5 儿童急性腹膜透析治疗策略

力学相对稳定、对儿童的生长发育影响较小,有利于 ESRD 儿童的长期预后。先前的研究表明,RRF 的保存在接受透析的 ESRD 患者长期预后中起着重要作用。RRF 保存良好的患者病死率更低,生存率更高,生活质量更高。与溶质清除相比,RRF 对长期预后的影响更大。尽管有一些研究表明,APD 治疗比 CAPD 更容易发生 RRF 丧失[139—141],但关于 APD 导致 RRF 丢失的危险因素研究相对较少,尤其在 ESRD 儿童中[142]。复旦大学附属儿科医院对 66 例 ESRD 患儿的研究发现,接受 APD 的 ESRD 儿童 RRF 取决于 APD 开始时的尿量、葡萄糖负荷、腹膜超滤量和利尿剂的使用。对于 APD 治疗前每日尿量低的患者,无论原发疾病是什么,都应密切注意 RRF 的变化和随访情况。APD 开始时每日尿量 ≤ 400 ml/m²,在接受 APD 治疗 6 个月时的葡萄糖暴露量 ≥ 115 g/m²,超滤量 ≥ 600 ml/m²,会缩短 RRF 的保留时间并加速 RRF 的丢失[143]。葡萄糖暴露量较高和超滤量较高的儿童中,RRF 丢失的速度更快,而服用利尿剂的儿童中 RRF 丢失的速度较慢。腹膜透析患儿使用利尿剂可以降低 80% 丢失 RRF 的风险[144]。腹膜透析液中高浓度葡萄糖导致 RRF 加速丧失的可能机制包括:高浓度葡萄糖可进一步增加腹膜超滤量和体液负平衡的可能性,导致不可逆的缺血性肾损害;葡萄糖降解产物可能引起肾小管损害和细胞凋亡。因此,在临床 APD 治疗 ESRD 患儿中,有必要根据个体情况选择合适的腹膜透析液葡萄糖浓度,并避免过多的腹膜超滤量以维持患儿 RRF。在成人的研究中发现,收缩期高血压亦是 RRF 丢失的重要因素[145,146]。

2) APD 在儿童 ESRD 中的实施 建议在腹膜透析导管植入后 2~6 周开始透析。儿童 APD 初始透析常用模式包括 NIPD 和 CCPD,具体处方见表 30-12。定期行腹膜平衡试验,根据不同的腹膜转运特性,推荐最佳的透析方式(表 30-13)。

表 30-12 儿童 APD 初始处方

适宜人群	NIPD	CCPD
	有一定残余肾功能者	已无残余肾功能者
夜间每次注入量	800~1 100 ml/m²(30~40 ml/kg),婴儿 600~800 ml/m²(20~30 ml/kg)。置管后需紧急透析者可从 300 ml/m²(10 ml/kg)开始,于 1~2 周内增加至目标剂量	
每夜透析时间	9~12 h	
每夜交换次数	5~10 次,婴幼儿通常需要更频繁的交换次数	
日间留腹量	无	夜间每次注入量的 50%
透析溶液	依据患儿超滤需要,使用 1.5% 或 2.5% 浓度葡萄糖透析液	

表 30-13 PET 评估儿童腹膜转运特性及推荐治疗模式

D/P$_{肌酐}$	D/D0$_{葡萄糖}$	转运类型	超滤能力	溶质清除	推荐模式
>0.77	<0.22	高	差	充分	APD(NIPD、CCPD)
0.64~0.77	0.22~0.32	高平均	充分	充分	APD/CAPD
0.51~0.63	0.33~0.43	低平均	好	充分	APD(CCPD)/CAPD
<0.51	>0.43	低	很好	差	APD(CCPD)/血液透析

注:D/P$_{肌酐}$,4 h 透析液/血浆肌酐浓度比;D/D0$_{葡萄糖}$,4 h 透析液/血浆葡萄糖浓度比。

儿童 APD 处方的调整需结合临床、营养状态和透析充分性进行评估,当患儿不能达到溶质清除目标值时,可通过腹透单次灌入量、留腹时间以及留腹次数进行透析处方调整,较短的留腹时间有助于小分子溶质清除和超滤,相对较大分子的溶质清除需要较长的留腹时间,但同时需要顾及超滤的减少,甚至含糖腹透液的重吸收。此外,在腹透单次灌入量调整过程中需注意患儿个体化处方的实践,尽管理论上单次留腹最大量可达 1 400 ml/m²(50 ml/kg),但由于个体生理特性、病理状态的不同会有不同。

复旦大学附属儿科医院肾内科团队自主设计了腹内压监测装置(图 30-6),通过腹内压的监测指导临床制订腹膜透析处方,已成功申报自主创新实用新型专利。该技术在评估儿童疝气等情况中具有重要作用。该操作实施时由 2 名腹膜透析专职护士核对身高和体重,计算 400、600、800、1 000、1 200 ml/m² 下不同灌注量的腹内压;不能配合的儿童在镇静或睡眠中测量,设定的正常范围为:>2 岁,<1.37 kPa(14 cmH$_2$O);<2 岁,0.078~0.098 kPa(8~10 cmH$_2$O)。

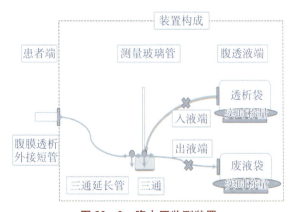

图 30-6 腹内压监测装置

3) APD 相关腹膜炎 儿童诊断标准与成人相同。对接受 APD 治疗的腹膜炎急性期患儿,需将透析模式临时转变为 CCPD 或 CAPD,负荷剂量抗生素和维持剂量抗生素留腹时间 3~6 h 以达到最好的治疗效果。待症状缓解、引流液转清、引流液白细胞计数<0.1×10⁹/L(100/μL),可恢复至原透析模式和方案。腹膜炎时推荐的每次透析液交换量为 1 100 ml/m²,若交换量偏小,则相应增加抗生素的

浓度。

4) APD 在治疗 ESRD 的评估　2006 年 KDOQI 认为临床判断儿童小分子溶质清除应满足或超过成人的标准,小分子溶质清除的最小剂量 Kt/V(腹膜和残肾)至少达到 1.8。对于儿童,充分的透析不能仅限于达到溶质和液体的清除目标,还需包括一系列临床、代谢和社会心理方面的评价,特别是饮食摄入量(能量、蛋白质、盐和微量元素等)、营养状态和生长发育的评估。

(3) 其他应用

APD 可作为腹壁疝修补术后过渡期的透析方式,在保证腹膜透析充分性的同时,可精确控制腹膜透析液流量,将腹腔内压力降至安全范围;在不影响切口愈合的同时,又能避免临时血液透析带来的相关风险。APD 治疗难治性充血性心力衰竭,能够平稳而有效地改善液体潴留,减小低血压发生风险,同时纠正电解质紊乱和肾功能不全,有利于难治性充血性心力衰竭患者的远期预后。APD 可用于中毒的患者,有效移除分子量>1000 的毒素。APD 作为一种腹膜给药的途径,可用于全胃肠外营养治疗时液体和药物的输入。APD 还可以用于急性胰腺炎、高热或低体温、肝衰竭等情况。但上述情况在儿童中的应用鲜有报道。

30.6.4 远程监控

传统 APD 实现了治疗模式和目标剂量的智能化,但在治疗过程中尚不能实时反馈透析关键变量,无法动态评估透析疗效、及时发现潜在风险。远程医疗(telemedicine, TM)是通过远程传输、解读和存储临床参数及有用诊断图像的一种新医疗方式;远程监控(remote monitoring, RM)是 TM 的一部分,是对设备传输数据的监控,支持增强患者自我管理,实现医患及时沟通的医疗模型。近年来,随着网络医疗的应用,远程监控模式 APD(RM-APD)逐渐开展,对改善患者预后、提高患者依从性、降低其腹膜炎发生率、提高生活质量、减少医疗风险、节约医疗资源、应对公共事件有重要作用。

RM-APD 可远程加载患者处方并协助医务工作者观察治疗效果,有助于及时发现和解决问题,减少并发症和不良事件的发生。此外,RM-APD 可减少 PD 患者路程及时间成本,减少医疗费用支出,有利于提高患者的依从性,从而改善 PD 患者的生活质量及预后,更好地回归社会[147,148]。有研究指出[148],RM-APD 组的患者其 APD 处方的变化是传统 APD 组的 2 倍,RM-APD 组患者的就医和夜间报警需求显著降低。RM-APD 组患者的行走距离减少了 1 134 km,节省了 1 554 min。腹透中心在时间/护士和时间/医生方面的总成本分别减少 2 647 和 3 673 min。此外,患者与护理团队的互动程度高,并对及时解决技术问题感到满意。萨布里纳(Sabrina)等[149]亦发现 RM 改善了腹膜透析患者的临床结局,减少了与肾病相关的急诊次数和住院次数,且 RM 监测的患者对护理的接受度和满意度优于传统 APD。另一项哥伦比亚的研究通过建立模型得出,在 100 例 APD 患者队列中实施每月 35 美元的 RM,在一年内将节省 121 233 美元,以及无并发症时间增加 31 个月,住院次数减少 27 次,住院天数减少 518 天,腹膜炎发作次数减少 6 次[150]。此外,医护可利用远程监控平台,在电脑上查询到相关 APD 数据,获得患者整体的治疗情况,并能观察单个中心所有患者的整体情况,提醒患者及时进行随访并个体化设置各种报警阈值(如血压、体重、超滤)等。

在突发公共事件时,往往需要限制人员流动,如 2019 年 12 月出现的 COVID-19 疫情。中国医师协会肾脏内科医师分会发布的《对肾脏内科医师在新型冠状病毒感染防控期间医疗工作的指导意见(2020 年 2 月 1 日)》中指出对于规律腹膜透析患者,有条件的可考虑改为 APD,并且开启远程处方功能,避免人员流动,实时调整处方,真正实现居家隔离,减少疫情扩散。

在"互联网+医疗"的时代背景下,对居家腹膜透析患者进行 RM 管理是未来腹膜透析患者健康管理发展趋势和方向。通过 RM 模式实现居家腹膜透析的主动安全性,提高 APD 治疗的总体质量和水平,响应了国家促进互联网+医疗健康及远程医疗发展战略。但是应明确,RM 并不能全部代替临床评估和与患者的沟通,对较高风险的 APD 患者,需对程序进行定期维护。在接受 APD 的患儿中应用 RM 存在一定的阻碍,包括:①计划、培训、项目基础设施的前期投入;②患者的隐私问题;③居家进行远程透析护理就诊时的报销问题;④患儿及看护者对于 RM 技术的接受程度;⑤某些偏远地区的家庭可能无法连接到网络等[151]。总体而言,RM 在 APD 中应用的相关研究有待系统性完善。

30.7 儿童肾移植关注的热点问题

肾移植是 ESRD 患儿的首选肾脏替代治疗方式。与透析相比,不仅能提高患儿远期存活率,而且明显改善患儿生活质量。随着外科移植技术、免疫抑制药物的开发、围术期及术后临床管理的改善、器官供体来源的扩大,极大地提高了儿童肾移植患者和移植肾的存活率。儿童和成人肾移植后的免疫抑制药物和治疗方案是类似的,但儿童不是缩小版的成人,在免疫因素、导致肾衰竭的原发性肾脏病、常合并泌尿系统的问题、小年龄儿童的手术技术问题、药物代谢以及肾移植前需要完成免疫接种、社会心理等方面异于成人。此外,儿童肾移植存在独有的特点,如器官捐献供体的分配政策、移植后需要优化儿童的身高增长去激素化治疗、肾移植后更高的原发病毒感染发生率等问题等,均需引起临床高度关注。

30.7.1 儿童供肾优先分配给儿童

随着器官来源的增多,儿童肾移植受者呈现低龄化趋势,采用成人供肾存在诸多不足,在低龄、低体重儿童受者中尤为明显,儿童供肾的出现将有效改善这些问题。儿童捐献供肾分配给儿童,不但能有效避免由于供受体大小不匹配导致的心血管并发症,改善灌注不足,且显示出较成人供肾更好的长期预后[152-154]。2018 年 8 月国家卫生健康委员会修改器官分配政策,给予<18 岁的肾脏移植等待者优先权,即儿童供肾优先分配给儿童受者,将进一步推动我国儿童肾移植的发展。目前我国的儿童器官分配策略考虑到按年龄分段实施优先分配:①<2 岁捐献者的肾脏优先分配给<5 岁肾脏移植等待者,其次分配给≥5 岁且<18 岁肾脏移植等待者;②≥2 岁且<7 岁捐献者的肾脏优先分配给<14 岁肾脏移植等待者,其次分配给≥14 岁且<18 岁肾脏移植等待者;③≥7 岁且<18 岁捐献者的肾脏优先分配给<18 岁肾脏移植等待者。此外,部分欧洲国家[155]也推行"儿童供肾给儿童"的分配政策。数据显示,接受儿童供体的儿童肾移植比例为 16.7%~73.2%。

30.7.2 去激素化治疗方案

免疫抑制治疗是术后预防移植肾排斥反应及维持良好移植肾功能的关键。肾移植的免疫抑制治疗总体可分为 3 个阶段:免疫诱导治疗、免疫维持治疗和急性排斥反应的免疫治疗。糖皮质激素被认为是减少排斥反应的关键药物,但长期使用激素会带来诸多不良反应,尤其对儿童生长发育产生不利影响。因此,避免或撤除激素一直是儿童肾移植的重要目标之一。环孢素 A 自 20 世纪 80 年代早期开始应用于肾移植后,移植物的短期、长期存活率均获得明显提高,移植医生开始探索在不增加急性排斥反应发生的同时,减少维持治疗方案中激素的用量,甚至探索用无激素免疫抑制方案,以避免激素的不良反应。

随着越来越多新型免疫抑制剂的出现,使肾移植后激素用量减少和快速撤减成为可能。越来越多的移植中心开始接受激素撤减甚至无激素治疗方案,2013 年美国器官获取和移植网络(OPTN)和器官移植受者科学登记系统(SRTR)数据显示,约 40%的儿童肾移植术后撤除激素[156]。激素撤减已成为移植免疫抑制治疗的趋势,但激素撤除方案不同国家、不同移植中心仍未达成共识,目前常用的儿童肾移植中不同的激素撤减方案见表 30-14。

表 30-14 儿童肾移植中不同时间的激素撤减方案

时间	激素撤减方案
无激素	延长诱导时间(9 剂达丽珠单抗) TAC+MMF/SIR
早期撤除 <7 天	短期诱导(2 剂达丽珠单抗/巴利昔单抗) TAC+MMF
中期撤除 ≥7 天且≤1 年	单抗诱导(巴利昔单抗) CsA+MMF→CsA+EVR/SIR
晚期撤除 >1 年	无诱导 CsA+MMF

注:TAC,他克莫司;CsA,环孢素 A;MMF,霉酚酸酯;EVR,依维莫司;SIR,西罗莫司。

(1) 无激素/早期激素撤除方案(移植后 7 天内)

该方案要求在移植前对受者进行评估,并进行免疫诱导。KDIGO 指南[157]建议对低免疫风险且接受免疫诱导治疗的肾移植受者可在术后 1 周内停用糖皮质激素。如果肾移植后应用糖皮质激素已超过 1 周,建议不要停用。一项[158]关于肾移植术后早期撤除激素治疗对儿童身高影响的随机对照试验研究表明,与激素维持治疗相比,儿童受者术后早期(5 天)撤除激素,移植后 1 年时生长发育得到显著改善,移植后2年生长发育依然优于对照组水平,且对急性排斥反应发生率、受者及移植物存活率、肾小球滤过率等并无影响。此外,一项多中心关于儿童术后早期撤除激素的随机对照试验研究[159]显示,术后6天撤除激素者,其生长发育及血脂等均得到显著改善,预后良好。

(2) 中期激素撤除方案(移植后7天至1年)

激素撤减的时机介于早期撤除激素和晚期撤减激素方案两者之间。该项方案常应用于抗体诱导免疫方案者,激素撤减的时机往往根据患者的情况在移植肾功能相对稳定时予以撤减。环孢素联合mTOR抑制剂(如西罗莫司、依维莫司)是儿童肾移植中期激素撤减的可选方案[160]。

(3) 晚期激素撤除方案(移植后>1年)

研究表明即使术后晚期撤除激素对肾移植受者仍有意义。晚期激素撤除可减少激素相关并发症,促进儿童肾移植受者生长发育、避免肥胖,提高受者、移植物远期存活率。一项荟萃分析显示,肾移植后在他克莫司和/或霉酚酸酯应用的免疫抑制下,晚期撤除糖皮质激素可改善儿童生长发育,并提高人/肾存活率[161]。

目前关于评价激素撤减的利弊,掌握激素撤减的适用对象、撤减激素的最佳时机等方面仍存在争议。大多数研究倾向于早期撤除激素,激素撤除越早越有利于儿童生长发育。关于儿童肾移植撤减激素的适用对象,《中国儿童肾移植临床诊疗指南(2015版)》[162]指出,对于低免疫风险且接受诱导治疗的患儿,可在治疗过程中行激素撤减(2B);口服糖皮质激素短期体重增长过快的受者建议减量或撤除糖皮质激素(未分级);对于仍有发育可能的儿童,减少或避免使用糖皮质激素(2C)。同时,在评估儿童肾移植受者是否适合激素撤除时,还需考虑以下因素:①肾脏原发性疾病是激素撤除时要考虑的重要因素,激素不但发挥抗排斥作用,同时也有预防原发病复发的作用,对于原发病为免疫性肾病的受者,采用小剂量激素的维持治疗会更加稳妥。②免疫抑制剂的组合方案,如免疫诱导方案和免疫维持方案是影响激素撤除的另一重要因素。③二次移植或多次移植患儿存在急性排斥的高风险,几乎不能做到激素撤减。

目前儿童肾移植免疫方案中无激素/激素早期撤减方案获得的益处有着良好的前景,但仍需要大样本的研究证实其对长期移植肾功能的影响,并制订较为具体的标准。

30.7.3 移植后感染

(1) 概述

感染已超过排斥反应成为移植后最常见的并发症之一,也是造成移植肾失功和受者死亡的重要因素。澳大利亚、新西兰透析和移植登记系统分析了1970—2015年儿童肾移植生存情况,感染总体占受者病死率的17%。随着感染和心血管疾病相关病死率的降低,儿童肾移植受者5年生存率从1970—1985年的85%提高到2005—2015年的99%[163]。因此,控制感染对于肾移植受者的长期预后具有重要意义。

(2) 移植后感染时间

1) 移植后早期感染(移植后1个月内) 是以获得性和供体来源的术后感染为特征。感染主要为外科手术部位感染,肺部、泌尿道、静脉和导管相关感染。

2) 移植后1~6个月感染 由于移植后早期大剂量免疫抑制剂治疗,移植受者很容易出现巨细胞病毒(CMV)、单纯疱疹病毒、水痘-带状疱疹病毒、曲霉菌、结核分枝杆菌及卡氏肺囊虫等机会致病微生物的感染,其中巨细胞病毒感染是最为常见的感染之一。

3) 移植6个月后感染 通常移植术后移植肾功能稳定,免疫抑制剂减量维持治疗,感染风险相对降低。此阶段的感染常由常见的病原体(如肺炎球菌及呼吸道病毒)引起,但机会致病微生物所致的感染并未降低,尤其当受者发生急性排斥反应时免疫抑制剂加量会加重感染的风险。

(3) 移植术后感染的分类

肾移植术后感染根据病原体类型分为细菌、病毒、真菌等。细菌感染按部位分为尿路感染、肺部感染、腹腔感染等。尿路感染是儿童肾移植后最常见的感染,常与受体留置导尿管使细菌上行感染移植肾、输尿管支架生物膜形成有关;肺部感染分为社区获得性肺炎和医院获得性肺炎,严重者可发生重症肺炎;腹腔感染细菌来源广泛,儿童肾移植前腹膜透析是最主要的肾脏替代治疗方式,这较成人增加了腹透导管相关性感染风险。

(4) 移植后感染的预防

1) 预防接种 器官移植受者比一般人群对疫苗可以预防的传染病更加易感,且感染后带来的后果更严重。移植前免疫接种是预防严重感染的重要手段。受者的疫苗接种可以降低传染病感染风险,因此等待肾移植的患儿应尽量在移植前4~6周完成各类疫苗接种,移植前未完成疫苗接种计划的,待移植后免疫功能稳定时(移植后6个月)可接种灭活疫苗,但不推荐减毒活疫苗。建议对可监测抗体状态的疫苗定期复查抗体滴度,如乙肝病毒表面抗体等,必要时重复接种。

2)预防供体来源的感染 供者来源的急性或潜伏期感染会通过移植物传播给受者,对于供者的病原体筛选和器官保存液的检测可降低受者感染的发病率和病死率[164]。

3)预防性用药 预防性用药可改善移植术后感染的严重程度和感染发生率。定期监测免疫抑制剂浓度和免疫功能等,对感染高危受者进行预防性口服药物,如口服缬更昔洛韦预防CMV感染、口服复方新诺明预防卡氏肺孢子虫感染。

4)病毒监测 病毒监测是儿童肾移植术后随访的重要内容,其监测时间因病毒、患者特征(如血清状况)以及各移植中心而变化。一般情况下,移植后早期因免疫抑制剂用量大需频繁监测,移植后1年监测间隔可逐渐延长。国内最常见的致病病毒是人类疱疹病毒,包括CMV、EB病毒(EBV)、水痘-带状疱疹病毒,其次是微小病毒B19和BK病毒,偶见乙肝病毒。

CMV:移植受者感染CMV可以表现为无症状感染者或症状性CMV感染。症状性CMV感染又称为CMV病,可分为CMV综合征或组织侵袭性CMV病。CMV综合征较为常见,临床表现为发热、全身不适、流感样症状、白细胞减少、血小板减少。儿童CMV感染主要是病毒血清学阳性供体供给阴性受者(D^+/R^-)所致。由于儿童受者在移植时CMV抗体阴性的比例约为65%,高于成人水平,因此,儿童是CMV感染的高危人群。CMV管理指南推荐高危患者(使用抗T细胞抗体免疫抑制治疗的D^+/R^-或D^+/R^+者)常规预防CMV感染[165]。缬更昔洛韦是预防CMV感染的常用药物,剂量需根据体表面积(BSA)和肌酐清除率调整。

EBV:是一种嗜B淋巴细胞性疱疹病毒,EBV转化的B细胞永生化与肿瘤性疾病有密切关系。检测EBV的主要目的是防止发生移植后淋巴增殖性疾病(PTLD)。EBV血症的早期识别及干预可防止患者进展为EBV感染和PTLD。KDIGO[157]建议移植后高风险的患者(D^+/R^-)的监测程序如下:移植后1年内,第1周内检测1次;移植后3~6个月内,至少每月检测1次;然后至少每3个月检测1次至移植后第1年结束;患者出现急性排斥反应后重新开始监测。

BK病毒:BK病毒通常潜伏感染肾小管和尿道上皮细胞。高水平的BK病毒载量会破坏肾组织,有2%~10%的患者会发生BK病毒相关性肾病,是移植物失功的最常见感染性原因[166],约3/4的患者在移植后1年发病。病毒血症及病毒尿症出现在BK病毒相关性肾病之前。移植后应进行BK病毒监测,以避免诊断较迟导致移植失败。KDIGO[157]推荐:移植后3~6个月应每个月进行1次BK病毒检测;移植后6~12个月应每3个月进行1次BK病毒检测;若出现不明原因血肌酐升高或出现急性排斥反应时需进行BK病毒检测;若患者血BK病毒DNA持续$>10\times10^6$拷贝/升,建议进行肾穿刺,同时减少免疫抑制剂的用量(表30-15)。美国移植协会传染病实践工作组2019年发表关于实体器官移植后BK病毒感染相关指南[167],指出肾移植术后9个月内应每个月检测BK病毒,随后每3个月检测1次BK病毒直至移植后2年;儿童肾移植应延长检测至移植2年后。其他辅助治疗包括来氟米特、西多福韦、环丙沙星、西罗莫司及静脉注射免疫球蛋白等。

表30-15 BK病毒肾病免疫抑制剂减量方案

	策略1	策略2
阶段1	CNI减量25%~50%,在阶段1或2(TAC 3~4 μg/L和CsA 50~100 μg/L)	MMF减量50%
阶段2	MMF减少50%	CNI减量25%~50%(TAC 3~4 μg/L和CsA 50~100 μg/L)
阶段3	MMF停用 口服泼尼松剂量必须降至<10 mg/d	MMF停用 口服泼尼松剂量必须降至<10 mg/d

注:CNI,钙调磷酸酶抑制剂;TAC,他克莫司;CsA,环孢素A;MMF,霉酚酸酯。

近年来JC病毒受到越来越多移植医师的关注,40%以上的肾移植患者可检测到JC病毒,由于JC病毒具有明显嗜神经性的特点,可引起进行性多灶性脑白质病(PML)。JC病毒相关性肾病也有个案病例报道[168]。

(5) 移植术后感染的治疗原则

移植术后感染的治疗原则如下。①抗感染治疗:对于诊断明确的特定病原体,根据药敏选择窄谱抗感染药物;对于感染病原体尚不明确的,可以根据区域和院内感染病原学流行病学报告指导抗感染药物的合理应用。②个性化免疫抑制方案:有研究表明,来氟米特可作为辅助性免疫抑制治疗 BK 病毒感染[169],咪唑立宾可作为抗细胞增殖类药物发挥抑制 CMV 复制的作用[170]。③当受者发生严重感染,除合理使用抗感染药物外,给予静脉丙球蛋白免疫支持,及时减停、更换免疫抑制剂也非常重要。

30.7.4 移植后肿瘤

(1) 概述

随着移植后生存率的提高,恶性肿瘤已成为实体器官移植(SOT)受者死亡的重要原因[171]。2014 年北美儿童肾移植合作研究数据显示患儿移植后死亡原因最常见的是感染(28.4%),其次是恶性肿瘤(11.5%),从移植到恶性肿瘤发生的中位时间为 14.9 个月(范围为 0.9~161.8 个月)[172]。

(2) 移植后恶性肿瘤

肾移植患者的癌症发生率高于一般人群,与同年龄、同性别相对应的一般人群比较,接受 SOT 的人群患恶性肿瘤的风险增加了 3~5 倍[173],而在儿童肾移植受者中,恶性肿瘤的发生率随着时间的推移而增加,移植后 15 年发生率为 10%,而移植后 30 年的发生率达到 20%~26%[174]。肿瘤的发生是多因素的,包括长期的免疫抑制、致癌病毒感染和再激活、抗体刺激、免疫调节受损、衰老、宿主遗传等[175]。很多儿童移植后肿瘤与致癌微生物感染相关,如移植后 PTLD(EBV)、皮肤癌(人类疱疹病毒 19、8、16、20 型)、卡波西肉瘤(人类疱疹病毒 8 型)、肝癌(乙型和丙型肝炎病毒)、胃癌(幽门螺杆菌)等[176]。

儿童肾移植后最常见的恶性肿瘤是 EBV 相关 PTLD,其发生率是成人肾移植受者的 4 倍[177]。2014 年北美儿童肾移植合作研究数据显示,报道的 310 例恶性肿瘤中有 262 例(81.8%)为 PTLD[172]。而在其他的研究中,PTLD 也占到所有移植后肿瘤的 50% 以上。其次是皮肤癌,尤其非黑素瘤性皮肤癌(NMSC)最常见,占儿童 SOT 患者肿瘤的 20%~26%;其他实体器官肿瘤(特别是上皮细胞源性肿瘤)更多见于儿童 SOT 患者进入成年后[173]。

(3) 儿童移植后淋巴增殖性疾病

PTLD 是指发生在同种异体 SOT 或造血干细胞移植术后免疫抑制剂治疗的最严重并发症之一,其发病机制与移植后免疫抑制和 EBV 感染有关,疾病谱从良性改变到肿瘤性病变[178]。PTLD 的发生是 SOT 最致命的并发症之一。PTLD 发病呈双峰型,移植后 2 年发生率最高,移植后 5~10 年出现第 2 次高峰[179]。不同器官移植后 PTLD 的发生率不一,将儿童 PTLD 发生率由高到低排序,分别为小肠移植(约 20%)、肺移植(15%)、肝移植(5%~10%)、心脏移植(约 6%)、肾移植(2%~3%);肾移植术后 PTLD 发生率低于其他实体器官移植[180]。

原发性 EBV 感染是 PTLD 的危险因素。由于 EBV 感染后主要作用于 B 淋巴细胞,并使其保持长期生长及繁殖的能力,随后所产生的特异性中和抗体及细胞免疫反应仅能终止外源性再感染,但不能完全清除潜伏在 B 淋巴细胞中的 EBV。如机体发生免疫缺陷或免疫功能减退,导致 T 淋巴细胞的耗竭,使 B 淋巴细胞增殖失控,从而使 EBV 再激活、复制及癌基因表达等改变,最终导致单克隆侵袭性淋巴瘤的发生[181]。免疫抑制剂应用是 PTLD 发生的明确危险因素,其发生 PTLD 的风险与药物及剂量有关[182]。儿童群体中已报道的其他相关危险因素还包括种族、供者 EBV 血清学(+)/受者 EBV 血清学(−)、心脏死亡供体等。

PTLD 的临床表现因感染部位和肿瘤大小而异。最常见的表现为淋巴结或扁桃体肿大、腹部肿块和其他全身症状[179]。组织病理学检查是诊断 PTLD 的金标准,2008 年 WHO 将 PTLD 分为早期病变、多形性 PTLD、单形性 PTLD(弥漫大 B 细胞淋巴瘤等)以及经典霍奇金淋巴瘤四大类型,其中弥漫大 B 细胞淋巴瘤是儿童中最常见的亚型[182]。

目前 PTLD 尚无标准的治疗方案,主要治疗目的是清除肿瘤性增生细胞和保护移植肾功能。PTLD 起始管理需免疫抑制剂减量,对免疫抑制剂减量效果不佳者,可给予抗 CD20 单抗或联合化疗方案。对于 EBV 血清学阴性的高风险人群,目前尚无推荐的免疫抑制剂使用方案。KDIGO 建议[157] 对这些高风险人群定期进行病毒检测。随着 EBV 负载量的增加,应及时减少免疫抑制剂。PTLD 的预后与病理学分类及临床分期密切相关,亦有资料[178] 显示病变部位位于骨髓或中枢神经系统、单形性 PTLD、乳酸脱氢酶升高及一线治疗无反应者,是

PTLD 预后不良的危险因素。

随着 SOT 患儿生存持续改善,恶性肿瘤可能成为移植后发病率和病死率增加的主要原因。未来围绕癌症的预防策略可成为移植前评估的重要组成部分。

30.7.5 儿童肾移植的预后

随着外科移植技术的进步、完善的移植前准备、免疫诱导和免疫维持方案的优化、更好的供受体匹配,移植物存活率持续改善。国内外的资料显示[163,172,183—188],儿童肾移植受者术后 1、5、10 年的生存率分别为 96%~98%、93~99%、88%,移植肾 1、5、10 年存活率分别为 88%~92%、71%~85%、58%~63%。移植失败的原因主要包括排斥反应、原发病复发、移植物血栓形成及患者依从性差等。

移植物血栓形成是儿童肾移植术后第 1 年移植失败的最常见原因[189],其次是急性排斥反应。移植物血栓形成的总体发病率为 2%~3%,在 5 岁以下儿童中高达 10%[190]。移植物血栓形成与移植前腹膜透析治疗、供体为尸肾、二次/多次移植及冷缺血时间有关。优先肾移植(pre-emptive kidney transplantation,是指未经透析而直接进行肾移植)患者的长期移植物存活率优于先透析再移植的患者,且与透析持续时间相关[191]。一组来自欧洲儿童肾移植的数据显示,移植前经过 2 年以上透析的儿童受者移植失败的风险比优先肾移植患者增加了 67%[192]。免疫抑制剂用药依从性差也是移植物丢失的部分原因[193]。

此外,移植肾的预后亦与原发疾病相关。原发病为先天性肾脏和尿路畸形的受者,比原发病为局灶性节段性肾小球硬化(FSGS)、膜增生性肾小球肾炎(MPGN)或溶血性尿毒综合征(HUS)者预后更好[194,195]。原发病为 FSGS 的受者中,因移植后 30%~40%存在原发病复发,5 年移植物存活率较其他原发病受者降低约 10%;原发病为 HUS 的患者,移植后 50%~70%的移植患者易出现 HUS 复发,且移植后早期发生血栓的风险相对较高,>50%的移植物丢失发生在移植后 1 年内[196]。

尿毒症患儿尤其是低龄、低体重儿有其自身特点,肾移植术前评估、术中处理和术后管理等环节均有别于成人,因此有必要让儿童肾脏科医师介入,与成人移植科医师密切配合,形成术前-术中-术后闭环管理儿童肾移植,以提高儿童肾移植预后。复旦大学附属儿科医院肾脏科自 2011 年起与海军军医大学附属长海医院、复旦大学附属中山医院肾移植科合作开展器官捐献供肾-儿童肾移植工作,采用儿童肾脏科与成人移植科密切合作的管理方式,术前-术中-术后对肾移植儿童进行闭环管理,结果显示[187] 受者 1、3、5、7 年存活率均为 96.6%,移植肾 1、3、5、7 年存活率均为 87%,与国外报道相似。

总之,肾移植作为尿毒症儿童的最佳肾替代治疗方式,显著改善尿毒症患儿生存质量,使其长期获益。"儿童供肾优先分配给儿童受者"这一器官移植分配策略,保障了尿毒症儿童在器官分配中的优先地位,促进了儿童肾移植的发展。完善的移植前准备(明确原发病、等待移植过程中给予充分有效的透析、积极纠正 CKD 并发症、移植前完善疫苗接种等)和细致的移植后随访(免疫及感染状态检测、及时调整免疫抑制剂及控制感染、生长发育的管理等)有助于进一步改善儿童肾移植的长期预后。

(龚一女 翟亦晖 汤小山 饶 佳 刘佳璐 李国民 孙 利 缪千帆 陈 径 张致庆 翟亦晖 刘娇娇 沈 茜 徐 虹)

参考文献

1. MONG HIEP T T, ISMAILI K, COLLART F, et al. Clinical characteristics and outcomes of children with stage 3 - 5 chronic kidney disease [J]. Pediatr Nephrol, 2010,25(5):935 - 940.
2. 中华医学会儿科学分会肾脏病学组. 91 所医院 1990—2002 年小儿慢性肾衰竭 1 268 例调查报告[J]. 中华儿科杂志,2004,42(10):724 - 730.
3. 缪千帆,沈茜,徐虹,等. 慢性肾脏病 2~5 期患儿 264 例病因构成分析[J]. 中华儿科杂志,2015,53(09):665 - 669.
4. 张斌,王辉,等. 超声筛查 26 989 名儿童中先天性肾脏和尿路畸形的临床分析[J]. 中华儿科杂志,2011,49(7):534 - 538.
5. 龚一女,张莺,沈茜,等. 先天性肾脏和尿路畸形超声筛查三级转诊体系的高危儿肾盂扩张筛查和随访研究[J]. 中国循证儿科杂志,2013,8(5):326 - 330.
6. GONG Y, ZHANG Y, SHEN Q, et al. Early detection of congenital anomalies of the kidney and urinary tract: cross-sectional results of a community-based screening and referral study in China [J]. BMJ Open, 2018, 8(5):e020634.
7. LIN C Y, HUANG S M. Childhood albuminuria and

Chronic kidney disease is associated with mortality and end-stage renal disease [J]. Pediatr Neonatol, 2016, 57(4):280-287.

8. 龚一女, 徐虹, 沈茜, 等. 无症状性血尿患儿分级诊疗模式的探讨[J]. 上海医学, 2016, 39(05):277-282.

9. RAO J, LIU X, MAO J, et al. Genetic spectrum of renal disease for 1001 Chinese children based on a multicenter registration system[J]. Clin Genet, 2009, 96(5):402-410.

10. 王萍, 余自华. 遗传性激素耐药型肾病综合征的诊断和治疗[J]. 中华儿科杂志, 2019, 57(8):646-649.

11. ASHRAF S, GEE H Y, WOERNER S, et al. ADCK4 mutations promote steroid-Resistant nephrotic syndrome through CoQ10 biosynthesis disruption [J]. J Clin Invest, 2013, 123(12):5179-5189.

12. SONG X, FANG X, TANG X, et al. CoQ8B nephropathy: Early detection and optimal treatment [J]. Mol Genet Genomic Med, 2020, 8(8):1-10.

13. CHENG H. Genetic tests in children with steroid-resistant nephrotic syndrome [J]. Kidney Res Clin Pract, 2020, 39(1):7-16.

14. LIPSKA-ZIEKIEWICZ B S, OZALTIN F, HOLTTA T, et al. Genetic aspects of congenital nephrotic syndrome: a consensus statement from the ERKNet-ESPN inherited glomerulopathy working group [J]. Eur J Hum Genet, 2020, 28(10):1368-1378.

15. 冯春月, 毛建华. 遗传性肾小管酸中毒的病因及发病机制[J]. 中华实用儿科临床杂志, 2018, 33(17):1292-1295.

16. SOARES S B M, DE MENEZES SILVA L A W, DE CARVALHO MRAD F C, et al. Distal renal tubular acidosis: genetic causes and management [J]. World J Pediatr, 2019, 15(5):422-431.

17. BOETTGER T, HUBNER C A, MAIER H, et al. Deafness and renal tubular acidosis in mice lacking the K-Cl cotransporter Kcc4 [J]. Nature, 2002, 416(6883):874-878.

18. XU J, SONG P, NAKAMURA S, et al. Deletion of the chloride transporter slc26a7 causes distal renal tubular acidosis and impairs gastric acid secretion [J]. J Biol Chem, 2009, 284(43):29470-29479.

19. BLOMQVIST S R, VIDARSSON H, FITZGERALD S, et al. Distal renal tubular acidosis in mice that lack the forkhead transcription factor Foxi1 [J]. J Clin Invest, 2004, 113(11):1560-1570.

20. ENERBACK S, NILSSON D, EDWARDS N, et al. Acidosis and deafness in patients with recessive mutations in FOXI1 [J]. J Am Soc Nephrol, 2018, 29(3):1041-1048.

21. ZHOU F, MAO J, YE Q, et al. Clinical features and genetic findings in Chinese children with distal acidosis [J]. Int J Clin Exp Pathol, 2018, 11(7):3523-3532.

22. GIANESELLO L, DEL PRETE D, CEOL M, et al. From protein uptake to Dent disease: an overview of the CLCN5 gene [J]. Gene, 2020, 747:144662.

23. YE Q, SHEN Q, RAO J, et al. Multicenter study of the clinical features and mutation gene spectrum of Chinese children with Dent disease [J]. Clin Genet, 2020, 97(3):407-417.

24. BERGWITZ C, MIYAMOTO K I. Hereditary hypophosphatemic rickets with hypercalciuria: pathophysiology, clinical presentation, diagnosis and therapy [J]. Pflugers Arch, 2019, 471(1):149-163.

25. SANNA-CHERCHI S, WESTLAND R, GHIGGERI G M, et al. Genetic basis of human congenital anomalies of the kidney and urinary tract [J]. J Clin Invest, 2018, 128(1):4-15.

26. SKINNER M A, SAFFORD S D, REEVES J G, et al. Renal aplasia in humans is associated with RET mutations [J]. Am J Hum Genet, 2008, 82(2):344-351.

27. COSTANTINI F. GDNF/Ret signaling and renal branching morphogenesis: From mesenchymal signals to epithelial cell behaviors [J]. Organogenesis, 2010, 6(4):252-262.

28. CHI X, MICHOS O, SHAKYA R, et al. Ret-dependent cell rearrangements in the Wolffian duct epithelium initiate ureteric bud morphogenesis [J]. Dev Cell, 2009, 17(2):199-209.

29. COSTANTINI F, SHAKYA R. GDNF/Ret signaling and the development of the kidney [J]. Bioessays 2006, 28(2):117-127.

30. HORIKAWA Y, IWASAKI N, HARA M, et al. Mutation in hepatocyte nuclear factor-1 beta gene (TCF2) associated with MODY [J]. Nat Genet, 1997, 17(4):384-385.

31. VERBITSKY M, WESTLAND R, PEREZ A, et al. The copy number variation landscape of congenital anomalies of the kidney and urinary tract [J]. Nat Genet, 2019, 51(1):117-127.

32. LUO F, TAO Y H. Nephronophthisis: A review of genotype-phenotype correlation [J]. Nephrology, 2018, 23(10):904-911.

33. WILLIAMS C L, LI C, KIDA K, et al. MKS and NPHP modules cooperate to establish basal body/transition zone

membrane associations and ciliary gate function during ciliogenesis [J]. J Cell Biol, 2011, 192(6): 1023 - 1041.

34. SANG L, MILLER J J, CORBIT K C, et al. Mapping the NPHP-JBTS-MKS protein network reveals ciliopathy disease genes and pathways [J]. Cell, 2011, 145(4): 513 - 528.

35. MOLLET G, SILBERMANN F, DELOUS M, et al. Characterization of the nephrocystin/nephrocystin - 4 complex and subcellular localization of nephrocystin - 4 to primary cilia and centrosomes [J]. Hum Mol Genet, 2005, 14(5): 645 - 656.

36. WOLF M T. Nephronophthisis and related syndromes [J]. Curr Opin Pediatr, 2015, 27(2): 201 - 211.

37. YEE L E, GARCIA-GONZALO F R, BOWIE R V, et al. Conserved genetic interactions between ciliopathy complexes cooperatively support ciliogenesis and ciliary signaling [J]. PLoS Genet, 2015, 11(11): e1005627.

38. RENKEMA K Y, STOKMAN M F, GILES R H, et al. Next-generation sequencing for research and diagnostics in kidney disease [J]. Nat Rev Nephrol, 2014, 10(8): 433 - 444.

39. CHEBIB F T, PERRONE R D, CHAPMAN A B, et al. A practical guide for treatment of rapidly progressive ADPKD with tolvaptan [J]. J Am Soc Nephrol, 2018, 29 (10): 2458 - 2470.

40. TAKASATO M, ER P X, CHIU H S, et al. Kidney organoids from human iPS cells contain multiple lineages and model human nephrogenesis [J]. Nature, 2015, 526 (7574): 564568.

41. FREEDMAN B S, BROOKS C R, LAM A Q, et al. Modelling kidney disease with CRISPR-mutant kidney organoids derived from human pluripotent epiblast spheroids [J]. Nat Commun, 2015, 6: 8715.

42. CRUZ N M, SONG X, CZERNIECKI S M, et al. Organoid cystogenesis reveals a critical role of microenvironment in human polycystic kidney disease [J]. Nat Mater, 2017, 16(11): 1112 - 1119.

43. MCCONNACHIE D J, STOW J L, MALLETT A J. Ciliopathies and the kidney: a review [J]. Am J Kidney Dis, 2021, 77(3): 410 - 419.

44. HOPP K, COGAL A G, BERGSTRALH E J, et al. Phenotype-genotype correlations and estimated carrier frequencies of primary hyperoxaluria [J]. J Am Soc Nephrol, 2015, 26(10): 2559 - 2570.

45. SAS D J, HARRIS P C, MILLINER D S. Recent advances in the identification and management of inherited hyperoxalurias [J]. Urolithiasis, 2019, 47(1):

79 - 89.

46. COCHAT P, RUMSBY G. Primary hyperoxaluria [J]. N Engl J Med, 2013, 369(7): 649 - 658.

47. COCHAT P, GROOTHOFF J. Primary hyperoxaluria type 1: practical and ethical issues [J]. Pediatr Nephrol, 2013, 28(12): 2273 - 2281.

48. FARGUE S, RUMSBY G, DANPURE CJ. Multiple mechanisms of action of pyridoxine in primary hyperoxaluria type 1 [J]. Biochim Biophys Acta, 2013, 1832(10): 1776 - 1783.

49. ELIZABETH C L, JOHN C L, BARBARA M S, et al. Recovery from dialysis in patients with primary hyperoxaluria type 1 treated with pyridoxine: a report of 3 cases [J]. Am J Kidney Dis, 2021, 77(5): 816 - 819.

50. DEVRESSE A, COCHAT P, GODEFROID N, et al. Transplantation for primary hyperoxaluria type 1: designing new strategies in the era of promising therapeutic perspectives [J]. Kidney Int Rep, 2020, 5 (12): 2136 - 2145.

51. BELOSTOSKY R, FRISHBERG Y. Novel therapeutic approaches for the primary hyperoxalurias [J]. Pediatr Nephrol, 2020, doi: 10.1007/s00467 - 020 - 04817 - 8.

52. LESLEY J S, SUSAN J K. Lumasiran: first approval [J]. Drugs, 2021, 81(2): 277 - 282.

53. WOOD K D, HOLMES R P, ERBE D, et al. Reduction in urinary oxalate excretion in mouse models of primary hyperoxaluria by RNA interference inhibition of liver lactate dehydrogenase activity [J]. Biochim Biophys Acta Mol Basis Dis, 2019, 1865(9): 2203 - 2209.

54. CHENGJUNG L, NATALIE P, JESSICA G, et al. Specific inhibition of hepatic lactate dehydrogenase reduces oxalate production in mouse models of primary hyperoxaluria [J]. Mol Ther, 2018, 26(8): 1983 - 1995.

55. HANNAN N R, SEGERITZ C P, TOUBOUL T, et al. Production of hepatocyte-like cells from human pluripotent stem cells [J]. Nat Protoc, 2013, 8(2): 430 - 437.

56. ESTEVE J, BLOUIN JM, LALANNE M, et al. Generation of induced pluripotent stem cells-derived hepatocyte-like cells for exvivo gene therapy of primary hyperoxaluria type 1 [J]. Stem Cell Res, 2019, 38: 101467.

57. ZHENG R, FANG X, CHEN X, et al. Knockdown of lactate dehydrogenase by adeno-associated virus-delivered CRISPR/Cas9 system alleviates primary hyperoxaluria type 1 [J]. Clin Transl Med, 2020, 10(8): e261.

58. BERND H, PATRICIA A P, BASTIAN D, et al.

Effects of oxalobacter formigenes in subjects with primary hyperoxaluria type 1 and end-stage renal disease: a phase II study [J]. Nephrol Dial Transplant, 2020, 8(18): 1 – 10.

59. MANDRILE G, VAN WOERDEN C S, BERCHIALLA P, et al. Data from a large European study indicate that the outcome of primary hyperoxaluria type 1 correlates with the AGXT mutation type [J]. Kidney Int, 2014, 86(6): 1197 – 1204.

60. HARAMBAT J, FARGUE S, ACQUAVIVA C, et al. Genotype-phenotype correlation in primary hyperoxaluria type 1: the p. Gly170Arg AGXT mutation is associated with a better outcome [J]. Kidney Int, 2010, 77(5): 443 – 449.

61. ROSSI F, L'IMPERIA V, MARTI H P, et al. Proteomics for the study of new biomarkers in Fabry disease: State of the art [J]. Mol Genet Metab, 2021, 132(2): 86 – 93.

62. AURAY-BLAIS C, CYR D, NTWARI A, et al. Urinary globotriaosylceramide excretion correlates with the genotype in children and adults with Fabry disease [J]. Mol Genet Metab, 2008, 93(3): 331 – 340.

63. VEDDER A C, LINTHORST G E, VAN BREEMEN M J, et al. The Dutch Fabry cohort: diversity of clinical manifestations and Gb3 levels [J]. J Inherit Metab Dis, 2007, 30(1): 68 – 78.

64. SCHIFFMANN R, RIES M, TIMMONS M, et al. Long-term therapy with agalsidase alfa for Fabry disease: safety and effects on renal function in a home infusion setting [J]. Nephrol Dial Transplant, 2006, 21(2): 345 – 354.

65. VEDDER A C, BREUNING F, DONKER-KOOPMAN W E, et al. Treatment of Fabry disease with different dosing regimens of agalsidase: effects on antibody formation and GL – 3 [J]. Mol Genet Metab, 2008, 94(3): 319 – 325.

66. HEINECKE J W. Oxidized amino acids: culprits in human atherosclerosis and indicators of oxidative stress [J]. Free Radic Biol Med, 2002, 32(11): 1090 – 1101.

67. VOITOVA L, ZIMA T, TESAR V, et al. Study of urinary proteomes in Anderson-Fabry disease [J]. Ren Fail, 2010, 32(10): 1202 – 1209.

68. MATAFORA V, CUCCURULLO M, BENEDUCI A, et al. Early markers of Fabry disease revealed by proteomics [J]. Mol Biosyst, 2015, 11(6): 1543 – 1551.

69. HEO S H, KANG E, KIM Y M, et al. Fabry disease: characterisation of the plasma proteome pre- and post- enzyme replacement therapy [J]. J Med Genet, 2017, 54(11): 771 – 780.

70. CIGNA D, D'ANNA C, ZIZZO C, et al. Alteration of proteomic profiles in PBMC isolated from patients with Fabry disease: preliminary findings [J]. Mol Biosyst, 2013, 9(6): 1162 – 1168.

71. XIAO K, LU D, HOEPFNER J, et al. Circulating microRNAs in Fabry Disease [J]. Sci Rep, 2019, 9(1): 15277.

72. NEAL C S, MICHAEL M Z, PIMLOTT L K, et al. Circulating microRNA expression is reduced in chronic kidney disease [J]. Nephrol Dial Transplant, 2011, 26(11): 3794 – 3802.

73. AZEVEDO O, GAGO M F, MILTENBERGER-MILTENYI G, et al. Fabry disease therapy: state-of-the-art and current challenges [J]. Int J Mol Sci, 2021, 22(1): 1 – 16.

74. FELIS A, WHITLOW M, KRAUS A, et al. Current and investigational therapeutics for fabry disease [J]. Kidney Int Rep, 2020, 5(4): 407 – 413.

75. KANT S, ATTA M G. Therapeutic advances in Fabry disease: the future awaits [J]. Biomed Pharmacother, 2020, 131: 110779.

76. BERNARDES T P, FORESTO R D, KIRSZTAJN G M. Fabry disease: genetics, pathology, and treatment [J]. Rev Assoc Med Bras, 2020, 66(Suppl 1): 10 – 16.

77. KOULOUSIOS K, STYLIANOU K, PATEINAKIS P, et al. Fabry disease due to D313Y and novel GLA mutations [J]. BMJ Open, 2017, 7(10): e017098.

78. NOONE D G, IIJIMA K, PAREKH R. Idiopathic nephrotic syndrome in children [J]. Lancet, 2018, 392(10141): 61 – 74.

79. BANH T H, HUSSAIN-SHAMSY N, PATEL V, et al. Ethnic differences in incidence and outcomes of childhood nephrotic syndrome [J]. Clin J Am Soc Nephrol, 2016, 11(10): 1760 – 1768.

80. CHANCHLANI R, PAREKH RS. Ethnic differences in childhood nephrotic syndrome [J]. Front Pediatr, 2016, 4: 39.

81. EDDY A A, SYMONS J M. Nephrotic syndrome in childhood [J]. Lancet, 2003, 362(9384): 629 – 639.

82. SALEEM M A. Molecular stratification of idiopathic nephrotic syndrome [J]. Nat Rev Nephrol, 2019, 15(12): 750 – 765.

83. TRAUTMANN A, VIVARELLI M, SAMUEL S, et al. IPNA clinical practice recommendations for the diagnosis and management of children with steroid-resistant

nephrotic syndrome [J]. Pediatr Nephrol, 2020, 35(8): 1529-1561.
84. DING W Y, KOZIELL A, MCCARTHY H J, et al. Initial steroid sensitivity in children with steroid-resistant nephrotic syndrome predicts post-transplant recurrence [J]. J Am Soc Nephrol, 2014, 25(6): 1342-1348.
85. BIERZYNSKA A, MCCARTHY H J, SODERQUEST K, et al. Genomic and clinical profiling of a national nephrotic syndrome cohort advocates a precision medicine approach to disease management [J]. Kidney Int, 2017, 91(4): 937-947.
86. WEI C, EL HINDI S, LI J, et al. Circulating urokinase receptor as a cause of focal segmental glomerulosclerosis [J]. Nat Med, 2011, 17(8): 952-960.
87. DAI R, LIU H, HAN X, et al. Angiopoietin-like-3 knockout protects against glomerulosclerosis in murine adriamycin-induced nephropathy by attenuating podocyte loss [J]. BMC Nephrol, 2019, 20(1): 185.
88. HAN X, DAI R, ZHAI Y, et al. Anti-proteinuria effect of antibody against ANGPTL3 coil-coiled domain on adriamycin-induced nephropathy in mice [J]. Biochem Biophys Res Commun, 2019, 516(3): 812-818.
89. DING W Y, BERESFORD M W, SALEEM M A, et al. Big data and stratified medicine: what does it mean for children? [J]. Arch Dis Child, 2019, 104(4): 389-394.
90. HAHN D, HODSON E M, WILLIS N S, et al. Corticosteroid therapy for nephrotic syndrome in children [J]. Cochrane Database Syst Rev, 2015, 18(3): CD001533.
91. LARKINS N G, LIU I D, WILLIS N S, et al. Non-corticosteroid immunosuppressive medications for steroid-sensitive nephrotic syndrome in children [J]. Cochrane Database Syst Rev, 2020, 4(4): CD002290.
92. SUN L, XU H, SHEN Q, et al. Efficacy of rituximab therapy in children with refractory nephrotic syndrome: a prospective observational study in Shanghai [J]. World J Pediatr, 2014, 10(1): 59-63.
93. 张涛,沈茜,徐虹,等. 利妥昔单抗治疗儿童原发性难治性肾病综合征疗效及其影响因素的自身前后对照研究[J]. 中国循证儿科杂志, 2018, 3(13): 161-165.
94. YOUSSEF D M, AL-ATIF A M A, EL-KHATEEB S S H, et al. Evaluation of interleukin-18 in children with steroid-sensitive nephrotic syndrome before and after using levamisole [J]. Saudi J Kidney Dis Transpl, 2018, 29(3): 591-597.
95. ROMBEL R M, GIPSON D S, HODSON E M, et al. Treatment of steroid-sensitive nephrotic syndrome: new guidelines from KDIGO [J]. Pediatr Nephrol, 2013, 28(3): 415-426.
96. SONG X, FANG X, TANG X, et al. CoQ8B nephropathy: Early detection and optimal treatment [J]. Mol Genet Genomic Med, 2020, 8(8): e1360.
97. VEIT G, XU H, DREANO E, et al. Structure-guided combination therapy to potently improve the function of mutant CFTRs [J]. Nat Med, 2018, 24(11): 1732-1742.
98. WU H M, TANG J L, CAO L, et al. Interventions for preventing infection in nephrotic syndrome [J]. Cochrane Database Syst Rev, 2012, 18(4): CD003964.
99. KONG X, YUAN H, FAN J, et al. Lipid-lowering agents for nephrotic syndrome [J]. Cochrane Database Syst Rev, 2013, 10(12): CD005425.
100. YANG B Y, ZHAO M, WU H, et al. A comprehensive review of biological agents for lupus: beyond single target [J]. Front Immunol, 2020, 11: 539797.
101. SAMOTIJ D, REICH A. Biologics in the treatment of lupus erythematosus: a critical literature review [J]. Biomed Res Int, 2019, 2019: 8142368.
102. LEANDRO M J, EDWARDS J C, CAMBRIDGE G, et al. An open study of B lymphocyte depletion in systemic lupus erythematosus [J]. Arthritis Rheum, 2002, 46(10): 2673-2667.
103. SPECKER C. The LUNAR study: rituximab for lupus nephritis? [J]. Z Rheumatol, 2013, 72(3): 300-302.
104. MERRILL J T, NEUWELT C M, WALLACE D J, et al. Efficacy and safety of rituximab in moderately-to-severely active systemic lupus erythematosus: the randomized, double-blind, phase II/III systemic lupus erythematosus evaluation of rituximab trial [J]. Arthritis Rheum, 2010, 62(1): 222-233.
105. DIAZ-LAGARES C, CROCA S, SANGLE S, et al. Efficacy of rituximab in 164 patients with biopsy-proven lupus nephritis: pooled data from European cohorts [J]. Autoimmun Rev, 2012, 11(5): 357-364.
106. FANOURIAKIS A, KOSTOPOULOU M, ALUNNO A, et al. 2019 update of the EULAR recommendations for the management of systemic lupus erythematosus [J]. Ann Rheum Dis, 2019, 78(6): 736-745.
107. CHEN H, ZHENG W J, SU J, et al. Low-dose rituximab therapy for refractory thrombocytopenia in patients with systemic lupus erythematosus — a prospective pilot study [J]. Rheumatology, 2011, 50(9): 1640-1644.
108. ZHANG F, BAE S C, BASS D, et al. A pivotal phase

III, randomised, placebo-controlled study of belimumab in patients with systemic lupus erythematosus located in China, Japan and South Korea [J]. Ann Rheum Dis, 2018,77(3):355 – 363.

109. SAXENA A, GREEN Y, HOUSSIAU F, et al. Two-year, randomized, controlled trial of belimumab in lupus nephritis [J]. N Engl J Med, 2020,383(12):1117 – 1128.

110. VAN VOLLENHOVEN R F, HAHN B H, TSOKOS G C, et al. Efficacy and safety of ustekinumab, an IL – 12 and IL – 23 inhibitor, in patients with active systemic lupus erythematosus: results of a multicentre, double-blind, phase 2, randomised, controlled study [J]. Lancet, 2018,392(10155):1330 – 1339.

111. MORAND E F, FURIE R, TANAKA Y, et al. Trial of anifrolumab in active systemic lupus erythematosus [J]. N Engl J Med, 2020,382(3):211 – 221.

112. HUTCHSON J, VANARSA K, BASHMAKOV A, et al. Modulating proximal cell signaling by targeting Btk ameliorates humoral autoimmunity and end-organ disease in murine lupus [J]. Arthritis Res Ther, 2012. 14(6):R243.

113. WRIGHT R D, BANNERMAN F, BERESFORD M W, et al. A systematic review of the role of eculizumab in systemic lupus erythematosus-associated thrombotic microangiopathy [J]. BMC Nephrol, 2020,21(1):245.

114. MCLEAN E, COGSWELL M, EGLI I, et al. Worldwide prevalence of anaemia, WHO vitamin and mineral nutrition information system, 1993 – 2005 [J]. Public Health Nutr, 2009,12(4):444 – 454.

115. IKIZLER T A, CANO N J, FRANCH H, et al. Prevention and treatment of protein energy wasting in chronic kidney disease patients: a consensus statement by the international society of renal nutrition and metabolism [J]. Kidney Int, 2013,84(6):1096 – 1107.

116. REES L, AZOCAR M, BORZYCH D, et al. Growth in very young children undergoing chronic peritoneal dialysis [J]. J Am Soc Nephrol, 2011,22(12):2303 – 2312.

117. REES L, JONSES H. Nutritional management and growth in children with chronic kidney disease [J]. Pediatr Nephrol, 2013,28(4):527 – 536.

118. KDOQI WORK GROUP. KDOQI clinical practice guideline for nutrition in children with ckd: 2008 update [J]. Am J Kidney Dis, 2009,53(3 Suppl 2):S11 – S104.

119. SHAW V, POLDERMAN N, RENKEN-TERHAER-DT J, et al. Energy and protein requirements for children with CKD stages 2 – 5 and on dialysis-clinical practice recommendations from the pediatric renal nutrition taskforce [J]. Pediatr Nephrol, 2020,35(3):519 – 531.

120. HUI W F, BETOKO A, SAVANT J D, et al. Assessment of dietary intake of children with chronic kidney disease [J]. Pediatr Nephrol, 2017,32(3):485 – 494.

121. MCALISTER L, PUGH P, GREENBAUM L, et al. The dietary management of calcium and phosphate in children with CKD stages 2 – 5 and on dialysis-clinical practice recommendation from the pediatric renal nutrition taskforce [J]. Pediatr Nephrol, 2020,35(3): 501 – 518.

122. DRUBE J, WAN M, BONTHUIS M, et al. Clinical practice recommendations for growth hormone treatment in children with chronic kidney disease [J]. Nat Rev Nephrol, 2019,15(9):577 – 589.

123. 徐虹,丁洁,易著文,等. 儿童肾脏病学[M]. 北京:人民卫生出版社,2018.

124. CANEPA A, VERRINA E, PERFUMO F, et al. Value of intraperitoneal amino acids in children treated with chronic peritoneal dialysis [J]. Perit Dial Int, 1999,19 (Suppl 2):S435 – S440.

125. BASU R K, WHEELER D S, GOLDSTEIN S, et al. Acute renal replacement therapy in pediatrics [J]. Int J Nephrol, 2011,2011:785392.

126. MAHALE A S, KATYAL A, LEIDECKER J, et al. Complications of peritoneal dialysis related to increased intra-abdominal pressure [J]. Adv Perit Dial, 2003,19: 130 – 135.

127. BASU B, MAHAPATRA T K, ROY B, et al. Efficacy and outcomes of continuous peritoneal dialysis versus daily intermittent hemodialysis in pediatric acute kidney injury [J]. Pediatr Nephrol, 2016,31(10):1681 – 1689.

128. LI H, YANG S, JIN L, et al. Peritoneal dialysis treatment in small children with acute kidney injury: experience in northwest China [J]. Blood Purif, 2019, 48(4):315 – 320.

129. 耿海云,陈朝英,涂娟,等. 腹膜透析治疗儿童急性肾损伤的有效性和安全性评价[J]. 中国医刊,2018,53(2): 189 – 191.

130. NKOY A B, NDIYO Y M, MATOKA T T, et al. A promising pediatric peritoneal dialysis experience in a resource-limited setting with the support of saving young lives program [J]. Perit Dial Int, 2020,40(5):504 – 508.

131. CULLIS B, ABDELRAHEEM M, ABRAHAMS G, et al. Peritoneal dialysis for acute kidney injury [J]. Perit Dial Int, 2014, 34(5): 494 - 517.
132. KADDOURAH A, GOLDSTEIN S L. Renal replacement therapy in neonates [J]. Clin Perinatol, 2014, 41(3): 517 - 527.
133. KAYA H, GOKCE I K, TURGUT H, et al. Acute kidney injury and peritoneal dialysis in extremely low birth weight newborns [J]. Minerva Pediatr, 2020. doi: 10.23736/S0026-4946.20.05617-0. Online ahead of print.
134. MISHRA O P, PRASAD R. Acute peritoneal dialysis in neonates with acute kidney injury [J]. Indian Pediatr, 2020, 57(5): 399 - 400.
135. STOJANOVIC V D, BUKARICA S S, EHREN R, et al. Peritoneal dialysis in very low birth weight neonates [J]. Perit Dial Int, 2017, 37(4): 389 - 396.
136. OKAN M A, TOPCUOGLU S, KARADAG N N, et al. Acute peritoneal dialysis in premature infants [J]. Indian Pediatr, 2020, 57(5): 420 - 422.
137. RABINDRANATH K S, ADAMS J, ALI T Z, et al. Automated vs continuous ambulatory peritoneal dialysis: a systematic review of randomized controlled trials [J]. Nephrol Dial Transplant, 2007, 22(10): 2991 - 2998.
138. MEHROTRA R, CHIU Y W, KALANTAR-ZADEH K, et al. The outcomes of continuous ambulatory and automated peritoneal dialysis are similar [J]. Kidney Int, 2009, 76(1): 97 - 107.
139. VAN DER WAL W M, NOORDZIJ M, DEKKER F W, et al. Full loss of residual renal function causes higher mortality in dialysis patients: findings from a marginal structural model [J]. Nephrol Dial Transplant, 2011, 26(9): 2978 - 2983.
140. BRENER Z Z, KOTANKO P, THIJSSEN S, et al. Clinical benefit of preserving residual renal function in dialysis patients: an update for clinicians [J]. Am J Med Sci, 2010, 339(5): 453 - 456.
141. HU S L, JOSHI P, KAPLAN M, et al. Rapid change in residual renal function decline is associated with lower survival and worse residual renal function preservation in peritoneal dialysis patients [J]. Perit Dial Int, 2017, 37(4): 477 - 481.
142. ROSZKOWSKA-BLAIM M, SKRZYPCZYK P. The effect of peritoneal dialysis method on residual renal function in children [J]. Adv Perit Dial, 2012, 28: 112 - 119.
143. SHEN Q, FANG X, ZHAI Y, et al. Risk factors for loss of residual renal function in children with end-stage renal disease undergoing automatic peritoneal dialysis [J]. Perit Dial Int, 2020, 40(4): 368 - 376.
144. HA I S, YAP H K, MUNARRIZ R L, et al. Risk factors for loss of residual renal function in children treated with chronic peritoneal dialysis [J]. Kidney Int, 2015, 88(3): 605 - 613.
145. HTAY H, CHO Y, DARSSAN D, et al. Predictors of residual renal function decline in peritoneal dialysis patients: the balanz trial [J]. Perit Dial Int, 2017, 37(3): 283 - 289.
146. ROSZKOWSKA-BLAIM M, SKRZYPCZYK P. Risk factors for decline of residual renal function in children treated with peritoneal dialysis [J]. Perit Dial Int, 2016, 36(6): 669 - 675.
147. LEW S Q, SIKKA N. Operationalizing telehealth for home dialysis patients in the united states [J]. Am J Kidney Dis, 2019, 74(1): 95 - 100.
148. MILAN M S, ROSNER M H, VIRZI G M, et al. Longitudinal experience with remote monitoring for automated peritoneal dialysis patients [J]. Nephron, 2019, 142(1): 1 - 9.
149. MILAN M S, BARETTA M, GIULIANI A, et al. Remote monitoring in peritoneal dialysis: benefits on clinical outcomes and on quality of life [J]. J Nephrol, 2020, 33(6): 1301 - 1308.
150. ARIZA J G, WALTON S M, SANABRIA M, et al. Evaluating a remote patient monitoring program for automated peritoneal dialysis [J]. Perit Dial Int, 2020, 40(4): 377 - 383.
151. ROSNER M H, LEW S Q, CONWAY P, et al. Perspectives from the kidney health initiative on advancing technologies to facilitate remote monitoring of patient self-care in RRT [J]. Clin J Am Soc Nephrol, 2017, 12(11): 1900 - 1909.
152. DUBOURG L, COCHAT P, HADI-AISSA A, et al. Better long-term functional adaptation to the child's size with pediatric compared to adult kidney donors [J]. Kidney Int, 2002, 62(4): 1454 - 1460.
153. PAPE L, HOPPE J, BECKER T, et al. Superior long-term graft function and better growth of grafts in children receiving kidneys from paediatric compared with adult donors [J]. Nephrol Dial Transplant, 2006, 21(9): 2596 - 2600.
154. CHAUDHURI A, GRIMM P, CONCEPCION W, et al. Small pediatric deceased donors for pediatric renal

transplant recipients [J]. Pediatr Transplant, 2016, 20(1):7 - 10.

155. CHESNAYE N C, VAN STRALEN K J, BONTHUIS M, et al. The association of donor and recipient age with graft survival in paediatric renal transplant recipients in a European society for paediatric nephrology/European renal association-European dialysis and transplantation association registry study [J]. Nephrol Dial Transplant, 2017,32(11):1949 - 1956.

156. MATAS A J, SMITH J M, SKEAMS M A, et al. OPTN/SRTR 2013 annual data report: kidney [J]. Am J Transplant, 2015,15 (Suppl 2):1 - 34.

157. KDIGO TRANSPLANT WORK GROUP. KDIGO clinical practice guideline for the care of kidney transplant recipients [J]. Am J Transplant, 2009, 9 (Suppl 3):S1 - S155.

158. WEBB N J, DOUGLAS S E, RAJAI A, et al. Corticosteroid-free kidney transplantation improves growth: 2-year follow-up of the TWIST randomized controlled trial [J]. Transplantation, 2015, 99 (6): 1178 - 1185.

159. MERICQ V, SALAS P, PINTO V, et al. Steroid withdrawal in pediatric kidney transplant allows better growth, lipids and body composition: a randomized controlled trial [J]. Horm Res Paediatr, 2013,79(2): 88 - 96.

160. GRENDA R. Steroid withdrawal in renal transplantation [J]. Pediatr Nephrol, 2013,28(11):2107 - 2112.

161. ALI AK, GUO J, AHN H, et al. Outcomes of late corticosteroid withdrawal after renal transplantation in patients exposed to tacrolimus and/or mycophenolate mofetil: meta-analysis of randomized controlled trials [J]. Int J Organ Transplant Med, 2011, 2(4):149 - 159.

162. 中华医学会器官移植学分会,中国医师协会器官移植医师分会.中国儿童肾移植临床诊疗指南(2015 版)[J].中华移植杂志(电子版),2016,10(1):12 - 23.

163. FRANCIS A, JOHNSON D W, MELK A, et al. Survival after kidney transplantation during childhood and adolescence [J]. Clin J Am Soc Nephrol, 2020, 15(3):392 - 400.

164. ISON M G, NALESNIK M A. An update on donor-derived disease transmission in organ transplantation [J]. Am J Transplant, 2011,11(6):1123 - 1130.

165. KOTTON C N, KUMAR D, CALIENDO A M, et al. The third international consensus guidelines on the management of cytomegalovirus in solid-organ transplantation [J]. Transplantation, 2018, 102 (6): 900 - 931.

166. JAMBOTI J S. BK virus nephropathy in renal transplant recipients [J]. Nephrology, 2016,21(8):647 - 654.

167. HIRSCH H H, RANDHAWA P S, AST ID COMMUNITY OF PRACTICE. BK polyomavirus in solid organ transplantation-guidelines from the American society of transplantation infectious diseases community of practice [J]. Clin Transplant, 2019,33(9):e13528.

168. YANG D, KEYS B, J CONTI D, et al. JC polyomavirus nephropathy, a rare cause of transplant dysfunction: case report and review of literature [J]. Transpl Infect Dis, 2017, 19 (2). doi: 10. 1111/tid. 12654.

169. WU J K, HARRIS M T. Use of leflunomide in the treatment of polyomavirus BK-associated nephropathy [J]. Ann Pharmacother, 2008,42(11):1679 - 1685.

170. HARADA S, NAKAMURA T, USHIGOME H, et al. Beneficial effects of high-dose mizoribine on ABO-incompatible living-related kidney transplantation: two-year results by a japanese multicenter study [J]. Transplant Proc, 2017,49(5):967 - 970.

171. ROBINSON C H, COUGHLIN C C, CHANCHLANI R, et al. Post-transplant malignancies in pediatric organ transplant recipients [J]. Pediatr Transplant, 2021, 25(1):e13884.

172. North American Pediatric Renal Trials and Collaborative Studies (2014). NAPRTCS 2014 annual transplant report [OL]. https://web. emmes. com/study/ped/annlrept/annualrept2014. pdf.

173. BUELL J F, GROSS T G, THOMAS M J, et al. Malignancy in pediatric transplant recipients [J]. Semin Pediatr Surg, 2006,15(3):179 - 187.

174. FRANCIS A, JOHNSON D W, CRAIG J C, et al. Incidence and predictors of cancer following kidney transplantation in childhood [J]. Am J Transplant, 2017,17(10):2650 - 2658.

175. ZEIER M, HARTSCHUH W, WIESEL M, et al. Malignancy after renal transplantation [J]. Am J Kidney Dis, 2002,39(1):e5.

176. VAIDIC C M, VAN LEEUWEN M T. Cancer incidence and risk factors after solid organ transplantation [J]. Int J Cancer. 2009,125(8):1747 - 1754.

177. BANKS C A, MEIER J D, STALLWORTH C R, et al. Recurrent posttransplant lymphoproliferative disorder involving the larynx and trachea: case report and review of the literature [J]. Ann Otol Rhinol Laryngol, 2012,

121(5):291-295.
178. GHOBRIAL I M, HABERMANN T M, MAURER M J, et al. Prognostic analysis for survival in adult solid organ transplant recipients with post-transplantation lymphoproliferative disorders [J]. J Clin Oncol, 2005, 23(30):7574-7582.
179. LE J, DURAND C M, AGHA I, et al. Epstein-barr virus and renal transplantation [J]. Transplant Rev, 2017,31(1):55-60.
180. MYNAREK M, HUSSEIN K, KREIPE H H, et al. Malignancies after pediatric kidney transplantation: more than PTLD? [J]. Pediatric nephrology, 2014, 29(9):1517-1528.
181. KRAMS S M, MARTINEZ O M. Epstein-barr virus, rapamycin, and host immune responses [J]. Curr Opin Organ Transplant, 2008,13(6):563-568.
182. DIERICKX D, HABERMANN T M. Post-transplantation lymphoproliferative disorders in adults [J]. New Engl J Med, 2018,378(6):549-562.
183. DE SOUZA V C, GARCIA C D, PESTANA J M, et al. Collaborative brazilian pediatric renal transplant registry (CoBrazPed-RTx): a report from 2004 to 2018 [J]. Pediatr Transplant, 2019,23(6):e13463.
184. YAMADA A, TASHIRO A, HIRAIWA T, et al. Long-term outcome of pediatric renal transplantation: a single center study in Japan [J]. Pediatr Transplant, 2014,18(5):453-462.
185. TRUBIANO J A, JOHNSON D, SOHAIL A, et al. Travel vaccination recommendations and endemic infection risks in solid organ transplantation recipients [J]. J Travel Med, 2016,23(6):58.
186. SHEN Q, FANG X, MAN X, et al. Pediatric kidney transplantation in China: an analysis from the IPNA global kidney replacement therapy registry [J]. Pediatr Nephrol, 2021,36(3):685-692.
187. 沈茜,毕允力,吴冰冰,等. 儿童肾移植多学科管理模式的探讨[J]. 肾脏病与透析肾移植杂志,2020,29(1):20-25.
188. 沈茜,徐虹,方小燕,等. 儿童器官捐献供肾-儿童肾移植39例临床分析[J]. 中华儿科杂志,2016,54(7):531-535.
189. SMITH J M, STABLEIN D, SINGH A, et al. Decreased risk of renal allograft thrombosis associated with interleukin-2 receptor antagonists: a report of the NAPRTCS [J]. Am J Transplant, 2006,6(3):585-588.
190. MCDONALD R A, SMITH J M, STABLEIN D, et al. Pretransplant peritoneal dialysis and graft thrombosis following pediatric kidney transplantation: a NAPRTCS report [J]. Pediatr Transplant, 2003,7(3):204-208.
191. MEIER-KRIESCHE H U, KAPLAN B. Waiting time on dialysis as the strongest modifiable risk factor for renal transplant outcomes: a paired donor kidney analysis [J]. Transplantation, 2002,74(10):1377-1381.
192. CRANSBERG K, SMITS J M, OFFNER G, et al. Kidney transplantation without prior dialysis in children: the Eurotransplant experience [J]. Am J Transplant, 2006,6(8):1858-1864.
193. CECKA J M, GJERTSON D W, TERASAKI P I. Pediatric renal transplantation: a review of the UNOS data. United network for organ sharing [J]. Pediatr Transplant, 1997,1(1):55-64.
194. FINE R N. Recurrence of nephrotic syndrome/focal segmental glomerulosclerosis following renal transplantation in children [J]. Pediatr Nephrol, 2007,22(4):496-502.
195. BRAUN M C, STABLEIN D M, HAMIWKA L A, et al. Recurrence of membranoproliferative glomerulonephritis type II in renal allografts: the north american pediatric renal transplant cooperative study experience [J]. J Am Soc Nephrol, 2005,16(7):2225-2233.
196. SELLIER-LECLERC A L, FREMEUX-BACCHI V, DRAGON-DUREY M A, et al. Differential impact of complement mutations on clinical characteristics in atypical hemolytic uremic syndrome [J]. J Am Soc Nephrol, 2007,18(8):2392-2400.

31 儿童慢性肾脏病向成人过渡

31.1 过渡的必要性
    31.1.1 儿科和成人肾脏科的病因差异
    31.1.2 过渡时期恰好处在青少年心理敏感时期
    31.1.3 儿科和成人肾脏科的文化差异
31.2 如何优化过渡过程
31.3 儿科到成人肾脏科过渡的现状
31.4 几点建议

随着医疗水平的发展,儿童青少年慢性肾脏病(CKD)的存活率取得了显著的提高,导致越来越多的患者需要转诊到成人肾脏科。但儿童肾脏科和成人肾脏科长期以来是两个各自独立的科室,如何在转诊过程中实现无缝交接,已经越来越受到肾脏科医生的关注。

早在1993年就有有关青少年的医学文献呼吁,儿科患者转诊到成人科室时,需要安排一个"过渡时期"以助患者适应[1]。美国儿科协会(american academy of pediatrics,AAP)把这个"过渡"定义为"针对青少年慢性疾病患者的有目的、有计划的转变,从以儿童为中心的医疗系统转变到面向成人的医疗系统"。这一过渡的关键是把慢性疾病的日常管理从由父母监督转变到以患者自己为主导的模式[2]。

需要指出的是,"过渡"是一个过程而非一蹴而就。在理想的情况下,青少年患者需要在完成这些准备工作的前提下才可以转诊到成人肾脏科。因此,理想的模式是在将患者从儿科转诊至成人肾脏科之前,有计划地帮助他们逐步接受疾病的就诊安排,让患者逐步培养配合治疗的主观能动性,掌握成年患者所需要的自我照顾能力。

"过渡"的概念最早是在青少年医学领域提出的,而青少年医学是儿科的分支(图31-1A),因此

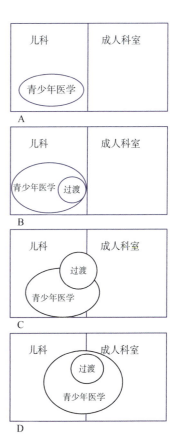

图31-1 儿科到成人科室过渡以及青少年医学在儿科和成人医疗体系中的发展过程示意图

在相当长的一段时间内,对"过渡"的探讨局限在儿科的范畴(图31-1B),而没有牵涉政策和系统上的优化,因而停滞不前。图31-1C显示出"过渡"的概念逐渐得到成人医疗界重视,但这主要是通过儿科专科向相应成人专科的渗透,却有逐渐脱离青少年医学的趋势。图31-1D是目前认为最有利于儿科到成人科无缝交接的模式,它提倡多方位知识、技能和资源的综合应用,强调青少年医学的核心原则(即尊重隐私,常规心理社交评估,强调患者自主性的培养),从而实现到成人医疗的成功交接[3]。

31.1 过渡的必要性

儿科和成人肾脏病的病因存在显著差异,青少年处于非常敏感的心理发育时期,儿科和成人科室存在明显的文化差异,而且长期以来成人肾脏科医生对儿科疾病并不熟悉。如果在无任何交接的情况下将CKD患者从儿科肾脏科转诊至成人肾脏科,势必存在着很大的潜在危险。因此,CKD的过渡问题越来越受到全世界儿童肾脏科医生的重视。

31.1.1 儿科和成人肾脏科的病因差异

成人CKD的最常见病因为肾小球疾病,最大部分还是糖尿病肾病(DN)和高血压肾病。但小儿时期导致CKD的病因与成人并不相同。

姚勇等[4]曾把小儿及青春期CKD的病因概括为以下几个方面:①有家族遗传性肾脏病病史者;②围生期疾病引起肾缺血、缺氧、栓塞等导致CKD;③肾发育异常及不全者;④梗阻或反流性泌尿系疾病;⑤反流伴反复泌尿系感染致肾瘢痕形成者;⑥有急性肾炎或肾病综合征史者;⑦全身疾病肾脏受累如溶血尿毒综合征,有过敏性紫癜史,系统性红斑狼疮等。

总体而言,发达国家儿童CKD病因多以先天性肾脏和尿道畸形(congenital anomalies of the kidney and urinary tract,CAKUT)为主,而发展中国家多以肾小球疾病为主。多项研究结果发现儿童CKD具体病因构成在不同国家不尽相同,除了与人种、地域的多样性有关之外,研究方法和医疗普及性的差别也在一定程度上影响了不同国家的病因组成。

我国关于儿童CKD的流行病学信息很少,目前尚缺乏注册数据库,仍以单中心或多中心临床研究为主。2004年一项多中心研究发现慢性肾衰竭(chronic renal failure,CRF)住院患儿的病因以后天获得性肾小球疾病为主(70%),先天性遗传疾病只占24%;但近年几项研究显示先天性疾病比例有逐渐升高趋势,很可能反映了疾病诊断水平的提高。复旦大学附属儿科医院近年的一项研究[4]回顾分析了2004—2013年264例住院CKD患儿,首要病因为CAKUT(占43.9%),其次为肾小球疾病(占23.1%),与欧美报道的接近。不同年龄段的病因组成也有差别,10岁以上儿童中肾小球疾病比例明显增加。

由于先天性肾脏病的罕见性,特别是长期以来大多数儿童患者没能存活到成年,因此成人肾脏科医生对先天性畸形、遗传因素以及CKD对生长发育和心理上造成的影响常不如儿科医生熟悉。近年由于诊疗技术的进步,越来越多的CKD得以在早期被发现,较早纳入随访和干预,预后得到显著的改善[5]。因此,成人肾脏科医生也面临CKD过渡的挑战。

31.1.2 过渡时期恰好处在青少年心理敏感时期

美国儿科协会倡议慢性疾病患者从儿科到成人科的转诊时间应该因患者的心智成熟程度而异,但事实上大多数的过渡和转诊发生在14~21岁之间。这个时期的青少年恰好存在叛逆心理、冲动冒险倾向和强烈的自主欲望,健康的青少年尚且存在不少适应障碍;患CKD的青少年则面临更多的困难,主要突出表现在以下2个方面。

(1)社交孤立

青少年处于渴望同龄人认同的心理发育时期,自我形象对他们的自尊、自信至关重要。CKD本身影响青少年的生长发育,造成身材矮小,对自我形象是巨大的打击。频繁的就诊和饮食活动的限制使他们感觉与同龄人格格不入,"病患"的角色带来他人的特殊同情和怜悯,在这个心理敏感时期很容易产生自卑心理和社会退缩行为。而治疗过程特别是糖皮质激素的应用对他们的外表带来很大的影响,并造成情绪不稳定,加重了正常社交的困难。有研究显示,不少青少年患者为了避免激素带来的身体形象紊乱而拒绝服药。另外,患者需要父母额外照顾,长期治疗造成的家庭经济困窘,可能造成青少年愧疚的心理,因而在家庭中也感觉到自卑。因此,如何使青少年患者回归和适应社会是亟待解决的问题。

（2）自由受限

青少年阶段是充满活力、渴望自由发展的特殊时期。频繁的就诊特别是透析治疗使他们的大量时间消耗在医院里,打乱了正常的生活。CKD 有严格的饮食要求,加重了与同龄人的反差,许多青少年存在抱怨情绪。再加上父母的过度保护和医生的权威角色,势必带来心理上的严峻挑战,包括逆反心理和对生活失去信心。

研究表明,在肾移植患者中,无论几岁施行移植手术,17～24 岁都是排异的高峰期。虽然这个年龄段免疫系统的成熟可能在排异中起了一定的作用,但是不遵从医嘱和擅自停止抗排异药物仍然是主要的原因[6-9]。在未接受肾移植的 CKD 患者中,14～25 岁的患者预后也比儿童和成人要差[8]。英国的一项横断面研究也发现,在从儿科到成人科转换之后,慢性疾病患者的急诊就诊率显著增加[10],表明在过渡和转诊过程中仍未作好充分的准备工作。

应该指出的是,这些研究是在欧美发达国家进行的,转诊年龄中位数在欧洲和加拿大为 18 岁,在美国为 21 岁[11],并有相当完善的社工和专职护士支持系统。而我国的患者一旦到 14 岁就要迅速转诊,在医疗资源和社会支持体系缺乏的情况下,必然面临更大的困难。遗憾的是目前国内在这方面还没有相关的研究和探讨。

31.1.3　儿科和成人肾脏科的文化差异

普遍而言,儿科专科往往患者比较少,而且有更多的辅助人员提供协调和沟通,医生也在与病患和家属的沟通方面花更多的时间,从而与病患家庭关系更为密切。相比之下,成人病房的运作更加紧凑,因而更加依赖于患者本身的自主和良好的依从性。儿科和成人科这一显著的文化差异成为部分青少年患者不能很好过渡的重要障碍。

近年来欧美几项问卷调查显示,青少年患者感受到成人科医生在他们身上花的时间比较少,没有提供细致入微的引导。而成人科医生则认为儿科过于包办一切,以至于患者过于依赖于医生而不能担当自我照顾的责任。这些结果表明,给青少年提前做准备工作帮助他们从儿科过渡到成人科是至关重要的。儿科医生需要及早开始引导向以患者为中心的医疗模式过渡,包括鼓励青少年患者单独就诊,让他们了解自己的病情,尊重他们的隐私,以及鼓励他们参与对自己的治疗方案做出决定,逐渐让父母淡出主导的地位。

儿科和成人科病房的环境差异也对转诊的青少年造成心理压力。成人科病房有相当数量有较多合并症的老年重症患者,医生、护士行色匆匆,病房的气氛也相对压抑,与儿科病房卡通的布置和友好热情的医护人员形成鲜明对比。另外,成人科门诊往往是患者自主独立参加,而需要父母陪同的青少年可能感到尴尬。如果在转诊前没有很好的过渡准备,必然受到很大的心理冲击且感到自己与环境格格不入[9]。但从另一方面来看,有些年轻患者更渴望尽早独立,希望在自己的疾病处理方面扮演主导角色。这些患者往往欢迎这个转变,也往往适应得比较好[9]。

因此,了解青少年在过渡过程中的感受和面临的问题,有助于接诊的成人肾脏科医生更好地帮助这些患者。成人肾脏科医生也应该在成功过渡中起到重要的作用。克劳福德(Crawford)[9]等在 2019 年的综述中提出,青少年患者应该在转诊之前有参观成人科病房,并和成人肾脏科医生见面的机会。这对医患双方是互惠的,医生得以了解患者的心理成熟程度,也可以预先了解他们的病史,特别是对于儿童肾脏病不熟悉的医生,更是至关重要。

31.2　如何优化过渡过程

2011 年国际肾脏病协会(ISN)和国际儿科肾脏病组织(International Pediatric Nephrology Association, IPNA)发表了关于儿童肾脏病向成人的过渡问题的联合声明[11]。这个声明描述了如何在这个重要时期,给了这些肾脏病的年轻人最理想的医疗服务。

联合声明的主要内容如下,必需的因素后标注了"A",希望达到的因素后标注了"D"。

（1）概述

从过渡时期到转诊患者,将患者从儿科转诊至成人肾脏科前,需要对患者的病情作出评估,给患者足够的准备,并将患者的资料传递给即将接诊的成人肾脏科(A)。

（2）转诊患者注意事项

1）个体化地让每位患者完成过渡计划(生长发育达到转诊成人科的标准,也可包括教育、社会和心理上的准备)(A)。

2) 转诊得到患者本人、家属以及儿科和成人肾脏科医生的一致支持(A)。

3) 转诊时没有遭遇危机,特别是有稳定的社会支持(A)。

4) 转诊时要完成阶段性学业(A)。

5) 转诊时需考虑整体的治疗计划,包括肾脏科及其他分科(A)。

6) 需要考虑经济的因素,但不要因经济的压力而仓促转诊(A)。

(3) 过渡的步骤

在这项联合声明中通过示意图(图31-2)概括了过渡过程中青少年患者所需要的支持。在提供这些支持的前提下,完成以下过渡的步骤能使转诊更有效。

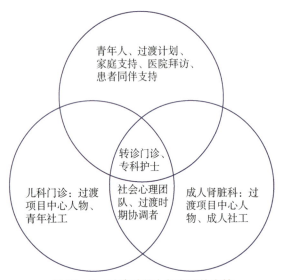

图31-2 过渡过程中各方面的支持

1) 患者在青春期的早期(12~14岁)需要了解过渡时期的概念(A)。

2) 根据患者心智成熟程度,把过渡时期的这些信息逐步地告诉患者(A)。

3) 由临床医师的领导(过渡项目中心人物)指导儿科和成人科室进行各方面协调,并对患者进行过渡时期的教育(A)。

4) 指定1名关键的工作人员协调儿科与成人科之间的过渡事宜,同时给予专业人员和年轻患者各种帮助(A)。

5) 先提供一份普适的过渡计划,然后使这个计划个体化(A)。表31-1列举了很多过渡计划规定了患者在转诊至成人肾脏科前所需要获得的特定技能。年轻患者的反馈显示,有些患者希望渐次达到阶段性目标,而有些患者则倾向于在转诊前短时间内完成这些计划。

表31-1 年轻肾脏病患者转诊到成人科室之前需要掌握的能力

1	我了解自己的病情,并能向他人介绍自己的病情
2	我知道自己服用的药物,并了解它们的作用
3	我能对自己的治疗方案做出决定
4	我了解成人科门诊的安排,并知道哪位医生会在门诊见我
5	我知道如何预约门诊
6	我能自己安排交通工具前往医院门诊
7	我知道在医疗上的紧急情况下给谁打电话
8	我能够讨论关于验血结果和治疗方案
9	我知道需要依从的饮食建议及其重要性
10	我有关于性生活健康的相应知识
11	我已经了解了关于饮酒、吸烟和吸毒的危害

6) 让父母、家人甚至男/女朋友同时参与过渡筹划(如果患者本人同意),因为亲友的支持和帮助能缓解患者的焦虑(A)。

7) 转诊之前,患者需要有机会非正式地参观、拜访一次被派的成人科室(A)。

8) 提供机会让患者与其他需要转诊的年轻人一起参与互助小组以得到相互支持(可使用电子信箱或社会交流群)(A)。

9) 掌握一些协助学习自我处理疾病的技能工具,比如转诊医疗信息卡片、TRxAnsition量表(D)。

(4) 过渡时期门诊

1) 过渡门诊可以设在儿科或成人科,但理想状态的基本要求是需要有儿科与成人肾脏科医生的共同参与(A)。

2) 成人内科专科医生或肾脏科医生需要经过治疗年轻CKD患者的培训并对此有强烈的职业兴趣(D)。

3) 成人专科护士与儿科专科护士的密切交流能够保证护理的延续性(A)。

4) 转诊前必须有全面系统的书面和口头的全方位医疗总结,包括医疗、护理、营养、社会和教育各个方面的信息(A)。

5) 需要在过渡时期培养年轻患者的自主能力,

以及提供关于自己相关信息的能力。

提高过渡时期成功率的理想方法是使用过渡门诊,让青春期的年轻人在过渡门诊能同时见到儿科和成人科的专科医生几次,然后再转诊至成人科(A)。

(5) 医疗的延续性

经过儿科门诊长期的诊疗,患者与儿科门诊已建立了信任,转诊以后常会失去诊疗的延续性。在该声明中提出了以下2个选择可供考虑。

1) 选择1 促进顺利过渡的理想方法是保留一个专业小团队专门负责新转诊的年轻患者的医疗。这个团队包括成人肾脏科医生、专科护士、社工等。这个团队需要青春期知识的培训并掌握儿童肾脏病的知识(D)。

2) 选择2 可以在成人肾脏病科建立青少年门诊,从而收治从儿科转诊来的或在青少年期发病直接就诊的肾病患者(D)。

另外,成人肾脏科医生也需要更多了解儿童期发病的肾脏病。转诊和过渡事项的培训应包括在成人专科医生的培养计划之中。这项培训对成人肾脏科的领导角色尤其重要。

31.3 儿科到成人肾脏科过渡的现状

ISN 和 IPNA 的联合声明发表已近 10 年,全球的临床工作者也在这方面做了大量的研究,但过渡的工作还是不尽如人意,目前只有少数医院能够以这项声明的指导方针设立过渡门诊和逐步帮助患者过渡。在欧洲和北美的多项问卷调查表明,许多患者在转诊后还没有做好心理准备,也没有掌握足够的自我照顾的技能[12]。

我国早在2012年就有文章提出儿童慢性肾脏病向成人过渡的概念[13],但此后没有得到推行,迄今也没有这方面的研究。我国长期以来存在医疗资源欠缺的情况,儿科与内科收住患者较强调年龄分期,以致过渡工作无法进行。由于医疗保险的限制,目前儿科患者在14岁就强制转诊到成人科室。而在这过程中并没有正式的交接,没有过渡门诊和协助过渡的社工,只有在转诊接收双方的医生之间存在非官方的口头交接和病历转移。这势必造成年轻患者不了解自己病情,和接诊医生交流困难,难以适应成人医疗模式,在他们青春期本来就难以预测的情绪上增加了不稳定因素,不利于维持患者的依从性和自我照顾的能动性。

如何顺应中国国情,因地制宜地贯彻 ISN 和 IPNA 联合声明的指南,以完善儿科到成人的过渡和交接,是一个很实际的问题。

31.4 几点建议

关于慢性肾脏病患者从儿科到成人科过渡的几点建议如下。

(1) 设立医保支持

我国患者转诊年龄偏早的最主要原因是医疗保险的覆盖范围。如果医保可以允许这些患者在14~18岁之间的时间里同时接受儿科和成人科的咨询,将对过渡的成功起到不可估量的推进作用。这从表面上看也许是增加了医保的负担,但从全局来看,这部分患者在总人口中只占极少数,常规过渡增加的医保投入并不多,却可以大大减少将来由于病情加重导致的急诊和住院费用,而患者因此得到的生活质量的改善更是无法用金钱衡量的。

每年需要转诊的 CKD 患者目前没有确切的统计数据。总体来看,儿童 CKD 发病率为3/100万~17.5/100万儿童,患病率为14.9/100万~118.8/100万儿童;终末期肾病(ESRD)发病率为4/100万~17.5/100万儿童,患病率为4.9/100万~38.7/100万儿童。考虑到患儿年龄的分布和存活率,实际每年处在14~18岁之间的患者很少。如果国内医院能开展这方面的统计,可以对费用得出比较确切的估计。

(2) 培训护士和社工

由于国内的医生超负荷工作,设立儿科和成人科的联合门诊困难重重。因此,可以考虑培养一批专攻青少年肾脏病的护士在一定程度上取代联合门诊医生的工作。这些护士需要对肾脏病的教育和青少年的心理有足够理解,在过渡过程中给患者提供病情的教育和自我管理技能的培训,这将在很大程度上帮助患者适应转诊以后的模式。另外,可以安排社工负责协调患者的过渡过程,与患者建立互相信任的关系,及早发现在心理上和依从性上的高危患者,并予以心理疏通,必要时转介心理科进行干预。在转诊到成人科之后的一段时间,仍然需要护士和社工对患者进行跟进,确保患者适应新的医疗模式。

（3）青少年科室

由于目前肾脏科门诊的拥挤，门诊面谈时间的不足，普通的肾脏科门诊很难满足刚刚转诊的青少年患者的需要。研究显示，青少年也往往更希望在只有年轻人的门诊就诊[9]，他们可以感觉到归属感，也更容易获得同龄人的支持。我国转诊年龄偏早，14岁的患者在一群老年患者当中会感到格格不入。因此很有必要在成人肾脏科设立青少年科室，由熟悉青少年肾脏病和青少年心理的医生为主导，在这个科室里增加支持体系，协助患者过渡到成人的诊疗系统。

（4）建立青少年患者互助群

不少青少年的问卷反馈显示，他们认为经历过成功转诊的同龄"过来人"可以给他们提供帮助[9,14]。这种帮助不仅是信息上的，更多的是心理上的鼓舞和支持。因此，如果医院帮助他们建立互助小组，将会有效地帮助他们互相支持，让他们感到归属感，增加自信心和主观能动性，大大减低过渡过程中医务人员的压力。在社交网络发达的今天，建立青少年患者网络群，由医务人员和社工作为监督，应该很容易得到患者的支持。另外，也可以通过给青少年患者和家庭开办讲座，为他们提供互相认识的机会。

（5）强调父母的作用

父母在慢性疾病患者从儿童到成人患者角色转换过程中起到巨大的推波助澜的作用[15]，他们从包揽患者的一切就诊安排到逐渐放手，鼓励患者逐步接手到最后独立自我照顾，是成功过渡中不可缺少的一个因素。父母在这个过程中也需要得到医务人员的引导和支持，让他们认识到自己角色的重要性，并个体化地优化与患者的互动。在此，可以借鉴费城儿童医院为这个年龄段肿瘤患者设立的模式[16]，其总体的概念框架是强调父母、朋友和医务人员的合作和沟通，以此为成功过渡做准备。父母无疑与患者相处时间最长，发挥的作用也最重要。

总之，在目前的医疗条件下，想让这些CKD患者在过渡时期得到标准的医疗保健确实非常困难，所以需要在政策上和社会支持系统上因地制宜地遵循ISN和IPNA联合声明的指南，同时需要各级临床医生及相关人员共同努力，通过全方位多学科合作来最大优化医疗的延续性。

（胡晔时）

参考文献

1. BLUM R W, GARELL D, HODGMAN C H, et al. Transition from child-centered to adult health-care systems for adolescents with chronic conditions: a position paper of the society for adolescent medicine[J]. J Adolesc Health, 1993, 14(7): 570-576.
2. AMERICAN ACADEMY OF PEDIATRICS, AMERICAN ACADEMY OF FAMILY PHYSICIANS, AMERICAN COLLEGE OF PHYSICIANS-AMERICAN SOCIETY OF INTERNAL MEDICINE. A consensus statement on health care transitions for young adults with special health care needs[J]. Pediatrics, 2002, 110(6 Pt 2): 1304-1306.
3. KENNEDY A, SAWYER S. Transition from pediatric to adult services: Are we getting it right? [J]. Curr Opin Pediatrics, 2008, 20(4): 403-409.
4. 姚勇. 慢性肾脏病病因与流行病学[J]. 中国实用儿科杂志, 2011, 26(6): 404-406.
5. FOSTER B J, DAHHOU M, ZHANG X, et al. Association between age and graft failure rates in young kidney transplant recipients[J]. Transplantation, 2011, 92(11): 1237-1243.
6. WATSON A R. Non-compliance and transfer from pediatric to adult transplant unit [J]. Pediatr Nephrol, 2000, 14(6): 469-472.
7. CHATURVEDI S, JONES C L, WALKER R G, et al. The transition of kidney transplant recipients: A work in progress[J]. Pediatr Nephrol, 2009, 24(5): 1055-1060.
8. DALLIMORE D J, NEUKIRCHINGER B, NOYES J. Why is transition between child and adult services a dangerous time for young people with chronic kidney disease? Amixed-method systematic review[J]. PLoS One, 2018, 13(8): e0201098.
9. CRAWFORD K, WILSON C, LOW J K, et al. Transitioning adolescents to adult nephrology care: a systematic review of the experiences of adolescents, parents, and health professionals[J]. Pediatr Nephrol, 2020, 35(4): 555-567.
10. WIJLAARS L P M M, HARDELID P, GUTTMANN A, et al. Emergency admission and long-term conditions during transition from paediatric to adult care: across-sectional study using hospital episode statistics data[J]. BMJ Open, 2018, 8(6): e021015.
11. WATSON A R, HARDEN P N, FERRIS M E, et al. Transition from pediatric to adult renal services: a consensus statement by the International society of

nephrology (ISN) and the international pediatric nephrology association (IPNA)[J]. Kidney Int, 2011, 80(7):704-707.

12. BELL L. Adolescent dialysis patient transition to adult care: A cross-sectional survey[J]. Pediatr Nephrol, 2007,22(5):720-726.

13. 陈慧,林瑜. 儿童慢性肾脏病向成人过渡的探索[J]. 中国实用儿科杂志,2012,27(6):418-421.

14. PERRY E E, ZHENG K, FERRIS M E, et al. Adolescents with chronic kidney disease and their need for online peer mentoring: a qualitative investigation of social support and healthcare transition[J]. Ren Fail, 2011, 33(7):663-668.

15. HEATH G, FARRE A, SHAW K. Parenting a child with chronic illness as they transition into adulthood: a systematic review and thematic synthesis of parents' experiences[J]. Patient Educ Couns, 2017, 100(1): 76-92.

16. SCHWARTZ L A, TUCHMAN L K, HOBBIE W L, et al. A social-ecological model of readiness for transition to adult-oriented care for adolescents and young adults with chronic health conditions[J]. Child Care Health Dev, 2011,37(6):883-895.

32 血液透析膜研究进展

32.1 透析器
32.2 透析膜
    32.2.1 概述
32.2.2 常用透析膜的性能特点
32.2.3 吸附膜

血液透析技术是将患者血液引出体外，并通过一种净化装置，除去其中某些（致病）物质，使得血液达到净化，起到治疗疾病的作用，此即为血液净化。在血液透析技术中起主要作用的是净化装置，而透析膜则是净化装置中的核心组件，透析膜材料的研究进展推动着整个血液净化领域的发展。依据透析膜材料的不同理化特性，分别建立了血液透析、血液滤过、血液透析滤过、血液灌流、血浆置换、免疫吸附等不同的血液净化模式。

血液透析治疗研究已有百年历史（图32-1），而与其相关的膜材料学的研究始于19世纪中叶，并于20世纪初逐步完善，其中做出重要贡献的是苏格兰化学家格雷厄姆（Graham）和美国生理学家亚伯（Abel），前者发明了半透膜，后者发明了透析器。第二次世界大战期间，荷兰医生科尔夫（Kolff）成功地将血液透析技术用于大规模救治肾衰竭患者。

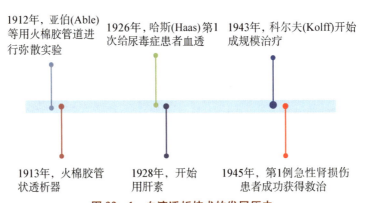

图32-1 血液透析技术的发展历史

血液透析的基本原理是基于血透膜材料4个理化学原理——弥散、对流、吸附和超滤，来实现机体内溶质和水的转运，其中溶质的转运机制主要如下：①弥散。是血液透析时清除溶质的主要机制，是利用半透膜原理溶质依浓度梯度从高浓度一侧向低浓度一侧转运。②对流。溶质伴随溶剂一起通过半透膜的移动，称为对流。小于膜截留分子量（molecular weight cut-off，MWCO）溶质不受分子量和其浓度梯度差的影响，跨膜的动力是膜两侧的静水压差。③吸附。是通过正负电荷的相互作用或高度特异性的抗原、抗体或透析膜表面的亲水性基团选择性吸附某些蛋白质、毒物及药物（如β_2微球蛋白、补体、炎性介质、内毒素等)。影响上述转运的因素主要取决于膜的特性,包括膜对物质的筛选系数(sieving coefficient,SC)和吸附率。④超滤。水的转运则通过超滤实现。液体在静水压力梯度或渗透压梯度作用下通过半透膜的运动称为超滤。透析时,超滤是指水分从血液侧向透析液侧移动;反之,如果水分从透析液侧向血液侧移动,则称为反超滤。影响超滤的因素有:透析膜超滤系数(K_{uf})、净水压力梯度、渗透压梯度和跨膜压力。

目前,血液净化技术对肾脏病的治疗效果显著,且随着血液透析设备和血液透析模式的更新,血液透析技术的临床应用范围得到拓展,透析效果越来越好,但不可否认长期透析患者病死率仍高出一般人群,主要原因是其不能完全替代正常肾脏功能[1,2]。

因此完善透析质量,降低长期血液透析患者病死率和伴发病,提高血液净化技术是必选之路。提高血液透析技术包括各种创新透析模式及其组合使用,提高透析用水质量,完善血液透析监测装置、新型的抗凝方法和良好的血液透析通路等,而透析膜作为血液透析治疗的核心部分,其性能的改进,决定着不同分子量物质在膜间的转运效率,也影响机体的生物相容性反应[3],是控制血液透析治疗效果的关键因素。对透析膜特性的了解,是临床医生制订合理的透析治疗方案的前提。

32.1 透析器

透析器又称血液透析器,是血液和透析液进行溶质交换的管道或容器,由支撑结构和透析膜组成,后者是其重要组成部分,也决定不同发展阶段透析器的形状。透析器经历平板型、蟠管型到目前临床普遍应用的空心纤维型,皆由不同发展阶段所产生的透析膜匹配。

20 世纪 40 年代科尔夫(Kolff)研制出第 1 台供临床使用的旋转鼓式透析器(管型),其透析膜呈状,长度达 30 m,宽为 25 mm[4,5]。1948 年出现改良型旋转鼓式透析器,即 Kolff-Brigham 透析器。1955 年沃辛格(Watschinger)与科尔夫(Kolff)又研制出了双蟠管型透析器。1948 年伦纳德(Leonards)研制的平板式透析器面世。20 世纪 60 年代初,波兰肾脏学家特瓦尔多夫斯基(Twardowski)提出中空纤维透析器理念,根据此理念产生的第 1 个中空透析器有 800 根纤维,长为 10 cm,内径为 55 μm。随后理查德(Richard)、斯图尔特(Stewart)等美国科学家在 1967 年,用醋酸纤维膜作为半透膜,将 1.1 万根内径为 200 μm 的纤维,膜厚仅 30 μm,制成了用于临床的中空纤维透析器。随后中空纤维透析器取代了传统的管式和平板式透析器。随着透析膜的创新,透析器发生了巨大的变化。到今天为止,中空纤维透析器仍然是治疗急性和慢性肾衰竭患者的主流产品。

现代空心纤维型透析器由聚碳酸酯材料成型的外壳和空心纤维透析膜组成(图 32 - 2)。一般此类透析器长 20 ~ 25 cm,直径 3 ~ 5 cm,内装有 10 000 ~ 17 000 根由膜材料组成的空心纤维管,血液透析时血液在空心纤维管内侧即空心部分,而透析液在空心纤维管外侧,两者由透析膜阻隔,互不接触[6,7]。理想的透析膜应对溶质有高清除率,对水有适当的超滤率,具有一定的抗蛋白吸附能力,兼有良好的生物相容性,机械强度高,理化性质稳定,能够耐受各种灭菌处理。此外,最好还有抗凝、抗氧化、抗感染等额外性能。

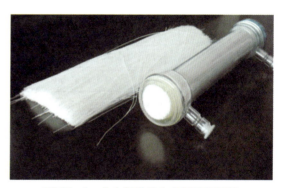

图 32 - 2 中空纤维及中空纤维透析器

32.2 透析膜

32.2.1 概述

透析器外观形状的演变见证了透析膜的发展史,代表着透析膜外在形状、内在结构和功能的进步。临床上判定透析膜优劣参数如下。

(1) 膜的组成和构造

临床上根据透析膜的成分,将膜分为纤维素膜(cellulose)和合成膜(图 32 - 3),前者有再生纤维素膜[包括铜仿膜(cuprophan)、铜氨膜(cuprammonium)]和改良纤维素膜[包括血仿膜(hemophan)、醋酸纤维素膜(cellulose acetate, CA)];后者的材料主要包括聚砜(polysulfone, PSF)、聚醚砜(polyether sulfone, PES)、聚乙烯醇(polyvinyl alcohol, PVA)、聚乳酸(polyactic acid, PLA)、乙烯-乙烯醇共聚物(ethylene-vinyl alcohol copolymer, EVOH)、壳聚糖(chitosan, CS)、聚甲基丙烯酸甲酯(polymethyl methacrylate, PMMA)、聚丙烯腈(polyacrylonitrile, PAN)等。

表 32-1 纤维素膜和合成膜的一般特性比较

项目	纤维膜	合成膜
亲水性	强	较强疏水性
对称性	对称	不对称
生物相容性	低	高
超滤率	低	高

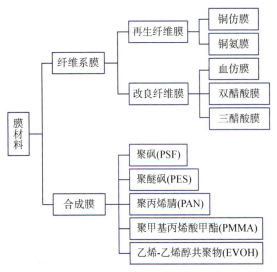

图 32-3 传统血液透析膜分类

纤维素透析膜构造特点:结构对称,中空纤维壁薄由早期的 15 μm 左右改进到目前的 5 μm 左右,膜孔径小;未修饰的纤维素含有游离羟基团,易与血液成分反应,天然具有亲水性。因此,其生物相容性差,超滤率低,对中大分子清除差。

合成透析膜构造特点:结构不对称,中空纤维壁厚由早期的 70~100 μm 改进到目前 20~50 μm,膜孔径大,多有疏水特性等。生物相容性好,超滤率高,对中大分子清除好。缺点是制作工艺复杂,易造成血浆蛋白和血小板黏附、聚集而发生凝血和延缓物质交换。

纤维素膜与合成膜的区别见表 32-1。

(2) 清除率和超滤系数

评价透析器性能的 2 个重要参数如下:

1) 清除率 是指单位时间内自血液中清除的某种溶质量除以透析器血流入口处该溶质单位时间血液中该溶质量,折合成血液体积数,单位以 mL/min 表示。

$$清除率 = (C_{BI} - C_{BO})/C_{BI} \times Q_B$$

式中:C_{BI} 为血液中某溶质进入透析器浓度(mmol/L);C_{BO} 为血液中某溶质流出透析器浓度(mmol/L);Q_B 为每分钟血液流量(mL/min)。

超滤量较大时,清除率 $= (C_{BI}Q_{BI} - C_{BO}Q_{BO})/C_{BI}$

式中:Q_{BI} 和 Q_{BO} 分别为进入和流出透析器的血液流量(mL/min)。

溶质清除主要通过弥散、对流和吸附的方式完成。一般来说,对小分子、不带电荷的溶质清除,如尿素氮、肌酐、尿酸等主要靠弥散机制,同时还受溶质浓缩梯度、透析膜孔径、面积、表面电荷、膜对溶质通道的阻力、扩散的距离、所需温度和时间等影响;而对中大分子、带电荷、与血浆蛋白或其他分子结合的溶质清除,如 $β_2$ 微球蛋白主要依赖于对流和吸附的机制。

2) Kuf 或称滤过率,指透析器在单位时间(h)、单位压力梯度(1 mmHg)下从血液侧超滤至透析液侧流体的体积。

$$Kuf = UF \times TMP \times T$$

式中:Kuf 为超滤系数,单位 mL/(h·mmHg);UF 为超滤量,单位 mL;TMP 为跨膜压,单位 mmHg;T 为透析时间,单位 h。

Kuf 是衡量透析膜对水的通透性能的一个指标,值越大表示对水的通透性越好。为了剔除透析器膜面积不一致对指标影响,结果有可比性,标化面积后 Kuf 单位是 mL/(h·mmHg)。

临床上按透析膜对水的通透性分为低通量膜和高通量膜,相应的透析器称为低通量透析器和高通量透析器。1998 年 FDA 将 Kuf 值定在 12 mL/(h·mmHg) 来区别高通量和低通量膜。现在,一般认为 Kuf 为 20~40 mL/(h·mmHg) 时,属高通量膜;Kuf＜10 mL/(h·mmHg)时,为低通量膜;Kuf 在两者之间者属中通量膜[8]。

(3) MWCO 和起始分子量保留

随着对高通量膜认识的加深,人们认为膜的高效性并不仅表现在对水的通透性上,更主要是体现在对小分子物质的清除能力上[9],因此,筛选系数(SC)被引入评价体系。SC 是假设在没有弥散梯度的情况下,超滤液中某溶质浓度与血浆中该溶质浓度之比,理论上它可以是 1～0 之间的任何数值,1 代表所测定的溶质 100% 可经膜滤过,0 代表所测定的溶质完全不由膜滤过,当膜对某溶质的 SC 为 0.1,即膜对该溶质的滤过为 10%,此时该溶质的分子量即为此膜的起始分子量保留(molecular weight retention onset, MWRO);而当膜对某溶质的 SC 为 0.9,即膜对该溶质的滤过为 90%,此时该溶质的分子量即为此膜的 MWRO。故在 HEMO 研究中,将 Kuf＞14 mL/(h·mmHg),且 β_2 微球蛋白清除率＞20 mL/min 定义为高通量膜,而 β_2 微球蛋白清除率＜10 mL/min 定义为低通量膜[10]。2013 年欧洲透析工作组将 Kuf＞20 mL/(h·mmHg),同时要求 β_2 微球蛋白 SC＞0.6,定义为高通量膜[11,12]。

理论上膜的 MWCO 和 MWRO 值越大,其对溶质的清除率越高,但当 MWCO 和 MWRO 值无限大时(其中 MWCO 值总是大于 MWRO 值,MWRO 值可无限接近于 MWCO 值,且 MWCO 值接近白蛋白的分子量时,最有利于大分子物质去除,又能保存有用的蛋白),机体内大分子量溶质包括白蛋白等有用大分子物质将大量被膜清除,造成机体损害。因此,对于血液净化用膜要求,MWCO 值一般不超过 68 000,即白蛋白的分子量,以确保透析过程中白蛋白不丢失,所以,膜对溶质的清除不仅依赖膜材料本身,还必须兼顾人体能耐受程度。但临床上,机体内常会有大于白蛋白分子量的大分子异常物质(如蛋白质结合的尿毒症毒素、免疫异常时产生的异常球蛋白等)或脂溶性物质如胆红素需要清除,显然依据常规的透析膜的弥散和对流特性已不足于清除它们,因而出现了具有吸附功能的膜材料,同时也产生了以中截留(medium cut off)也称高保留初值(high retention onset, HRO)(图 32-4)分子膜为前提的,以弥散为基础的延展性血液透析(expanded hemodialysis, HDx)。它不同于以对流为基础的血液滤过,因为这需要大量的置换液,昂贵的血滤机、滤器,足够大的血流量,复杂的操作过程,而 HDx 可利用 HRO 膜,通过一般的血液透析去除中大分子物质,而不丢失大量的白蛋白。这项创新可能改变长期血透患者的预后[13]。

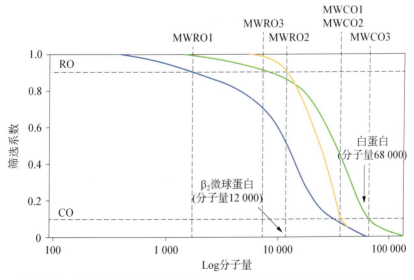

图 32-4 不同通透性膜的截留分子量(MWCO)和起始分子量保留(MWRO)

(4) 生物相容性

广义的生物相容性包括透析水、透析管路及透析膜,我们在此仅讨论膜的生物相容性。理想的膜生物相容性应与人体的血管内皮相近,无毒、无抗原性，不引起补体、白细胞和单核细胞激活及细胞因子的释放，对凝血系统也没有影响[14]。但目前的膜尚未达理想化状态，当血液成分与透析膜一接触，马上会出现不同程度的血-膜反应，即出现由体液和细胞免疫介导的免疫反应，包括补体、血小板、单核细胞、中性粒细胞的激活，出现凝血和血栓，产生、释放氧自由基和细胞因子，最终导致内皮细胞损伤、β_2微球蛋白释放和聚集、免疫系统抑制、低血压、发热等生物学效应，并与长期血液透析患者的心血管并发症、慢性炎症状态、淀粉样变、营养不良等密切相关[15]。因此，改善透析膜的生物相容性是完善膜功能的重要方面。透析膜由纤维素膜向合成膜不断演变的过程，即是透析膜的生物相容性不断完善的过程。

透析膜引起生物相容性反应的原理有：①补体和细胞系统激活；②抗凝系统激活；③缓激肽系统激活；④氧化-应激系统激活；⑤其他，指可诱发上述四大系统活化反应的因素，如常被用来改善合成膜亲水性的聚乙烯吡咯烷酮（polyvinylpyrrolidone，PVP），在透析中循环液体与透析膜间的应激剪切力作用下，可使PVP从膜表面析出入血导致低血压或血小板减少症[16]；透析器外壳的外壳材料聚碳酸酯具备气体渗透性，因此在环氧乙烷（ethylene oxide，ETO）消毒透析器时，ETO可渗透入血，导致超敏反应[17]，再由透析器外壳材料中含有双酚A（bisphenol A，BPA）、邻苯二甲酸酯类化合物从聚碳酸酯透析器外壳中洗脱入血引发炎症或氧化应激反应。因此，控制上述四大系统的激活将有助于提高膜的生物相容性，人们通过共聚、嵌入、嫁接聚合物等方法来替换、修饰、包裹致病的功能基团，改善透析膜材质，完善膜的生物相容性。

纤维素膜表面的游离羟基可结合C3b，从而激活补体的旁路激活途径，所以人们用乙酰基、维生素E、肝素等替代纤维素分子上的游离羟基，从而产生醋酸纤维素膜抗补体激活，维生素E修饰膜抗补体激活及氧化-应激，表面嫁接抗凝物质膜防止凝血系统反应。

丙烯腈-甲基丙烯磺酸钠共聚物（acrylonitrile and sodium methallyl sulfonate copolymer, AN-SMAS）69膜与PAN膜有共同的丙烯腈成分，但并不属于PAN类膜，是丙烯腈和甲基丙烯磺酸钠的共聚体，它是最优秀的合成膜之一[18]，但在缓激肽降解障碍的情况下，膜表面的负电荷触发Ⅻ因子活化，导致缓激肽产生激活缓激肽系统，用阳离子聚合物聚乙烯亚胺（polyethylene imine，PEI）处理后得AN69ST（surface treatment）膜，减少了膜表面负电荷，以及对大分子蛋白（如纤维蛋白原、激肽原和Ⅻ因子）的吸附，但增加了对肝素的吸附，因此既抑制了缓激肽系统激活，也使凝血系统趋于稳定。

总之，可以通过对膜的修饰完善及控制诱发因素（如停止ETO对透析器的消毒），改变透析器壳材质中BPA和邻苯二甲酸酯成分，直至不用，完善PVP修饰工艺，减少PVP析出入血等方法，完善膜的生物相容性。

32.2.2 常用透析膜的性能特点

（1）再生纤维素（regenerated cellulose，RC）膜

强度大，可以做成很薄的膜；具有亲水性，湿润后膨胀，厚度将增加1倍以上，使水和溶质的透过性能降低，开孔率调整困难，对分子量大的溶质清除降低；膜表面有游离羟基，可诱导活化补体，降低了生物相容性。

（2）CA膜

膜表面游离羟基被乙酰基置换，在膜的环状结构中存在的3个羟基中有2个被置换称为二醋酸纤维素膜（CDA），3个羟基全部被置换称为三醋酸纤维素膜（CTA）。CTA无游离羟基，提高了生物相容性以及膜的机械强度，可以做到薄膜化。目前有700 nm的大孔径膜，通透性高。

（3）PSF膜

膜表面有致密层，在其外层有多孔的海绵状非对称微结构，膜孔径300～500 nm，开孔率容易调整，具有对β_2微球蛋白及化学介质等低分子量范围物质清除的性能；本身的疏水性材料与亲水性材料PVP配合，便成为具有良好的生物相容性；改变膜的孔径、开孔率、膜厚度以及与PVP的配合比，可以改变膜的性能，使其适用于制备多种透析、滤过器的材料。

（4）PES膜

非对称的3层海绵状结构，壁厚30～35 μm。氧醚基团取代了聚砜分子中的异丙基，性质更稳定；分子中不含BPA，结构中不含脂肪族成分，且由PVP处理，亲水性更好；耐热性、机械耐力性也更高；与强氧化剂接触时，不产生甲基自由基。适用于制备多种透析、滤过器的材料。

（5）PMMA膜

由不同立体结构的PMMA混合物溶解制造而

成。根据混合制备条件的不同,可制造成范围不同孔径的产品,有 600 nm 大孔径制品,但由于对 β_2 微球蛋白和细胞因子的吸附作用,而不能使其滤过或透析。故可用吸附法清除这类物质,对补体的活化作用轻微,具有较高的生物相容性。

(6) 聚乙基乙烯基甲醇(ethylene vinyl alcohol, EVAL)膜

是疏水性乙烯与亲水性乙烯醇的聚合体,膜孔径为 250nm。与 RC 膜等相比,具有较大的超滤率,由疏水性基与亲水性基随机配合成的微结构,对血小板凝血系活化作用轻微,可用于有出血合并症的患者,减少抗凝剂的使用。

(7) PAN 膜

膜的内表面非常薄而致密,从内向外呈大的斜坡型多孔质结构,致密层非常薄;膜孔径为 450nm 的大孔径,对从小分子蛋白如 β_2 微球蛋白到低分子量蛋白质有广泛的溶质除去能力;由于膜带有强的阴电荷,具有高度的促凝血活性;对服用血管紧张素转换酶抑制剂(ACEI)的患者,由于缓激肽的蓄积,有导致低血压休克的危险性。

(8) 聚酰胺(polyimide, PA)膜

膜内表面有致密层,在其外层有海绵状支持层,再外层有指状物构造层,是非对称性的 3 层结构。膜孔径 500~550 nm,可用于清除低分子量蛋白质;外层由于其亲水性,膜孔不容易被蛋白质堵塞,其性能随时间劣化的倾向小。可持续长时间使用。中空纤维内易形成血栓,抗凝剂需要量较大。

(9) 聚丙烯酸酯聚醚砜(polyacrylate polyethersulfone, PEPA)膜

由聚丙烯酸酯和聚醚砜聚合而制成,膜孔径 300~550 nm,具有良好的低分子量蛋白清除性能。用 PVP 进行亲水性处理,残血量可以得到改善,对内毒素有较强的吸附性。未经亲水性处理的 PEPA 膜,用于制造内毒素过滤器以除去滤液中的内毒素。

32.2.3 吸附膜

近年随着生物材料技术的发展,血液净化治疗膜材料已完全能满足对小分子、水溶性物质的清除要求,而对中大分子甚至蛋白质或脂溶性物质的去除则差强人意,其原因不在膜材料本身,而在于机体不容许无差别地清除体内大分子物质。为了既不损害机体,又能满足致病大分子物质清除,具有吸附特性(不同于弥散和对流特性)的膜材料,正顺应了这一需求。吸附是体外血浆或血液里的多肽或者蛋白形式分子,结合到膜结构或者其他吸附材料的过程[19]。目前,已出现了许多经济、高效、大容量可再生的新型吸附膜材料。为区别于血液透析膜,人们常称其为吸附剂,它们形状多样,可以是细颗粒状、树脂颗粒状、单柱状,也可成膜形状,内部的孔径也大小不一,溶质分子到达吸附剂的外表面和内部孔隙后,一般通过范得华力、离子作用、疏水性等机制结合到吸附材料而被清除,也有通过抗原-抗体(配体)作用进行选择性清除。

吸附剂可通过血液净化中的血液透析、血液透析滤过,血液灌流、(免疫)吸附(血液吸附和血浆吸附)等模式来清除体内致病物质,常用模式是血液灌流和(免疫)吸附治疗,其对中大分子甚至蛋白质或细胞因子、内毒素、溶菌酶、胆红素和有毒金属离子等的清除都有较好的效果。

吸附膜材料按组成成分分为:高分子聚合物、无机(纳米)材料和两者的混合物。对其优劣的判断主要是吸附剂的吸附效率(吸附的量和吸附的速度)和生物相容性(表 32-2)。

表 32-2 吸附膜分类及特点

吸附膜材料	特点	分类	优点	缺点
高分子聚合物	有高的通透性,较好的吸附率,生物相容性好,易生产	树脂	比表面积大,化学稳定,机械强度高,不易脱落	血流量低,致清除致病物时间长
		吸附膜	同"特点"	低比表面积,膜性吸附系统靶分子与固定配体结合缓慢导致动态吸附率下降
		分子印迹聚合物	选择性吸附,理化性质稳定,可再生	特异性需不断完善

续 表

吸附膜材料	特点	分类	优点	缺点
无机纳米材料	吸附容量大,吸附速度快,生物相容性差,易漏血,产品的体表面积小	活性炭	广谱的小分子吸附材料,价格低廉	吸附率差异大,生物相容性差,特异性差,机械强度差,易破碎,清除中分子毒素差
		炭纳米管、纳米二氧化钛、纳米硅材料	吸附容量大,吸附速度快,清除中分子毒素好	生物相容性差,易漏血,成型的体表面积小
高分子纳米材料化合物	有高的通透性,生物相容性好,吸附容量大,吸附速度快	修饰颗粒或珠状	同"特点"	工艺复杂
		修饰膜	同"特点"	配体在吸附剂中的密度和易触度工艺复杂

一般吸附材料必须被活化、功能化、枝接功能配体才能拥有较好吸附效率和生物相容性,吸附性能不仅取决于配体性质,还与聚合物基质各式各样的形态有关,内部的孔径也大小不一。

(1) 高分子聚合物

包括树脂类、吸附膜类、分子印迹聚合物,具有高的通透性,较好的吸附率,生物相容性好,易生产,但膜性吸附系统靶分子与固定配体结合缓慢导致动态吸附率下降,因此临床上膜状吸附剂并不普及。

1) 树脂类 有吸附树脂和离子交换树脂2种。前者包括极性和非极性吸附树脂,极性树脂易吸附极性水溶性物质,非极性树脂多吸附脂溶性物质;离子交换树脂吸附材料是一类带有可离子化基团的三维网状交联聚合物,包括中性、阴离子、阳离子交换树脂,根据同电荷相斥、异电荷相吸的原理,对带相反电荷的分子进行选择性吸附,它们一般用在灌流和免疫吸附中,可去除胆红素、内毒素、胆汁酸、TNF-a和IL-6。代表产品是日本旭化成公司产的BR-350和BL-300离子交换树脂,主要成分是苯乙烯二乙烯苯阴离子交换树脂,具有快速高效吸附胆红素的能力。中国健帆生物医药公司生产的HA330树脂具有大量的中性微孔,组成了三维空间网络筛结构,其清除能力取决于树脂的功能基团和靶分子之间的相互作用。它们的共同缺点是低血流量和清除致病物需要的时间长。

2) 吸附膜类 具有膜筛孔及吸附膜的双重作用,因此它不仅可吸附特异性血液毒素,还能利用膜筛孔分离血液中大分子物质,它们一般都有高的滤过系数,因此克服了树脂的低血流量缺点,并且便捷、价格低廉,因而在医学检测、体外循环治疗等领域有广泛使用价值。代表产品是醋酸纤维素/聚乙烯亚胺混合成的微滤过膜可吸附铜离子和胆红素;以人血清白蛋白为配体,聚四氟乙烯毛细管为基质的吸附膜兼具有膜和微粒柱的优势,具有高效、快速清除胆红素、无污染、寿命长、方便使用等特点。但作为吸附胆红素和其他毒素亲和膜目前临床上并未广泛使用,因为目标分子的清除,柱状吸附系统优于膜性吸附系统,其原因是靶分子与固定配体结合缓慢导致动态吸附率下降,除非系统利用低血流量,这又将丢失膜吸附系统适应高血流量的优势;另外,吸附膜不同于滤过膜的设计和制备,也是其不能商业化的原因。

3) 分子印迹聚合物(molecularly imprinted polymers,MIP) 是一种具有记忆的聚合物,通过分子印记技术,制备某一特定的目标分子,并特异性预定选择目标的聚合过程。是使用模板分子或分子类似物作为模板来指导聚合物中识别位点的合成。聚合过程中,模板分子和功能单体混合,聚合物形成后,通过物理或者化学将模板分子洗脱掉,从而留下可以与模板结合的功能基团。MIP选择吸附的关键是识别位点密度、易触度及功能基团与模板类似物结合强度。它高选择性去除致病物质,意味能更少丢失有用物质,同时它具有易合成、价格低、理化性质稳定以及可再生优势,但选择性位点的密度是膜的自然属性,而易触度不易掌控,因此尚不能被广泛用于血液净化领域。

(2) 无机(纳米)材料

包括活性炭、炭纳米管、纳米二氧化钛、纳米硅材料等。具有吸附容量大,吸附速度快,生物相容性差,易漏血,膜的体表面积小等特点。

1) 活性炭 是首个应用于血液净化治疗的吸附材料,但它清除物质差异大、效果不确切,生物相容性差,逐渐被高分子聚合材料所代替。

2) 纳米材料 如活性炭纳米管、二氧化钛、硅材料等通过微、中孔结构,光化学降解及嫁接有机配体等发挥吸附作用,可以是上述单一因素,也可以是多因素共同发挥作用。这种材料的吸附能力较高分子聚合材料高,但存在生物相容性差、易漏血、体表面积小等缺点。为了克服纳米材料的缺陷,人们通过本体改性、表面修饰改性等方法,如将单壁炭纳米管作为支撑材料,多壁炭纳米管作为填充材料,合成厚壁的吸附材料,减少了漏血,也改善了生物相容性。还有人在无机纳米材料中加入磁性材料使得吸附能力进一步增强,生物相容性也得到改善。有机物和无机物的组合(混合)也使得漏血和生物相容性进一步改善。

(3) 高分子聚合膜-无机纳米材料化合物(混合物)

目前多数临床应用的吸附剂属于此类,通过本体改性、表面修饰改性和多重功能化修饰改性等方法,使高分子聚合膜(有机物)和无机纳米材料相互作用,使纳米材料和高分子聚合膜组合成膜(有机和无机材质的组合),体现两者的优势,即膜具有有机材料的高通透性、好的生物相容性、高血流量优势,又有无机纳米材料高吸附量和吸附率的特点,再加上分子印迹技术提高吸附剂的选择性,使膜功能更趋完善。

1) 多黏菌素 B 纤维柱 多黏菌素固定于聚苯乙烯(polystyrene)编织纤维,形成多黏菌素 B 纤维柱(PMX-HP),用于血液灌流。多黏菌素 B 是一种亲脂性环状阳离子多肽抗生素,其亲脂性在大剂量时可破坏机体细胞膜,带有阳离子可结合具有负电荷的内毒素,清除内毒素[20]。

2) 细胞因子吸附柱 CytoSorb 其表面覆盖 PVP 的聚苯乙烯二乙烯苯(polrvinyl benzene divinyl benzene)多孔微球,主要吸附分子量$(10\sim50)\times10^3$的细胞因子和炎症介质,但无法吸附内毒素。用于(免疫)吸附相关的血液净化模式,可单独也可组合使用,如配对血浆滤过吸附(coupled plasma filtration adsorption,CPFA)来清除细胞因子[21]。

3) AN69 Oxiris 在 AN69 膜基础上采用多层线性改性,用阳离子聚合物 PEI 进行表面改性处理,降低了膜的负电荷,能通过离子键吸附表面为负电荷的内毒素,在肝素生理盐水预冲时可以结合肝素,这可能减少出血风险患者全身肝素化量,用于(免疫)吸附相关的血液净化模式,可单独也可组合使用,清除内毒素和细胞因子[22]。

总之,未来的血液净化,只有瞄准血液净化材料性能的提高和成本的降低、患者生活质量的改善和劳动能力的提高,才能逐步解决尿毒症这一社会难题。因此,安全有效、特异高效、集成便携已成为血液净化耗材及体外循环设备的主流发展方向。

(马 骏)

参考文献

1. CLARK W R, HAMBURGER R J, LYSAGHT M J. Effect of membrane structure and composition on solute removal and biocompatibility in hemodialysis[J]. Kidney Int, 1999, 56(6), 2005-2015.

2. GONDOUIN B, HUTCHISON C A. High cut-off dialysis membranes: current uses and future potential [J]. Adv Chron Kidney Dis, 2011, 18(3): 180-187.

3. PETER G K, HUANG L. Membranes for haemodialysis [J]. Nephrology, 2010, 15(4): 381-385.

4. KOLFF W J, BERK H T, WELLE M, et al. The artificial kidney: a dialyser with a great area[J]. JASN, 1997, 8(12): 1959-1965.

5. RONCO C, CLARK W R. Haemodialysis membranes [J]. Nephrol, 2018, 14(6): 394-410.

6. RONCO C, BALLESTRI M, BRENDOLAN A. New developments in hemodialyzers[J]. Blood Purif, 2000, 18(4): 267-275.

7. RONCO C, BRENDOLAN A, CREPALDI C, et al. Flow distribution and cross filtration in hollow fiber hemodialyzers[J]. Contrib Nephrol, 2002, (137): 120-128.

8. RONCO C, CLARK W R. Haemodialysis membranes [J]. Nephrol, 2018, 14(6): 394-410.

9. KESHAVIAH P, LUEHMANN D, ILSTRUP K, et al. Technical requirements for rapid high-efficiency therapies [J]. Artif Organs, 1986, 10(3): 189-194.

10. EKNOYAN G, BECK G J, CHEUNG A K, et al. Effect of dialysis dose and membrane flux in maintenance hemodialysis[J]. N Engl J Med, 2002, 347(25): 2010-2019.

11. 王质刚. 血液净化学[M]. 第二版. 北京:科学技术出版社, 2003.

12. TATTERSALL J E, WARD R A, EUDIAL GROUP.

Online hemodiafiltration: definition, dose quantification, and safety revisited[J]. Nephrol Dial Transplant, 2013, 28(3):542-550.

13. RONCO C, L A MANNA G. Expanded hemodialysis: a new therapy for a new class of membranes[J]. Contrib Nephrol, 2017,190:124-133.

14. 唐克诚,李谦,王瑞,等.血液透析膜材料的研究进展[J].医疗设备信息,2004,22(8):49-51.

15. TAKEMOTO Y, NAGANUMA T, YOSHIMURA R. Biocompatibility of the dialysis membrane[J]. Contrib Nephrol, 2011,168:139-145.

16. NAMEKAWA K, MATSUDA M, FUKUDA M. Poly (N-vinyl-2-pyrrolidone) elution from polysulfone dialysis membranes by varying solvent and wall shear stress[J]. Artif Organs, 2012,15(2):185-192.

17. AUCELLA F, GESUETE A, VIGILANTE M, et al. Adsorption dialysis: from physical principles to clinical applications[J]. Blood Purif, 2013,35(Suppl2):42-47.

18. 王敏敏,廖嵩平.AN69膜材料在血液净化领域的前世今生[J].中国血液净化,2019,18(5):356-359.

19. RONCO C,张凌,陆任华,等.重症肾脏替代治疗和血液净化技术的标准化术语命名[J].华西医学,2018,33(7):782-796.

20. URIU K, OSAJIMA A, HIROSHIGE K, et al. Endotoxin removal by direct hemoperfusion with an adsorbent column using polymyxin B-immobilized fiber ameliorates systemic circulatory disturbance in patients with septic shock[J]. Am J Kidney Dis., 2002,39(5):937-947.

21. KOGELMANN K, JARCZAK D, SCHELLER M, et al. Hemoadsorption by CytoSorb in septic patients: a case series[J]. Critical Care, 2017,21(1):1662-1669.

22. HONOREPM P, JACOBS R, ACOBS R, et al. Newly designed CRRT membranes for sepsis and SIRS-A pragmatic approach for bedside intensivists summarizing the more recent advances: a systematic structured review[J]. Asaio J, 2013,59(2):99-106.

33 提高腹膜透析治疗质量的策略

- 33.1 提高患者的依从性
- 33.2 减少腹膜透析相关并发症
    - 33.2.1 腹膜透析相关性感染
    - 33.2.2 残余肾功能减退
- 33.2.3 容量相关的并发症
- 33.2.4 代谢相关的并发症
- 33.2.5 矿物质和骨代谢异常
- 33.3 展望

腹膜透析(peritoneal dialysis,PD),简称腹透,是主要的肾脏替代治疗方法之一。近10年腹透在国内取得了迅速的发展,开展腹透的医院及患者数都有了迅猛增加。虽然大家使用相同的腹透产品,但是,腹透质量还是存在着明显的个体差异。如何提高腹透治疗的质量呢?

33.1 提高患者的依从性

腹透是一种居家的肾脏替代治疗方式,患者及其家属是治疗的直接实施者。提高腹透患者及其家属的依从性有助于提高腹透的透析质量和预后,起到事半功倍的效果。治疗依从性包括患者对处方的依从性、规范操作、自我监测、正确服药、正确饮食、定期随访检查、了解发生紧急情况时的处置方法等方方面面。最近的研究结果表明,患者的饮食不依从性的比例最高可达78%,药物治疗的不依从性也高达46%,而透析处方的不依从性相对是最低的,为18%[1]。腹透患者治疗依从性差增加了腹膜炎的发生率,并伴有技术失败率、住院天数、住院率和病死率的增加,产生不良的临床后果。

怎么提高患者的治疗依从性呢? 首先,提高腹透患者的依从性体现在治疗的各个阶段、所有环节。在患者教育中,不单单教育患者该怎么做,更重要的是让患者知道为什么这么做,如果不这么做的后果是什么。在患者的教育、评估、再教育、反馈的过程中,让患者实现知→信→行的转变,最终养成好的习惯、好的依从性。有研究提示患者对治疗及疗效的信任程度可以影响其治疗的依从性[2]。因此,提高患者腹透治疗的依从性首先在教育过程中让患者充分了解并相信这么做可以产生好的临床效果,然后通过检测让患者看到良好的治疗效果。通过教育,每个腹透患者应该具有较强的自我管理能力,包括对腹透基本知识的了解,严格规范地进行腹透操作,了解各种状况下的处理原则,了解自己每日的尿量、超滤量、体重、血压,并准确记录,了解自己每日使用的药物名称及用法,了解针对自己的饮食要求等。患者接受教育后,通过腹透门诊随访管理,检查进一步强化治疗的依从性。每次腹透门诊,护士需要检查患者的腹透记录本,评估腹透治疗及监测血压、体重的依从性;询问患者的具体用药情况,评估其药物依从性;通过化验检查及血压、体重等参数测量,评估患者的饮食依从性。如果发现问题,针对性地加以再教育。目前正在发展的远程监控系统,更加有助于医护人员适时了解患者的治疗依从性。

33.2 减少腹膜透析相关并发症

33.2.1 腹膜透析相关性感染

腹透相关性感染是腹透最为熟悉和常见的并发症。以往腹膜炎的发生率较高,连接装置改进后,发生率已明显下降。但是,腹膜炎仍然是腹透患者技术失败及死亡的重要原因,临床上要时刻注意预防及积极正确的治疗。

预防腹透感染最为重要。多项研究均提示腹透操作依从性差,包括没有正确地佩戴口罩、洗手等,可以显著增加腹膜炎的感染率[3]。一旦发生感染,快速正确的处理可以改善预后。患者每次操作时都应该检查透出液是否清亮,如果引流液浑浊,尤其伴有超滤减少,即便没有明显的腹痛,也应该即刻就医,排除有无腹透感染。如果长时间腹透感染,没有及时处理,就会增加导管生物膜形成的机会,导致腹膜炎的复发及拔管。腹透液细菌培养的阳性结果不仅有助于诊断,对于后续治疗的抗生素选择及疗程更有指导意义;同时也可以了解复旦大学附属华山医院腹膜透析中心的细菌耐药情况,帮助中心经验性治疗时对抗生素的选择。此外,了解引起感染的致病菌可以帮助推测可能的感染原因。为了增加培养的阳性率,建议在抗生素使用前使用血培养技术进行腹透液的细菌培养。治疗腹膜炎的首要目的是挽救生命和保护腹膜,而不是挽救导管。如果采用合适的抗生素治疗 5 天,腹膜炎仍无明显缓解,应考虑为难治性腹膜炎,要当机立断地拔除导管。其他需要拔管的指征包括真菌性腹膜炎、再发性腹膜炎、难治性出口感染和隧道炎等。及时拔管可以改善上述感染患者的预后;感染控制后,可以考虑再次置管,恢复腹透。在复旦大学附属华山医院 2008—2016 年的 27 例拔管患者中,18 例(67%)感染控制后再次恢复腹透,3 例(11%)改血透,6 例(22%)拔管后仍然没能挽救患者生命。此外,对于反复发作的腹透感染患者,不仅需要治疗腹透感染,而且需要积极寻找致病原因,并加以纠正去除。

33.2.2 残余肾功能减退

腹透的优势在于保护残余肾功能,而残余肾功能对透析患者的重要性也越来越明确并得到重视。残余肾功能是透析充分性的重要组成部分,有助于各种分子量大小的毒素的清除,尤其对透析清除有限的中分子以上的毒素,如磷、β_2 微球蛋白等。残余肾功能还有助于腹透患者容量的控制和营养状况的改善。残余肾功能较多的患者不需要过多的超滤和透析剂量,可以减少葡萄糖负荷及其对腹膜和代谢的不利影响,提高患者的生存和生活质量。CANUSA 研究提示残余肾肾小球滤过率(GFR)每升高 0.5 mL/(min·1.73 m²),腹透患者的死亡风险可以下降 9%[4]。因此,保护透析患者的残肾功能并定期评估,对于正确调整腹透剂量、提高透析患者的生存率和生活质量非常重要。

尽管避免使用肾毒性的药物、避免腹透相关性的腹膜炎、使用血管紧张素转换酶抑制剂(ACEI)和血管紧张素受体阻滞剂(ARB)类药物、使用生物相容性好的腹透液等,能在一定程度上延缓残余肾功能的丢失,但是对残余肾功能影响更为显著的却是腹透患者能否保持容量平衡。容量不足会减少肾脏灌注,影响残余肾功能;而容量负荷过多、高血压,尤其是出现急性心衰竭则更容易迅速损害残余肾功能。国内一项回顾性研究纳入 190 例腹透患者,每 3 个月采用生物阻抗分析法(BIA)评估容量状态,随访 1 年,根据 5 次检测结果分为容量正常、持续高容量、间歇高容量 3 组。与正常容量组相比,不论是间歇高容量还是持续高容量,残肾功能减退的危险性均显著增高。同时根据 5 次检测结果的标准差将患者分为容量变异大及容量变异小 2 组,发现容量变异大的一组残肾减退的危险性更高[5]。复旦大学附属华山医院腹膜透析中心的数据也提示时间平均 proBNP 是残肾功能下降的独立危险因素。

33.2.3 容量相关的并发症

容量管理是腹透患者需要时刻关注的问题。以往透析片面重视小分子溶质的清除目标(如 Kt/V)而忽视了容量问题。大量研究发现,腹透患者的整体病死率尤其是心血管问题病死率在提高溶质清除率之后仍居高不下;相反,腹透患者大量技术失败的发生与难治性容量相关并发症密切相关,尤其当残肾功能减退或消失后,这些问题显得更为突出。

在 ADEMEX 研究中,不同于小分子毒素的清除率,代表容量状态的参数 NT-pro BNP 水平可以预测腹透患者的预后[6,7]。阿特斯(Ates)等的研究也提示钠及水分的清除、高血压以及残余肾功能是生存率的独立危险因子[8]。因此,腹透患者的容量管理非常重要,严重的容量负荷短期内就会产生不良的临床事件,甚至导致患者的死亡[9]。

做好腹透患者的容量管理要点如下。

1) 定期评估腹透患者的容量状态 临床上缺乏简单、直接的参数来评判腹透患者的容量状态,需要综合评定,包括动态观察患者的尿量、超滤量、血压、体重、水肿状态,检测血 pro BNP 水平等综合分析评估。生物阻抗分析法通过分析不同组织及细胞的生物阻抗来判断体内的容量状态,不仅敏感而且无创伤,但目前国内临床应用还不普及。

2) 培养腹透者适当控制水、盐摄入的生活习惯 大部分腹透患者的容量负荷增多是由水、盐摄入过多所导致的。即便对于有不少尿量的新患者,如果没有良好的生活习惯,摄入过多的水、盐,同样会导致容量负荷的增多。尤其在摄入过多后,为了达到容量平衡,势必需要增加超滤,使用高浓度的透析液,容易导致腹膜功能的损害;当患者残余肾功能减少后,真正需要增加超滤时,由于腹膜转运特性增高而无法满足。更为严重的是,过多摄入水、盐导致的高容量、高血压本身会损害残肾,使得尿量减少,导致恶性循环。

3) 尽可能保护残余肾功能 保证足够多的尿液清除,对维持腹透患者的容量平衡可以达到事半功倍的作用。对于有足够残余肾的患者,使用大剂量的袢利尿剂可以进一步增加肾脏水、盐的清除。

4) 维持足够的超滤 维持足够的超滤有利于维持腹透患者的容量平衡,尤其对残余肾功能明显减少的患者,每日一定量的超滤是维持容量平衡的基本条件。腹透不同于血透,其超滤量不是人为设定的,而是间接调控的,取决于患者的腹膜转运特性和透析方案,而且还受到很多其他因素的影响,这也是腹透患者容量控制中的难点。超滤减少的常见原因包括患者依从性差,不按既定的方案腹透;腹透液浓度选择不合理,过分追求低浓度的透析方案;机械原因(包括漂管和渗漏等);腹膜炎;糖尿病患者的高血糖;腹膜超滤衰竭,等等。超滤衰竭是指由于腹膜不可逆的损害所导致的超滤不足的表现(目前定义为 2L 4.25% 腹透液留腹 4 h 后净超滤量<400 mL),临床诊断时需去除可逆因素。临床上大部分引起超滤减少,尤其是短时间内突然减少的原因往往都是可逆的,临床医生需要积极寻找原因并加以纠正。中国香港的研究发现,腹透患者容量超负荷的首要原因是水、盐摄入过多,其次是后腹膜渗漏所致的超滤减少[10],而超滤衰竭所导致的只有 6%~7%。复旦大学附属华山医院的情况相似而稍有不同,后腹膜渗漏是腹透患者超滤突然减少的首要原因,而且发生率高。后腹膜渗漏非常隐蔽,除了超滤减少,很少有其他症状,临床上容易被忽视而漏诊。MRI 或腹腔内增强 CT 可以帮助诊断,其中 MRI 更加敏感

方便。确诊后主要是保守治疗,包括更改成间歇性腹膜透析(IPD)方案,减少留腹液体量或改临时血透,8 周左右绝大部分患者可以彻底好转,复发率低。

除外可逆因素,腹透患者的超滤量和患者的腹膜特性及腹透处方有一定的关系。一般来说,腹膜转运特性偏低、使用葡萄糖浓度高的透析液、适当减少留腹时间、增加交换次数可以获得比较大的超滤量。但是长期来说葡萄糖负荷增加会增加腹膜的损害,增加腹膜衰竭的机会。所以正确的腹透处方不是使用高浓度的腹透液、追求高的超滤量,而是在确保毒素充分清除的情况下,既要确保容量的平衡,又要注意残肾、腹膜的保护。

5) 在腹透患者容量和血压的控制中,盐比水更重要 因为容量超负荷的驱动力并不是水本身,而是渗透压的增高。血渗透压的轻度增加就可以刺激血管升压素分泌的增加,并刺激口渴。控制腹透患者盐平衡的措施包括:①限制饮食中钠的摄入;②增加尿钠排泄,有残肾的患者,可以使用袢利尿剂;③增加腹透钠的清除。而腹透钠的清除需要一定的留腹时间,并且和所用的腹透液浓度相关。

33.2.4 代谢相关的并发症

腹透患者由于葡萄糖负荷的增加可以引起体脂增加,而炎症、氧化应激、尿毒症毒素、过多的脂肪组织、遗传、年龄等因素都会引起及加重患者的代谢异常,产生各种代谢并发症,包括胰岛素抵抗、脂代谢紊乱及肥胖等。中国香港的数据显示,腹透患者代谢综合征(MS)的患病率在 50% 以上[11],而普通人群一般为 20%~40%。中国内地的数据也提示,无论是代谢综合征的患病率,还是代谢综合征各个方面的发生率,在腹透开始后都呈现明显增加的趋势。有研究提示,腹透患者代谢综合征较透析前 CKD 5 期和血透患者更为严重,尤其是胰岛素抵抗方面。复旦大学附属华山医院腹膜透析中心早期的数据也提示,腹透患者胰岛素抵抗指数(HOMA-IR)中位数水平在腹透刚开始时为 1.78,治疗第 12 和 24 个月,分别增加到 2.55 和 4.79($P<0.01$),并有一定比例的患者出现新发糖尿病。除了糖代谢紊乱,腹透患者的血脂水平也较腹透前及血透患者高,并随着腹透治疗有进一步增高的趋势。腹透患者不仅血脂的水平有增加,质量也发生改变,如氧化修饰的低密度脂蛋白(ox LDL)水平增加等。

腹透患者各项代谢参数的异常,其临床意义不

尽相同。我们的研究发现,非糖尿病腹透患者胰岛素抵抗是心血管死亡的独立危险因素(HR:14.8;95% CI:1.22~179.1;P=0.03)[12]。韩国的研究也提示,HOMA-IR 是非糖尿病腹透患者新发心血管事件的独立危险因素(P=0.014)[13]。使用葡聚糖腹透液减少葡萄糖负荷可以减轻腹透患者的HOMA-IR 水平[14]。遗憾的是国内至今没有不含葡萄糖的腹透液。即便如此,复旦大学附属华山医院腹膜透析中心从2010年起,通过强调保护患者残肾,限制水、盐摄入,尽量减少腹透液的葡萄糖浓度,葡萄糖吸收量也有明显下降,患者平均每日吸收葡萄糖85 g 左右,非糖尿病腹透患者的 HOMA-IR 中位数也下降到2以下,同时整体心血管事件及病死率也较以前明显减少。但是,腹透治疗后 HOMA-IR 增加明显的非糖尿病腹透患者的全因病死率仍然显著高于 HOMA-IR 增加幅度小的患者。

血脂水平和预后的关系则比较复杂。众所周知,动脉粥样硬化斑块形成的关键是巨噬细胞吞入低密度脂蛋白(LDL)颗粒,导致泡沫细胞形成,泡沫细胞与活化的内皮细胞共同分泌大量促炎细胞因子、基质金属蛋白酶和组织蛋白酶,共同作用使动脉粥样硬化进展[15]。而 LDL 氧化过程会显著增加LDL 颗粒对巨噬细胞清道夫受体的亲和力,使 LDL 颗粒更易被吞噬形成泡沫细胞。在普通人群中,高胆固醇(HDL)和 LDL 水平是心血管疾病(CVD)事件和全因死亡的危险因素。他汀类药物通过降脂可以显著降低患者的 CVD 和死亡。但是,在透析患者中血脂水平和 CVD 及全因死亡的关系经常会出现逆流行病学现象,即更高的血脂水平伴有更好的生存率[16]。那么这一现象的出现是因为在透析患者中血脂产生了保护作用,还是因为透析患者有众多混杂因素,其伴发疾病导致血脂降低,同时也导致了心血管死亡及全因死亡的增加呢? 有研究将透析患者分为2组:有炎症/营养不良组(634例)和无炎症/营养不良组(189例)。炎症/营养不良组的平均胆固醇水平显著低于无炎症/营养不良组。在存在炎症/营养不良的患者中,胆固醇水平低的患者病死率增高,存在逆流行病学现象;但是在一般状态良好、无炎症/营养不良的患者中,胆固醇水平高的患者死亡风险升高[17]。韩国的研究包含749例新开始腹透的患者,以总胆固醇水平在4.68~5.46 mmol/L(180~210 mg/dL)及 LDL-C 水平在2.6~3.38 mmol/L(100~130 mg/dL)的患者为对照,总胆固醇(<3.9 mmol/L)和 LDL-C(<1.82 mmol/L)水平最低组的全因死亡的风险[HR(95% CI)]分别是2.32(1.61~3.35)和2.02(1.45~2.83);心血管事件的死亡风险[HR(95% CI)]分别是1.87(1.04~3.37)和1.92(1.13~3.26)。但是,用营养和炎症的参数校正后,这些关系的程度也是削弱的。复旦大学附属华山医院腹膜透析中心研究提示,高血清胆固醇和 LDL 水平的腹透患者近期病死率降低,但远期病死率增加;近期病死率降低可能与营养不良相关。我们进一步分析腹透患者血脂和颈动脉斑块的关系,发现腹透患者 ApoB/ApoA1 比值和颈动脉斑块形成显著相关,而颈动脉斑块同样是腹透患者心血管风险的独立危险因素。因此,腹透患者的高脂血症并没有保护作用,由于 OX-LDL 水平更多,甚至致动脉粥样硬化斑块的形成能力更强。

他汀类药物同样可以显著降低腹透患者的总胆固醇和 LDL 水平,但是透析患者(虽然大部分为血透患者)使用他汀类药物治疗的临床研究(4D、AURORA、SHARP)均未提示其可改善患者的病死率[18-20]。究其原因可能和 CKD 患者随着肾功能受损,尤其到透析阶段,影响患者预后的危险因素越来越多,而在众多危险因素中血脂对预后的影响权重在下降有关。有研究发现,在不同 CKD 患者中[eGFR 分别为90、60、45、30 及15 mL/(min·1.73 m^2)],LDL-C 在2.6 mmol/L(100 mg/dL)水平以上,每增高1 mmol/L(39 mg/dL),引起心肌梗死(MI)的 HR(95% CI)分别是1.48(1.43~1.54)、1.33(1.27~1.40)、1.26(1.18~1.35)、1.20(1.09~1.30)和1.13(1.01~1.27),呈逐渐下降的趋势[21]。因此,要改善腹透患者的预后,除了改善其代谢相关的并发症,还要注意纠正其他各项危险因素,包括容量平衡、营养不良、炎症等。

33.2.5 矿物质和骨代谢异常

由于 CKD 导致的矿物质和骨代谢异常(MBD)现在越来越受到关注。腹透患者血清钙、磷、甲状旁腺激素(PTH)水平的异常,不仅会引起肾性骨病,更重要的是会引起并加重血管钙化。无论是血透还是腹透患者,冠状动脉钙化都是心血管事件、心血管死亡和全因死亡的独立危险因子[22]。血管钙化早期非常隐匿,需要检查才能发现。CDCS 研究发现中国腹透患者中钙化的患病率达到65.1%。复旦大学附属华山医院腹透患者的随访资料显示,CKD 5

期的患者进入腹透时,50%的患者存在冠状动脉钙化,此后在腹透治疗过程中无论是冠状动脉钙化的患病率还是严重程度,都有不同程度的进展,有些患者出现新发冠状动脉钙化。高磷血症是腹膜透析患者冠状动脉钙化进展和起始的独立危险因素[23]。当然,钙化的机制非常复杂,钙化保护因子如胎球蛋白、患者的基因易感性等都可能参与其中。临床上,目前主要通过控制血清钙、磷、PTH的水平,延缓血管钙化的发生和发展。其中,控制高磷血症是治疗的核心。主要措施包括:①保护残余肾功能,增加尿磷的排泄;②延长留腹时间和增加留腹液体量,确保充分的透析,增加腹透液磷的清除;③在确保营养的前提下,限制磷的摄入,尽量摄入蛋白与磷比值高的食物,减少无机磷的摄入;④对于高磷血症的患者,在饮食控制的前提下,使用磷结合剂,限制含钙的磷结合剂使用剂量。控制血磷的同时,也要注意减少钙的负荷,研究发现降低透析液的钙浓度到1.25 mmol/L,可以延缓冠状动脉钙化,改善生存。对于PTH升高明显及进行性增高的患者,可以使用西那卡塞、活性维生素D类药物治疗。对于使用活性维生素D及含钙的磷结合剂患者,注意随访,避免出现医源性动力缺失性骨病。

33.3 展望

虽然腹透在中国已经发展了几十年,但是国内的腹透产品仍然非常局限,近20年都没有新型产品投入使用。期望今后国内可以和国外一样有更多的腹透产品,包括大容量的腹透液、葡聚糖、生物相容性更好的中性腹透液、低钠腹透液以及自动化腹透机及相关产品等,使腹透治疗的方案更加灵活多变,有更多的选择,患者可以通过腹透清除更多的水、盐及其他毒素,不仅可以进一步提高腹透质量,而且能更好地改善生活质量。而远程监控的发展和完善也可以进一步改善居家透析的质量,提高患者的治疗依从性。

(朱彤莹)

参考文献

1. YU Z L, LEE V Y, KANG A W, et al. Rates of intentional and unintentional nonadherence to peritoneal dialysis regimes and associated factors[J]. PLoS One, 2016,11(2):e149784.
2. RUSSO R, MANILI L, TIRABOSCHI G, et al. Patient re-training in peritoneal dialysis:why and when it is needed[J]. Kidney Int, 2006,(103):S127-S132.
3. MAWAR S, GUPTA S, MAHAJAN S. Non-compliance to the continuous ambulatory peritoneal dialysis procedure increases the risk of peritonitis[J]. Int Urol Nephrol, 2012,44(4):1243-1249.
4. DAVID N, CHURCHILL D, TAYLOR W, et al. Adequacy of dialysis and nutrition in continuous peritoneal dialysis:association with clinical outcomes. Canada-USA (CANUSA) peritoneal dialysis study group[J]. J Am Soc Nephrol, 1996,2(7):198-207.
5. TIAN N, GUO Q, ZHOU Q, et al. The impact of fluid overload and variation on residual renal function in peritoneal dialysis patient [J]. PLoS One, 2016, 11(4):e153115.
6. PANIAGUA R, AMATO D, VONESH E, et al. Health-related quality of life predicts outcomes but is not affected by peritoneal clearance:the ADEMEX trial[J]. Kidney Int, 2005,67(3):1093-1104.
7. PANIAGUA R, AMATO D, MUJAIS S, et al. Predictive value of brain natriuretic peptides in patients on peritoneal dialysis:results from the ADEMEX trial[J]. Clin J Am Soc Nephrol, 2008,3(2):407-415.
8. ATE K, NERGıZOGLU G, KEVEN K, et al. Effect of fluid and sodium removal on mortality in peritoneal dialysis patients[J]. Kidney Int, 2001,60(2):767-776.
9. PANIAGUA R, VENTURA M, ÁVILA-DÍAZ M, et al. NT-proBNP, fluid volume overload and dialysis modality are independent predictors of mortality in ESRD patients[J]. Nephrol Dial Transpl, 2010,25(2):551-557.
10. LAM M F, LO W K, TSE K C, et al. Retroperitoneal leakage as a cause of acute ultrafiltration failure:its associated risk factors in peritoneal dialysis[J]. Periton Dialysis Int, 2009,5(29):542-547.
11. SZETO C, KWAN B C, CHOW K, et al. Metabolic syndrome in peritoneal dialysis patients:choice of diagnostic criteria and prognostic implications[J]. Clin J Am Soc Nephrol, 2014,9(4):779-787.
12. LI Y, ZHANG L, GU Y, et al. Insulin resistance as a predictor of cardiovascular disease in patients on peritoneal dialysis[J]. Periton Dialysis Int, 2013,33(4):411-418.
13. YOON C, LEE M J, LEE Y K, et al. Insulin resistance

is associated with new-onset cardiovascular events in nondiabetic patients undergoing peritoneal dialysis[J]. Kidney Res Clin Prac, 2014,33(4):192-198.

14. XU H, CARRERO J J, LINDHOLM B. Reducing insulin resistance in patients undergoing peritoneal dialysis through the use of icodextrin-based solutions[J]. Nephrol Dial Transp, 2015,30(11):1783-1785.

15. BRITES F, MARTIN M, GUILLAS I, et al. Antioxidative activity of high-density lipoprotein (HDL): Mechanistic insights into potential clinical benefit[J]. BBA Clinical, 2017,8:66-77.

16. PANDYA V. Lipid abnormalities in kidney disease and management strategies[J]. World J Nephrol, 2015, 4(1):83-91.

17. LIU Y, CORESH J, EUSTACE J A. Association between cholesterol level and mortality in dialysis patients: role of inflammation and malnutrition[J]. JAMA, 2004,291(4):451-459.

18. WANNER C, KRANE V, MARZ W, et al. Atorvastatin in patients with type 2 diabetes mellitus undergoing hemodialysis[J]. N Engl J Med, 2005,353(3):238-248.

19. FELLSTROM B C, JARDINE A G, SCHMIEDER R E, et al. Rosuvastatin and cardiovascular events in patients undergoing hemodialysis[J]. N Engl J Med, 2009, 360(14):1395-1407.

20. BAIGENT C, LANDRAY M J, REITH C, et al. The effects of lowering LDL cholesterol with simvastatin plus ezetimibe in patients with chronic kidney disease (Study of Heart and Renal Protection): a randomised placebo-controlled trial[J]. Lancet, 2011, 377(9784):2181-2192.

21. TONELLI M, MUNTNER P, LLOYD A, et al. Association between LDL-C and risk of myocardial infarction in CKD[J]. J Am Soc Nephrol, 2013,24(6):979-986.

22. XIE Q, GE X, SHANG D, et al. Coronary artery calcification score as a predictor of all-cause mortality and cardiovascular outcome in peritoneal dialysis patients[J]. Periton Dial Int, 2016,36(2):163-170.

23. SHANG D, XIE Q, GE X, et al. Hyperphosphatemia as an independent risk factor for coronary artery calcification progression in peritoneal dialysis patients[J]. BMC Nephrol, 2015,16:107.

34 当代肾脏病中肾移植的热点

34.1	排斥反应	34.3	BK 病毒感染
34.1.1	超急性排斥反应	34.4	肾脏原发性疾病复发
34.1.2	急性加速性排斥反应	34.4.1	IgA 肾病复发
34.1.3	急性排斥反应	34.4.2	局灶性节段性肾小球硬化症复发
34.1.4	慢性排斥反应		
34.2	巨细胞病毒感染	34.4.3	膜性肾病复发

同种异体肾移植是终末期肾病(ESRD)的重要治疗手段;成功的肾移植患者长期存活率和生活质量优于透析疗法。本文就肾移植的临床研究热点及新进展作一概述。

34.1 排斥反应

临床上,根据排斥反应的发生机制、病理改变、发病时间与临床特点将其分为4种类型,即超急性排斥反应(hyperacute rejection,HAR)、急性加速性排斥反应(acute accelerated rejection,AAR)、急性排斥反应(acute rejection,AR)和慢性排斥反应(chronic rejection,CR)。为更好地指导临床治疗,又将急性排斥反应分为T细胞介导的排斥反应(T cell mediated rejection,TCMR)和抗体介导的排斥反应(antibody mediated rejection,AMR),两者在发病机制、病理改变和临床预后等方面存在明显不同,前者临床较多见,及时处理多可以逆转,而后者却常可导致移植物失功[1-3]。

34.1.1 超急性排斥反应

HAR 是临床表现最为剧烈且后果最为严重的一类排斥反应,多为体内预存的供体特异性抗体(donor specific antibody,DSA)所致,属于Ⅱ型变态反应。未经特殊处理接受 ABO 血型不相容的供肾是 HAR 发生的重要原因,其他重要的致敏因素包括多次妊娠、反复输血、长期血液透析、再次肾移植、细菌或病毒感染致敏等。受者循环中预存 DSA 与移植物血管内皮细胞表面抗原结合,激活补体级联反应,形成攻膜复合物(MAC),导致内皮活化。此过程发生极快,病理学表现为动脉管壁纤维素样坏死和/或广泛微血栓形成,导致移植肾缺血性或出血性坏死,间质内明显水肿及大量中性粒细胞浸润。HAR 多发生在移植术后数分钟至数小时内,一般发生在 24 h 内。迄今为止 HAR 尚无有效的治疗方法,确诊后应尽早切除移植肾,防止其危及受者生命。

34.1.2 急性加速性排斥反应

AAR 多发生在移植术后 2~5 天;发生越早,程度越重,严重时可致移植肾破裂出血,移植肾功能迅速丧失。其病因与 HAR 类似,参与的抗体可能有 3 种,包括预存低浓度抗体、记忆 B 细胞新产生的抗体以及供者抗原诱导的新生 DSA(de novo DSA,dnDSA)所致。AAR 的发病机制与移植物血管内皮细胞活化有关。此种内皮活化与 HAR 不同,其不需要补体的参与,发生较缓慢,有充分的时间允许内皮细胞新的基因转录和蛋白质合成。因此，AAR 并非是 HAR 的迟发形式，而是完全不同的病理过程，也就是说，HAR 的内皮活化由补体级联反应所启动，而 AAR 的内皮活化则由早期的抗原抗体反应所引起。组织病理学主要呈血管性排斥反应，以小血管炎、肾小球炎和动脉纤维素样坏死为主要特征。光学显微镜下可见血管壁内淋巴细胞浸润，血管内纤维蛋白和血小板沉积，管腔内不同程度的血栓形成，小动脉中层纤维素样坏死，肾实质不均匀梗死、出血，间质可有水肿及不同数量的淋巴细胞浸润；免疫荧光和免疫组化可见动脉壁和毛细血管壁 IgM、IgG 及 C3 和纤维粘连蛋白沉积，肾小管周围毛细血管（peritubular capillary，PTC）基底膜 C4d 沉积。临床表现主要为术后 2～5 天移植肾功能恢复过程中突然出现少尿或无尿，移植肾肿胀、疼痛，原已下降的血清肌酐水平又迅速回升，可伴有体温上升、血压升高、血尿，病情严重，进展迅速，甚至导致移植肾破裂。彩超是首选的辅助检查手段，可提示移植肾血流灌注明显不足，肾皮质阻力指数升高，并排除血管栓塞和急性肾后性梗阻等外科因素。最终确诊需行移植肾穿刺活检。AAR 治疗困难，一旦明确诊断应尽早联合应用血浆置换或免疫吸附和静脉注射免疫球蛋白（intravenous immunoglobulin，IVIg）治疗，以及联合抗人 T 淋巴细胞兔免疫球蛋白（rabbit anti-human T-lymphocyte immunoglobulin，ATG），一般疗程为 5～7 天。经过抗体冲击治疗不能逆转或挽救者，需综合评估继续冲击所承担的致命感染风险，以决定是否停用上述免疫抑制剂或切除移植肾。

34.1.3 急性排斥反应

肾移植急性排斥反应是造成移植肾功能丧失的主要原因。即使采用最强的抗排异治疗，一些发生急性排斥反应的移植肾也不能恢复功能。即使对于那些成功恢复的患者，急性排斥反应对移植肾的远期存活也会产生负面影响。在过去 30 年间，由于引入了有效的免疫抑制药物，急性排斥反应的发生率已显著下降。肾移植急性排斥反应被定义为，由移植物特异性病理变化引起的移植肾功能的急剧恶化。急性排斥反应有 2 种主要的组织学表现形式：①TCMR，以淋巴细胞和其他炎症细胞对移植肾的浸润为特征；②AMR，其诊断需要有急性组织损伤的形态学证据，循环中存在 DSA，以及抗体介导排斥反应的免疫学证据（如移植物内 C4d 沉积），可能不出现细胞浸润。

（1）根据 Banff 2017 移植肾病理分类[4,5]

1）类别 1　正常。

2）类别 2　AMR。

A. 活动性抗体介导的排斥反应（active AMR），必须满足下面 3 条标准。

a. 急性组织学损伤的证据：①微血管炎症，即 $g>0$，或者 $ptc>0$，但不能有复发或新发的肾小球肾炎。在存在 TCMR 的时候，或有临界改变，或有感染时，单纯 $ptc \geqslant 1$ 是不够的，必须 $g \geqslant 1$。②有血栓微血管病（TMA），必须注意除外其他原因引起的 TMA。③急性肾小管损伤，必须注意除外其他原因引起的急性肾小管坏死（ATN）。

b. 目前或近期抗体与内皮细胞相互作用的证据，包括以下 1 条或多条证据：①线样 C4d，冷冻组织必须>10%，石蜡组织只要有阳性即可。②至少有中度的微血管炎症（$g+ptc \geqslant 2$），但这时不能有复发或新生的肾小球肾炎。如果有 T 细胞介导的排斥反应或临界改变，或有感染时，单纯 $ptc \geqslant 2$ 是不够的，必须 $g \geqslant 1$。③与抗体介导的排斥反应相关的基因转录或分级指标阳性。

c. DSA［针对人类白细胞抗原（human leukocyte antigen，HLA）或非 HLA 的抗原］阳性：C4d 阳性或其他转录因子阳性也可以作为 DSA 的替代物。但满足标准 a 和 b 时，强烈建议完整的 DSA 检查（即包括 HLA，也包括非 HLA 抗体的检查）。

B. 慢性活动性抗体介导的排斥反应（chronic active AMR，cAMR），必须满足以下几个标准。

a. 慢性组织学损伤的形态学证据：①移植物肾小球病（$cg>0$），但必须除外慢性 TMA 或慢性复发性肾小球肾炎或新发的肾小球肾炎。②严重的管周毛细血管基底膜分层（需要电镜）。③新出现的动脉内膜纤维化，但必须除外其他原因；在硬化的内膜中出现白细胞，倾向于慢性抗体介导的排斥反应，但这时患者必须没有 T 细胞介导的排斥反应病史，这一点不是必须的。

b. 目前或近期抗体与内皮细胞相互作用的证据，包括以下 1 条或多条证据：①线样 C4d，冷冻组织必须>10%，石蜡组织只要有阳性即可。②至少有中度的为微血管炎症（$g+ptc \geqslant 2$），但这时不能有复发或新生的肾小球肾炎。如果有 T 细胞介导的排斥反应或临界改变,或有感染时,单纯的 $ptc \geq 2$ 是不够的,必须 $g \geq 1$。③与抗体介导的排斥反应相关的基因转录或分级指标阳性。

c. DSA(针对 HLA 或非 HLA 的抗原)阳性。C4d 阳性或其他转录因子阳性也可以作为 DSA 的替代物。但满足标准 a 和 b 时,强烈建议完整的 DSA 检查(即包括 HLA,也包括非 HLA 抗体的检查)。

d. C4d 阳性,但没有排斥的其他证据,必须满足以下全部 4 条标准,才能诊断:①线样的 C4d 阳性(冷冻组织必须 $>10\%$,石蜡组织是任意比例的阳性)。②不满足上面提到的活动性或慢性活动性抗体介导的排斥反应的标准。③没有其他提示抗体介导的排斥反应(活动性或慢性活动性)的分子证据。④没有急性或慢性活动性 T 细胞介导的排斥反应或临界改变。

3) 类别 3　临界改变(borderline changes),怀疑急性 T 细胞介导的排斥反应。

A. 局灶性的小管炎($t>0$),同时 $i0$ 或 $i1$,或者是 $i2$ 或 $i3$ 但仅有 $t1$,将 $i1$ 作为 $t>0$ 时的阈值是允许的,但这时必须在报告或出版中明确注明。

B. 没有动脉内膜炎或透壁性动脉炎。

4) 类别 4　TCMR。

A. 急性 T 细胞介导的排斥反应(acute TCMR)。

1A 级:在非瘢痕的皮质区域有明显的间质炎症($i2>25\%$,$i3>50\%$),同时非萎缩的小管有明显的小管炎($t2$),至少累及 1 个小管,即对小管炎进行评分时不应对中度萎缩或明显萎缩的小管进行小管炎的评分。

1B 级:皮质非瘢痕区有明显的间质炎症($i2$ 或 $i3$,与 1A 级相同),同时非萎缩的小管有明显的小管炎($t3$,即比 1A 级更严重),至少累及 1 个小管,即对小管炎进行评分时不应对中度萎缩或明显萎缩的小管进行小管炎的评分。

2A 级:轻至中度的动脉内膜炎($v1$),无论有无间质炎症或小管炎。

2B 级:严重的动脉内膜炎($v2$),不管间质严重或小管炎评分如何。

3 级:透壁性动脉炎(不强调内膜炎了,是动脉炎)或动脉的平滑肌层出现纤维素样坏死同时伴有单个核细胞的浸润。不管小管炎或间质炎如何。

B. 慢性活动性 T 细胞介导的排斥反应(chronic active TCMR)

1A 级:所有皮质(不管是否存在萎缩纤维化)中间质炎细胞浸润面积 $>25\%$(ti 为 2 或 3),小管萎缩间质纤维化的区域 $>25\%$(i-IFTA 评分为 2 或 3),同时有中度的小管炎($t2$),但对小管炎进行评分时,不应对严重萎缩的小管(即管腔直径小于正常的 25%)进行评分。如果有明确病因导致的 IFTA,则应被排除。

1B 级:所有皮质(不管是否存在萎缩纤维化)中间质炎细胞浸润面积 $>25\%$(ti 为 2 或 3),小管萎缩间质纤维化的区域 $>25\%$(i-IFTA 评分为 2 或 3),同时有重度的小管炎($t3$,这是和 1A 级的唯一区别),但对小管炎进行评分时,不应对严重萎缩的小管(即管腔直径小于正常的 25%)进行评分。如果有明确病因导致的 IFTA,则应该被排除。

2 级:慢性移植物动脉病变(动脉内膜纤维化),同时在纤维化的内膜中有单个核细胞的浸润,有新形成的内膜。

美国史密斯(Smith)等[4]报道了基于 Banff 标准诊断 AMR 及其评分可重复性的研究结果表明,同一张病理片由不同的病理学家检查,22% 的病例出现了不同的诊断结果,包括无 AMR、活动性 AMR、cAMR;由 3 所知名机构的 6 位肾脏病理学家对移植肾肾小球炎、肾小管周围毛细血管炎和移植肾肾小球病进行评分。结果显示,任意 2 位病理学家对具体评分的一致性都很差,分别为肾小球炎 $44.8\%\sim65.7\%$、肾小管周围毛细血管炎 $44.8\%\sim67.2\%$、移植肾肾小球病 $53.7\%\sim80.6\%$。这说明使用 Banff 标准诊断 AMR 及其评分的客观性、准确性、精确性有待进一步改进及完善。

(2) 发病机制

急性 TCMR 发病机制是由细胞毒性 T 细胞(cytotoxic T lymphocyte, CTL)、活化的巨噬细胞以及自然杀伤细胞(NK 细胞)介导的细胞毒性免疫损伤,本质是在异体抗原刺激下 T 细胞的活化、IL-2 的产生和致敏 T 细胞大量的克隆性增殖。急性 AMR 均由 DSA 所介导,包括预存 DSA 和新发 DSA,绝大多数由 HLA 产生,少数由针对 ABO 血型抗原和其他多态性非 HLA 抗原产生。当受者因输血、妊娠以及前次肾移植等原因导致对同种 HLA 和/或非 HLA 抗原致敏,受者体内的抗原特异性记忆性 B 细胞可在接触相应供者抗原后被激活,迅速产生大量 DSA,从而介导严重的体液性损伤。随着对 DSA 及 AMR 相关移植免疫机制进行更深入的研究,区分出无风险的 DSA 以及导致 AMR 的 DSA

尤为重要,目前的基础研究重点关注 T 细胞对 B 细胞增殖的关键辅助作用,如滤泡辅助性 T 细胞(Tfh 细胞)和滤泡调节性 T 细胞(follicular regulatory T cell,Tfr 细胞)对 B 细胞、供者反应性记忆 B 细胞(memory B cell,Bm 细胞)以及淋巴细胞生发中心(germinal center,GC)的平衡调控作用。多位研究者的报道[6,7]均显示,同种异体抗体的产生表现为 T 细胞依赖性,$CD4^+$ 细胞中的 Tfh 亚群对 B 细胞有 7 种重要的辅助功能:B 细胞存活、B 细胞增殖、浆细胞分化、B 细胞向浆细胞分化的高频突变、免疫球蛋白组别的转换、B 细胞相关的黏附分子黏附以及 T 细胞与 B 细胞相互吸引。美国荟萃分析显示,同种异体 Tfh 细胞可能是影响移植肾长期预后的主要因素,有望成为治疗干预的重要生物学标志,是一个潜在的改善移植肾临床结局的治疗靶点。报道显示,高比例的 Tfh 细胞与移植中的 DSA 形成有关,而 Tfr 细胞可能在抑制 Tfh 细胞功能及抑制 DSA 形成中发挥重要作用。Tfr 细胞是 GC 反应的重要组成部分,具有非常重要的辅助和调节功能,其失衡会产生过量的抗体而发展为 AMR。了解调控 Tfr 细胞进展的信号以及 GC 中辅助细胞和调节功能之间的平衡作用机制,是降低 DSA 发展成 AMR 风险的重要环节。

(3) 临床表现

大部分急性排斥反应发生在肾移植术后的前 6 个月内,并且许多发生在术后早期。手术 6 个月之后的排斥反应通常是由不依从免疫抑制治疗或过快减量所引起。大部分急性排斥反应发作的患者均无症状。但是,偶尔会有一些患者表现出发热、不适、少尿,以及移植肾疼痛和/或压痛。高血压也是一种常见表现。在现代免疫抑制剂治疗方案[尤其是使用钙调磷酸酶抑制剂(CNI)]的条件下,除非完全停用免疫抑制,否则这些临床表现并不常见。由于大部分患者呈非症状性,急性排斥反应只能通过血清肌酐值升高得以提示。

亚临床排斥反应是指活检有急性排斥反应的组织学证据,但血清肌酐浓度并未升高。在患者没有临床症状或体征时,通过监测或计划性活检可检测到亚临床排斥反应。尚不清楚对亚临床排斥反应的患者进行治疗是否可改善临床结局,仅有少量研究涉及这个问题。

(4) 实验室表现

发生急性排斥反应的患者,可表现为血清肌酐值急性上升。但是,血清肌酐值升高是排斥反应发展到相对晚期的表现,通常提示已存在严重的组织学损伤。也可能出现脓尿、新出现的蛋白尿或蛋白尿加重。

(5) 治疗

1) TCMR 肾病理活检证实排斥反应的诊断,对其组织学类型和严重程度进行分类是治疗的关键,对于 TCMR、Banff ⅠA 或 ⅠB 级排斥反应患者,推荐给予大剂量静脉用糖皮质激素冲击治疗,之后换为口服糖皮质激素并逐渐减量。此外,强化维持免疫抑制治疗。

对于 Banff Ⅱ级或 Ⅲ级排斥反应患者,推荐给予大剂量静脉用糖皮质激素冲击治疗,之后换为口服糖皮质激素并逐渐减量,同时合并应用 ATG。此外,强化基础免疫抑制治疗。

对于大多数接受糖皮质激素和 ATG 的 TCMR 患者,如果没有显著的慢性组织学表现和明显坏死,则预期疗效较好,通常在开始治疗后 3～5 天起效。如果证据表明患者有慢性损伤和纤维化,则其移植肾功能丧失得到逆转的可能性较低。

如果治疗 5 天后血清肌酐水平并未下降,则认为初始治疗失败。此时,应怀疑持续性排斥反应和/或其他原因所致移植肾功能丧失。如果患者已接受 ATG,通常需再次进行移植肾活检,以排除其他诊断和更严重的组织学损伤(如 Banff 分级更高的 TCMR 或 AMR)。

2) 急性 AMR 治疗 AMR 的主要目标是消除现有的 DSA 及清除产生 DSA 的 B 细胞或浆细胞克隆群体。对于移植后诊断为急性 AMR 的患者,通常使用血浆置换和 IVIg 的联合治疗,并且对部分患者还会使用利妥昔单抗治疗。在 AMR 患者的初始治疗中不会常规使用免疫吸附、硼替佐米、依库珠单抗或脾切除术。然而,初始治疗无效的患者可考虑其中的一些疗法。传统应用的抗 CD20 单抗利妥昔单抗及蛋白酶体抑制剂硼替佐米抑制 B 细胞及浆细胞功能,有时并不能影响 DSA 的产生及发展,因为上游"淋巴细胞 GC"可能在 Tfh 细胞辅助下,不断代偿生成抗体,给临床治疗带来困难。美国施罗德(Schroder)报道应用更强效的第 2 代蛋白酶体抑制剂卡非佐米,在清除浆细胞的同时应用共刺激信号抑制剂卢利珠单抗(lulizumab),显著减少 DSA 生成,4 周后 CD28 难以测出,与对照组相比,受者生存率明显提高,且均未显示巨细胞病毒(cytomegalovirus,

CMV）感染。有报道另一种治疗新策略——联合应用共刺激信号抑制剂贝拉西普阻断 GC 反应＋卡非佐米阻断浆细胞反应；该方案在不干扰保护性体液免疫（抗破伤风和抗 CMV 抗体水平不降）的情况下，显著降低 DSA、Bm 细胞、浆细胞以及淋巴组织 GC 的 Tfh 细胞。上述 2 种新方案，均是在高致敏的移植模型（猕猴皮肤移植＋肾移植）中应用，显著延长了移植物的存活时间。

大多数抗排斥治疗有效的 AMR 患者将在治疗后 7 天内表现出血清肌酐的改善。对于治疗后血清肌酐水平降低的患者，增加他克莫司的维持剂量，以达到高于排异时水平 20%～25% 的谷浓度，并恢复对同种异体移植肾功能的常规监测。

关于临界性排斥反应的处理，尤其是否给予抗排斥治疗，目前尚未达成共识。一项研究表明，对于存在临界性组织学改变的患者以及没有排斥反应证据的患者，外周血中调节性 T 细胞的活性增加。另一项研究表明，与调节性 T 细胞更少的浸润者相比，6 个月计划性活检中 FOXP3＋调节性 T 细胞与 CD3 阳性 T 细胞比值更高的患者其结局更好，这些发现对这些患者中抗排斥治疗的效用提出了质疑。

34.1.4 慢性排斥反应

慢性排斥反应包括慢性活动性抗体介导的排斥反应（chronic active AMR）和慢性活动性 T 细胞介导的排斥反应（chronic active TCMR）。慢性排斥反应是移植肾或组织功能逐渐而缓慢恶化的一种排斥反应，一般发生于移植手术 3 个月之后，并且有特征性组织学和影像学变化。大多数慢性排斥反应的病因是多重性的，同时包括免疫性和非免疫性的肾脏损伤机制：①免疫因素，如急性排斥反应、组织相容性差、既往致敏史、DSA（HLA 和非 HLA 抗体）、免疫抑制剂剂量不足等；②非免疫因素，如缺血再灌注损伤，血小板衍生生长因子（PDGF）、老年和扩大标准的尸体供者、心脏死亡器官捐献供肾、供者和受者肾脏大小不匹配、CNI 肾毒性、高血压、高血脂、吸烟及 CMV 感染等。

移植肾慢性排斥反应的诊断标准应包括以下 4 个方面：①移植肾的组织学变化符合 Banff 标准中的慢性排斥反应组织学表现；②移植肾功能进行性减退，应当至少连续 10 次检测血清肌酐水平，或以 3 个月为期限动态观察血清肌酐的变化；③发生时间应在肾移植术后 3 个月以上；④排除其他原因造成的移植肾功能异常。

临床上常采用在移植肾穿刺病理组织学结果的基础上，结合其临床表现，积极寻找引起慢性排斥反应的原因，制订针对性的治疗方案，部分病例的病情可能会得到缓解和稳定，甚至好转。目前预防和治疗慢性活动性 AMR 的方法十分有限。新型抗 IL-6 单抗克拉扎珠单抗（clazakizumab，CLZ）正在移植临床应用。美国茜恩（Shin）研究团队既往报道了应用抗 IL-6 单抗托珠单抗（tocilizumab，TCZ）成功治疗致敏肾移植受者慢性活动性 AMR。CLZ 作为新型抗 IL-6 单抗，对 IL-6/IL-6R 信号的体外抑制作用是 TCZ 的 3～120 倍，目前正在进行 I 期临床试验。截至目前应用 CLZ 对致敏肾移植受者伴发慢性活动性 AMR 进行的治疗未发生严重不良事件。CLZ 治疗的慢性活动性 AMR 移植肾肾功能稳定，DSA 改善，移植肾活检显示肾小球炎、肾小管周围毛细血管炎、移植肾小球病和 C4d 评分均有下降趋势。有必要进行更大规模的对照研究，以正确评估 CLZ 治疗慢性活动性 AMR 的潜在益处。对于肾移植术后代谢性疾病或 CNI 肾毒性等非免疫因素导致的移植肾功能下降，应加强血压、血糖、血脂、血尿酸等的管理，调整和优化免疫抑制剂治疗方案。

34.2 巨细胞病毒感染

CMV 感染是肾移植受者最重要的感染之一。病毒的暴露通过从血浆中检出免疫球蛋白 IgG 抗 CMV 抗体而发现。CMV-IgG 抗体在普通人群中随年龄增加而增加，移植前即可见于 2/3 以上的供者和受者。因此，移植时供者和/或受体为 CMV-IgG 抗体阳性的情况较常见。CMV 感染与 CMV 病之间存在重要区别，发现有下列表现中的一项或几项时，应考虑存在感染：①血清出现抗 CMV-IgM 抗体；②已存在的抗 CMV-IgG 滴度升高至 4 倍；③在被感染细胞中检出 CMV 抗原。相比之下，CMV 病的确诊依据临床症状和体征，症状包括发热、不适、肌痛和关节痛，常伴有白细胞减少和轻度异型淋巴细胞增多，也可能出现血清转氨酶水平轻度升高。此类患者 CMV 病的基本特点之一是显著的白细胞减少和器官转累（包括肝炎、肺炎、胰腺炎、结肠炎、脑膜脑炎和罕见情况下的心肌炎）。

CMV 可通过输血或移植肾从供者传播给他人，

为预防排斥反应而同时使用的免疫抑制剂则进一步增加了临床上重要的 CMV 相关疾病的风险。另外,诱导治疗又额外增加了疾病风险。因此,移植前需对供者和受者常规检测抗 CMV 抗体。过去,仅在发生 CMV 病时给予治疗,导致 CMV 病的总发生率高达 20%～60%。后来采取了预防措施,显著降低了 CMV 病的发生率。

目前有 2 种主要方法可帮助实体器官移植受者预防 CMV 病:①预防治疗策略,是对 CMV 感染风险较高的受者给予抗病毒药物;②抢先治疗策略,应用聚合酶链反应(PCR)法定期监测 CMV 病毒血症,在发现极早期的全身性感染后给予及时治疗。关于预防治疗或抢先治疗哪种策略为最佳还在研究中。抢先治疗的一个显著缺点在于,治疗成功需要极其严密的监测。虽然一项研究显示,预防治疗或抢先治疗的总体成本和控制效果相似,但抢先治疗的实施在临床研究外难以得到保障。越来越多的证据显示,预防治疗的结局优于抢先治疗或延迟治疗。因此,目前推荐:对阳性供者/阴性受者以缬更昔洛韦进行 6～12 个月的预防治疗,对接受淋巴细胞耗竭诱导或抗排斥治疗的阳性供者/阳性受者或阴性供者/阳性受者以该药进行 3 个月的预防治疗,需根据患者的估算肾小球滤过率调整缬更昔洛韦的剂量。

若不予预防治疗,症状性 CMV 感染通常在移植后 1～4 个月发生,或在停止预防性治疗后 1～4 个月发生,但发病可能延迟。因此,患者通常在针对急性排斥反应使用最高强度免疫抑制进行预防和治疗之后发病。接受淋巴细胞耗竭治疗的血清阳性移植受者的 CMV 病毒再激活风险较高。对于存在侵袭性 CMV 病的患者,初始治疗应静脉给予更昔洛韦,治疗期间应每周行定量 PCR 检测,以确定疗效是否充分,若定量 PCR 水平在 2 周内的降幅未达到 50%,应怀疑存在病毒耐药性。治疗中停用抗代谢药物(如硫唑嘌呤或吗替麦考酚酯)对病毒的清除是至关重要的,并且 CNI 也需要减量或停用。

最近美国科顿(Kotton)[8] 报道了应用新型 CMV 疫苗(HB-101)预防 CMV 感染的研究。HB-101 疫苗由非复制的淋巴细胞性脉络丛脑膜炎病毒(lymphocytic choriomeningitis virus,LCMV)载体组成,表达 CMV 包膜糖蛋白 pp65 或融合蛋白 gb 异构体片段,在 18 例健康志愿者中应用安全性好,具有较强的体液免疫和细胞免疫应答。目前正在进行Ⅱ期临床试验,受试者为具有高 CMV 感染风险的活体肾移植受者,计划在移植前给予 2～3 次 HB-101 疫苗注射预防 CMV 感染。莱特莫韦(letermovir)是一种新近被批准用于 CMV 防治的新型抗病毒药物,通过靶向抑制病毒终止酶复合物抑制病毒复制,与非同类药物不易存在交叉耐药性,是 15 年来在美国第 1 个被批准的 CMV 感染防治新药。美国奥雷哈斯(Orejas)报道共计 9 例实体器官移植受者接受莱特莫韦治疗,所有受者均为 CMV D^+/R^-,平均年龄为 58 岁;9 例用药受者中,有 8 例受者的中性粒细胞绝对计数增加,无不良事件发生。莱特莫韦对实体器官移植(solid organ transplant,SOT)受者 CMV 感染有良好的预防作用,对其他 CMV 抗病毒药物耐药或出现不良反应,需要进一步治疗的受者更具治疗价值。

34.3　BK 病毒感染

多瘤病毒是一类普遍存在的小 DNA 病毒,可感染多种动物,包括猴、人类、兔、啮齿类,但具有物种特异性倾向。多瘤病毒在人类血清中的阳性率很高,但只有在免疫功能受损的患者中才引起临床疾病。现已确定了多种人类多瘤病毒,如 BK 病毒(Bovine Kobu virus)和 JC 病毒(John Cunningham virus)是 2 种最常见的与人类疾病相关的多瘤病毒,也是仅有的 2 种与肾脏相关的多瘤病毒。在肾移植受者中,BK 病毒可引起肾小管间质性肾炎和输尿管狭窄,原因是病毒对泌尿生殖道上皮细胞具有亲嗜性。JC 病毒在肾移植受者中可引起类似的疾病,但要罕见得多。筛查方法是应用 PCR 法检测尿液及血液中的 BK 病毒 DNA,移植后 1～6 个月每月筛查 1 次,随后在第 9、12、18 个月进行筛查。诊断的阈值:尿病毒 DNA 负荷 $>10^{10}$ 拷贝/L,血浆病毒 DNA 负荷 $>10^7$ 拷贝/L。如果全血 BK-PCR 结果呈阳性,且血清肌酐水平较基线值升高,则应进行肾活检。因为 BK 病毒肾病(BKV nephropathy,BKVN)在病理学上和急性细胞性排异反应类似,所以一定要做 BK 病毒的免疫组织化学染色(SV40 染色)。如果肾活检显示有 BKVN,主要治疗方法为减少免疫抑制治疗,通常可停用吗替麦考酚酸(MPA),钙调磷酸酶抑制剂(CNI)剂量减半或停用,不同中心的具体方案通常不同。即使采取数周到数月最大限度降低免疫抑制力度的治疗,仍有约20%的患者发生进行性移植肾功能丧失。

BK病毒感染防治依然缺乏特异性抗病毒药物,主要依赖免疫调控,但防治策略在不断优化[9,10]。美国塞提(Sethi)研究[11]显示,IVIg对BK病毒感染的防治疗效与开始应用的时间显著相关,总计71例肾移植受者应用IVIg治疗,所有受者BK病毒-DNA$>10^7$拷贝/L或移植肾活检诊断BKVN,均经过免疫抑制剂减量或来氟米特治疗无效。IVIg应用剂量为每月2 g/kg,直到BK病毒-DNA$<10^3$拷贝/L,56例患者(78.9%)治疗有效。逐步回归分析显示,从移植到BK病毒感染诊断所需时间和从BK病毒感染诊断到IVIg启动所需时间均与IVIg治疗应答呈负相关($P<0.01$)。研究者认为,IVIg可能是BKVN防治的一种有效的辅助治疗方法,早期诊断,应用效果好。

34.4 肾脏原发性疾病复发

肾脏原发性疾病复发可发生在移植后1~12个月,可表现为单纯蛋白尿、肾病综合征、慢性肾炎等,发生率与受者原发病相关[12,13]。病理上常见IgA肾炎[14]、局灶性节段性肾小球硬化症(FSGS)[15]、膜性肾病(MN)[13],肾活检可帮助确诊。

34.4.1 IgA肾病复发

移植后IgA肾病(IgAN)复发的可能危险因素包括:①活体亲缘供肾;②受者携带特定的HLA等位基因,包括HLA-B35、HLA-DR4、HLA-B8、HLA-DR3;③血清IgA浓度高;④半乳糖缺陷性(galactose-deficient,Gd)-IgA1特异性IgG自身抗体滴度升高;⑤补体H因子相关蛋白5(complement factor H-related protein 5,CFHR5)的罕见遗传变异。目前还没有预防IgAN复发的疗法。在移植肾受者中,并没有结论性的数据可证明免疫抑制治疗方案的选择会改变复发的风险。如,比较运用环孢素前/后的研究中,IgAN的发生率或严重程度并无统计学差异。有一些证据表明,吗替麦考酚酯可降低IgAN复发的短期风险。其他研究发现,吗替麦考酚酯和复发性IgAN之间并无相关性。此外,一项美国肾脏病数据系统的分析表明,吗替麦考酚酯使复发性IgAN导致的移植肾失功的风

险有增加趋势,但不具有统计学意义。另外,诱导治疗的选择是否对复发性IgAN的发生率有任何有益的临床影响尚不清楚。一项回顾性分析报道,与IL-2诱导处理相比,接受抗胸腺细胞球蛋白处理的患者移植后复发性IgAN的发病率明显降低。在这份报道中,活检证实的IgAN的10年累计复发率总体为36%,抗胸腺细胞球蛋白诱导后的复发率为9%,没有诱导处理的复发率是41%,而IL-2诱导处理的随访时间较短,随访5年时复发率为41%。复发性IgAN的移植肾失功率总体为6%,当选择不同诱导剂时,总体的移植肾存活率或患者存活率没有差异。

IgAN复发的治疗包括:①血管紧张素转换酶抑制剂(ACEI)或血管紧张素受体阻滞剂(ARB),对于24 h蛋白定量持续>1.0 g的患者可短期应用糖皮质激素,常用起始剂量为0.5 mg/kg,根据控制情况逐渐减量,维持剂量为10 mg/d。尽管有IgAN病史的患者存在复发的风险,但其总体的移植肾存活率与非IgAN的患者是相似的。例如,一项澳大利亚的大型回顾性分析中(532例存在原发性IgAN的移植肾受者),复发性疾病导致移植肾失功的10年发生率约为9.7%,IgAN移植肾受者与非IgAN移植肾受者的移植肾10年生存率相近。

34.4.2 局灶性节段性肾小球硬化症复发

FSGS复发的主要危险因素包括儿童期首发、初始疾病快速进展、白种人以及既往同种异体移植肾中FSGS复发的病史。在美国,接受非洲裔美国人肾脏的白种人受者,复发的风险特别高。另一方面,黑种人似乎为低风险组,其复发率较低。对类固醇最初敏感可预测FSGS的复发。一项研究表明了这一点,此研究中有125例儿童移植受者原生肾ESRD的病因是类固醇抵抗性肾病综合征,其中$>95%$的患者有活检证明的FSGS,与一直具有类固醇抵抗性的患者相比,最初对类固醇敏感的患者更可能会复发[92.9%(26/28) vs. 30.2%(26/86)]。

已发现5种FSGS组织学类型,具有不同的临床表现和预后。然而,原生肾中观察到的组织学亚型不能预测复发的风险。FSGS的家族史通常预示复发风险较低,某研究中包括48例来自杜克大学家族性FSGS登记的肾移植患者,登记的患者均存在FSGS且家族成员中有活检证实的FSGS或大量蛋白尿;该研究仅报道了1例移植后FSGS复发。

复发的特发性 FSGS 可能是由于血液循环中存在致病因子或血浆中缺失正常存在的因子所造成，这 2 种原因均可导致对肾小球毛细血管壁的毒性。一些研究报道支持这一假说。来自部分 FSGS 患者的血清可增加分离的肾小球对白蛋白的通透性。一项研究发现，肾小球对白蛋白的通透性在暴露于患者血清后大幅度增加的情况下，FSGS 的复发率达到 86%(6/7)；相反，在那些肾小球的通透性并未因暴露于患者血清而增加的患者中，复发率仅为 21%(4/19)。在亚组研究中，用可重复使用的蛋白质吸附柱或血浆置换提取复发性 FSGS 患者的血清注射给大鼠后，大鼠蛋白排泄增加。一项个案报道为受者的循环中致病因子的存在提供了间接的支持，在这项报告中，1 例肾移植受者在移植手术后的 2 天内发生了早期 FSGS 复发，伴显著的蛋白尿，移植肾活检可见足突消失，将移植肾取出并重新移植至第 2 位受者后，蛋白尿几乎完全消退，而组织学损伤也几乎完全逆转。循环中通透性因子的身份尚不确定，但血清可溶性尿激酶纤溶酶原激活物受体(soluble urokinase plasminogen activator receptor，suPAR)可能是一种致病因素。

复发的特发性 FSGS 患者会表现为蛋白尿，通常为肾病范围，并且快速发作。在移植后的早期，可能发现患者蛋白排泄增加。患者通常表现出肾病综合征的症状和体征，包括水肿、低白蛋白血症和高脂血症。对于所有复发性 FSGS 患者，推荐使用 ACEI/ARB 进行治疗。对于接受 ACEI/ARB 后仍有大量蛋白尿($>1\ g/d$)的患者，无证据显示存在活动性或未治疗的病毒感染的患者，血浆置换可能是一种有效的治疗措施。一项研究显示，血浆置换可有效去除 suPAR，并导致相应的临床反应，但容易复发。目前尚无免疫抑制疗法预防移植肾 FSGS 复发的证据。2 项小规模研究表明，预防性给予利妥昔单抗或可预防 FSGS 的复发。

34.4.3 膜性肾病复发

移植术后 MN 偶尔会快速复发，提示可能在移植时就已存在某类循环因子，这种因子可能为抗 M 型磷脂酶 A2 受体(PLA2R)的自身抗体，与 MN 发病有关。几项研究[16—18]发现，肾移植期间或之后患者循环中出现抗 PLA2R 抗体为 MN 复发的危险因素。肾移植时，抗 PLA2R 抗体阳性或滴度较高与 MN 复发风险升高有关，阳性预测值$>80\%$。如果在给予维持性免疫抑制治疗期间或对复发性 MN 进行特定治疗后抗 PLA2R 抗体消失，则蛋白尿可改善并缓解。如果肾移植后抗 PLA2R 抗体持续存在或再次出现，表明复发性 MN 的临床病程恶化且蛋白尿加重。因此，肾移植时检测抗 PLA2R 抗体并在移植后连续监测，可能有助于临床确定哪些患者需要进一步干预，包括强化维持性免疫抑制治疗或使用其他药物(如利妥昔单抗)。使用利妥昔单抗治疗复发性 MN 可降低抗 PLA2R 抗体水平并减轻蛋白尿，提示这种自身抗体水平与疾病活动度有关。

研究发现，原发性 MN 患者还存在其他自身抗体，如抗 1 型血小板域蛋白 7A(THSD7A)自身抗体，但几乎没有数据表明复发性 MN 患者存在这种自身抗体。

复发性 MN 的临床表现通常在肾移植术后 13~15 个月被发现，但也可能被更早发现(如数周内)。最常见的临床表现为蛋白尿，就诊时严重程度各有不同。即使就诊时只有轻微蛋白尿或无蛋白尿的患者，蛋白尿进展也很常见。一项研究中，在平均 19 个月的随访期间，29 例患者的中位蛋白尿量从诊断时的 331 mg/d 增加至 1 409 mg/d。50% 的复发性 MN 病例具有血清 PLA2R 抗体阳性，与自体肾的原发性 MN 表现类似，复发性 MN 中的 IgG 以 IgG4 为主。

对于尿蛋白排泄量$>1\ g/d$的复发性 MN 患者，建议给予利妥昔单抗治疗，利妥昔单抗的优选剂量包括每次 200 mg，每次给药后测定 CD19 阳性 B 细胞的比例，一旦无法检测到淋巴细胞，就立刻停止进一步的利妥昔单抗治疗。对于接受利妥昔单抗治疗的患者，可以继续使用所有其他用来预防排斥反应的免疫抑制治疗。

相比之下，新发 MN 似乎与慢性排斥反应和/或抗体介导的排斥反应有关。在新发 MN 患者中，肾活检通常显示排斥反应和典型 MN 表现的征象。在一项纳入 5 例肾移植术后新发 MN 患者的研究中，所有 5 例受检患者在肾活检时均有供者特异性抗体，而供者特异性抗体是抗体介导的排斥反应的特征。相比之下，该研究中无 MN 的患者均未发现有供者特异性抗体。新发 MN 通常不伴有抗 PLA2R 的循环抗体，免疫沉积物中 PLA2R 抗原组织染色通常为阴性。在一项研究中，9 例新发 MN 受试者中没有一例存在循环 PLA2R 抗体，也没有患者在活检中发现 PLA2R 染色阳性。新发 MN 和排斥反应之间联系的机制还不清楚,但现已提出几个理论,所有理论都强调在肾小球基底膜上形成了过多的抗原抗体复合物。例如:①排斥反应可导致既往未检测到的肾小球抗原暴露,从而导致体液应答;②移植肾表达抗 HLA 或其他次要组织相容性抗原的循环抗体,使受者容易发生抗体介导的排斥反应和新发 MN;③免疫抑制增强时发生的感染会导致抗原在肾小球基底膜上沉积,随后发生抗体沉积;④排斥反应介导的肾小球损伤可改变肾小球基底膜,由此可促进上皮下免疫沉积物的形成。

新发 MN 患者的肾活检通常显示 MN 表现和排斥反应的征象,如肾小管周围毛细血管 C4d 染色阳性或肾小球基底膜呈"双轨征"。新发 MN 引起的蛋白尿通常在肾移植术后很多年才发生,比复发性 MN 典型的蛋白尿发作晚得多。2 项规模最大的回顾性研究发现,从移植到肾活检诊断为新发 MN 的平均时间分别为 63 个月和 102 个月,而移植后 MN 复发的平均时间为 13~15 个月,许多患者无症状,且大约 1/3 或更多病例的尿蛋白排泄量维持在非肾病范围内。

新发 MN 的自然病程还不清楚。尽管一些小型研究报道新发 MN 的结局很差(50%会发生移植肾失功),但目前尚不清楚移植肾失功是由于新发 MN 还是由于其他并发因素所致,特别是慢性排斥反应和/或抗体介导的排斥反应。因此,目前尚不清楚移植肾患者中新发 MN 的最佳治疗。基于临床经验,治疗由蛋白尿的程度和肾功能稳定性决定。新发 MN 与抗体介导的排斥反应强烈相关,因此如果确定为新发 MN,则首要任务为治疗排斥反应。另外,给予所有新发 MN 患者非免疫抑制治疗,对于尿蛋白排泄量<4 g/d 且肾功能稳定的患者,增加免疫抑制方案中一种或多种药物的维持剂量,但是没有或没有较好的数据来支持这种方法;对于尿蛋白排泄量≥4 g/d 或肾功能恶化的患者,可以使用利妥昔单抗。

(张 明 陆福明)

参考文献

1. 中华医学会器官移植学分会.病理学临床技术操作规范(2019 版)[J].器官移植,2019,10(2):128 - 140.
2. 中华医学会器官移植学分会.肾移植排斥反应临床诊疗技术规范(2019 版)[J].器官移植,2019,10(5):505 - 512.
3. 中华医学会器官移植学分会.肾移植术后移植物功能延迟恢复诊疗技术规范(2019 版)[J].器官移植,2019,10(5):521 - 525.
4. ROUFOSSE C, SIMMONDS N, GRONINGEN M C, et al. A 2018 reference guide to the banff classification of renal allograft pathology[J]. Transplantation, 2018,102(11):1795 - 1813.
5. HAAS M, LOUPY A, LeFAUCHEUR C, et al. The Banff 2017 kidney meeting report: revised diagnostic criteria for chronic active T cell-mediated rejection, antibody-mediated rejection, and prospects for integrative endpoints for next-generation clinical trials[J]. Am J Transplant, 2018,18(2):293 - 307.
6. LEFAUCHEUR C, GOSSET C, RABANT M, et al. T cell-mediated rejection is a major determinant of inflammation in scarred areas in kidney allografts[J]. Am J Transplant, 2018,18(2):377 - 390.
7. 2019 American transplant congress abstracts [J]. Am J Transplant, 2019,19 (Suppl 3):5 - 1167.
8. KOTTON C N, KUMAR D, CALIENDO A M, et al. The Third International Consensus Guidelines on the Management of Cytomegalovirus in Solid-organ Transplantation[J]. Transplantation, 2018,102(6):900 - 931.
9. SCHACHTNER T, STEIN M, BABEL N, et al. The loss of BKV-specific immunity from pretransplantation to posttransplantation identifies kidney transplant recipients at increased risk of BKV replication[J]. Am J Transplant, 2015,15(8):2159 - 2169.
10. JAMBOTI J S. BK virus nephropathy in renal transplant recipients[J]. Nephrology, 2016,21(8):647 - 654.
11. ZAKARIA Z E, ELOKELY A M, GHORAB A A, et al. Screening for BK viremia/viruria and the impact of management of BK virus nephropathy in renal transplant recipients[J]. Exp Clin Transplant, 2019,17(Suppl 1):83 - 91.
12. RIELLA L V, DJAMALI A, PASUAL J. Chronic allograft injury: mechanisms and potential treatment targets[J]. Transplant Rev, 2017,31(1):1 - 9.
13. PONTICELLI C, GLASSOCK R J. De novo membranous nephropathy (MN) in kidney allografts, a peculiar form of alloimmune disease? [J]. Transpl Int. 2012,25(12),1205 - 1210.
14. HAN S S, HUH W, PARK S K, et al. Impact of recurrent disease and chronic allograft nephropathy on the long-term allograft outcome in patients with IgA nephropathy[J]. Transpl Int, 2010,23(2):169 - 175.

15. CRAVEDI P, KOPP J B, REMUZZI L. Recent progress in the pathophysiology and treatment of FSGS recurrence [J]. Am J Transplant, 2013, 13(2):266-274.
16. QIN W, BECK L H, ZENG C, et al. Anti-phospholipase A2 receptor antibody in membranous nephropathy [J]. J Am Soc Nephrol, 2011, 22(6):1137-1143.
17. STAHL R, HOXHA E, FECHNER K. PLA2R autoantibodies and recurrent membranous nephropathy after transplan-tation [J]. N Engl J Med, 2010, 363(5):496-498.
18. LARSEN C P, WALKER P D. Phospholipase A2 receptor (PLA2R) staining is useful in the determination of de novo versus recurrent membranous glomerulopathy [J]. Transplantation, 2013, 95(10):1259-1262.

单采血液成分相关技术及临床应用

35.1 发展历史与现状
35.2 分类与方法
　　35.2.1 离心式血浆分离法
　　35.2.2 膜式血浆分离法
　　35.2.3 吸附式血浆分离法
35.3 治疗原理
35.4 治疗要点
35.5 临床应用
　　35.5.1 血浆净化在免疫结缔组织病中的应用
　　35.5.2 血浆净化在神经系统疾病中的应用
　　35.5.3 血浆净化在血液系统疾病中的应用
　　35.5.4 血浆净化在消化系统疾病中的应用
　　35.5.5 血浆净化在肾脏病中的应用
　　35.5.6 血浆净化在高脂血症及其相关并发症中的应用
　　35.5.7 血浆净化在器官移植领域的应用

单采血液成分（apheresis）技术自20世纪以来，随着高分子材料科学和生物医学工程技术的迅猛发展，已广泛应用于临床各学科，成为许多自身免疫性疾病、血液系统疾病、心脑血管疾病、重症肝病、重症感染、药物中毒等危重疾病的重要治疗手段。

35.1 发展历史与现状

单采血液成分技术的历史最早可追溯到20世纪初[1-3]。1914年亚伯（Abel）首先提出血浆置换（plasmapheresis）概念，即去除含有致病物质血浆，补充正常血浆。1959年斯库格（Skoog）等首次将该技术应用于巨球蛋白血症引起的高黏滞综合征并获得成功。1967年力波（Lipore）将该技术应用于重症肝炎治疗。1975年洛克伍德（Lockwood）用其治疗肺出血肾炎综合征。1978年贝特尔（Berttle）用该技术治疗吉兰-巴雷综合征取得成功。1979年特曼（Terman）应用免疫吸附法治疗LN。目前血浆置换技术得到迅速发展，不再局限于单纯血浆交换的非选择性技术，针对不同致病物质已发展出选择性的清除和吸附技术，故提出血浆净化疗法。血浆净化疗法治疗范围已扩大至各系统的200多种疾病，成为目前治疗急性和慢性肾衰竭、多器官功能不全、败血症、药物和毒物中毒，以及多种免疫性疾病的重要手段。2007年国际血浆净化学会（International Society for Apheresis，ISFA）统计资料显示，当年欧洲、亚洲、美洲20个中心进行了6 787例次的治疗，其中治疗最多的疾病是重症肌无力、白血病、多发性骨髓瘤、非霍奇金淋巴瘤和其他血液/造血器官疾病。在美国，血浆净化大多用于神经系统、免疫系统或血液系统疾病。美国血库协会（American Association of Blood Banks，AABB）和美国单采协会（American Society for Apheresis，ASFA）进行一项协作调查发现，超过一半的血浆置换用于神经系统疾病，如吉兰-巴雷综合征或重症肌无力。加拿大单采协会报道,血浆置换用于血液系统的情况日益增加,在2003年占所有治疗性单采的55%,而用于神经系统疾病的占比从1988年50%降到2003年40%。这一改变反映了循证实践日益增加以及药物治疗的进步。欧洲以吸附法净化为主,亚洲以双重膜滤过法净化为主。

35.2 分类与方法

单采血液成分技术按照分离对象分类:血细胞分离术、血浆分离术[3-6]。血细胞分离术指选择性去除异常细胞(如镰状细胞、红细胞单采/红细胞置换)或过量细胞(如血小板,血小板单采)。血浆分离术指去除血浆并用其他液体置换。血液中病变或致病成分被移除后,按照临床需要补充正常成分的过程即为"置换",并非每种单采血液成分技术都需要置换过程。由于部分单采血液成分技术目前在国内尚未应用,无确定的中文翻译,可参见相关专业文献[1]。

治疗性血液成分分离术按照分离技术分为:离心式分离、膜式分离、吸附式分离。

35.2.1 离心式血浆分离法

离心式血浆分离法根据血液构成成分的比重不同,通过离心力将血液各成分分离的一种方法。目前主要用于血液成分的分离采取。间歇式离心式血浆分离法是首先采取患者一定数量的血液,通过离心分离,分离出血浆、血小板或白细胞(根据治疗需要),将其余部分输回体内的一种方法。连续式离心式血浆分离法是将采血、离心分离、回输同时进行的一种方法。这种方法克服了前者处理时间长、体外循环血容量多、血管迷走神经反射等缺点,可用于血浆交换,清除白细胞,收集血小板、粒细胞、末梢血干细胞及骨髓浓缩等。

35.2.2 膜式血浆分离法

膜式血浆分离法是通过血浆分离器的微孔将血液的有形成分与无形成分分离的一种方法。最简单的方法是采用单一的血浆分离器实现血细胞与血浆的分离,也可以在此基础上再串联一个血浆成分分离器,对血浆成分按分子量大小进一步分离。膜式分离法比离心式血浆分离法更简便,且可连续进行,

是血浆净化的主流方法,其技术的发展使血浆净化技术迅速普及[3]。与其他血浆置换方法相比,其特点为:①体外循环血液充填量较少;②具有较高的分离能力;③操作简便。常见方法包括:单纯血浆置换法、血浆成分置换法。

(1)单纯血浆置换法

单纯血浆置换法(plasma exchange,PE)是一种非选择性血浆置换方法。全血通过膜直接滤出血浆,丢弃分离血浆,等量补充新鲜冷冻血浆(fresh frozen plasma,FFP)或白蛋白。多用于在清除致病物质外需同时补充凝血因子等正常血浆成分,如重症肝脏疾病等。现在,膜的材料生物相容性大大提高,血浆获得率接近100%,对血浆大分子蛋白的筛选系数接近1。本方法一次可置换血浆2~3 L。因需大量的血浆或代品用,其费用较高,加之病毒感染等问题,影响了临床应用。

(2)血浆成分置换法

血浆成分置换法包括双重膜滤过法、冷滤过法、热滤过法和肝素介导的体外低密度脂蛋白及纤维蛋白原沉淀系统。

1)双重膜滤过法(double filtration plasmapheresis,DFPP) 首先用血浆分离器将血液的有形成分与血浆分离,然后把血浆输入血浆成分分离器(膜孔径13~37 nm),相对选择性地清除含有致病物质的大分子蛋白质(从免疫球蛋白、免疫复合物到脂蛋白),将血液有形成分、净化的血浆及适量的血浆替代品返回患者体内的一种方法。DFPP用于清除分子量大于白蛋白的血浆蛋白,如自身免疫性疾病、高脂血症等。DFPP可以相对选择性清除致病因子,根据病因选择不同膜孔径的成分分离器。同时白蛋白的丢失量明显减少,一般可以用白蛋白补充,进而减少病毒感染、过敏的风险。但是该方法仍有一定量的白蛋白及正常蛋白丢失。

近年来随着科学技术的发展,更多复杂的技术已应用于血浆置换疗法,达到了选择性清除循环血液中致病物质的目的,同时进一步减少了正常蛋白质的丢失。例如,用于体外血脂分离的DFPP,经过2个过滤器后仍有部分高密度脂蛋白(HDL)、免疫球蛋白、白蛋白和小分子激素等有益成分被清除。为了减少有益成分丢失,一种改良的DFPP,可以将通过血浆成分分离器分离出来的含低密度脂蛋白(LDL)的血浆不再废弃,而是再次进入血浆成分分离器[日本朝日(Asahi)公司Plasauto-iQ],并反复循

环直至治疗结束,以提高白蛋白、HDL 等有益成分的保留率,最后残留在血浆成分分离器及循环管路中的废液即含有大量的脂蛋白等大分子颗粒,而白蛋白等相对小分子颗粒则大大减少。日本可乐丽(Kuraray)公司推出的热循环式双重滤过血脂分离疗法即在上述再循环回路中插入加温系统,使循环血浆温度升至 42℃,有利于分离性能的提高,进一步增加白蛋白、HDL 等成分的保留。

另一种 DFPP 改良法是改变血浆成分分离器的连接方式,使从血浆分离器滤出的血浆流入血浆成分分离器中空纤维柱的外侧,与传统方法正好相反,即反向滤过法,这样的目的使膜面积扩大 1.7 倍(日本朝日公司 Plasauto-iQ),这种改良法同再循环法一样,也没有专门的废液出路,治疗结束残留在血浆成分分离器及管路中的液体即含有大量的脂蛋白等大分子颗粒,白蛋白等小分子颗粒的丢失很少,也不需补充白蛋白。

2) 冷滤过法(cryofiltration) 是将分离的血浆经冷却装置冷却至 4℃,使冷凝集素等蛋白沉淀,再经膜孔为 0.1~0.2 μm 滤过器滤过,去除冷沉淀物,滤过后的血浆经复温后回输体内(图 35-1)。采用本法的先决条件是:致病物具有冷凝集特点。常用于冷球蛋白血症、慢性类风湿关节炎、免疫复合物病等。这种方法能选择性地清除致病关联物质,同时蛋白质及正常血浆成分损失少,可不补充或少量补充白蛋白等胶体液。

3) 热滤过法(thermofiltration) 是将分离的血浆经加温至 40℃,使 LDL 与 HDL 分离,再通过离心法或滤过法清除 LDL。该方法提高了 LDL 的清除效率和特异性。

4) 肝素介导的体外低密度脂蛋白及纤维蛋白原沉淀(heparin-mediated extracorporeal LDL and fibrinogen precipitation,HELP)系统[6] HELP 系统将分离出来的血浆与含肝素的醋酸缓冲液 1∶1 混合,当 pH 值降到 5.12 时,肝素选择地结合 LDL 后沉淀,再通过膜分离器滤过清除 LDL;净化后的血浆在吸附肝素、调节酸碱度、调节水电解质后回输患者体内。该方法清除 LDL 等特异性高,也能用于脂蛋白(a)及纤维蛋白原的清除,但是方法烦琐,需要特殊设备支持。

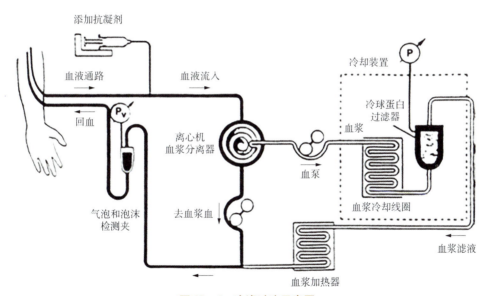

图 35-1 冷滤过法示意图

35.2.3 吸附式血浆分离法

吸附式血浆分离法是指通过吸附,选择性清除血液中致病物质的一种方法。血浆灌流(plasma perfusion,PP)法是首先通过血浆分离器,使血液的有形成分与血浆分离,血浆再输入吸附器,血浆中的致病物质、有害成分被吸附,净化后的血浆同血液有形成分一起返回患者体内。这类吸附器有硫酸右旋糖酐吸附器(吸附 DNA 抗体、循环免疫复合物、狼疮样抗凝物质、LDL)、苯丙氨酸吸附器(吸附 DNA 抗体、循环免疫复合物)、蛋白 A 吸附器(吸附 IgG、循环免疫复合物)。

通过血浆吸附改变血液中免疫分子的比例,又称为免疫吸附血浆净化(immunoadsorption plasmap-heresis,IAPP)。同 PE 和 DFPP 相比,IAPP 选择性强,不影响血浆中其他蛋白。同时,IAPP 不需要任何置换液,无发生血源传播性疾病和过敏反应的危险。由于 IAPP 不需要任何置换液,每次的血浆治疗量可达 9L,是 PE 的 3 倍,因而对血浆中致病物质的清除更多[7]。

按照吸附原理,吸附柱有两大类:物理学吸附、生物学吸附。①物理学吸附原理包括静电吸附、亲水吸附。其中,静电吸附柱有硫酸右旋糖酐吸附器,亲水吸附柱有苯丙氨酸/色氨酸吸附器。②生物学吸附原理有利用抗原吸附抗体、利用抗体吸附抗原、利用补体吸附免疫复合物,以及能结合免疫球蛋白 Fc 端的材料。

硫酸右旋糖酐是 LDL 的半特异性配体,也能吸附补体 C3、抗凝血酶Ⅲ。DNA 能与硫酸右旋糖酐相互反应[8]。抗 DNA 抗体能与其带有的负电荷交叉反应,同样情况见于抗磷脂抗体。为提高硫酸右旋糖酐吸附柱对 DNA 抗体的选择性,可以对其纤维素载体进行加工,使其孔径变小,从而不被 LDL 所包裹。

苯丙氨酸吸附器以聚乙烯醇(polyvinyl alcohol)为载体,苯丙氨酸为配体,可以通过疏水作用结合而清除抗 DNA 抗体、免疫复合物、抗磷脂抗体、类风湿因子[9,10]。其他一些致病物质,如抗核糖核蛋白抗体、抗 Sm 抗体、抗中性粒细胞质抗体并非其主要作用目标。苯丙氨酸吸附器是不可再生的,最大的治疗血浆量为 2.5 L,超过这个量会使已结合的致病物质泄漏出来。

含多克隆羊抗人 IgG 抗体的吸附柱,这些抗体与琼脂糖凝胶架 CL-4B 共价交联,多年来用于 LDL 吸附。这种吸附柱对所有 IgG 亚型的结合能力相同。治疗后 IgG 降低 97%,IgA、IgM 降低 70%。在临床应用中,未见到与吸附柱本身有关的不良反应,也未见诱导产生抗羊的抗体。含猪 C1q 的吸附柱以聚羟甲基丙烯酸酯为 C1q 的载体,两者共价结合。C1q 能结合免疫复合物、抗 C1q 的抗体[11]。

蛋白 A 全称为葡萄球菌蛋白 A(SPA),是从金黄色葡萄球菌细胞壁上分离的一种蛋白成分,属单链多肽结构,由 7~10 种氨基酸组成,溶菌酶提取的蛋白 A 分子量为 4 200。蛋白 A 氨基末端有 4 个高度同类的活性部分,每个部分有 60 个氨基酸左右,与人或其他哺乳动物血清的免疫球蛋白的 Fc 端有高度亲和力,特别是对 IgG 具有特异性强、敏感性高的吸附特点。蛋白 A 对 IgG 的总结合率为 95%,其中对 IgG1 结合率为 100%、对 IgG2 结合率为 100%、对 IgG3 结合率为 30%、对 IgG4 结合率为 100%、对 IgM 结合率为 51%、对 IgA 结合率为 14%、对 IgE 结合率为 7%。蛋白 A 结合的优先顺序为:浆细胞刚分泌 IgG 的单体,稳定 IgG、IgM。蛋白 A 与 IgG 为非共价结合,当 pH 值在 2.3~2.5 时可自动解离,故蛋白 A 吸附柱可经酸洗后再生[12]。

35.3 治疗原理

进行单采血液成分的基本前提是从血浆中去除某些病理性物质后可进一步减轻损伤,或逆转病理过程[13,14]。可通过血浆净化去除的病理物质见表 35-1。

表 35-1 通过治疗性血液分离术去除的病理物质

致病因子	疾病
免疫球蛋白	高黏综合征
	华氏巨球蛋白血症
	多发性骨髓瘤
	重症肌无力
	抗肾小球基底膜(GBM)病
	系统性红斑狼疮
自身抗体	系统性血管炎
	Ⅷ因子抑制剂
	血栓性血小板减少性紫癜
脂蛋白	高胆固醇血症
白细胞	高白血病白细胞停滞
血小板	严重血小板增多
不正常红细胞	镰状细胞病
	免疫复合物性肾小球肾炎
	系统性红斑狼疮
循环免疫复合物	系统性血管炎
蛋白质结合质和毒素	甲状腺毒症
	伞形毒蕈毒素
寄生虫血症或菌血症	疟疾、杆状杆菌病

血浆净化单采血液成分技术能直接去除血浆中的免疫球蛋白、自身抗体、免疫复合物、补体、炎性介质、细胞因子、LDL、纤维蛋白等致病物质，减轻抗体、免疫复合物造成的免疫性组织学损害。同时具有免疫调节功能，刺激淋巴细胞克隆，使活化 T 细胞数量下降，自然 T 细胞百分比增加，下降的 CD4/CD8 比例正常化。对于系统性红斑狼疮（SLE），血浆置换联合环磷酰胺，不仅可以降低循环 B 细胞数，还可以通过增加抑制性 T 细胞数调节机体的细胞免疫性 Th1/Th2 平衡。CD40 配体位于 $CD4^+$ T 淋巴细胞上，用于接受抗原呈递细胞的协同刺激信号，是体液免疫反应的关键，影响 B 细胞的增生与自身抗体的形成。活动期 SLE 患者外周血可溶性 CD40 配体水平高于正常，DFPP 可降低可溶性 CD40 配体水平和 SLE 疾病活动指数评分。

单采血液成分技术还可清空网状内皮系统，增强循环毒素的内源性移除。当循环中大量免疫复合物被清除，具有 E 玫瑰花受体和 Fc 受体的淋巴细胞数量增加，单核巨噬系统的 Fc 受体介导的免疫清除能力恢复，脾功能得以改善。

单采血液成分技术能减轻抗体、免疫复合物造成的免疫性组织学损害。血浆净化对 LN 的组织学改变有帮助，对组织中的炎性病变肯定有效，对血栓性病变可能有效，但对细胞增生无效。

35.4　治疗要点

血浆净化最重要的技术要点是血浆治疗量的确定[15-18]。在此之前，需对血浆容量大小进行估算。血浆容量（plasma volume，PV）可由下面公式估算：$PV = (1 - Hct) \times (b + cW)$。其中，Hct 为血球压积（%）；b 为常数，男性 1 530，女性 864；c 为常数，男性 41，女性 47.2；W 为千克体重。

简化的计算公式（Hct 正常时）：$PV = 40 \text{ mL} \times \text{kg}$（体重）

已知 PV 后，可以初步设定血浆的治疗量。对于大多数疾病，标准做法是每次置换 1~1.5 个 PV。首次置换时去除的目标物质量最多，后续置换去除的量逐渐减少。一般而言，大分子量化合物在血管内和细胞间隙之间达到平衡。因此清除率的计算可以简化一级动力学。对于中等体型的成年人，置换 1 个 PV 约 3 L 置换液。置换 1 个 PV 会使血浆中大分子的水平降低 60%，而置换 1.4 个 PV 会使其降低 75%。

要设立血浆的治疗量，除了需对血浆容量大小进行估算，还要考虑治疗的频度或治疗间隔时间。致病物质的分布容积决定了单次治疗对致病物质清除的效率，半衰期决定治疗后的血浆反弹速度和治疗间隔时间。表 35-2 为常见血浆蛋白分布容积和半衰期。

表 35-2　常见血浆蛋白分布容积和半衰期

血浆蛋白	分子量	血管内分布（%）	半衰期（d）	正常血清浓度（g/L）
白蛋白	69	40	19	35~46
IgG	180	50	21	6.4~14.4
IgA	150	50	6	0.3~3.0
IgM	900	80	5	0.6~3.5
LDL-胆固醇	1 300	100	3~5	1.4~2.0

血浆净化治疗后血浆蛋白先后经历 2 个返回时相：第 1 时相是血管内外血浆蛋白再平衡（重新分布）过程，持续 6~12 h，返回速度取决于蛋白质的分布容积。第 2 时相是体内蛋白质的再合成过程，历时 12~36 h，应用细胞毒药物抑制 B 细胞，可减少病因性免疫球蛋白再合成。血浆净化疗法频度取决于致病因子的分布容积、半衰期、反弹时相及治疗的血浆量。一般治疗后 24~48 h 血管内外蛋白质达平衡，故血浆净化频率一般间隔 24~48 h 较宜。单采血液成分技术在治疗过程中常有部分血液成分丢失，若这些成分的丢失引起血容量不足或对血液的正常生理功能造成影响，需补充置换液。临床情况不同，最佳置换液选择不同。对大多数疾病，置换液首选 5% 白蛋白林格液。通常仅在治疗必须使用血浆成分时[如血栓性血小板减少性紫癜（TTP）]才推荐血浆作为置换液。白蛋白的优点在于无病毒传播，但是血浆可以补充置换去除的正常蛋白质。FFP 有过敏和经血制品传染病原体的风险。大量使用 FFP 可能引起枸橼酸中毒、低血钙、出血倾向，故每 100 mL FFP 需加 10% 葡萄糖酸钙 0.5~1.0 mL。若血制品不足时，可使用 5% 白蛋白液或血浆代用品，但这些代用品不能超过置换液总量的 1/3。

置换液选择及置换量确定一般根据疾病性质和选择的血浆净化方法。PE 一般用 FFP 等量置换，也可以与白蛋白液并用。DFPP 通常用 5%~7% 白蛋白液等量置换,一般置换量 500～1 000 mL。冷却滤过法血浆净化体重较重者一般无须补充置换液,体重较轻者可适当补充白蛋白制剂。血浆吸附法一般无须置换液。

根据血浆分离器的物理特性,采用血浆分离器的单采血液成分技术理想的血流量应为 100～120 mL/min,可以获得比较理想的血浆分离率。若采用外周静脉作为血管通路,通常达不到上述要求,平均只有 60～90 mL/min。由于血浆分离率一般为血流量的 1/4～1/3,即 20～30 mL/min,若预设的血浆治疗量不变,治疗时间会延长,但不影响疗效。必要时需深静脉置管以建立血管通路。

一般选用普通肝素抗凝,首剂 2 000～3 000 U,持续 500～1 000 U/h 维持。部分高凝或高黏患者可适当增加肝素剂量。由于 HELP 系统在治疗过程中,肝素被阴离子交换柱吸附,故抗凝剂肝素量偏大,首剂 4 000～5 000 U,维持量 2 500～3 500 U/h。

总的来说,血浆净化方案的制订取决于需去除的物质以及期望终点,如临床改善或特定致病成分浓度降低。在免疫介导性疾病、副蛋白血症或高黏滞血症性疾病中,必须考虑免疫球蛋白的区室转移,特别是 IgG 和 IgM。在此情况下,血浆净化疗法仅作为同时化疗或免疫抑制治疗的辅助治疗。在同时使用免疫抑制治疗的情况下,新生免疫球蛋白忽略不计,从血管外向血管内的平衡速度为每小时 1%～2%,要移除人体初始免疫球蛋白总量 90%,需要 7～10 天内进行 5 次置换。如果有新抗体产生,可能要额外治疗。故 AABB 对于需要接受血浆置换治疗的疾病给出一般推荐(除急性吉兰-巴雷综合征、获得性 TTP 和肺出血肾炎综合征):每 2～3 天置换 1 次,每次置换量为 1～1.5 个 PV,大多数情况下总共置换 3～5 次。

35.5 临床应用

单采血液成分技术在临床上应用最多的是血浆净化。对于病因明确、致病因子属免疫球蛋白组分的疾病疗效最好。迄今为止,治疗性血浆净化已在一系列免疫、代谢相关疾病和中毒中得到证实。更有选择性血浆分离和固定单克隆或多克隆抗体免疫吸附等在临床已常规应用。虽然近年来采用血浆净化治疗的疾病数量有所增加,范围有所扩大,适用的标准也有了更好的规定,但在加拿大,我们看到最常治疗的疾病类型发生了变化。2013 年,血液病是最常见的疾病,而 2018 年的数据显示,神经系统疾病的比例显著增加。至于今天治疗的疾病的数量,血浆净化,特别是血浆置换,作为一种重要的工具,在任何现代医学界都有牢固的地位。

美国单采协会学会(ASFA)每 2～3 年就会根据最新的临床和科学证据发布 1 次治疗性血浆净化适应证的全面评价 ASFA 指南[16-18]。该指南根据同行评议文献所报告的临床疗效证据,将疾病分为 4 类:① I 类,即应用单采血液成分技术作为一线治疗;② II 类,为疾病的二线治疗;③ III 类,指尚未明确最佳疗效的疾病,决策应该个体化;④ IV 类,即应用该技术在疾病治疗过程中已证明无效且对肾脏有害的疾病。2016 年 ASFA 指南列出可采用血浆净化疗法治疗的疾病[16],具体见表 35-3。

表 35-3　2016 年美国单采协会学会(ASFA)治疗性血浆净化及其适应证

适应	模式	循证医学证据	证据等级
急性播散性脑脊髓炎;类固醇无效	治疗性血浆置换(TPE)	II	2C
急性炎性脱髓鞘性多发性神经根病(吉兰-巴雷综合征)			
初始治疗	TPE	I	1A
静脉注射免疫球蛋白后	TPE	III	2C
急性肝衰竭	TPE	III	2B
	TPE-HV	I	1A
干燥年龄相关黄斑变性	流变术	I	1B
系统性淀粉样变性	$β_2$ 微球蛋白柱	II	2B
抗中性粒细胞胞质抗体(ANCA)相关的急进性肾小球肾炎(Wegener 肉芽肿病;显微镜下血管炎)			
依赖透析	TPE	I	1A
非依赖透析	TPE	III	2C
弥漫性肺泡出血	TPE	I	1C

续 表

适应证	模 式	循证医学证据	证据等级
抗肾小球基底膜病(肺出血肾炎综合征)			
依赖透析并且无弥漫性肺泡出血	TPE	Ⅰ	2B
非依赖透析	TPE	Ⅲ	1B
弥漫性肺泡出血	TPE	Ⅰ	1C
再生障碍性贫血	TPE	Ⅲ	2C
顽固性特发性(神经性)皮炎(特发性湿疹)	体外光分离置换法(ECP)	Ⅲ	2C
	免疫吸附(IA)	Ⅲ	2C
	TPE	Ⅲ	2C
自身免疫性溶血性贫血			
严重冷凝集素病	TPE	Ⅱ	2C
重度自身免疫性溶血性贫血	TPE	Ⅲ	2C
严重幼虫病	红细胞交换	Ⅱ	2C
烧伤、休克复苏	TPE	Ⅲ	2B
心脏抑制			
细胞/复发排斥	ECP	Ⅱ	1B
脱敏	TPE	Ⅱ	1C
预防排斥	ECP	Ⅱ	2A
抗体介导的排斥反应的治疗	TPE	Ⅲ	2C
特发性扩张性心肌病(NYHA 心功能Ⅱ~Ⅳ级)	TPE	Ⅲ	2C
抗磷脂综合征(APS)	TPE	Ⅱ	2C
慢性局灶性脑炎(拉斯穆森脑炎)	TPE	Ⅲ	2C
慢性炎症性脱髓鞘性多发性神经根病	TPE	Ⅰ	1B
凝血因子抑制剂			
同种抗体	TPE	Ⅳ	2C
	IA	Ⅲ	2B
自身抗体	TPE	Ⅲ	2C
	IA	Ⅲ	1C
慢性复杂性局部疼痛综合征	TPE	Ⅲ	2C
低温球蛋白血症:严重/有症状	TPE	Ⅱ	2A
	IA	Ⅱ	2B
皮肤 T 细胞淋巴瘤、真菌病、Sézary 综合征			
红皮病	ECP	Ⅰ	1B
无红皮病	ECP	Ⅲ	2C
皮肌炎、多发性肌炎	TPE	Ⅰ	1B
	ECP	Ⅲ	2C
药物过量或中毒	TPE	Ⅲ	2C
N-甲基 D-天冬氨酸受体抗体相关脑炎	TPE	Ⅰ	1C
毒化	TPE	Ⅲ	2C
继发性红细胞增多症	红细胞单采	Ⅲ	1C
肝病红细胞生成性卟啉症	TPE	Ⅲ	2C
	红细胞交换	Ⅲ	2C
家族性高胆固醇血症			
杂合子	LDL 单采	Ⅱ	1A
纯合子	LDL 单采	Ⅰ	1A
血液纯合子	TPE	Ⅱ	1C
局灶性节段性肾小球硬化症			
移植肾复发	TPE	Ⅰ	1B

续 表

适应证	模 式	循证医学证据	证据等级
先天性激素抵抗	LDL 单采	Ⅲ	2C
移植物抗宿主病			
急性	ECP	Ⅱ	1C
慢性	ECP	Ⅱ	1B
桥本脑病;类固醇反应性脑病与自身免疫性甲状腺炎相关	TPE	Ⅱ	2C
溶血、肝功能指标升高和低血小板(HELLP)综合征			
产前	TPE	Ⅳ	2C
产后	TPE	Ⅲ	2C
造血细胞移植,HLA 脱敏	TPE	Ⅲ	2C
造血细胞移植,主要 ABO 不相容(接受者具有抗 A 或抗 B 抗体)			
骨髓干细胞	TPE	Ⅱ	1B
外周血干细胞	TPE	Ⅱ	2B
外周血干细胞造血细胞移植,轻微的 ABO 不相容性(供体具有抗 A 或抗 B 抗体)	红细胞交换	Ⅲ	2C
噬血细胞性淋巴组织细胞增生症(HLH)、巨噬细胞活化综合征	TPE	Ⅲ	2C
过敏性紫癜、新月体或严重肾外疾病	TPE	Ⅲ	2C
肝素诱导的血小板减少症(HIT);体外循环前或伴有血栓形成	TPE	Ⅲ	2C
遗传性血色素沉着症	红细胞单采	Ⅰ	1B
高白细胞增多症			
预防或继发	白细胞分离术	Ⅲ	2C
有临床症状	白细胞分离术	Ⅱ	1B
高三酰甘油血症性胰腺炎	TPE	Ⅲ	2C
特发性血小板减少性紫癜(ITP)	TPE	Ⅲ	2C
	IA	Ⅲ	2C
IgA 肾病			
慢性进展性	TPE	Ⅲ	2C
新月体	TPE	Ⅲ	2B
炎症性肠病			
克罗恩病	吸附性血液透析	Ⅲ	1B
	ECP	Ⅲ	2C
溃疡性结肠炎	吸附性血液透析	Ⅲ/Ⅱ	1B/2B
Lambert-Eaton 肌无力综合征	TPE	Ⅱ	2C
脂蛋白(a)高脂蛋白血症	LDL 单采	Ⅱ	2B
ABO 不相容肝移植			
脱敏,尸体供体;或活体供体,抗体介导的排斥(包括 ABO 和 HLA)	TPE	Ⅲ	2C
活体供体脱敏	TPE	Ⅰ	2C
肺移植			
同种异体移植排斥反应(闭塞性细支气管炎综合征)	ECP	Ⅱ	1C
抗体介导的排斥或脱敏	TPE	Ⅲ	2C
严重疟疾	红细胞交换	Ⅲ	2B
高黏度的单克隆血友病			
利妥昔单抗的预防	TPE	Ⅰ	1C
对症治疗	TPE	Ⅰ	1B
多发性硬化			
急性中枢神经系统炎性脱髓鞘疾病	TPE	Ⅱ	1B
	IA	Ⅲ	2C

续 表

适应证	模式	循证医学证据	证据等级
慢性进展性	TPE	Ⅲ	2B
蘑菇类中毒	TPE	Ⅱ	2C
重症肌无力			
中度至重度	TPE	Ⅰ	1B
胸腺切除术后	TPE	Ⅰ	1C
骨髓瘤肾病	TPE	Ⅱ	2B
心脏性新生儿狼疮	TPE	Ⅲ	2C
肾性系统性纤维化	ECP	Ⅲ	2C
	TPE	Ⅲ	2C
视神经脊髓炎			
急性期	TPE	Ⅱ	1B
维持期	TPE	Ⅲ	2C
副肿瘤性神经系统综合征	TPE	Ⅲ	2C
	IA	Ⅲ	2C
副蛋白血症性脱髓鞘性神经病/慢性获得性脱髓鞘性多发性神经病			
抗髓鞘相关糖尿白（MAG）神经病	TPE	Ⅲ	1C
IgA、IgG	TPE	Ⅰ	1B
IgA、IgG、IgM	IA	Ⅲ	2C
IgM	TPE	Ⅰ	1C
多灶性运动神经病	TPE	Ⅳ	1C
多发性骨髓瘤	TPE	Ⅲ	2C
与链球菌感染相关的小儿自身免疫性神经精神障碍（PANDAS）	TPE	Ⅱ	1B
严重寻常型天疱疮	TPE	Ⅲ	2B
	ECP	Ⅲ	2C
	TPE	Ⅲ	2C
周围血管疾病	LDL 单采	Ⅱ	1B
植酸贮积病	TPE	Ⅱ	2C
	LDL 单采	Ⅱ	2C
真性红细胞增多症	红细胞交换	Ⅰ	1B
输血后紫癜	TPE	Ⅲ	2C
与那他珠单抗相关的进行性多灶性白质脑病	TPE	Ⅰ	1C
肝胆疾病引起的治疗抵抗瘙痒	TPE	Ⅲ	1C
银屑病	ECP	Ⅲ	2B
	淋巴细胞单采	Ⅲ	2C
	TPE	Ⅳ	2C
弥漫性脓疱银屑病	吸附性血液透析	Ⅲ	2C
纯红细胞发育不良	TPE	Ⅲ	2C
ABO 血型相容的肾移植			
活体供体抗体介导的排斥或脱敏	TPE	Ⅰ	1B
	IA	Ⅰ	1B
脱敏后的尸体捐赠者	TPE	Ⅲ	2C
	IA	Ⅲ	2C
ABO 血型不相容的肾移植			
抗体介导的排斥	TPE	Ⅱ	1B
	IA	Ⅱ	1B
尸体捐赠者，将 A2/A2B 组转换为 B 组受捐者	TPE	Ⅳ	1B
	IA	Ⅳ	1B

续 表

适应证	模 式	循证医学证据	证据等级
脱敏后的活体捐赠者	TPE	I	
	IA	I	
Rh(D)阳性 RBC 中的 Rh(D)暴露,预防同种免疫	红细胞交换	III	2C
硬皮病(全身性硬化症)	TPE	III	2C
	ECP	III	2A
急性感音性神经性耳聋	LDL 单采	III	2A
	流变术	III	2A
	TPE	III	2C
败血症伴多器官功能衰竭	TPE	III	2B
镰状细胞病			
严重急性冠脉综合征(ACS)	红细胞交换	II	1C
急性脑卒中	红细胞交换	I	1C
多器官衰竭、妊娠、阴茎异常勃起、反复出现的血管闭塞性疼痛发作、脾或肝隔离症或肝内胆汁淤积	红细胞交换	III	2C
术前	红细胞交换	III	2A
预防输血铁超负荷或预防原发性或继发性脑卒中	红细胞交换	I	1A
僵人症候群	TPE	III	2C
严重的风湿性舞蹈病	TPE	III	2B
系统性红斑狼疮			
肾炎	TPE	IV	1B
严重状态(如脑炎、弥漫性肺泡出血)	TPE	II	2C
血小板增多			
继发或预防	血小板单采	III	2C
有症状的	血小板单采	II	2C
血栓性微血管病			
凝血介导的:凝血调节蛋白(THBD)突变	TPE	III	2C
补体介导:补体因子基因	TPE	III	2C
补体介导的因子 H 自身抗体	TPE	I	2C
补体介导的膜辅因子蛋白(MCP)突变	TPE	III	1C
药物相关:钙调神经磷酸酶抑制剂	TPE	III	2C
药物相关:氯吡格雷	TPE	III	2B
药物相关:吉西他滨或奎宁	TPE	IV	2C
药物相关:噻氯匹定	TPE	I	2B
造血干细胞移植相关	TPE	III	2C
志贺毒素介导,没有严重的神经系统症状	TPE	IV	1C
志贺毒素介导,具有严重的神经系统症状	TPE	III	2C
	IA	III	2C
志贺毒素介导的肺炎链球菌	TPE	III	2C
血栓性血小板减少性紫癜(TTP):获得性自身免疫	TPE	I	1A
甲状腺毒症	TPE	III	2C
难治性毒性表皮坏死溶解	TPE	III	2B
血管炎			
贝赫切特(Behçet)综合征	吸附粒细胞电泳	II	1C
	TPE	III	2C
嗜酸性肉芽肿多血管炎	TPE	III	1B
乙肝病毒相关性结节性多动脉炎(HBV-PAN)	TPE	II	2C

续 表

适应证	模 式	循证医学证据	证据等级
特发性结节性多动脉炎(PAN)	TPE	Ⅳ	1B
电压门控钾通道抗体	TPE	Ⅱ	2C
暴发性威尔逊病	TPE	Ⅰ	1C

35.5.1 血浆净化在免疫结缔组织病中的应用

SLE 是一种多脏器累及的慢性炎症性自身免疫性疾病,循环中的自身抗体、免疫复合物和补体沉积导致细胞和组织损伤,肾脏累及是其发病和死亡的主要原因。最初基于假设去除致病的自身抗体和免疫复合物可以控制疾病活动,PE 作为一种新兴的治疗方法应用于 SLE 始于 1976 年。然而,这一基本假设尚未转化为明确的临床反应。在轻度 SLE 的首次随机对照试验(RCT)研究中,患者在 2 周内进行了 6 次 4L 的交换,预期自身抗体和免疫复合物减少,没有临床改善。最近,使用环孢素 A 和治疗性血浆置换术(therapeutic plasma exchange, TPE)治疗 28 例复发 SLE 患者前瞻性试验发现,联合 TPE 的患者症状更快缓解并且减少了细胞毒性药物的剂量。

此外,血浆净化还被用在一些威胁生命的 SLE 并发症中[SLE 相关 TTP、弥漫性肺泡出血(DAH)、重症肌无力、高黏血症和冷球蛋白血症]的有益作用已发表多种文献,但大多是个案报道或无对照的研究。诺伊韦尔特(Neuwelt)回顾分析了 26 例接受 PE 合用或不合用环磷酰胺治疗的神经精神性狼疮,结果 74%病情改善,13%病情无变化,13%病情恶化。这些结果显示 TPE 为难治性或危重患者带来了潜在的好处。

狼疮性肾炎(LN)的 TPE 被归为Ⅳ类指征,最近的一次严重 LN 的 RCT 研究提示,在降低 SLEDAI 评分方面,IA 和 TPE 具有同等的效果。IA 可通过不同的高亲和力柱实现免疫吸附,TPE 和 IA 仍可作为严重、难治性疾病表现患者和妊娠患者的治疗策略。

2016 年 ASFA 将难治性 SLE 列入血浆净化Ⅱ类推荐,LN 仍为Ⅳ类推荐中。血浆净化方案:每日或每周 1~3 次(狼疮脑炎或 DAH)。典型的 3~6 个 TPE 疗程足以观察狼疮性脑炎或 DAH 患者的反应。长期治疗已被报道,但其有效性和基本原理是值得怀疑的。尽管如此,PE 仍然适用于某些 SLE 病例,可作为联合皮质激素和免疫抑制剂的辅助治疗手段;适用于有危及生命的严重并发症时,以及皮质激素和免疫抑制剂抵抗或禁忌时[19—28]。

35.5.2 血浆净化在神经系统疾病中的应用

神经系统疾病是血浆净化最大的适应证。严重的中枢神经系统受累与预后不良和高病死率有关。高剂量类固醇和环磷酰胺是治疗的首选药物,血浆净化、静脉注射免疫球蛋白(IVIg)、沙利度胺、腔内治疗对难治性和严重的病例可能有价值。某些神经疾病病因明确,如重症肌无力(有脏器特异性自身抗体)、多发性神经炎(B 细胞单克隆异常增殖产生 M 蛋白)、雷弗素姆(Refsum)病(代谢性物质蓄积)。血浆净化可以在短时间内清除大量大分子致病物质而改善症状。但多数神经疾病的病因不明确。1986 年美国国立卫生研究院(NIH)专家共识制订会议上认为:有重度神经损害、发病开始数周后症状没有改善的患者应进行血浆净化治疗。其中,被广泛认可的是免疫性神经系统疾病。免疫性神经系统疾病是以神经组织(中枢神经、末梢神经、神经肌肉接头、肌肉)为靶目标引起的抗原特异性自身免疫反应,造成神经组织损害的疾病。比如:重症肌无力、Lambert-Eaton 肌无力综合征以自身抗体、补体等造成组织损伤为主要病因机制;吉兰-巴雷综合征、多发性硬化主要是由于自身反应性 T 细胞侵入神经组织及免疫系统细胞间相互作用造成损伤。免疫神经性疾病患者血中可见脏器特异性自身抗体,而病理变化与白细胞介素、肿瘤坏死因子、干扰素等促炎性细胞因子有关,血浆净化的目的是清除自身抗体和这些促炎性因子而调节免疫反应,包括抗原表达、T 细胞增殖、自身抗体产生。

吉兰-巴雷综合征(GBS)是一组以进行性衰弱和肌性反射减弱/缺失为特征的神经系统疾病。急性炎性脱髓鞘性多发性神经病(AIDP)占 GBS 的 90%,是一种累及运动和感觉周围神经的进行性急性麻痹性疾病,病死率约为 3%。在 GBS 中,由于多种神经节苷脂(包括 GM1、GD1a、GD1b、GQ1b、GD3 和 GT1a)自身抗体的存在,特别是在急性运动轴突性神经病(AMAN)和 Miller-Fisher 综合征亚型中,强烈提示了一种自身免疫发病机制。一项国际研究比较了 383 例成年重度 AIDP 患者的 TPE、IVIg 和 TPE 后的 IVIg,发现所有 3 种模式都是相同的。GBS 血浆净化指征:Hughes 分类Ⅲ度以上,肌无力急速进行的患者(Ⅲ度:步行时需要帮助;Ⅳ度:四肢麻痹、卧床),需要辅助呼吸(Ⅴ度)的重症病例,有严重自主神经症状病例(心律失常、心率加快、窦性心动过缓)。应在发病 14 天(最好 7 天)以内治疗。Ⅱ度以下的 GBS 患者血浆净化疗效不肯定。具体的血浆净化方法是:每日 1 个 PE,连续 5 天,然后隔日 1 个 PE,持续 5 次以上。如患者仍需呼吸支持,继续治疗。置换液在开始 3～4 次可用 5%白蛋白液等量置换,以后 50%用 FFP、50%用白蛋白液置换。治疗结束时静脉输入 IgG(40 g)对患者有益。应当注意的是:治疗 5 次以上需用 FFP 置换。10%的病例会复发,需再次治疗。

现代治疗方案已将重症肌无力病死率从 30%降至 5%以下。4 种主要的治疗方法包括胆碱酯酶抑制剂、胸腺切除、免疫抑制和 TPE 或 IVIg。重症肌无力血浆净化指征:胸腺摘除、经泼尼松、免疫抑制剂治疗无效的难治性病例;胸腺摘除前或术后 1 年内肌无力症状明显的危重患者;药物不良反应及合并症难以继续用药需要外科手术的病例,是治疗的Ⅰ类指征。血浆净化方法:加强血浆净化治疗是在 10～14 天内进行 5～6 次治疗,一般与激素和免疫抑制剂并用;常见免疫抑制剂(硫唑嘌呤、环孢素、他克莫司)具有延迟效应,对长期治疗很重要。利妥昔单抗在许多情况下显示出有效性。其他有前途的单克隆抗体包括贝利尤单抗、依库珠单抗(eculizumab)等。间歇性血浆净化治疗是在加强治疗后,每 2～3 周治疗 1 次。置换液可用 5%白蛋白液等量置换。注意事项:抗乙酰胆碱受体(AChR)抗体效价与疾病严重性有时不一致,血浆净化对抗 AChR 抗体阴性病例也有效。PE 和血浆吸附疗效无明显差别。对需长期免疫抑制剂治疗的患者可进行维持性血浆净化治疗(每 2～6 周 1 次)。血浆净化期间应用抗胆碱酯酶药物可能引起胆碱样反应,如心动过缓、腹部痉挛、呕吐、低血压或呼吸困难[29—37]。

35.5.3 血浆净化在血液系统疾病中的应用

TTP,又称 TMA-ADAMTS13 缺乏症,是一种主要影响小血管的全身性血栓性疾病。TTP 与血浆 ADAMTS13 酶活性严重缺乏(<10%)有关,后者负责维持 von Willebrand 因子(vWF)多聚体的正态分布。发病机制是机体降解 vWF 能力下降,血液中出现异常巨大的 vWF 多聚体。先天性 TTP 与体细胞突变相关,导致 ADAMTS13 功能严重缺陷。大多数特发性获得性 TTP 和严重 ADAMTS13 缺乏症患者的自身抗体存在提示这是一种获得性自身免疫性疾病。IgG4 是最常见的抗 ADAMTS13 IgG 亚型,似乎与疾病复发有关。对于没有其他原因可解释的微血管病性溶血、血小板减少,美国血库学会、美国血浆分离置换学会、英国血液学标准委员会建议将血浆置换作为标准治疗。血浆置换方法是每日血浆置换量为患者预计血浆容积的 1.0～1.5 倍。血浆置换至少持续到血小板计数恢复正常后 2 天。血浆置换的原理是清除异常巨大的 vWF 多聚体和 ADAMTS13 的自身抗体,并补充 ADAMTS13。

难治性 TTP 定义为:持续性血小板减少(血小板计数<$150×10^9$/L)或每日血浆置换连续 7 天后乳酸脱氢酶(LDH)仍然升高。当每日血浆置换连续 7 天后患者没有出现有效反应或临床症状出现急剧恶化时,应更换置换液。用冷上清液或 S/D(去污剂处理)血浆代替新鲜冷冻血浆作为置换液的血浆置换对难治性患者有效。这 2 种置换液都不含巨大的 vWF 多聚体。强化血浆置换法,即 12 h 内置换 1 次或用双倍体积置换,也用于难治性 TTP 的经验性治疗。

高黏滞综合征是由于血液黏滞度增高,微循环血流停滞、血管通透性增加而引起的闭塞性微小血管病变,临床表现多样,降低血黏度可改善症状。高黏滞综合征是免疫球蛋白异常增加的疾病,除免疫球蛋白量的增加外,血黏度增加还与以下因素有关:增多的免疫球蛋白分子量越大,血黏度上升越明显,其顺序为 IgM>IgA>IgE>IgG;免疫球蛋白与其他蛋白形成重合体(如 IgG3、IgM);本身形成多聚体分子形状(如 IgA);免疫球蛋白的冷凝集特性。导致高黏滞综合征原发病有:单克隆性免疫球蛋白血症,如原发性巨球蛋白血症、多发性骨髓瘤;多克隆性免疫球蛋白血症,如自身免疫性疾病(如类风湿关节炎、干燥综合征)、SLE 等,还有淋巴瘤,如血管免疫肉芽肿性淋巴结病、Castleman 病等。自 20 世纪 50 年代末以来，TPE 已被成功应用，并已显示出迅速逆转视网膜病变和其他人类视觉系统（HVS）病变的临床表现。高黏滞综合征血浆净化指征：神经症状，包括精神改变；血清黏度超过正常 2 倍以上；周围缺血表现。可选择 PE、DFPP、冷滤过法、血浆吸附等，一般选择 PE 和 DFPP。巨球蛋白血症及以清除 IgM 或高分子量蛋白为目标时，应选择 DFPP，其他情况应选择 PE。根据症状严重程度决定治疗频度和治疗量，在症状消失前每日 1 个血浆容量治疗，症状消失后根据血黏度延长间隔时间。置换液可用 25% 生理盐水、75% 白蛋白液。由于 IgM 大部分（80%）分布于血管内，治疗效果明显；IgG50% 分布于血管内，治疗后血管内反弹较明显，症状改善所需时间较长。

血浆净化还用于 ABO 血型不合的骨髓移植。如果供、受体 HLA 适合，即使 ABO 血型不一致，在采用血浆净化预防 ABO 血型不合引起的不良反应后仍可进行骨髓移植。ABO 血型不一致造成的不良反应有：移植时的溶血、移植后红细胞造血延迟、抗 A 抗体和抗 B 抗体产生引起溶血、B 细胞介导的移植物抗宿主病（GVHD）等。避免移植时的溶血是血浆净化治疗第一目的。当血型相配主试验不相容时，清除供体骨髓中的红细胞后进行移植，或使受体抗 A 或抗 B 抗体效价下降 8 倍以上后再进行移植；当副试验不相容时，要清除骨髓中血浆成分后进行移植。因为血型相配主试验不合可造成红细胞造血延迟，副试验不合可造成 B 细胞介导的 GVHD 引起溶血，均可通过血浆净化清除抗体，改善病情。最近，采用体外光分离置换法（extracorporeal photopheresis，ECP）治疗 GVHD 也取得了不错的效果。对难治性或类固醇依赖性慢性 GVHD 的治疗包括其他免疫抑制治疗和 ECP。在有限的病例中，慢性 GVHD 的应答率为 51%。

多发性骨髓瘤的血浆净化指征：血肌酐升高，并对补液治疗无反应；肾活检示管型性肾病；尿或血浆轻链升高。血浆净化方法可选用 PE 或 DFPP，每月 1 个疗程血浆净化，每次 1 个血浆治疗量，连续 3～5 天，可用 5% 白蛋白液等量置换。有高钙血症时需同时用生理盐水补液治疗，根据肌酐清除率判断治疗反应。要注意的是化疗与血浆净化联合治疗易导致患者感染出血[38—43]。

35.5.4 血浆净化在消化系统疾病中的应用

肝衰竭时，血浆中积聚许多与白蛋白结合的、正常生理状态由肝代谢的毒素，如胆红素、胆酸、尿素、芳香族氨基酸，可进一步恶化肝功能，造成恶性循环，引起多器官衰竭。急性或慢性基础上急性加重的肝衰竭病死率高达 60%～70%。血浆净化可以清除与白蛋白结合的毒素和大分子物质，补充凝血因子、肝细胞生长因子和白蛋白，清除免疫抑制因子，暂时恢复免疫功能。肝衰竭时可选用的血浆净化方式有：血浆置换、血液灌流、分子吸附再循环系统（molecular adsorbent recirculating system，MARS）、生物透析治疗系统（biologic dialysis therapy system，Biologic-DTS）、生物人工肝（bioartificial liver，BAL）。

PE 为一种常用的人工肝技术。PE 的缺点是潜在的感染（目前检测手段未能发现的致病源、人类免疫缺陷病毒等）、过敏、枸橼酸盐中毒等。PE 治疗后，血中降低的致病介质的浓度还可以重新升高，其原因有 2 个：①由于病因并未去除，机体将不断地生成该介质，并且还可能因其浓度偏低而刺激机体生成加速；②致病介质在体液中可能重新分布。PE 是目前较为成熟的肝脏替代疗法，尽管各种生物型和非生物型人工肝技术快速发展，但血浆置换仍是目前肝衰竭患者的主要和基本人工肝治疗方法。对大多数疾病而言，该疗法并不影响基本病理过程，仍不属于病因性治疗。

血液灌流的确切含义是血液吸附，即溶解在血液中的物质被吸附到具有丰富表面积的固态物质上借以从血液中清除毒物。常用的灌流器有 2 类：一类是活性炭，另一类是合成树脂。活性炭主要由椰子壳为原料制成，其他还有石油、木材、聚乙烯醇、骨骼、糖类等。活性炭与血液直接接触会引起血液有形成分如红细胞、白细胞及血小板的破坏，同时有炭微粒脱落引起的脏器血管微栓塞的风险。1970 年加拿大学者张明瑞应用白蛋白火棉胶半透膜包裹活性炭制成的微胶囊进行血液灌流，既提高了活性炭的血液相容性，又有效地防止了炭颗粒脱落。活性炭能有效吸附分子量为 5 000 以内的中小分子水溶性物质，如硫醇、γ-氨基丁酸和游离脂肪酸，但不能有效地吸附血氨，对与白蛋白结合的毒素吸附能力也很差。吸附树脂是网状结构的高分子聚合物，包括中性、阴阳离子交换树脂。临床上应用较多的是吸附树脂,其吸附能力略逊于活性炭,但对各种亲脂性及带有疏水基团的物质(如胆汁酸、胆红素、游离脂肪酸及酰胺等)吸附率较高。吸附树脂对内毒素和细胞因子有较好的清除作用,其有选择性的内毒素结合作用,可使患者的中毒症状显著改善。目前血液灌流作为人工肝技术的方法之一主要用于重型肝炎肝性脑病、重型肝炎伴有败血症、胆汁淤积及瘙痒等。血液灌流技术的缺点是不能有效地吸附小分子毒物,活性炭对与白蛋白结合的毒素吸附能力也很差。由于使用非特异性的吸附剂,所以除毒性物质被清除外,也清除一些肝细胞生长因子和激素。如果吸附剂的生物相容性差,还可能激活补体系统引起系统炎性反应。

PE联合连续性血液滤过透析(continuous hemodiafiltration,CHDF)是日本学者小川(Ogawa)1992年首先开展的。1993年和1996年吉羽(Yoshiba)用PE加CHDF治疗暴发性肝衰竭肝昏迷的存活率均达到55%。2001年平泽(Hirasawa)报道,对达到肝移植适应证标准的危重肝衰竭患者,单纯PE不能使患者恢复清醒及存活;而PE加CHDF治疗则可增强意识,患者最终存活可达50%。

MARS是德国米茨纳(Mitzner)和施坦格(Stange)在1993年开始研制的新型人工肝辅助装置,1999年在欧洲正式进入临床。MARS包括3个循环:血液循环、白蛋白循环和透析循环。血液中分子量在50 000以下的中、小分子水溶性毒素能跨膜弥散;蛋白结合毒素被膜吸附摄取到膜的另一侧,然后依浓度梯度与白蛋白透析液中的白蛋白重新配位结合而被转运。白蛋白透析液先经一低通量透析器,按照普通透析原理清除水溶性毒素,然后再经一活性炭罐和一阴离子树脂罐,吸附清除蛋白结合毒素。净化后白蛋白透析液又重复下一循环,因此MARS可以清除蛋白结合毒素和水溶性毒素。MARS的优点在于中间蛋白、血浆不与活性炭及阴离子树脂接触,不会发生凝血因子和蛋白质的吸附和破坏,不会丢失肝细胞生长因子及其他营养成分,具有血流动力学的稳定、持续去除中小分子量毒素及纠正电解质紊乱的优点。一些研究显示,MARS在清除肝衰竭毒素的同时,可改善血流动力学,增加脑、肾等脏器的血液灌注。初步临床试验证实其对肝衰竭的良好疗效以及对多脏器功能的保护作用。前瞻性随机对照试验表明,Ⅰ型肝肾综合征、失代偿性肝硬化患者的慢性基础急性加重的肝衰竭,心源性休克时的缺血性肝衰竭,接受MARS治疗的比仅接受一般重症监护治疗的生存率高。然而,最近一项关于MARS临床试验的荟萃分析结论却不很肯定,需更多的研究来证实MARS的疗效。

近年来国外推出一种新型生物透析治疗系统——血液透析吸附治疗系统Biologic-DTS,其吸附液为精制粉末活性炭、阳离子交换剂、电解质、大分子溶剂及其他化合物组成的混合悬液,同时采用纤维素透析膜将吸附剂与患者血液隔开,利用流体动力学原理,改变施加于吸附剂悬液的正压和负压来推动血流,从而省去了血泵,亦无须使用肝素,既简化了血液循环路径又增加了安全性。威尔金森(Wilkinson)等进行了一项前瞻性随机对照研究以观察Biologic-DTS对暴发性肝衰竭的治疗作用,结果治疗组预后好于对照组,治疗组在神经系统症状恢复及生理指征改善等方面亦优于对照组。埃利斯(Ellis)等对比研究了Biologic-DTS与传统疗法对急性重症酒精性肝炎的治疗效果,10例患者均伴Ⅱ~Ⅳ度肝性脑病,5例采用传统疗法,5例采用Biologic-DTS治疗,每日6 h,共3天。结果显示,3天后治疗组血氨低于对照组,患者血浆肿瘤坏死因子(TNF)、IL-8轻微增高,但血压、血小板计数、Ⅴ因子、纤维蛋白原及抗凝血酶Ⅲ均无明显变化,表明该系统生物相容性较好。

最近,有人将血液透析吸附装置Biologic-DTS与血液过滤吸附装置Biologic-PF相结合组成一种新型的血液净化系统Biologic-TPF。有学者研究了活性炭粉、硅粉及消胆胺作为Biologic-TPF吸附剂对细胞因子及内毒素的吸附作用。结果:每克活性炭粉结合细胞因子(如IL-1β、TNF-α)的能力为70~90 ng,每克硅粉可结合TNF-α 13 ng,消胆胺在去除内毒素方面优于活性炭与硅粉;以活性炭作为吸附剂的Biologic-DTPF对细胞因子(TNF-α、IL-1β)的清除率为12.6~23.4 mL/min,胆红素清除率为17.8~34.7 mL/min,肌酐清除率为53.6~82.6 mL/min。阿什(Ash)等的研究结果显示,Biologic-DTPF在血液流速200 mL/min时,肌酐清除率为120~160 mL/min,未结合胆红素清除率为20~40 mL/min,细胞因子清除率为15~25 mL/min;将Biologic-DTPF用于治疗伴Ⅲ~Ⅳ度肝性脑病、呼吸功能不全及肾功能不全的严重暴发性肝衰竭,患者血压及脑病症状得到改善,尿量保持稳定,血浆胆红素、芳香族氨基酸、氨、肌酐明显降低，未出现明显的血流动力学改变。该系统在 Biologic-DTS 基础上增加了去除胆红素及其他蛋白结合毒素的功能，故对严重肝衰竭及肝性脑病的救治有临床应用价值。

生物型或组合生物型人工肝是将同种或异种动物的器官、组织和细胞等与特殊材料和装置结合构成的人工肝支持系统。BAL 包括以往的离体肝灌流、人-哺乳类动物交叉灌流、初期体外生物反应器（内含肝组织匀浆、新鲜肝脏切片、肝酶或人工培养的肝细胞等）。早期的 BAL 装置因疗效不肯定，不良反应大及操作复杂等被逐渐放弃。20 世纪 80 年代后期，BAL 一般专指以人工培养的肝细胞为基础构件的体外生物反应系统。它不仅具有肝脏的特异性解毒功能，而且具有更高的效能，如参与能量代谢，具有生物合成转化功能，分泌促肝细胞生长活性物质等。因为肝衰竭患者血浆中毒性物质对体外的肝细胞有损害，因此目前的 BAL 一般先用活性炭吸附或 PE 去除患者血浆中的部分毒性物质，再与反应器中的肝细胞进行物质交换。这种把非生物型与 BAL 结合的装置即为组合型生物人工肝。动物和初步临床研究提示，这类人工肝装置对暴发性肝衰竭有一定疗效。目前，国内已有 BAL 支持系统获国家药品监督管理局批准，可用于临床治疗。该仪器由生物培养装置和混合血浆池组成，形成血浆分离、血浆吸附、PE 等功能的混合型人工肝支持系统。国外的 BAL 治疗仪除个别由人 C3A 细胞（人肝脏成纤维细胞等）组成外，其余多以猪肝细胞为生物部分。目前这些生物人工肝正在进行Ⅱ～Ⅲ期临床试验，尚未获得 FDA 批准。BAL 的缺点：①使用体外培养的异种/异源肝细胞以及肿瘤细胞可能引起的异体排斥反应，并有潜在的人畜共患疾病及致癌的风险。②体外培养细胞替代自然肝脏的能力有限，而且受肝细胞培养技术、大规模生产、保存和运输的生物材料限制，使 BAL 的临床推广受到一定限制。

除了人工肝疗法以外，粒细胞吸附（leukocytapheresis）也逐渐应用于难治性炎症性肠病的治疗，如溃疡性结肠炎、克罗恩病，也取得了很好的效果[44-49]。

35.5.5 血浆净化在肾脏病中的应用

自身抗体、免疫复合物被认为是肾脏病的发病因子及疾病进展因素。PE 疗法可清除体内的抗原、抗体、免疫复合物及炎症介质，使单核巨噬细胞系统、淋巴细胞功能恢复正常，并改善机体内环境的稳定性。目前已逐渐成为国内外肾脏病治疗的常用方法之一。

急进性肾小球肾炎（RPGN）是一种免疫损伤性弥漫增生性新月体肾小球肾炎。罕见合并肺泡损伤的器官特异性自身免疫疾病，称为肺出血肾炎综合征（Good-Pasture syndrome，GS），症状包括新月体形成或 RPGN 和 DAH。RPGN 不是一种单一的疾病，而是一种由多种病因引起的临床综合征。根据肾活检的免疫荧光特征，组织学分类将肾小球肾炎分为 3 种亚型；根据血清抗体、免疫机制及发病机制可分 3 种类型。①抗肾小球基底膜（anti-glomerular basement membrane，抗 GBM）型，Ⅳ型胶原自身抗体导致 IgG 在肾小球基底膜上线性沉积，占 15%。为抗 GBM 抗体介导。若单纯抗 GBM 抗体阳性，无论新旧分类法均为Ⅰ型；若抗 GBM 抗体与抗中性粒细胞胞质抗体（ANCA）同时阳性，在新分类中属于Ⅳ型。②免疫复合物型，为免疫复合物颗粒沉积导致的多种 GN，包括链球菌后 GN、过敏性紫癜、IgA 肾病、膜增生性 GN、冷球蛋白血症和 LN，占 RPGN 病例的 24%，由免疫复合物介导。无论新旧分类法均为Ⅱ型。③寡免疫复合物型，缺乏免疫球蛋白及补体沉积。若单纯 ANCA 阳性，无论新旧分类法均为Ⅲ型；若此抗体阴性，在新分类法中为Ⅴ型。由于血浆净化的治疗方案和反应在不同类型中有所不同，因此，确定患者中 RPGN 的具体类型是非常重要的。

2016 年 ASFA 指南将血浆净化作为治疗 RPGN、GS 的Ⅰ类指征（除血清肌酐＞530.4 μmol/L 不依赖血透的 RPGN 和依赖透析而不合并 DAH 的 GS 为Ⅲ类指征）。GS 治疗原则：快速清除循环中的抗体；停止进一步产生抗体；清除致病因素。目前的治疗方法是联合治疗，血浆净化可降低其浓度，并用免疫抑制疗法（高剂量皮质激素和细胞毒性免疫抑制剂）抑制肾脏病变急速进展。故血浆净化指征为：严重活动性肾病患者，即需要透析治疗或血清肌酐浓度＞530.4 μmol/L；严重肺出血；抗 GBM 肾病同时 ANCA 阳性的患者。

血浆净化方法可用 PE、DFPP、PP。置换液选择白蛋白或 FFP，若合并 DAH 则推荐 FFP。置换量：RPGN 要求每日 1～1.5 个 PV，连续 3～5 次，血肌酐未下降至正常者，隔日 1 个 PV，共 5 次。GS 最小疗程为10~20天。血浆净化注意事项：合并肾衰竭时同时透析治疗；无尿或已接受透析不是停止血浆净化指征；ANCA 阴性患者血浆净化也有效；新月体形成与短期预后不完全一致，对于 GS 而言，抗体的存在与否不是启动或终止治疗的指征，血浆净化应持续到肾小球或肺损伤的证据消失。

局灶性节段性肾小球硬化症（FSGS）特指一类原发性肾小球疾病，其病变仅累及部分肾小球、部分肾小球毛细血管袢及部分小叶的硬化性病变。临床上以蛋白尿或肾病综合征为其主要表现，易出现慢性进展性肾功能下降，终至终末期肾病（ESRD）。80%的 FSGS 病例是特发性的，对于继发性 FSGS，应治疗潜在的原因。高达 40% 的同种异体肾移植会复发，如不治疗，复发性 FSGS 最终会在几个月内导致移植肾衰竭。

2016 年 ASFA 指南建议，对于移植肾复发的患者，PE 作为 I 类指征；对于激素抵抗的患者，血浆净化是 III 类指征。最近的研究表明，高脂血症可引起带有阳离子的载脂蛋白 B（ApoB）在系膜区积化，促进巨噬细胞浸润并分泌细胞因子引起局部硬化，损伤滤过屏障和/或增加肾小球通透性。另外，高脂血症可通过 LDL 受体反应下调引起环孢素 A 进入细胞内的量减少。通过 TPE 疗法，清除血浆中的脂类、LDL，可减少蛋白尿，增加类固醇激素及环孢素 A 的疗效，防止肾小球硬化的进展。研究发现，特发性 FSGS 并伴有蛋白尿＞3 g/d 的患者不能从 TPE 获益，只能使用皮质类固醇。2006 年加西亚（Garcia）用 10 个 TPE 加高剂量环孢素、霉酚酸酯和泼尼松治疗 9 例儿童，据报道有 55% 的完全缓解率和 12% 的部分缓解率，而 5 例未接受 TPE 的儿童中没有缓解，支持 FSGS 治疗需要免疫抑制以及 TPE。另外，2010 年一项对成年 FSGS 患者的回顾性研究表明，TPE 和血管紧张素转换酶抑制剂（ACEI）可使 80% 患者的蛋白尿完全或部分缓解。2011 年察加利斯（Tsagalis）报道 4 例复发性 FSGS 患者采用 TPE 和利妥昔单抗联合治疗，50% 完全缓解，50% 部分缓解。

血浆净化方法可用 PE、DFPP、IA。置换液选择白蛋白或 FFP。置换量：一种方法是前 3 天每天进行 1 次 TPE，然后在接下来的 2 周内至少进行 6 次 TPE。另一种强化/维持 TPE 治疗方法包括：前 3 周为 3 次/周，后 3 周为 2 次/周，1 次/周到第 3 个月，2 次/月到第 5 个月，1 次/月到第 9 个月，同时予免疫抑制治疗。一般情况下，当患者接受 TPE 治疗时，蛋白尿和肌酐逐渐减少。临床反应的时间是可变的，完全消除蛋白尿可能需要几周到几个月的时间。一些患者需要长期的每周到每月的 TPE 方案，以防蛋白尿的再次出现。治疗方案应根据具体情况决定，并以蛋白尿的程度为指导。建议在诊断为复发性 FSGS 时立即进行 TPE 治疗，以终止这一过程并维持肾功能。

除以上 3 种肾脏病外，IgA 肾病、紫癜性肾炎、多发性骨髓瘤、药物性肾损害等原发性、继发性肾脏病中，应用血浆置换疗法亦可取得较好的治疗效果[50—55]。

35.5.6 血浆净化在高脂血症及其相关并发症中的应用

高脂血症的血浆净化治疗是针对动脉硬化的最大危险因子——高胆固醇血症，尤其是 LDL 呈现高值时。主要应用于难治性家族性高胆固醇血症（familial hypercholesterolemia，FH）。FH 是一种常染色体显性遗传疾病，是由于肝细胞 apoB 受体突变，导致肝脏 LDL 去除减少。分为纯合子（HM）、杂合子（HT）2 型。最近发现，前蛋白转化酶 PCSK9 的功能获得突变可导致家族性常染色体显性高胆固醇血症（ADH），其特征是低密度脂蛋白胆固醇（LDL-C）浓度升高，并且有对应的 PCSK9 抑制剂研发。一般来说，如果动脉粥样硬化性血管疾病存在并进展，最强降脂药物使用后仍不能达到 LDL-C 治疗目标，那么在高胆固醇血症中，还可以考虑应用分离法。最近一项关于 FH 管理的国际调查发现，全世界 63 个国家中大约 60% 的国家可以进行脂蛋白分离，但费用是一个限制因素。

DFPP 在 1975 年首次应用于高脂血症治疗，随后发展了各种选择性血脂净化系统，但是操作烦琐、价格昂贵，一直被认为是治疗血脂异常的"最后手段"。HELP 系统和右旋糖酐硫酸盐吸附（dextran sulfate adsorption，DSA）系统是目前临床使用最广泛、治疗例数最多，且被 FDA 批准临床应用的 2 种体外血脂净化疗法。2016 年 ASFA 推荐对于 HM 患者，选择性血脂净化疗法是 I 类推荐，对于 HT 为 II 类推荐。

HELP 系统的技术特点是利用物理化学亲和性的原理，即肝素在低 pH 值环境下表面带有大量阴电荷，与表面带阳电荷的 LDL、脂蛋白（a）[Lp（a）]、纤维蛋白原紧密结合而沉淀，HELP 系统是净化效率最高的一种办法，处理 3 L 血浆即能降低 LDL、Lp(a)、纤维蛋白原 50%左右。另外，HELP 系统具有非常良好的生物相容性，治疗前后未出现明显的补体激活和炎性因子的大量产生。与 DSA 和脂蛋白直接吸附（direct adsorption of lipoproteins，DALI）系统相比，其最大的特点是不激活缓激肽系统，因此服用 ACEI 的患者不需停药，在治疗中也不会出现明显的低血压、恶心、呕吐、面部潮红等反应。

DSA 系统则是利用硫酸右旋糖酐共价交联于多孔状纤维素，模拟 LDL 受体的空间结构来特异性吸附 LDL，其最大的优点是操作方便、选择性好，但需注意的是其选用的吸附材料与 DALI 系统一样是多价负电性物质，和血液接触会产生阴离子-血液接触反应（anion-blood contact reaction，ABC 反应）现象，即在体外循环开始 15 min 后少部分患者会出现头痛、胸闷、呕吐、腹痛、下痢等症状，伴血压下降、声带水肿等，主要是由于血液与负离子物质接触促使缓激肽生成增加。因此，在治疗前 24～48 h 停用 ACEI。

DALI 系统是唯一采用全血灌注的血脂净化疗法，其简捷的操作、良好的生物相容性及相当不错的疗效，越来越受到临床工作者的关注。存在的主要不足有 2 个方面：①有比较大的体外循环；②治疗中少部分患者会出现 ABC 反应。另外，DALI 系统至今治疗的例数不够多，需临床进一步验证。

虽然 DFPP 可以在相同程度上降低 LDL，但与其他方法相比，DFPP 选择特异性较差，会去除更多的 HDL。因此，根据 2016 年 ASFA 指南推荐，只有血容量小的 HM，TPE 是Ⅱ类指征。

综合各类文献报道，经过一次体外血脂净化治疗，LDL-C 水平可以快速降低 60%～80%，并且 Lp(a)、三酰甘油（甘油三酯）、血浆纤维蛋白原也有不同程度的下降，短期效果包括改善心肌和外周血流量以及内皮功能。LDL 净化还可改变致动脉粥样硬化的 LDL 亚类分布，降低载脂蛋白 E4，降低黏附分子表达。由于 LDL 在治疗后 1～2 周内缓慢上升，重复治疗可降低时间平均胆固醇。HELP 系统因其下降纤维蛋白原的效果最肯定，因此在改善微循环和提高组织氧供方面效果更佳。另外，体外降脂疗法对凝血系统也有明显影响，部分凝血因子浓度下降，血小板聚集率下降，改善高凝状态。同时，梅尔威格（Mellwig）等研究发现，一次 HELP 系统治疗能明显改善心肌血流灌注，提高冠脉储备，降低冠脉阻力，作者认为这是得益于血管内皮功能的改善。长期治疗后，血管造影、超声和 CT 研究显示冠状动脉狭窄稳定或消退，冠状动脉直径扩大，斑块面积减少，斑块钙化减少，显示冠状动脉事件有显著的减少。

目前，血脂分离的临床应用主要有 2 种方案：①长期规则的治疗；②短期治疗。前者主要用于治疗 FH，后者主要用于急性缺血性血管疾病伴脂质代谢紊乱或微循环障碍患者。

美国 FDA 规定长期规则治疗的适应证：①家族遗传性高脂血症（HM），LDL＞13 mmol/L（500 mg/dl）；②家族遗传性高脂血症（HT），LDL≥7.8 mmol/L（300 mg/dl）；③家族遗传性高脂血症（HT），LDL≥4.16 mmol/L（160 mg/dl）并伴有心肌梗死、不稳定型心绞痛、冠脉搭桥术后等心血管事件。短期治疗的适应证：①急性缺血性脑卒中；②急性闭塞性动脉硬化症；③急性视网膜动脉缺血症；④突发性耳聋；⑤急性胰腺炎伴严重脂质代谢紊乱。近期德国有研究指出，如果进展性心血管疾病患者的 Lp(a) 水平＞1.56 mmol/L（60 mg/dl），而包括 LDL-C 在内的所有其他危险因素未得到有效控制，则认为该水平的升高是定期进行血脂净化的一个指标。

血浆净化的目标：时间平均总胆固醇降低＞50%，LDL 降低＞60%。为了达到目标，每次血浆净化必须降低总胆固醇≥65% 或 LDL≥70%。一般病情不同，置换量不同，通常是 2～6L，根据血浆净化目标调整治疗方案，治疗后胆固醇降至 2.6 mmol/L（100 mg/dl）为宜，根据胆固醇值和冠状动脉疾病严重程度判定治疗频率，一般每 1～2 周治疗 1 次。

来自德国脂蛋白净化登记数据（GLAR）的数据显示，在超过 1.5 万例的血脂净化中，患有心血管疾病高脂血症患者的 LDL-C 和 Lp(a) 的中位数急性降低分别为 69% 和 70%。并且，与开始治疗前 2 年相比，在脂蛋白分离的第 1 年，主要心血管不良事件（MACE）的发生率降低了 97%。急性冠脉事件的发生主要是由于不稳定粥样斑块的破裂所致，而体外降脂疗法能迅速降脂、减少脂质内核、减轻其对纤维帽的压力；同时降低血流剪切力对纤维帽的冲击和血管内皮的损伤；减少脂质氧化和改善血管内皮功能；降低高凝状态并抑制血小板聚集。因此长期血脂净化治疗能起到稳定粥样斑块的作用而减少冠脉事件的发生。

随着降脂药物的研发，Kexin样前转化酶枯草杆菌蛋白酶家族的第9个成员（PCSK9）抑制剂在治疗他汀难治性杂合子FH的患者中作为血脂净化的替代方案显然具有相当大的潜力，但它们在纯合子FH和升高的Lp(a)水平患者中的作用并不明显，在大多数情况下，它们仅为补充疗法。另一种辅助药物是微粒体三酰甘油转运蛋白抑制剂（lomitapide），它能使FH纯合子的LDL-C降低50%，其作用与LDL受体状态无关。无论患者是否进行脂蛋白分离，其疗效都是相似的，在大约50%的病例中，它将患者的LDL-C降至2.5 mmol/L（96 mg/dl）以下。然而，它的长期安全性仍然受到关注。在另一项研究中，我们使用了ApoB合成抑制剂（mipomersen）治疗那些定期进行血脂分离的患者，但它并没有降低血脂分离的频率，而且不良反应的发生率也很高。

根据1990—2014年南非和英国133例纯合子患者血清胆固醇的治疗水平回顾性调查证明，通过联合治疗措施，包括脂蛋白分离、他汀类药物、依折麦布和依洛尤单抗（evolocumab），降低血清胆固醇的程度是纯合子FH存活的主要决定因素。

最近影响脂质代谢的药物有了显著的改善，脂蛋白分离仍在治疗某些血脂异常患者中发挥作用。虽然大多数杂合子的FH或其他形式LDL-C升高的患者现在可以用药物治疗，但那些对药物没有反应或不耐受的患者，单采仍然是其最后的治疗手段，而且仍然是纯合子FH患者的金标准。它不仅在降低LDL-C方面非常有效，而且非常安全；它可以用于儿童。除了在治疗严重的LDL-高胆固醇血症方面的作用外，它也被用于严重的Lp(a)升高和动脉粥样硬化性疾病的患者，尽管它在这种情况下的作用还没有明确的定义。随着新药的开发，需要进行血脂分离的患者数量可能会减少，但血脂分离仍是某些类型患者的治疗方法[56—70]。

35.5.7 血浆净化在器官移植领域的应用

血浆净化在处理因预先形成的特异性抗体或高度免疫而产生的排斥反应危机中起作用。体液性排斥反应一般用药物治疗无效，激素抵抗性排斥一般存在体液免疫因素，这类排斥反应移植肾失功率很高，血浆净化是治疗这类排斥的一种有效方法，并成为免疫调节的手段之一。血浆净化抗排斥治疗机制主要是对体液免疫的调节，即清除抗体和循环免疫复合物。通过体液免疫调节可能间接调节细胞免疫，因为免疫系统并不是细胞和体液免疫调节各自单独发生作用，而是相互连动的一个复杂过程。另外，清除受损血管内皮上附着的免疫复合体，可降低血黏度，改善微循环。TPE和IA现在被用于许多移植中心，通过脱敏来扩大获得移植的途径，降低已有的抗体效价。

2016年ASFA推荐对于脱敏活体继承肾移植及抗体介导的移植排斥血浆净化都是Ⅰ类推荐。血浆净化指征：病理证实的急性体液性排斥、激素和/或抗淋巴细胞球蛋白抵抗的急性排斥、供体特异性抗HLA抗体阳性的排斥、慢性体液性排斥、群体反应性抗体（panel reactive antibody，PRA）阳性患者术后1周内发生的排斥。血浆净化方法有PE、DFPP、冷滤过法和血浆吸附法，具体根据排斥病理类型及临床情况进行选择[71—74]。

（薛 骏）

参考文献

1. MALCHESKY P S, KOO A P, ROBERSON G A, et al. Apheresis technologies and clinical applications：the 2007 international apheresis registry[J]. Ther Apher Dial, 2009,14(1)：52-73.
2. QUILLEN K, BERKMAN E M. Introduction to therapeutic apheresis. In：McLeod BC, Price TH, Weinstein R, editors. Apheresis：principles and practice, 2nd ed[M]. Bethesda, MD：AABB Press, 2003：49-69.
3. MATIC G, WINKLER R E, TIESS M, et al. Selective apheresis-time for a change[J]. Artif Organs, 2001, 24(1)：4-7.
4. MCLEOD B C, CROOKSTON K, EDER A, et al. Therapeutic apheresis. In：Triulzi D J, editor. A physician's handbook[M]. Bethesda, MD：AABB. 2005：196.
5. MCLEOD B C, PRICE T H, WEINSTEIN P. Apheresis：principles and practice[M]. Bethesda, MD：AABB Press, 2003：710.
6. BLESSING F, WANG Y, WALLI A K, et al. Heparin-mediated extracorporeal low-density lipoprotein precipitation：rationale for a specific adjuvant therapy in cardiovascular disease[J]. Trans Apher Sci, 2004, 30(3)：255-266.
7. BRAUN N, BOSCH T. Immunoadsorption, current

status and future developments[J]. Expert Opin Invest Drugs, 2000, 9(9):2017-2038.

8. KINOSHITA M, AOTSUKA S, FWNAHASHI T, et al. Selective removal of anti-double stranded DNA antibodies by immunoadsorption with dextran sulphate in a patient with systemic lupus erythematosus [J]. Ann Rheum Dis, 1989, 48(10):856-860.

9. KAORU S, KEN Y, KWANG-SEOK Y, et al. Immunoadsorption plasmapheresis using a phenylalanine column as an effective treatment for lupus nephritis[J]. Thera Aphere Dialy, 2006, 10(2):187-192.

10. GAUBITZ M, SCHMITZ-LINNEWEBER B, PERNIOK A, et al. Ig-immunoadsorption in SLE: first experiences [J]. Lupus, 1995, 4(Suppl):S113.

11. PFUELLER B, WOLBART K, BRWVS A, et al. Successful treatment of patients with systemic lupus erythematosus by immunoadsorption with a C1q column: a pilot study[J]. Arthritis Rheum, 2001, 44(8):1962-1963.

12. SAMUELSSON G. Extracorporeal immunoadsorption with protein A: technical aspects and clinical results[J]. J Clin Apher, 2001, 16(1):49-52.

13. LOCKWOOD C M, WORLEDGE S, NICHOLAS A, et al. Reversal of impaired splenic function in patients with nephritis or vasculitis (or both) by plasma exchange[J]. N Engl J Med, 1979, 300(10):524-530.

14. LEAKER B R, BECKER G J, DOWLING J P, et al. Rapid improvement in severe lupus glomerular lesions following intensive plasma exchange associated with immunosuppression[J]. Clin Nephrol, 1986, 25(5):236-244.

15. CHARLTON B, SCHINDHELM K, SMEBY L C, et al. Analysis of immunoglobulin G kinetics in the non-steady state[J]. J Lab Clin Med, 1985, 105(3):312-320.

16. SCHWARTZ J, PADMANABHAN A, AQUI N, et al. Guidelines on the use of therapeutic apheresis in clinical practice-evidence-based approach from the writing committee of the American Society for apheresis: the seventh special issue[J]. J Clin Apher, 2016, 31(3):149-162.

17. SCHWARTZ J, WINTERS J, PADMANABHAN A, et al. Guidelines on the use of therapeutic apheresis in clinical practice-evidence-based approach from the writing committee of the American society for apheresis: the sixth special issue[J]. J Clin Apher, 2013, 28(3):145-284.

18. SMITH J W, WEINSTEIN R, HILLYER K L, et al. Therapeutic apheresis: a summary of current indication categories endorsed by the AABB and the American society for apheresis[J]. Transfusion, 2003, 43(6):820-822.

19. JONES J V, CUMMING, R H, BUCKNALL R C, et al. Plasmapheresis in the management of acute systemic lupus erythematosus?[J]. Lancet, 1976, 1(7962):709-711.

20. WEI N, KLIPPEL J H, HOUSTON D P. Randomised trial of plasma exchange in mild systemic lupus erythematosus[J]. Lancet, 1983, 1(8314-8315):17-22.

21. BAMBAUER R, SCHWARZE U, SCHIEL R. Cyclosporin a and therapeutic plasma exchange in the treatment of severe systemic lupus erythematosus[J]. Artif Organs, 2000, 24(11):852-856.

22. KRONBICHLER A, BREZINA B, QUINTANA L F, et al. Efficacy of plasma exchange and immunoadsorption in systemic lupus erythematosus and antiphospholipid syndrome: a systematic review[J]. Autoimmun Rev, 2016, 15(1):38-49.

23. NEUWELT C M. The role of plasmapheresis in the treatment of severe central nervous system neuropsychiatric systemic lupus erythematosus[J]. Ther Apher Dial, 2003, 7(2):173-182.

24. LEWIS E J. Plasmapheresis therapy is ineffective in SLE. Lupus nephritis collaborative study group[J]. J Clin Apher, 1992, 7(3):153.

25. LEWIS E J, HUNSICKER L G, LAN S P, et al. A controlled trial of plasmapheresis therapy in severe lupus nephritis. The lupus nephritis collaborative study group [J]. N Engl J Med, 1992, 326(21):1373-1379.

26. LOO C Y, SAID M S M, MOHD R, et al. Immunoadsorption and plasmapheresis are equally efficacious as adjunctive therapies for severe lupus nephritis[J]. Transfus Apher Sci, 2010, 43(3):335-340.

27. DU HAUT CHAMP A M M. Hematopoietic stem cell transplantation for systemic lupus erythematosus [J]. Clin Dev Immunology, 2012, 2012:380391.

28. KRONBICHLER A, BREZINA B, QUINTANA L F, et al. Efficacy of plasma exchange and immunoadsorption in systemic lupus erythematosus and antiphospholipid syndrome: a systematic review[J]. Autoimmun Rev, 2016, 15(1):38-49.

29. SHELAT S G. Practical considerations for planning a therapeutic apheresis procedure[J]. Am J Med, 2010,

123(9):777-84.
30. CHENG B C, CHANG W N, CHEN J B, et al. Long-term prognosis for Guillain-Barr, eyndrome: evaluation of prognostic factors and clinical experience of automated double filtration plasmapheresis[J]. J Clin Apheresis, 2003,18(4):175-180.
31. YE Y, LI S-L, LI Y-J. Comparison on therapeutic effect of plasma exchange and intravenous immunoglobulin for Guillian-Barre syndrome [J]. Transfus Med, 2015, 25(2):79-84.
32. BACHMANN K, BURKHARDT D, SCHREITERT J, et al. Thymectomy is more effective than conservative treatment for myasthenia gravis regarding outcome and clinical improvement[J]. Surgery, 2009,145(4):392-398.
33. YEH J H, HUANG K M, HUANG K M, et al. Prethymectomy plasmapheresis in myasthenia gravis[J]. J Clin Apheresis, 2005,20(4):217-221.
34. LAZARIDIS K, EVAGGELAKOU P, BENTENIDI E, et al. Specific adsorbents for myasthenia gravis autoantibodies using mutants of the muscle nicotinic acetylcholine receptor extracellular domains [J]. J Neuroimmunol, 2015,278:19-25.
35. MANDAWAT A, KAMINSKI H, CUTTER G, et al. Comparative analysis of therapeutic options used for myasthenia gravis[J]. Ann Neurol, 2010,68(6):797-805.
36. RONAGER J, RAVNBORG M, HERMANSEN I, et al. Immunoglobulin treatment versus plasma exchange in patients with chronic moderate to severe myasthenia gravis[J]. Artif Organs, 2001,25(12):967-973.
37. TRIKHA I, SINGH S, GOYAL V, et al. Comparative efficacy of low dose, daily versus alternate day plasma exchange in severe myasthenia gravis: a randomized trial [J]. J Neurol, 2007,254(8):989-995.
38. BANDARENKO N, BRECHER M E. United states thrombotic thrombocytopenic purpura apheresis study group (US TTP ASG): multicenter survey and retrospective analysis of current efficacy of therapeutic plasma exchange[J]. J Clin Apher, 1998,13(3):133-141.
39. ALLFORD S L, HUNT B J, ROSE P, et al. Guidelines on the diagnosis and management of the thrombotic microangiopathic haemolytic anaemias [J]. Br J Haematol, 2003,120(4):556-573.
40. ADAMS W S, BLAHD W H, BASSETT S H. A method of human plasmapheresis[J]. Proc Soc Exp Biol Med, 1952,80(2):377-379.
41. STONE M J, BOGEN S A. Evidence-based focused review of management of hyperviscosity syndrome[J]. Blood, 2012,119(10):2205-2208.
42. FLOWERS M E D, APPERLEY J F, VAN BESIEN K, et al. A multicenter prospective phase 2 randomized study of extracorporeal photopheresis for treatment of chronic graft-versus-host disease[J]. Blood, 2008,112(7):2667-2674.
43. WOLFF D, SCHLEUNING M, VON HARSDORF S, et al. Consensus conference on clinical practice in chronic GVHD: second-line treatment of chronic graft-versus-host disease[J]. Biol Blood Marrow Transplant, 2011, 17(1):1-17.
44. YOSHIBA M, INOUE K, SEKIYAMA K, et al. Favorable effect of new artificial liver support on survival of patients with fulminant hepatic failure [J]. Artif Organs, 1996,20(11):1169-1172.
45. AWAD S S, RICH P B, KOLLA S, et al. Characteristics of an albumin dialysate hemodiafiltration system for the clearance of unconjugated bilirubin[J]. Asaio J, 1997,43(5):M745-M749.
46. WILKINSON A H, ASH S R, NISSENSON A R. Hemodiabsorption in treatment of hepatic failure[J]. J Transpl Coord, 1998,8(1):43-50.
47. STECZKO J, ASH S R, BLAKE D E, et al. Cytokines and endotoxin removal by sorbents and its application in push-pull sorbent-based pheresis: the biologic-DTPF system[J]. Artif Organs, 1999,23(4):310-318.
48. ASH S R, STECZKO J, KNAB W R, et al. Push-pull sorbent-based pheresis and hemodiabsorption in the treatment of hepatic failure: preliminary results of a clinical trial with the biologic-DTPF system[J]. Ther Apher, 2000,4(3):218-228.
49. MITZNER S R, STANGE J, KLAMMT S, et al. Extracorporeal detoxification using the molecular adsorbent recirculating system for critically Ⅲ patients with liver failure[J]. J Am Soc Nephrol, 2001,12(Suppl 17):S75-S82.
50. HRUSKOVA Z, CASIAN A L, KONOPASEK P, et al. Long-term outcome of severe alveolar haemorrhage in ANCA-associated vasculitis: a retrospective cohort study [J]. Scand J Rheumatol, 2013,42(3):211-214.
51. IWATANI H, UZU T, KAKIHARA M, et al. A case of Wegener's granulomatosis with pulmonary bleeding successfully treated with double filtration plasmapheresis (DFPP)[J]. Clin Exp Nephrol, 2004,8(4):369-374.

52. JAYNE D R, GASKIN G, RASMUSSEN N, et al. Randomized trial of plasma exchange or high-dosage methylprednisolone as adjunctive therapy for severe renal vasculitis[J]. J Am Soc Nephrol, 2007, 18(7):2180-2188.
53. WALSH M, CASIAN A, FLOSSMANN O, et al. Long-term follow-up of patients with severe ANCA-associated vasculitis comparing plasma exchange to intravenous methylprednisolone treatment is unclear[J]. Kidney Int, 2013,84(2):397-402.
54. OTO J, SUGA K, MATSUURA S, et al. Low-density lipoprotein apheresis in a pediatric patient with refractory nephrotic syndrome due to focal segmental glomerulosclerosis[J]. J Anesth, 2009, 23(2): 284-287.
55. THOMAS D B, FRANCESCHINI N, HOGAN S L, et. al. Clinical and pathologic characteristics of focal segmental glomerulosclerosis pathologic variants [J]. Kidney Int, 2006,69(5):920-926.
56. GEISS H C, PARHOFER K G, DONNER M G, et al. Low density lipoprotein apheresis by membrane differential filtration (cascade filtration)[J]. Ther Apher, 1999,3(3):199-202.
57. EAS FAMILIAL HYPERCHOLESTEROLAEMIA STUDIES COLLA BO RATION INVESTIGATORS. Overview of the current status of familial hypercholesterolaemia care in over 60 countries-the EAS familial hypercholesterolaemia studies collaboration (FHSC)[J]. Atherosclerosis, 2018,277:234-255.
58. LEGALLAIS C, MORINIERE P, FOURNIER A, et al. Pulsed flow cascade filtration long-term experience in low density lipoprotein and lipoprotein a removal[J]. Asaio J, 1996,42(5):M463-M467.
59. JOVIN I S, TABOSKI U, MULLER-BERGHAUS G. Analysis of the long-term efficacy and selectivity of immunoadsorption columns for low density lipoprotein apheresis[J]. Asaio J, 2000,46(3):298-300.
60. TANI N. Development of selective low-density lipoprotein (LDL) apheresis system: immobilized polyanion as LDL-specific adsorption for LDL apheresis system[J]. Artif Organs, 1996,20(8):922-929.
61. STEFANUTTI C, THOMPSON G R. Lipoprotein apheresis in the management of familial hypercholesterolaemia: historical perspective and recent advances[J]. Curr Atheroscler Rep, 2015,17(1):465.
62. BOSCH T, SCHMIDT B, BLUMENSTEIN M, et al. Lipid apheresis by hemoperfusion: in vitro efficacy and ex vivo biocompatibility of a new low-density lipoprotein adsorber compatible with human whole blood[J]. Artif Organs, 1993,17(7):640-652.
63. SCHETTLER V J, NEUMANN C L, PETER C, et al. The German lipoprotein apheresis registry (GLAR)-almost 5 years on[J]. Clin Res Cardiol Suppl, 2017, 12(Suppl 1):44-49.
64. RAAL F J, STEIN E A, DUFOUR R, et al. PCSK9 inhibition with evolocumab (AMG 145) in heterozygous familial hypercholesterolaemia (RUTHERFORD-2): a randomised, double-blind, placebo-controlled trial [J]. Lancet, 2015,385(9965):331-340.
65. CUCHEL M, MEAGHER E A, DU TOIT THERON H, et al. Efficacy and safety of a microsomal triglyceride transfer protein inhibitor in patients with homozygous familial hypercholesterolaemia: a single-arm, open-label, phase 3 study[J]. Lancet, 2013,381(9860):40-46.
66. STEFANUTTI C, BLOM D J, AVERNA M R, et al. The lipid-lowering effects of lomitapide are unaffected by adjunctive apheresis in patients with homozygous familial hypercholesterolaemia-a post-hoc analysis of a phase 3, single-arm, open-label trial[J]. Atherosclerosis, 2015, 240(2):408-414.
67. WALDMANN E, VOGT A, CRISPIN A, et al. Effect of mipomersen on LDL-cholesterol in patients with severe LDL-hypercholesterolaemia and atherosclerosis treated by lipoprotein apheresis (the MICA-study) [J]. Atherosclerosis, 2017,259:20-25.
68. THOMPSON G R, BLOM D J, MARAIS A D, et al. Survival in homozygous familial hypercholesterolaemia is determined by the on-treatment level of serum cholesterol [J]. Eur Heart J, 2018,39(14):1162-1168.
69. STOEKENBROEK R M, KEES HOVINGH G, KASTELEIN J J P. Homozygous familial hypercholesterolaemia: light at the end of the tunnel[J]. Eur Heart J, 2018,39(14):1169-1171.
70. THOMPSON G, PARHOFER K G. Current Role of Lipoprotein Apheresis[J]. Curr Athero Rep, 2019, 21(7):26.
71. KEITH D S. Therapeutic apheresis in renal transplantation: current practices[J]. J Clin Apher, 2014,29(4):206-210.
72. MAO Y, BAI J, CHEN J. A pilot study of GC/MS-based serum metallic profiling of acute rejection in renal transplantation[J]. Transplant Immunol, 2008, 19(1):74-79.
73. LORENZ M, REGELE H, SCHILLINGER M, et al.

Peritransplant immunoadsorption: a strategy enabling transplantation in highly sensitized crossmatch-positive cadaveric kidney allograft recipients[J]. Transplantation, 2005,79(6):696-701.

74. BÖHMIG G A, REGELE H, EXNER M, et al. C4d-positive acute humoral renal allograft rejection: effective treatment by immunoadsorption[J]. J Am Soc Nephrol, 2001,12(11):2482-2489.

36 肾脏纤维化研究现状与展望

36.1 肾脏炎症反应的启动
    36.1.1 肾脏炎症反应的诱导因素
    36.1.2 肾脏炎症反应的启动机制
    36.1.3 肾脏固有细胞与免疫细胞在肾脏炎症形成中的作用

36.2 细胞外基质形成的调控机制
    36.2.1 细胞外基质的来源
    36.2.2 调控细胞外基质的信号通路
    36.2.3 细胞外基质降解酶系统功能异常

36.3 肾脏纤维化形成过程的无创性动态监测
    36.3.1 尿液沉渣
    36.3.2 尿液细胞外囊泡
    36.3.3 尿上清液

36.4 肾脏纤维化的靶向治疗
    36.4.1 类器官、器官芯片在药物评估中的应用
    36.4.2 基于细胞外囊泡的肾脏病靶向治疗

肾脏纤维化(renal fibrosis)是各种原因所致慢性肾脏病(CKD)进行性发展为终末期肾病(ESRD)的关键病理改变和共同通路,以炎症细胞浸润、成纤维细胞激活和增殖、细胞外基质(extracellular matrix,ECM)大量堆积、肾脏固有细胞消失以及微血管减少等为特征[1]。据全球疾病负担研究报道,1990—2016年全球CKD发病率增加了88.76%,患病率增加了86.95%,病死率增加了98.02%,CKD已成为全球公认的健康问题[2]。其中,不少患者将不可避免地因肾脏纤维化而发展为ESRD,必须依赖肾脏替代治疗维持生命,成为社会和家庭的巨大经济负担。因此,攻克肾脏纤维化是防治CKD进展至ESRD的关键,也是临床迫切需要解决的问题。

从最初形态学的描述,到分子机制的认识,人类对肾脏纤维化的研究已有数百年,目前人们已经认识到肾脏纤维化是肾脏慢性炎症瘢痕修复的灾难性结果。肾脏损伤会引起固有细胞的活化并释放大量炎症因子和趋化因子,招募炎症细胞浸润到受损部位,从而启动炎症反应促进组织修复。在纤维化过程中,受致病原因和病理机制的影响,修复终止异常,肾脏炎症迁延不愈,刺激成纤维细胞活化与增殖,导致细胞外基质的产生和沉积增加,推动肾脏纤维化进行性加重[3-5]。因此,攻克肾脏纤维化,必须搞清楚肾脏炎症反应是如何启动的?肾脏固有细胞和炎症细胞是如何相互作用的?肾脏固有细胞表型改变及ECM形成是如何调控的?当然,基于对发病机制的认识,我们还应当探讨:可否无创监测肾脏纤维化形成?肾脏纤维化能否实现靶向治疗?科学回答这一系列问题将为人类彻底攻克肾脏纤维化打下坚实的理论基础。

36.1 肾脏炎症反应的启动

炎症是各种肾脏病共有的病理现象,其本质是机体对损伤刺激的防御反应,具有清除感染、修复损伤等作用。但是,紊乱的炎症反应反而加重肾组织

损伤,促进肾脏纤维化,最终进展为 ESRD。因此,阐明肾脏炎症启动和持续的机制是肾脏纤维化研究中需要首先解决的问题。

36.1.1 肾脏炎症反应的诱导因素

炎症反应的诱导因素根据来源不同,有外源性与内源性之别。其中,外源性因素可分为微生物来源与非微生物来源,而内源性因素则可进一步分为细胞来源、组织来源、血浆来源和 ECM 来源[6]。近年研究表明,组织、细胞在受损后所释放的一类具有免疫活性的内源性物质,被称为损伤相关分子模式(damage associated molecular patterns,DAMP),可能是慢性非感染性炎症的主要致病因素[6-8]。

创伤、感染、免疫反应、血流动力学改变、代谢紊乱、遗传性疾病等多种病因均可诱导肾脏组织损伤和细胞坏死,并伴随 DAMP 的大量释放[9,10]。例如在急性肾损伤(AKI)过程中,肾小管上皮细胞死亡、细胞膜的完整性被破坏,胞内物质如高迁移率族蛋白、组蛋白、热激蛋白、S100 钙结合蛋白家族、三磷酸腺苷(ATP)等被释放到胞外,诱导炎症反应的发生[11]。同时,如表 36-1 所示,ECM 也是肾脏中 DAMP 的主要来源,包括蛋白多糖、胶原蛋白、弹性纤维、透明质酸等。生理状态下透明质酸以无活性的高分子量聚合物形式积聚,而炎症和纤维化过程中,透明质酸可被酶解成促炎的低分子量片段,参与 AKI 和 DN 的进展[12]。此外,尿调节素和各种晶体也被证明是肾脏中特异性 DAMP。尿调节素在管腔内不具有免疫活性,但是漏入肾间质后会作用于树突细胞,促进 AKI 炎症发生[13]。

表 36-1 DAMP 在肾脏病中的作用

DAMP	受体	肾脏病
细胞内来源		
细胞核		
高迁移率族蛋白	TLR2/TLR4	脓毒症、AKI
组蛋白	TLR2/TLR4	脓毒症、AKI
DNA/RNA	TLR3/TLR7/TLR9	免疫复合物型肾炎
线粒体 DNA	TLR9	—
ATP	$P2X_7$	纤维化、高血压、代谢综合征
细胞质		
尿酸	NLRP3	DN
S100A,S100B	RAGE	DN
热激蛋白	TLR2/TLR4	AKI
细胞外来源		
双糖链蛋白多糖	TLR2/TLR4,NLRP3,$P2X_7$	肾脏纤维化、狼疮性肾炎、DN、肾小球肾炎、脓毒症
核心蛋白聚糖	TLR2/TLR4	脓毒症
纤维蛋白原	TLR2/TLR4	局灶性节段性肾小球硬化症、膜增生性肾小球肾炎
纤连蛋白	TLR4	—
透明质酸	TLR2/TLR4	AKI、狼疮性肾炎、DN
硫酸乙酰肝素	TLR4	DN、CKD
多能蛋白聚糖	TLR2	CKD
淀粉样蛋白	NLRP3	—
高密度脂蛋白	TLR2	—
晶体	TLR2/TLR4,NLRP3	草酸盐肾病、腺嘌呤肾病
肾脏特异性来源		
尿调节素	TLR4,NLRP3	AKI

36.1.2 肾脏炎症反应的启动机制

随着研究的深入,人们认识到 DAMP 通过作用于肾实质细胞和免疫细胞上的模式识别受体,诱导机体免疫应答。这一过程可能是导致肾脏炎症和免疫病理损伤的关键机制。模式识别受体主要包括

Toll样受体（TLR）、核苷酸寡聚化结构域（NOD）样受体（NOD-like receptor，NLR）、视黄酸诱导基因1样受体等。其中，TLR和NOD样受体是肾脏中2个重要的DAMP识别系统。

TLR是Ⅰ型跨膜蛋白质家族，通过跨膜信号转导途径致细胞活化，同时还可诱导核因子-κB（NF-κB）活性增加，进而调控炎性和纤维相关因子的转录，促进肾脏炎症和纤维化的发生[14]。研究发现，高迁移率族蛋白和组蛋白可激活肾小管上皮细胞上的TLR2/TLR4，促进AKI过程中炎症形成[15,16]。纤维蛋白原可激活足细胞和成纤维细胞上的TLR2/TLR4，促进肾脏纤维化[17,18]。而DNA/RNA则可激活系膜细胞上的TLR3导致系膜增生，同时也可结合TLR7/TLR9而活化树突细胞和B细胞，促进狼疮性肾炎的进展[19,20]。有研究指出[8,21]，虽然TLR2参与了肾脏炎症的形成，但是敲除TLR2并未改善单侧输尿管梗阻（unilateral ureteral occlusion，UUO）引起的肾脏纤维化。因此，针对TLR在肾脏纤维化中的作用还需进一步研究。

NLR位于胞内，包含3个不同的结构域：N端是效应结构域，主要介导蛋白之间的相互作用；中央是保守的NOD，可通过三磷酸腺苷依赖的寡聚化激活信号复合体；C端是亮氨酸富集结构域，主要用于识别配体[22]。其中，NLR中的一些成员如NOD样受体蛋白3（NLRP3）可以与凋亡相关斑点样蛋白（apoptosis-associated speck-like protein containing CARD，ASC）和胱天蛋白酶-1寡聚化成多蛋白复合物——NLRP3炎性体，参与免疫调控。大量研究表明，NLRP3炎性体参与多种肾脏病的损伤过程[23,24]。在草酸盐肾病模型中，草酸钙晶体可以通过激活肾脏树突细胞中的NLRP3炎性体，促进IL-1β和IL-18的成熟和释放而介导免疫损伤[25]。而高尿酸可以激活肾间质巨噬细胞中的NLRP3炎性体，促进DN的进展[26]。除免疫细胞外，非骨髓来源的肾脏固有细胞如肾小球足细胞、内皮细胞和肾小管上皮细胞等同样表达NLRP3炎性体。在DN患者肾活检标本以及链脲佐菌素（streptozocin，STZ）诱导的糖尿病模型中，高糖和晚期糖基化终末产物可激活足细胞中NLRP3炎性体，促进DN的发生、发展[27,28]。此外，我们还发现白蛋白可通过肾小管上皮细胞表面megalin/cubilin受体介导的内吞作用进入细胞，诱导溶酶体破裂及组织蛋白酶B释放而激活NLRP3炎性体；同时也可通过诱导线粒体结构功能障碍和线粒体活性氧（ROS）生成介导NLRP3炎性体活化，促进肾小管间质炎症的形成[29,30]。

36.1.3 肾脏固有细胞与免疫细胞在肾脏炎症形成中的作用

在肾脏中，炎性反应涉及肾脏固有细胞损伤、免疫细胞浸润和炎症介质释放等一系列相互关联的过程，阐明肾脏固有细胞与免疫细胞间的相互作用对深刻理解肾脏炎症的形成至关重要。其中，肾小管上皮细胞（tubular epithelial cell，TEC）与间质免疫细胞，尤其是巨噬细胞间的作用是近年研究的热点之一（图36-1）。现已明确，肾脏病时TEC不仅是被动受害者，还是小管间质炎症的积极推动者[31]。在多种急性和慢性损伤刺激下，TEC活化并释放多种促炎信号分子，如细胞因子、趋化因子、血管活性物质等，驱动免疫细胞的浸润。同时，浸润的免疫细胞会释放大量细胞因子（如TNF-α等），可作用于TEC表面的TNF受体，通过RIPK3-MLKL通路介导TEC坏死，从而进一步放大炎症反应[31-33]。

新近研究发现，除了细胞因子等传统媒介外，细胞外囊泡（extracellular vesicle，EV）可能介导细胞间的新型串扰。根据产生方式的不同，EV主要分为外泌体（exosome）、微囊泡（microvesicle）和凋亡小体[34]。其中外泌体是直径为30～150nm的均一结构，其内包含丰富的生物活性分子，参与多种生理和病理过程。东南大学附属中大医院肾脏科的研究表明，缺氧、物理损伤等刺激会诱导TEC释放外泌体显著增多。在蛋白尿诱导的肾损伤模型中，TEC可释放富含趋化因子CCL2 mRNA的外泌体至巨噬细胞，活化巨噬细胞并影响其表型改变，促进肾小管间质炎症的发生[35]。进一步通过基因芯片筛查发现，这些外泌体中还富含miR-19b-3p，其可以通过抑制靶基因SOCS-1而活化NF-κB通路，导致巨噬细胞向M1型极化，促进间质炎症反应[36]。此外，缺氧损伤也可以诱导TEC释放富含miRNA-23a的外泌体至巨噬细胞，通过抑制靶基因A20促进巨噬细胞活化，诱导肾小管间质炎症的发生[37]。

36.2 细胞外基质形成的调控机制

在肾脏纤维化过程中，ECM的大量沉积是肾脏纤维化的重要特征之一，这主要是由于肾脏修复终

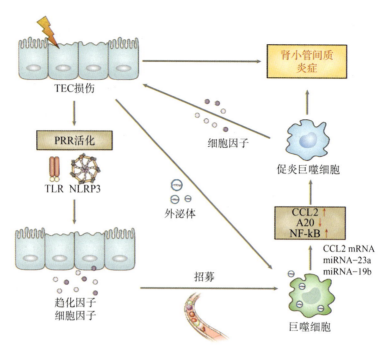

图 36-1　肾小管上皮细胞与巨噬细胞间的相互作用

止异常、ECM 合成与降解失衡所致。目前，对于 ECM 的来源和调控仍不十分清楚。

36.2.1　细胞外基质的来源

尽管很多类型的细胞均有分泌 ECM 的潜能，但目前普遍认为肾间质的成纤维细胞是 ECM 的主要来源。在纤维化形成过程中，成纤维细胞被激活，获得 α-平滑肌肌动蛋白（α-SMA）表型，转变成肌成纤维细胞，具有增殖能力，并能合成和分泌 ECM，如Ⅰ型和Ⅲ型胶原蛋白和纤连蛋白等[38,39]。然而，关于成纤维细胞和肌成纤维细胞的来源存有很大争议。除了肾间质本身定植的成纤维细胞外，其主要来源还有肾小管上皮间充质转分化（epithelial-mesenchymal transdifferentiation，EMT）、内皮细胞间充质转分化（EndMT）、周细胞来源和骨髓来源（图 36-2）[40,41]。

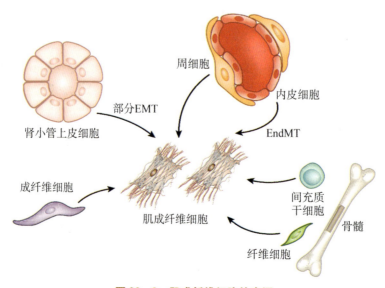

图 36-2　肌成纤维细胞的来源

早在2002年,岩野(Iwano)等[42]就利用Cre重组酶技术将近端TEC标记上LacZ,来追踪其归宿及运动情况。他们发现在UUO模型中,LacZ标记的TEC形态改变,排列紊乱,并向肾间质移动。转分化后的TEC不仅表达成纤维细胞标志物成纤维细胞特异性蛋白-1(FSP-1),还表达Ⅰ型胶原生成细胞标志物热激蛋白-47(HSP-47)。通过计算发现,约有36% FSP-1$^+$的成纤维细胞同时表达LacZ,表明这些细胞来源于TEC间充质转分化。然而,EMT学说的真实性在近年来受到了较多质疑。汉弗莱斯(Humphreys)等[43]设计的细胞谱系追踪实验评估了小管上皮细胞对肾脏纤维化的作用。他们利用Cre/Loxp系统选择性标记集合管上皮细胞或者除集合管上皮外的其他所有细胞。在UUO和缺血再灌注损伤(IRI)模型中,未能观察到上皮细胞穿过小管基底膜迁移以及向肌成纤维细胞转变的证据,此后的多项研究也未观察到TEC向间质转移的证据[44,45]。随着研究的不断深入和谱系追踪技术的成熟,人们已经认识到肾脏固有成纤维细胞、周细胞和骨髓来源细胞是肌成纤维细胞的主要来源[43,46-48]。

(1) 固有成纤维细胞的活化

浅田(Asada)等[47]研究发现在UUO模型中,超过90%的肌成纤维细胞是由肾脏固有成纤维细胞活化而来。肾脏在初始损伤后,固有细胞活化并分泌促炎、促纤维化因子,如结缔组织生长因子(CTGF)、转化生长因子-β1(TGF-β1)、成纤维细胞生长因子-2(FGF-2)等。同时,浸润的炎症细胞也会释放这些因子,刺激成纤维细胞活化,表型发生改变,产生大量ECM。

(2) 周细胞

周细胞是散在分布于血管内皮和基板间的扁平有突起的细胞,富含肌动蛋白丝、肌球蛋白等,具有收缩功能。汉弗莱斯(Humphreys)[43]和我国学者[49]等的研究表明,周细胞是肌成纤维细胞的主要来源,约占90%。肾损伤后,周细胞可与毛细血管发生分离,迁移至间质中并活化为肌成纤维细胞,导致ECM沉积。而血管损伤或者血管因子等循环因素可能是触发周细胞迁移的重要因素[50]。

(3) 骨髓来源细胞

勒布勒(LeBleu)等[43]研究提示,UUO模型中约35%的α-SMA$^+$细胞来源于骨髓。使用相同方法,在Alport综合征、阿霉素肾病、IRI等模型中均可观察到肾间质中存在骨髓来源的肌成纤维细胞,而TGF-β1、内皮素-1(ET-1)、白细胞介素-13(IL-13)、血管紧张素Ⅱ是诱导其向肌成纤维细胞分化的重要因素。另一方面,也有实验证实尽管骨髓来源的细胞可以到达肾间质,并表达α-SMA,但它们并不能有效产生Ⅰ型胶原蛋白,不引起ECM沉积。因此骨髓来源细胞在肾脏纤维化中的作用还需进一步研究[41,51]。此外,新近研究发现,骨髓来源的巨噬细胞可以通过TGF-β/Smad3通路发生间充质转分化,促进肾脏纤维化[52,53]。

(4) 部分EMT

尽管EMT这一理论备受争议,但是我们不能忽视TEC在肾间质纤维化发生、发展中的重要作用。格兰德(Grande)[54]和洛维萨(Lovisa)[55]等研究证实,特异性敲除TEC中的EMT调控基因Snail 1或Twist能显著改善肾脏纤维化。他们观察到纤维化过程中TEC会同时表达上皮细胞和间充质细胞标志物,但未向间质迁移,并把这一现象称为部分EMT。发生部分EMT的细胞其转运蛋白表达下降,影响肾小管的正常功能;诱导G2细胞周期阻滞,阻断TEC的正常修复;同时改变TEC分泌蛋白质组,通过上调多种生长因子刺激间质炎症和纤维化。

36.2.2 调控细胞外基质的信号通路

ECM的合成受多条信号通路的调控,如TGF-β/Smads通路、Wnt/β-联蛋白通路、整联蛋白/ILK通路等[56]。这些信号转导途径既独立又相互联系,最后殊途同归,协调有序地促进纤维化形成(图36-3)。

大量研究表明,TGF-β/Smads通路是引起肾脏纤维化的核心通路,而TGF-β1是目前熟知的最重要的致纤维化因子。受纤溶酶、活性氧、基质金属蛋白酶(MMP)、凝血栓蛋白-1、整联蛋白等作用,TGF-β1与结合蛋白脱离,通过与Ⅰ型和Ⅱ型TGF-β受体作用,引起Smad2和Smad3磷酸化,后两者进一步与Smad4结合形成Smad复合物进入胞核内,从而调控下游因子的表达:①直接上调ECM的合成,如Ⅰ型胶原蛋白α1(ColⅠα1)、ColⅠα2、ColⅢα1、ColⅤα2、ColⅥα1和ColⅥα3等;②通过抑制MMP和上调MMP抑制剂(TIMP)影响ECM的降解;③诱导上皮细胞、内皮细胞、周细胞和骨髓来源巨噬细胞发生间充质转分化[57]。另一方面,Smad2和Smad3也可作用于Smad7,Smad7

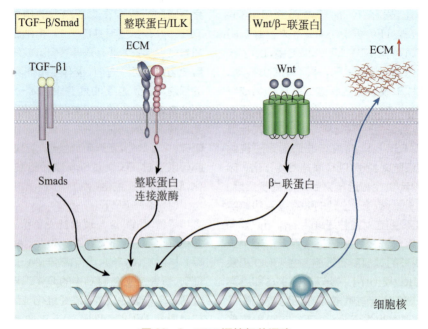

图 36-3 ECM 调控相关通路

通过促进 I 型 TGF-β 受体泛素化降解而负性调控 TGF-β1/Smads 通路。此外,过表达 Smad7 还可直接上调 NF-κB 的抑制因子 IκBα 的表达,从而抑制 IL-1 和 TNF-α 诱导的炎症反应[58]。

Wnt/β-联蛋白通路在调控细胞黏附、迁移、生长、分化、凋亡等过程,以及上皮间充质转化、胚胎发育、器官发生和维持细胞内环境稳态中发挥重要作用。Wnt 蛋白是经典通路活化的重要起始信号,通过与 Frizzled 受体以及低密度脂蛋白(LDL)受体相关蛋白结合向胞内传递信号,包括散乱蛋白(disheveled)、轴蛋白(axin)、腺瘤病大肠杆菌(APC)以及 GSK-3β 一系列蛋白的信号传递,最终导致 β-联蛋白去磷酸化而避免被泛素化降解,未降解的 β-联蛋白在胞质内蓄积,继而进入胞核转录激活下游靶基因[59]。大量文献报道,Wnt/β-联蛋白通路在肾脏纤维化过程中被广泛激活,通过调节 Twist、E 钙黏蛋白、纤连蛋白、MMP-7、α-SMA 等参与 ECM 的调控[60]。然而,在缺血再灌注损伤和叶酸诱导的 AKI 模型中,Wnt/β-联蛋白通路的活化可以促进 TEC 的修复,改善肾脏损伤[61]。因此需要注意在不同疾病背景下探讨该通路的作用。

36.2.3 细胞外基质降解酶系统功能异常

MMP 是一类锌依赖内肽酶,有不同的底物特异性,受 TIMP1~4 的调控。最初人们认为 MMP 是肾脏纤维化的保护性因子,因为它们具有降解 ECM 的能力。然而,MMP 对 ECM 的调控却还有另一方面的作用,即它们能够裂解非基质底物、释放促纤维化因子,从而促进肾脏纤维化。可见,MMP 可能通过直接或间接的作用,在不同的条件下发挥促进或拮抗 ECM 产生,一旦平衡机制受损害,则向 ECM 合成增加一方偏斜,加重纤维化程度[62]。

纤溶酶原激活物(PA)/纤溶酶原激活抑制剂(PAI)能够介导纤溶/抗纤溶平衡,并参与 ECM 代谢的调节。PA 能降解 ECM 促进组织重塑,还能激活 MMP,形成 PA/纤溶酶/MMP 的瀑布效应,进一步发挥病理生理效应。PAI 则通过抑制 PA 抑制纤溶酶和 MMP 活性,使 ECM 降解减少,促进肾脏纤维化[63]。

36.3 肾脏纤维化形成过程的无创性动态监测

由于肾脏纤维化发生过程悄无声息,患者不知不觉,为早期防治 CKD 带来很大困难。目前,肾活检是监测肾脏纤维化程度的唯一途径,但作为一种创伤性检查,其临床应用受到限制。因此,如何对肾脏纤维化过程进行早期、无创、精准的监测成为CKD防治中有待攻克的重要问题,也是肾脏病学中转化医学研究所面临的重要挑战。

长期以来,尿液由于携带大量肾脏病相关信息,成为无创性发现肾脏病诊断生物标志物的主要来源。尿液通过离心,可以分为尿液沉渣、尿液细胞外囊泡和尿上清液,这些组分中包含丰富的生物学信息,如细胞成分、蛋白和核酸等,是洞察CKD病变进展的重要"窗口"(图36-4)。大量研究提示,尿液RNA转录标志物在肾脏病诊断中具有重要的潜在应用价值。

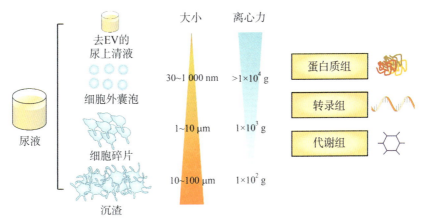

图36-4 尿液生物标志物

36.3.1 尿液沉渣

尿液中有多种细胞成分,如足细胞、小管上皮细胞、免疫细胞和干细胞/祖细胞等,分析尿沉渣细胞RNA是肾脏病诊断的重要手段。Li等[64]首次发现尿液沉渣穿孔素(perforin)和颗粒酶(granzyme) B mRNA在移植肾脏排斥反应的患者中显著升高,两者可以有效诊断肾移植排斥反应。司徒(Szeto)等[65,66]研究显示,尿液沉渣细胞因子 mRNA 水平与小管间质纤维化和肾小球硬化密切相关,在进一步的前瞻性研究中,尿肝细胞生长因子 mRNA 可以独立预测CKD进展。东南大学附属中大医院肾脏科的研究也提示,DN 患者尿液中与足细胞损伤和肾小管 EMT 有关的 mRNA 标志物排泄与肾脏损害程度密切相关[67,68]。此外,我们还构建了靶向PCR芯片来高通量筛选尿液沉渣 mRNA 标志物,并发现波形蛋白 mRNA 与 CKD 肾脏功能下降和肾脏纤维化病理评分密切相关[69]。并基于此构建了包含 TGF-β1、MMP9、TIMP2和波形蛋白的联合诊断标志物用于小管间质纤维化的诊断[70]。

36.3.2 尿液细胞外囊泡

尿液 EV 来自不同肾单位及尿液通路细胞,其内富含母细胞来源的胞质蛋白、脂类和核酸,使得尿液 EV 可能成为肾脏病"液体活检"诊断的新载体。2010年,米兰达(Miranda)等[71]研究表明,尿液外泌体/微泡(exosomes/microvesicles)包含来自肾单位不同部位的 mRNA,为尿液 EV 作为肾脏病的新型诊断标志物提供了重要证据。东南大学附属中大医院肾脏科的研究则显示,尿液中可分离来自足细胞的外泌体,且外泌体中 CD2AP mRNA 水平与肾脏功能和纤维化评分密切相关[72]。晚近,我们还发现IgA 肾病患者尿液外泌体分泌量增加,并与活动性肾脏病理损伤和尿蛋白水平密切相关,且外泌体中 CCL2 mRNA 与小管间质炎症和肾功能进行性丢失紧密相关[73]。此外,除了 mRNA,EV 还包含丰富的 miRNA 信息,尿液外泌体及其装配的 miRNA 可以在多次反复冻融及长期储存的条件下保持稳定。通过对 CKD 患者尿液外泌体中肾脏纤维化相关miRNA 检测,发现 miR-29c 在 CKD 患者中显著下降,且与肾脏纤维化评分呈负相关[74]。但是这些不同肾脏病中 EV RNA 的诊断价值仍有待进一步研究。

36.3.3 尿上清液

尿上清液是蛋白标志物的主要来源,其成分主要包括血浆滤过蛋白、未能重吸收蛋白以及来自损伤的肾小球、肾小管、炎症细胞和尿道的蛋白等。在 LN 患者中，尿液单核细胞趋化蛋白-1（MCP-1）水平在复发时显著升高，而治疗缓解后水平显著下降，提示尿上清液中炎症相关细胞因子是 CKD 重要的潜在诊断标志物[75]。多肽 CKD273 标志物是近年来所发现的重要的蛋白质组学标志物，研究证实其可能有助于实现 CKD 早期诊断和预后监测。目前针对 CKD273 标志物的多中心验证研究正在进行中[76,77]。

36.4 肾脏纤维化的靶向治疗

近年来，随着人们对肾脏纤维化分子机制的深入理解，抗肾脏纤维化治疗在药物研发、基因靶点治疗上取得了一定进展。目前所报道的治疗策略主要有：①抑制促纤维化因子；②促进 ECM 降解；③抗感染治疗；④抑制纤维化相关通路的活化；⑤干细胞治疗；⑥基因治疗等。然而，除了 AngⅡ转换酶抑制剂和 AngⅡ受体拮抗剂外，迄今还没有其他药物被批准用于临床治疗肾脏纤维化。

TGF-β1 单克隆抗体［非苏木单抗（fresolimumab）LY2382770］是此前备受关注的一类新型抗纤维化药物。特拉克曼（Trachtman）等[78]利用非苏木单抗对 16 例难治性原发性局灶性节段性肾小球硬化症（FSGS）患者进行了Ⅰ期临床试验，发现其能有效降低 ACR、PCR。另一种由美国礼来公司研发针对 DN 的 LY2382770 在临床前研究也取得了不错的疗效。但是，该药的Ⅲ期临床试验显示其对 DN 无明显治疗效果。同时，非苏木单抗对激素耐药型 FSGS 的Ⅱ期临床试验也停滞不前。TGF-β1 单克隆抗体临床疗效的差强人意值得我们反思。首先，基础研究中的动物模型不能完全模拟 CKD 患者的真实情况。通常我们选择年轻、健康动物给予单因素刺激来制造疾病模型，这与患者的年龄、病程及致病因素等大相径庭，难以在患者中复制出临床前的良好效果。因此，建立更好的药物筛选和疗效评估系统是将来研究的重点之一。其次，需要注意药物的安全性和脱靶效应。TGF-β1 具有多效性，大剂量抗 TGF-β1 抗体治疗可能引起过度的细胞增生、炎症、自身免疫、动脉粥样硬化及其他潜在的严重并发症。如何将治疗药物靶向递送至肾脏也是亟待解决的问题。

36.4.1 类器官、器官芯片在药物评估中的应用

类器官是将组织干细胞在体外进行培养，保持原始干细胞功能，并不断分裂、分化，形成在空间和结构与来源器官组织、基因、结构和功能相似的微组织。与现有二维和三维细胞培养相比，类器官是不同类型和功能细胞的有机结合体，更接近体内细胞生存空间、生长状态及功能，因此在药物筛选、测试及毒理学评价中有其独特的优势。阿斯塔士肯纳（Astashkina）等[79]利用肾类器官对秋水仙碱、顺铂、阿霉素和羟丙基炔丙基醚等药物肾毒性进行评价。研究发现，肾毒性指示蛋白酶 N-乙酰-β-葡萄糖苷酶（NAG）和谷氨酰转移酶（GGT）的变化在二维细胞株和肾类器官中明显不同。在肾类器官模型中所有药物均能明显上调 NAG 和 GGT，而二维细胞株中 GGT 和 NAG 的改变并不显著。由此可见，类器官作为药物筛选和评价模型时具有高灵敏性，更重要的是类器官能保持自身遗传的稳定性，使其在药物筛选及药物测试研究中具有重要意义[80]。

器官芯片是利用微流控芯片系统对微流体、细胞及其微环境的灵活操控能力，在微流控芯片上构建以模拟人体组织和器官功能为目标的集成微系统。有学者[81]设计了用于培养原代近端小管上皮细胞的微流体平台，该系统不仅研究了动力学条件下细胞生理表征，还能检测肾毒性和筛选药物。

当然，由于肾脏细胞组成及其相互作用的复杂性，类器官和器官芯片还需进一步优化与改进，才能达到在药物筛选过程中替代动物实验和早期临床试验的目标要求。

36.4.2 基于细胞外囊泡的肾脏病靶向治疗

最新研究发现，EV 除了可以介导细胞间交流、发挥生物学功能外，还可作为多种药物的有效载体（图 36-5）。其优势在于，EV 作为天然稳定的纳米级膜囊泡，能够穿透生物屏障，保护其内容物不被降解，并被受体细胞高效摄取。同时与其他常用的治疗载体如病毒、脂质体等相比，EV 还具有低免疫原性、无细胞毒性等优点[82-84]。显然，EV 作为一种新型天然的药物载体为疾病的治疗提供了新的策略。目前研究报道，EV 可以作为多种药物的递送载体，

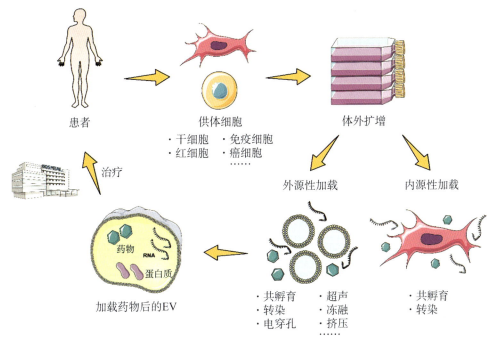

图 36-5 基于细胞外囊泡治疗的一般流程

如核酸类药物(siRNA、miRNA)[85,86]、抗感染药物(姜黄素)[87,88]、抗癌药(阿霉素、紫杉醇)[89,90]等。有研究[89,90]发现,肿瘤细胞释放的微囊泡可以作为化疗药物载体,将药物靶向递送至肿瘤组织,从而抑制肿瘤细胞增殖,减轻化疗药物对正常组织造成的毒性和不良反应,并可有效逆转肿瘤再生细胞的耐药性。还有研究[87,88]发现,外泌体包裹不仅可以提高姜黄素的溶解度和稳定性,还可帮助其通过血脑屏障,增强抗感染疗效。近期,我们发现通过将地塞米松和巨噬细胞共培养,可以成功地从上清液中分离得到富含地塞米松(DEX)的巨噬细胞源微囊泡(MV-DEX)。LC-MS/MS 筛查发现 MV-DEX 可以通过表面的整联蛋白 $\alpha L\beta_2$(LFA-1)和 $\alpha_4\beta_1$(VLA-4)靶向至肾脏炎症损伤部位。与游离的 DEX 相比,MV-DEX 具有更好的抗感染和抗纤维化效果。进一步研究证实,MV-DEX 中还携带有糖皮质激素受体,通过增加受体细胞对 DEX 的敏感性而发挥更好的治疗效果[91]。但是,对于不同细胞来源 EV 的安全性、药物加载的效率,以及如何更好地靶向至肾脏还需进一步研究。

总之,尽管人类在攻克肾脏纤维化的道路上步履维艰,但在历经数十年辛勤探索后,我们已经从细胞和分子水平上初步描绘出肾脏纤维化发生、发展的过程。在此过程中,深刻理解肾脏炎症形成和持续机制、积极寻找疾病早期诊断标志物、针对固有细胞活化和炎症反应这 2 个环节探索新型治疗手段,对彻底揭开肾脏纤维化神秘面纱将有重大意义。

(汤涛涛 刘必成)

参考文献

1. ROMAGNANI P, REMUZZI G, GLASSOCK R, et al. Chronic kidney disease[J]. Nat Rev Dis Primers, 2017, 3:17088.
2. GBD 2016 MORTALITY COLLABORATORS. Global, regional, and national under-5 mortality, adult mortality, age-specific mortality, and life expectancy, 1970 - 2016: a systematic analysis for the global burden of disease study 2016[J]. Lancet, 2017, 390(10100):1084 - 1150.
3. MENG X M, NIKOLIC-PATERSON D J, LAN H Y. Inflammatory processes in renal fibrosis[J]. Nat Rev Nephrol, 2014, 10(9):493 - 503.
4. 刘必成. 肾脏纤维化:基础与临床[M]. 北京:科学出版社, 2016:38 - 53.
5. LIU B C, LAN H Y, LY L L, et al. Renal fibrosis: mechanisms and therapies [M]. Singapore: Springer, 2019.
6. MEDZHITOV R. Origin and physiological roles of

inflammation[J]. Nature, 2008, 454(7203):428-35.
7. ERNANDEZ T, MAYADAS T N. The changing landscape of renal inflammation[J]. Trends Mol Med, 2016, 22(2):151-163.
8. WICK G, GRUNDTMAN C, MAYERL C, et al. The immunology of fibrosis[J]. Annu Rev Immunol, 2013, 31:107-35.
9. ROSIN D L, OKUSA M D. Dangers within: DAMP responses to damage and cell death in kidney disease[J]. J Am Soc Nephrol, 2011, 22(3):416-425.
10. ANDERS H J, SCHAEFER L. Beyond tissue injury-damage-associated molecular patterns, toll-like receptors, and inflammasomes also drive regeneration and fibrosis [J]. J Am Soc Nephrol, 2014, 25(7):1387-400.
11. ACUTE DIALYSIS QUALITY INITIATIVE CONSENSUS XIII WORK GROUP. Inflammation in AKI: current understanding, key questions, and knowledge gaps[J]. J Am Soc Nephrol, 2016, 27(2):371-379.
12. STRIDH S, PALM F, HANSELL P. Renal interstitial hyaluronan: functional aspects during normal and pathological conditions[J]. Am J Physiol Regul Integr Comp Physiol, 2012, 302(11):R1235-R1249.
13. DARISIPUDI M N, THOMASOVA D, MULAY S R, et al. Uromodulin triggers IL-1β-dependent innate immunity via the NLRP3 inflammasome[J]. J Am Soc Nephrol, 2012, 23(11):1783-1789.
14. KAWAI T, AKIRA S. The role of pattern recognition receptors in innate immunity: update on Toll-like receptors[J]. Nat Immunol, 2010, 11(5):373-384.
15. WU H, WANG P, CORPUZ T M, et al. HMGB1 contributes to kidney ischemia reperfusion injury[J]. J Am Soc Nephrol, 2010, 21(11):1878-1890.
16. ALLAM R, SCHERBAUM C R, DARISIPUDI M N, et al. Histones from dying renal cells aggravate kidney injury via TLR2 and TLR4[J]. J Am Soc Nephrol, 2012, 23(8):1375-1388.
17. BANAS M C, BANAS B, HUDKINS K L, et al. TLR4 links podocytes with the innate immune system to mediate glomerular injury[J]. J Am Soc Nephrol, 2008, 19(4):704-713.
18. SÖRENSEN I, SUSNIK N, INHESTER T, et al. Fibrinogen, acting as a mitogen for tubulointerstitial fibroblasts, promotes renal fibrosis [J]. Kidney Int, 2011, 80(10):1035-1044.
19. PATOLE P S, GRÖNE H J, SEGRER S, et al. Viral double-stranded RNA aggravates lupus nephritis through Toll-like receptor 3 on glomerular mesangial cells and antigen-presenting cells[J]. J Am Soc Nephrol, 2005, 16(5):1326-1338.
20. PAWAR R D, RAMANJANEYULU A, KULKARNI O P, et al. Inhibition of Toll-like receptor-7 (TLR-7) or TLR-7 plus TLR-9 attenuates glomerulonephritis and lung injury in experimental lupus[J]. J Am Soc Nephrol, 2007, 18(6):1721-1731.
21. LEEMANS J C, BUTTER L M, PULSKENS W P, et al. The role of Toll-like receptor 2 in inflammation and fibrosis during progressive renal injury[J]. PLoS One, 2009, 4(5):E5704.
22. YE Z, TING J P. NLR, the nucleotide-binding domain leucine-rich repeat containing gene family[J]. Curr Opin Immunol, 2008, 20(1):3-9.
23. ANDERS H J, MURUVE D A. The inflammasomes in kidney disease[J]. J Am Soc Nephrol, 2011, 22(6):1007-1018.
24. CHANG A, KO K, CLARK M R. The emerging role of the inflammasome in kidney diseases[J]. Curr Opin Nephrol Hypertens, 2014, 23(3):204-210.
25. MULAY S R, KULKARNI O P, RUPANAGUDI K V, et al. Calcium oxalate crystals induce renal inflammation by NLRP3-mediated IL-1β secretion[J]. J Clin Invest, 2013, 123(1):236-246.
26. KIM S M, LEE S H, KIM Y G, et al. Hyperuricemia-induced NLRP3 activation of macrophages contributes to the progression of diabetic nephropathy[J]. Am J Physiol Renal Physiol, 2015, 308(9):F993-F1003.
27. SHAHZAD K, BOCK F, DONG W, et al. Nlrp3-inflammasome activation in non-myeloid-derived cells aggravates diabetic nephropathy[J]. Kidney Int, 2015, 87(1):74-84.
28. GAO P, MENG X F, SU H, et al. Thioredoxin-interacting protein mediates NALP3 inflammasome activation in podocytes during diabetic nephropathy[J]. Biochim Biophys Acta, 2014, 1843(11):2448-2460.
29. LIU D, XU M, DING L H, et al. Activation of the Nlrp3 inflammasome by mitochondrial reactive oxygen species: a novel mechanism of albumin-induced tubulointerstitial inflammation[J]. Int J Biochem Cell Biol, 2014, 57:7-19.
30. LIU D, WEN Y, TANG T T, et al. Megalin/cubilin-lysosome-mediated albumin reabsorption is involved in the tubular cell activation of NLRP3 inflammasome and tubulointerstitial inflammation[J]. J Biol Chem, 2015, 290(29):18018-18028.

31. LIU B C, TANG T T, LV L L, et al. Renal tubule injury: a driving force toward chronic kidney disease[J]. Kidney Int, 2018, 93(3): 568 - 579.

32. MULAY S R, DESAI J, KUMAR S V, et al. Cytotoxicity of crystals involves RIPK3-MLKL-mediated necroptosis[J]. Nat Commun, 2016, 7: 10274.

33. GEWIN L, ZENT R, POZZI A. Progression of chronic kidney disease: too much cellular talk causes damage[J]. Kidney Int, 2017, 91(3): 552 - 560.

34. COLOMBO M, RAPOSO G, THÉRY C. Biogenesis, secretion, and intercellular interactions of exosomes and other extracellular vesicles[J]. Annu Rev Cell Dev Biol, 2014, 30: 255 - 289.

35. LV L L, FENG Y, WEN Y, et al. Exosomal CCL2 from Tubular Epithelial Cells Is Critical for Albumin-Induced Tubulointerstitial Inflammation[J]. J Am Soc Nephrol, 2018, 29(3): 919 - 935.

36. LV L L, FENG Y, WU M, et al. Exosomal miRNA - 19b - 3p of tubular epithelial cells promotes M1 macrophage activation in kidney injury[J]. Cell Death Differ, 2020, 27(1): 210 - 226.

37. LI Z L, LV L L, TANG T T, et al. HIF - 1α inducing exosomal microRNA - 23a expression mediates the cross-talk between tubular epithelial cells and macrophages in tubulointerstitial inflammation[J]. Kidney Int, 2019, 95(2): 388 - 404.

38. DJUDJAJ S, BOOR P. Cellular and molecular mechanisms of kidney fibrosis[J]. Mol Aspects Med, 2019, 65: 16 - 36.

39. HUMPHREYS B D. Mechanisms of renal fibrosis[J]. Annu Rev Physiol, 2018, 80: 309 - 326.

40. FALKE L L, GHOLIZADEH S, GOLDSCHMEDING R, et al. Diverse origins of the myofibroblast—implications for kidney fibrosis[J]. Nat Rev Nephrol, 2015, 11(4): 233 - 244.

41. MACK M, YANAGITA M. Origin of myofibroblasts and cellular events triggering fibrosis[J]. Kidney Int, 2015, 87(2): 297 - 307.

42. IWANO M, PLIETH D, DANOFF T M, et al. Evidence that fibroblasts derive from epithelium during tissue fibrosis[J]. J Clin Invest, 2002, 110(3): 341 - 50.

43. HUMPHREYS B D, LIN S L, KOBAYASHI A, et al. Fate tracing reveals the pericyte and not epithelial origin of myofibroblasts in kidney fibrosis[J]. Am J Pathol, 2010, 176(1): 85 - 97.

44. KOESTERS R, KAISSLING B, LEHIR M, et al. Tubular overexpression of transforming growth factor-beta1 induces autophagy and fibrosis but not mesenchymal transition of renal epithelial cells[J]. Am J Pathol, 2010, 177(2): 632 - 643.

45. LI L, ZEPEDA-OROZCO D, BLACK R, et al. Autophagy is a component of epithelial cell fate in obstructive uropathy[J]. Am J Pathol, 2010, 176(4): 1767 - 1778.

46. LEBLEU V S, TADURI G, O'CONNELL J, et al. Origin and function of myofibroblasts in kidney fibrosis[J]. Nat Med, 2013, 19(8): 1047 - 1053.

47. ASADA N, TAKASE M, NAKAMURA J, et al. Dysfunction of fibroblasts of extrarenal origin underlies renal fibrosis and renal anemia in mice[J]. J Clin Invest, 2011, 121(10): 3981 - 3990.

48. LI J, DEANE J A, CAMPANALE N V, et al. The contribution of bone marrow-derived cells to the development of renal interstitial fibrosis[J]. Stem Cells, 2007, 25(3): 697 - 706.

49. LIN S L, KISSELEVA T, BRENNER D A, et al. Pericytes and perivascular fibroblasts are the primary source of collagen-producing cells in obstructive fibrosis of the kidney[J]. Am J Pathol, 2008, 173(6): 1617 - 1627.

50. DUFFIELD J S, LUPHER M, THANNICKAL V J, et al. Host responses in tissue repair and fibrosis[J]. Annu Rev Pathol, 2013, 8: 241 - 276.

51. E EL AGHA, KRAMANN R, SCHNEIDER R K, et al. Mesenchymal stem cells in fibrotic disease[J]. Cell Stem Cell, 2017, 21(2): 166 - 177.

52. WANG Y Y, JIANG H, PAN J, et al. Macrophage-to-myofibroblast transition contributes to interstitial fibrosis in chronic renal allograft injury[J]. J Am Soc Nephrol, 2017, 28(7): 2053 - 2067.

53. TANG P M, NIKOLIC-PATERSON D J, LAN H Y. Macrophages: versatile players in renal inflammation and fibrosis[J]. Nat Rev Nephrol, 2019, 15(3): 144 - 158.

54. GRANDE M T, SáNCHEZ-LAORDEN B, LÓPEZ-BLAU C, et al. Snail1-induced partial epithelial-to-mesenchymal transition drives renal fibrosis in mice and can be targeted to reverse established disease[J]. Nat Med, 2015, 21(9): 989 - 997.

55. LOVISA S, LEBLEU V S, TAMPE B, et al. Epithelial-to-mesenchymal transition induces cell cycle arrest and parenchymal damage in renal fibrosis[J]. Nat Med, 2015, 21(9): 998 - 1009.

56. URBAN M L, MANENTI L, VAGLIO A. Fibrosis—a common pathway to organ injury and failure[J]. N Engl J Med, 2015, 373(1): 95 - 96.

57. MENG X M, NIKOLIC-PATERSON D J, LAN H Y. TGF-β: the master regulator of fibrosis[J]. Nat Rev Nephrol, 2016,12(6):325-338.
58. WANG W, HUANG X R, LI A G, et al. Signaling mechanism of TGF-beta1 in prevention of renal inflammation: role of Smad7[J]. J Am Soc Nephrol, 2005,16(5):1371-1383.
59. NUSSE R, CLEVERS H. Wnt/β-Catenin Signaling, Disease, and Emerging Therapeutic Modalities[J]. Cell, 2017,169(6):985-999.
60. HE W, DAI C, LI Y, et al. Wnt/beta-catenin signaling promotes renal interstitial fibrosis[J]. J Am Soc Nephrol, 2009,20(4):765-776.
61. ZHOU D, LI Y, LIN L, et al. Tubule-specific ablation of endogenous β-catenin aggravates acute kidney injury in mice[J]. Kidney Int, 2012,82(5):537-547.
62. CATANIA J M, CHEN G, PARRISH A R. Role of matrix metalloproteinases in renal pathophysiologies[J]. Am J Physiol Renal Physiol, 2007,292(3):F905-F911.
63. LAW R H, ABU-SSAYDEH D, WHISSTOCK J C. New insights into the structure and function of the plasminogen/plasmin system[J]. Curr Opin Struct Biol, 2013,23(6):836-841.
64. LI B, HARTONO C, DING R, et al. Noninvasive diagnosis of renal-allograft rejection by measurement of messenger RNA for perforin and granzyme B in urine[J]. N Engl J Med, 2001,344(13):947-954.
65. SZETO C C, CHOW K M, CHUNG K Y, et al. The clinical course of peritoneal dialysis-related peritonitis caused by Corynebacterium species[J]. Nephrol Dial Transplant, 2005,20(12):2793-2796.
66. SZETO C C, CHOW K M, LAI K B, et al. mRNA expression of target genes in the urinary sediment as a noninvasive prognostic indicator of CKD[J]. Am J Kidney Dis, 2006,47(4):578-586.
67. ZHENG M, LV L L, CAO Y H, et al. Urinary mRNA markers of epithelial-mesenchymal transition correlate with progression of diabetic nephropathy[J]. Clin Endocrinol, 2012,76(5):657-664.
68. ZHENG M, LV L L, NI J, et al. Urinary podocyte-associated mRNA profile in various stages of diabetic nephropathy[J]. PLoS One, 2011,6(5):e20431.
69. CAO Y H, LV L L, ZHANG X, et al. Urinary vimentin mRNA as a potential novel biomarker of renal fibrosis [J]. Am J Physiol Renal Physiol, 2015,309(6):F514-F522.
70. ZHOU L T, CAO Y H, LV L L, et al. Feature selection and classification of urinary mRNA microarray data by iterative random forest to diagnose renal fibrosis: a two-stage study[J]. Sci Rep, 2017,7:39832.
71. MIRANDA K C, BOND D T, McKEE M, et al. Nucleic acids within urinary exosomes/microvesicles are potential biomarkers for renal disease[J]. Kidney Int, 2010, 78(2):191-199.
72. LV L L, CAO Y H, PAN M M, et al. CD2AP mRNA in urinary exosome as biomarker of kidney disease[J]. Clin Chim Acta, 2014,428:26-31.
73. FENG Y, LV L L, WU W J, et al. Urinary exosomes and exosomal CCL2 mRNA as biomarkers of active histologic injury in IgA nephropathy[J]. Am J Pathol, 2018,188(11):2542-2552.
74. LV L L, CAO Y H, NI H F, et al. MicroRNA-29c in urinary exosome/microvesicle as a biomarker of renal fibrosis[J]. Am J Physiol Renal Physiol, 2013,305(8): F1220-F1227.
75. ALHARAZY S, KONG N C T, MOHD M, et al. Urine monocyte chemoattractant protein-1 and lupus nephritis disease activity: preliminary report of a prospective longitudinal study [J]. Autoimmune Dis, 2015, 2015:962046.
76. SCHANSTRA J P, ZURBIG P, ALKHALA F A, et al. Diagnosis and prediction of CKD progression by assessment of urinary peptides[J]. J Am Soc Nephrol, 2015,26(8):1999-2010.
77. SIWY J, SCHANSTRA J P, ARGILES A, et al. Multicentre prospective validation of a urinary peptidome-based classifier for the diagnosis of type 2 diabetic nephropathy[J]. Nephrol Dial Transplant, 2014,29(8): 1563-1570.
78. TRACHTMAN H, FERVENZA F C, GIPSON D S, et al. A phase 1, single-dose study of fresolimumab, an anti-TGF-β antibody, in treatment-resistant primary focal segmental glomerulosclerosis [J]. Kidney Int, 2011, 79(11):1236-1243.
79. ASTASHKINA A I, MANN B K, PRESTWICH G D, et al. A 3-D organoid kidney culture model engineered for high-throughput nephrotoxicity assays [J]. Biomaterials, 2012,33(18):4700-4711.
80. KAMALY N, HE J C, AUSIELLO D A, et al. Nanomedicines for renal disease: current status and future applications[J]. Nat Rev Nephrol, 2016,12(12): 738-753.
81. JANG K J, CHO H S, KANG D H, et al. Fluid-shear-stress-induced translocation of aquaporin-2 and

reorganization of actin cytoskeleton in renal tubular epithelial cells[J]. Integr Biol, 2011, 3(2): 134 – 141.

82. FUHRMANN G, HERRMANN I K, STEVENS M M. Cell-derived vesicles for drug therapy and diagnostics: opportunities and challenges [J]. Nano Today, 2015, 10(3): 397 – 409.

83. EL ANDALOUSSI S, MäGER I, BREAKEFIELD X O, et al. Extracellular vesicles: biology and emerging therapeutic opportunities [J]. Nat Rev Drug Discov, 2013, 12(5): 347 – 357.

84. TANG T T, LV L L, LAN H Y, et al. Extracellular vesicles: opportunities and challenges for the treatment of renal diseases[J]. Front Physiol, 2019, 10: 226.

85. KAMERKAR S, LEBLEU V S, SUGIMOTO H, et al. Exosomes facilitate therapeutic targeting of oncogenic KRAS in pancreatic cancer [J]. Nature, 2017, 546 (7659): 498 – 503.

86. ALVAREZ-ERVITI L, SEOW Y, YIN H, et al. Delivery of siRNA to the mouse brain by systemic injection of targeted exosomes[J]. Nat Biotechnol, 2011, 29(4): 341 – 345.

87. SUN D, ZHUANG X, XIANG X, et al. A novel nanoparticle drug delivery system: the anti-inflammatory activity of curcumin is enhanced when encapsulated in exosomes[J]. Mol Ther, 2010, 18(9): 1606 – 1614.

88. ZHUANG X, XIANG X, GRIZZLE W, et al. Treatment of brain inflammatory diseases by delivering exosome encapsulated anti-inflammatory drugs from the nasal region to the brain[J]. Mol Ther, 2011, 19(10): 1769 – 1779.

89. TANG K, ZHANG Y, ZHANG H, et al. Delivery of chemotherapeutic drugs in tumour cell-derived microparticles[J]. Nat Commun, 2012, 3: 1282.

90. MA J, ZHANG Y, TANG K, et al. Reversing drug resistance of soft tumor-repopulating cells by tumor cell-derived chemotherapeutic microparticles [J]. Cell Res, 2016, 26(6): 713 – 727.

91. TANG T T, LV L L, WANG B, et al. Employing macrophage-derived microvesicle for kidney-targeted delivery of dexamethasone: an efficient therapeutic strategy against renal inflammation and fibrosis [J]. Theranostics, 2019, 9(16): 4740 – 4755.

37 拮抗肾素-血管紧张素-醛固酮系统治疗肾脏纤维化的进展

37.1 经典的 RAAS 抑制剂	型 RAAS 抑制剂
37.1.1 血管紧张素转换酶抑制剂	37.2.1 血管紧张素Ⅱ2型受体激动剂
37.1.2 血管紧张素Ⅱ受体阻滞剂	37.2.2 针对 Ang(1-7)-Mas 轴的新药
37.1.3 肾上腺盐皮质激素受体阻滞剂	37.3 针对 AngⅣ-AT4R 轴的新药
37.1.4 肾素抑制剂	37.4 针对醛固酮的新药
37.2 针对 AngⅡ-AT1/2R 轴的新	37.5 总结

1898 年梯格斯苔特(Tigerstedt)首次报道肾素存在于循环中。随后 100 多年中,随着研究深入,我们逐步认识到肾素-血管紧张素-醛固酮系统(RAAS)参与体内神经/体液调节,是调控血压、容量及血钠平衡的重要系统。但 RAAS 过度激活可诱导高血压及肾小球毛细血管内高压、肾小球血流动力学损伤及促纤维化的特点,最终导致肾脏损伤。血管紧张素Ⅱ(AngⅡ)除与高血压有关外,还参与了其他许多过程,如心血管结构重塑、胰岛素代谢异常、肾脏纤维化的进展等。其中,循环及组织的 RAAS 过度激活,促进肾脏纤维化,而 RAAS 抑制剂已经广泛证实可以有效预防肾脏纤维化,延缓慢性肾脏病的进展。

经典的 RAAS 作用途径为血管紧张素原经肾素作用产生血管紧张素Ⅰ(AngⅠ),AngⅠ在血管紧张素转换酶(ACE)作用下生成 AngⅡ,AngⅡ与肾脏的血管紧张素Ⅱ1型受体(type 1 AngⅡ receptor,AT1R)和血管紧张素Ⅱ2型受体(type 2 AngⅡ receptor,AT2R)相结合。RAAS 对肾脏病发生、发展的作用有:①AngⅡ增加入球和出球小动脉的血管张力,改变肾血流动力学的状况;②AngⅡ增加活性氧的产生、上调促纤维化因子,增加细胞外基质蛋白的合成;③醛固酮的增加参与内皮细胞功能紊乱,并加剧水钠潴留;④肾局部 RAAS 激活诱导足细胞损伤等。

除上述经典的 RAAS 作用信号途径,随着近年研究的深入,一些非经典的 RAAS 信号轴在肾脏中被探究。①ACE2-Ang(1-7)-mas 系统:ACE 的另一个同源体——ACE2 可以把 AngⅡ C 端的苯丙氨酸降解为 Ang(1-7)多肽。Ang(1-7)多肽和 mas 受体结合后可以阻断 AngⅡ与 AT1R 的作用。ACE2 在肾内高表达,主要表达在肾小管、肾小球足细胞及壁层上皮细胞、血管平滑肌细胞等。②AngⅣ/AT4R/IRAP 轴:AngⅣ由 AngⅡ经氨肽酶 A 代谢而来。在肾内,AngⅢ经过氨肽酶 N 降解成为 AngⅣ,其受体为胰岛素调节氨基肽酶(insulin-regulated aminopeptidase, IRAP),可以刺激 AT1。与肾脏关系密切的 RAAS 还包括肾素原受体(prorenin receptor,PRR)、Ang(1-12),等等。③近年的另一个新进展就是发现作为 G 蛋白偶联受体——

AT1R，其下游不仅是 G 蛋白通路，还有 β-arresting 通路，并且在一些病理情况下，这个通路的作用更突出。目前这一通路尚无临床药物应用，我们暂不作讨论。

RAAS 与肾脏密切相关，调节肾脏生理的同时其过度激活促进肾脏病理生理的发展。本章进一步讨论针对 RAAS 的研究进展及其相关的激动剂与抑制剂在肾脏纤维化治疗中的现状与前景。

37.1 经典的 RAAS 抑制剂

37.1.1 血管紧张素转换酶抑制剂

血管紧张素转换酶抑制剂（ACEI）对于肾脏的保护机制包括对血流动力学的影响与非血流动力学因素。血流动力学影响指 ACEI 通过抑制 AngⅡ生成，减少入球和出球小动脉的血管张力。由于 ACEI 对于入球小动脉和出球小动脉的作用强度不同，间接扩张肾血管，降低肾小球静水压，从而改善肾小球滤过膜选择通透性，降低毛细血管内压及减少蛋白尿漏出。上述机制均可减缓肾小球硬化程度，抑制肾脏纤维化。除了减少肾小球囊内压升高外，ACEI 的非血流动力学机制亦可以减缓肾脏纤维化。ACEI 通过抑制 AngⅡ产生可直接下调某些致纤维化的细胞因子，如下调转化生长因子-β（TGF-β）、细胞黏附因子和纤维生长因子的表达，抑制细胞外基质的合成[1]。其他的一些机制包括 ACEI 可以抑制炎症的发生。有研究指出在大鼠肾脏纤维化模型中依那普利通过抑制 NOD 样受体蛋白 3（NLRP3）炎症小体表达抑制肾脏纤维化的发生[2]。1993 年针对 1 型糖尿病合并蛋白尿患者的 CAPTOPRIL 研究指出，卡托普利组较安慰剂组相比蛋白尿下降 30%，原发性终点事件联合血清肌酐下降比例为 43%，病死率及需要透析或肾移植患者下降比例为 50%[3]。

ACEI 的脏器保护作用通过抑制 ACE 阻断 AngⅡ生成，并且上调 Ang(1-7)同时抑制缓激肽降解来发挥其作用。虽然 ACEI 可以降低循环中的 AngⅡ水平，但通过其他途径生成的 AngⅡ仍然可以与 AT1 结合。当血清中 AngⅡ水平下降时，AngⅡ通过非 ACE 途径生成，激活旁路途径，使蓄积的 AngⅠ转化为 AngⅡ，上述现象称为"ACE 逃逸"。这种现象可能与 AngⅡ的抑制诱导肾素反应性增加相关。其次，由于 ACEI 导致缓激肽肺内蓄积的干咳，以及依赖 AngⅡ醛固酮分泌减少的血钾升高，限制了部分患者的使用[4]。

37.1.2 血管紧张素Ⅱ受体阻滞剂

血管紧张素Ⅱ受体阻滞剂（ARB）的作用途径为特异性阻滞 AngⅡ与 AT1R 结合。鉴于 ARB 的作用机制类似于 ACEI，其调节血流动力学、改善内皮细胞等的肾脏保护机制均与 ACEI 相似。

既往针对 ARB 的临床和动物实验都给出了同样的结果，ARB 类药物可以减少尿蛋白排泄率，抑制 TGF-β、纤维蛋白等的生成及 RAAS 复合物形成。有学者研究发现，坎地沙坦在自发性高血压大鼠中能降低蛋白尿、减少巨噬细胞浸润、减轻肾脏纤维化，其效果与剂量呈正比，提出减少纤维化的剂量不同于降低血压的剂量[5]。还有学者研究发现，在 IgA 肾病的大鼠模型中，氯沙坦降低蛋白尿、血清尿素氮、肌酐，以及纤维化相关细胞因子的生成[6]，如 TGF-β1、纤连蛋白（FN）、α-平滑肌肌动蛋白（α-SMA）及成纤维细胞生长因子-1（FGF-1），最终延缓 IgA 肾病的进展。在 IDNT 和 RENAAL 2 项临床研究中，ARB 降低 2 型糖尿病患者全因死亡率及血清肌酐或终末期肾病的发生率，分别降低 20% 及 16%。2012 年美国肾脏病生存治疗工作组（KDOQI）指出，对于血压正常伴微量蛋白尿（尿蛋白/肌酐水平 30～300 mg/g）的糖尿病患者推荐使用 ACEI 或 ARB 类药物[7,8]。

相比于 ACEI 类药物，ARB 并不会增加缓激肽的产生，也不会出现"ACE 逃逸"现象；阻断 AngⅡ与 AT1R 结合同时，增加 AngⅡ与 AT2R 结合，从而增加了 Ang(1-7)的产生。上述的作用机制使 ARB 发挥了独立于 ACEI 以外的脏器保护作用。其主要不良反应除了醛固酮分泌减少引起的高血钾外，还有增加对胰岛素敏感性引起低血糖反应的报道。

37.1.3 肾上腺盐皮质激素受体阻滞剂

醛固酮为甾体类盐皮质激素，其主要作用为调节肾脏对钠离子重吸收，维持机体水盐平衡。RAAS 激活增加外周血管阻力，刺激肾上腺皮质球状带分泌醛固酮，促进水、钠潴留，增加血容量，同时参与组织修复过程，导致纤维化产生、内皮功能紊乱等一系列病理生理过程[8]。在长期口服 ACEI 或 ARB 的慢性肾脏病（CKD）患者中，发现血清醛固酮水平增加，其可能的机制为 ACEI 逃逸。肾素活性增加导致醛固酮水平增加，称为"醛固酮逃逸"。因此，在抑制肾脏纤维化中，肾上腺盐皮质激素受体拮抗剂（mineralcorticoid receptor antagonist，MRA）可与 ACEI 或者 ARB 等多种药物联合运用[9]。

MRA 分为传统的甾体类化合物和非甾体类化合物。甾体类化合物（如螺内酯和依普利酮）通过竞争性结合醛固酮配体结合域，阻止醛固酮受体复合物的产生，从而产生阻断醛固酮的作用。研究指出，螺内酯有效地减少链脲佐菌素（STZ）诱导的糖尿病大鼠蛋白尿排泄，减少胶原蛋白Ⅰ/Ⅳ表达、TGF-β产生，从而延缓肾小球及间质的纤维化。上述肾脏保护作用被认为系独立于降压及降糖带来的获益[10]。埃尔斯韦迪（Elseweidy）的研究指出，体内及体外研究均证实螺内酯可以有效减缓顺铂诱导的肾脏纤维化[11]。依普利酮作为高选择性醛固酮受体拮抗剂，对肾上腺皮质激素、黄体酮、雄激素等的亲和力较低，有效地克服了螺内酯抗雄激素等的不良反应。针对依普利酮的动物研究发现，依普利酮抑制局部醛固酮的产生，降低促纤维化因子产生及胶原蛋白的蓄积，抑制肾脏纤维化的发展[12]。

37.1.4　肾素抑制剂

长期使用 ACEI 和 ARB 会引起血浆肾素活性反馈性升高。肾素是 RAAS 的启动者及上游特异性限速酶，抑制肾素可能成为拮抗 RAAS 的最佳途径。肾素抑制剂（direct renin inhibitors，DRI）较 ACEI 及 ARB 在更早的阶段拮抗 RAAS，通过 ACE 途径及非 ACE 途径更有效地减少 Ang Ⅱ 生成[13]。

DRI 作为直接抑制肾素活性而拮抗 RAAS 的研究很早被人们关注，但直到 2007 年，第 1 个肾素抑制剂阿利吉仑（aliskiren）才在美国上市。目前针对阿利吉仑治疗 CKD 的研究众多[14,15]。珀森（Persson）等报道阿利吉仑（300 mg/d）治疗 CKD 患者 28 天，在 2～4 天 17% 患者出现尿蛋白排泄率下降，8～10 天 31% 患者尿蛋白排泄率下降，28 天治疗结束时 44% 患者出现尿蛋白排泄率下降[16]。我国学者对 103 例中国 CKD 患者给予阿利吉仑（150 mg/d）治疗 6 个月，发现阿利吉仑能有效降低蛋白尿及控制血压[17]。研究认为，阿利吉仑除了有效减少 Ang Ⅰ 和 Ang Ⅱ 生成及拮抗 RAAS 活性，舒张出球小动脉，降低肾小球滤过率，减少钠、水重吸收外，还可直接改善氧化应激，抑制促纤维化通路，改善组织的损伤。

虽然 DRI 减少 RAAS 下游产物，但是带来何种效应目前存在许多争议。ALTITUDE 研究针对 36 个国家纳入 8 561 例伴有蛋白尿或心血管疾病的 2 型糖尿病患者，给予 ACEI/ARB 治疗，联合给予阿利吉仑（150 mg/d，4 周后上调至 300 mg/d）治疗，中期分析显示阿利吉仑组的不良事件发生率显著高于安慰组，使 ALTITUDE 试验提前终止。基于有关试验结果，美国 FDA 指出不推荐阿利吉仑与 ACEI 或 ARB 合用双重阻断 RAAS，对于糖尿病或肾功能损害 [GFR<60 mL/(min·1.73 m^2)] 的患者，禁止联合使用阿利吉仑与 ACEI 或 ARB[18]。

总之，肾素抑制剂阿利吉仑是一个口服长效降压药物，具有肾脏保护等益处。然而，在使用过程中联合用药出现的潜在风险需要认真评估。虽然针对 CKD 患者，阿利吉仑使用明显优于安慰剂，但 ALTITUDE 研究的失败显示在某些疾病（如糖尿病、心力衰竭等）中，阿利吉仑并不优于 ACEI/ARB 类药物。

37.2　针对 Ang Ⅱ-AT1/2R 轴的新型 RAAS 抑制剂

37.2.1　血管紧张素Ⅱ2型受体激动剂

RAAS 主要通过 Ang Ⅱ 发挥作用，目前发现的受体有 AT1、AT2、AT3 及 AT4 受体。其中 AT1 和 AT2 为最主要的 2 个受体。AT2R 激动后作用效应完全不同于 AT1R，其下游可以扩张血管，抗平滑肌增殖，抗纤维化及利尿降低血容量等[19,20]。

目前对于 AT2R 的激动剂有 3 种：①C21，为非肽性复合物，口服生物利用度为 20%～30%。基础研究证实 C21 对于 AT2R 存在高选择性，通过激活 AT2R 抑制炎症反应和肾脏纤维化。体外研究表明 C21 对 AT2R 亲和力为 AT1R 的 4 000 倍[21]。目前还在前临床研究阶段。②MP-157，也是 AT2R 激动剂，目前正在Ⅰ期临床试验中，具体的临床试验结果尚未公布。③EMA401，来自 Spinifex Pharmaceuticals 制药公司，目前该款药物被诺华公司收购。该药用于治疗神经性疼痛的Ⅱ期临床试验中获得了成功。

随着对 AT2R 激动剂的研究不断深入，将为高选择性 AT2R 激动剂用于 CKD 及心血管疾病（CVD）的治疗提供进一步理论依据[22]。

37.2.2 针对 Ang(1-7)-Mas 轴的新药

（1）人重组 ACE2（hrACE2）

ACE2 主要表达于肾脏近端小管，在肾小球中表达较弱。ACE2 的主要功能是催化 Ang Ⅰ合成非活性的 Ang(1-9) 以及催化 Ang Ⅱ分解产生 Ang(1-7)[23,24]。有 2 种机制可解释 ACE2 在血管疾病中的有益作用：①ACE2 诱导 Ang Ⅱ降解，降低了 Ang Ⅱ与 AT1R 的相互作用；②ACE2 增加 Ang(1-7) 的合成，减少血管收缩、水潴留和活性氧产生[25]。有研究在动物模型中发现，使用 hrACE2 可降低 Ang Ⅱ诱导的压力反应，使肾脏 Ang Ⅱ水平和氧化应激正常化，表明 hrACE2 可预防 Ang Ⅱ介导的肾脏氧化应激、炎症和肾小管间质纤维化[26]。奥德（Oudit）发现，hrACE2 可减轻小鼠糖尿病肾脏损伤，降低血压，降低还原型辅酶Ⅱ（NADPH）氧化酶活性[27]。此外，越来越多的证据表明，ACE/ACE2 比值可调节 Ang Ⅱ的产生和积累，而缺乏 ACE2 会导致 Ang Ⅱ浓度升高[28,29]。动物实验进一步证实 ACE2 可改善肾功能、炎症和肾脏纤维化的进展[30]。小分子 ACE2 激活剂（XNT）可阻止肾脏和心肌的羟脯氨酸积累[31]。其他 ACE2 激活剂，如 N-乙酰甘氨酸盐（aceturate，DIZE）和 hrACE2，已经进入临床前试验[32,33]。

（2）Mas1 受体激动剂

Mas 是 Ang(1-7) 的受体，Ang(1-7) 与 Mas 结合后，通过减少心肌肥厚和纤维化来改善心脏重构。遗传性缺失 Mas 则可导致血脂异常、胰岛素抵抗，以及大鼠心肌的明显纤维化和肥厚性改变[34,35]。

外源性给予 Ang(1-7) 在临床应用中具有一定的限制，因为其生物半衰期短、口服生物利用度低、稳定性很低[36]。由于这些限制，Ang(1-7) 通常由渗透微型泵皮下注射，而这相当昂贵，且不容易获得。10 多年前，研究人员发现，非肽类化合物 AVE 0991 对内皮细胞的作用与 Ang(1-7) 相似[34]。随后的数据表明，单独或联合使用肾素抑制剂，AVE 0991 和 Ang(1-7) 可竞争性结合肾脏 Mas1 受体，同时 AVE 0991 可降低血压[37]。在关节炎模型中，AVE 0991 被证明可以改善肾脏炎症，改善细胞浸润、细胞因子释放。在糖尿病动物模型中，AVE 0991 可能通过改善糖尿病大鼠糖脂质代谢而产生心肺保护作用，这与它的降压作用无关[38]。联合治疗安全性的临床试验目前处于第 1 阶段[39]，仍然需要进一步的临床试验以证实其在人体的安全性和有效性[40]。

37.3 针对 AngⅣ-AT4R 轴的新药

（1）氨基肽酶 A

Ang Ⅱ的形成和降解之间存在动态平衡。Ang Ⅱ降解在血压和肾脏调节中的作用尚未得到很好的研究。Ang Ⅱ通过氨基肽酶 A（aminopeptidase A，APA）降解形成 des aspartyl1-Ang Ⅱ，也称为 Ang Ⅲ。

APA 在肾小球足细胞和管状上皮细胞中表达，是降解 Ang Ⅱ的关键酶，其对肾脏病的影响已在 APA 敲除小鼠中得到研究。在经 Ang Ⅱ处理的 APA 缺失小鼠中，白蛋白尿明显升高，并伴有节段性和全身性硬化和/或近髓系肾小球塌陷、微囊性管状扩张和管间质纤维化。在 APA 缺失的情况下，Ang Ⅱ介导的肾损伤增强，同时肾内 Ang Ⅱ积聚，提示 APA 在 Ang Ⅱ介导的肾小球疾病中具有保护和代谢作用[41,42]。

然而，APA 作为临床治疗靶点的益处是有限的，因为它主要通过降解 Ang Ⅱ来降低循环和组织 Ang Ⅱ水平，而不抑制 Ang Ⅱ的形成。ACEI 已被广泛用于拮抗 RAAS，治疗高血压和肾脏病，并被证实具有良好的临床疗效。如果 ACEI 不足以治疗与 Ang Ⅱ形成相关的高血压或肾脏病，可以尝试上调 APA 表达或增强其活性[43]。QGC001（最初命名为 RB150）是一类新型降压药，可针对大脑 RAAS，尤其是大脑 APA（产生大脑 Ang Ⅲ的酶）。Ⅰ期临床研究显示，QGC001 为血压控制提供了一种潜在的替代治疗策略，其肾脏保护需要进一步的研究[44]。

（2）AT4 受体抑制剂

AT4 受体（AT4R）广泛分布于肾上腺、肾脏、肺、心脏等组织。AT4R 在哺乳动物肾脏中比 AT1R 更丰富。在经各种慢性治疗（呋塞米、普霉素氨基核苷、亚硝基精氨酸甲酯）的大鼠中发现，肾脏 AT4R 密度降低、肾脏 AT1R 密度降低（双侧输尿管梗阻）或肾脏 AT1R 分布增加（水利尿）。这些结果提示 AT4R 在正常肾脏的不同细胞中表达。此外，在肾功能障碍和损伤的动物模型中发现,可以选择性地改变 AT4R 在肾脏组织中的密度,这有助于阐明其对肾脏的作用[45]。

IRAP 是一种被 Ang Ⅳ 抑制的 AT4R,在 2001 年被发现。有研究表明,IRAP 是一种 AT4R,AT4R 配体可能通过抑制 IRAP 的催化活性而发挥作用,从而延长其神经肽底物的半衰期。HFI-419 是一种 IRAP 选择性的吡啶类化合物,能增强大鼠的记忆力。研究表明,HFI-419 可防止由 AngⅡ引起的心脏和内皮损伤,且与血压无关。HFI-419 也有抗感染作用。关于 HFI-419 的肾脏保护,还需要更多的研究[46]。

37.4 针对醛固酮的新药

(1) 非甾体类 MRA

非奈利酮(finerenone,BAY 94-8662)是一种强效、高选择性的非甾体类 MRA(比其他甾体受体的选择性高 500 倍)[47]。有研究[48]观察到,小鼠缺血再灌注 4 个月后,非奈利酮完全阻止了急性肾损伤(AKI)发展为 CKD(肾脏功能障碍,蛋白尿增加和管状扩张,肾小管间质纤维化,肾脏 TGF-β 和胶原蛋白 mRNA 增加)。此外,另一项研究[49]也报道,非奈利酮有效地阻止缺血再灌注诱导的血肌酐、尿素氮和蛋白尿水平增加,以及肾脏纤维化指标 TGF-β 增多,这意味着非奈利酮可防止 AKI 发展为 CKD。此外,他们还发现,骨髓细胞中的盐皮质激素受体(MR)缺陷可以防止缺血再灌注(IR)引起的慢性功能障碍和纤维化。MR 拮抗剂(非奈利酮)或髓质 MR 缺陷的保护作用是由于肾脏缺血再灌注后,巨噬细胞极化促进伤口愈合,最终阻断慢性肾脏纤维化和功能障碍的发展。

阿拉伊(Arai)和他的同事[50]在高血压大鼠模型中观察到,一种新型的非甾体类 MRA 埃沙西林酮(esaxerenone,CS-3150),不仅阻止而且改善了正在进行的醋酸去氧皮质酮(desoxycortone acetate,DOCA)/盐负荷诱导的纤维化、炎症和氧化应激标志物的 mRNA 表达。此外,他们发现 CS-3150 与螺内酯及乙烯酮相比,具有同等的降压作用,但在改善肾小球硬化、肾小管损伤和肾小管间质纤维化方面具有更强的能力[51]。

(2) 醛固酮合成酶抑制剂

在肾上腺皮质最外层,醛固酮由胆固醇通过一系列的类固醇羟化酶和脱氧酶合成。醛固酮合成酶(又称为 CYP11B2)是醛固酮合成过程最后一步中的限速酶。主要的糖皮质激素——皮质醇,在肾上腺皮质的束状带合成,限速酶为 CYP11B1(11β-羟化酶,Ⅰ型细胞色素 P450)。众所周知,醛固酮和皮质醇的生物合成过程中有许多共同的步骤[52,53]。

醛固酮通过 MR 依赖和非 MR 依赖机制刺激心脏、血管和肾脏的活性氧、炎症和纤维化的产生。其中,非 MR 依赖机制通过血管紧张素Ⅱ受体和 G 蛋白偶联受体发生。对醛固酮合成酶基因缺陷或醛固酮合成酶抑制剂处理的啮齿动物的研究,为我们了解醛固酮相对于 MR 在炎症、纤维化和损伤中的作用提供了思路[54]。

LCI699 是一种口服的非选择性醛固酮合成酶抑制剂,已在人体中进行了评估[55]。LCI699 抑制醛固酮合成酶后,皮质醇水平保持正常,11-去氧皮质酮升高,说明促肾上腺皮质激素-皮质醇轴被 CYP11B1 基因抑制而激活。然而,醛固酮合成酶抑制剂对肾脏损伤的影响至今未见报道。

37.5 总结

多年来,大量的实验和临床试验表明,传统的 RAAS 抑制剂(ACEI/ARB/MAR)可以延缓肾脏纤维化和慢性肾脏病的发展,但由于其相关不良反应限制其部分的临床使用。一些新的、改变 RAAS 活性的抗肾脏纤维化药物被开发出来,包括新的受体激动剂(如 AT2R 激动剂和 Mas1 受体激动剂)和拮抗剂(如 AT4R 抑制剂),其中一些已进入临床应用,一些仍在临床试验阶段。此外,随着新技术的发展,新的 RAAS 抑制剂已经被开发出来,如 hrACE2 和针对肾素、Ang Ⅰ或 AngⅡ的疫苗,这些可能更具有特异性。然而,大部分的新药目前还处于临床研究阶段,更多的高质量大型多中心随机对照研究需要被设计以评估这些新 RAAS 抑制剂的有益作用,并探讨其有效性和安全性。

(余 晨 张颖莹 余 莹)

参考文献

1. ZHANG F, LIU H, LIU D, et al. Effects of RAAS

inhibitors in patients with kidney disease [J]. Curr Hypertens Rep, 2017,19(9):72.
2. DING L H, LIU D, XU M, et al. Enalapril inhibits tubulointerstitial inflammation and NLRP3 inflammasome expression in BSA-overload nephropathy of rats[J]. Acta Pharmacol Sin, 2014,35(10):1293-1301.
3. LEWIS E J, HUNSICKER L G, BAIN R P, et al. The effect of angiotensin-converting-enzyme inhibition on diabetic nephropathy. The collaborative study group[J]. N Engl J Med, 1993,329(20):1456-1462.
4. SURESHKUMAR K K. Renin inhibition with aliskiren in hypertension: focus on aliskiren/hydrochlorothiazide combination therapy [J]. Vasc Health Risk Manag, 2008,4(6):1205-1220.
5. YU C, GONG R, RIFAI A, et al. Long-term, high-dosage candesartan suppresses inflammation and injury in chronic kidney disease: nonhemodynamic renal protection [J]. J Am Soc Nephrol, 2007,18(3):750-759.
6. WANG H, FU W, JIN Z, et al. Advanced IgA nephropathy with impaired renal function benefits from losartan treatment in rats[J]. Ren Fail, 2013,35(6):812-818.
7. LEWIS E J, HUNSICKER L G, CLARKE W R, et al. Renoprotective effect of the angiotensin-receptor antagonist irbesartan in patients with nephropathy due to type 2 diabetes[J]. N Engl J Med, 2001,345(12):851-860.
8. BRENNER B M, COOPER M E, de ZEEUW D, et al. Effects of losartan on renal and cardiovascular outcomes in patients with type 2 diabetes and nephropathy[J]. N Engl J Med, 2001,345(12):861-869.
9. LIJNEN P, STAESSEN J, FAGARD R, et al. Increase in plasma aldosterone during prolonged captopril treatment[J]. Am J Cardiol, 1982,49(6):1561-1563.
10. KOLKHOF P, NOWACK C, EITNER F. Nonsteroidal antagonists of the mineralocorticoid receptor[J]. Curr Opin Nephrol Hypertens, 2015,24(5):417-424.
11. ELSEWEIDY M M, ASKAR M E, ELSWEFY S E, et al. Nephrotoxicity induced by cisplatin intake in experimental rats and therapeutic approach of using mesenchymal stem cells and spironolactone [J]. Appl Biochem Biotechnol, 2018,184(4):1390-1403.
12. SUN Q L, LI M, RUI H L, et al. Inhibition of local aldosterone by eplerenone reduces renal structural damage in a novel model of chronic cyclosporine a nephrotoxicity [J]. J Renin Angiotensin Aldosterone Syst, 2015,16(2):301-310.
13. NADEEM S, BATISKY D L. Aliskiren, the first direct renin inhibitor: assessing a role in pediatric hypertension and kidney diseases[J]. Pediatr Nephrol, 2014,29(11):2105-2111.
14. LI S Y, CHEN Y T, YANG W C, et al. Effect of add-on direct renin inhibitor aliskiren in patients with non-diabetes related chronic kidney disease [J]. BMC Nephrol, 2012,13:89.
15. MIYATA K, SATOU R, INUI D, et al. Renoprotective effects of direct renin inhibition in glomerulonephritis[J]. Am J Med Sci, 2014,348(4):306-314.
16. PERSSON F, ROSSING P, SCHJOEDT K J, et al. Time course of the antiproteinuric and antihypertensive effects of direct renin inhibition in type 2 diabetes[J]. Kidney Int, 2008,73(12):1419-1425.
17. WU M T, TUNG S C, HSU K T, et al. Aliskiren add-on therapy effectively reduces proteinuria in chronic kidney disease: an open-label prospective trial [J]. J Renin Angiotensin Aldosterone Syst, 2014,15(3):271-277.
18. VAIDYANATHAN S, BIGLER H, YEH C, et al. Pharmacokinetics of the oral direct renin inhibitor aliskiren alone and in combination with irbesartan in renal impairment[J]. Clin Pharmacokinet, 2007, 46 (8):661-675.
19. WANG Y, DEL BORGO M, LEE H W, et al. Antifibrotic potential of AT2 receptor agonists[J]. Front Pharmacol, 2017,8:564.
20. HALLBERG M, SUMNERS C, STECKELINGS U M, et al. Small-molecule AT2 receptor agonists[J]. Med Res Rev, 2018,38(2):602-624.
21. BOSNYAK S, JONES E S, CHRISTOPOULOS A, et al. Relative affinity of angiotensin peptides and novel ligands at AT1 and AT2 receptors[J]. Clin Sci, 2011,121(7):297-303.
22. RICE ASC, DWORKIN R H, McCARTHY T D, et al. EMA401, an orally administered highly selective angiotensin II type 2 receptor antagonist, as a novel treatment for postherpetic neuralgia: a randomised, double-blind, placebo-controlled phase 2 clinical trial [J]. Lancet, 2014,383(9929):1637-1647.
23. NISHIYAMA A, SETH D M, NAVAR L G. Renal interstitial fluid concentrations of angiotensins I and II in anesthetized rats[J]. Hypertension, 2002,39(1):129-134.
24. TIKELLIS C, JOHNSTON C I, FORBES J M, et al. Identification of angiotensin converting enzyme 2 in the

rodent retina[J]. Curr Eye Res, 2004,29(6):419 – 427.
25. CLARKE N E, TURNER A J. Angiotensin-converting enzyme 2: the first decade[J]. Int J Hypertens, 2012, 2012:307315.
26. ZHONG J, GUO D, CHEN C B, et al. Prevention of angiotensin Ⅱ-mediated renal oxidative stress, inflammation, and fibrosis by angiotensin-converting enzyme 2[J]. Hypertension, 2011,57(2):314 – 322.
27. OUDIT G Y, LIU G C, ZHONG J, et al. Human recombinant ACE2 reduces the progression of diabetic nephropathy[J]. Diabetes, 2010,59(2):529 – 538.
28. YE M, WYSOCKI J, NAAZ P, et al. Increased ACE 2 and decreased ACE protein in renal tubules from diabetic mice: a renoprotective combination? [J]. Hypertension, 2004,43(5):1120 – 1125.
29. WAKAHARA S, KONOSHITA T, MIZUNO S, et al. Synergistic expression of angiotensin-converting enzyme (ACE) and ACE2 in human renal tissue and confounding effects of hypertension on the ACE to ACE2 ratio[J]. Endocrinology, 2007,148(5):2453 – 2457.
30. WILLIAMS V R, SCHOLEY J W. Angiotensin-converting enzyme 2 and renal disease[J]. Curr Opin Nephrol Hypertens, 2018,27(1):35 – 41.
31. PAULIS L, RAJKOVICOVA R, SIMK O F. New developments in the pharmacological treatment of hypertension: dead-end or a glimmer at the horizon? [J]. Curr Hypertens Rep, 2015,17(6):557.
32. TREML B, NEU N, KLEINSASSER A, et al. Recombinant angiotensin-converting enzyme 2 improves pulmonary blood flow and oxygenation in lipopolysaccharide-induced lung injury in piglets[J]. Crit Care Med, 2010,38(2):596 – 601.
33. FERREIRA A J, SHENOY V, QI Y, et al. Angiotensin-converting enzyme 2 activation protects against hypertension-induced cardiac fibrosis involving extracellular signal-regulated kinases[J]. Exp Physiol, 2011,96(3):287 – 294.
34. WIEMER G, DOBRUCKI L W, LOUKA F R, et al. AVE 0991, a nonpeptide mimic of the effects of angiotensin-(1 – 7) on the endothelium [J]. Hypertension, 2002,40(6):847 – 852.
35. GROBE J L, DER SARKISSIAN S, STEWAKT J M, et al. ACE2 overexpression inhibits hypoxia-induced collagen production by cardiac fibroblasts[J]. Clin Sci, 2007,113(8):357 – 364.
36. YAMADA K, IYER S N, CHAPPELL M C, et al. Converting enzyme determines plasma clearance of angiotensin-(1 – 7)[J]. Hypertension, 1998,32(3):496 – 502.
37. SINGH Y, SINGH K, SHARMA P L. Effect of combination of renin inhibitor and Mas-receptor agonist in DOCA-salt-induced hypertension in rats[J]. Mol Cell Biochem, 2013,373(1 – 2):189 – 194.
38. SINGH K, SHARMA K, SINGH M, et al. Possible mechanism of the cardio-renal protective effects of AVE – 0991, a non-peptide Mas-receptor agonist, in diabetic rats [J]. J Renin Angiotensin Aldosterone Syst, 2012, 13(3):334 – 340.
39. FERREIRA A J, JACOBY B A, ARAUJO C A, et al. The nonpeptide angiotensin-(1 – 7) receptor Mas agonist AVE – 0991 attenuates heart failure induced by myocardial infarction[J]. Am J Physiol Heart Circ Physiol, 2007,292(2):H1113 – H1119.
40. BARROSO L C, SILVEIRA K D, LIMA C X, et al. Renoprotective effects of AVE0991, a nonpeptide mas receptor agonist, in experimental acute renal injury[J]. Int J Hypertens, 2012,2012:808726.
41. VELEZ J C, JANECH M G, HICKS M P, et al. Lack of renoprotective effect of chronic intravenous angiotensin-(1 – 7) or angiotensin-(2 – 10) in a rat model of focal segmental glomerulosclerosis[J]. PLoS One, 2014, 9(10):e110083.
42. VELEZ JC Q, ARIF E, RODGERS J, et al. Deficiency of the angiotensinase aminopeptidase a increases susceptibility to glomerular injury [J]. J Am Soc Nephrol, 2017,28(7):2119 – 2132.
43. GAO J, MARC Y, ITURRIOZ X, et al. A new strategy for treating hypertension by blocking the activity of the brain renin-angiotensin system with aminopeptidase A inhibitors[J]. Clin Sci, 2014,127(3):135 – 148.
44. BALAVOINE F, AZIZI M, BERGEROT D, et al. Randomised, double-blind, placebo-controlled, dose-escalating phase I study of QGC001, a centrally acting aminopeptidase a inhibitor prodrug [J]. Clin Pharmacokinet, 2014,53(4):385 – 395.
45. HANDA R K, HANDA S E, ELGEMARK M K. Autoradiographic analysis and regulation of angiotensin receptor subtypes AT(4), AT(1), and AT(1 – 7) in the kidney[J]. Am J Physiol Renal Physiol, 2001,281(5): F936 – F947.
46. ALBISTON A L, MORTON C J, NG H L, et al. Identification and characterization of a new cognitive enhancer based on inhibition of insulin-regulated aminopeptidase[J]. FASEB J, 2008, 22(12):4209 –

4217.

47. TAIRA M, TOBA H, MURAKAMI M, et al. Spironolactone exhibits direct renoprotective effects and inhibits renal renin-angiotensin-aldosterone system in diabetic rats[J]. Eur J Pharmacol, 2008, 589(1-3): 264-271.

48. LATTENIST L, LECHNER S M, MESSAOUDI S, et al. Nonsteroidal mineralocorticoid receptor antagonist finerenone protects against acute kidney injury-mediated chronic kidney disease: role of oxidative stress[J]. Hypertension, 2017, 69(5): 870-878.

49. BARRERA-CHIMAL J, ESTRELA G R, LECHNER S M, et al. The myeloid mineralocorticoid receptor controls inflammatory and fibrotic responses after renal injury via macrophage interleukin-4 receptor signaling[J]. Kidney Int, 2018, 93(6): 1344-1355.

50. ARAI K, MORIKAWA Y, UBUKATA N, et al. CS-3150, a novel nonsteroidal mineralocorticoid receptor antagonist, shows preventive and therapeutic effects on renal injury in deoxycorticosterone acetate/salt-induced hypertensive rats[J]. J Pharmacol Exp Ther, 2016, 358(3): 548-557.

51. ARAI K, TSURUOKA H, HOMMA T. CS-3150, a novel non-steroidal mineralocorticoid receptor antagonist, prevents hypertension and cardiorenal injury in Dahl salt-sensitive hypertensive rats[J]. Eur J Pharmacol, 2015, 769: 266-273.

52. AZIZI M, AMAR L, MENARD J, et al. Aldosterone synthase inhibition in humans[J]. Nephrol Dial Transplant, 2013, 28(1): 36-43.

53. TAMARGO J, SOLINI A, RUILOPE L M. Comparison of agents that affect aldosterone action[J]. Semin Nephrol, 2014, 34(3): 285-306.

54. BROWN N J. Contribution of aldosterone to cardiovascular and renal inflammation and fibrosis[J]. Nat Rev Nephrol, 2013, 9(8): 459-469.

55. ANDERSEN K, HARTMAN D, PEPPARD H, et al. The effects of aldosterone synthase inhibition on aldosterone and cortisol in patients with hypertension: a phase Ⅱ, randomized, double-blind, placebo-controlled, multicenter study[J]. J Clin Hypertens, 2012, 14(9): 580-587.

38 环氧化酶-2在肾脏病治疗领域的可能地位

- 38.1 COX-2在肾脏病领域的传统观点
  - 38.1.1 COX-2介导慢性肾脏病的进展
  - 38.1.2 COX-2介导糖尿病肾病的进展
  - 38.1.2 COX-2介导狼疮性肾炎的进展
- 38.2 COX-2/PGE2/EP通路的新认识
- 38.3 COX-2/mPGES-1/PGE2信号通路介导足细胞损伤的分子机制
  - 38.3.1 COX-2/mPGES-1/PGE2的功能调控
  - 38.3.2 COX-2与足细胞损伤
  - 38.3.3 mPGES-1与足细胞损伤
  - 38.3.4 PGE2与足细胞损伤
- 38.4 COX-2/mPGES-1/PGE2信号通路的靶向抑制在临床中的作用

环氧化酶(cyclooxygenase，COX)是前列腺素合成初始步骤的关键限速酶，包括COX-1和COX-2这2种同工酶[1]。COX-1定位于肾小球系膜细胞、肾小动脉内皮细胞、鲍曼囊的壁层上皮细胞和皮髓质的集合管，催化前列腺素合成，介导正常肾脏生理功能，调节血流动力学、肾素释放，以及水和盐平衡，目前公认COX-1起着管家的作用[2]。COX-2作为诱导性环氧化酶，主要表达在肾脏髓质间质细胞和肾皮质髓袢升支粗段及致密斑，生理状态下活性稳定，维持较低的表达量，在应激状态下或某些激素、生长因子刺激后即高度表达，产生大量前列腺素(prostaglandin，PG)，介导炎性反应，发挥刺激细胞生长、血管形成等作用[3]。

38.1 COX-2在肾脏病领域的传统观点

38.1.1 COX-2介导慢性肾脏病的进展

在肾脏病的发病机制中，炎症是明确的致病因素。大量数据表明，肾损伤时COX-2的表达是增加的。有研究[4]发现，5/6肾切除后2周，大鼠肾脏致密斑和皮质升支粗段COX-2表达明显升高，PG合成增多，而COX-1无明显变化。使用COX-2抑制剂SC58236可明显减少PG生成，而COX-1抑制剂则无效。有学者[5]发现，5/6肾切除术后8周和12周观察到肾皮质致密斑COX-2表达明显上调，前列环素(prostaglandin I_2，PGI_2)合成增加，但COX-1仍处于基础水平，可能由于肾血流量减少刺激致密斑COX-2表达增加，从而导致PGI_2合成增加，以保护肾功能不全局部缺血的损伤。在实验模型及人类肾小球的损伤中，COX-2 表达上调。有学者[6]给予肾大部切除大鼠 SC58236 分别在 6 周、10 周观察发现，SC58236 可明显降低肾大部切除大鼠的尿蛋白水平，延缓慢性肾小球硬化的进展。认为 COX-2 抑制剂的肾脏保护作用与阻断血栓素 A2（thromboxane A2，TXA2）的产生有关。

38.1.2 COX-2 介导糖尿病肾病的进展

有学者[7]对链脲佐菌素（STZ）诱发的糖尿病大鼠模型，给以选择性 COX-2 抑制剂 SC58236，使用胰岛素使其血糖控制在 11～16.5 mmol/L（200～300 mg/dL）范围内，6 周后观察糖尿病组大鼠肾皮质 COX-2 表达增加，较正常对照组高 2.5±0.3 倍，COX-2 抑制剂治疗组 COX-2 表达减低。同时还降低了纤溶酶原激活物抑制剂-1（PAI-1）、纤连蛋白（FN）、血管内皮生长因子（VEGF）、转化生长因子-β（TGF-β）的表达且尿蛋白明显降低，系膜硬化指数较糖尿病组明显减低。在实验性糖尿病模型中，阻断 COX-2 表达可减少肾小球及小管间质损伤，降低生化、结构和功能上肾损伤的各种指标。科默斯（Komers）等[8]分别给予 COX-1 抑制剂戊酰基水杨酸（valeryl salicylate，VS）和 COX-2 抑制剂 NS398 对 STZ 诱发的糖尿病大鼠 COX 表达及肾血流动力学改变，结果给予 NS398 对平均动脉压和肾血浆流量没有明显影响，但糖尿病组肾小球滤过率下降。VS 对糖尿病组肾血流动力学没有影响，两者都减少前列腺素 E2（prostaglandin E2，PGE2）在尿中的排泄，但只有 NS398 减少了 TXA2 的排泄。

38.1.2 COX-2 介导狼疮性肾炎的进展

在狼疮性肾炎（LN）患者中 COX-2 介导的 TXA2 增加，阻断 TXA2 活性可改善肾脏功能。佐娅（Zoja）等[9]使用免疫抑制剂霉酚酸酯（MMF）和选择性 COX-2 抑制剂（DUF）联合治疗 LN，发现单独使用 MMF 或 DUF 均在一定程度上延缓了蛋白尿的发生，联合用药的疗效明显高于单独用药，且延长动物存活时间。研究表明，活动性狼疮患者与非活动性狼疮患者及正常人相比，外周血单核细胞中，TXA2 和 COX-2 基因表达是增加的，COX-1 不受影响。COX-2 主要定位于肾小球，少量在肾小管和间质。认为 COX-2 上调是活动性狼疮的一个标志，COX-2 可能成为 LN 治疗的靶目标[10]。

COX-2 介导了慢性肾脏病（CKD）的进展，实验研究也证实特异性 COX-2 抑制剂有延缓肾脏病进展的作用。但应用于临床却遇到了很大的阻碍，主要由于 COX-2 抑制剂的不良反应无法回避。已知长期使用非甾体抗炎药（NSAID）会导致多种不良反应，包括黏膜溃疡、出血、穿孔、梗阻，还可引发肝损伤、心脏毒性，也会造成肾损伤，包括急性肾损伤（AKI）、肾乳头坏死、慢性肾间质性肾炎，对骨髓造血也有抑制作用。特异性 COX-2 抑制剂理论上能避免上述不良反应。美国默克公司研制的特异性 COX-2 抑制剂罗非昔布（rofecoxib）对 COX-2、COX-1 的抑制比为 800∶1，对 COX-1 几乎没有抑制作用，但在临床使用过程中发现有增加心血管栓塞事件发生的风险[11]。

选择性 COX-2 抑制剂心血管不良反应的出现从某种意义上提示我们：体内或许存在着与 COX 系统有关的平衡，这种平衡的破坏，势必影响机体的稳态，从而出现相应的不良反应。

对选择性 COX-2 抑制剂进一步的研究应当涉及以下几个方面：①探索选择性 COX-2 抑制剂引发心血管不良反应的机制；②考察传统 NSAID 是否具有类似的不良反应；③设计科学合理的 NSAID 药效学评价指标；④明确现有 NSAID 的治疗窗。只有尽可能多地完成以上研究，才能扬长避短，在充分发挥特异性 COX-2 抑制剂优势的同时避免其不良反应，达成该类药物的安全合理使用。

38.2 COX-2/PGE2/EP 通路的新认识

前列腺素是二十碳不饱和脂肪酸花生四烯酸经酶促代谢产生的一类脂质介质。花生四烯酸在各种生理和病理刺激下经磷脂酶 A2（phospholipase A2，PLA2）催化经细胞膜膜磷脂释放，在前列腺素 H 合成酶（prostaglandin H synthase，PGHS），又称 COX 的环氧化活性和过氧化活性的作用下，依次转变为前列腺素中间代谢产物 PGG_2 和 PGH2，然后经过下游不同的前列腺素合成酶的作用代谢生成各种有生物活性的前列腺素[12]。

COX 是前列腺素合成过程中的关键酶，有 2 种同工型 COX-1 和 COX-2，以同源二聚体或异源二聚体的形式存在于内质网膜和核膜上。前列腺素合成酶包括 PGI_2 合成酶、PGE2 合成酶、PGF2α 合成酶、PGD2 合成酶、TXA2 合成酶（PGIS、PGES、

PGFS、PGDS、TXS),分别负责合成 PGI_2、PGE2、PGF2α、PGD2、TXA2。前列腺素的半衰期很短,因而前列腺素合成后迅速释放到细胞外,以自分泌或旁分泌的方式与它们产生部位邻近的膜受体结合而发挥作用。每种前列腺素有特定的受体,已经克隆出所有的前列腺素受体,有 EP(包括 4 种亚型 EP1~EP4)、IP、TP、DP 及 FP,它们均属于跨膜 G 蛋白偶联受体家族[13]。

PGE2 被公认为肾内含量最为丰富的一种前列腺素,由 PGE 合成酶产生,由结合到其 G 蛋白偶联受体,即 EP1、EP2、EP3 和 EP4。已在肾内发现 3 种 PGE2 合成酶:微粒体 PGE 合成酶 1(mPGES-1)、微粒体 PGE 合成酶 2(mPGES-2)和胞质 PGE 合成酶(cPGES)[14]。mPGES-1 是最具特征的 PGE 合成酶,多种应急状态可诱导其在肾内表达增加。可以检测到 mPGES-1 表达于致密斑、远曲小管、集合管、肾髓质间质细胞。研究显示,mPGES-1 与 COX-1 和 COX-2 共同表达于肾脏[15]。

因此,要研究 COX-2 对肾脏病理过程的影响,必须研究 COX-2/PGE2/EP 轴参与肾脏病进展的过程。有研究发现在肾脏纤维化过程中可能通过 COX-2/PGE2/EP 轴影响系膜细胞增殖和纤维化指标的表达。有报道在足细胞损伤中也有 COX-2/PGE2/EP2 表达的变化。作为高度分化的终末细胞,足细胞损伤后可触发内皮细胞和系膜细胞损伤,加重肾小球病变,继而出现蛋白尿及肾小球硬化,诱发肾小球疾病,甚至可致肾功能损害,因而足细胞损伤的机制及保护性措施是近年来肾脏病领域研究的热点。

38.3 COX-2/mPGES-1/PGE2 信号通路介导足细胞损伤的分子机制

38.3.1 COX-2/mPGES-1/PGE2 的功能调控

mPGES-1 和 COX-2 均定位于微粒体膜上,功能上偶联,共同在炎症、肿瘤等病理生理过程中发挥作用。mPGES-1 在正常组织中表达很少,但经促炎因子刺激,表达量可显著增加,并伴 COX-2 表达上调,而这两者表达上调的同时伴 PGE2 合成增加,两者表达抑制时,PGE2 合成量则下降。这表明 mPGES-1 和 COX-2 共同介导 PGE2 的产生,控制前两者表达可影响后者生成[16]。COX-2/mPGES-1/PGE2 信号通路在肾损伤过程中发挥重要作用。有研究发现尿酸能激活该信号通路刺激 mPGES-1 表达和 PGE2 生成,促进系膜细胞增殖,以致肾小球肥大及肾小管间质损伤。近来研究也发现 COX-2、mPGES-1 及 PGE2 在足细胞损伤中有表达量的改变[17],故推断 COX-2/mPGES-1/PGE2 信号通路在其中发挥了作用。

38.3.2 COX-2 与足细胞损伤

COX-2 主要在肾脏足细胞、间质细胞及致密斑等处诱导表达,在多种肾损害中均有异常高表达。其抑制剂在 CKD 模型中可显著减少蛋白尿,延缓肾脏损伤,而在足细胞中,COX-2 特异性高表达可介导其损伤,引起肾小球硬化,从而进展成肾功能不全[18]。穆罕默德(Mohamed)等[19]构建 STZ 诱导的糖尿病小鼠模型,发现近端肾小管诱导表达的 COX-2 可导致蛋白尿产生。我国学者[20]研究发现,该模型的足细胞中除 COX-2 表达升高外,促炎因子也显著增加,且伴大量脂质沉积,推测 DN 状态下足细胞内 COX-2 表达增高,引发促炎因子释放,诱导足细胞低密度脂蛋白受体表达上调,导致胆固醇摄入增加,使足细胞结构和功能受损。在嘌呤霉素氨基核苷(PAN)诱导足细胞凋亡的过程中,也发现 COX-2 表达增高;随着 COX-2 基因敲减,足细胞凋亡程度减轻。另一方面,COX-2 的生理性表达也有重要作用,COX-2 基因敲除的小鼠,基础条件下足细胞可因黏附因子表达减少而凋亡增加[21]。

38.3.3 mPGES-1 与足细胞损伤

mPGES-1 是 PGH2 异构化成稳定 PGE2 的关键酶,主要分布在致密斑、远曲小管、集合管和肾髓质细胞等处,参与肾脏水、盐代谢及血压控制等过程,与肾脏病密切相关。在 STZ 诱导的 2 型 DN 模型中,肾小球内 mPGES-1 表达显著增高,而应用过氧化物酶体增殖物激活受体(PPAR)后,mPGES-1 及 EP4 表达显著减少,肾损害有所恢复,推测 PPAR 通过下调 mPGES-1/PGE2/EP4 通路来延缓肾小球损伤[22]。针对 mPGES-1 对肾脏病的影响,有学者构建了 5/6 肾切除大鼠模型,发现 COX-2、PGE2 和 mPGES-1 的表达均显著上调,而敲除 mPGES-1 基因后,大鼠尿蛋白明显减轻,肾功能恢复,这与 COX-2 抑制剂的功能类似[23]。此后进一步研究 mPGES-1 在足细胞损伤中的作用,发现阿霉素诱导的肾损伤模型中,足细胞内 mPGES-1 和 COX-2 表达明显升高,而敲除 mPGES-1 基因后,其 IL-1β 和 TNF-α 等炎性介质表达显著下降,PGE2 表达量减少,足细胞损伤有所减轻,表明 mPGES-1 可通过引发炎性反应介导足细胞损伤。

38.3.4 PGE2 与足细胞损伤

PGE2 参与多种肾脏病的发生、发展,高表达时既可使系膜细胞增殖肥大而导致肾脏纤维化,也能增加肾小球滤过率,促进炎性细胞聚集而加重肾损伤。在慢性肾衰竭、AKI、DN 等肾损害模型中,均发现 PGE2 随 COX-2/mPGES-1 增多而表达上调,且伴足细胞凋亡增加。穆罕默德(Mohamed)等[24]在 5/6 肾切除慢性肾衰竭模型中发现,足细胞中 EP4 过表达加重肾小球损伤和蛋白尿,而选择性抑制 EP4 则能有效阻碍这一现象,认为 EP4 受体激动剂通过增加肾血管灌注压力及反渗透压导致足细胞损伤。也有学者认为 EP4 过表达可通过机械拉伸以及上调 COX-2 的表达来损害足细胞及肾小球滤过屏障。此外,斯利瓦斯塔瓦(Srivastava)等[25]发现流体剪切力的长期作用使流体介质中 PGE2 水平上升,其通过 EP2 调节足细胞血流的流体剪切力,改变肌动蛋白细胞骨架,导致足细胞损伤。故 PGE2 作为 COX-2/mPGES-1/PGE2 信号通路的最终产物,可通过其 4 种受体介导足细胞损伤。

总之,mPGES-1 和 COX-2 可在多种肾脏病变的足细胞中表达上调,PGE2 通过其受体对足细胞产生病理损伤,因此抑制 COX-2/mPGES-1/PGE2 信号通路,有利于减轻足细胞损伤,改善肾小球损害,延缓肾脏病的进展。

38.4 COX-2/mPGES-1/PGE2 信号通路的靶向抑制在临床中的作用

COX-2/mPGES-1/PGF2 信号通路参与足细胞损伤过程,足细胞凋亡率与 COX-2 表达呈正相关,特异性抑制 COX-2 可减轻足细胞凋亡程度,敲除 mPGES-1 基因则能改善足细胞内的炎性反应,减少尿 PGE2 排泄,减轻足细胞损伤。以上提示阻断该通路的任一产物生成均可保护足细胞,故该通路的靶向抑制能够成为治疗足细胞病的新切入点。

因为 COX-2 抑制剂存在不良反应,所以寻找替代品尤为重要。mPGES-1 作为 COX-2/mPGES-1/PGE-2 信号通路的终末关键酶,更具特异性,抑制其表达可专一性抑制 PGE-2 产生,基于此,mPGES-1 抑制剂有望成为新型阻碍足细胞损伤的药物。虽然 mPGES-1 抑制剂有一定的应用前景,但 mPGES-1 减少可能影响机体促红细胞生成素的生成而导致贫血的发生[23],也可出现尿钠排泄减少而引起水、钠潴留的可能[26],因此克服其不良反应是临床推广亟须解决的问题。

(孔维信)

参考文献

1. KÖMHOFF M, GRONE H J, KLEIN T, et al. Localization of cyclooxygenase-1 and -2 in adult and fetal human kidney: implication for renal function[J]. Am J Physiol Renal Physiol, 1997, 272(4 Pt 2): F460-F468.
2. FITZGERALD G A. The choreography of cyclooxygenases in the kidney[J]. J Clin Invest, 2002, 110: 33-34.
3. NATNTEL F, MEADOWS E, DENIS D, et al. Immunolocalization of cyclooxygenase-2 in the macula densa of human elderly[J]. FEBS Lett, 1999, 457(3): 475-477.
4. WANG J L, CHENG H F, ZHANG M Z, et al. Selective increase of cyclooxygenase-2 expression in a model of renal ablation[J]. Am J Physiol, 1998, 275(4): F613-F622.
5. HORIBA N, KUMANO E, WATANABE T, et al. Subtotal nephrectomy stimulates cyclooxygenase-2 expression and prostacyclin synthesis in the rat remnant kidney[J]. Inoue M Nephron, 2002, 91(1): 134-141.
6. WANG J L, CHENG H F, SHAPPELL S, et al. A selective cyclooxygenase-2 inhibitor decreases proteinuria and retards progressive renal injury in rats[J]. Kidney Int, 2000, 57(6): 2334-2342.
7. CHENG H F, WANG C J, MOECKEL G W, et al. Cyclooxygenase-2 inhibitor blocks expression of mediators of renal injury in a model of diabetes and hypertension[J]. Kidney Int, 2002, 62(3): 929-939.
8. KOMERS R, LINDSLEY J N, OYAMA T, et al. Immunohistochemical and functional correlations of renal cyclooxygenase-2 in experimental diabetes[J]. J Clin Invest, 2001, 107(7): 889-898.
9. ZOJA C, BENIGNI A, NORIS M, et al. Mycophenolate

mofetil combined with a cyclooxygenase-2 inhibitor ameliorates murine lupus nephritis[J]. Kidney Int, 2000,60(2):653-663.

10. TOMASONI S, NORIS M, ZAPPELLA S, et al. Upregulation of renal and systemic cyclooxygenase-2 in patients with active lupus nephritis[J]. J Am Soc Nephrol,1998,9(7):1202-1212.

11. 胡曦丹,王卓. 选择性环氧合酶-2(COX-2)非甾体抗炎药的安全性与有效性[J]. 药学服务与研究,2016,16(2):81-85.

12. YUI K, LMATAKA G, NAKANMRA H, et al. Eicosanoids derived from arachidonic acid and their family prostaglandins and cyclooxygenase in psychiatric disorders[J]. Curr Neuropharmac,2015,13(6):776-785.

13. BREYER M D, DAVIS L, JACOBSON H R, et al. Differential localization of prostaglandin E receptor subtypes in human kidney[J]. Am J Physiol,1996,270(5 Pt 2):F912-F918.

14. YU J, GONG W, WU Y, et al. mPGES-1-derived PGE2 contributes to Adriamycin-induced podocyte injury[J]. Am J Physiol Renal Physiol,2016,3l0(6):F492-F498.

15. HAO C M, BREYER M D. Physiological regulation of prostaglandins in the kidney[J]. Annu Rev Physiol,2008,70:357-377.

16. MURAKAMI M, NARABA H, TANIOKA T, et al. Regulation of prostaglandin E2 biosynthesis by inducible membrane-associated prostaglandin E2 synthase that acts in concert with cyclooxygenase-2[J]. J Biol Chem,2000,275(42):32783-32792.

17. OLESCH C, SHA W, ANGIONI C, et al. MPGES-1-derived PGE2 suppresses CD80 expression on tumor-associated phagocytes to inhibit anti-tumor immune responses in breast cancer[J]. Oncotarget,2015,6(12):10284-10296.

18. JIA Z, ZHANG Y, DING G, et al. Role of cox-2/mPGES-1/prostaglandin/E2 cascade in kidney injury[J]. Mediators Innamm,2015,2015:147894.

19. MOHAMED R, JAYAKUMAR C, RANGANATHAN P V, et al. Kidney proximal tubular epithelial-specific over expression of netrin-l suppresses inflammation and albuminuria through suppression of COX-2-mediated PGE2 production in streptozotocin-induced diabetic mice[J]. Am J Pathol,2012,18l(6):1991-2002.

20. 刘亮,马坤岭,张洋,等. 抑制环氧化酶2表达对糖尿病肾病足细胞损伤的影响[J]. 中华肾脏病杂志,2016,32(9):678-684.

21. SLATTERY P, FROLICH S, SCHREIBER Y, et al. COX-2 gene dosage-dependent defects in kidney development[J]. Am J Physiol Renal Physiol,2016,310(10):F1113-F1122.

22. SUN Y, JIA Z, LIU G, et al. PPARγ agonist rosiglitazone suppresses renal mPGES-1/PGE2 pathway in db/db mice[J]. PPAR Res,2013,2013:612971.

23. JIA Z, WANG H, YANG T. Microsomal prostaglandin E synthase 1 deletion retards renal disease progression but exacerbates anemia in mice with renal mass reduction[J]. Hypertension,2012,59(1):122-128.

24. MOHAMED R, JAYAKUMAR C, RAMESH G. Chronic administration of EP4-selective agonist exacerbates albuminuria and fibrosis of the kidney in streptozotocin-induced diabetic mice through IL-6[J]. Lab Invest,2013,93(8):933-945.

25. SRIVASTAVA T, ALON U S, CUDMORE P A, et al. Cyclooxygenase-2, prostaglandin E2, and prostanoid receptor EP2 in fluid flow shear stress-mediated injury in the solitary kidney[J]. Am J Physiol Renal Physiol,2014,307(12):F1323-F1333.

26. JIA Z, LIU G, SUN Y, et al. mPGES-1-derived PGE2 mediates dehydration natriuresis[J]. Am J Physiol Renal Physiol,2013,304(2):F214-F221.

39 间充质干细胞治疗肾脏病研究进展

39.1 间充质干细胞与慢性肾小球肾炎
39.2 间充质干细胞与糖尿病肾病
39.3 间充质干细胞与狼疮性肾炎
39.4 间充质干细胞与慢性马兜铃酸肾病
39.5 间充质干细胞与急性肾衰竭
39.6 间充质干细胞与慢性肾衰竭
39.7 间充质干细胞与肾移植

肾脏是一高度复杂的器官,由超过30种以上不同类型的细胞组成,如肾小管上皮细胞、间质细胞、肾小球细胞和血管细胞等。目前有6.5%~10%的人患有不同程度的肾脏病,许多难治性肾脏病即使积极治疗,最终仍然进入尿毒症阶段。间充质干细胞(MSC)是骨髓中除了造血干细胞(HSC)以外的另一类具有高度自我更新和多向分化潜能的干细胞。在不同的诱导条件下,可分化为多种造血细胞以外的组织细胞,并具有造血支持、免疫调节、组织修复等作用。干细胞治疗是一种很有潜力的治疗手段,发展速度快。随着研究的深入,采用MSC治疗肾脏病取得了很大的进展。

39.1 间充质干细胞与慢性肾小球肾炎

慢性肾炎是常见的肾小球疾病,是国内引起慢性肾衰竭最常见的原因。肾小球主要由大量毛细血管网组成,当受到自身免疫或非免疫因素损伤时,内皮细胞凋亡增加,血管修复减少,导致肾小球损伤而产生临床症状。由于肾小球结构的复杂性,直接作用于肾小球的治疗方法寥寥无几。一些研究表明,在肾小球损伤模型中,MSC并无益处。有学者[1]利用小Alport综合征基因模型,输注提纯的MSC(每周1次,共4周)。结果发现,虽然MSC能减轻间质纤维化,但并不能延缓肾功能损伤的进展。另有研究表明,MSC对肾小球肾炎有一定的帮助。孔特尔(Kunter)等[2]给Thy1大鼠左肾动脉注射荧光标记的MSC(2×10^6,观察10天),于注射后2天即可在20%~50%的肾小球内观察到荧光标记的MSC,并伴随着系膜溶解减少,肾小球内细胞增生,从而促进系膜增生性肾炎的修复。其机制主要与旁分泌有关,而不是由于MSC直接分化为宿主的肾小球细胞。孔特尔(Kunter)等[3]在其后的研究中指出,针对慢性肾小球肾炎模型(抗Thy1.1系膜增生性肾炎)所进行的研究显示,与MSC(2×10^6,观察2个月)注射相关的有益作用可能会被某些不良反应所抵消,如长期肾小球内MSC转分化为脂肪细胞,以及伴随的肾小球硬化。近来利用人脐带MSC对阿霉素肾病大鼠作用的研究中发现:人脐带MSC移植后能改善阿霉素肾病的蛋白尿、低白蛋白血症、高脂血症和肾脏病理,脐带MSC移植可减慢或阻止大鼠局灶性节段性肾小球硬化症(FSGS)的进程,机制可能与调节炎性介质的合成与释放及减少炎性细胞的浸润有关[4,5]。

39.2 间充质干细胞与糖尿病肾病

糖尿病肾病(DN)是临床常见和多发的糖尿病

并发症,是糖尿病最严重的并发症之一。DN 为糖尿病主要的微血管并发症,主要指糖尿病性肾小球硬化症,是一种以血管损害为主的肾小球病变。有实验采用人骨髓 MSC(2×10^6,观察 1 个月)修复糖尿病 NOD/scid 鼠受损的胰岛和肾小球,观察到肾小球系膜宽度及巨噬细胞浸润程度均有减轻,并发现人骨髓 MSC 能够定位于受损小鼠的胰腺和肾脏,改善小鼠胰腺 β 细胞功能,促进胰岛素分泌;在肾脏中部分人骨髓 MSC 可分化为肾小球上皮细胞,修复受损肾脏,改善肾功能[6]。在链佐脲菌素(STZ)所致的 1 型糖尿病鼠中,国外学者证明骨髓 MSC(0.5×10^6,观察 1 周)可有效缓解高血糖,改善 DN[7]。另有研究将人脐血干细胞输注给自发性肥胖性 2 型糖尿病鼠后,模型鼠的血糖及肾小球肥大得到改善,肾小管坏死程度减轻,但作者并未对移植细胞追踪评价[8]。陈香美等观察人类脂肪来源的 MSC 对 DN 足细胞的保护作用,结果发现 MSC 可以减少足细胞的凋亡,并呈剂量依赖性;其机制可能是通过分泌可溶性上皮生长因子所介导[9]。MSC 治疗 DN,其远期疗效需要更进一步的研究。

39.3　间充质干细胞与狼疮性肾炎

系统性红斑狼疮(SLE)为常见的自身免疫性疾病,其病变常常累及肾脏,导致 LN。有学者[10]研究同种异体 MSC 对狼疮鼠 T、B 细胞增殖活化和功能分化的作用,结果发现 MSC 对狼疮鼠 T 细胞活化并无显著的抑制作用,T 细胞表面的 CD25 表达没有明显减少,但 MSC 对 T 细胞增殖有显著的抑制作用,而且发现产生白细胞介素-4(IL-4)的细胞数明显减少,而产生干扰素-γ(IFN-γ)的细胞数明显增加,表明 MSC 可以改变 Th1/Th2 的免疫平衡状态,同时 MSC 对 B 细胞增殖活化和 IgG 分泌有抑制作用。

大量研究表明,MSC 不仅可在体外抑制 T、B 细胞增殖,抑制树突细胞(DC)的发育及成熟,也可在体内发挥免疫抑制作用。巴塞洛缪(Bartholomew)等[11]证实狒狒的 MSC 除在体外能抑制混合淋巴细胞培养中 T 细胞的增殖外,在皮肤移植的同时体内一次性静脉注射供者或第三者的 MSC,可延长移植皮肤的存活时间。我国学者[12]将正常人 MSC 分离、培养后静脉注射至 MRL/lpr 鼠,移植 2 周后发现 MRL/lpr 鼠的抗双链 DNA(ds-DNA)抗体滴度、24 h 尿蛋白定量、CD4$^+$ T 细胞和 Th2 亚群均显著低于对照组。组织病理学显示其能显著改善肾脏病理,免疫组化结果显示 MSC 能降低移植鼠肾脏转化生长因子-β(TGF-β)、纤连蛋白(FN)、血管内皮生长因子(VEGF)的表达及补体 C3 的沉积,表明人 MSC 移植对 MRL/lpr 鼠有治疗作用。另一研究团队[13]从 BALB/c 鼠骨髓中分离出 MSC,体外培养后移植入(1×10^6)MRL/lpr 鼠体内,30 天后 MRL/lpr 鼠尿蛋白水平显著下降,并且肾脏中无明显的血管炎表现,间质中无炎性细胞浸润,系膜细胞无明显增生,免疫荧光呈阴性或弱阳性。以上实验结果表明,人骨髓 MSC 移植治疗 MRL/lpr 鼠有效,并且调节 Th1/Th2 平衡、抑制 B 细胞抗体产生及减少补体在肾小球的沉积可能是 MSC 移植有效治疗 MRL/lpr 鼠的机制。

MSC 移植应用于临床治疗目前报道尚不多。以往国内外 MSC 移植研究主要围绕防治移植物抗宿主病(GVHD)。孙凌云等[14]报道异基因 MSC 移植治疗难治性 SLE 的病例。2 例女性难治性 SLE 患者在行 MSC 移植后,随访 3 个月,其中一患者血清肌酐、尿蛋白和抗核抗体(ANA)滴度下降,血红蛋白、补体和肾小球滤过率上升;另一患者血清白蛋白、补体 C3 上升,尿蛋白下降,高血压得到改善;2 例均无移植相关并发症。随后孙凌云等[15]将异基因 MSC 移植用于治疗 9 例难治性 SLE,患者 SLE 疾病活动指数(SLEDAI)评分降低,短期内能降低 ANA、抗 ds-DNA 滴度和 24 h 尿蛋白定量水平,升高补体 C3,肾功能好转,SLE 病情缓解。表明异基因 MSC 移植治疗难治性 SLE 安全有效,且异基因 MSC 取材方便,扩增迅速,输注安全、经济。在实验中还发现 MSC 移植后 SLE 患者外周血调节性 T 细胞(Treg)百分率较治疗前升高,移植后 6 个月仍升高。表明 MSC 移植能通过上调 Treg 水平,发挥治疗作用,且此作用维持时间较长,证实 MSC 在体内分化为其他细胞时仍保留其免疫调节作用[16]。而后张华勇等[17]总结报道了 11 例异基因 MSC 移植治疗 SLE 的病例,11 例患者 MSC 移植后随访 1～13 个月,所有患者 SLEDAI 评分降低,24 h 尿蛋白定量水平降低,血清补体 C3 升高,ANA 滴度降低,2 例肾功能不全患者血肌酐轻度下降,5 例低蛋白血症患者血清白蛋白上升,所有患者均无移植相关并发症。有研究[18]报道 15 例异基因 MSC 移植治疗 SLE 的病例,指出难治疗性 SLE 给予异基因 MSC 移植,能够改善病情活动、改善血清学标志物水平、稳定肾功能,MSC 移植可能成为难治性 SLE 的有效治疗手段和常规治疗选择。

最近,孙凌云及其团队从事一项新的研究显示,在 2007 年 4 月至 2009 年 7 月收集的 16 例伴有威胁生命的内脏受累的难治性 SLE 患者(年龄在 17～56 岁之间)中,给予 MSC 治疗。所有入选患者均符合美国风湿病学会 SLE 诊断标准 11 条中的至少 4 条[19]。16 例患者均为进展性和活动性病变,SLEDAI 评分>8 分。难治性 LN 被定义为符合 WHO 的 Ⅳ/Ⅴ型 LN,给予环磷酰胺治疗 6 个月或吗替麦考酚酯治疗 3 个月后蛋白尿仍>1 000 mg/24 h,或血清肌酐 132.6 μmol/L(1.5 mg/dL),或肌酐清除率下降,进入终末期肾病(ESRD)。另外,部分难治性免疫介导的血小板减少症患者也包括在内。在脐带 MSC 移植前,对 11 例患者每人给予总量为 0.8～1.8 g 环磷酰胺静脉注射 2～4 天。另 5 例患者由于基础条件较差或存在骨髓抑制,直接接受了 MSC 移植。静脉输注 MSC(1×10^6/kg),输入前未使用类固醇激素或抗组胺剂。所有患者均给予泼尼松 5～10 mg/d,有 13 例患者使用环磷酰胺作为维持治疗。除非病情复发,否则不使用其他免疫抑制剂。如果患者的病情继续好转,逐渐减少泼尼松和延长环磷酰胺使用间隔。16 例患者均完成了此项研究。所有患者完成了 1 个月和 3 个月的随访,10 例患者随访 6 个月,2 例患者随访 1 年。在这些时间点对患者进行体格检查、SLEDAI 评分、血清学研究以及器官功能评估。如果患者不能返院随访,则由当地医生或医疗机构收集病历记录,进行检查。在整个研究中对不良事件及严重程度也同时进行了评估。研究中所有脐带 MSC 均为 2～5 代,以严格纯化和质量控制,MSC 存活率>92%。研究结果显示:MSC 移植显著改善 SLEDAI 评分,降低血清 ANA 的水平及抗 dsDNA 抗体水平,升高血清白蛋白及补体 C3,改善肾功能。临床缓解过程中伴随着外周 Treg 的增加,Th1 细胞和 Th2 细胞相关的细胞因子之间的平衡获得了重建。MSC 移植显著减少了所有患者疾病的活动性,到文章发表未有复发病例,且没有治疗相关性死亡病例的报道。该研究结果表明,MSC 移植降低难治性 LN 的疾病活动性,改善血清学指标,稳定促炎细胞因子。这些数据为难治性 SLE 的治疗提供了随机对照研究的基础[20]。这项研究首次揭示同种异体的 MSC 移植对治疗严重 SLE 至少在短期内是安全和有效的。未来,还需要更多的临床试验以进一步明确这种治疗的安全性和有效性。

另外,杨华强等采用脐带 MSC 移植治疗难治性 SLE 患者均亦取得较好效果:脐带 MSC 移植后 SLE 患者临床症状均明显好转,移植后免疫学指标显示血清 ANA 和抗 ds-DNA 滴度较移植前有明显降低;SLE 合并蛋白尿者在脐带 MSC 移植后 1 个月 24 h 尿蛋白定量明显减低,移植后 6 个月尿蛋白持续下降,肾功能不全者血清肌酐均有下降。所有患者均无移植相关并发症。随访 6 月余患者的症状持续缓解无复发[21,22]。到目前为止,有 5 项 Ⅰ～Ⅱ期临床试验可以在 https://clinicaltrials.gov/查到,这些研究主要观察在难治性 SLE 患者中 MSC 治疗的安全性和治疗效果。一项前瞻性、多中心、双盲、对照临床试验(NCT02633163)于 2015 年 12 月上传,该研究包括注射低剂量、高剂量的 MSC 或安慰剂,观察 1 年后的疾病转归情况,结果有待公布。

39.4 间充质干细胞与慢性马兜铃酸肾病

慢性马兜铃酸肾病(chronic aristolochic acid nephropathy,CAAN)是一种中草药性肾病,其发病机制尚处于研究中,亦无特别有效治疗方法。李维等[23]建立 CAAN 模型,并移植骨髓干细胞(1×10^8,观察 2 个月),观察干细胞向肾脏细胞分化的潜能。研究发现干细胞在肾脏损伤修复过程中可以明显降低尿素氮、减轻尿蛋白,起到一定的功能性修复作用。说明干细胞治疗可以改善 CAAN 大鼠的肾功能,减少 CAAN 大鼠的尿蛋白丢失。这些结果有力地证明了骨髓干细胞移植可以对 CAAN 引起的肾损伤进行修复,明显改善肾功能等生化指标。研究还发现干细胞能向 CAAN 大鼠肾脏的肾小球及间质细胞转化,但是转化细胞的来源并不清楚。邹杰等[24]采用骨髓 MSC(2×10^7,观察 2 个月)经尾静脉移植到 CAAN 的雌性大鼠体内,证实雄性大鼠 MSC 沿毛细血管、肾间质、肾小管这一路线向 CAAN 雌性大鼠肾脏迁徙分布。MSC 可在 CAAN 肾脏长期定居、增殖。同时提示 MSC 移植到 CAAN 大鼠肾脏后可能存在细胞移植应激反应,所以细胞增殖周期有所延长。MSC 在 CAAN 大鼠肾脏的自我更新受肾脏局部微环境和自身调节机制的影响而出现相对平台期。当然也不排除同种异体 MSC 在 CAAN 大鼠体内被缓慢清除及 CAAN 大鼠肾脏肾间质缺血、缺氧抑制了 MSC 分裂、增殖的可能。

39.5　间充质干细胞与急性肾衰竭

急性肾衰竭主要是缺血和毒素引起的肾小管坏死,其最主要的病理表现是急性肾小管坏死,尽快提供新生的肾小管上皮细胞是治疗的关键。由于肾小管具有强大的再生能力,肾衰竭后大量坏死的肾小管上皮细胞能够很快被补充。凯尔(Kale)等[25]选用 $Lin^-Sca-1^+-kit^+$ 表面标记的小鼠 MSC,再以该 MSC 移植(1×10^6)到经过亚致死剂量放射线照射小鼠体内进行骨髓重建,发现该标记的 MSC 可以分化为成熟的肾小管细胞,并参与缺血性小管细胞的修复,移植后 1 周血尿素氮水平正常。埃雷拉(Herrera)等[26]给 C57/BL6 小鼠肌内注射丙三醇诱导急性肾衰竭后输注绿色荧光蛋白(+)- MSC,可见绿色荧光蛋白(+)- MSC 集中分布于肾小管上皮并表达细胞角蛋白。有研究[27]表明骨髓 MSC 可以改善肾功能,在一定条件下分化为肾小球系膜细胞和肾小管上皮细胞等肾脏实质细胞,并发现骨髓 MSC 可以选择性地修复外髓部分的肾小管坏死,恢复肾小管结构及功能,说明骨髓 MSC 具有向肾组织分化的特性。在国内,王共先等[28]采用能与细胞 DNA 特异结合的 DAPI(4′,6-二脒基-2-苯基吲哚)对移植的骨髓 MSC 进行标记,结果证实移植的骨髓 MSC 能够定居于肾组织中,且能与罗丹明标记的蓖麻血凝素结合,提示移植的骨髓 MSC 已向肾小管上皮细胞分化。以往观点认为一些因素刺激(如缺血或肾毒性药物)造成肾小管上皮细胞损伤后,周围存活的肾小管上皮细胞在原位表型转化,细胞增殖、分化是小管上皮唯一的再生机制。现在看来,通过 MSC 治疗肾脏病的机制可能有所不同。最近的研究显示,MSC 是通过提供旁分泌和/或内分泌机制来发挥对肾损伤的修复作用。托格尔(Togel)等[29]在应用缺血再灌注模型进行实验发现,经颈内动脉给急性肾衰竭小鼠骨髓 MSC(1×10^6,观察 24 h)后可明显改善肾脏功能,出现细胞大量增生和细胞坏死明显改善的现象。而对照组应用成纤维细胞却不能起到这样的保护作用。他们还发现在 24 h 内,致炎(炎症前)细胞因子 IL-1β、肿瘤坏死因子-α(TNF-α)、IFN-γ 和诱生型一氧化氮合酶明显减少,而抗感染的 IL-10 和碱性成纤维细胞生长因子(bFGF)却高增量表达。因此,认为 MSC 主要是通过复杂的旁分泌作用发挥效应,而不是分化为靶细胞起作用的。托格尔(Togel)等[30]同样在急性肾缺血再灌注损伤模型中发现 MSC[(1.5~2)$\times10^6$]可以通过旁分泌方式对局部缺血再灌注造成的肾损伤进行保护,还能明显减少邻近细胞的坏死。鲁福斯(Roufosse)等[31]认为骨髓 MSC 主要是通过旁分泌机制促进局部损伤肾脏结构及功能恢复。有学者[32]应用顺铂诱导的肾损伤模型为旁分泌和内分泌作用提供了研究证据,研究结果显示腹腔内注射 MSC 即可获得明显的修复作用,说明 MSC 产生的体液因子是肾修复所必需的,而不仅仅是 MSC 本身。另一研究团队[33]认为这种体液因子是胰岛素样生长因子 1(IGF1),而非肝细胞生长因子(HGF)、IGF1 和表皮生长因子(EGF)的作用。托格尔(Togel)等[30]最近报道 MSC 所提供的肾保护作用中最关键的因子是 VEGF。在国内,郭琦等[34]用肾脏缺血再灌注损伤组织匀浆的上清液(含有肾毒性物质,如氧化应激产物等)培养骨髓 MSC,发现骨髓 MSC 在肾损伤的微环境中能够上调保护性细胞因子,为骨髓 MSC 分化为肾小管上皮细胞及促进上皮细胞的修复创造了一个有利微环境"壁龛"。许多临床前的研究指出,体外 MSC 能改善肾损伤,促进肾脏修复。这些结果在急性缺血再灌注、急性小管上皮损伤等模型中得到证实[35,36]。MSC 能定植于损伤部位,从而调整修复进程,它们能促进肾小管上皮细胞再生和肾小管结构及功能的改善。莫里吉(Morigi)[36]等指出,应用骨髓 MSC 能预防顺铂引起的急性肾损伤(AKI),并延长免疫缺陷小鼠的生存期。结果显示,人类骨髓 MSC 的注入能减少模型小鼠近曲小管上皮细胞的损伤和改善肾功能,从而降低受者小鼠的死亡率。这些发现揭示人类骨髓 MSC 具有延长 AKI 患者生存期的作用,可以考虑开展临床试验。

最近人脐带 MSC 治疗急性肾衰竭的报道[37]显示,经左颈动脉移植人脐带 MSC(1×10^6)给急性肾衰竭小鼠,小鼠血肌酐和尿素氮比对照组下降。而且,移植的人脐带 MSC 能定植于损伤部位,从而使缺血和炎症得到缓解,但未发现人脐带 MSC 能转分化为肾脏细胞。这种结果提示需要进一步研究人脐带 MSC 在人类疾病的潜在作用。对于 AKI,最近的研究显示人脐带 MSC 具有治疗急性肾损伤的潜力。在免疫缺陷小鼠通过顺铂诱导 AKI，人脐带 MSC 具有改善肾功能和减轻小管上皮细胞损伤的双重作用。人脐带 MSC 移植能降低上皮细胞的凋亡，并促进细胞增生，这一作用是通过干细胞产生的生长因子来实现的。埃利奥普洛斯（Eliopoulos）等[38]在大鼠急性肾损伤模型中，通过腹腔注射人骨髓 MSC，明显改善肾功能，降低炎症因子的表达；肾脏免疫组化结果显示细胞凋亡明显减少，细胞增殖增加，说明 MSC 可以通过调控炎症、抑制凋亡并促进肾小管功能恢复等机制保护急性肾损伤的肾脏。

MSC 应用于急性肾损伤的 I 期临床试验已经完成[39]。该研究的对象为存在急性肾损伤高危因素（如原先存在的肾脏病、糖尿病、年龄＞60 岁）的心脏手术患者。结果发现，MSC 通过复杂的旁分泌和内分泌作用使急性损伤的肾脏通过抗感染和营养作用而得以修复。令人惊喜的是，无论是 AKI 动物模型或 I 期临床试验的患者，应用 MSC 后均未发展为慢性肾脏病[40,41]。而且，在研究的剂量范围，干细胞是安全的，且对 AKI 早期及后期的肾功能都能提供保护作用，减少了住院时间和再住院率。当然这些早期的研究结果需要随机、双盲、对照 II 期临床试验得以确认。

目前，除了已经完成的 I 期临床试验，正在进行的临床试验有 MSC 用于肿瘤患者顺铂导致的 AKI 的研究（NCT01275612），其他暂无相关的研究报道[42]。

39.6　间充质干细胞与慢性肾衰竭

ESRD 是各种肾脏病变的最终结局，除了稳定病情，暂无有效的治疗手段。慢性肾衰竭模型的组织学证据显示，骨髓 MSC 治疗有助于逆转肾小球硬化，改善肾功能，减轻肾脏损伤。托格尔（Togel）等[41]认为，自体和异基因 MSC 治疗 AKI 是安全有效的，能减轻后期肾脏纤维化，防止肾功能丧失，在此过程中，VEGF 起了关键性作用。弗兰克萨（Franquesa）等[43]发现骨髓 MSC 可以有效阻止肾脏纤维化的发生和肾小管的萎缩。塞梅多（Semedo）等[44]指出，在 5/6 肾脏切除动物模型中，给予干细胞移植（2×10^5，观察 8 周）后发现，MSC 治疗能改善肾功能，降低间质纤维化，逆转肾小球硬化，其机制可能涉及调节促炎因子/抗炎因子、促纤维化/抗纤维化的平衡，表现为 IL-4 和 IL-10 上调，IL-6 和 TNF-α 明显下调；还能通过降低波形蛋白、I 型胶原、TGF-β、成纤维细胞特异性蛋白-1（FSP-1）等的表达来降低纤维化。浅沼（Asanuma）等[45]在应用单侧输尿管梗阻（UUO）模型时发现，应用 MSC 4 周后在肾间质中能找到荧光标记的 MSC，慢性肾脏纤维化改善，其机制未完全明确，可能与使用 MSC 后降低 TNF-α 水平有关。还有研究[46]指出，MSC 在各种慢性肾衰竭模型中能改善肾脏病理和肾功能，其机制是旁分泌效应起作用，与转分化无关，而且能重调慢性肾衰竭宿主肾脏细胞的分化。

39.7　间充质干细胞与肾移植

肾移植作为尿毒症患者替代治疗的另一选择，同种异体肾移植技术的开展满足了部分 ESRD 患者的期望，但排斥反应产生的 GVHD 及长期应用抗排异药物为患者增加了新的负担与痛苦。而 MSC 移植却可以防治 GVHD。有学者[47]报道了 1 例 20 岁高危急性髓性白血病女性患者，接受来自父亲的人类白细胞抗原（HLA）半相合的外周血 CD34$^+$ HSC 和骨髓来源的 MSC，未发生急性和慢性 GVHD，移植后 31 个月仍持续缓解。鉴于 MSC 对 GVHD 的明确作用，推测给同种异体肾移植的患者同时移植供者来源的 MSC，可以防治 GVHD 的发生、发展，为肾移植发展提供更广阔的空间。勒布朗（Le Blanc）等[48]以异体 MSC 移植成功治疗 1 例骨髓移植后各种治疗无效的 IV 期急性 GVHD 患者，1 年后无 GVHD 和微小残留白血病证据，提示 MSC 对重症难治性急性 GVHD 具有显著疗效。在自体和异体 HSC 移植中，给予 MSC 共移植能促进受者造血功能恢复和重建，加速 HSC 植入。拉撒路（Lazarus）等[49]选取 HLA 配型相合的同胞供者骨髓或外周血干细胞，与体外培养的 MSC[$(1\sim5)\times10^6$] 共同移植给恶性血液病患者，结果显示患者耐受性良好，无明显不良反应；中性粒细胞和血小板恢复快，急性和慢性 GVHD 的总发生率较低，而未输注 MSC 的 HSC 移植时，骨髓移植或外周 HSC 移植患者的中性粒细胞和血小板恢复时间较长，急性和慢性 GVHD 的发生率较高。

MSC 可在体外抑制免疫反应，提示一种新的基于细胞方面的移植[50]。要将这个概念应用于临床的实体器官移植尚需要严格评估。佩里科（Perico）等[51]首先报道了 MSC 在实体器官移植中的临床应用。自体 MSC 输注安全性和临床可行性研究（NCT00752479）正在进行。报道称 2 例接受肾移植的患者在移植后第 7 日输入自体来源的 MSC，与不输注 MSC 的移植受者相比，MSC 降低记忆性或效应 $CD8^+T$ 细胞的同时增加了 $CD4^+Treg$ 的数量，降低供者特异性 $CD8^+T$ 淋巴细胞毒性[50]。然而，接受 MSC 治疗的患者数日后均发生急性肾功能不全，经移植物浸润细胞的组织学和免疫组织化学分析，排除了急性细胞或体液排斥反应，但观察到移植物中有中性粒细胞和 MSC 的聚集，以及补体 C3 沉积[50]。推测可能是移植后移植物的亚临床炎症环境有利于 MSC 的聚集和激活，形成促炎环境，最终导致急性肾功能不全[52]。MSC 在移植前输注可预防移植后肾功能急性恶化，同时保持 MSC 的免疫调节作用，这一假说已在小鼠肾移植模型中得到证实[53]。

在荷兰进行的一项临床研究中，自体骨髓 MSC 常规应用在移植后 6 个月发生亚临床排斥反应的患者。患者接受 2 次 $(1\sim2)\times10^6$/kg 体重的 MSC。这项Ⅰ~Ⅱ期临床试验的结果将很快公布。初步数据表明，MSC 输注具有可行性和安全性，证据显示 MSC 具有免疫抑制作用[54]。目前，肾移植领域共有 9 项 MSC 治疗的临床试验已经注册。尽管数量有限，但是将 MSC 用于肾移植中是很有希望的。赖因德斯（Reinders）等[55] 已经证明联合应用自体骨髓 MSC 以及维持性免疫抑制剂治疗，可以减轻急性排斥反应和输注 24 周后的慢性间质性纤维化或小管萎缩。其他研究也显示自体 MSC 注射联合维持性免疫抑制剂治疗可使肾移植 1 年后保持更稳定的移植肾功能。有研究[56]认为同种异体 MSC 应用后可显著减少他克莫司剂量且伴有较稳定的肾功能。特里维迪（Trivedi）和另一团队[57,58] 的研究表明，脂肪来源 MSC 联合 HSC 移植，可减少肾移植患者免疫抑制剂的用量。我国学者[59] 证实 MSC 移植可显著降低急性排斥和机会性感染的发生率，同时更好地稳定肾功能。据报道，供体 MSC 注入肾移植患者的髂骨是安全的[60]。大样本荟萃分析也证实了 MSC 治疗的临床安全性[61]。

在我国，谭建明课题组通过前瞻性、随机、对照研究，比较自体骨髓来源 MSC 输注（肾灌注 2 周后）与抗 IL-2 受体抗体巴利昔单抗预防肾移植后急性排斥反应的效果[59]。结果提示，MSC 治疗组在移植后 6 个月急性排斥反应的发生率较低，机会性感染率低且肾功能良好，提示 MSC 有可能取代巴利昔单抗成为新的诱导耐受的方法。项鹏研究团队关于 MSC 联合低剂量免疫抑制剂预防肾移植排斥的临床研究也取得了较好的结果，研究者通过 MSC 输注减少肾移植患者 1/2 的传统钙调磷酸酶抑制剂（CNI）用量，结果患者的生命和移植物功能均不受影响，提示 MSC 输注可以在保证患者安全的情况下减少传统免疫抑制剂的用量、不良反应，以及药物性肾损伤[62]。

随着研究的深入，MSC 对肾脏病的应用研究越来越多。迄今为止，全球已经批准了 30 项关于 MSC 治疗肾脏病的临床试验，其中有 9 项始于 2015 年，涵盖了各种肾脏病变，包括 AKI（3 项）、慢性肾损伤（4 项）、局灶性节段性肾小球硬化症（1 项）、DN（1 项）、自身免疫性疾病（5 项）和肾脏移植（16 项）[63]。

（张欣洲）

参考文献

1. NINICHUK V, GROSS O, SEGERER S, et al. Multipotent mesenchymal stem cells reduce interstitial fibrosis but do not delay progression of chronic kidney disease in collagen4A3-deficient mice[J]. Kidney Int, 2006,70(1):121-129.
2. KUNTER U, RONG S, DJURIC Z, et al. Transplanted mesenchymal stem cells accelerate glomerular healing in experimental glomerulonephritis[J]. J Am Soc Nephrol, 2006,17(8):2202-2212.
3. KUNTER U, RONG S, BOOR P, et al. Mesenchymal stem cells prevent progressive experimental renal failure but maldifferentiate into glomerular adipocytes[J]. J Am Soc Nephrol, 2007,18(6):1754-1764.
4. MA H, WU Y, ZHANG W, et al. The effect of mesenchymal stromal cells on doxorubicin-induced nephropathy in rats[J]. Cytotherapy, 2013,15(6):703-711.
5. MA H, WU Y, XU Y, et al. Human umbilical mesenchymal stem cells attenuate the progression of focal segmental glomerulosclerosis[J]. Am J Med Sci, 2013, 346(6):486-493.
6. LEE R H, SEO M J, REGER R L, et al. Multipotent stromal cells from human marrow home to and promote

repair of pancreatic islets and renal glomeruli in diabetic NOD/scid mice[J]. Proc Natl Acad Sci USA, 2006, 103(46):17438-17443.

7. EZQUER F E, EZQUER M E, PARRAU D B, et al. Systemic administration of multipotent mesenchymal stromal cells reverts hyperglycemia and prevents nephropathy in type 1 diabetic mice[J]. Biol Blood Marrow Transplant, 2008, 14(6):631-640.

8. ENDE N, CHEN R, REDDI A S. Transplantation of human umbilical cord blood cells improves glycemia and glomerular hypertrophy in type 2 diabetic mice[J]. Biochem Biophys Res Commun, 2004, 321(1):168-171.

9. LI D, WANG N, ZHANG L, et al. Mesenchymal stem cells protect podocytes from apoptosis induced by high glucose via secretion of epithelial growth factor[J]. Stem Cell Res Ther, 2013, 4(5):103.

10. DENG W, HAN Q, LIAO L, et al. Effects of allogeneic bone marrow-derived mesenchymal stem cells on T and B lymphocytes from BXSB mice[J]. DNA Cell Biol, 2005, 24(7):458-463.

11. BARTHOLOMEW A, STURGEON C, SIATSKAS M, et al. Mesenchymal stem cells suppress lymphocyte proliferation in vitro and prolong skin graft survival in vivo[J]. Exp Hematol, 2002, 30(1):42-48.

12. ZHOU K, ZHANG H, JIN O, et al. Transplantation of human bone marrow mesenchymal stem cell ameliorates the autoimmune pathogenesis in MRL/lpr mice[J]. Cell Mol Immunol, 2008, 5(6):417-424.

13. ZHANG G F, ZHANG X, DONG G F. Combined mesenchymal stem cells and allogenic bone marrow transplantation in treatment of MRL/lpr mice[J]. Zhonghua Nei Ke Za Zhi, 2008, 47(9):754-757.

14. 孙凌云,张华勇,冯学兵. 异基因骨髓间质干细胞移植治疗难治性红斑狼疮[J]. 实用临床医药杂志, 2007, 11(4):2-9.

15. 孙凌云. 间质干细胞治疗系统性红斑狼疮的机制和应用[J]. 内科理论与实践, 2008, 3(3):158-161.

16. LE BLANC K, TAMMIK C, ROSENDAHL K, et al. HLA expression and immunologic properties of differentiated and undifferentiated mesenchymal stem cells[J]. Exp Hematol, 2003, 31(10):890-896.

17. 张华勇,冯学兵,马晓蕾. 异基因骨髓间充质干细胞移植治疗系统性红斑狼疮11例临床分析[J]. 中华风湿病学杂志, 2009, 13(2):89-92.

18. LIANG J, ZHANG H, HUA B, et al. Allogenic mesenchymal stem cells transplantation in refractory systemic lupus erythematosus: a pilot clinical study[J]. Ann Rheum Dis, 2010, 69(8):1423-1429.

19. SMITH E L, SHMERLING R H. The American college of rheumatology criteria for the classification of systemic lupus erythematosus: strengths, weaknesses, and opportunities for improvement[J]. Lupus, 1999, 8(8):586-595.

20. SUN L, LIU Y, LIANG J, et al. Umbilical cord mesenchymal stem cell transplantation in severe and refractory systemic lupus erythematosus[J]. Arthritis Rheum, 2010, 62(8):2467-2475.

21. 杨华强,李红,胡明均. 脐带间充质干细胞移植治疗系统性红斑狼疮五例并文献复习[J]. 中华临床医师杂志(电子版), 2013, (14):6735-6737.

22. PEIRED A J, SISTI A, ROMAGNANI P. Mesenchymal stem cell-based therapy for kidney disease: a review of clinical evidence[J]. Stem Cells Int, 2016, 2016:4798639.

23. 李维,冯江敏,邹杰. 骨髓干细胞移植治疗慢性马兜铃酸肾病大鼠的实验研究[J]. 中国医科大学学报, 2007, 36(3):300-303.

24. 邹杰,徐立然,王学超. 骨髓间充质干细胞在慢性马兜铃酸肾病肾组织动态分布的实验研究[J]. 中国中西医结合杂志, 2009, 29(7):636-638.

25. KALE S, KARIHALLO A, CLARK P R, et al. Bone marrow stem cells contribute to repair of the ischemically injured renal tubule[J]. J Clin Invest, 2003, 112(1):42-49.

26. HERRERA M B, BUSSOLATI B, BRUNO S, et al. Mesenchymal stem cells contribute to the renal repair of acute tubular epithelial injury[J]. Int J Mol Med, 2004, 14(6):1035-1041.

27. MORIGI M, IMBERTI B, ZOJA C, et al. Mesenchymal stem cells are renotropic, helping to repair the kidney and improve function in acute renal failure[J]. J Am Soc Nephrol, 2004, 15(7):1794-1804.

28. 王共先,汪泱,张中华. 骨髓间充质干细胞移植对缺血再灌注肾损伤的保护作用[J]. 中华泌尿外科杂志, 2005, 26(8):535-538.

29. TOGEL F, HU Z, WEISS K, et al. Administered mesenchymal stem cells protect against ischemic acute renal failure through differentiation-independent mechanisms[J]. Am J Physiol Renal Physiol, 2005, 289(1):F31-F42.

30. TÖGEL F, WEISS K, YANG Y, et al. Vasculotropic, paracrine actions of infused mesenchymal stem cells are important to the recovery from acute kidney injury[J]. Am J Physiol Renal Physiol, 2007, 292:F1626-F1635.

31. ROUFOSSE C, COOK H T. Stem cells and renal regeneration[J]. Nephron Exp Nephrol, 2008, 109(2): E39 - E45.
32. BI B, SCHMITT R, ISRAILOVA M, et al. Stromal cells protect against acute tubular injury via an endocrine effect[J]. J Am Soc Nephrol, 2007, 18(9): 2486 - 2496.
33. IMBERTI B, MORIGI M, TOMASONI S, et al. Insulin-like growth factor-1 sustains stem cell mediated renal repair[J]. J Am Soc Nephrol, 2007, 18(11): 2921 - 2928.
34. 郭琦, 万建新, 梁萌, 等. 急性肾损伤微环境上调骨髓间充质干细胞分泌肾脏保护性生长因子[J]. 中国中西医结合肾病杂志, 2009, (6): 494 - 497.
35. QIAN H, YANG H, XU W, et al. Bone marrow mesenchymal stem cells ameliorate rat acute renal failure by differentiation into renal tubular epithelial-like cells [J]. Int J Mol Med, 2008, 22(3): 325 - 332.
36. MORIGI M, INTRONA M, IMBERTI B, et al. Human bone marrow mesenchymal stem cells accelerate recovery of acute renal injury and prolong survival in mice[J]. Stem Cells, 2008, 26(8): 2075 - 2082.
37. CAO H, QIAN H, XU W, et al. Mesenchymal stem cells derived from human umbilical cord ameliorate ischemia/reperfusion-induced acute renal failure in rats [J]. Biotechnol Lett, 2010, 32(5): 725 - 732.
38. ELIOPOULOS N, ZHAO J, BOUCHENTOUF M, et al. Human marrow-derived mesenchymal stromal cells decrease cisplatin renotoxicity in vitro and in vivo and enhance survival of mice post-intraperitoneal injection[J]. Am J Physiol Renal Physiol, 2010, 299(6): F1288 - F1298.
39. REINDERS M E, FIBBE W E, RABELINK T J. Multipotent mesenchymal stromal cell therapy in renal disease and kidney transplantation[J]. Nephrol Dial Transplant, 2010, 25(1): 17 - 24.
40. TOGEL F E, WESTENFELDER C. Mesenchymal stem cells: a new therapeutic tool for AKI[J]. Nat Rev Nephrol, 2010, 6(3): 179 - 183.
41. TOGEL F E, COHEN A, ZHANG P, et al. Autologous and allogeneic marrow stromal cells are safe and effective for the treatment of acute kidney injury[J]. Stem Cells Dev, 2009, 18(3): 475 - 485.
42. TÖGEL F E, WESTENFELDER C. Kidney protection and regeneration following acute injury: progress through stem cell therapy[J]. Am J Kidney Dis, 2012, 60(6): 1012 - 1022.
43. FRANQUESA M, HERRERO E, TORRAS J, et al. Mesenchymal stem cell therapy prevents interstitial fibrosis and tubular atrophy in a rat kidney allograft model[J]. Stem Cells Dev, 2012, 21(17): 3125 - 3135.
44. SEMEDO P, CORREA - COSTA M, CENEDEZE M A, et al. Mesenchymal stem cells attenuate renal fibrosis through immune modulation and remodeling properties in a rat remnant kidney model[J]. Stem Cells, 2009, 27(12): 3063 - 3073.
45. ASANUMA H, VANDERBRINK B A, CAMPBELL M T, et al. Arterially delivered mesenchymal stem cells prevent obstruction-induced renal fibrosis[J]. J Surg Res, 2011, 168(1): E51 - E59.
46. CHOI S J, KIM J K, HWANG S D. Mesenchymal stem cell therapy for chronic renal failure[J]. Expert Opin Biol Ther, 2010, 10(8): 1217 - 1226.
47. LEE S T, JANG J H, CHEONG J-W, et al. Treatment of high-risk acute myelogenous leukaemia by myeloablative chemoradiotherapy followed by co-infusion of T cell-depleted haematopoietic stem cells and culture-expanded marrow mesenchymal stem cells from a related donor with one fully mismatched human leucocyte antigen haplotype[J]. Br J Haematol, 2002, 118(4): 1128 - 1131.
48. LE BLANC K, RASMUSSON I, SUNDBERG B, et al. Treatment of severe acute graft-versus-host disease with third party haploidentical mesenchymal stem cells[J]. Lancet, 2004, 363(9419): 1439 - 1441.
49. LAZARUS H M, KOC O N, DEVINE S M, et al. Cotransplantation of HLA-identical sibling culture-expanded mesenchymal stem cells and hematopoietic stem cells in hematologic malignancy patients[J]. Biol Blood Marrow Transplant, 2005, 11(5): 389 - 398.
50. PERICO N, CASIRAGHI F, INTRONA M, et al. Autologous mesenchymal stromal cells and kidney transplantation: a pilot study of safety and clinical feasibility[J]. Clin J Am Soc Nephrol, 2011, 6(2): 412 - 422.
51. PERICO N, CASIRAGHI F, GOTTI E, et al. Mesenchymal stromal cells and kidney transplantation: pretransplant infusion protects from graft dysfunction while fostering immunoregulation[J]. Transpl Int, 2013, 26(9): 867 - 878.
52. FARRIS A B, TAHERI D, KAWAI T, et al. Acute renal endothelial injury during marrow recovery in a cohort of combined kidney and bone marrow allografts [J]. Am J Transplant, 2011, 11(7): 1464 - 1477.
53. CASIRAGHI F, AZZOLLINI N, TODESCHINI M, et

al. Localization of mesenchymal stromal cells dictates their immune or proinflammatory effects in kidney transplantation[J]. Am J Transplant, 2012, 12(9): 2373 - 2383.

54. ROEMELING-VAN R, WEIMAR W, HOOGDUIJIN M J. Mesenchymal stem cells: application for solid-organ transplantation[J]. Curr Opin Organ Transplant, 2012, 17(1): 55 - 62.

55. REINDERS M E J, DE FIJTER J W, ROELOFS H, et al. Autologous bone marrow-derived mesenchymal stromal cells for the treatment of allograft rejection after renal transplantation: results of a phase I study[J]. Stem Cells Transl Med, 2013, 2(2): 107 - 111.

56. PENG Y, KE M, XU L, et al. Donor-derived mesenchymal stem cells combined with low-dose tacrolimus prevent acute rejection after renal transplantation: a clinical pilot study[J]. Transplantation, 2013, 95(1): 161 - 168.

57. TRIVEDI H L, VANIKAR A V, KUTE V B, et al. The effect of stem cell transplantation on immunosuppression in living donor renal transplantation: a clinical trial[J]. Int J Organ Transplant Med, 2013, 4(4): 155 - 162.

58. VANIKAR A V, TRIVEDI H L, KUMAR A, et al. Co-infusion of donor adipose tissue-derived mesenchymal and hematopoietic stem cells helps safe minimization of immunosuppression in renal transplantation-single center experience[J]. Ren Fail, 2014, 36(9): 1376 - 1384.

59. TAN J, WU W, XU X, et al. Induction therapy with autologous mesenchymal stem cells in living-related kidney transplants: a randomized controlled trial[J]. JAMA, 2012, 307(11): 1169 - 1177.

60. LEE H, PARK J B, LEE S, et al. Intra-osseous injection of donor mesenchymal stem cell (MSC) into the bone marrow in living donor kidney transplantation: a pilot study[J]. J Transl Med, 2013, 11: 96.

61. CHEN C, HOU J. Mesenchymal stem cell-based therapy in kidney transplantation[J]. Stem Cell Res Ther, 2016, 7: 16.

62. PENG Y, KE M, XU L, et al. Donor-derived mesenchymal stem cells combined with low-dose tacrolimus prevent acute rejection after renal transplantation: a clinical pilot study[J]. Transplantation, 2013, 95(1): 161 - 168.

63. SQUILLARO T, PELUSO G, GALDERISI U. Clinical trials with mesenchymal stem cells: an update[J]. Cell Trans, 2016, 25(5): 829 - 848.

40 肠道菌群与肾脏病

40.1 肠道菌群与缺血性急性肾损伤的交互作用
  40.1.1 缺血性急性肾损伤导致的肠道菌群改变
  40.1.2 肠道菌群对缺血性急性肾损伤的影响
  40.1.3 肠道菌群参与缺血性急性肾损伤发生和发展的可能机制
40.2 肠道菌群与慢性肾脏病的交互作用
  40.2.1 慢性肾脏病对肠道菌群的影响
  40.2.2 肠道菌群对慢性肾脏病的影响
40.3 治疗
  40.3.1 针对急性肾损伤的治疗策略
  40.3.2 针对慢性肾脏病的治疗策略
40.4 展望

  人体肠道里栖息着超过1000种的微生物,统称为肠道微生物。这些微生物细胞总量约为人体细胞总数的10倍,而其编码的基因总量更是人体基因总数的100倍。这些微生物组成了数量庞大的基因库、细胞库和代谢物库[1]。在漫长的进化过程中,微生物细胞、宿主细胞之间以及微生物和宿主细胞之间形成了一个复杂的细胞通信网络。通过该网络,肠道微生物协助宿主完成包括营养物质加工、消化吸收、能量平衡和免疫调节等众多生理功能[2,3]。人体肠道最主要的微生物为厚壁菌门和拟杆菌,少数为放线菌、变形杆菌和梭状菌等[4]。肠道菌群组成、稳定性和弹性对人体健康至关重要。在生理状态下,健康个体的肠道菌群可在较长时间内保持相对稳定[5]。在某些病理状态下,肠道菌群的组成和稳定性将会发生改变,进而影响宿主健康。

  近年,肠道菌群在人类健康和疾病中的作用是各领域研究的热点。心血管疾病[6]、糖尿病[7]、肥胖症[8]等多种疾病的发生和发展均被证实与肠道菌群有关。肾脏病与肠道菌群的交互作用正受到广泛关注。本文就肠道菌群在急性肾损伤(AKI)和慢性肾脏病(CKD)领域的相关研究进行阐述。

40.1 肠道菌群与缺血性急性肾损伤的交互作用

  越来越多的证据显示肠道菌群及其代谢产物在缺血性AKI的发病过程中发挥着重要的作用。

40.1.1 缺血性急性肾损伤导致的肠道菌群改变

  缺血性AKI对肠道菌群影响的研究已有报道。纳卡德(Nakade)等[9]利用16S rDNA指纹图谱技术对肾脏缺血再灌注损伤(IRI)小鼠粪便进行肠道菌群分析后发现,小鼠肠道菌群菌种多样性显著高于假手术组小鼠,在肠道菌群结构上也存在显著差异:相较于假手术组小鼠,肾IRI小鼠肠道中乳杆菌属(*Lactobacillus*)、梭菌属(*Clostridium*)和瘤胃球菌属（*Ruminococcus*）相对丰度增加，双歧杆菌属（*Bifidobacterium*）和糖细菌（Saccharibacteria，TM7）门类菌相对丰度下降。然而，出现这些变化的意义和机制尚不清楚。

40.1.2 肠道菌群对缺血性急性肾损伤的影响

肠道菌群对缺血性 AKI 的影响如何，已有的研究结果并不一致。在无菌小鼠模型中，所有结果均提示肠道菌群对肾 IRI 有保护作用。纳卡德（Nakade）等[9]和另一团队[10]分别以无菌小鼠为研究对象，观察肠道菌群对缺血性 AKI 的影响。结果发现，无菌小鼠肾 IRI 后，其肾脏的结构和功能损害较有菌小鼠严重；将有菌小鼠的粪便移植给无菌小鼠后，后者对肾 IRI 产生了抗性。以上研究结果提示正常小鼠的肠道菌群可能产生具有肾脏保护作用的物质。而在肠道菌群耗竭（用广谱抗生素）的小鼠模型中，研究结果并不一致。纳卡德（Nakade）等[9]研究发现，广谱抗生素（甲硝唑、氨苄西林、万古霉素、新霉素和庆大霉素，连续应用 12 周）耗竭肠道细菌加重了 C57BL/6 小鼠肾 IRI；而在埃马尔（Emal）等[11]的研究中，肠道细菌耗竭（甲硝唑、氨苄西林、万古霉素和新霉素，连续应用 2 周）则显著减轻了 C57BL/6 小鼠肾 IRI。有学者认为，不同研究中动物的饲养环境不同以及动物肠道菌群构成不同均会影响实验结果[12]。我们分析认为，前者耗竭时间长（12 周），可能更真实模拟"无菌鼠"；后者耗竭时间短（2 周），可能只消灭了部分细菌，而余留部分细菌对肾脏有保护作用。这有待进一步证实。

40.1.3 肠道菌群参与缺血性急性肾损伤发生和发展的可能机制

（1）肠道菌群介导的细胞免疫

现有的研究发现，肠道菌群可通过影响巨噬细胞、树突细胞和 T 细胞参与缺血性 AKI 的发病。

1）巨噬细胞　巨噬细胞在缺血性 AKI 发病过程中起关键作用。有研究发现[11]肠道菌群耗竭组小鼠的 F4/80+ 肾脏固有巨噬细胞群、骨髓单核细胞 F4/80 及趋化因子受体 CX3CR1 和 CCR2 的表达均下降，并且配体迁移能力亦有下降。由此认为，肠道菌群可通过影响肾脏固有/骨髓中单核-巨噬细胞的成熟而参与缺血性 AKI 的发病过程。

2）树突细胞（DC）　安德拉德-奥利维拉（Andrade-Oliveira）等[13]发现，肾 IRI 小鼠肾脏表达活化 DC 较假手术组明显增多，给予肾 IRI 小鼠注射短链脂肪酸（short chain fatty acid，SCFA，肠道细菌代谢物），活化 DC 明显下降。该结果提示，肠道细菌可通过其代谢产物 SCFA 抑制 DC 的成熟和活化，进而对缺血性 AKI 提供保护作用。

3）T 细胞　Th1 和 Th2 细胞亚群在生理条件下保持动态平衡和相互抑制。有学者[10]发现，肠道菌群对肾 IRI 小鼠的肾保护作用与其维持肾脏局部 Th1/Th2 平衡有关。该研究发现，无菌小鼠肾 IRI 表现为肾组织中 IFN-γ 水平的增加和 IL-4 水平的下降，Th1/Th2 平衡偏向 Th1 状态，表现为对缺血性 AKI 有促进作用。粪便移植后则可逆转 Th1 致 Th2 状态，对肾脏有保护作用。另有学者发现，肠源性 Th17 细胞可通过 1-磷酸鞘氨醇（sphingosine 1-phosphate，S1P）受体途径迁移至肾脏，从而促进自身免疫性肾炎的发展[14]。

（2）肠道菌群与肾脏交互作用的信号分子

1）SCFA　结肠细菌发酵的底物是纤维素等未完全消化的糖类，其主要代谢终末产物为 SCFA，包括乙酸盐、丁酸盐和丙酸盐等。SCFA 可通过门静脉进入外周循环中。在外周循环中，SCFA 可作为信号分子与 G 蛋白偶联受体（G protein-coupled receptors，GPCR）结合，参与宿主不同的生物过程[15]。研究发现，补充外源性 SCFA 对小鼠肾 IRI 有保护作用。其可能的机制包括：①抑制肾脏局部和全身炎性反应；②降低肾脏局部氧化应激水平；③抑制细胞凋亡；④抑制炎性细胞的浸润和活化；⑤促进自噬；⑥抑制组蛋白脱乙酰酶活性，调节与染色体修饰有关的酶类；⑦通过提高线粒体生物合成而增强肾小管上皮细胞对低氧的耐受能力。

2）D-丝氨酸　D-丝氨酸是由细菌产生的 D 型氨基酸[16]。新近有学者发现，尽管在肾 IRI 小鼠粪便中可检测到多种 D 型氨基酸，但在肾脏中仅可检测到 D-丝氨酸[9]。这一结果表明由肾 IRI 小鼠肠道菌群产生的 D-丝氨酸可通过血液循环运送到肾脏中。而无菌小鼠的粪便中未检测到 D-丝氨酸，说明肠道菌群对 AKI 损伤作出反应而产生 D-丝氨酸。口服 D-丝氨酸可减轻正常小鼠和 D-丝氨酸缺乏小鼠肾 IRI，表明 D-丝氨酸在保护肾脏免受 AKI 损伤中起作用。介导 D-丝氨酸肾脏保护作用的信号通路尚有待明确。

3）内毒素　内毒素为革兰阴性菌的细胞壁成

分,菌体裂解后可释放内毒素。肠黏膜屏障完整性受损时,肠源性内毒素可进入血液循环。有研究发现,肾 IRI 可导致小鼠肠黏膜通透性增加,据此推测内毒素等肠源性因子可跨越受损肠黏膜屏障,引发系统性炎性反应[17]。同济大学附属同济医院肾内科研究发现,肾 IRI 诱导的 AKI 大鼠存在低水平内毒素血症和肠道细菌移位,抗生素能抑制肠源性内毒素移位,使 Toll 样受体 4(TLR4)介导的肾脏局部炎性反应明显减轻[18]。

40.2 肠道菌群与慢性肾脏病的交互作用

40.2.1 慢性肾脏病对肠道菌群的影响

(1) CKD 影响肠道菌群的因素

CKD 状态下的肠道菌群改变主要与肠道内高水平含氮物质的蓄积有关。慢性肾功能不全时,机体代谢产物因不能被肾脏完全排泄而蓄积于体内,导致血液中的含氮废物浓度升高。含氮废物经肠壁血管进入肠腔,导致肠道菌群结构、数量和分布的异常。CKD 患者常常存在维生素 K 的缺乏,而维生素 K 可以影响肠道菌群种类及数量[19]。此外,纤维素摄入减少[20]、抗生素的使用[21]、肠道运动减弱[22]、代谢性酸中毒[23]、肠壁水肿[24],以及口服铁剂[25]或磷结合剂等因素也是 CKD 患者肠道菌群改变的可能因素。

(2) CKD 导致的肠道菌群改变

研究发现,CKD 患者肠道菌群在数量、构成和分布方面存在异常。希达(Hida)[26] 分析了正常人群和血透患者粪便菌群结构,发现血透患者肠道包括肠杆菌和肠球菌在内的需氧菌数量为正常患者的 100 倍以上;厌氧菌中双歧杆菌数量减少,产气夹膜杆菌数量增加。有学者[27] 发现,在尿毒症患者肠道中共有 19 种细菌数量增加,分别有 12 种、5 种和 3 种细菌与尿素、尿酸、对甲酚硫酸盐(p-cresol sulfate, PCS)和吲哚酚硫酸盐(indoxyl sulfate, IS) 的代谢有关;在数量减少的 4 种细菌中,2 种细菌具有合成 SCFA 的功能。另外,CKD 患者肠道菌群尚存在分布的异常。健康人群十二指肠和空肠中细菌含量较少,而尿毒症患者以上肠段中厌氧和需氧菌的总数明显增加[28]。肠道菌群的改变,进一步通过尿毒症毒素的毒性反应、炎症和氧化应激反应等机制参与 CKD 及其并发症的发生和发展。

(3) CKD 导致的肠黏膜屏障完整性损伤

肠黏膜屏障由机械屏障、免疫屏障、生物屏障、化学屏障和胃肠动力 5 个部分组成。CKD 模型和 CKD 患者存在肠黏膜通透性的增高。瓦齐里(Vaziri)等[29] 发现,尿毒症大鼠十二指肠、空场、回肠和结肠上皮细胞紧密连接蛋白[连接蛋白-1 (claudin-1)、封闭蛋白(occludin)和闭锁连接蛋白-1 (ZO-1)]的表达减少。体外试验[30] 进一步证实,高浓度尿素本身可直接下调肠上皮细胞紧密连接蛋白的表达。

尿毒症大鼠血液、肝、脾和肠系膜淋巴结可检测到细菌 DNA,且与结肠细菌同源[31]。最近发现[32], Col4a3 基因缺失 CKD 小鼠血液内毒素水平升高,肝脏可检测到肠道来源的绿色荧光蛋白(green fluorescence protein, GFP)标记大肠埃希菌。

以上研究提示,尿毒症时存在肠黏膜屏障完整性损伤而导致肠源性内毒素和细菌移位。

40.2.2 肠道菌群对慢性肾脏病的影响

(1) 肠源性尿毒症毒素

肠道厌氧菌将食物中苯丙氨酸和酪氨酸转变为 4-羟基苯乙酸,后者脱羧成为对甲酚,对甲酚在肠道上皮细胞磺基转移酶的作用下转化为 PCS。肠道的大肠埃希菌将食物中色氨酸分解为吲哚,后者在肝脏羟化/硫酸化后,生成 IS。

PCS 和 IS 具有肾毒性。IS 可导致尿毒症大鼠小管间质纤维化、肾小球硬化和肾功能下降[33]。体外研究发现,PCS 可刺激鼠近端肾小管上皮细胞转化生长因子-β(TGF-β)与白细胞介素-6(IL-6)[34] 炎症基因的表达。

(2) 益生菌代谢产物减少

肠道益生菌数量的减少将导致其代谢产物的减少。SCFA 是由膳食纤维、抗性淀粉、低聚糖等不易消化的糖类在结肠受乳酸菌、双歧杆菌等有益菌群酵解产生,主要包括乙酸、丙酸和丁酸等。SCFA 具有抗感染、调节肠道菌群平衡、改善肠道功能、调节免疫、抗肿瘤和调控基因表达等作用。SCFA 可通过降低氧化应激水平和抗感染机制而对 IRI 肾脏起保护作用。然而,CKD 进展是否与 SCFA 减少有关,尚待研究证实。

40.3 治疗

40.3.1 针对急性肾损伤的治疗策略

随着研究的进展,以肠道菌群为靶点的干预可能成为今后改善缺血性 AKI 的有效疗法。值得注意的是,基于肠道菌群的靶向干预依赖于肠道菌群和宿主的相互作用,相同的干预在不同的宿主中发挥的作用不尽相同。因此,将动物研究的结论应用于人类时还需格外谨慎。

(1) 补充 SCFA

1) 直接补充 SCFA 目前尚无针对 AKI 患者 SCFA 的临床研究。动物实验显示,SCFA 可通过抗感染、调节免疫功能和修复肠黏膜屏障等机制对肾脏起保护作用,补充外源性 SCFA 对小鼠肾 IRI 有保护作用[12]。因此,SCFA 有望成为预防缺血性 AKI 的新型药物。然而,SCFA 发挥肾脏保护作用时的有效浓度远高于生理浓度,其临床应用的安全性尚待观察。

2) 间接补充 SCFA 肠道内 SCFA 的生成需要 SCFA 产生菌的发酵作用。在一项动物研究中,产 SCFA 细菌(长双歧杆菌和青春双歧杆菌)减轻了小鼠肾 IRI[12]。在临床研究中,嗜酸乳杆菌可延缓 CKD 3~4 期患者肾脏病的进展[35]。因此,产 SCFA 细菌可用于延缓 AKI。今后,需要解决细菌长期定植问题。此外,临床应用前仍需通过大样本研究证实其安全性。

(2) 使用抗生素

抗生素可能具有临床治疗潜力。例如,万古霉素能通过改变肠道菌群组成而减少 Th17 细胞的数量,进而减轻小鼠自身免疫性肾炎的肾损伤[14]。万古霉素尚可降低狼疮性肾炎小鼠肠黏膜通透性,减少肠源性内毒素移位[36]。在 IR 引起的器官损伤模型中,万古霉素短期(7 天)肠道处理可减少大鼠心肌损伤面积,其机制亦与肠道菌群改变有关[6]。尽管其安全性面临挑战,基于万古霉素的肠道菌群靶向治疗在 CKD 已初步实现临床转化[37]。同济大学附属同济医院肾内科研究发现[18],肾急性 IRI 大鼠经诺氟沙星肠道预处理后,其内毒素血症、细菌移位以及系统性炎症反应较对照组均有所减轻。此外,大鼠肾脏功能亦有所改善。综上所述,抗生素肠道处理在防治 AKI 方面具有一定的临床转化前景。今后,需要更多的设计良好的临床试验加以证实。

40.3.2 针对慢性肾脏病的治疗策略

(1) 调节肠道菌群

1) 益生元(prebiotics) 是膳食补充剂,主要包括各种寡糖类物质或低聚糖。益生元可抑制肠杆菌、多形似杆菌和梭状杆菌生长,同时促进肠道中双歧杆菌和乳酸菌的生长。

2) 益生菌(probiotic) 是一类对宿主有益的活性细菌,是定植于人体肠道和生殖系统内能够产生确切健康功效从而改善宿主微生态平衡、发挥抗感染等有益作用的活性细菌。动物体内有益的细菌或真菌主要有酪酸梭菌、乳杆菌、双歧杆菌、放线菌和酵母等。巴氏芽孢杆菌可延缓 5/6 肾切大鼠肾病进展并延长其寿命[38]。双歧双叉杆菌 A218 可降低腹透患者血清内毒素、IL-6 和肿瘤坏死因子-α(TNF-α)水平,增加抗炎因子 IL-10 水平,并保护患者的残余肾功能[39]。

3) 粪便移植 该方法对肠道疾病或非胃肠道疾病治疗颇具潜力。戈登(Gordon)研究组将 6 个月和 18 个月的健康儿童和营养不良儿童捐献者的肠道菌群移植到年幼的无菌鼠中,发现营养不良婴幼儿的肠道菌群不成熟,使受体小鼠呈现增长受阻的表型,改变了骨形态,并引起肌肉、肝脏和大脑的代谢异常[40]。相反,接种了成熟细菌群的无菌鼠,发育情况表现良好,身体指数正常。目前,粪便移植已成功应用于艰难梭菌感染患者的治疗,其疗效和安全性已被证实[41]。相信不久的将来,肠道菌群移植可能在 CKD 的治疗中得到应用。

(2) 阻断内毒素-减轻炎症反应

1) 司维拉姆 是一种不含钙、铝的离子交换型磷结合剂。体内和体外实验均已证实其对内毒素的结合作用[42]。一项交叉研究显示,司维拉姆可降低血液透析患者血内毒素水平[43]。另一项前瞻和开放性研究证实,司维拉姆确可有效降低血液透析患者内毒素和 sCD14 水平[44]。然而,司维拉姆对脂溶性维生素有非特异性结合作用,其临床应用受到一定限制。

2) 脂质 A 是脂多糖(LPS)的主要生物活性部分[45],阻止脂质 A 与 TLR4 结合是开发 TLR4 拮抗剂的理论依据。目前,研究最多的是脂质 A 类似物依立托仑(eritoran, E5564)[46]。依立托仑通过抑制 TLR4 与 MD2 的结合而发挥拮抗 TLR4 的作用。

已有研究证实,依立托仑几乎能拮抗 LPS 的所有作用,包括降低白细胞计数、C 反应蛋白以及 IL-6、TNF-α 等细胞因子的水平[47]。此外,TLR4 的拮抗性抗体已研发成功[48],可以通过与 TLR4 抗原决定簇结合而干扰 TLR4 二聚化。

(3) 减少肠源性尿毒症毒素的吸收

肠道中蛋白质被特定细菌酶解后,可转化为包括 PCS 和 IS 在内的多种肠源性尿毒症毒素。PCS 和 IS 是肠源性尿毒症毒素的代表型毒素,因两者与血浆白蛋白结合率高,常规的透析难以将其清除。近年,通过干预肠道细菌的方法减少 IS 和 PCS 的生成是努力的方向。AST-120 是一种多孔结构的炭吸附剂。研究发现,AST-120 可降低大鼠血清 IS 水平,延缓 CKD 进展[49]。在非透析的 CKD 人群,AST-120 可降低其血清和尿液中 IS 水平,延缓其进入透析的时间[50]。在透析人群,AST-120 可通过改善微血管内皮功能和减少颈动脉内膜中层厚度而对心血管系统提供保护作用[51]。此外,AST-120 可上调 CKD 大鼠结肠上皮紧密连接蛋白的表达,降低肠黏膜通透性、抑制肠源性内毒素移位,进而减轻尿毒症微炎症状态[52]。然而,近期结束的 2 项多国、随机、双盲、对照研究结果并不支持 AST-120 对肾脏硬终点(血清肌酐翻倍、透析进展及移植)有益[53]。另外,AST-120 用药依从性低(如胃肠道反应和服用片数多)等问题限制了其在临床上的广泛应用。

40.4 展望

有关肠道菌群和肾脏病关系的研究正不断增多。肠道菌群宏基因组学、蛋白组学及代谢组学研究的开展为我们提供了强有力的技术支持。肠道菌群与肾脏病之间的关系在不久的将来将被更为深入地阐明,为肾脏病的防治提供新的理论依据和新的靶点。

(余 晨 李江涛)

参考文献

1. HOOPER L V, GORDON J I. Commensal host bacterial relationships in the gut[J]. Science, 2001, 292(5519): 1115-1118.
2. HOLMES E, LI J V, ATHANASIOU T, et al. Understanding the role of gut microbiome-host metabolic signal disruption in health and disease[J]. Trends Micro, 2011, 19(7): 349-359.
3. GHOSHAL U C, SHUKLA R, GHOSHAL U, et al. The gut microbiota and irritable bowel syndrome: friend or foe?[J]. Int J Inflam, 2012, 2012(3): 151085.
4. ECKBURG P B, BIK E M, BERNSTEIN C N, et al. Diversity of the human intestinal microbial flora[J]. Science, 2005, 308(5728): 1635-1638.
5. MAZMANIAN S K, LIU C H, TZIANABOS A O, et al. An immunomodulatory molecule of symbiotic bacteria directs maturation of the host immune system[J]. Cell, 2005, 122(1): 107-118.
6. LAM V, SU J, KOPROWSKI S, et al. Intestinal microbiota determine severity of myocardial infarction in rats[J]. FASEB, 2012, 26(4): 17270-1735.
7. QIN J, LI Y, CAI Z, et al. A metagenome-wide association study of gut microbiota in type 2 diabetes[J]. Nature, 2012, 490(7418): 55-60.
8. LEY R E, TURNBAUGH P J, KLEIN S, et al. Microbial ecology: human gut microbes associated with obesity[J]. Nature, 2006, 444(7122): 1022-1023.
9. NAKADE Y, IWATA Y, FURUICHI K, et al. Gut microbiota-derived D-serine protects against acute kidney injury[J]. JCI Insight, 2018, 3(20): 97957.
10. JANG H R, GANDOLFO M T, KO G J, et al. Early exposure to germs modifies kidney damage and inflammation after experimental ischemia-reperfusion injury[J]. Am J Physiol Renal Physiol, 2009, 297(5): F1457-F1465.
11. EMAL D, RAMPANELLI E, STROO I, et al. Depletion of gut microbiota protects against renal ischemia-reperfusion injury[J]. J Am Soc Nephrol, 2017, 28(5): 1450-1461.
12. YOSHIYA K, LAPCHAK P H, THAI T H, et al. Depletion of gut commensal bacteria attenuates intestinal ischemia/reperfusion injury[J]. Am J Physiol Gastrointest Liver Physiol, 2011, 301(6): G1020-G1030.
13. ANDRADE-OLIVEIRA V, AMANO M T, CORREA-COSTA M, et al. Gut bacteria products prevent AKI induced by ischemia-reperfusion[J]. J Am Soc Nephrol, 2015, 26(8): 1877-1888.
14. KREBS C F, PAUST H J, KROHN S, et al. Autoimmune renal disease is exacerbated by S1P-receptor-1-dependent intestinal Th17 cell migration to the kidney[J]. Immunity, 2016, 45(5): 1078-1092.

15. BROWN A J, GOLDSWORTHY S M, BARNES A A, et al. The orphan G protein-coupled receptors GPR41 and GPR43 are activated by propionate and other short chain carboxylic acids[J]. J Biol Chem, 2003, 278(13): 11312-11319.
16. SASABE J, MIYOSHI Y, RAKOFF-NAHOUM S, et al. Interplay between microbial d-amino acids and host d-amino acid oxidase modifies murine mucosal defence and gut microbiota[J]. Nat Microbiol, 2016, 1(10): 16125.
17. DRUML W. Systemic consequences of acute kidney injury[J]. Curr Opin Crit Care, 2014, 20(6): 613-619.
18. LI J, MOTURI K R, WANG L, et al. Gut derived-endotoxin contributes to inflammation in severe ischemic acute kidney injury[J]. BMC Nephrol, 2019, 20(1): 16.
19. LEBLANC J G, MILANI C, de GIORI G S, et al. Bacteria as vitamin suppliers to their host: a gut microbiota perspective[J]. Curr Opin Biotechnol, 2013, 24(2): 160-168.
20. KALANTAR-ZADEH K, KOPPLE J D, DEEPAK S, et al. Food intake characteristics of hemodialysis patients as obtained by food frequency questionnaire[J]. J Ren Nutr, 2012, 12(1): 17-31.
21. JAKOBSSON H E, JERNBERG C, ANDERSSON A F, et al. Short-term antibiotic treatment has differing long-term impacts on the human throat and gut microbiome[J]. PLoS One, 2010, 5(3): e9836.
22. LEFEBVRE H P, FERRÉ J P, WASTSON A D, et al. Small bowel motility and colonic transit are altered in dogs with moderate renal failure[J]. Am J Physiol Regul Integr Comp Physiol, 2001, 281(1): R230-R238.
23. GORAYA N, WESSON D E. Dietary management of chronic kidney disease: protein restriction and beyond[J]. Curr Opin Nephrol Hypertens, 2012, 21(6): 635-640.
24. KOOMAN J P, VAN DER SANDE F M, LEUNISSEN K. Role of sodium and volume in the pathogenesis of hypertension in dialysis patients. Reflections on pathophysiological mechanisms[J]. Blood Purif, 2004, 22(1): 55-59.
25. WERNER T, WAGNER S J, MARTINEZ I, et al. Depletion of luminal iron alters the gut microbiota and prevents Crohn's disease-like ileitis[J]. Gut, 2011, 60(3): 325-333.
26. HIDA M, AIBA Y, SAWAMURA S, et al. Inhibition of the accumulation of uremic toxins in the blood and their precursors in the feces after oral administration of Lebenin, a lactic acid bacteria preparation, to uremic patients undergoing hemodialysis[J]. Nephron, 1996, 74(2): 349-355.
27. WONG J, PICENO Y M, DeSANTIS T Z, et al. Expansion of urease and uricase containing, indole- and p-cresol-forming and contraction of short chain fatty acid-producing intestinal bacteria in ESRD[J]. Am J Nephrol, 2014, 39(3): 230-237.
28. SIMENHOFF M L, DUNN S R, ZOLLNER G P, et al. Biomodulation of the toxic and nutritional effects of small bowel bacterial overgrowth in end-stage kidney disease using freeze-dried Lactobacillus acidophilus[J]. Miner Electrolyte Metab, 1996, 22(1-3): 92-96.
29. VAZIRI N D, YUAN J, RAHIMI A, et al. Disintegration of colonic epithelial tight junction in uremia: a likely cause of CKD-associated inflammation[J]. Nephrol Dial Transplant, 2012, 27(7): 2686-2693.
30. VAZIRI N D, GOSHTASBY N, YUAN J, et al. Uremic human plasma degrades intestinal epithelial barrier structure and function[J]. Am J Nephrol, 2012, 36(5): 438-443.
31. 张盼魏,萌蒋红,利任怡,等.尿毒症大鼠肠道细菌移位诱发微炎性反应[J].中华肾脏病杂志,2013,8(28)8:611-615.
32. ANDERSEN K, KESPER M S, MARSCHNER J A, et al. Intestinal dysbiosis, barrier dysfunction, and bacterial translocation account for CKD-related systemic inflammation[J]. J Am Soc Nephrol, 2016, 28(1): 76-83.
33. SATOH M, HAYASHI H, WATANABE M, et al. Uremic toxins overload accelerates renal damage in a rat model of chronic renal failure[J]. Nephron Exp Nephrol, 2003, 95(3): 111-118.
34. WANG L, CAO A L, CHI Y F, et al. You-gui Pill ameliorates renal tubulointerstitial fibrosis via inhibition of TGF-beta/Smad signaling pathway[J]. J Ethnopharmacol, 2015, 169(3): 229-238.
35. RANGANATHAN N, FRIEDMAN E A, TAM P, et al. Probiotic dietary supplementation in patients with stage 3 and 4 chronic kidney disease: a 6-month pilot scale trial in Canada[J]. Curr Med Res Opin, 2009, 25(8): 1919-1930.
36. MU Q, TAVELLA V J, KIRBY J L, et al. Antibiotics ameliorate lupus-like symptoms in mice[J]. Sci Rep, 2017, 7(1): 13675.
37. NAZZAL L, ROBERTS J, SINGH P, et al. Microbiome perturbation by oral vancomycin reduces plasma concentration of two gut-derived uremic solutes, indoxyl

sulfate and p-cresyl sulfate, in end-stage renal disease[J]. Nephrol Dial Transplant, 2017,32(11):1809-1817.
38. RANGANATHAN N, PATEL B, RANGANATHAN P, et al. Probiotic amelioration of azotemia in 5/6th nephrectomized Sprague-Dawley rats[J]. Sci World J, 2005,5(3):652-660.
39. WANG I K, WU Y Y, YANG Y F, et al. The effect of probiotics on serum levels of cytokine and endotoxin in peritoneal dialysis patients: a randomised, double-blind, placebo-controlled trial[J]. Benef Microbes, 2015,6(4):423-30.
40. BLANTON L V, CHARBONMEAU M R, SALIH T, et al. Gut bacteria that prevent growth impairments transmitted by microbiota from malnourished children [J]. Science, 2016,19:351(6275).
41. BRUNO A M, BÁRBARA F F, PEDRO H P, et al. Fecal microbiota transplantation in the treatment of clostridium difficile infection: state of the art and literature review [J]. Rev Col Bras Cir, 2018, 45 (2):e1609.
42. PERIANAYAGAM M C, JABER B L. Endotoxin binding affinity of sevelamer hydrochloride[J]. Am J Nephrol, 2008,28(5):802-807.
43. SUN P P, PERIANAYAGAM M C, JABER B L. Sevelamer hydrochloride use and circulating endotoxin in hemodialysis patients: a pilot cross-sectional study[J]. J Ren Nutr, 2009,19(5):432-438.
44. NAVARRO-GONZÁLEZ J F, MORA-FERNÁNDEZ C, de FUENTES M M, et al. Effect of phosphate binders on serum inflammatory profile, soluble CD14, and endotoxin levels in hemodialysis patients[J]. Clin J Am Soc Nephrol, 2011,6:(9):2272-2279.
45. BORTOLUCI K R, MEDZHITOV R. Control of infection by pyroptosis and autophagy: role of TLR and NLR[J]. Cell Mol Life Sci, 2010,67(10):1643-1651.
46. BAROCHIA A, SOLOMON S, CUI X, et al. Eritoran tetrasodium (E5564) treatment for sepsis: review of preclinical and clinical studies [J]. Expert Opin Drug Metab Toxicol, 2011,7(4):479-494.
47. LYNN M, ROSSIGNOL D P, WHEELER J L, et al. Blocking of responses to endotoxin by E5564 in healthy volunteers with experimental endotoxemia[J]. J Infect Dis, 2003,187(4):631-639.
48. MONNET E, LAPEYRE G, VAN POELGEEST E, et al. Evidence of NI-0101 pharmacological activity, an anti-TLR4 antibody, in a randomized phase I dose escalation study in healthy volunteers receiving LPS[J]. Clin pharmacol Ther, 2017,101(2):200-208.
49. MIYAZAKI T, AOYAMA I, ISE M, et al. An oral sorbent reduces overload of indoxyl sulphate and gene expression of TGFbeta1 in uraemic rat kidneys [J]. Nephrol Dial Transplant, 2000,15(11):1773-1781.
50. HATAKEYAMA S, YAMAMOTO H, OKAMOTO A, et al. Effect of an oral adsorbent, AST-120 on dialysis initiation and survival in patients with chronic kidney disease[J]. Int J Nephrol, 2012,(2012):376128.
51. RYU J H, YU M, LEE S, et al. AST-120 improves microvascular endothelial dysfunction in end-stage renal disease patients receiving hemodialysis[J]. Yonsei Med J, 2016,57(4):942-949.
52. VAZIRI N D, YUAN J, KHAZAELI M, et al. Oral activated charcoal adsorbent (AST-120) ameliorates chronic kidney disease-induced intestinal epithelial barrier disruption[J]. Am J Nephrol, 2013,37(6):518-525.
53. SCHULMAN G, BERL T, BECK G J, et al. Randomized placebo-controlled EPPIC trials of AST-120 in CKD[J]. J Am Soc Nephrol, 2015, 26 (7):1732-1746.

生物制剂在免疫性肾脏病中的应用

41.1 针对B细胞的治疗药物	41.2.2 靶向ICOS-ICOSL
41.1.1 抗CD20抗体	41.2.3 靶向免疫复合物
41.1.2 抗B细胞刺激因子	41.2.4 CTLA4免疫球蛋白
41.1.3 抗CD19抗体	41.2.5 瑞葛莫德
41.1.4 抗CD22抗体	41.3 靶向干扰素途径
41.2 针对T细胞和T、B细胞协同刺激作用的治疗药物	41.4 针对细胞因子和补体的生物制剂
41.2.1 靶向CD40-CD40L	41.5 多靶点治疗

目前认为大多数肾小球肾炎(glomerulonephritis, GN)都是由免疫介导的[1,2],但大多数病例的致病原因却难以确定。GN的免疫发病机制通常比较复杂,可能由基因和环境因素共同所致。现已明确,基因因素会使某些个体易于发生导致GN的免疫反应[3,4]。肾小球损伤通常由固有免疫和适应性免疫系统中多种组分的作用介导,可导致多种临床和病理学表现。此外,补体级联反应和补体调节系统也参与了GN的发生和调节。致肾炎性免疫反应包括体液免疫及细胞免疫反应,体液免疫反应由B细胞活化成为浆细胞引起,可致肾小球中免疫球蛋白沉积及补体激活;T辅助细胞(Th)1或Th17调节的细胞免疫反应或促进循环中的单个核细胞(淋巴细胞和巨噬细胞)浸润肾小球,促进新月体的形成。

系统性红斑狼疮(SLE)是一种典型的系统性自身免疫性疾病,免疫调节异常可能继发于自我免疫耐受的丧失,因此患者在疾病进展之前或进展期间不能完全耐受自身抗原,导致自身免疫应答[5]。SLE的自身抗体及其抗原形成免疫复合物,而针对免疫复合物、凋亡细胞和坏死细胞来源物质的吞噬和清除发生缺陷,最终导致抗原及免疫复合物持续存在[6]。抗原抗体复合物激活固有免疫系统,树突细胞被激活并释放Ⅰ型干扰素(包含INF-α、INF-β)和肿瘤坏死因子-α(TNF-α),T细胞释放INF-γ、白细胞介素(IL-6和IL-10),而自然杀伤(NK)细胞和T细胞释放的转化生长因子-β(TGF-β),不能形成免疫抑制,致使自身抗体持续形成。因此固有和适应性免疫系统的异常共同作用,持续产生自身抗体,形成恶性循环。此类疾病中肾小球的损伤模式主要与免疫复合物的形成位置有关。肾脏可能是自身反应性浆细胞的主要分布脏器。一些数据提示抗C1q的自身抗体可能与狼疮性肾炎(LN)有关,不同IgG亚型可能是免疫复合物沉积诱导的炎症反应的决定因素[7]。IgG1和IgG3与弥漫增生性肾小球肾炎相关,而膜性肾病(MN)中的免疫沉积物更可能是IgG2和IgG4。免疫复合物上调及激活内皮细胞表面的黏附分子,募集促炎性白细胞并引发自身免疫损伤。狼疮性肾炎是狼疮患者发病和死亡的常见原因,40%~70%的SLE患者存在肾脏受累,其中10%~20%进展为终末期肾病(ESRD)。

狼疮的异质性很强,这种异质性对诊断、治疗和治疗进展有巨大的影响。尽管存在这些不利因素,SLE的病死率已经从皮质醇时代(大约1948年)的

50%大大下降,而现代SLE的15年存活率已高达85%~95%[8,9]。但是,糖皮质激素负荷的累积损害[10]已被证明是白内障和骨质疏松症的独立危险因素。限制糖皮质激素的使用对患者和临床医生而言都是巨大的挑战。狼疮治疗目标[11]的建议是"控制疾病所需的最低糖皮质激素剂量,如果可能,应完全停用糖皮质激素"。对28项研究的荟萃分析表明[12],与安慰剂相比,大多数SLE的药物研究[如贝利尤单抗(belimumab)、他贝芦单抗(tabalumab)、依帕珠单抗(epratuzumab)]都显示了减少糖皮质激素应用的可能(合并风险比1.36; $P=0.67$)。虽然只有贝利尤单抗的研究取得了成功,但这些数据表明,减少糖皮质激素应用是一个可行的终点。

除此之外,血管炎和膜性肾病等免疫性肾病的治疗也存在类似的挑战。抗中性粒细胞胞质抗体(ANCA)相关血管炎(AAV)是一种免疫介导的复杂疾病,起始炎症反应和高度特异性免疫应答相互作用,从而导致组织损伤。这种应答部分针对中性粒细胞颗粒蛋白隐蔽的表位,产生高滴度自身抗体,成为ANCA。在ANCA靶抗原成分中研究最透彻的为髓过氧化物酶(myeloperoxidase,MPO)和蛋白酶3(proteinase 3,PR3)。目前公认的AAV发病机制的共同通路为MPO-ANCA和PR3-ANCA IgG激活致敏的中性粒细胞,引起呼吸暴发,释放出有毒的氧自由基、溶解性和促炎性酶、补体旁路途径-激活因子、中性粒细胞胞外诱捕网(neutrophil extracellular traps,NETs),导致组织损伤并增强自身免疫反应。然而,尽管国际合作研究已提出急性诱导期和维持缓解期的治疗指南,使AAV患者的预后得到了显著改善,但仍需要研发针对特异性参与AAV发病机制的细胞和分子的治疗以最终克服该疾病[13]。另外,膜性肾病是一种免疫复合物介导的肾病综合征,原发性膜性肾病的主要抗原为M型磷脂酶A2受体(PLA2R),大约75%的患者循环血液中有针对PLA2R的抗体。另有5%PLA2R抗体阴性的患者体内可能存在针对另一种足细胞抗原——1型血小板域蛋白7A(THSD7A)的抗体[14]。有许多证据显示抗PLA2R抗体和疾病的活动程度有关,能为疾病的严重程度提供预后信息,并可作为评估疗效的生物标志物。新的治疗思路主要着眼于这2种致肾炎抗体,利用特异性单克隆抗体阻止自身抗体的产生和上皮下免疫复合物的沉积。

目前,尽管有多种治疗方法,但在相应的临床试验中发现,有反应的患者比例仍然大大低于预期。因此,迫切需要更有效和更安全的治疗。然而,药物开发具有极大的挑战性,大量Ⅱ~Ⅲ期临床试验没有达到它们的主要终点[15,16]。许多疗法,包括利妥昔单抗(rituximab,抗CD20单克隆抗体)、依帕珠单抗(epratuzumab,抗CD22单克隆抗体)、阿巴西昔[abatacept,通过CD80和CD86阻止抗原呈递细胞(APC)与T细胞相互作用]在SLE的临床试验中并未显示出具有统计学意义的疗效[17]。未能得出阳性结果的原因包括入选的受试者不恰当、研究设计不合理以及终点事件定义的不恰当。并且,SLE潜在免疫失调的复杂性和异质性也导致了试验的失败。因此,未来的试验若在确定的患者亚群中瞄准特定的细胞因子或细胞特异性通路,或许有益(图41-1)。

在SLE中,存在B细胞和T细胞耐受缺陷的证据,SLE致病机制涉及B细胞生物学的诸多方面[18]。最主要的作用是产生针对自身抗原[如DNA和可溶性抗原(ENA)]的自身抗体。在SLE中,B细胞对疾病的发生和进展的作用是复杂的,它们还有助于启动自身反应性T细胞,作为抗原呈递细胞,后者是SLE免疫失调中丰富细胞因子的来源。B细胞在AAV中也起到重要的作用[19]。研究显示循环中活化B细胞的数量与AAV患者的疾病活动度评分有关[20]。此外大型随机试验显示,能够清除B细胞的抗CD-20治疗可使肉芽肿性多血管炎(granulomatosis with polyangiitis,GPA)或显微镜下多血管炎(microscopic polyangiitis,MPA)患者的疾病缓解,其机制与完全清除或大幅度减少ANCA的产生。减弱B细胞在抗原呈递和细胞因子生成中的作用,以及抑制B/T细胞之间的交叉串扰有关。相关研究表明,B细胞在特发性膜性肾病(IMN)的发病机制中可以对抗原呈递细胞或自身抗体产生细胞产生作用。陆续有研究证实利妥昔单抗在表现为肾病综合征的IMN患者的诱导缓解治疗中有效。另外,人源性抗C5单抗(eculizumab,依库珠单抗)治疗IMN也有研究。本文综述了该领域的最新进展以及新药物的研发策略。

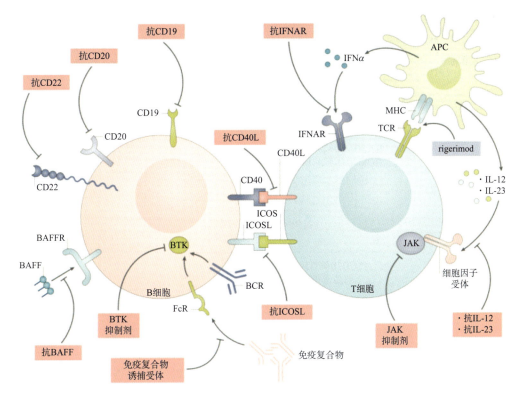

图 41-1 系统性红斑狼疮的治疗靶点

APC:抗原呈递细胞;BAFF:B 细胞活化因子;BAFFR:B 细胞活化因子受体;BCR:B 细胞受体;BTK:酪氨酸蛋白激酶;CD40L:CD40 配体;FcR:Fc 受体;ICOS:可诱导共刺激分子;ICOSL:ICOS 配体;IFNAR:Ⅰ型干扰素受体;JAK:Janus 激酶;TCR:T 细胞受体;rigerimod:瑞葛莫德,作用机制尚未完全阐明。

41.1 针对 B 细胞的治疗药物

B 细胞调节异常是 SLE 发病的重要机制。B 细胞表面的 Toll 样受体(TLR)和树突细胞可被内源性 DNA 和 RNA 激活,从而导致细胞活化、炎性因子和Ⅰ型 INF 产生。此外,B 细胞可以通过抗体非依赖性途径增加细胞因子和趋化因子的产生,并进一步降低调节性 T 细胞的活化,增加树突细胞的募集。研发 B 细胞靶向疗法治疗自身免疫性肾病的目的是清除导致产生致病性自身抗体的 B 细胞克隆。自身抗体不仅能造成组织病理变化,而且还可能通过恶性循环自发扩增;这一过程无须 T 细胞参与,属于自身反应的自续性恶性循环。B 细胞耗竭疗法的核心理念就是打断这种恶性循环,恢复免疫耐受。通过短期 B 细胞耗竭的治疗达到疾病持久缓解的目的。

B 细胞耗竭可使许多与自身抗体产生有关的疾病得到临床改善。B 细胞的抗原呈递,以及细胞因子介导的基质细胞和辅助细胞相互作用可潜在激活自身反应性 T 细胞,在获得 T 细胞的帮助时,B 细胞能高效呈递可溶性抗原,结合至抗原受体(表面免疫球蛋白)上。由于 B 细胞活化因子(B-cell activating factor,BAFF)和持续活化的 Th 细胞产生 B 细胞支持因子,产自身抗体的 B 细胞/浆细胞的激活和成熟会持续更长时间。自体反应的 B 细胞克隆可产生抗 PLA2R 抗体和抗 THSD7A 抗体,以及其他对抗足细胞的抗体。B 细胞成熟后在细胞表面形成多种标志物,成为特异性单克隆抗体靶点。抗 CD20 单克隆抗体能结合并杀死表达 CD20 的 B 细胞(包括前 B 细胞、未成熟 B 细胞、成熟 B 细胞和活化 B 细胞)。浆细胞表达 CD38,未成熟 B 细胞、成熟 B 细胞和活化 B 细胞表达 BAFF。短寿命和长寿命浆细胞均可产生抗 DNA 抗体,因此靶向这 2 种浆细胞的治疗或可有效抑制 SLE。另外,利用单克隆抗体阻断 B 细胞族谱上的各个环节,最终使得产生抗

PLA2R 抗体、抗 TSHD7A 抗体的 B 细胞、浆细胞凋亡,循环中抗 PLA2R、THSD7A 抗体水平下降,从而使膜性肾病缓解(图 41-2)。

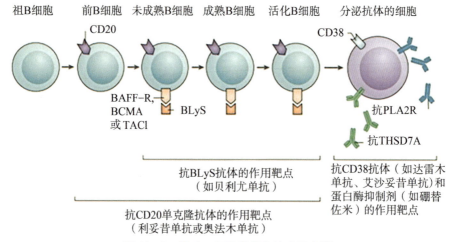

图 41-2 针对 B 细胞的靶向治疗示意图

41.1.1 抗 CD20 抗体

利妥昔单抗(RTX)是一种能耗竭 B 细胞的单克隆抗 CD20 抗体,包含鼠源性和人源性部分。B 细胞谱系的淋巴细胞经历一个有序的发育过程,CD20 是一种 B 淋巴细胞特异性分子,在前 B 细胞阶段开始表达于表面,随着 B 细胞分化为浆细胞,CD20 在细胞表面的表达消失。RTX 通过阻断 FcR-γ 介导的抗体依赖性细胞毒作用,阻断补体介导的细胞溶解,使 B 细胞生长停滞,促进 B 细胞凋亡等作用引起 B 细胞耗竭。常用剂量 375 mg/m², 每周 1 次,持续 4 周;或 1 000 mg,第 1 天和第 15 天,静脉给药。

尽管 RTX 在肾外 SLE(EXPLORER)[21] 和狼疮性肾炎(LUNAR)[22] 的临床试验结果为阴性,但 RTX 仍是难治性狼疮患者的治疗选择。欧洲的一项研究显示,0.5%~1.5% 的狼疮患者应用 RTX[23]。一项单中心研究报道了 90% 的狼疮性肾炎患者应用 RTX 后完全或部分缓解,这项研究中在前 6 个月治疗期没有口服糖皮质激素,提示抗 CD20 可能在疾病早期去激素疗法中有一定的价值。因此,越来越多的观点认为,RTX 是一种有价值的治疗早期和难治性狼疮性肾炎的药物。

2010 年《新英格兰医学杂志》发表的随机、多中心、双盲对照试验(RCT)研究[24] 入选 197 例 AAV 患者,RTX 的效果不劣于环磷酰胺(缓解率:64% vs. 53%),并且在脏器(肺和肾脏)累及的患者中 RTX 也一样有效;不良反应两者无差别。相关延续性研究发现,在 18 个月的病程中,1 个疗程的 RTX 和传统使用免疫抑制剂的诱导和维持治疗一样有效[25]。RITUXVS 研究纳入 44 例新诊断的 ANCA 相关性肾炎患者,RTX 能有效替代环磷酰胺进行诱导治疗[24]。也有研究表明,RTX 治疗严重 AAV 不优于静脉环磷酰胺方案,并且没有减少早期严重不良反应。因此目前多认为 RTX 治疗新发 AAV 的经验有限,尤其是有严重器官累及或危及生命的患者。但 RTX 可用于某些有生育要求、活动性血管炎合并严重感染的初发患者。目前的证据,RTX 作为初发 AAV 的一线方案还需要进一步的实践。

2002 年第 1 次报道将 RTX 用于膜性肾病治疗,可以缓解蛋白尿[26]。首个 RCT 研究(GEMRITUX 试验)在法国 31 个医院开展[27],发现 PLA2R 抗体是 RTX 治疗效果的早期标志物,并且在非免疫治疗的基础上加用 RTX 不影响安全性。相关研究发现,RTX 可以克服膜性肾病患者钙调磷酸酶抑制剂(CNI)依赖的问题。2019 年 MENTOR 研究比较 RTX 和环孢素在膜性肾病中的疗效,结果发现 RTX 不劣于环孢素[28],并且在维持缓解方面 RTX 更优。现有一项比较他克莫司续贯 RTX 与激素联合环磷酰胺经典方案疗效的研究正在进行[29]。

当然,RTX 在激素依赖的肾病综合征,包括微小病变(MCD)、局灶性节段性肾小球硬化症(FSGS)和抗肾小球基底膜(GBM)病中也有一定的作用,但是目前缺乏强有力的 RCT 研究支持。

奥美珠单抗(ocrelizumab)是人源性抗 CD20 单抗,与 RTX 相比,在免疫原性和补体激活方面更安全,并且可以降低输液不良反应,减少针对该药物的抗体产生。最近一项 BELONG 研究[30] 纳入 381 例 SLE 患者,研究关于奥美珠单抗治疗增殖性狼疮性肾炎的效果,由于严重的感染而提前终止。在治疗 32 周时,奥美珠单抗组总的肾脏缓解率与安慰剂组相比无统计学差异,因此该药的疗效有待进一步验证。奥美珠单抗[31] 是第 3 代完全人源化 2 型抗 CD20 抗体,在淋巴瘤动物模型中显示出优于 RTX 的优势,同时在外周血中产生类似的正常 B 细胞耗竭,而在脾脏和淋巴结中产生更深的耗竭,目前正在狼疮性肾炎中进行研究。

41.1.2 抗 B 细胞刺激因子

B 细胞刺激因子(B lymphocyte stimulator, BLyS)又称 BAFF,是含有 285 个氨基酸的跨膜蛋白,对 B 细胞分化、免疫球蛋白类别转换和维持 B 细胞存活、抑制凋亡具有极其重要的作用。许多狼疮患者血清 BAFF 水平升高,经骨髓释放的幼稚和过渡性 B 细胞必须有 BAFF 存在才能成熟和生存,并成为分泌自身抗体型浆母细胞和记忆 B 细胞[32]。

贝利尤单抗(belimumab)是全人源化的 IgG1 单克隆抗体,与可溶性 B 细胞因子 BLyS 结合并抑制其活性[33]。BLyS 水平在部分狼疮患者体内升高,可通过促进记忆 B 细胞形成和存活以及浆母细胞产生自身抗体,从而在狼疮发病机制中发挥作用。它通过阻断 B 细胞生长发育必需的信号通路,清除部分 B 细胞而减少抗体的产生。2011 年贝利尤单抗被 FDA 和 EMA 批准用于抗体阳性的 SLE 治疗。这是在 RCT 评估后第 1 次批准的 SLE 治疗药物,具有开创性意义,标准剂量为 10 mg/kg,0、2、4 周 1 次,以后每 4 周 1 次,静脉使用[34]。另外,还有 2 个试验也获得了成功,一个是皮下制剂[35],另一个是在东北亚进行的 SLE 研究[36]。此外,研究证据表明,与标准治疗相比,贝利尤单抗大大延迟了狼疮损伤的累积[37—39]。贝利尤单抗在不同临床领域[40] 的良好效果可能满足多靶点治疗原则,因为它抑制 BLyS,作为作用于髓系细胞的细胞因子,其影响范围超出了适应性免疫系统,延伸到固有免疫系统的细胞成分(图 41-3)。

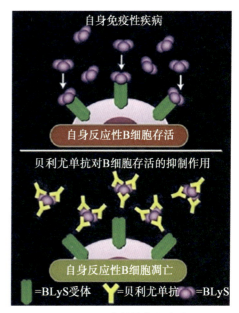

图 41-3 贝利尤单抗靶向治疗原理

一项纳入 14 例 PLA2R 抗体阳性的膜性肾病患者的研究予以贝利尤单抗治疗,结果发现贝利尤单抗可以降低 PLA2R 抗体水平并减少蛋白尿,有望成为原发性膜性肾病的新型治疗方法。对于 RTX 无效的膜性肾病,可选择奥法木单抗(ofatumumab)或贝利尤单抗,因其结合位点不同,仍可能有效。

BLISS-BELIEVE 临床试验正在评估序贯贝利尤单抗和 RTX 对肾外狼疮和 LN(以及其他疾病)的疗效,以最大化临床疗效,并减少激素用量。这 2 种生物制剂的序贯给药建立在观察到贝利尤单抗治疗后 B 记忆细胞增加的基础上。因此,RTX 在贝利尤单抗暴露后应用可能比单独应用能更有效地耗竭 B 细胞。反向给药顺序是基于 B 细胞耗竭后 BLyS 浓度增加,而在 BLyS 浓度过高时出现自反应 B 细胞增加。然而,CALIBRATE 狼疮性肾炎的研究并没有得到阳性结果,在第 48 周将贝利尤单抗加入 RTX、环磷酰胺和糖皮质激素后,狼疮性肾炎患者没有额外获益[41]。第 3 种新策略,包括同时阻断 BLyS 和耗竭 B 细胞,目前正在使用针对受体结合 BLyS 的单克隆抗体[伊利尤单抗(ianalumab)]进行研究[42]。

尽管有临床实践和临床试验证据支持使用 B 细胞靶向治疗策略,如贝利尤单抗和 RTX,但仍有一部分患者的疾病没有得到控制。因此,成功的和相对无不良反应的生物疗法用于免疫性肾病的治疗仍然存在"市场空白"。

41.1.3 抗 CD19 抗体

新型的人源化抗 CD19 抗体奥贝利单抗(obexelimab, XmAb5871)[43] 用于治疗 104 例轻至重度严重 SLE 的研究进展到第 2 阶段,该抗体与 Fcγ 受体ⅡB(FcγRⅡb)的亲和力增加。随访至第 225 天,初步结果显示,奥贝利单抗治疗组 42% 患者的疾病活动水平保持不变,而安慰剂治疗组只有 23%。该药物的Ⅲ期临床研究结果值得期待。

41.1.4 抗 CD22 抗体

依帕珠单抗(epratuzumab)是一种针对表达 CD22 受体成熟 B 细胞的人源化单克隆抗体。CD22 特异性表达于 B 细胞,随着 B 细胞分化成熟,CD22 表达增加。CD22 与 CD450R、CD75 结合,介导 B 细胞和单核细胞、B-T 和 B-B 细胞之间的相互作用。一项关于依帕珠单抗[44] 治疗中重度 SLE 的研究显示,应用依帕珠单抗(360 mg/m² 或 720 mg/m²)联合糖皮质激素和免疫抑制剂治疗,每 12 周 1 次,在第 48 周时,与安慰剂组相比,治疗组平均英岛狼疮评估组(BILAG)指数明显降低,并且小剂量组疗效更好。证实依帕珠单抗可以明显改善中重度 SLE 患者的临床症状。然而,因药物供给不足,该研究提前终止。随后一项Ⅱb 期 RCT 研究纳入 227 例中重度 SLE 患者(排除了严重神经精神系统和肾脏病),治疗组对药物的应答率明显高于安慰剂组,且依帕珠单抗累积使用 2 400 mg 可以明显改善临床症状,实验组和安慰剂组的不良事件发生率无统计学差异[45]。现有证据表明,抗 CD22 单抗有望成为治疗 SLE 的新方法,但其在狼疮性肾炎中的应用需临床进一步验证。

41.2 针对 T 细胞和 T、B 细胞协同刺激作用的治疗药物

41.2.1 靶向 CD40-CD40L

CD40 配体(CD40L)是 TNF 超家族的一员,与 B 细胞上的 CD40 结合,导致 B 细胞分化、类别转换和生发中心的形成[46]。由于 CD40-CD40L 在诱导免疫应答中的中心地位,其相互作用被认为是自身免疫发展的重要机制。在 SLE 中,CD4$^+$ T 细胞和 CD8$^+$ T 细胞在疾病活跃期均过表达 CD40L,SLE 患者的单核细胞和 B 细胞也异常表达 CD40L。此外,在 B 细胞上异位表达 CD40L 的转基因小鼠有狼疮的表现。阻断 CD40-CD40L 通路可以抑制 T 细胞依赖的 B 细胞活化,有助于改善狼疮样疾病。不幸的是,抗 CD40L 单克隆抗体的初步临床研究前景并不乐观。卢利珠单抗(ruplizumab)和托利珠单抗(toralizumab)均有一定的治疗作用,但是因血栓栓塞不良反应而被停止,这一不良反应可能是由这些抗体的 Fc 部分介导进而血小板聚集,激活免疫复合物的形成所致。

目前正在开展一项纳入 127 例狼疮性肾炎患者的Ⅱ期临床试验(NCT02550652)。试验药物 CFZ533(iscalimab)是一种针对 CD40 的完全人源化单克隆抗体,具有显著耗竭 B 细胞的能力,尤其是在组织中,并且已经在其他自身免疫性疾病中产生了有希望的结果[47]。目前,非肾性 SLE 的Ⅱ期临床试验正在进行中。

阿贝莫司(abetimus)是一种连接于聚乙二醇上的四聚双链寡脱氧核糖核酸,具有抗双链 DNA(dsDNA)抗体的识别表位,可与 B 细胞膜表面的抗 dsDNA 抗体结合,使特异性 B 细胞对抗原无应答,阻断 SLE 特异性自身抗体即抗 dsDNA 抗体的病理形成,降低抗 dsDNA 的抗体滴度,减轻蛋白尿。研究显示,伴有肾炎的 SLE 患者应用阿贝莫司钠(LJP394)可有效防止疾病恶化,并能延长传统免疫抑制剂(如大剂量环磷酰胺)的治疗间隔,使血清补体 C3 水平增高。阿贝莫司治疗 SLE 的Ⅱ~Ⅲ期临床试验结果显示,每周 1 次 1 000 mg 静脉用药可明显降低 SLE 患者的抗 dsDNA 抗体滴度,改善患者健康状况和生活质量,且耐受性良好。阿贝莫司可延长狼疮性肾炎复发时间及减少复发次数,但治疗组与对照组相比无统计学差异。因此,该药可能代替传统免疫抑制剂或至少可以减少用量,从而降低短期及长期的不良反应。ASPEN 研究(阿贝莫司治疗狼疮性肾炎的Ⅲ期临床试验)由于中期评估结果并不理想,已被提前终止。

41.2.2 靶向 ICOS-ICOSL

可诱导共刺激分子(inducible co-stimulator, ICOS)是一种 T 细胞特异性分子,T 细胞激活时在细胞表面表达,与包括 B 细胞在内的 APC 上的组成

性表达配体分子 ICOS 配体(ICOS ligand, ICOSL)相互作用。从功能上讲,ICOS 是一种与 CD28 类似的共刺激分子,它能激活 T 细胞并促进 B 细胞的分化。在 SLE 患者血液中发现,表达 ICOS 的 T 细胞和 B 细胞数量增加,而 ICOSL 表达减少,表明 T 细胞和 B 细胞之间的相互作用可能刚刚发生。2016 年,一项评估抗 ICOSL 单克隆抗体 AMG 557 在轻度 SLE 患者中的安全性和耐受性的Ⅱ期试验的结果被报道[48]。抗 ICOSL 抗体治疗 SLE 的临床疗效有待进一步研究。

41.2.3 靶向免疫复合物

免疫球蛋白 G 的 Fc 被 Fc-γRs 识别,跨膜蛋白在 B 细胞和树突细胞表达。免疫复合物和 Fc-γRs 结合触发细胞内信号通路,最终导致免疫反应。Fc-γRⅡB 是抑制性受体,与其他大多数 Fc-γR 分子不同,是活化的 B 细胞重要调节因子。值得注意的是,SLE 患者 Fc-γRⅡB 表达降低。Fc-γRⅡB(SM101)充当诱饵受体通过结合免疫复合物,从而防止 Fc-γR 信号介导。在一项 24 周的Ⅱa 期试验中,51 例 SLE 患者被随机分为 2 组,接受为期 4 周的 SM101 或安慰剂,SM101 组未发生严重的意外不良事件,且与安慰剂组相比,SRI-4 反应增加了 1 倍,在狼疮性肾炎患者中的结果令人鼓舞。该药物的Ⅲ期临床研究,尤其是治疗肾脏病的研究结果值得期待。

41.2.4 CTLA4 免疫球蛋白

阿巴西普(abatacept)是细胞毒性 T 细胞相关抗原 4(cytotoxic T lymphocyte-associated antigen, CTLA4)和 IgG 重链成分之间的融合蛋白,可与 APC 表面的 B7-1(CD80/CD86)结合,阻断 T 细胞活化的第二信号,进而阻断 T 细胞活化。动物实验表明,阿巴西普联合低剂量环磷酰胺能减少 IL-2、IL-4、IL-10 的分泌,从而减少自身抗体的产生,诱导狼疮性肾炎小鼠模型肾脏完全缓解。一项关于阿巴西普在狼疮性肾炎中的临床研究[49] 表明,52 周时,阿巴西普治疗组与安慰剂组相比,抗 dsDNA 抗体、补体 C3 和补体 C4 水平都得到了明显的改善,但阿巴西普治疗组完全缓解率与安慰剂组相比没有统计学差异。另有关于阿巴西普治疗狼疮性肾炎的大型临床研究[41],该研究使用阿巴西普联合低剂量环磷酰胺或霉酚酸酯治疗狼疮性肾炎,结果发现阿巴西普不能提高肾脏完全应答率。另外,GPA 患者的人群研究显示,主要的抑制性 CTLA4 等位基因的频率下降。除此之外,2016 年《新英格兰杂志》发表的文章提示阿巴西普可用于 FSGS 的治疗[50]。

41.2.5 瑞葛莫德

瑞葛莫德(rigerimod)是一种 SLE 理想的治疗药物。可结合主要组织相容性复合体(MHC)Ⅱ类分子的多肽,通过凋亡使自身反应性 T 细胞耗竭而不影响 T 细胞和 B 细胞对抗原的反应能力,使其具有免疫调节而非免疫抑制作用,但其作用机制尚不完全清楚。在有狼疮倾向的 MRL/lpr 小鼠中[51],瑞葛莫德治疗降低了疾病活动性(特别是血管炎、蛋白排泄率和皮肤损伤)和抗 dsDNA 抗体的产生。与贝利尤单抗相似,似乎最大的临床益处发生于以关节和皮肤损伤为主的患者身上。然而,在目前发布的相关Ⅱ、Ⅲ期临床试验中,瑞葛莫德治疗 SLE 的有效性尚不清楚[52]。

41.3 靶向干扰素途径

许多 SLE 患者外周血中Ⅰ型 IFN 调节的基因表达增加,其产物对先天免疫系统和适应性免疫系统有多种作用[53]。IFN-α 驱使普通树突细胞转化为有效的 APC,诱导 B 细胞分化为浆细胞,并促进 $CD4^+$ Th 细胞和 CD8 中央记忆 T 细胞成熟,从而增加自身免疫反应。西法木单抗(sifalimumab)和罗利珠单抗(rontalizumab)直接抑制 IFN-α 的一项 RCT 研究的Ⅱ期临床评估并未得到预期结果。在一项 SLE 患者的Ⅱ期临床试验中,罗利珠单抗没有达到主要或次要终点。相比之下,西法木单抗在 SLE 患者的Ⅱ期临床试验中达到了它的主要终点,然而与安慰剂组相比临床效果并不明显。

另一种抑制 IFN 途径的策略是使用 IFN 类蛋白进行免疫接种。针对浆细胞样树突细胞的制剂可以减少Ⅰ型 IFN 以及其他细胞因子和趋化因子的产生。Ⅰ型 IFN 的减少是通过 BCL2 抑制剂完成的,BCL2 抑制剂是一种针对 IL-3Ra 和 BIIB059 的溶细胞抗体。阿尼弗洛姆单抗(anifrolumab)抑制Ⅰ型 IFN 受体(IFNAR),因而抑制所有的Ⅰ型 IFN[54]。在Ⅱ期临床试验中发现,对肾外疾病患者的疗效远远优于安慰剂。尽管阻断Ⅰ型 IFN 的基本原理非常有说服力,但阿尼弗洛姆单抗的Ⅲ期临床试验研究没有达到其主要终点[55]。然而,与所有阴性结果的 SLE 试验一样,临床试验的结果与药物应用、试验设计或终点事件的确定有关。另一项阿尼弗洛姆单抗治疗增生性狼疮性肾炎疗效的Ⅱ期临床试验正在进行中。

41.4 针对细胞因子和补体的生物制剂

早期临床研究发现,IL-2 水平下降与临床反应和调节性 T 细胞(Treg)增加有关[56,57],在 SLE 中存在 IL-2 缺乏。IL-6 是白细胞和肾固有细胞产生的多功能细胞因子,主要影响炎症反应,可增加肾小球系膜细胞的增殖,刺激终端 B 细胞分化,产生免疫球蛋白,并促进 T 细胞增生。研究证实,IL-6 可增加狼疮患者的疾病活动和抗 dsDNA 抗体水平[58]。并且可以与 IL-1 和 TNF-α 产生协同作用,促进炎症。另外,IL-17 主要由 T 辅助细胞 Th17 产生,可以直接或间接诱导多种细胞因子、趋化因子、炎症因子和抗微生物蛋白生成,识别介导自身免疫和慢性感染的靶基因。IL-17 受体家族中研究最多的是 IL-17A。IL-17 与受体结合后诱导促细胞分泌趋化因子或细胞因子,参与组织重塑、急性期反应。最近一些报道[59]表明,IL-17A 及其相关的辅助性 T 细胞亚群 Th17 在 SLE 的病理生理中起着关键作用。IL-17A 被证明通过促进自发中心的形成和自身抗体的产生来驱动自身免疫反应[60]。临床研究显示,SLE 患者血清 IL-17A 浓度明显高于对照组[61,62]。动物模型和人类临床试验的研究已经证明,抑制 IL-17A 可以缓解自身免疫性疾病的活动。

目前几种针对 IL-17 轴的抗体已被批准用于治疗 SLE 等炎症性疾病,包括直接的抗 IL-17A 抗体和间接的抑制 Th17 细胞生成。近期 FDA 批准抗 IL-17A 单克隆抗体[司库奇尤单抗(secukinumab)和伊凯珠单抗(ixekizumab)]治疗银屑病和关节炎。有报道少数病例司库奇尤单抗治疗难治性狼疮性肾炎合并寻常型银屑病有效[63]。司库奇尤单抗用于盘状红斑狼疮的临床研究(NCT03866317)正在开展。尤特克单抗(ustekinumab)是一种参与 Th17 分化的细胞因子抑制剂,在一项双盲Ⅱ期研究中显示对亚急性皮肤型狼疮[64]和活动性狼疮[65]有效。尤特克单抗用于活动

性 SLE 的随机、多中心、双盲、安慰剂对照的临床研究正在开展(NCT03517722)。另外,Th17 的产生需要 IL-6,抑制 IL-6 可能通过间接作用抑制 IL-17 来治疗 SLE。IL-6 抑制剂目前正在研究中[66,67]。

趋化因子 C5a 为补体成分 C5 释放的一个蛋白片段,其生成对抗体诱导的肾小球炎症尤其重要[59]。C5a 参与炎症细胞的募集、吞噬细胞的激活、颗粒酶的释放以及氧化剂的生成,这些过程都可以促进组织损伤。在 ANCA 诱导的肾小球肾炎中,中性粒细胞激活和肾炎的发生是由 C5a 受体来介导的[68]。阻断 C5a 受体(CD88)可以防止发生 MPO-ANCA 相关性肾炎。一项针对人类 AAV 的 RCT 研究显示,使用一种口服化合物抑制 C5a 受体可有效缓解肾炎,并可代替大剂量糖皮质激素的作用[69,70]。另外,对于血浆表达补体抑制因子的转基因小鼠以及补体成分 C3 和 C4 的基因敲除小鼠应用 C5a 受体阻滞剂后,免疫复合物介导的肾小球肾炎明显减轻。在足细胞病和膜性肾病中已经关注到膜攻击复合物 C5b-9 的作用,C5b-9 也参与了以系膜细胞(IgA 肾病和狼疮性肾炎)和内皮细胞(狼疮性肾炎和 C3 肾小球病)免疫损伤为主的肾炎的发病[71]。

托珠单抗(tocilizumab)是阻断 IL-6 与其受体结合的单克隆抗体。一项开放、剂量递增的研究评估了托珠单抗治疗 SLE 的临床疗效和安全性。结果发现,托珠单抗可以抑制自身抗体的产生[72]。另外,针对 IgG1 的单克隆抗体西鲁库单抗(sirukumab)可与 IL-6 特异性结合,阻断 IL-6 介导的信号转导及转录激活因子 3 的激活,从而阻断 IL-6 下游的一系列生物化学效应。给予 NZB/W 小鼠外源性重组 IL-6,在特定时间内可诱导小鼠狼疮样疾病活动,促进小鼠肾小球肾炎和蛋白尿的进展,IL-6 单抗可以通过与 IL-6 结合来阻止蛋白尿的进展,并降低抗 dsDNA 抗体水平,9 个月时,NZB/W 小鼠总体生存率显著高于安慰剂组(90% vs. 30%)。Ⅰ期临床试验结果显示,西鲁库单抗有较好的安全性和耐受性[73]。有报道认为,西鲁库单抗治疗狼疮性肾炎有效,可在肾损伤局部发挥作用,并长期调节 SLE 患者异常的 B 细胞和 T 细胞亚群。然而,西鲁库单抗治疗 SLE 特别是狼疮性肾炎的临床疗效还有待进一步证实。

依库珠单抗(eculizumab)是一种完全人源性重组 IgG2 和 IgG4 单克隆抗体,该抗体针对人类补体 C5,抑制补体 C5 活化裂解为补体片段 C5a 和 C5b,

从而阻止膜攻击复合物（补体片段C5b-9）和趋化片段C5a的形成。依库珠单抗作用于经典途径的下游，因此不会妨碍经典途径介导的免疫复合物清除。同样，在狼疮性肾炎患者，依库珠单抗能防止补体介导的肾小球固有细胞的直接损伤，并降低白细胞的募集作用，从而减轻肾脏炎症。依库珠单抗治疗SLE的Ⅰ期临床试验发现，其安全性与耐受性良好。另有研究表明，依库珠单抗对传统治疗无效的弥漫增殖性狼疮性肾炎有效[74]。可见予以传统治疗无效的狼疮性肾炎，阻断补体系统的激活可能成为一个新的治疗靶点。另外2个Ⅱ期前瞻性临床研究发现[75]，依库珠单抗能够抑制补体介导的血栓微血管病（TMA），并与非典型溶血性尿毒综合征（aHUS）的肾功能改善密切相关。2016年一项多中心、无对照的Ⅱ期临床试验[76]研究依库珠单抗在成人aHUS移植后复发中的作用，其中73%患者的肾功能恢复正常，肌酐水平下降至基线的25%以下，85%患者在26周停止血浆置换，并且无移植肾失功。可见依库珠单抗可改善成人aHUS的血象、肾功能和生存质量。另外，补体本身也是膜性肾病治疗的另一潜在靶点。一项纳入117例膜性肾病患者的研究因依库珠单抗剂量不足，未能有效抑制补体而体现效果。新的补体抑制剂已上市，目前仍需进一步的临床试验评估。

41.5 多靶点治疗

SLE是一种异基因疾病，疾病发病过程中有许多活跃的通路参与，单一靶点抑制剂，如抗CD20、抗INF-α、抗IL-6或抗IL-6R抗体，针对CD80和CD86的CTLA4免疫球蛋白，或抗CD22抗体可能受到了很大的限制。在从Ⅱ期临床试验过渡到Ⅲ期临床试验时，需要进行更多的分子研究，以便在制订Ⅲ期临床方案之前确定反应的基线预测因子。未来对SLE的分类很有可能从临床表型向分子表型转变，这种转变有助于识别适合接受特定靶向治疗的患者。

我们提出假设，SLE最好的治疗策略应覆盖多个靶点。这种策略可以通过序贯疗法、药物组合或多能化合物来实现。例如，使用多功能糖皮质激素和蛋白酶抑制剂的方法可能属于这一类，它们的影响范围超出了浆细胞病[77]。有2项Ⅱ期临床试验支

持这一假想。一项以IL-12和IL-23为靶点的尤特克单抗的肾外SLE研究发现[65]，62%的患者在第24周出现系统性红斑狼疮应答指数（SLE responder index, SRI4），而安慰剂组这一比例只有33%（$P=0.0046$），有望在即将到来的Ⅲ期临床试验取得良好的结果。另一项研究评估了Janus激酶（JAK）1和JAK2抑制剂巴瑞替尼（baricitinib）与安慰剂在SLE中的作用[78]，服用4 mg/d研究药物组患者的缓解率（67%）明显高于安慰剂组（48%），而服用2 mg/d研究药物组患者与服用安慰剂组没有显著差异。安全性数据与类风湿关节炎的数据相似。Ⅲ期BRAVE Ⅰ和BRAVE Ⅱ研究的目的是评估巴瑞替尼对SLE患者的影响，目前正在进行中。这种化合物干扰各种促炎的途径，如Ⅰ型和Ⅱ型INF、IL-6、IL-12、IL-23和常见的γ-链细胞因子（IL-2、IL-4、IL-7、IL-9、IL-15、IL-21）。除了多靶点治疗的概念外，本研究使接受巴瑞替尼治疗患者的皮疹和关节炎明显好转，这是另一个解决SLE异质性策略的例子，因为它侧重于特定器官的表现。

综上所述，虽然SLE新疗法的开发和实施落后于其他风湿病，但在过去20年中，人们研究了许多新的分子途径和靶点，其中一些有望用于SLE治疗甚至AAV、膜性肾病等相关免疫性肾病。与强效抑制免疫相比，重新平衡免疫系统的概念极具吸引力。在上文中，我们强调了一些有希望的靶目标和治疗途径，研究领域涵盖SLE和其他免疫性肾病。但不难发现，虽然有越来越多的Ⅱ期临床试验取得了成功，但并没有提高Ⅲ期临床试验的阳性率，原因多种多样，其中涉及临床试验的设计。一般来说，免疫性肾病的临床试验应尽量减少糖皮质激素的使用，使用单一器官或系统性结果严格评估终点事件。这些措施有助于最大限度地提高新型生物制剂或其他治疗方案的成功率。总而言之，将新型生物疗法成功引入免疫性肾病的日常临床使用已取得了一些乐观的结果，但存在的挑战仍然艰巨。

（薛 骏）

参考文献

1. COUSER W G. Basic and translational concepts of immune-mediated glomerular diseases [J]. J Am Soc Nephrol, 2012, 23(3): 381-399.

2. ANDERS H J, FOGO A B. Immunopathology of lupus nephritis[J]. Semin Immunopathol, 2014, 36(4): 443-459.
3. KASHTAN C. Autotopes and allotopes[J]. J Am Soc Nephrol, 2005, 16(12): 3455-3457.
4. STANESCU H C, ARCOS-BURGOS M, MEDLAR A, et al. Risk HLA-DQA1 and PLA(2)R1 alleles in idiopathic membranous nephropathy[J]. N Engl J Med, 2011, 364(7): 616-626.
5. RAHMAN A, ISENBERG D A. Systemic lupus erythematosus[J]. N Engl J Med, 2008, 358(9): 929-939.
6. MUNOZ L E, JANCO C, GROSSMAYER G E, et al. Remnants of secondarily necrotic cells fuel inflammation in systemic lupus erythematosus[J]. Arthritis Rheum, 2009, 60(6): 1733-1742.
7. LEWIS E J, BUSCH G J, SCHUR P H. Gamma G globulin subgroup composition of the glomerular deposits in human renal diseases[J]. J Clin Invest, 1970, 49(6): 1103-1113.
8. TEKTONIDOU M G, LEWANDOWSKI L B, HU J, et al. Correction: survival in adults and children with systemic lupus erythematosus: a systematic review and Bayesian meta-analysis of studies from 1950 to 2016[J]. Ann Rheum Dis, 2018, 77(3): 472.
9. YEN E Y, SHAHEEN M, WOO J M P, et al. 46-year trends in systemic lupus erythematosus mortality in the United States, 1968 to 2013: a nationwide population-based study[J]. Ann Intern Med, 2017, 167(11): 777-785.
10. DAVIDSON J E, FU Q, RAO S, et al. Quantifying the burden of steroid-related damage in SLE in the Hopkins Lupus Cohort[J]. Lupus Sci Med, 2018, 5(1): e000237.
11. VAN VOLLENHOVEN R F, MOSCA M, BERTSIAS G, et al. Treat-to-target in systemic lupus erythematosus: recommendations from an international task force[J]. Ann Rheum Dis, 2014, 73(6): 958-967.
12. OON S, HUQ M, GOGFREY T, et al. Systematic review, and meta-analysis of steroid-sparing effect, of biologic agents in randomized, placebo-controlled phase 3 trials for systemic lupus erythematosus[J]. Semin Arthritis Rheum, 2018, 48(2): 221-239.
13. NAKAZAWA D, MASUDA S, TOMARU U, et al. Author correction: pathogenesis and therapeutic interventions for ANCA-associated vasculitis[J]. Nat Rev Rheumatol, 2019, 15(2): 123.
14. BECK L H Jr, BONEGIO R G, LAMBEAN G, et al. M-type phospholipase A2 receptor as target antigen in idiopathic membranous nephropathy[J]. N Engl J Med, 2009, 361(1): 11.
15. NARAIN S, FURIE R. Update on clinical trials in systemic lupus erythematosus[J]. Curr Opin Rheumatol, 2016, 28(5): 477-487.
16. NANDKUMAR P, FURIE R. T-cell-directed therapies in systemic lupus erythematosus[J]. Lupus, 2016, 25(10): 1080-1085.
17. CARREIRA P L, ISENBERG D A. Recent developments in biologic therapies for the treatment of patients with systemic lupus erythematosus[J]. Rheumatol, 2019, 58(3): 382-387.
18. WEN J, STOCK A D, CHALMERS S A, et al. The role of B cells and autoantibodies in neuropsychiatric lupus[J]. Autoimmun Rev, 2016, 15(9): 890-895.
19. PALLAN L, SAVAGE C O, HARPER L. ANCA-associated vasculitis: from bench research to novel treatments[J]. Nat Rev Nephrol, 2009, 5(5): 278-286.
20. POPA E R, STEGEMAN C A, BOS N A, et al. Differential B- and T-cell activation in Wegener's granulomatosis[J]. J Allergy Clin Immunol, 1999, 103(5 Pt 1): 885-894.
21. MERRILL J T, NEOWELT C M, WALLACE D J, et al. Efficacy and safety of rituximab in moderately-to-severely active systemic lupus erythematosus: the randomized, double-blind, phase Ⅱ/Ⅲ systemic lupus erythematosus evaluation of rituximab trial[J]. Arthritis Rheum, 2010, 62(1): 222-233.
22. ROVIN B H, FURIE R, LATINIS K, et al. Efficacy and safety of rituximab in patients with active proliferative lupus nephritis: the Lupus Nephritis Assessment with Rituximab study[J]. Arthritis Rheum, 2012, 64(4): 1215-1226.
23. RYDEN-AULIN M, BOUMPAS D, BULTINK I, et al. Off-label use of rituximab for systemic lupus erythematosus in Europe[J]. Lupus Sci Med, 2016, 3(1): e000163.
24. JONES R B, TERVAERT J W C, HAUSER T, et al. Rituximab versus cyclophosphamide in ANCA-associated renal vasculitis[J]. N Engl J Med, 2010, 363(3): 211-220.
25. SPECKS U, MERKEL P A, SEO P, et al. Efficacy of remission-induction regimens for ANCA-associated vasculitis[J]. N Engl J Med, 2013, 369(5): 417-427.
26. REMUZZI G, CHIURCHIU C, ABBATE M, et al. Rituximab for idiopathic membranous nephropathy[J].

Lancet, 2002, 360(9337): 923 - 924.

27. DAHAN K, DEBIEC H, PLAISIER E, et al. Rituximab for severe membranous nephropathy: a 6-month trial with extended follow-up[J]. J Am Soc Nephrol, 2017, 28(1): 348 - 358.

28. FERVENZA F C, APPEL G B, BARBOUR S J, et al. Rituximab or cyclosporine in the treatment of membranous nephropathy[J]. N Engl J Med, 2019, 381(1): 36 - 46.

29. ROJAS-RIVERA J, FERNÁNDEZ-JUÁREZ G, ORTIZ A, et al. A european multicentre and open-label controlled randomized trial to evaluate the efficacy of Sequential treatment with TAcrolimus-Rituximab versus steroids plus cyclophosphamide in patients with primary MEmbranous nephropathy: the STARMEN study[J]. Clin Kidney J, 2015, 8(5): 503 - 510.

30. MYSLER E F, SPINDLER A J, GUZMAN R, et al. Efficacy and safety of ocrelizumab in active proliferative lupus nephritis: results from a randomized, double-blind, phase Ⅲ study[J]. Arthritis Rheum, 2013, 65(9): 2368 - 2379.

31. DORNER T, LIPSKY P E. Beyond pan-B-cell-directed therapy-new avenues and insights into the pathogenesis of SLE[J]. Nat Rev Rheumatol, 2016, 12(11): 645 - 657.

32. HAHN B H. Belimumab for systemic lupus erythematosus[J]. N Engl J Med, 2013, 368(16): 1528 - 1535.

33. JORDAN N P, D'CRUZ D P. Efficacy, pharmacokinetic and pharmacodynamic profile of belimumab for systemic lupus erythematosus[J]. Expert Opin Drug Metab Toxicol, 2015, 11(10): 1635 - 1645.

34. NAVARRA S V, GUZMAN R M, GALLACHER A E, et al. Efficacy and safety of belimumab in patients with active systemic lupus erythematosus: a randomised, placebo-controlled, phase 3 trial[J]. Lancet, 2011, 377(9767): 721 - 731.

35. STOHL W, SCHWARTING A, OKADA M, et al. Efficacy and safety of subcutaneous belimumab in systemic lupus erythematosus: a fifty-two-week randomized, double-blind, placebo-controlled study[J]. Arthritis Rheumatol, 2017, 69(5): 1016 - 1027.

36. ZHANG F, BAE S C, BASS D, et al. A pivotal phase Ⅲ, randomised, placebo-controlled study of belimumab in patients with systemic lupus erythematosus located in China, Japan and South Korea[J]. Ann Rheum Dis, 2018, 77(3): 355 - 363.

37. BRUCE I N, UROWITZ M, van VOLLENHOVEN R, et al. Long-term organ damage accrual and safety in patients with SLE treated with belimumab plus standard of care[J]. Lupus, 2016, 25(7): 699 - 709.

38. UROWITZ M B, OHSFELDT R L, WIELAGE R C, et al. Organ damage in patients treated with belimumab versus standard of care: a propensity score-matched comparative analysis[J]. Ann Rheum Dis, 2019, 78(3): 372 - 379.

39. IACCARINO L, ANDREOLI L, BOCCJ E B, et al. Clinical predictors of response and discontinuation of belimumab in patients with systemic lupus erythematosus in real life setting. results of a large, multicentric, nationwide study[J]. J Autoimmun, 2018, 86: 1 - 8.

40. MANZI S, SÁNCHEZ-GUERRERO J, MERRILL J T, et al. Effects of belimumab, a B lymphocyte stimulator-specific inhibitor, on disease activity across multiple organ domains in patients with systemic lupus erythematosus: combined results from two phase Ⅲ trials[J]. Ann Rheum Dis, 2012, 71(11): 1833 - 1838.

41. THE ACCESS TRIAL GROUP. Treatment of lupus nephritis with abatacept: the abatacept and cyclophosphamide combination efficacy and safety study[J]. Arthritis Rheumatol, 2014, 66(11): 3096 - 3104.

42. DORNER T, POSCH M G, LI Y, et al. Treatment of primary Sjogren's syndrome with ianalumab (VAY736) targeting B cells by BAFF receptor blockade coupled with enhanced, antibody-dependent cellular cytotoxicity[J]. Ann Rheum Dis, 2019, 78(5): 641 - 647.

43. MERRILL J T, WALLACE D J, WAX S, et al. Efficacy and safety of atacicept in patients with systemic lupus erythematosus: results of a twenty-four-week, multicenter, randomized, double-blind, placebo-controlled, parallel-arm, phase Ⅱb study[J]. Arthritis Rheumatol, 2018, 70(2): 266 - 276.

44. WALLACE D J, GORDON C, STRAND V, et al. Efficacy and safety of epratuzumab in patients with moderate/severe flaring systemic lupus erythematosus: results from two randomized, double-blind, placebo-controlled, multicentre studies (ALLEVIATE) and follow-up[J]. Rheumatol, 2013, 52(7): 1313 - 1322.

45. WALLACE D J, KALUNIAN K, PETRI M A, et al. Efficacy and safety of epratuzumab in patients with moderate/severe active systemic lupus erythematosus: results from EMBLEM, a phase Ⅱb, randomised, double-blind, placebo-controlled, multicentre study[J]. Ann Rheum Dis, 2014, 73(1): 183 - 190.

46. ELGUETA R, BENSON M J, de VRIES V C, et al. Molecular mechanism and function of CD40/CD40L engagement in the immune system[J]. Immunol Rev, 2009,229(1):152-172.

47. DALL'ERA M, WOFSY D. Systemic lupus erythematosus clinical trials-an interim analysis[J]. Nat Rev Rheumatol, 2009,5(6):348-351.

48. SULLIVAN B A, TSUJI W, KIVITZ A, et al. Inducible T-cell co-stimulator ligand (ICOSL) blockade leads to selective inhibition of anti-KLH IgG responses in subjects with systemic lupus erythematosus[J]. Lupus Sci Med, 2016,3(1):e000146.

49. FURIE R, NICHOLLS K, CHENG T S, et al. Efficacy and safety of abatacept in lupus nephritis: a twelve-month, randomized, double-blind study[J]. Arthritis Rheumatol, 2014,66(2):379-389.

50. PUNWANI D, ZHANG Y, YU J, et al. Multisystem Anomalies in Severe Combined Immunodeficiency with Mutant BCL11B[J]. N Engl J Med, 2016,375(22):2165-2176.

51. PAGE N, SCHALL N, STRUB J-M, et al. The spliceosomal phosphopeptide P140 controls the lupus disease by interacting with the HSC70 protein and via a mechanism mediated by gammadelta T cells[J]. PLoS One, 2009,4(4):e5273.

52. ZIMMER R, SCHERBARTH H R, RILLO O L, et al. Lupuzor/P140 peptide in patients with systemic lupus erythematosus: a randomised, double-blind, placebo-controlled phase Ⅱb clinical trial[J]. Ann Rheum Dis, 2013,72(11):1830-1835.

53. BENNETT L, PALUCKA A K, ARCE E, et al. Interferon and granulopoiesis signatures in systemic lupus erythematosus blood[J]. J Exp Med, 2003,197(6):711-723.

54. FURIE R, KHAMASHTA M, MERRILL J T, et al. Anifrolumab, an anti-interferon-alpha receptor monoclonal antibody, in moderate-to-severe systemic lupus erythematosus[J]. Arthritis Rheumatol, 2017,69(2):376-386.

55. MORAND E F, FURIE R, TANAKA Y, et al. Trial of anifrolumab in active systemic lupus erythematosus[J]. N Engl J Med, 2020,382(3):211-221.

56. HE J, ZHANG X, WEI Y, et al. Low-dose interleukin-2 treatment selectively modulates $CD4^+$ T cell subsets in patients with systemic lupus erythematosus[J]. Nat Med, 2016,22(9):991-993.

57. HUMRICH J Y, VON SPEE-MAYER C, SIEGERT E, et al. Rapid induction of clinical remission by low-dose interleukin-2 in a patient with refractory SLE[J]. Ann Rheum Dis, 2015,74(4):791-792.

58. CIGNI A, PILE P V, FAEDDA R, et al. Interleukin 1, interleukin 6, interleukin 10, and tumor necrosis factor α in active and quiescent systemic lupus erythematosus[J]. J Investig Med, 2014,2(5):825-829.

59. THURMAN J M, NESTER C M. All things complement[J]. Clin J Am Soc Nephrol, 2016,11(10):1856-1866.

60. HSU H C, YANG P, WANG J, et al. Interleukin 17-producing T helper cells and interleukin 17 orchestrate autoreactive germinal center development in autoimmune BXD2 mice[J]. Nat Immunol, 2008,9(2):166-175.

61. CHEN D Y, CHEN Y N, WEN M C, et al. The potential role of Th17 cells and Th17-related cytokines in the pathogenesis of lupus nephritis[J]. Lupus, 2012,21(13):1385-1396.

62. GALIL S M A, EZZELDIN N, EL-BOSHY M E. The role of serum IL-17 and IL-6 as biomarkers of disease activity and predictors of remission in patients with lupus nephritis[J]. Cytokine, 2015,76(2):280-287.

63. SATOH Y, NAKANO K, YOSHINARI H, et al. A case of refractory lupus nephritis complicated by psoriasis vulgaris that was controlled with secukinumab[J]. Lupus, 2018,27(7):1202-1206.

64. DE SOUZA A, ALI-SHAW T, STROBER B E, et al. Successful treatment of subacute lupus erythematosus with ustekinumab[J]. Arch Dermatol, 2011,147(8):896-898.

65. VAN VOLLENHOVEN R F, HAHN B H, TSOKOS G C, et al. Efficacy and safety of ustekinumab, an IL-12 and IL-23 inhibitor, in patients with active systemic lupus erythematosus: results of a multicentre, double-blind, phase 2, randomised, controlled study[J]. Lancet, 2018,392(10155):1330-1339.

66. SHIN J I. Induction of severe systemic lupus erythematosus by TNF blockade and response to an anti-IL-6 strategy: role of IL-17?[J]. J Allergy Clin Immunol, 2013,132(5):1257.

67. BAKSHI J, SEGURA B T, WINCUP C, et al. Unmet needs in the pathogenesis and treatment of systemic lupus erythematosus[J]. Clin Rev Allergy Immunol, 2018,55(3):352-367.

68. SCHREIBER A, XIAO H, JENNETTE J C, et al. C5a receptor mediates neutrophil activation and ANCA-induced glomerulonephritis[J]. J Am Soc Nephrol,

2009,20(2):289.
69. XIAO H, DAIRAGHI D J, POWERS J P, et al. C5a receptor (CD88) blockade protects against MPO-ANCA GN[J]. J Am Soc Nephrol, 2014,25(2):225.
70. JAYNE D R W, BRUCHFELD A N, HARPER L, et al. Randomized trial of C5a receptor inhibitor avacopan in ANCA-associated vasculitis[J]. J Am Soc Nephrol, 2017,28(9):2756-2767.
71. SOGABE H, NANGAKU M, ISHIBASHI Y, et al. Increased susceptibility of decay-accelerating factor deficient mice to anti-glomerular basement membrane glomerulonephritis[J]. J Immunol, 2001,167(5):2791-2797.
72. ILLEI G G, SHIROTA Y, YARBORD C H. Tocilizumab in systemic lupus erythematosus: data on safety, preliminary, efficacy and impact on circulating plasma cells from an open-label phase I dosage-escalationstudy[J]. Arthritis Rheum, 2010,62(2):542-552.
73. THANARAJASINGAM U, NIEWOLD T B. Sirukumab: a novel therapy for lupus nephritis? [J]. Expert Opin Investig Drugs, 2014,23(10):1449-1455.
74. COPPO R, PERUZZI L, AMORE A, et al. Dramatic effects of eculizumab in a child with diffuse proliferative lupus nephritis resistant to conventional therapy[J]. Pediatr Nephrol, 2015,30(1):167-172.
75. LEGENDRE C M, LICHT C, LOIRAT C. Eculizumab in atypical hemolytic-uremic syndrome[J]. N Engl J Med, 2013,369(14):1379-1380.
76. FAKHOURI F, HOURMANT M, CAMPISTOL J M, et al. Terminal complement inhibitor eculizumab in adult patients with atypical hemolytic uremic syndrome: a single-arm, open-label trial[J]. Am J Kidney Dis, 2016, 68(1):84-93.
77. SCHREZENMEIER E D, JAYNE D, DORNER T. Targeting B cells and plasma cells in glomerular diseases: translational perspectives[J]. J Am Soc Nephrol, 2018, 29(3):741-758.
78. WALLACE D J, FURIE R A, TANAKA Y, et al. Baricitinib for systemic lupus erythematosus: a double-blind, randomised, placebo-controlled, phase 2 trial[J]. Lancet, 2018,392(10143):222-231.

42 从肿瘤靶向药物看肾脏病靶向治疗的未来

- 42.1 靶向治疗的定义
- 42.2 分子靶点药物的研发要素
  - 42.2.1 分子靶点的确立
  - 42.2.2 验证分子靶点的疾病模型与生物标志物
  - 42.2.3 靶点药物的安全剂量
- 42.3 肿瘤靶向药物与肾脏病靶向治疗
  - 42.3.1 酪氨酸激酶抑制剂
  - 42.3.2 免疫与炎症通路的靶向治疗
  - 42.3.3 基因相关靶点及核酸治疗
  - 42.3.4 肿瘤微环境靶点与肾脏抗纤维化
- 42.4 展望

随着分子生物学研究的飞速发展，越来越多的疾病发病机制得到了更清晰的阐明，即这些涵盖外源性的特异致病因素如何选择性地影响机体的某种组织细胞，组织细胞如何发生特异性的病理改变并且影响其他同类或周围的细胞，从而使得疾病进展。目前在基础医学研究领域通常都是围绕外源性致病因子、组织细胞、影响疾病发生和发展的分子机制来进行的。现在我们知道各种分子机制互相之间通常存在网络型的连接，其产生的效应相互促进或相互制衡，在不同的组织、不同的生理病理状态下即使是同样的分子通路，其产生的净效应也会存在相当的差异。因此在治疗药物的研发策略上考虑的维度需要包括疾病发生、发展的时期，组织细胞类型，起决定作用的分子通路，分子通路上起决定作用的分子，该分子在病理情况下的表达与生理状态相比是否具有巨大的差异性，干预该分子是否对疾病的表型发生具有生物学意义（bioplausibility）和统计学显著性（statistical significance）的改变。近年来迅猛发展的基因组学、蛋白组学、代谢组学的研究与检测，生物大数据收集与分析能力的提高，更是推动了精准靶向药物研发的发展。在肿瘤治疗领域，现在已经有众多靶向治疗手段应用于临床，并推动了免疫性疾病领域的靶向药物的研发。靶向药物研发的思路与经验也同样适用于其他疾病领域，包括肾脏病领域。

42.1 靶向治疗的定义

靶向治疗包括对病变部位的定向治疗和针对与发病机制明确相关的分子靶点治疗。在肿瘤治疗领域，除了常规的手术、放疗、化疗、生物治疗和中医中药治疗外，局部病灶可以用定位标记结合影像学技术进行局部靶向的放射治疗、消融治疗、高能聚焦超声治疗，以及血管内介入栓塞治疗和局部药物注射治疗、放射性粒子植入靶向内照射治疗等。传统的细胞毒性化学疗法通常通过干扰细胞分裂来靶向迅速增殖的恶性肿瘤细胞，然而，这也非特异性地损伤了快速自我更新的健康细胞，例如骨髓细胞、毛囊细胞和消化道上皮细胞，从而产生公认的骨髓抑制、脱发、消化道症状等化疗不良反应[1]。当今肿瘤治疗领域分子靶向治疗的主要目标是以更高的精度起到消灭肿瘤细胞、防止肿瘤的发展，并减少非特异性不良反应。肿瘤分子靶向治疗的靶点是针对促进肿瘤发生和发展所必需的特异性细胞受体和信号转导通路分子,通过影响肿瘤细胞的细胞周期调节因子、干扰肿瘤生长环境和代谢途径、促进免疫监视,实现抑制肿瘤细胞生长或促进凋亡的抗肿瘤作用。在靶向治疗中,靶向定位和分子靶向常常是相互交织的,精确的靶向定位往往需要以分子标记为基础,而好的分子靶向的靶点则应该具备定位于病变组织细胞(如肿瘤细胞)的特异性。

42.2 分子靶点药物的研发要素

靶向治疗药物的分子靶点可以是基因位点,也可以是功能分子如替代激素,以及功能位点如受体、信号通路、酶、代谢通路、离子通道等。要成功研发一种分子靶向药物,其靶点必须具备一系列的条件。发现和评估药物靶点的潜在治疗益处不仅要基于对其分子机制、与疾病关系的深入了解及其实验研究数据,还要对其分子结构特征、药理特征进行成药性(druggability)评估,并结合对其潜在不良反应的早期评估以及商业转化进行综合考虑[2,3]。

42.2.1 分子靶点的确立

一个理想的分子靶点,必须与要干预的疾病密切相关,是疾病发生、发展过程中具有明确的决定性致病效应的分子,即由于其病理性的增高或缺陷导致了该病的发生或进展,并且随着疾病的进程,该变化持续存在且为单向性的变化。由于生物分子的复杂网络效应,在药物研发策略上要求该分子与其通路上、下游的效应分子,邻近通路的分子之间的效应可以被明确地探测与区分。例如,该靶点分子属于哪一个家族?其作用的通路上是否有相似的配体或受体?这些不同的配体或受体亚型在组织细胞中的分布、水平、作用效应是否容易被区分或是否可以忽略,这些差异是否会影响到期望的药物效应?靶点分子的结构、代谢是否有种属特异性,从而影响到动物研究模型和药物分子设计?因此清晰、特异的靶向分子的作用机制(mechanism of action,MOA)是靶向药物研发的基础,此MOA需要在研发最初期被重复证实,来验证此药物靶点的意义。

尽管在临床上常常会采取同时针对多条机制通路的治疗措施,以达到治疗的叠加甚至协同效应,并

且希望最好一种药物有多重功效,甚至在药物研发企业,对一个靶点进行药物库的高通量筛选(high throughput screening,HTS)是屡见不鲜的快速找到相似结构分子的手段之一,但在实际新药研发中很少同时采用多重靶点的策略,因为清晰、唯一的靶点往往会减少潜在的脱靶(off-target)风险,从而减少不良反应的发生[2]。在肿瘤治疗领域已用于临床的抗体药物偶联物(antibody drug conjugate,ADC)也是在研发阶段抗体、药物分别研发然后合体的结果。由于对肿瘤靶向药物的耐药频繁发生,一些多靶点的药物如第2代广谱酪氨酸激酶抑制剂(TKI)应用于临床试验后也取得了一定的疗效[4],但不良反应的发生也常不可避免地增加[1]。

部分免疫、炎症机制相关的靶点因为与肿瘤和免疫治疗靶点相重合,获益于清晰的MOA,从而缩短了在肾脏病领域的研发流程,快速进入了临床试验。但也有部分肿瘤治疗靶点的MOA与肾脏保护机制相悖,反而成为这些肿瘤药物肾脏不良反应的机制,如拮抗血管生长因子和表皮生长因子及其相应受体的药物[5]。

42.2.2 验证分子靶点的疾病模型与生物标志物

限制药物临床适应证开发的不仅仅是清晰的疾病致病机制和药物的MOA,缺乏具有特异的、临床转化能力的疾病研究模型(translational model)也是影响药物研发成败、困扰很多生物医学研究人员的常见因素。临床前期研究药物效果的研究模型分为生化检测模型、组织细胞(体外)模型和动物(体内)模型。其中,生化模型或单细胞层基础上的生化检测模型一般只用于药物分子初筛,而真正有意义的治疗效应经过体外和体内模型的检验才有可能最终进入临床开发。

在模型检测体系内的效应变化指标都可以作为潜在的标志物,为不同的研发阶段及其目标服务。然而,一旦考虑到临床应用,对生物标志物的考量就要顾及很多方面。首先是其合乎逻辑的生物学意义,还要考虑检测分子在样本中的稳定性、易检性、检测的正确性和可重复性。如果加上疾病的考虑,则有时还要顾及生物标志物检测的敏感性、特异性,以及与疾病活动度或预后的关系。生物标志物可以是一个基因标志物,也可以是一个蛋白分子的标志物,或者其他代谢物质分子的标志物。标志物的检

测可以为研究者或临床观察者提供治疗是否有效、药物的作用靶点是否准确、个体用药方法和剂量是否精准等信息。

在肾脏病研究领域，除一些非肾脏病变特异的免疫性自身抗体指标和病理指标外，多年来针对进展性肾脏损害的生物标志物及临床评价指标长期局限于非致病因子直接相关的血压、蛋白尿和24 h尿蛋白定量、血肌酐水平和肾小球滤过率等表型指标，而非特异的分子机制指标。近10年来随着对血液和尿液中生物标志物研究的深入，尤其是肾脏病理组织中各类标志物和组学研究的进展，有的分子不仅作为标志物分子在疾病的诊断与分型上占有了一席之地，并且也可成为治疗的靶点[6]。

1997年发现的肾脏损伤分子-1(KIM-1)[7]目前已成为被广泛证实了的肾小管急性损伤和持续损伤的指标[8,9]。尽管尿和血中KIM-1的增加似乎并没有损伤机制的特异性，其是否可以作为治疗的靶点也一直没有定论[10]。由于KIM-1检测稳定可靠、在损伤早期即有增高且与病情的变化程度具有很好的相关性，因此成为肾脏病临床前模型和临床疗效观察中一个比较可靠的指标。

在肿瘤药物研发领域，常用的动物模型为裸鼠皮下荷瘤模型及其他略带有技术难度的癌细胞注射接种模型，研究观察指标主要是实体瘤体的大小、肿瘤细胞标记及定量，其原理简单，能比较直接地反映临床的真实情况。而肾脏病的临床模型多较复杂，除了经常出现较大的变异情况外，模型本身常因刻意的罕见于临床的人为造模因素（如单侧输尿管结扎模型、肾大部切除模型），甚至有的因没有很好地模拟临床的真实病程与病情的原因，而提高了研发进展不顺甚至临床试验失败的风险。因此，在肾脏病靶向药物的研发过程中根据MOA对模型做出谨慎的选择，并对治疗时间窗、疗效判定时间段的恰当选取将是影响研发成败的不可忽视的关键因素之一。

42.2.3 靶点药物的安全剂量

在靶向药物研发的早期引入主要急性不良反应的检测不仅可以帮助原研药分子的筛选，还可能发现未曾报道的靶点的其他生物学效应，对疾病发生、发展的分子生物学机制可能是一个补充。

由于人群中存在对药物反应和代谢的个体差异，任何药物都需要一个安全的剂量范围，即增加至少一个数量级的剂量，其严重不良反应的发生率仍

然几乎没有。例如，血管内皮生长因子（VEGF）是肿瘤治疗的靶点，其中和抗体或受体拮抗剂可以有效地抑制肿瘤血管的增生，但在应用这些药物的患者中约40%出现了高血压和肾脏的损害[5]。动物实验和临床研究表明，VEGF缺陷可导致肾小球足细胞的损害而产生蛋白尿、肾脏间质血管损害而产生高血压等病变[11,12]。在慢性肾脏病纤维化的治疗靶点选择中曾经有学者考虑补充或增强VEGF在肾脏中的作用来改善因DN等导致的足细胞损伤，或因慢性肾小管间质性病变导致的肾衰竭[13]。动物实验发现，产生保护效应的VEGF水平为正常水平的7倍左右[14]，然而过多的VEGF同样有细胞毒性作用，而产生此毒性作用的剂量仅为正常VEGF水平的20~30倍，此有限的治疗浓度范围加上VEGF的双相响应，限制了VEGF作为一个治疗靶点的开发，而进一步的研究方向需要综合考虑靶向定位和短期用药[15]。

药物的代谢途径与参数，以及药物间的相互作用也会影响体内药物的水平和持续时间，从而影响不良反应的发生率，同时对以后的商业转化成本也会产生一定的影响。

42.3 肿瘤靶向药物与肾脏病靶向治疗

目前已经应用于临床的靶向药物有小分子靶向药物（分子量<500）、大分子蛋白靶向药物（抗体、重组蛋白）、ADC、核酸类药物（如siRNA、miRNA、lncRNA）、嵌合抗原受体T细胞（chimeric antigen receptor T-cell，CAR-T）等新兴细胞疗法。靶向药物的研发愿景是依靠其明确的MOA实现治疗的特异性、高效性和低毒性。

肾脏病治疗领域有一些传统药物因为其明确特异的作用机制，同样可以被认为是靶向药物，例如作用于离子通道的利尿剂、促红细胞生成素（EPO）和EPO受体拟似剂、血管紧张素受体阻滞剂（ARB）、盐皮质激素受体阻滞剂等。随着各种组学技术和肾脏病理分子检测技术的发展，越来越多的肾脏病相关致病分子靶点被发现并证实。这些靶点可以根据分子的性质分为基因、转录因子、信号通路和细胞通路、转运蛋白、免疫通路靶点等，也可以根据研究的范围分为免疫通路、抗纤维化、转运蛋白靶点等[16-22]。

由于恶性肿瘤药物的实验室与临床研发的速度

显著快于其他慢性进展性疾病,肾脏病新治疗手段的发展与应用也借鉴了很多肿瘤药物的经验教训。肿瘤靶向药物主要包括TKI、细胞周期蛋白调节药物、组蛋白去乙酰化酶抑制剂、免疫检查点抑制剂等[1,23]。另外,靶向肿瘤微环境(tumor microenvironment,TME)和肿瘤血管的药物也为肾脏病的机制及干预措施的研究提供了工具和发展方向[24-28]。

42.3.1 酪氨酸激酶抑制剂

酪氨酸激酶是细胞信号转导途径中的重要因子,参与调节细胞生长、分化和凋亡等一系列生理生化过程。酪氨酸激酶的功能与肿瘤的发生、发展密切相关。超过一半的原癌基因和癌基因产物具有蛋白酪氨酸激酶活性,其异常表达可导致细胞增殖调节紊乱,引起肿瘤的发生[12,13]。一些重要生长因子的受体信号通路需要酪氨酸激酶的介导,其中包括血管内皮生长因子受体(VEGFR)、血小板生长因子受体(PDGFR)、表皮生长因子受体(EGFR)、成纤维细胞生长因子受体(FGFR)等[29]。尼达尼布(nintedanib)因其对肿瘤细胞的增生、分化、凋亡、转移及组织血管新生的效应而曾被用于多种恶性肿瘤的临床试验,尤其是近年来的恶性胸膜间皮瘤的治疗[30,31]。在肺纤维化治疗领域,尼达尼布可显著延缓肺功能的减退[32]。由此,学界有将此药物推广到其他纤维化性疾病治疗的动议,包括肝硬化和肾脏纤维化[30]。

42.3.2 免疫与炎症通路的靶向治疗

肿瘤性疾病的免疫治疗由来已久,广义的肿瘤免疫治疗包括免疫检查点抑制、炎症因子相关的抗体靶向治疗、细胞治疗、基于核酸的适配体治疗,以及新兴的肿瘤疫苗[33]。

目前临床上使用的免疫检查点抑制剂针对的靶点主要是细胞毒性T细胞相关蛋白(CTLA4)、程序性细胞死亡蛋白1(programmed cell death protein 1,PD-1)、程序性细胞死亡蛋白配体1(PD-L1),通过共抑制性T细胞信号转导来重新激活抗肿瘤免疫应答,从而达到抗肿瘤的作用。CTLA4主要表达于调节性T细胞(Treg),阻断CTLA4可以清除Treg并显著增加抗原特异性的细胞毒性T细胞,从而对肿瘤起到治疗作用[25]。在一些免疫性肾脏病中发现有B7-CTLA4轴的异常[34,35],而CTLA4单抗的治疗可导致免疫相关不良反应(immune-related adverse event,irAE),其中包括肾脏的损害[36-38]。

与免疫检查点CTLA4、PD-1/PD-L1不同的是,CD40主要表达在B细胞、单核细胞和树突细胞,拮抗CD40在治疗肿瘤的同时也因CD40的非肿瘤细胞特异性问题而导致免疫相关不良反应,重则有类似"炎症因子风暴"般的表现。CD20表达于除浆细胞外的各阶段的B细胞,抗CD20抗体可以通过耗竭B细胞从而对B细胞增殖性的血液系统肿瘤产生治疗效应。在抗体介导的自身免疫系统疾病中,如类风湿关节炎、系统性红斑狼疮等,CD20的靶向治疗也在大量进行中,并且改良的低毒迭代产品可望推广到更多的临床适应证[39-41]。

补体是宿主免疫防御机制的重要部分,在肿瘤细胞逃避宿主免疫攻击的机制及肿瘤耐药机制中补体的作用效应异常起到了关键的作用[42,43]。完全人源化的单克隆抗体依库珠单抗可与C5结合并阻止其被C5转化酶蛋白水解切割为生物活性片段C5a和C5b,通过阻止有效补体效应物C5a和攻膜复合物(MAC)的生成,消除下游炎症和对细胞的破坏作用,从而阻断补体介导疾病的病理进展。依库珠单抗已被批准用于阵发性夜间血红蛋白尿和溶血尿毒综合征、重症肌无力的治疗[39,44]。其他一些补体途径靶向药物的研发也越来越多,并可能将其应用于肾脏病相关的临床适应证,如C3肾病、狼疮性肾炎、IgA肾病、ANCA相关性血管炎(AAV)、血栓微血管病(TMA)、非典型或典型溶血尿毒综合征等[42,45]。由于补体效应的级联反应特性、对宿主或肿瘤细胞免疫增强或抑制的双面需求,未来补体靶向药物的研发和临床治疗方案的选择上会更注重药物的可控性和精准性[46-48]。

肿瘤免疫治疗中的细胞治疗主要是指收集并改造患者自身T细胞后回输的治疗。CAR-T技术通过基因工程的方法在T细胞上嵌入人工合成的抗体,使T细胞能够识别特异性的肿瘤细胞表面的抗原,定向杀伤肿瘤细胞。但CAR-T也可能导致一部分正常细胞的损伤。T细胞受体(TCR)嵌合型T细胞(TCR-T)技术原理与CAR-T相似,只是其识别的抗原是主要组织相容性复合体(MHC),即在人体就是人白细胞抗原(HLA)。经过改造的TCR-T可以识别细胞内抗原,激活MHC相关的信号通路。TCR-T目前尚未进入临床试验。值得注意的是,CAR-T和TCR-T都能分泌大量炎症因子,诱发"炎症因子风暴"。TCR-T和新一代的CAR-T技术有望不仅针对肿瘤细胞,还能针对肿瘤微环境,对肿瘤细胞和组织具有更高的浸润性、特异性和疗效[49-53]。相似的细胞基因工程技术是否会用于急性和慢性肾脏病(CKD),如囊性肾脏病、急性肾小管损伤、足细胞丢失性疾病等的治疗,经改造回输体内的细胞如何到达病变部位尤其是肾小球仍然是个巨大的挑战。

42.3.3 基因相关靶点及核酸治疗

很多遗传性疾病的致病基因早已被发现,其编码蛋白的缺陷也已经被阐明,然而基因编辑治疗由于各种技术安全性和伦理学的原因而必须审慎地推进。2017 年 8 月 FDA 批准 CAR-T 药物替沙仑赛(tisagenlecleucel)用于治疗 25 岁以下难治或复发性 B 细胞前体急性淋巴细胞白血病(acute lymphoblastic leukemia,ALL),是 CAR-T 治疗的里程碑事件。近年来以 CRISPR/Cas9 技术为基础的基因编辑治疗已经用于一些遗传性疾病的临床治疗,并取得一定的疗效,如镰型红细胞病、β 地中海贫血等[54]。

在药物研发领域,除了针对编码基因 mRNA,对于非编码 RNA(non-coding RNA,ncRNA)的干预近年来也受到了广泛的重视。ncRNA 包括微小 RNA(miRNA)、重复 RNA、内含子 RNA 和长非编码 RNA(long non-coding,lncRNA),都具有广泛的控制基因表达和调控蛋白功能的作用。如在癌症治疗领域 ncRNA 已被确定为关键基因表达调节剂,针对 ncRNA 的靶向治疗通常是经设计的特异的 RNA 序列,根据分子类型和作用方式的不同可分为小干扰 RNA 或短干扰 RNA(small interfering RNA 或 short interfering RNA;siRNA)、miRNA、反义寡核苷酸(antisense oligonucleotide,ASO)、适体(aptamer)和合成信使核糖核酸(synthetic mRNA)。RNA 治疗已经在提高核酸分子稳定性、减少脱靶率、增强干预靶向 RNA 的活性等方面取得了较大的进展。同时,RNA 药物研发的迭代速度和生产效率也比较高,这是其他药物不可比拟的。近年来由于核酸的次代测序(next generation sequencing,NGS)技术可及性的迅速提高,很多新的与慢性肾脏纤维化相关的 lncRNA 被发现,可能成为治疗 CKD 的靶点[55]。

表观遗传学(epigenetics)改变是多基因遗传性疾病的重要致病机制之一,其中包括癌症、糖尿病、心血管疾病、神经退行性疾病、免疫炎症性疾病[56]。

表观修饰虽然不能改变基因序列,但其可通过 DNA 甲基化、组蛋白修饰、染色质重塑、ncRNA 调控而影响基因的表达水平[57]。一些肿瘤化疗药物被发现可以非特异地干扰表观遗传特性而实现抑制肿瘤的作用。溴结构域和末端外结构域(bromodomain and extra-terminal domain,BET)曾经是肿瘤表观遗传靶向药物的研究热点。BET 结构域抑制剂可以显著降低生长因子,包括转化生长因子-β1(TGF-β1)的表达,并被应用于很多抗肿瘤治疗的早期临床试验[58]。TGF-β1 高表达也是众多 CKD 持续进展的重要机制,包括 DN,因此一直以来靶向干预 TGF-β1 在 CKD 治疗领域被寄予很高的希望[22,59]。然而在近期的一项 2 425 例伴有近期急性冠状动脉综合征的 2 型糖尿病患者参与的随机、双盲、对照 Ⅲ 期临床试验(BETonMACE)中,BET 抑制剂阿帕他隆(apabetalone)表现出高于安慰剂的不良反应,而终点指标[主要心血管不良事件(MACE)的发生率]也没有达到显著改善[60]。未来 BET 抑制剂在 CKD 中的使用可能需要引入定向给药的机制,例如应用 ADC 将 BET 抑制剂定向输送到肾脏高病理反应活性的部位。近来研究发现一些组蛋白甲基转移酶(histone methyl transferases,HMT)和组蛋白脱乙酰酶(histone deacetylases,HDAC)可能是肾脏病治疗药物的靶点,这些药物有的已经开始用于一些血液系统肿瘤和实体瘤的早期临床试验[61,62]。尽管不乏高质量的临床前期研究提示针对表观遗传学的靶向治疗是囊性肾脏病变、急性肾小管损伤、DN、肾脏纤维化靶向治疗的潜在方向,但在肾脏病领域的临床研究迄今为止尚未得到开展[63]。此类药物在慢性疾病应用时的不良作用也会是一个长久被关注的问题。

42.3.4 肿瘤微环境靶点与肾脏抗纤维化

TME 的状况影响着实体肿瘤的生长与分化以及免疫细胞对肿瘤细胞的攻击能力。微环境的组分包括细胞成分(如淋巴细胞、巨噬细胞、树突细胞、成纤维细胞、自然杀伤细胞等)、血管成分、细胞外基质、从肿瘤细胞或免疫细胞分泌出的外泌体和细胞因子等。在微环境里的任何成分包括炎症因子、生长因子、代谢产物、炎症细胞与补体成分、成纤维细胞等都可能成为调控的靶点,这些成分相关的表达水平和功能水平也可以是反映肿瘤生长情况和疗效的生物标志物[24,25]。干预 TME 有望增强和延长现有治疗措施的疗效,减少治疗不良反应,而这些新药物的研发离不开对微环境影响因素及其生物标志物更深入的探索与研究。肾脏病变时也存在微环境的改变,肾间质微环境中 CKD 治疗候选靶点可以考虑针对慢性纤维化过程中过多的炎症细胞及炎症因子、成纤维细胞及其过多的细胞外基质、失衡的巨噬细胞和树突细胞、减少的间质血管与血管内皮细胞功能、低氧环境与过多的氧化应激反应[17,21,28,64—68]。

42.4 展望

在临床肿瘤治疗中,靶向药物的治疗效果明显优于传统治疗,且不良反应也明显减少。近年来兴起的肿瘤免疫治疗进一步显著延长了肿瘤患者的生存时间,新兴的细胞治疗技术和基因治疗技术为临床的个体化精准治疗照亮了前进的方向。肿瘤药物研发的水平领先于免疫炎症靶向药物和抗纤维化药物,后者的治疗领域包括肾脏病治疗领域,可以从肿瘤靶向药物的研发及临床使用历程中借鉴到大量的经验,获得众多启迪。随着肿瘤发生、发展机制,抗肿瘤药物耐药机制,不良反应机制研究的深入,以及医学生物技术的快速发展,将有越来越多肿瘤领域与肾脏病领域的新靶点被发现。同时,由于肿瘤患者生命的延长、治愈率的提高,对抗肿瘤药物的长期不良反应的监测需求也逐渐增多,对肿瘤疾病的管理也在向慢性疾病管理模式靠拢,不断扩大患者受益面。

(马 骥)

参考文献

1. SEEBACHER N A, STACY A E, PORTER G M, et al. Clinical development of targeted and immune based anti-cancer therapies[J]. J Exp Clin Cancer Res, 2019, 38(1):156.
2. GASHAW I, ELLINGHAUS P, SOMMER A, et al. What makes a good drug target? [J]. Drug Discov Today, 2011,16(23-24):1037-1043.
3. FINAN C, GAULTON A, KRUGER F A, et al. The druggable genome and support for target identification and validation in drug development[J]. Sci Transl Med, 2017,9(383):eaag1166.
4. MATIAS M, LE TEUFF G, ALBIGES L, et al. Real world prospective experience of axitinib in metastatic renal cell carcinoma in a large comprehensive cancer centre[J]. Eur J Cancer, 2017,79:185-192.
5. JHAVERI K D, WANCHOO R, SAKHIYA V, et al. Adverse renal effects of novel molecular oncologic targeted therapies: a narrative review[J]. Kidney Int Rep, 2017,2(1):108-123.
6. LINDENMEYER M T, KRETZLER M. Renal biopsy-driven molecular target identification in glomerular disease[J]. Pflugers Arch, 2017,469(7-8):1021-1028.
7. ICHIMURA T, BONVENTRE J V, BAILLY V, et al. Kidney injury molecule-1 (KIM-1), a putative epithelial cell adhesion molecule containing a novel immunoglobulin domain, is up-regulated in renal cells after injury[J]. J Biol Chem, 1998,273(7):4135-4142.
8. HAN W K, BAILLY V, ABICHANDANI R, et al. Kidney injury molecule-1 (KIM-1): a novel biomarker for human renal proximal tubule injury[J]. Kidney Int, 2002,62(1):237-244.
9. PARK M, HSU C Y, GO A S, et al. Urine kidney injury biomarkers and risks of cardiovascular disease events and all-cause death: the CRIC study[J]. Clin J Am Soc Nephrol, 2017,12(5):761-771.
10. BROOKS C R, BONVENTRE J V. KIM-1/TIM-1 in proximal tubular cell immune response[J]. Oncotarget, 2015,6(42):44059-44060.
11. EREMINA V, SOOD M, HAIGH J, et al. Glomerular-specific alterations of VEGF-A expression lead to distinct congenital and acquired renal diseases[J]. J Clin Invest, 2003,111(5):707-716.
12. SISON K, EREMINA V, BAELDE H, et al. Glomerular structure and function require paracrine, not autocrine, VEGF-VEGFR-2 signaling[J]. J Am Soc Nephrol, 2010,21(10):1691-1701.
13. SIVASKANDARAJAH G A, JEANSSON M, MAEZAWA Y, et al. Vegfa protects the glomerular microvasculature in diabetes[J]. Diabetes, 2012,61(11):2958-2966.
14. MA J, MATSUSAKA T, YANG H C, et al. Induction of podocyte-derived VEGF ameliorates podocyte injury and subsequent abnormal glomerular development caused by puromycin aminonucleoside[J]. Pediatr Res, 2011,70(1):83-89.
15. BARTLETT C S, JEANSSON M, QUAGGIN S E. Vascular growth factors and glomerular disease[J]. Annu

Rev Physiol, 2016, 78: 437 - 461.

16. ADAMIOK-OSTROWSKA A, PIEKIEŁKO-WITKOWSKA A. Ciliary genes in renal cystic diseases[J]. Cells, 2020, 9(4): 907.

17. BREYER M D, KRETZLER M. Novel avenues for drug discovery in diabetic kidney disease[J]. Expert Opin Drug Discov, 2018, 13(1): 65 - 74.

18. GAO L, ZHONG X, JIN J, et al. Potential targeted therapy and diagnosis based on novel insight into growth factors, receptors, and downstream effectors in acute kidney injury and acute kidney injury-chronic kidney disease progression[J]. Signal Transduct Target Ther, 2020, 5(1): 9.

19. GRYNBERG K, MA F Y, NIKOLIC-PATERSON D J. The JNK signaling pathway in renal fibrosis[J]. Front Physiol, 2017, 8: 829.

20. IMEL E A, WHITE K E. Pharmacological management of X-linked hypophosphataemia[J]. Br J Clin Pharmacol, 2019, 85(6): 1188 - 1198.

21. LANDIS R C, QUIMBY K R, GREENIDGE A R. M1/M2 macrophages in diabetic nephropathy: Nrf2/HO - 1 as therapeutic targets[J]. Curr Pharm Des, 2018, 24(20): 2241 - 2249.

22. ZHONG J, YANG H C, FOGO A B. A perspective on chronic kidney disease progression[J]. Am J Physiol Renal Physiol, 2017, 312(3): F375 - F384.

23. BAI L, LI W, ZHENG W, et al. Promising targets based on pattern recognition receptors for cancer immunotherapy[J]. Pharmacol Res, 2020, 159: 105017.

24. LABANI-MOTLAGH A, ASHJA-MAHDAVI M, LOSKOG A. The tumor microenvironment: a milieu hindering and obstructing antitumor immune responses[J]. Front Immunol, 2020, 11: 940.

25. TANG H, QIAO J, FU Y X. Immunotherapy and tumor microenvironment[J]. Cancer Lett, 2016, 370(1): 85 - 90.

26. KOMADA T, MURUVE D A. The role of inflammasomes in kidney disease[J]. Nat Rev Nephrol, 2019, 15(8): 501 - 520.

27. NASTASE M V, ZENG-BROUWERS J, WYGRECKA M, et al. Targeting renal fibrosis: Mechanisms and drug delivery systems[J]. Adv Drug Deliv Rev, 2018, 129: 295 - 307.

28. FRANCOIS H, CHATZIANTONIOU C. Renal fibrosis: recent translational aspects[J]. Matrix Biol, 2018, 68 - 69: 318 - 332.

29. JIAO Q, BI L, REN Y, et al. Advances in studies of tyrosine kinase inhibitors and their acquired resistance[J]. Mol Cancer, 2018, 17(1): 36.

30. LIU F, BAYLISS G, ZHUANG S. Application of nintedanib and other potential anti-fibrotic agents in fibrotic diseases[J]. Clin Sci, 2019, 133(12): 1309 - 1320.

31. SCAGLIOTTI G V, GAAFAR R, NOWAK A K, et al. Nintedanib in combination with pemetrexed and cisplatin for chemotherapy-naive patients with advanced malignant pleural mesothelioma (LUME-Meso): a double-blind, randomised, placebo-controlled phase 3 trial[J]. Lancet Respir Med, 2019, 7(7): 569 - 580.

32. FLAHERTY K R, WELLS A U, COTTIN V, et al. Nintedanib in progressive fibrosing interstitial lung diseases[J]. N Engl J Med, 2019, 381(18): 1718 - 1727.

33. STAMBROOK P J, MAHER J, FARZANEH F. Cancer immunotherapy: whence and whither[J]. Mol Cancer Res, 2017, 15(6): 635 - 650.

34. GAN L, ZHOU Q, LI X, et al. Intrinsic renal cells induce lymphocytosis of Th22 cells from IgA nephropathy patients through B7 - CTLA - 4 and CCL-CCR pathways[J]. Mol Cell Biochem, 2018, 441(1 - 2): 191 - 199.

35. FURIE R, NICHOLLS K, CHENG T T, et al. Efficacy and safety of abatacept in lupus nephritis: a twelve-month, randomized, double-blind study[J]. Arthritis Rheumatol, 2014, 66(2): 379 - 389.

36. MURAKAMI N, MOTWANI S, RIELLA L V. Renal complications of immune checkpoint blockade[J]. Curr Probl Cancer, 2017, 41(2): 100 - 110.

37. IZZEDINE H, MATEUS C, BOUTROS C, et al. Renal effects of immune checkpoint inhibitors[J]. Nephrol Dial Transplant, 2017, 32(6): 936 - 942.

38. FADEL F, EI KAROUI K, KNEBELMANN B. Anti-CTLA4 antibody-induced lupus nephritis[J]. N Engl J Med, 2009, 361(2): 211 - 221.

39. DU F H, MILLS E A, MAO-DRAAYER Y. Next-generation anti-CD20 monoclonal antibodies in autoimmune disease treatment[J]. Auto Immun Highlights, 2017, 8(1): 12.

40. KAHALY G J. Immunotherapies for thyroid eye disease[J]. Curr Opin Endocrinol Diabetes Obes, 2019, 26(5): 250 - 255.

41. SCHREZENMEIER E, JAYNE D, DÖRNER T, et al. Targeting B cells and plasma cells in glomerular diseases: translational perspectives[J]. J Am Soc Nephrol, 2018, 29(3): 741 - 758.

42. MOHEBNASAB M, ERIKSSON O, PERSSON B, et al. Current and future approaches for monitoring responses

to anti-complement therapeutics[J]. Front Immunol, 2019,10:2539.

43. KOLEV M, MARKIEWSKI M M. Targeting complement-mediated immunoregulation for cancer immunotherapy[J]. Semin Immunol, 2018,37:85-97.

44. CRICKX E, WEILL J C, REYNAUD C A, et al. Anti-CD20-mediated B-cell depletion in autoimmune diseases: successes, failures and future perspectives[J]. Kidney Int, 2020,97(5):885-893.

45. RICKLIN D, MASTELLOS D C, REIS E S, et al. The renaissance of complement therapeutics[J]. Nat Rev Nephrol, 2018,14(1):26-47.

46. GAVRIILAKI E, BRODSKY R A. Complementopathies and precision medicine[J]. J Clin Invest, 2020,130(5):2152-2163.

47. MASTELLOS D C, RICKLIN D, LAMBRIS J D. Clinical promise of next-generation complement therapeutics[J]. Nat Rev Drug Discov, 2019,18(9):707-729.

48. MACOR P, CAPOLLA S, TEDESCO F. Complement as a biological tool to control tumor growth[J]. Front Immunol, 2018,9:2203.

49. GETTS D, HOFMEISTER R, QUINTÁS-CARDAMA A. Synthetic T cell receptor-based lymphocytes for cancer therapy[J]. Adv Drug Deliv Rev, 2019,141:47-54.

50. CHEN L, QIAO D, WANG J, et al. Cancer immunotherapy with lymphocytes genetically engineered with T cell receptors for solid cancers[J]. Immunol Lett, 2019,216:51-62.

51. WANG Z, CAO Y J. Adoptive cell therapy targeting neoantigens: a frontier for cancer research[J]. Front Immunol, 2020,11:176.

52. SHEVYREV D, TERESHCHENKO V. Treg heterogeneity, function, and homeostasis[J]. Front Immunol, 2019,10:3100.

53. HAEN S P, LÖFFLER M W, RAMMENSEE H G, et al. Towards new horizons: characterization, classification and implications of the tumour antigenic repertoire[J]. Nat Rev Clin Oncol, 2020,17(10):595-610.

54. WAREJONCAS Z, CAMPBELL J M, MARTÍEZ-GÁLVEZ G, et al. Precision gene editing technology and applications in nephrology[J]. Nat Rev Nephrol, 2018, 14(11):663-677.

55. JUNG H J, KIM H J, PARK K K. Potential roles of long noncoding RNAs as therapeutic targets in renal fibrosis[J]. Int J Mol Sci, 2020,21(8):2698.

56. TOUGH D F, TAK P P, TARAKHOVSKY A, et al. Epigenetic drug discovery: breaking through the immune barrier[J]. Nat Rev Drug Discov, 2016,15(12):835-853.

57. SAMANTA S, RAJASINGH S, CAO T, et al. Epigenetic dysfunctional diseases and therapy for infection and inflammation[J]. Biochim Biophys Acta Mol Basis Dis, 2017,1863(2):518-528.

58. DOROSHOW D B, EDER J P, LORUSSO P M. BET inhibitors: a novel epigenetic approach[J]. Ann Oncol, 2017,28(8):1776-1787.

59. MENG X M, NIKOLIC-PATERSON D J, LAN H Y. TGF-β: the master regulator of fibrosis[J]. Nat Rev Nephrol, 2016,12(6):325-38.

60. RAY K K, NICHOLLS S J, BUHR K A, et al. Effect of apabetalone added to standard therapy on major adverse cardiovascular events in patients with recent acute coronary syndrome and type 2 diabetes: a randomized clinical trial[J]. JAMA, 2020,323(16):1565-1573.

61. RICHART L, MARGUERON R. Drugging histone methyltransferases in cancer. Curr Opin Chem Biol, 2020,56:51-62.

62. HYNDMAN K A. Histone deacetylases in kidney physiology and acute kidney injury[J]. Semin Nephrol, 2020,40(2):138-147.

63. FONTECHA-BARRIUSO M, MARTIN-SANCHEZ D, RUIZ-ANDRES O, et al. Targeting epigenetic DNA and histone modifications to treat kidney disease[J]. Nephrol Dial Transplant, 2018,33(11):1875-1886.

64. KUMAR S. Cellular and molecular pathways of renal repair after acute kidney injury[J]. Kidney Int, 2018, 93(1):27-40.

65. PRAKOURA N, HADCHOUEL J, CHAZIANTONIOU C. Novel targets for therapy of renal fibrosis[J]. J Histochem Cytochem, 2019,67(9):701-715.

66. SCHÖDEL J, RATCLIFFE P J. Mechanisms of hypoxia signalling: new implications for nephrology[J]. Nat Rev Nephrol, 2019,15(10):641-659.

67. SULLIVAN K M, SUSZTAK K. Unravelling the complex genetics of common kidney diseases: from variants to mechanisms[J]. Nat Rev Nephrol, 2020, 16(11):628-640.

68. ZHUANG Q, CHENG K, MING Y. CX3CL1/CX3CR1 axis, as the therapeutic potential in renal diseases: friend or foe?[J]. Curr Gene Ther, 2017,17(6):442-452.

43 肾脏病与营养热点研究

43.1 肾脏病与营养素
  43.1.1 肾脏病的蛋白质及能量
  43.1.2 肾脏病的脂肪及糖类
  43.1.3 肾脏病的微量营养素
  43.1.4 肾脏病的钾与钠
  43.1.5 肾脏病的钙与磷
  43.1.6 植物化合物与肾脏病

43.2 慢性肾脏病合并疾病的营养治疗
  43.2.1 蛋白质能量耗竭的营养治疗
  43.2.2 透析患者的营养干预
  43.2.3 糖尿病肾病的营养治疗研究进展

  流行病学调查显示,全球慢性肾脏病(CKD)患病率约为14.3%,中国CKD患病率约为10.8%。在CKD的发展过程中,对不同营养物质的需求和利用都发生显著的变化。这些变化最终使肾脏病患者出现营养不良和营养素代谢异常的风险。营养不良是CKD常见并发症之一,是CKD发生、发展以及死亡的危险因素。了解CKD及相关疾病的营养治疗原则,确定各种类型患者特定的能量及营养素需求,预防或治疗潜在的或持续存在的营养不良和代谢失调,将营养治疗贯穿于整个CKD治疗过程,对于提高CKD整体诊治水平、延缓疾病进展、改善患者预后以及减少医疗费用支出具有非常重要的意义。

43.1 肾脏病与营养素

43.1.1 肾脏病的蛋白质及能量

  肾功能不全时,蛋白质代谢产物排泄障碍,尿素氮积聚。高蛋白质饮食可引起肾小球高灌注、高滤过、高压力,更加加重肾小球血管的硬化,减少滤过面积,促进肾功能的恶化。已有多项研究发现,低蛋白饮食,可以减轻尿毒症症状及代谢性酸中毒,延缓肾功能损害进展,改善继发性甲状旁腺功能亢进、肾性骨营养不良等相关并发症。

  肾病膳食改良研究(modification of diet in renal disease,MDRD)虽然并未显示低蛋白饮食对延缓肾功能进展有效,但考虑到该项试验的局限性,如干预组和对照组的肾小球滤过率(GFR)下降速率慢于预期等,可能导致其潜在获益的检验效能减低。一项关于MDRD研究的长期随访分析提示,适度限制蛋白质可能有益[1]。自1994年首份MDRD报告发表以后,已有数项针对MDRD研究的2次分析发表,还发表了一些荟萃分析和对照试验,提示限制蛋白质对延缓CKD进展有益。目前多数临床指南,包括KDIGO指南[2]、美国肾脏基金会的肾脏病生存治疗工作组(KDOQI 2020)建议CKD患者限制蛋白质摄入量。蛋白质的推荐摄入量既取决于CKD分期,是否肾脏替代治疗(RRT),还要考虑代谢状态,是否合并糖尿病及血糖控制情况等。在代谢稳定的CKD 3~5期成年患者中采用限制蛋白质饮食以降低终末期肾病(ESRD)的风险(1A),并提高生活质量(2C)。对于尚未透析,无糖尿病,且代谢稳定的CKD 3~5期患者,可以采用低蛋白质饮食[0.55~

0.6 g/(kg·d)]，或极低蛋白质饮食[0.28～0.43 g/(kg·d)]联合酮酸/氨基酸类似物以满足0.55～0.6 g/(kg·d)的蛋白质需求。对于尚未透析，合并糖尿病的CKD 3～5期患者，可以采用低蛋白饮食[0.6～0.8 g/(kg·d)]，以维持营养状态和血糖控制。对于代谢稳定的血液透析或腹膜透析的CKD 5D期非糖尿病患者，可给予蛋白质1.0～1.2 g/(kg·d)以维持稳定的营养状态。对于血液透析或腹膜透析，合并糖尿病的CKD 5D患者，可给予蛋白质1.0～1.2 g/(kg·d)以维持稳定的营养状态。

2021年我国《中国慢性肾脏病营养治疗临床实践指南》指出，对于无蛋白尿的CKD 1～2期患者可以将每日蛋白质摄入量限制为0.8～1 g/(kg·d)[3,4]。考虑到不同国家之间饮食文化差异，蛋白质摄入量和类型区别，KDIGO指南并没有对蛋白质种类提出建议。通常建议优质蛋白质应占蛋白质总量的50%以上，优质蛋白质是指肉、蛋、奶及大豆类食物。过多的红肉摄入可能同心血管疾病和肿瘤风险增加有关。一些研究发现，富含植物来源蛋白质的膳食也可能对CKD患者有益，延缓CKD进展。

肾脏病患者营养不良发生率高，在低蛋白质摄入的推荐下，只有供给充足的能量才能保证营养状态。由于易发生多种代谢紊乱，胃肠道消化吸收功能也受到影响，肾脏病患者的能量供应标准应同时适合营养不良和保护肾功能的需要。美国肠外肠内营养学会（ASPEN）推荐肾病患者能量需求应由间接能量测定法计算。如不能进行间接能量测定，推荐进行个体化的能量目标评定[5]。欧洲营养与代谢学会（ESPEN）推荐CKD能量摄入146.5 kJ（35 kcal）/(kg·d)，以维持正氮平衡和营养状态[6]。多个纳入血透或腹透的随机对照试验（RCT）研究发现，每日摄入125.6～146.5 kJ（30～35 kcal）/(kg·d)，维持正氮平衡和营养状态。2021年我国指南建议，实施低蛋白饮食治疗时，能量维持于（30～35 kcal）/(kg·d)[3,4]。总之，CKD患者或者合并营养风险者，尤其是进行低蛋白质饮食时应摄入充足能量。

43.1.2 肾脏病的脂肪及糖类

脂肪是能量的重要来源，也是脂溶性维生素的载体。脂肪酸也是合成二十烷类的前体物质，能调节免疫功能，有助于增加进食后的饱腹感，同时脂肪酸还是皮下脂肪组织中生成脂肪的底物，以及禁食状态下的能量储备。CKD患者脂肪的摄入量不建议超出总能量的30%。饱和脂肪酸主要存在于动物性食品中，大量摄入后可增加血浆低密度脂蛋白胆固醇（LDL-C）的浓度，并可增加2型糖尿病和冠心病的发病风险。有横断面研究发现，高饱和脂肪摄入与白蛋白尿相关。饱和脂肪的推荐摄入量低于总能量的10%。单不饱和脂肪酸是地中海饮食的主要组成成分，可降低LDL-C的浓度。KDIGO指南建议CKD 1～5期（非透析或肾移植后）患者，无论是否伴随血脂异常，地中海饮食均可改善血脂水平（2C）。多不饱和脂肪酸，常见于红花油、葵花籽油、大豆油和玉米油中，可分为ω-3(n-3)和ω-6(n-6)脂肪酸，多不饱和脂肪酸中包括必需脂肪酸的亚油酸（ω-6）和亚麻酸（ω-3），这2种脂肪酸只能通过膳食获得。对于CKD 5D期的维持性血液透析（MHD）/腹膜透析（PD）或肾移植后的患者不常规使用ω-3脂肪酸来减少心血管风险和死亡率。对于CKD 5D期的MHD患者，摄入1.3～4.0 g/d ω-3脂肪酸可降低三酰甘油和LDL-C（2C）和增加高密度脂蛋白-胆固醇（HDL-C）（2D）。CKD 5D期的PD患者：摄入1.3～4.0 g/d可改善血脂水平。CKD 3～5期的成年患者摄入2 g/d以内ω-3脂肪酸，可降低血脂水平（2C）。肾移植后不常规使用长链ω-3多不饱和脂肪酸（LC ω-3 PUFA）来减少排斥反应或提高移植肾存活率（2D）[2]。

糖类是普通膳食的主要能量来源，占能量需要量的40%～55%。摄入足量的糖类对维持组织中的蛋白质含量很重要。充足的糖类摄入量还可减少酮体的生成，有利于三酰甘油在脂肪组织中的储存，并有助于减少氨基酸的糖异生，从而保证机体的蛋白质含量。大量摄食精制糖类可引起血脂异常，导致动脉硬化，表现为三酰甘油和LDL-C浓度升高，而HDL-C浓度下降。一些研究发现，摄入较多含糖饮料与新发CKD风险增加相关。护士健康研究（nurse's health study）中发现，以摄入较多甜食及点心可能增加蛋白尿风险，摄入较多水果、蔬菜、豆类、鱼类、家禽类和全谷物与白蛋白尿中度增加无关，并且其eGFR快速下降的风险更低[7]。KDIGO指南建议在CKD 1～4期的成年患者中，增加水果和蔬菜的摄入量，以降低体重、血压和净产酸量（2C）[2]。CKD患者应注意选择低血糖指数食物，尤其是一些低血糖指数的低蛋白质主食，如淀粉类食物藕粉、粉条等。

43.1.3 肾脏病的微量营养素

微量营养素,即指维生素和矿物质微量元素,是人体生长发育和维持正常生理功能必不可少的营养物质,在特定的摄入范围内发挥一定的生理功能。适宜地摄入微量营养素对于维持机体正常新陈代谢具有重要的意义。尽管目前尚缺乏对于 CKD 患者各种微量营养素摄入的推荐量,但 CKD 患者往往是易出现微量营养素摄入不足的高危人群。常见的原因包括:进食不足,进展期肾脏病往往存在胃肠道症状及消化吸收功能下降,水、电解质失衡的情况下限制性进食使得维生素的摄入也同时受限,肾脏替代治疗导致微量营养素的丢失与消耗。如何评价 CKD 患者的微量营养素状况以及合理掌握微量营养素的补充指征仍是目前学术界关注的热点。

《KDOQI 慢性肾病营养临床实践指南(2020 更新版)》,建议基于健康人群的微量营养素的推荐膳食摄入量(RDA)考量 CKD 患者的微量营养素需求,结合患者的缺乏风险、摄入状况制订摄入建议[2]。指南推荐 CKD 3~5 期或肾移植后的成年患者,应达到普通人群 RDA 的标准,以充足摄取各类维生素和微量元素,建议定期评估微量营养素的摄入,进食不足者可补充多种维生素和必要的微量元素以预防或治疗相应的微量营养素缺乏。下文列举几种主要的微量营养素对 CKD 患者的评估及摄入建议。

(1) 叶酸

叶酸是一种体内不可或缺的水溶性维生素,在各种氨基酸的合成中发挥重要作用,并作为一碳单位的供体广泛参与体内各种生化代谢反应。叶酸广泛来源于深绿色的叶菜、新鲜水果、酵母、动物肝脏,大多数食物同时也含有丰富的钾。CKD 患者在进行限钾饮食的同时,可能会减少叶酸的摄入。此外,氨甲蝶呤、一氧化氮、氮杂环丙烷、苯妥英钠、卡马西平、口服避孕药等药物治疗以及过量酒精摄入均会干扰叶酸的吸收及代谢过程。存在叶酸缺乏高危因素的 CKD 患者可进行血浆/血清叶酸及红细胞内叶酸水平的检测,进一步评估机体的叶酸水平。KDOQI 指南建议,应根据临床表现、生化检查综合评价,予以叶酸缺乏或不足的 CKD 患者及时补充叶酸。同时,由于补充叶酸可一定程度掩盖恶性贫血、神经系统损害等维生素 B_{12} 缺乏的相关表现,建议启动叶酸补充的同时完善血清维生素 B_{12} 水平的评估[8]。如患者存在高龄、消化吸收功能不良、萎缩性胃炎、内因子缺乏等维生素 B_{12} 缺乏的高危因素,可同时予以维生素 B_{12}、复合维生素 B 同时补充[2]。但近年,CKD 患者叶酸补充的建议仍存在不同的争议。《中国慢性肾脏病营养治疗临床实践指南(2021 版)》提出,由于缺乏获益的足够证据,在肾移植受者中不建议补充叶酸、维生素 B_6 和维生素 B_{12} 以降低同型半胱氨酸水平[3]。

(2) 维生素 C

维生素 C,又称抗坏血酸,在机体的胶原形成、组织修补、宏量营养素代谢、氧化还原反应中发挥重要作用[9]。目前尚缺乏对 CKD 患者的维生素 C 摄入标准、补充剂量及疗程的共识。建议全面评价 CKD 患者的膳食摄入、营养状况、合并症/并发症、是否肾脏替代治疗及透析方式,综合评估维生素 C 缺乏的风险。KDOQI 指南推荐,维生素 C 缺乏的高危 CKD 患者应予以额外补充维生素 C(男性≥90 mg/d,女性≥75 mg/d)[2]。而另一方面,维生素 C 补充的安全性应受到关注。较大量补充维生素 C(>500 mg/d),会提高血清草酸浓度而增加草酸钙泌尿系结石风险,并发挥强还原剂的作用而影响血脂代谢。因此维生素 C 的补充应结合个体的临床背景以决策补充剂量和时间,并监测血脂和血草酸水平。

(3) 维生素 D

维生素 D 是一种重要的脂溶性维生素,广泛参与体内钙磷代谢、骨吸收与合成、细胞生长、分化及免疫调节作用。维生素 D 主要由皮肤的 7-脱氢胆固醇经日光紫外线的照射而合成。25-(OH)D 因在血液循环中浓度高且半衰期长,是人体维生素 D 最稳定的形式,检测血清 25-(OH)D 水平也被作为衡量机体维生素 D 水平的指标。血清 25-(OH)D ≥75 nmol/L(30 ng/ml)提示维生素 D 充足,而如检测值居于 50~72.5 nmol/L(20~29 ng/ml)之间提示维生素 D 不足,如血清 25-(OH)D<50 nmol/L(20 ng/ml),提示维生素 D 缺乏[10]。《KDOQI 慢性肾脏病营养临床实践指南(2020 更新版)》[2] 及 2017 年 KDIGO 更新发布《慢性肾脏病-矿物质和骨异常临床实践指南》建议[11],CKD 患者应监测 25-(OH)D 的水平,如合并维生素 D 缺乏或不足可予以补充,剂量参考普通人群的维生素 D 摄入推荐(成人 1 000~2 000 IU/d)。《中国慢性肾脏病营养治疗临床实践指南(2021 版)》建议,CKD 3~5 期非糖尿病患者可应用维生素 D_2 或维生素 D_3,以纠正 25-(OH)D 缺乏[3]。

维生素 D 在人体内需要经过肝、肾的两次羟化过程,生成活性维生素 D 而发挥生理作用,肾脏功能减退的情况下活性维生素 D 的生成减少是 CKD 矿物质及骨异常发生的机制之一[12]。在临床实践的过程中,活性维生素 D(骨化三醇)是 CKD 患者补充维生素 D 的主要形式。2017 年,KDIGO 临床实践指南更新《慢性肾脏病矿物质与骨异常诊断、评估、预防和治疗》,即降低过高血磷,维持正常血钙,纠正甲状腺激素(PTH)异常水平[11,13]。由于维生素 D 或其类似物的补充会增加高钙血症的风险而改善临床预后的获益尚存争议,指南认为,CKD 3a～5 期且未接受透析治疗的患者不建议常规使用骨化三醇和维生素 D 类似物治疗继发性甲状旁腺功能亢进症;骨化三醇或者维生素 D 类似物仅适用于 CKD 患者出现重度进展性、继发性甲状旁腺功能亢进时的补充[6]。因此,CKD 患者维生素 D 的补充剂量、剂型选择、指征把握仍存在一定程度的不确定性,需综合患者复杂的临床背景、骨代谢及生化评估、血管钙化情况进行权衡决策。

(4) 维生素 A/维生素 E

维生素 E 又称生育酚,具有抗氧化性[14]。在 CKD 患者应避免过量补充维生素 E。大量维生素 E 的补充可影响血小板聚集功能而导致出凝血异常,增加出血事件风险,尤其在合并应用抗凝或抗血小板治疗的 CKD 患者更应警惕补充维生素 E 合并药物带来的出血风险[14,15]。KDOQI 指南建议,CKD 患者不需常规补充维生素 E,可综合患者的营养状况、膳食摄入情况、并发症/合并症、合并用药进行评估,如确实需要补充,维生素 E 的剂量≤400 mg/d。接受维生素 E 补充的患者尚应监测血清维生素 E 水平及血脂状况[2]。

与维生素 E 类似,CKD 患者一般情况下亦不需常规补充维生素 A。KDOQI 指南建议,应充分关注 CKD 患者补充维生素 A 的安全性和潜在毒性和不良反应[2]。

(5) 微量元素

微量元素是指在人体中含量低于人体质量 1/10 000 的矿物质元素,包括铁、碘、锌、硒、氟、铜、钴、镉、汞、铅、铝、钨、钡、钛、铌、锆、铷、锗和稀土元素等。微量元素在人体内含量虽极其微小,但具有重要的生物学功能。目前尚缺乏 CKD 患者各类微量元素摄入的推荐标准。此外,各种微量元素在包括非透析治疗及肾脏替代治疗 CKD 不同阶段的摄入推荐也尚未达成共识。KDOQI 指南建议可基于普通人群的推荐膳食供给量(RDA)、结合患者的摄入评价及临床需求进行个体化摄入推荐[2]。以硒/锌为例,阐述 CKD 患者微量元素的摄入建议。硒是一类具有抗氧化特性的微量元素,是谷胱甘肽过氧化物酶等重要抗氧化酶的组成部分,是体内大量代谢反应的重要辅因子[16]。充足摄入硒元素,有益于控制氧化应激状态及慢性炎症[17]。锌也是一类人体必需的微量元素,在人体免疫、能量代谢、细胞生长等方面广泛发挥作用[18]。膳食摄入营养素参考推荐标准建议,普通成年人群硒摄入 RDA 为 55 μg/d;而锌摄入 RDA 为男性 11 mg/d,女性 8 mg/d。KDOQI 指南建议,CKD 患者可基于普通人群的 RDA 推荐,经膳食摄入满足生理需要量的硒、锌元素[2]。

43.1.4 肾脏病的钾与钠

(1) 肾脏病与钾

肾脏在调节人体钾代谢中起着重要作用。肾衰竭患者易发生急性或慢性高钾血症;肾小管酸中毒、失盐性肾病等患者易发生低钾血症。无论高钾血症还是低钾血症均可引起细胞膜电位异常,导致四肢麻痹、心律失常甚至猝死等严重并发症。钾离子可以经肾小球滤过膜自由滤过,大约有 90% 的钾离子在近曲小管和髓袢被吸收。远曲小管和集合管既可重吸收钾离子,也能分泌钾离子,并受多种因素的调节而改变其重吸收和分泌量。肾脏对钾离子的排出量主要取决于远曲小管和集合管上皮细胞钾离子的分泌量,并由远曲小管和集合管中 2 种类型的顶端钾通道介导[19,20]。

1) 低钾血症　多种肾脏病,尤其是肾间质疾病和急性肾小管坏死多尿期,由于钠、水重吸收障碍使远端小管液体流速增加,原尿中溶质增多,产生渗透性利尿作用使肾排钾增加,可导致低钾血症。慢性肾脏病患者低钾血症的原因主要有:钾摄入不足、钾排泄增多、透析液清除及钾的再分布异常(即钾离子从细胞外液向细胞内液的转移)等引起,前两者比较常见。低钾血症的纠正需要根据低钾血症的严重程度选择口服补钾或静脉补钾治疗(表 43-1)。当血钾为 3.0～3.5 mmol/L,以口服补钾为主;当血钾为 2.5～2.9 mmol/L,考虑静脉补钾;当血钾＜2.5 mmol/L 时,优先静脉补钾,并密切观察,进行连续心电图和血钾监测,避免医源性高钾血症发生。由于 CKD 患者常常需要进行容量控制,静脉补钾时

表43-1 低钾血症的治疗

低钾血症的严重程度	治 疗	备 注
轻度(3.0~3.4 mmol/L)	口服补钾每次10~20 mmol,每日2~4次(20~80 mmol/d)	通常无症状;每日监测血钾水平并相应调整治疗。如果患者不能耐受口服钾,必要时考虑静脉补钾
中度(2.5~2.9 mmol/L)	口服或静脉补钾(80~100 mmol/d)	无症状或症状轻微;每日监测血钾水平并相应调整治疗。如果患者不能耐受口服钾,应考虑静脉补钾
重度(<2.5 mmol/L或有症状)	40 mmol KCl,加入1 000 ml 0.9% NaCl溶液中持续静脉滴注,连续心电图和血钾监测	标准输注速率:10 mmol/h,最大输注速率:20 mmol/h;检查血镁水平,如果患者有低镁血症,给予4 ml 50%的$MgSO_4$(8 mmol)用10 ml 0.9% NaCl稀释,注射时间>20 min,之后给予40 mmol KCl,再补充镁

需注意控制总补液量,避免容量超负荷。

2) 高钾血症 在急性肾损伤和慢性肾衰竭时,因肾小球滤过率降低或肾小管排泄功能障碍,患者易发生高钾血症。肾小管疾病也可造成肾上腺盐皮质激素相对缺乏,对醛固酮反应低下,肾远曲小管、集合管排钾障碍,导致血钾升高。另外,肠道是钾离子排出的重要途径,正常人粪便中钾含量约占总排钾量的10%,这是结肠分泌钾离子的结果。在慢性肾衰竭时,结肠中钾的分泌会明显增加,并成为钾离子排泄的重要辅助途径。CKD患者高钾血症的常见病因有:钾离子摄入/产生过多、排泄减少和分布失衡;某些药物的使用等因影响肾脏调节钾平衡的不同环节而导致血钾升高。高钾血症分为急性与慢性高钾血症两类,是CKD患者最常见且可危及生命的电解质紊乱之一。高钾血症在总人群的患病率为2%~3%。一项中国高钾血症流行学研究显示,中国门诊患者高钾血症患病率为3.86%,其中CKD患者高钾血症的患病率高达22.89%。随着CKD的进展,高钾血症的患病率逐渐升高,且与使用肾素-血管紧张素-醛固酮系统(RAAS)抑制剂等药物相关。

CKD患者急性和慢性高钾血症的治疗目的不同。急性高钾血症的治疗目的在于迅速将血钾浓度降至安全的水平,避免发生严重并发症;而慢性高钾血症则注重长期管理,预防复发。在急性高钾血症治疗稳定后,应进一步采取措施,预防高钾血症的复发,尤其是CKD 4~5期(包括血液透析)和老年(60岁及以上)患者[19,21]。管理手段主要包括:①识别及纠正慢性高钾血症反复发作的诱因。②饮食控制,减少钾的摄入。现有证据显示,对于CKD 1~2期患者,较高的钾摄入与CKD进展风险及全因死亡率降低相关,对于CKD 3~5期患者,钾摄入与CKD进展及死亡风险之间的相关性仍不明确。③药物干预,促进钾离子从肾脏和肠道排出。治疗上首先是饮食控制,减少钾离子摄入;对于血钾>5.0 mmol/L的患者,限制高钾食物的摄入,禁用低钠盐和平衡盐等特殊食盐,少用酱油等调味品,含钾高的蔬菜在烹饪前应浸泡或焯水以减少钾离子。

(2) 肾脏病与钠

肾脏病患者常有钠排泄障碍,钠、水潴留,水肿,血容量明显增加,继而增加血压控制难度。而钠摄入过多对肾脏健康的影响远非升高血压一项,还可增加体重,引起肾小球肥大,加重肾损伤。世界卫生组织(WHO)建议钠的每日推荐量是2 300 mg,换算成食盐就是每日推荐摄入食盐5.8 g,最新版中国居民膳食指南[19]推荐每日摄入钠盐量应少于6 g。《中国居民膳食指南科学研究报告(2021)》中指出,2015年调查显示,家庭烹调用盐摄入量平均每人每日为9.3 g,呈现逐年下降的趋势,全民健康生活方式行动、全民营养周的宣传教育等活动成效显现。与1992年相比,人均烹调用盐量下降4.6 g/d,每10年平均下降2 g/d,烹调用盐平均摄入虽有所下降,但仍高于中国营养学会推荐水平[22]。数据显示,CKD患者适度的低钠摄入与RAAS抑制剂治疗较好的疗效具有相关性。不仅如此,在糖尿病和非糖尿病肾病患者中,RAAS抑制剂治疗控制蛋白尿的良好作用也与低钠摄入有关。

CKD患者控制钠摄入的要点:对于CKD患者,高钠摄入会降低RAAS抑制剂的长期和短期治疗效果;在CKD治疗中,RAAS抑制剂长期疗效的降低进而会导致持续性蛋白尿和高血压药物控制血压无效;在CKD患者中,适度控制钠摄入可大幅提高对于RAAS抑制剂的反应性,即使钠的摄入水平依然高于推荐标准;应使用患者的24 h尿液对钠摄入进行评估,尤其是治疗效果不佳时;应注意养成长期的良好饮食习惯。

临床上,CKD患者通常推荐限制钠盐摄入量以控制水潴留、高血压、心血管疾病。对于高血压的防治,目前多推荐每日盐摄入量≤100 mmol(5～6 g)。CKD患者高血压患病率>50%,且很可能存在盐敏感体质,所以对于大部分患者,每日盐摄入量至少不应超过以上标准。肾炎或肾病性水肿都有钠、水滞留,都必须限制水、盐摄入。轻、中度水肿,如无肾功能明显减退,可予低盐饮食,只有重度水肿和肾小球滤过率显著降低[<30 ml/(min·1.73 m^2)],才予无盐饮食。

限钠饮食的要求与分类如下:[22,23]①低盐饮食。成人进食盐量<2 g/d,其中含钠 0.8 g 或酱油 10 ml/d,不包括食物内自然含的氯化钠。禁食腌制品,如咸菜、咸肉、咸蛋、皮蛋、火腿、香肠及虾皮等。②无盐/低钠饮食。无盐饮食指除食物中自然存在的钠盐外,烹调时不放食盐,饮食中含钠量<0.7 g/d;低钠饮食指除无盐外,还需要控制摄入食物中自然存在的含钠量,即<0.5 g/d。对于进食无盐低钠饮食者,要禁用腌制品,还应禁用含钠多的食物和药物,如油条、挂面、汽水等含碱食品及含碳酸氢钠等药物。烹调时可用糖、醋等做调味品及调色品。

43.1.5 肾脏病的钙与磷

钙、磷代谢紊乱是CKD患者常见的并发症,可导致患者生活质量下降,骨外钙化,并且与增加的心血管病病死率和全因死亡率相关,因此,钙、磷代谢紊乱的防治越来越引起大家的关注。2017 年 KDIGO 临床实践指南:CKD-MBD把钙、磷、PTH水平的控制放在了同等重要的地位。KDIGO 指南和《慢性肾脏病矿物质与骨异常诊治指南(2019版)》建议成人正常血清磷范围:0.87～1.45 mmol/L。成人血磷≥1.45 mmol/L 可以诊断为高血磷症。KDOQI指南建议血磷维持在1.13～1.78 mmol/L。

(1) 肾脏病与磷

因肾衰竭患者 PTH 和 FGF-23 水平较高,可促进尿磷排泄,CKD 1～3 期患者高磷血症较为少见。但 PTH 和 FGF-23 水平升高可导致矿物质和骨代谢异常、左心室肥厚、血管钙化、肾小管间质和血管损伤,加速肾脏病进展。因此,即使无明显高磷血症的患者也应限磷[24,25]。

众所周知,在CKD患者中高磷血症可以产生一系列危害。①研究认为高磷与钙结合后沉积于骨和软组织,从而降低血钙,同时高磷抑制肾脏1α-羟化酶的活性,降低血 1,25-(OH)$_2$D$_3$ 水平,故高磷血症可通过低钙及低 1,25-(OH)$_2$D$_3$ 血症间接刺激甲状旁腺细胞增殖,促进甲状旁腺功能亢进。②高磷血症可影响骨代谢。高磷血症可能抑制破骨细胞上钠-磷共转运体(NPC)活性导致骨重塑减低,造成低动力性骨病。高磷血症也可能抑制成骨细胞NPC的活性,导致骨矿化减低;高磷血症还可抑制活性维生素 D 合成,间接影响骨代谢。③高磷血症可加重心血管及软组织钙化。其机制不仅包括磷的被动沉积,也包括直接促进血管平滑肌细胞发生钙化及凋亡。

KDOQI、KDIGO 和中华医学会肾脏病学分会指南推荐血磷管理需遵循"3D"治疗原则[24]:严格控制饮食,摄入低磷饮食(diet)、充分透析(dialysis)、使用磷结合剂(drug)。①需要重视限磷饮食。一般提倡患者在 CKD 2 期开始限磷饮食,但患者依从性很差。国外资料表明,仅 31%～35%的患者能够配合治疗。只有当患者进入 CKD 3 期以后,限磷饮食才比较容易实施。正常成人每日饮食摄入 1～1.5 g 的磷,磷的吸收部位主要在空肠,吸收率为 65%～70%。经肠道吸收后的磷进入细胞外液,进出组织、细胞和骨骼,参与各种代谢。推荐患者磷摄入量不超过 1 000 mg/d,中重度肾功能不全患者磷摄入量<800 mg/d(26 mmol/d)。对于已经进入维持性透析的患者,为避免出现营养不良,KDOQI指南推荐蛋白质摄入量达 1.2 g/(kg·d)以上,按照平均每克蛋白质含 15 mg 磷计算,对于 60 kg 的患者相应磷的摄入量就达到 1 000 mg/d。因此,究竟多少蛋白质的摄入量才适合血液透析患者,目前仍有争议。在营养医生和临床医生的指导下,摄入含磷低的优质蛋白质同时减少食品添加剂摄入才有可能降低低蛋白血症及高磷血症的发生。②应用磷结合剂。目前控制血磷的药物主要是磷结合剂,包括含铝的磷结合剂、含钙的磷结合剂以及非含钙的磷结合剂。含铝的磷结合剂目前临床已较少使用;含钙的磷结合剂主要包括碳酸钙、醋酸钙等;非含钙的磷结合剂主要包括司维拉姆、碳酸镧、西那卡塞等。含钙的磷结合剂虽能有效降低血磷水平,但同时也能升高血钙,因此对于合并高钙血症及血管钙化的患者不推荐使用含钙的磷结合剂,而司维拉姆、碳酸镧等非含

钙的磷结合剂则建议使用。高钙、高磷合并高PTH的患者推荐使用西那卡塞。所有降磷药物应随餐服用,切勿空腹服药,外出就餐随身携带,不可与补铁药物同时服用,以免钙元素与铁结合减弱降磷效果。碳酸镧需随餐咀嚼服用,充分嚼碎;牙齿功能不好者,可事先碾碎,咀嚼片不可以开水冲服。高钙高磷患者限制使用含钙的磷结合剂。用药期间应及时监测血清钙、磷水平及PTH指标,如调整药物期间及检查值异常者视情况增加检查频次。检测指标对于治疗而言,是极为重要的依据,可以帮助医生调整治疗方案。③保持充分透析。建议使用钙离子在1.25~1.5 mmol/L之间的透析液,可以增加透析的频率,以更有效清除血磷(磷主要分布于细胞和组织内,且其从细胞内向细胞外转运速度慢于透析清除的速度)。在血液透析开始的最初2 h内磷离子清除率最快,之后血磷水平基本保持稳定。4 h的常规血透治疗能够清除磷800~1 000 mg。因此,仅依靠每周3次的常规透析治疗是不够的(每周清除磷2.4~3.0 g),大部分患者仍存在体内磷的蓄积。

(2) 肾脏病与钙

肾脏是调节体内钙、磷代谢的主要器官之一,许多肾脏病均直接或间接地引起钙、磷代谢紊乱,如肾病综合征、肾小管酸中毒、慢性肾衰竭等,临床上以慢性肾衰竭所致的钙、磷代谢紊乱最常见。继发性甲状旁腺功能亢进是矿物质代谢紊乱的重要表现之一,其不仅可以引起骨骼的严重损害,而且可以加重钙、磷代谢的异常,引起皮肤瘙痒、贫血、神经系统损害和心血管疾病。此外,糖皮质激素广泛应用于多种肾脏病中。据统计,有30%~50%接受糖皮质激素长期治疗的患者会发生骨折,实际上口服糖皮质激素患者骨折的风险增加50%~100%。文献报道,在应用糖皮质激素治疗的患者中,治疗的最初几个月,骨质丢失的发生率高达5%,以后每年为2%~3%。

常见钙代谢异常有高钙血症[26],即校正的血清总钙水平高于实验室所设定的正常值高限(>2.50 mmol/L)。肾脏病患者中多含钙的磷结合剂、活性维生素D[1,25-(OH)$_2$D$_3$]及其类似物的广泛使用,或同时使用高钙透析液等,还有低钙血症,即校正的血清总钙水平低于实验室设定的正常值低限(<2.10 mmol/L)。肾脏病患者多由于钙摄入不足、活性维生素D的缺乏影响钙的吸收,以及骨骼对PTH脱钙作用的抵抗等致钙代谢异常。

CKD 3~5期患者,建议血清校正钙维持在正常范围(2.10~2.50 mmol/L)[24,26]。为了预防钙负荷超标,建议每日从含钙的磷结合剂中摄入元素钙不超过1 500 mg,饮食及含钙的磷结合剂总共摄入的元素钙不超过2 000 mg。对于没有接受活性维生素D及其类似物治疗、低钙血症、正在接受拟钙剂治疗的患者,其钙的摄入量可稍高。对于每日元素钙摄入量超过2 000 mg、血钙超过正常范围的患者,降磷治疗建议联合使用无钙的磷结合剂。

与难治性高钙血症和/或高磷血症有关的重度甲状旁腺功能亢进[血PTH>88.0 pmol/L(800 pg/ml)]患者,KDOQI推荐行甲状旁腺切除术[24]。大多数甲状旁腺切除术后的患者需要补充钙剂,术后的低血钙程度取决于骨质内矿物质的缺乏程度和甲状旁腺自体移植的功能。术后顽固性低血钙和骨饥饿综合征可导致患者致命性的低血钙发生。由于缺乏有效的评估术前钙缺乏的手段,使得术后钙的补充非常复杂。有研究发现,术前血清甲状旁腺激素(PTH)、碱性磷酸酶(ALP)水平可以预测术后早期所需钙补充量,而且术前显著升高的PTH和ALP水平和术后症状的缓解和预后相关。钙的补充持续时间与纤维性骨炎所致的骨饥饿状态有关。术后的补钙量与骨膜下的重吸收程度显著相关。

43.1.6 植物化合物与肾脏病

人体通过食物摄取蛋白质、脂肪、糖类、膳食纤维、维生素、矿物质和水等营养成分。除了这些必需的营养素,天然的食物还提供了种类繁杂的各种营养化学物,对于人体的生理健康发挥重要的作用。食物中最重要的营养化学物——植物化合物(phytochemical),是一大类植物性食物中非营养素成分的统称。植物化学物的本质为一些植物次级代谢产物,这些物质可以保护植物本身不受杂草、昆虫以及微生物的侵害,或可作为植物色素或植物生长调节剂发挥作用。近年来,越来越多的研究发现,植物化合物对于慢性代谢性疾病的防治具有重要的意义,其相关研究也逐渐成为当今国内外营养科学研究领域的热点之一。肾脏是众多慢性代谢性疾病常见的受累器官,随着CKD的发病率逐年攀升,其已成为我国乃至全球重要的公共卫生问题。植物化合物与肾脏病的相关研究也受到了学术界的广泛关注。

植物化合物的种类繁多,目前得到分离鉴定的物质已逾10万种。根据化学结构或生物学作用,植物化学物主要分为类胡萝卜素、酚类化合物、植物固醇、蛋白酶抑制剂、萜类、含硫化物和植酸等[27]。植物化合物广泛分布于蔬菜、水果、坚果、香料、茶叶以及红酒之中,具有抗氧化、抗感染、调节胆固醇代谢、改善胰岛素抵抗等作用。类黄酮,是发挥肾脏保护作用的植物化学物中一类最为重要的多酚[28],由于其化学结构中氧合杂环上的不同结构,又可分为黄酮醇(flavonols)、黄酮(flavones)、黄烷醇(flavanols)、黄烷酮(flavanones)、花色素(anthocyanidins)和异黄酮(isoflavones)等[29]。现对植物化合物在常见不同代谢损害相关肾脏病的作用进行阐述。

(1) 高血压相关肾脏损害

包括槲皮素(quercetin)等在内的黄酮醇类有益于控制高血压及其相关的肾脏损害。拮抗慢性炎症、降低氧化应激损害是植物化合物改善高血压相关肾脏损害的主要病理生理机制。高血压动物模型的研究显示,槲皮素具有降压效应,可降低异常升高的血压以及高血压状态下代偿的肾脏肥大,提高肾组织谷胱甘肽转移酶活性,改善钾消耗及氧化应激,其可拮抗慢性一氧化氮(NO)合成受抑机制导致的肾脏病理损害,如小动脉透明样变、血管壁增厚、氧化应激水平增高等[30-32]。其他多种类黄酮与不同糖基结合形成的糖苷衍生物,如红酒多酚(red wine polyphenols)、芦丁、表儿茶素(epicatechin)等也具有类似的改善收缩压及蛋白尿,降低氧化应激水平的药理效应。其中芦丁还可降低循环肾素及肾脏组织硫代巴比妥酸反应物水平,提高组织谷胱甘肽含量[33];葡萄籽原花色素(proanthocyanidin)、桑色素(morin)、葛根素(puerarin)可改善慢性炎症状态及肾间质的炎症细胞浸润、纤维化[34,35];染料木素(genistein)可促进肾脏细胞的NO合成[36]。

(2) 肥胖/糖尿病相关肾脏损害

肥胖与糖尿病是重要的导致肾小球高滤过、高灌注的代谢性疾病,一些植物化合物也具有改善此类代谢性肾脏损害的药理效应。昆布多酚(ecklonia cava polyphenol)可上调肾脏的SIRT1、PGC-1α以及AMPK等与能量代谢相关的信号通路,改善炎症与氧化应激水平,进而改善高脂饮食诱导的小鼠肥胖相关肾损害。多种黄酮类植物化学物在链脲佐菌素(streptozocin,STZ)诱导的1型糖尿病小鼠模型也显示了肾脏保护作用[37]。淫羊藿苷Ⅱ(icariside Ⅱ)可增加内皮细胞数量,下调TGF-β/Smad/CTGF的相关炎症信号通路及氧化应激水平[38]。芹菜苷元(apigenin)也具有抑制炎症及细胞凋亡,降低MAPK激活的作用,改善了糖尿病小鼠肾小球硬化、胶原沉积等组织病理表现[39]。金丝桃苷(hyperoside)——槲皮素的另一个糖苷衍生物,也可改善糖尿病小鼠肾小球系膜基质增宽、足细胞足突消失、基底膜断裂等组织病理表现,并在一定程度上缓解肾脏高滤过及蛋白尿的表现[40]。此外,基于糖尿病动物模型的研究表明,多种植物化合物均具有延缓糖尿病肾病病情进展的治疗效应。柚皮素(naringenin)、葛根素(puerarin)及绿茶提取的表没食子儿茶素(epigallocatechin)等,均可改善肾脏炎症状况及细胞凋亡,降低氧化应激,减少蛋白尿,改善尿素氮、肌酐及血糖水平[41,42]。

(3) 慢性肾脏病

原发肾脏病或继发于全身系统性疾病的肾脏损害,均可导致以不可逆性肾脏功能减退为核心表现的CKD。以动物模型为基础的大量研究逐渐揭示相当数量的植物化合物可通过免疫调节的机制与CKD长期治疗管理建立联系。槲皮苷(quercitrin)、淫羊藿苷(icariin)等应用于狼疮性肾炎的小鼠动物模型研究提示,其可减低$CD4^+$T细胞的异常活化而发挥免疫调节作用以改善症状[43,44]。心肾综合征模型的小鼠研究提示,柚皮素可下调炎症因子,减轻心脏重构,减低循环RAAS的激活,降低活性氧的产生,同时改善肾脏炎症细胞浸润及纤维化的组织病理改变,改善肌酐清除率及蛋白尿的排泄[45]。

纤维化也是CKD进展的重要组织病理表现。多种植物化合物通过调节细胞因子、炎症过程、氧化应激水平对CKD的病程发生影响。动物实验显示,植物雌激素如亚麻木酚素(secoisolariciresinol diglycoside)等可通过作用于多个细胞生发的通路,如AMP激活蛋白激酶,MAPK通路、PPARγ通路抑制炎症及氧化应激,延缓CKD进展。大豆异黄酮(isoflavones)、染料木素(genistein)、姜黄素(curcumin)、葛根素、白杨素(chrysin)、黄芩苷(baicalin)等均可抑制肾脏的细胞凋亡及氧化应激损伤[46-49]。芦丁有利于减轻巨噬细胞浸润、促炎因子的表达,并改善肾脏损伤小鼠模型的系膜基质增生、肾间质纤维化以及胶原沉积。

以黄酮类为代表的多种植物化合物对于改善代谢相关的肾脏损害及延缓CKD进展有重要的意义。主要基于动物实验的多个研究揭示了植物化合物改善内在炎症、降低氧化应激水平、发挥免疫调节作用从而改善病情的核心机制,期待更多的临床研究进一步明确植物化合物的药理效应。

43.2 慢性肾脏病合并疾病的营养治疗

43.2.1 蛋白质能量耗竭的营养治疗

蛋白质能量耗竭(PEW)是指在 CKD 过程中体内营养和代谢的失衡状态,临床表现为以蛋白质和/或能量摄入不足、低体重指数、低蛋白血症、微炎症、骨骼肌消耗萎缩为特征的综合征。CKD 患者 PEW 的发生率为 11%~54%,PEW 与 CKD 患者的不良预后密切相关[50]。

2008 年国际肾病营养与代谢学会明确定义了肾病相关 PEW 的诊断标准。其中包括生化指标、非预期的身体重量降低、肌肉量丢失、饮食蛋白质和/或能量摄入不足 4 个方面。①生化指标:血清白蛋白<38 g/L,血清前白蛋白<300 mg/L,转铁蛋白<2 000 mg/L,血清胆固醇水平<2.6 mmol/L(1 g/L);②身体重量:体重指数(BMI)<22(<65 岁)或<23(>60 岁),无意识的 3 个月内体重下降>5%和/或 6 个月内>10%,体脂比例<10%;③肌肉量:肌肉消耗(3 个月内肌肉量减少>5%和/或 6 个月内>10%)、上臂围下降>同类人群上臂围中位数的 10%;④饮食摄入量:非故意低蛋白饮食,透析患者<0.8 g/(kg·d)或 CKD 2~5 期患者<0.6 g/(kg·d)至少持续 2 个月,非故意能量摄入量<104.6 kJ(25 kcal)/(kg·d)至少持续 2 个月。当患者在 4 组参数中有任意 3 组存在至少 1 项指标低于推荐值即可诊断 PEW[51]。

导致 PEW 发生的主要因素包括炎症状态、氧化应激、代谢性酸中毒、透析过程中营养物质的丢失、胰岛素抵抗、毒素导致的胃肠道功能紊乱、蛋白质/能量摄入不足等。目前营养治疗是预防和改善 PEW 的最主要途径,可通过加强膳食指导、口服营养补充剂或肠内营养、肠外营养等方式来进行[52,53]。

(1) 加强膳食指导

定期对 CKD 患者进行营养风险筛查及营养评定,给予必要的饮食指导,可避免机体蛋白质的丢失,预防 PEW 的发生。在实施饮食指导时,根据患者的基本情况(如性别、年龄、身高、体重)、基础疾病、胃肠道功能、膳食摄入及相关生化指标,制订综合且个性化的饮食指导内容,包括每日充足能量、优质蛋白质、必需脂肪酸、维生素、矿物质,以及膳食纤维的合理摄入等。

(2) 口服营养补充剂或肠内营养支持

对于食欲较差、食物制备困难、胃肠道功能较差等 PEW 患者而言,单纯膳食指导往往无法有效治疗 PEW。此时需要及时给予合适的口服营养补充。《KDOQI 慢性肾脏病营养临床实践指南 2020 更新版》,建议有 PEW 风险但是单纯膳食指导无法明显改善营养状况时,应进行至少 3 个月的口服营养补充。口服营养补充剂应具备能量密度高、含优质蛋白、低钠低钾低磷等特点。对于厌食症、口咽食管疾病等不能忍受口服营养剂补充的患者,可以选择鼻胃管/鼻空肠管、胃/空肠造瘘等管饲肠内营养补充剂[54]。绝大部分研究认为,肠内营养补充剂在补充蛋白质和能量方面有较强的安全性和有效性[55]。

(3) 肠外营养支持

对于肠内营养支持无法满足营养需求的 PEW,建议给予肠外营养支持。肠外营养制剂主要有葡萄糖、氨基酸、脂肪乳、维生素、微量元素、全合一静脉营养制剂等。从安全性和耐受性考虑,假如无特殊,优先选用商品化的全合一营养制剂[56]。临床上主要采用经中心静脉和外周静脉 2 种途径。

在 ESRD 中 PEW 普遍存在,合理的营养治疗方案对 PEW 的治疗有效。最近一项大规模的观察性研究认为与未给予营养干预的对照组相比,给予营养干预的维持性血液透析患者的血清白蛋白较高,生存率明显高于对照组[57]。因此,有必要定期评估和监测患者营养状况,尽早诊断和采取措施防治 PEW。

43.2.2 透析患者的营养干预

对于 ESRD 进行血液透析或腹膜透析的患者,多种因素会导致其营养不良,主要包括疾病及透析相关因素。①疾病因素:毒素所致食欲下降,胃肠道功能减弱,胰岛素抵抗,微炎症状态,内分泌紊乱,氧化应激,代谢性酸中毒。②透析相关的因素:透析过程中氨基酸和维生素等营养成分的流失,生物不相容性耗材的使用,透析不充分,腹膜炎等。以上因素会导致能量摄入量少于消耗量,合成代谢弱于分解代谢,最终导致营养不良,其中蛋白质能量耗竭尤为常见。研究显示在血液透析患者中,出现营养不良的概率为 23%～76%。营养不良会严重影响透析患者的生存质量以及生存率[58]。因此,对于透析患者,应该定期进行营养风险筛查、营养评估及评定。对于成年住院患者,NRS2002 营养风险筛查比较适用。《KDOQI 慢性肾脏病营养临床实践指南(2020 更新版)》推荐改良主观综合营养评估(MQ-SGA)及营养不良-炎症评分(MIS)这 2 种工具进行营养评估。对于透析患者的营养干预,同样遵循从膳食指导、口服营养补充剂、肠内营养及肠外营养逐步升级的五阶梯营养治疗原则[59]。

(1) 膳食指导

对于透析患者,合理膳食是基础。《KDOQI 慢性肾脏病营养临床实践指南(2020 更新版)》及《中国慢性肾脏病营养治疗临床实践指南(2021 版)》指出,首先要保证充足能量的摄入,维持健康体重。一般推荐患者能量摄入为 146.5 kJ(35 kcal)/(kg·d),年龄在 60 岁以上、活动量较小、营养状况良好者能量摄入为 125.6～146.5 kJ(30～35 kcal)/(kg·d)。对于超重/肥胖患者而言,推荐能量适当减少 1 046.5～2 093.0 kJ(250～500 kcal)。对于有残余肾功能的患者而言,过量摄入蛋白质容易造成毒素的堆积,加速残余肾功能的破坏,因此推荐蛋白质摄入量为 0.8～1.0 g/(kg·d)。对于血液透析和无残余肾功能的腹膜透析患者,推荐蛋白质摄入量为 1.0～1.2 g/(kg·d);其中,建议优质蛋白质占一半以上,主要包括蛋类、奶类、肉禽类、鱼类及大豆制品。另外,复方 α-酮酸可以通过结合体内氨,减少尿素氮的生成,合成必需氨基酸。因而透析患者可在以上蛋白质推荐量基础上,每日摄入 0.12 g/kg 的复方 α-酮酸。对于合并糖尿病患者,其糖类推荐 50%～55%,且需增加膳食纤维的摄入。在脂肪摄入方面,建议控制饱和脂肪酸的摄入,不超过总脂肪的 10%,可适当提高 ω-3 脂肪酸和单不饱和脂肪酸的摄入[53,59]。

(2) 口服营养补充剂或肠内营养支持

当单纯膳食指导无法改善营养不良且肠道有功能时,优先选择口服营养补充剂或肠内营养支持[60]。有文献报道,肾病型肠内营养制剂在促进蛋白质合成、减少非必需氨基酸代谢产生尿素氮这两方面优于单纯的饮食指导。当维持性血液透析患者体内的负氮严重不平衡或者其肾脏的负担加重甚至有肾功能恶化表现时,可以使用这一营养制剂来改善患者营养不良、提高生活质量[61]。

(3) 肠外营养支持

对于口服营养补充剂不耐受的营养不良透析患者,则需要进行肠外营养补充。马森(Marsen)等的一项研究发现,给予血液透析患者肠外营养治疗 16 周后,其血清前白蛋白等含量与对照组相比有明显的升高[62]。另一研究显示在血液透析过程中,给予患者 50% 葡萄糖注射液、8.5% 氨基酸注射液、20% 中/长脂肪乳注射液静脉滴注,可以减少每周多次透析造成的蛋白质丢失,在提高营养供给、增加机体对蛋白质利用效率的同时不额外增加患者的液体入量[63]。

(4) 氨基酸腹膜透析液

近年来,有学者主张应用氨基酸腹膜透析液改善腹膜透析患者的蛋白质能量耗竭。研究发现,与仅使用葡萄糖腹膜透析液相比,加入氨基酸的腹膜透析液会增加骨骼肌对氨基酸的吸收。另一研究表明,应用 1.1% 的氨基酸腹膜透析液可以增加腹膜透析患者蛋白质合成,且对腹膜转运特性无影响[64]。然而,氨基酸溶液也会引起厌食症、代谢性酸中毒等不良反应。《KDOQI 慢性肾脏病营养临床实践指南(2020 更新版)》并不推荐用氨基酸腹膜透析液替代普通葡萄糖腹膜透析液[59]。

透析患者中营养不良发生率较高,定期的营养筛查与评估,有利于营养不良的预防和早期干预。合理的营养治疗能有效改善透析患者的生存质量和延长其生存时间。

43.2.3 糖尿病肾病的营养治疗研究进展

糖尿病患者血糖控制不佳,或存在高血压、肾小球高滤过等情况时,容易发展为糖尿病肾病(DN),以蛋白尿重度增加[65]为主要临床表现。很多患者呈进展性 CKD。通过合理治疗可以延缓 CKD 进展。除了严格控制血糖、血压、血脂、减重和抑制血管紧张素(ACEI 或 ARB 类药物)以外,营养治疗也具有举足轻重的作用。糖尿病肾病的营养治疗核心问题集中在如何降低肾小球滤过压力,减少尿蛋白排泄,保护残余肾功能,因此,蛋白质的摄入数量和质量成为争议的焦点。

1989 年沃克(Walker)等[66]尝试将 1 型糖尿病(T1DM)的糖尿病肾病患者的膳食蛋白质摄入从 1.13 g/(kg·d)降至 0.67 g/(kg·d),可使肾小球滤过率(GFR)的下降速率从每月 0.61 ml/(min·1.73 m²),减至 0.14 ml/(min·1.73 m²),并且使尿

蛋白排泄量减少27%。然而,不同研究的结果并不一致,肾脏病膳食改良研究(MDRD)提示,低蛋白饮食(low protein diet,LPD)[0.6 g/(kg·d)]仅能极低程度地延缓肾脏病的进展[67]。一篇纳入12项研究的Cochrane综述的结论是限制蛋白质摄入不能延缓糖尿病肾病的进展[68]。系统综述[69]也提示LPD并不影响糖尿病肾病患者蛋白尿的变化,也与GFR的显著改善无关。诺奇(Noce)等的研究[70]发现,限制蛋白质摄入[0.7 g/(kg·d)]6周后,血清白蛋白(ALB)显著降低,而C反应蛋白(CRP)显著增加,肌肉量和相位角(phase angle,PA)也显著低于基础值。这提示,LPD在延缓CKD进展的同时,有可能使CKD患者营养状态恶化。因此,近年来的研究除了关注蛋白质摄入量本身以外,还更多参考了糖尿病肾病患者的营养状态。田内(Tauchi)[71]所做的单中心历史队列研究中,纳入449例T2DM的DN患者,根据尿尿素氮水平和体重指数估测其每日蛋白质摄入量(daily protein intake,DPI)。当DPI<0.7 g/(kg·d),肾脏替代治疗(RRT)的发生率显著降低(调整后的危险比为0.81),与此同时,低蛋白摄入也是营养不良糖尿病肾病患者病死率增加的危险因素。严格的蛋白质摄入限制需要患者付出相当大的努力,这通常会导致营养干预的依从性较差[72],而良好的依从性是保证LPD治疗效果的重要因素。因此,在减少蛋白质摄入的同时,要确保充足能量和营养底物的摄入,在不增加营养不良风险的同时,兼顾依从性。为了降低营养不良的风险,低蛋白饮食+酮酸制剂(ketoacids,KA)在非糖尿病的CKD患者中已被证实有益效果,但糖尿病肾病患者的获益尚不明确。动物实验表明,LPD+KA治疗T2DM的糖尿病肾病大鼠,可以通过阻止骨骼肌的自噬来减轻肌肉萎缩[73,74],但人群研究尚待进一步证实。

除蛋白质摄入量以外,蛋白质的构成和来源,是以植物性、奶类为主还是以动物性为主,动物蛋白来源是以鱼类、家禽为主还是以红肉为主,也是影响GFR的因素。2001年瑞典的一项研究[75]提示,在T1DM患者中,高鱼类蛋白(9.5 g/d)与高牛奶蛋白摄入可以降低微量白蛋白尿的风险。2002年格罗斯(Gross)等[76]的研究提示,以鸡肉为唯一肉食的正常蛋白质摄入量饮食,和LPD类似,降低T2DM患者的GFR比以红肉为主的饮食更加明显,且在降低微量白蛋白尿患者的尿白蛋白排泄率方面比LPD更有效。2006年范蒂(Fanti)[77]的研究纳入有炎症的ESRD患者,在透析期间给予富含异黄酮的黄豆制成的蛋白质补充饮料。而后检测提示,血液中异黄酮水平与C反应蛋白等炎症标志物呈负相关,而与ALB、IGF-1等营养标志物呈正相关,表明富含异黄酮的大豆食品可能对ESRD产生有益影响。在糖尿病肾病大鼠模型的实验[78,79]中应用富含益生菌的豆浆或低脂豆浆粉,都可以通过抑制糖尿病患者的肾脏损伤、肌纤维细胞分化和肾脏巨噬细胞浸润来延缓糖尿病肾病的进展,并使中性粒细胞明胶酶相关脂联素(NGAL)和胱抑素C(Cys-C)的血清水平显著降低。近年来在一项沙特阿拉伯学者所做的动物研究[80]中,应用新鲜驼奶喂养链脲佐菌素(STZ)诱导的糖尿病肾病大鼠,除了降低血糖以外,还可以减轻糖尿病肾病的早期变化,表现在降低血清尿素和肌酐、蛋白尿,抑制肾脏Smad蛋白1(Smad 1)和Ⅳ型胶原蛋白(collagen type Ⅳ,Col 4)的合成,并保留了正常的肾小管形态。而驼奶(400 ml/d)联合Tarangabin糖浆(10 ml/d)应用于糖尿病肾病或高血压导致的CKD患者,也有助于GFR的改善[81]。这可能是由于骆驼奶中的酪蛋白和乳清蛋白都具有生物活性肽,与其具有清除自由基的活性相关[82]。

为限制蛋白质摄入,同时保证能量充足,势必增加膳食中糖类和脂肪的供能比例。较低蛋白质含量的淀粉类食物在非糖尿病肾病的CKD患者中已广泛应用,但对于糖尿病肾病患者来说,血糖波动是必须要考虑的因素。有学者[83]在早期2型糖尿病肾病患者的限蛋白饮食[0.8 g/(kg·d)]中应用高抗性淀粉-低蛋白面粉作为午餐和晚餐的糖类(每餐50 g),而对照组应用普通主食。干预12周后,改善了早期糖尿病肾病患者的血糖和血糖水平,降低了血清尿酸(UA)和尿β_2微球蛋白水平,增强了预防早期糖尿病肾病患者抗氧化应激的能力。膳食脂肪的类型也是备受关注的领域,ω-6脂肪酸有促炎作用,因此膳食中增加ω-9单不饱和脂肪酸(MUFA)和ω-3(n-3)多不饱和脂肪酸(PUFA)是否对糖尿病肾病进程有保护作用就成了关注焦点。富含ω-9 MUFA的橄榄油,以及以此作为脂肪摄入来源的地中海饮食,已被证实可以有效改善血液蛋白质组学生物标志物和三酰甘油(TG)、低密度脂蛋白胆固醇(LDL-C),从而使蛋白质组学冠状动脉疾病评分显著改善;可以降低糖尿病和非糖尿病患者主要心血管事件的发生率[84,85]。ω-3 PUFA可能对不同的肾脏病有益，但对糖尿病肾病的作用却存在争议，尤其是对微量白蛋白尿的进展。1996年一项为期1年的糖尿病患者的前瞻性研究[86]中，干预组补充ω-3 PUFA(4.6 g/d)，对照组应用橄榄油。结果表明，橄榄油确实减少了白蛋白尿的进展，而ω-3脂肪酸则没有效果（橄榄油的进展为15%，ω-3脂肪酸为25%）。2010年的一项回顾性研究[87]也提示膳食中的ω-3 PUFA与T1DM患者白蛋白尿的发生率无关。而2019年的动物研究[88]表明，膳食中补充DHA/EPA可以减轻链脲佐菌素(STZ)诱导的1型糖尿病肾病大鼠远端肾小管细胞损伤程度和空泡化。人体中是否有类似的保护作用，尚待进一步研究证实。

地中海饮食和终止高血压饮食(DASH)模式是受到很多研究证实的有益于心血管事件和临床结局的膳食模式，不同学会的指南都有相关推荐。对糖尿病患者来说，晚期糖基化终末产物(AGE)的积累是与高血糖和血脂异常及其血管并发症（包括糖尿病肾病）最相关的事件之一。AGE会导致组织炎症和氧化应激。随着年龄的增长，糖尿病患者的AGE会加速增加，并可介导糖尿病诱导的肾脏损伤的进展。除了内源性的产生，饮食也是AGE的重要来源[89]。在T1DM和T2DM的实验性啮齿动物模型中，低膳食AGE含量为DN的发展提供了持续的保护。对患有肾病的非糖尿病和糖尿病患者的研究表明，循环AGE水平与摄取的AGE数量和血管以及肾脏并发症的严重程度呈正相关[90]。2016年的一项随机交叉研究表明，与西方饮食相比，地中海饮食能有效降低血清中AGE水平，提高抗氧化应激能力。在4周的地中海饮食后，随机接受地中海饮食的受试者血清中AGE的主要形式甲基乙二醛和N-羧甲基赖氨酸的水平，以及外周单核细胞对AGE的亲炎症受体(RAGE)的表达都较低，而糖化酶Ⅰ(Glox Ⅰ)(甲基乙二醛解毒的关键酶)和抗炎性AGE受体-1(AGER1)的mRNA水平较高[91]。但是，这种膳食模式的临床效果取决于患者的依从性。2019年的伊朗研究[92]提示，DASH饮食和地中海饮食类似，在T2DM的患者中，依从性与糖尿病肾病的风险呈反比，且具有剂量依赖性。

除了上述宏量营养素的影响，微量营养素在糖尿病肾病中的作用也受到了人们的关注。食物中的天然化合物按照其化学特性可分为抗氧化剂与抗感染化合物，以及AGE形成的抑制剂两大类，前者包括硫辛酸、花青素和鞣花酸等，而吡多胺和L-肉碱则属于后者。①硫辛酸及其还原形式的二氢硫辛酸，具有抗氧化特性，适合预防和治疗与AGE积累有关的糖尿病并发症。硫辛酸可以调动葡萄糖转运体4(glucose transporter 4，GLUT4)来增加细胞膜对葡萄糖的摄取；二氢硫辛酸可以清除超氧化物和过氧自由基，并促进维生素E的循环利用。硫辛酸存在于各种肉制品和蔬菜中。然而，天然食物中含有的硫辛酸生物利用率很低。在啮齿类动物模型研究中，用硫辛酸对糖尿病大鼠进行7个月的治疗，可预防或减轻白蛋白尿、TGF-β1和肾小球硬化。在肾皮质中，谷胱甘肽的水平比糖尿病对照组高，丙二醛的积累比对照组低。对照组的血糖应用胰岛素控制得更好，但肾功能却进一步恶化，说明硫辛酸是通过抗氧化机制起到保护肾脏的作用[93]。在糖尿病肾病患者，联合应用硫辛酸(800 mg/d)和吡多胺(80 mg/d)12周后，尿白蛋白、血清丙二醛(MDA)和收缩压显著下降，5-羟色胺和羧甲基赖氨酸显著下降。说明可以通过降低氧化应激、AGE和收缩压来改善糖尿病肾病患者的白蛋白尿，从而有利于延缓糖尿病肾病的进展[94]。②萝卜硫素(sulforaphane)是一种天然存在的异硫氰酸盐，存在于十字花科蔬菜如西兰花、卷心菜、羽衣甘蓝。它是核转录因子红系2相关因子2(nuclear factor erythroid 2-related factor 2，Nrf2)的诱导物，也是组蛋白去乙酰化酶(histone deacetylase，HDAC)和NF-κB的抑制剂。T2DM患者通过进食西兰花补充萝卜硫素，可增加血浆总抗氧化能力，降低氧化应激和脂质过氧化，减轻糖尿病肾病和血管并发症[95]。然而近年来的研究多为动物模型与细胞研究，尚未有充分的临床证据。③紫玉米提取物富含的花青素，通过减弱细胞内黏附分子-1和CD11b的诱导，并降低肾脏中单核细胞化学吸引蛋白-1的表达和巨噬细胞炎症蛋白2的转录，起到一定的抗感染作用[96]。④橡树种子和一些浆果、石榴、核桃和胡桃仁中含有的鞣花酸，是一种天然的酚类抗氧化剂，能抑制高糖诱导的NF-κB激活和促炎细胞因子的合成[97]。⑤吡多胺是B₆家族的一种维生素胺，天然存在于鱼、鸡、蛋、核桃等食物中，可以有效抑制AGE的形成，并防止链球菌素诱导的T1DM大鼠的血浆肌酐水平上升、白蛋白尿和肾小球肥大[98]，以及减少NF-κB和Rho/ROCK通路的过度激活[99]。⑥L-肉碱(β-丙氨酰-L-组氨酸)是一种常见于神经系统和骨骼肌中的含组氨酸的 2 肽,通常富含蛋白质的食物,如鱼和肉,特别是家禽,是它的主要来源。活性羰基物质(RCS)是一类由脂类和糖类氧化产生的高活性化合物,它与蛋白质反应产生 AGE。L-肉碱是 RCS 的主要内源性抑制剂,易被血清和组织内的肌肽酶灭活,半衰期很短。在啮齿类动物的糖尿病肾病实验模型中得到的数据表明,肉毒碱酶抗性衍生物通过减少循环 AGE 以及相关的炎症,对糖尿病肾病产生有益的影响[100]。应用 L-肉碱作为糖尿病肾病儿童患者的辅助治疗,尿白蛋白排泄量(UAE)、肾小管损伤标志物 α_1 微球蛋白(A_1M)和丙二醛(MDA)水平较对照组明显降低,而总抗氧化能力(TAC)明显高于对照组[101]。

糖尿病肾病的营养治疗文献很多,新的研究层出不穷,但治疗方案并未达成共识。不同学会的最新版指南[53,102-104]中对于蛋白质限制的推荐意见也有不同(表 43-2)。但是,在以下几方面需要关注:①可能进行饮食干预的主要领域是蛋白质,但不加选择的减少蛋白质摄入量,以达到延缓 DN 发病或减慢其进展的目的值得商榷。蛋白质的来源可能是饮食干预影响肾脏功能的重要因素。例如:正常摄入蛋白量,但以鸡肉作为唯一优质蛋白质来源的饮食;或以富含异黄酮的黄豆作为蛋白质补充剂,可能是预防和治疗 T2DM 患者糖尿病肾病的一种补充策略。其机制尚未完全证实,但可能与改善血脂状况,减少 AGE 的积累,和/或减少糖尿病的慢性非特异性炎症有关。②食物中的 AGE 含量是糖尿病肾病发生和发展的主要因素之一,应加强患者教育,促使减少或排除富含 AGE 的食物来源。也可以完善食物 AGE 含量数据库,使得患者随时可以查询食物的 AGE 成分,对自己的膳食构成及时掌握,并根据相应推荐选择较低 AGE 含量的食物。③微量营养素对于糖尿病肾病进展的影响,有些已有临床证据证实其效果,如联合应用硫辛酸和吡多胺,可以减少 T2DM 患者的尿白蛋白排泄;而有的则已经在动物实验中证实可以通过抑制不同信号通路激活,减少促炎因子的释放,起到抗感染、抗氧化的作用。如果进一步研究,有可能开发富含此类微量营养素的功能性食品,为糖尿病肾病患者肾功能保护开拓新的希望。

表 43-2 不同学会对糖尿病肾病或慢性肾脏病糖尿病患者的蛋白质摄入量的推荐

	KDIGO 2020	ADA 2020	中国 2021
KDOQI 2020 DPI [g/(kg·d)]	LPD:0.55~0.60 VLPD+KA:0.28~0.43 KA:0.55~0.60	0.8	0.8	CKD 1~2 期:0.8 CKD 3~5 期:0.6+KA:0.12

注:DPI,每日蛋白质摄入;LPD,低蛋白饮食;VLPD,极低蛋白饮食;KA,酮酸;KDOQI,肾脏病生存治疗工作组;KDIGO,改善全球肾脏病预后组织;ADA,美国糖尿病学会。

(李海龙 李融融 康军仁 郭衍超 孙洁 姚颖 陈伟)

参考文献

1. GARNEATA L, STANCU A, DRAGOMIR D, et al. Ketoanalogue-supplemented vegetarian very low-protein diet and CKD progression [J]. J Am Soc Nephrol, 2016, 27(7):2164-2176.
2. IKIZLER T A, BURROWES J D, BYHAM-GRAY L D, et al. KDOQI clinical practice guideline for nutrition in CKD:2020 update [J]. Am J Kidney Dis. 2020, 76(3 Suppl 1):S1-S107.
3. 中国医师协会肾脏内科医师分会及中国中西医结合学会肾脏疾病专业委员会营养治疗指南专家协作组. 中国慢性肾脏病营养治疗临床实践指南(2021 版)[J]. 中华医学杂志,2021,101(8):539-559.
4. 中华人民共和国国家卫生和计划生育委员会. WS/T 557—2017 慢性肾脏病患者膳食指导. 2017.
5. REX O B. ASPEN clinical guidelines:nutrition support in adult acute and chronic renal failure [J]. J Parenter Enteral Nutr,2010,34(4):366-377.
6. CANA N, FIACCADORI E, TESINSKY P, et al. ESPEN guidelines on enteral nutrition:adult renal failure [J]. Clin Nutr,2006,25(2):295-310.
7. LIN J, CURHAN G C. Associations of sugar and artificially sweetened soda with albuminuria and kidney function decline in women [J]. Clin J Am Soc Nephrol, 2011,6(1):160-166.
8. HEINZ J, KROPF S, DOMROSE U, et al. B vitamins

and the risk of total mortality and cardiovascular disease in end-stage renal disease: results of a randomized controlled trial [J]. Circulation, 2010, 121(12): 1432 - 1438.

9. ABDOLLAHZAD H, EGHTESADI S, NOURMHAMMADI I, et al. Effect of vitamin C supplementation on oxidative stress and lipid profiles in hemodialysis patients [J]. Int J Vitam Nutr Res, 2009, 79(5 - 6): 281 - 287.

10. HOLICK M F. Vitamin D deficiency [J]. N Engl J Med, 2007, 357(3): 266 - 281.

11. KDIGO CKD-MBD UPDATE WORK GROUP. KDIGO 2017 clinical practice guideline update for the diagnosis, evaluation, prevention, and treatment of chronic kidney disease-mineral and bone disorder (CKD-MBD) [J]. Kidney Int Suppl, 2017, 7(1): 1 - 59.

12. LACLAIR R E, HELLMAN R N, KARP S L, et al. Prevalence of calcidiol deficiency in CKD: a cross-sectional study across latitudes in the United States [J]. Am J Kidney Dis, 2005, 45(6): 1026 - 1033.

13. KETTELER M, BLOCK G A, EVENEPOEL P, et al. Diagnosis, evaluation, prevention, and treatment of chronic kidney disease-mineral and bone disorder: synopsis of the kidney disease: improving global outcomes 2017 clinical practice guideline update [J]. Ann Intern Med, 2018, 168(6): 422 - 430.

14. MILLER ER 3RD, PASTOR-BARRIUSO R, DALAL D, et al. Meta-analysis: high-dosage vitamin E supplementation may increase all-cause mortality [J]. Ann Intern Med, 2005, 142(1): 37 - 46.

15. TAKOULI L, HADJIYANNAKOS D, METAXAKI P, et al. Vitamin E-coated cellulose acetate dialysis membrane: long-term effect on inflammation and oxidative stress [J]. Ren Fail, 2010, 32(3): 287 - 293.

16. FUJISHIMA Y, OHSAWA M, ITAI K, et al. Serum selenium levels are inversely associated with death risk among hemodialysis patients [J]. Nephrol Dial Transplant, 2011, 26(10): 3331 - 3338.

17. CHEN B, LAMBERTS L V, BEHETS G J, et al. Selenium, lead, and cadmium levels in renal failure patients in China [J]. Biol Trace Elem Res, 2009, 131(1): 1 - 12.

18. PRASAD A S. Zinc is an antioxidant and anti-inflammatory agent: its role in human health [J]. Front Nutr, 2014, 1: 14 - 18.

19. 中国营养学会. 中国居民膳食营养素参考摄入量[M]. 北京: 科学出版社, 2013.

20. DUBOSE T D Jr. Regulation of potassium homeostasis in CKD [J]. Adv Chronic Kidney Dis. 2017, 24(5): 305 - 314.

21. CLEGG D J, HEADLEY S A, GERMAIN M J. Impact of dietary potassium restrictions in CKD on clinical outcomes: benefits of a plant-based diet [J]. Kidney Med, 2020, 2(4): 476 - 487.

22. 中国营养学会. 中国居民膳食指南科学研究报告(2021) [M]. 北京: 科学出版社, 2021.

23. SUBLIME INVESTIGATORS. A self-management approach for dietary sodium restriction in patients with CKD: a randomized controlled trial [J]. Am J Kidney Dis, 2020, 75(6): 847 - 856.

24. 美国改善全球肾脏病预后组织. KDIGO 慢性肾脏病评价及管理临床实践指南[M]. 北京: 人民卫生出版社, 2014.

25. 王莉, 李贵森, 刘志红, 等. 慢性肾脏病矿物质和骨异常诊治指导[J]. 肾脏病与透析肾移植杂志, 2013, 22(6): 554 - 559.

26. 刘志红, 李贵森. 中国慢性肾脏病矿物质和骨异常诊治指南[M]. 北京: 人民卫生出版社, 2018.

27. 郭长江, 顾景范. 植物化学物及其生物学作用[J]. 营养学报, 2010, 32(6): 521 - 523.

28. VARGAS F, REMECÍN P, GARCIA-GUILLÉN A I, et al. Flavonoids in kidney health and disease [J]. Front Physiol, 2018, 9: 394 - 398.

29. 孙洪俊. 浅谈植物化学物对慢性病的防治研究[J]. 中国实用医药, 2020, (36): 194 - 196.

30. PEREZ-VIZCAINA F, DURATE J, JIMENEZ R, et al. Antihypertensive effects of the flavonoid quercetin [J]. Pharmacol Rep, 2009, 61(1): 67 - 75.

31. ROMERO M, JIMENEZ R, HURTADO B, et al. Lack of beneficial metabolic effects of quercetin in adult spontaneously hypertensive rats [J]. Eur J Pharmacol, 2010, 627(1 - 3): 242 - 250.

32. GALISTEO M, GARCIA-SAURA M F, JIMENEZ R, et al. Effects of quercetin treatment on vascular function in deoxycorticosterone acetate-salt hypertensive rats. Comparative study with verapamil [J]. Planta Med, 2004, 70(4): 334 - 341.

33. KAUR S, MUTHURAMAN A. Therapeutic evaluation of rutin in two-kidney one-clip model of renovascular hypertension in rat [J]. Life Sci, 2016, 150: 89 - 94.

34. WANG Q Z, GAO H Q, LIANG Y, et al. Cofilin1 is involved in hypertension-induced renal damage via the regulation of NF-κB in renal tubular epithelial cells [J]. J Transl Med, 2015, 13: 323 - 328.

35. PRAHALATHAN P, KUMAR S, RAJA B. Effect of morin, a flavonoid against DOCA-salt hypertensive rats:

a dose dependent study [J]. Asian Pac J Trop Biomed, 2012,2(6):443-448.

36. PALANISAMY N, VENKATARAMAN A C. Beneficial effect of genistein on lowering blood pressure and kidney toxicity in fructose-fed hypertensive rats [J]. Br J Nutr, 2013,109(10):1806-1812.

37. EO H, PARK J E, JEON Y J, et al. Ameliorative effect of ecklonia cava polyphenol extract on renal inflammation associated with aberrant energy metabolism and oxidative stress in high fat diet-induced obese mice [J]. J Agric Food Chem, 2017,65(19):3811-3818.

38. TIAN W, LEI H, GUAN R, et al. Icariside Ⅱ ameliorates diabetic nephropathy in streptozotocin-induced diabetic rats [J]. Drug Des Devel Ther, 2015,9:5147-5157.

39. MALIK S, SUCHAL K, KHAN S I, et al. Apigenin ameliorates streptozotocin-induced diabetic nephropathy in rats via MAPK-NF-κB-TNF-α and TGF-β1-MAPK-fibronectin pathways [J]. Am J Physiol Renal Physiol, 2017,313(2):F414-F422.

40. ZHANG J, FU H, XU Y, et al. Hyperoside reduces albuminuria in diabetic nephropathy at the early stage through ameliorating renal damage and podocyte injury [J]. J Nat Med, 2016,70(4):740-748.

41. ROY S, AHED F, BANERJEE S, et al. Naringenin ameliorates streptozotocin-induced diabetic rat renal impairment by downregulation of TGF-β1 and IL-1 via modulation of oxidative stress correlates with decreased apoptotic events [J]. Pharm Biol, 2016,54(9):1616-1627.

42. YANG H, ZUO XZ, TIAN C, et al. Green tea polyphenols attenuate high-fat diet-induced renal oxidative stress through SIRT3-dependent deacetylation [J]. Biomed Environ Sci, 2015,28(6):455-459.

43. LI W, WANG L, CHU X, et al. Icariin combined with human umbilical cord mesenchymal stem cells significantly improve the impaired kidney function in chronic renal failure [J]. Mol Cell Biochem, 2017,428(1-2):203-212.

44. LI W, LI H, ZHANG M, et al. Quercitrin ameliorates the development of systemic lupus erythematosus-like disease in a chronic graft-versus-host murine model [J]. Am J Physiol Renal Physiol, 2016,311(1):F217-F226.

45. LIU Y, AN W, GAO A. Protective effects of naringenin in cardiorenal syndrome [J]. J Surg Res, 2016,203(2):416-423.

46. ALI B H, AL Z M, ADHAM S A, et al. Therapeutic effect of chrysin on adenine-induced chronic kidney disease in rats [J]. Cell Physiol Biochem, 2016,38(1):248-257.

47. ZHU Y, FU Y, LIN H. Baicalin inhibits renal cell apoptosis and protects against acute kidney injury in pediatric sepsis [J]. Med Sci Monit, 2016,22:5109-5115.

48. WANG X, ZHAO X, FENG T, et al. Rutin prevents high glucose-induced renal glomerular endothelial hyperpermeability by inhibiting the ROS/Rhoa/ROCK signaling pathway [J]. Planta Med, 2016,82(14):1252-1257.

49. MADITZ K H, GIGLIOTTI J C, TOU J C. Evidence for a role of proteins, lipids, and phytochemicals in the prevention of polycystic kidney disease progression and severity [J]. Nutr Rev, 2013,71(12):802-814.

50. CARRERO J J, THOMAS F, NAGY K, et al. Global prevalence of protein — energy wasting in kidney disease: a meta-analysis of contemporary observational studies from the international society of renal nutrition and metabolism [J]. J Renal Nutrition, 2018,28(6):380-392.

51. FOUQUE D, KALANTAR ZADEH K, KOPPLE J, et al. A proposed nomenclature and diagnostic criteria for protein energy wasting in acute and chronic kidney disease [J]. Kidney Int, 2008,73(4):391-398.

52. 董梅,常美香,黄丽娅,等. 慢性肾脏病患者蛋白质能量消耗的诊断与营养干预进展[J]. 中国医药导报,2015,12(30):49-52.

53. 中国医师协会肾脏内科医师分会,中国中西医结合学会肾脏疾病专业委员会营养治疗指南专家协作组. 中国慢性肾脏病营养治疗临床实践指南(2021版)[J]. 中华医学杂志,2021,101(8):539-559.

54. HANDU D, ROZGA M, STEIBER A. Executive summary of the 2020 academy of nutrition and dietetics and national kidney foundation clinical practice guideline for nutrition in CKD [J]. J Acad Nutr Diet, 2020,3:S2212-2672.

55. IKIZLER T A, CANO N J, FRANCH H, et al. Prevention and treatment of protein energy wasting in chronic kidney disease patients: a consensus statement by the international society of renal nutrition and metabolism [J]. Kidney Int, 2013,84(6):1096-1107.

56. HELLERMAN A, ITZHAKI M, SINGER P. Advances in medical nutrition therapy: parenteral nutrition [J]. Nutrients, 2020,12(3):717-723.

57. LACSON E Jr, WANG W, ZEBROWSKI B. Outcomes

associated with intradialytic oral nutrition supplements in patients undergoing maintenance hemodialysis: a quality improvement report [J]. Am J Kidney Dis, 2012,60(4): 591-600.

58. HALLE M P, ZEBAZE P N, MBOFUNG C M, et al. Nutritional status of patients on maintenance hemodialysis in urban sub-saharan africa: evidence from cameroon [J]. J Nephrol, 2014,27(5):545-553.

59. PAPOUTSAKIS C, MOLONEY L, SINLEY R C, et al. Academy of nutrition and diatetics methodology for developing evidence-based nutrition practice guidelines [J]. J Acod Nutr Diet, 2017,117(5):794-804.

60. 秦启发,李金梅,王振. 改善维持性血液透析患者营养不良措施的研究进展[J]. 中国医药科学,2020,10(18):49-52;60.

61. 付艳娜,广翠兰,宋艳红,等. 肾病型肠内营养制剂在维持性血液透析并发营养不良病人中的疗效分析[J]. 肠外与肠内营养,2016,23(5):283-285.

62. MARSEN T A, BEER J, MANN H. Intradialytic parenteral nutrition in maintenance hemodialysis patients suffering from protein-energy wasting. Results of a multicenter, open, prospective, randomized trial [J]. Clin Nutr, 2017,36(1):107-117.

63. 梁子安,马春成,褟晓燕,等. 通过肠外营养提高能量供给对维持血液透析患者营养状况的影响[J]. 中国处方药,2015,13(8):1-3.

64. 关思博,刘敏,赵巧,等. 腹膜透析患者蛋白质能量消耗的病因与治疗进展[J]. 中国中西医结合肾病杂志,2019,20(2):185-188.

65. KDIGO GROUP. Chapter 1: definition and classification of CKD [J]. Kidney Int Suppl, 2013,3(1):19-62.

66. WALKER J D, BENDING J J, DODDS R A, et al. Restriction of dietary protein and progression of renal failure in diabetic nephropathy [J]. Lancet, 1989, 2(8677):1411-1415.

67. KLAHR S, LEVEY A S, BECK G J, et al. The effects of dietary protein restriction and blood-pressure control on the progression of chronic renal disease [J]. N Engl J Med, 1994,330(13):877-884.

68. ROBERTSON L, WAUGH N, ROBERTSON A. Protein restriction for diabetic renal disease [J]. Cochrane Database Syst Rev, 2007,17(4):CD002181.

69. ZHU H G, JIANG Z S, GONG P Y, et al. Efficacy of low-protein diet for diabetic nephropathy: a systematic review of randomized controlled trials [J]. Lipids Health Dis, 2018,17(1):141-146.

70. NOCE A, VIDIRI M F, MARRONE G, et al. Is low-protein diet a possible risk factor of malnutrition in chronic kidney disease patients? [J]. Cell Death Discov, 2016,2:16026-16030.

71. TAUCHI E, HANAI K, BABAZONO T. Effects of dietary protein intake on renal outcome and mortality in patients with advanced diabetic nephropathy [J]. Clin Exp Nephrol, 2020,24(2):119-125.

72. PIJLS L T, DE VRIES H, VAN EIJK J T, et al. Protein restriction, glomerular filtration rate and albuminuria in patients with type 2 diabetes mellitus: a randomized trial [J]. Eur J Clin Nutr, 2002,56(12):1200-1207.

73. HUANG J, WANG J, GU L, et al. Effect of a low-protein diet supplemented with ketoacids on skeletal muscle atrophy and autophagy in rats with type 2 diabetic nephropathy [J]. PLoS One, 2013,8(11):e81464.

74. LIU D, WU M, LI L, et al. Low-protein diet supplemented with ketoacids delays the progression of diabetic nephropathy by inhibiting oxidative stress in the KKAy mice model [J]. Br J Nutr, 2018,119(1):22-29.

75. MOLLSTEN A V, DAHLQUIST G G, STATTIN E L, et al. Higher intakes of fish protein are related to a lower risk of microalbuminuria in young swedish type 1 diabetic patients [J]. Diabetes Care, 2001,24(5):805-810.

76. GROSS J L, ZELMANOVITZ T, MOULIN C C, et al. Effect of a chicken-based diet on renal function and lipid profile in patients with type 2 diabetes: a randomized crossover trial [J]. Diabetes Care, 2002,25(4):645-651.

77. FANTI P, ASMIS R, STEPHENSON T J, et al. Positive effect of dietary soy in ESRD patients with systemic inflammation — correlation between blood levels of the soy isoflavones and the acute-phase reactants [J]. Nephrol Dial Transplant, 2006,21(8):2239-2246.

78. JHENG H F, HIROTSUKA M, GOTO T, et al. Dietary low-fat soy milk powder retards diabetic nephropathy progression via inhibition of renal fibrosis and renal inflammation [J]. Mol Nutr Food Res, 2017, 61(3):1-38.

79. MIRAHAJANI M, ZAGHIAN N, DEHKOHNEH A, et al. Probiotic soy milk consumption and renal function among type 2 diabetic patients with nephropathy: a randomized controlled clinical trial [J]. Probiotics Antimicrob Proteins, 2019,11(1):124-132.

80. KORISH A A, ABDEL-GADER A G, KORASHY H M, et al. Camel milk attenuates the biochemical and morphological features of diabetic nephropathy: inhibition of Smad1 and collagen type IV synthesis [J]. Chem Biol

Interact, 2015, 229: 100 - 108.

81. HOSEINI S M, ANUSHIRAVANI M, MOJAHEDI M J, et al. The efficacy of camel milk and tarangabin (manna of Alhagi maurorum) combination therapy on glomerular filtration rate in patients with chronic kidney disease: a randomized controlled trial [J]. Avicenna J Phytomed, 2020, 10(2): 170 - 180.

82. IBRAHIM H R, ISONO H, MIYATA T. Potential antioxidant bioactive peptides from camel milk proteins [J]. Anim Nutr, 2018, 4(3): 273 - 280.

83. MENG Y, BAI H, YU Q, et al. High-resistant starch, low-protein flour intervention on patients with early type 2 diabetic nephropathy: a randomized trial [J]. J Ren Nutr, 2019, 29(5): 386 - 393.

84. SILVA S, BRONZE M R, FIGUEIRA M E, et al. Impact of a 6-wk olive oil supplementation in healthy adults on urinary proteomic biomarkers of coronary artery disease, chronic kidney disease, and diabetes (types 1 and 2): a randomized, parallel, controlled, double-blind study [J]. Am J Clin Nutr, 2015, 101(1): 44 - 54.

85. ESTRUCH R, ROS E, SALAS-SALVADO J, et al. Primary prevention of cardiovascular disease with a Mediterranean diet [J]. N Engl J Med, 2013, 368(14): 1279 - 1290.

86. ROSSING P, HANSEN B V, NIELSEN F S, et al. Fish oil in diabetic nephropathy [J]. Diabetes Care, 1996, 19(11): 1214 - 1219.

87. LEE C C, SHARP S J, WEXLER DJ, et al. Dietary intake of eicosapentaenoic and docosahexaenoic acid and diabetic nephropathy: cohort analysis of the diabetes control and complications trial [J]. Diabetes Care, 2010, 33(7): 1454 - 1456.

88. VITLOV-ULJEVIC M, STARCEVIC K, MASEK T, et al. Dietary DHA/EPA supplementation ameliorates diabetic nephropathy by protecting from distal tubular cell damage [J]. Cell Tissue Res, 2019, 378(2): 301 - 317.

89. YUBERO-SERRANA E M, WOODWARD M, PORETSKY L, et al. Effects of sevelamer carbonate on advanced glycation end products and antioxidant/prooxidant status in patients with diabetic kidney disease [J]. Clin J Am Soc Nephrol, 2015, 10(5): 759 - 766.

90. STINGHEN A E, MASSY Z A, VLASSARA H, et al. Uremic toxicity of advanced glycation end products in CKD [J]. J Am Soc Nephrol, 2016, 27(2): 354 - 370.

91. LOPEZ-MORENO J, QUINTANA-NAVARRO G M, DELGADO-LISTA J, et al. Mediterranean diet reduces serum advanced glycation end products and increases antioxidant defenses in elderly adults: a randomized controlled trial [J]. J Am Geriatr Soc, 2016, 64(4): 901 - 904.

92. JAYEDI A, MIRZAEI K, RASHIDY-POUR A, et al. Dietary approaches to stop hypertension, mediterranean dietary pattern, and diabetic nephropathy in women with type 2 diabetes: A case-control study [J]. Clin Nutr Espen, 2019, 33: 164 - 170.

93. MELHEM M F, CRAVEN P A, LIACHENKO J, et al. Alpha-lipoic acid attenuates hyperglycemia and prevents glomerular mesangial matrix expansion in diabetes [J]. J Am Soc Nephrol, 2002, 13(1): 108 - 116.

94. NOORI N, TABIBI H, HOSSEINPANAH F, et al. Effects of combined lipoic acid and pyridoxine on albuminuria, advanced glycation end-products, and blood pressure in diabetic nephropathy [J]. Int J Vitam Nutr Res, 2013, 83(2): 77 - 85.

95. BAHADORAN Z, MIRMIRAN P, AZIZI F. Potential efficacy of broccoli sprouts as a unique supplement for management of type 2 diabetes and its complications [J]. J Med Food, 2013, 16(5): 375 - 382.

96. KANG M K, LI J, KIM J L, et al. Purple corn anthocyanins inhibit diabetes-associated glomerular monocyte activation and macrophage infiltration [J]. Am J Physiol Renal Physiol, 2012, 303(7): F1060 - F1069.

97. AHAD A, GANAI A A, MUJEEB M, et al. Ellagic acid, an NF - κB inhibitor, ameliorates renal function in experimental diabetic nephropathy [J]. Chem Biol Interact, 2014, 219: 64 - 75.

98. DEGENHARDT T P, ALDERSON N L, ARRINGTON D D, et al. Pyridoxamine inhibits early renal disease and dyslipidemia in the streptozotocin-diabetic rat [J]. Kidney Int, 2002, 61(3): 939 - 950.

99. CHIAZZA F, CENTO A S, COLLOTA D, et al. Protective effects of pyridoxamine supplementation in the early stages of diet-induced kidney dysfunction [J]. Biomed Res Int, 2017, 2017: 2682861.

100. MENINI S, IACOBINI C, RICCI C, et al. Protection from diabetes-induced atherosclerosis and renal disease by D-carnosine-octylester: effects of early vs late inhibition of advanced glycation end-products in apoenull mice [J]. Diabetologia, 2015, 58(4): 845 - 853.

101. ELBARBARY N S, ISMAIL E A R, EL-NAGGAR A R, et al. The effect of 12 weeks carnosine supplementation on renal functional integrity and oxidative stress in pediatric patients with diabetic nephropathy: a random-

ized placebo-controlled trial [J]. Pediatr Diabetes, 2018,19(3):470-477.
102. IKIZLER T A, BURROWES J D, BYHAM-GRAY L D, et al. KDOQI clinical practice guideline for nutrition in CKD: 2020 update [J]. Am J Kidney Dis, 2020,76(3 Suppl 1):S1-S107.
103. KDIGO DIABETES WORK GROUP. KDIGO 2020 clinical practice guideline for diabetes management in chronic kidney disease [J]. Kidney Int, 2020,98(4S):S1-S115.
104. AMERICAN DIABETES ASSOCIATION. Microvascular complications and foot care: standards of medical care in diabetes - 2020 [J]. Diabetes Care, 2020, 43 (Suppl 1):S135-S151.

44 骨骼肌与肾脏病的当代认识

44.1 骨骼肌-肾脏的交互作用
　　44.1.1 概述
　　44.1.2 机制
44.2 慢性肾脏病骨骼肌萎缩发病机制新进展
　　44.2.1 蛋白质过度降解和蛋白质合成减少
　　44.2.2 骨骼肌线粒体功能障碍和自噬
　　44.2.3 炎症
　　44.2.4 胰岛素抵抗
　　44.2.5 miRNA 的新作用
　　44.2.6 慢性肾脏病-肠道-骨骼肌代谢轴的分子机制
　　44.2.7 肾-脂肪-骨骼肌的交互作用
44.3 慢性肾脏病骨骼肌萎缩治疗新进展
　　44.3.1 有氧运动
　　44.3.2 针灸加低频电刺激
　　44.3.3 尿毒素吸附剂
　　44.3.4 维生素 D
　　44.3.5 中草药
44.4 总结

44.1 骨骼肌-肾脏的交互作用

44.1.1 概述

　　交互作用(crosstalk)是指器官或细胞信号转导途径之间的相互作用,以及它们如何影响目标器官或细胞的功能。2014 年,美国贝勒医学院的米奇(Mitch)认为骨骼肌与肾脏之间有交互作用(skeletal muscle-kidney crosstalk)[1],并提出了一个问题:"骨骼肌和肾脏之间的交互作用能减缓慢性肾脏病(CKD)的进展吗?" 2014 年,花谷(Hanatani)利用骨骼肌特异性的 Akt1 转基因(Akt1 - TG)小鼠来研究肌肉生长对单侧输尿管梗阻(UUO)导致的梗阻性肾病的影响。UUO 是一种公认的肾纤维化动物梗阻性肾病模型。Akt 是一种丝氨酸苏氨酸蛋白激酶,Akt 的磷酸化对肌肉生长很重要。Akt1 转基因小鼠可以在缺乏运动的情况下诱导骨骼肌生长。结果显示,Akt1 介导的肌肉生长可减轻梗阻性肾病的肾脏损害;花谷(Hanatani)提出了"保持骨骼肌质量可以改善肾脏病的临床预后"[1]。

44.1.2 机制

　　肌肉是如何与肾脏进行交互作用的,目前尚未完全清楚。

　　(1) 肌细胞因子的作用

　　骨骼肌不仅是运动器官,也是一种内分泌器官。骨骼肌释放类激素物质至血液循环,统称为肌细胞因子(myokines)。这些肌细胞因子不仅对骨骼肌自身的生长代谢和运动功能有调节作用,而且还以内分泌的方式释放,到达脑、心脏、肾脏、胰腺、结肠、肝脏、脂肪等组织中,参与调节多种生理及代谢途径[2]。

　　1) 肌肉特异性的过氧化物酶体增殖物激活受体 γ 辅助激活因子 1α (muscle peroxisome

proliferator activated receptor coactivator - 1α, mPGC-1α) 该因子是一种肌细胞因子。对骨骼肌特异性过表达 PGC-1α 的小鼠进行 5/6 肾切除术,术后 3 个月与野生型小鼠相比,mPGC-1α 小鼠的肾脏损伤和肾纤维化减轻。代谢组学分析显示 mPGC-1α 小鼠受损肾脏 ATP 生成增加,能量代谢改善。结果表明,骨骼肌特异性过表达 mPGC-1α 可以抑制肾损伤后肾纤维化的进程,并调整肾损伤时的代谢紊乱,提示骨骼肌和肾脏之间存在交互作用[3]。

2) 鸢尾素(irisin) 是由 111 个氨基酸组成的可溶性 N-糖基化蛋白质激素,是一种由 PGC1 调节的肌细胞因子。PGC-1α 刺激肌肉组织中Ⅲ型纤维蛋白组件包含蛋白 5(FNDC5)基因的表达,FNDC5 水解后形成鸢尾素。注射鸢尾素可诱导小鼠肌肉显著肥大,增强肌肉的握力[4]。鸢尾素还可抑制肾脏细胞外基质的积聚。鸢尾素通过"骨骼肌-肾脏的交互作用"来改善单侧输尿管结扎(UUO)小鼠的肾纤维化。提示骨骼肌在保护肾脏免受损伤方面起着重要作用[5]。

(2) miRNA 的调控

1) 骨骼肌通过含有 miRNA 的外泌体与肾脏进行交互作用。外泌体(exosome)是 30～150 nm 大小的磷脂双分子层膜性囊泡,发挥功能主要取决于其内含物,miRNA 被认为是外泌体的重要内含物。在多种因素刺激下,体内绝大多数细胞都能够形成外泌体并释放到细胞外。外泌体存在于机体各种体液中,在生物体内细胞间和器官间的信号转导中发挥着关键作用。

温州医科大学附属第一医院肾内科的研究团队用电针刺激小鼠后肢骨骼肌中的足三里和阳陵泉穴,与非电针组相比,电针组小鼠肾血流量增加、血清中含有 miRNA-181 的外泌体增加。采用荧光素酶报告分析,证明 miRNA-181 直接抑制血管紧张素原。当用外泌体抑制剂 GW4869 阻断外泌体分泌时,电针诱导的肾血流量增加被抑制。电针通过含有 miRNA-181 的外泌体调控骨骼肌-肾脏的交互作用,导致肾血流量增加,改善肾脏功能[6]。

2) 在肌肉中过表达 miRNA-23a/27a,可减轻糖尿病肾病小鼠的肌肉萎缩,并通过骨骼肌-肾脏的交互作用,减轻糖尿病肾病小鼠的肾纤维化。miRNA-23a 和 miRNA-27a,这 2 个 miRNA 共同位于一个基因簇中,miRNA-23a/27a 已被证明可以减少肌肉萎缩,并作为一种抗纤维化药物。把 miRNA-23a/27a 过表达的腺病毒(AAV)注射到糖尿病小鼠胫骨前肌,血清中含 miRNA-23a/27a 的外泌体和肾脏中 miRNA-23a 和 miRNA-27a 的水平显著高于对照组;肾脏中没有检测到腺病毒(AAV)。结论是,miRNA-23a/27a 在肌肉中的过度表达可以预防糖尿病引起的肌肉萎缩,并通过骨骼肌-肾脏的交互作用减轻糖尿病肾病小鼠的肾纤维化。这种骨骼肌-肾脏的交互作用可能是通过骨骼肌中产生含有 miRNA-23a/27a 的外泌体,通过这种外泌体在血清中运输,到达肾脏。在肾脏之后,外泌体再把 miRNA-23a/27a 分泌出来,减轻糖尿病肾病小鼠的肾纤维化。这些结果为糖尿病肾病合并肌萎缩的治疗策略提供了新的思路[7]。

3) UUO 的梗阻性肾病小鼠血清外泌体 miRNA 发生显著改变 与假手术对照组小鼠相比,在 UUO 术后 28 天小鼠的外泌体中有 51 个 miRNA 发生了显著改变。其中,miRNA-29 和 miRNA-26 都降低。研究组把包裹着 miRNA-29 的外泌体(Exo/miRNA-29)用荧光标记,然后注射到 UUO 小鼠的后肢肌肉中,发现在未注射的肌肉和肾脏中可见荧光。说明注射到肌肉中的一些 miRNA-29 进入肾脏。研究组把高浓度的含 miRNA-26a 的外泌体(Exo/miRNA-26a)注射到 UUO 小鼠的后肢肌肉中,发现可以增强未注射部位的肌肉和肾脏中 miRNA-26a 的表达。这 2 个实验都表明,携带 miRNA 的外泌体可以被邻近肌肉吸收并转移到肾脏,为骨骼肌和肾脏之间交互作用提供了直接的证据。

研究组推测,UUO 受损伤的肾脏诱导炎性细胞因子的分泌,导致毛细血管通透性增加,这可能是肾脏募集吸收更多外泌体的原因[8]。实验结果表明:① 含 miRNA-29 的外泌体通过下调转录因子阴阳 1(Yin Yang 1, YY1)和转化生长因子-β(TGF-β)来改善 UUO 小鼠的骨骼肌萎缩和减轻肾纤维化。YY1 抑制肌肉卫星细胞增殖,导致肌肉萎缩。YY1 也是肾脏中的一种促纤维化蛋白,可上调其表达 α-SMA 和胶原蛋白[9]。② 在 UUO 小鼠中,外源性肌内注射含 miRNA-26a 的外泌体可以通过抑制叉头 O1 类(FoxO1)转录因子以防止肌肉萎缩,通过下调结缔组织生长因子(CTGF)和 TGF-β1 以改善肾纤维化。

温州医科大学附属第一医院肾内科团队的研究为骨骼肌-肾脏的交互作用提供了新的证据,为利用外源性 miRNA 治疗梗阻性肾病的肌肉萎缩和肾纤维化提供了一个潜在的治疗策略[10]。

44.2 慢性肾脏病骨骼肌萎缩发病机制新进展

骨骼肌萎缩是 CKD 的一种严重并发症,对 CKD 患者的发病率和病死率有重要影响[11]。维持性血透患者骨骼肌萎缩与病死率升高密切相关[12]。CKD 患者发生肌萎缩的患病率为 4%~63%[13]。虽然 CKD 患者的骨骼肌萎缩可归因于 2 个因素:蛋白质过度降解和蛋白质合成减少。但是,目前 CKD 引起骨骼肌萎缩的复杂分子机制和调控方式尚未完全阐明,其发病机制新进展如下。

44.2.1 蛋白质过度降解和蛋白质合成减少

(1) 2 个主要信号通路控制蛋白质合成改变

1) 胰岛素样生长因子-1(IGF-1)/磷脂酰肌醇 3 激酶(PI3K)/蛋白激酶 B(Akt)/哺乳动物雷帕霉素靶蛋白(mTOR)(即 IGF-1/PI3K/Akt/mTOR)通路下调　IGF-1/PI3K/Akt/mTOR 通路是促进肌肉蛋白质合成的正向调节通路。Akt 是一种丝氨酸/苏氨酸特异性蛋白激酶,在调节肌肉质量中起着核心作用。Akt 磷酸化后一方面可通过调控 mTOR 促进蛋白质合成,另一方面可抑制叉头 O 类(FoxO)转录因子。FoxO 转录因子在细胞核内可上调肌萎缩标志物[环指蛋白 1(MuRF1)和肌萎缩盒 F 蛋白(atrogin-1)],并最终通过泛素-蛋白酶体系统(UPS)和胱天蛋白酶-3(caspase-3)促进蛋白质分解。

CKD 引起骨骼肌萎缩有多种病因,包括全身炎症、促炎性细胞因子激活、蛋白质摄入减少、运动减少、性激素及生长激素减少、胰岛素抵抗、25-(OH) D 水平降低、骨骼肌卫星细胞减少、肌肉细胞凋亡增加、血管紧张素Ⅱ以及肌肉生长抑制素(myostatin) 过度表达等因素[14]。不管何种原因导致 CKD 肌肉萎缩,其发生机制上都有一个共同点,就是 IGF-1 信号转导的减少。IGF-1/PI3K/Akt/mTOR 通路下调能减少肌肉蛋白质合成,是引起 CKD 骨骼肌萎缩的重要原因。

2) 肌肉生长抑制素-Smad2/3 信号通路活化 肌肉生长抑制素/Smad2/3 信号通路在肌肉蛋白质合成上充当负向调节。肌肉生长抑制素由成熟的肌肉细胞分泌,是转化生长因子-β(TGF-β)超家族的重要成员。肌肉生长抑制素限制肌肉生长并促进肌肉蛋白质分解,主要是通过 Smads 家族介导其下游的信号转导。Smad2 和 Smad3 是转录因子,属于 Smad 家族成员,肌肉生长抑制素激活 Smad 2/3,并引起 Smad 2/3 磷酸化。肌肉生长抑制素与 Akt/mTOR 信号通路有交叉效应,能抑制 Akt/mTOR 信号传递及相关分子磷酸化。肌肉生长抑制素激活包括 Smad2/3 和 Akt 在内的细胞内信号通路后,最终上调泛素-蛋白酶体系统(UPS),引起蛋白质降解和肌肉萎缩。抑制肌肉生长抑制素/Smad2/3 信号通道可促进肌肉生长和肥大[15]。肌肉生长抑制素表达增加常与 CKD 的肌肉萎缩有关[16]。

(2) 肌肉萎缩标志物的表达增加

肌肉特异性环指蛋白 1(MuRF1)和肌萎缩盒 F 蛋白-1(atrogin-1),这 2 种肌肉特异性的 E3 连接酶,被认为是人和啮齿动物肌肉萎缩的最佳标志物[17]。UPS 和 caspase-3 是 CKD 引起的肌肉萎缩中蛋白质降解的主要途径。当胰岛素和/或 IGF-1 减少时,FoxO 转录因子被激活转移到细胞核,在细胞核内 FoxO 促进 E3 泛素连接酶 MuRF1 和 atrogin-1 的表达增加。MuRF1 和 atrogin-1 通过与 UPS 特异性的识别,激活 UPS 途径,催化肌原纤维蛋白和促进肌肉蛋白质降解。CKD 大鼠肌肉中 caspase-3 活性升高是导致其过度蛋白质水解的原因之一。

(3) 羧基端结构域磷酸酶 4 (small C-terminal domain phosphatase 4, SCP4)过表达

SCP4 是核内小分子磷酸酶,是一种新型的叉头 O 1/3a 类转录因子(FoxO 1/3a)。FoxO 1/3a 介导肌肉分解代谢。过表达 SCP4,使 FoxO1、FoxO3a 去磷酸化增加,增加其转录活性,从而促进肌萎缩标志物(MuRF1、atrogin-1)和肌肉生长抑制素的表达,促进肌细胞的蛋白质水解以及肌肉萎缩。

在 CKD 患者的骨骼肌中,SCP4 表达显著增加。CKD 相关炎性因子可以刺激肌细胞表达 SCP4 增加;NF-κB 与 SCP4 的基因启动子序列相似,在 CKD 时 NF-κB 被激活,从而刺激 SCP4 的表达增加,诱导肌肉蛋白水解。敲除 SCP4 基因可显著抑制 FoxO1/3a 介导的肌萎缩标志物(atrogin-1、MuRF1)表达,防止 CKD 小鼠肌肉萎缩。因此,SCP4 有望成为临床防治 CKD 肌萎缩的一个新治疗

靶点[18]。

（4）核蛋白 66（NO66）表达增加

NO66 具有组蛋白去甲基化酶活性。NO66 通过去甲基化酶来抑制核糖体 DNA（rDNA）转录，从而抑制肌肉蛋白质合成。CKD 小鼠、CKD 患者或血液透析患者的肌肉活检标本中 NO66 的表达都增加。CKD 通过 NO66 介导的表观遗传机制，抑制骨骼肌蛋白质合成。小鼠肌肉特异性 *NO66* 基因敲除可以阻断 CKD 引起的肌肉质量损失，并促进骨骼肌蛋白质合成增加。阻断 NO66 可以对抗 CKD 诱导的肌肉蛋白质分解代谢。为 CKD 骨骼肌萎缩揭示了一种新的治疗策略[19]。

44.2.2 骨骼肌线粒体功能障碍和自噬

骨骼肌含有大量的线粒体，线粒体对于维持骨骼肌能量平衡是必不可少的。功能失调的线粒体会触发肌肉分解代谢的信号通路，并将其传递给细胞核，降低肌肉耐力，促进骨骼肌萎缩。自噬可以清除受损的细胞器（包括线粒体）。一定程度的自噬有益于肌肉健康和维持肌肉质量。过度的自噬会导致正常活动所需的线粒体等细胞成分被过度清除、肌肉萎缩。而自噬不足则导致功能失调的细胞成分积聚，从而使肌肉无力[20]。

CKD 小鼠的骨骼肌中自噬被激活，尿毒症毒性诱导肌肉细胞自噬体的形成。CKD 诱导自噬上调，导致骨骼肌线粒体功能障碍和三磷酸腺苷（ATP）产量减少，促进 CKD 小鼠的骨骼肌萎缩[21]。线粒体功能低下会导致 CKD 患者骨骼肌无力和运动能力下降。在 CKD 患者的骨骼肌中，存在线粒体形态异常、线粒体数量和质量的减少、线粒体损伤和功能障碍，这些都与骨骼肌萎缩有关。因此，线粒体功能障碍和过度活跃的自噬在 CKD 诱导的肌肉萎缩中具有非常关键的作用[22]。

44.2.3 炎症

微炎症状态在 CKD 患者中较常见。在 CKD 早期，血循环中炎症标志物 C 反应蛋白（CRP）、白细胞介素-6（IL-6）、肿瘤坏死因子-α（TNF-α）水平即开始升高。TNF-α 激活 NF-κB，进而诱导肌纤维中肌萎缩基因转录，并抑制肌细胞分化为成肌细胞。TNF-α 同时增加肌肉生长抑制素的表达，并诱导肌肉细胞凋亡，这两者都加剧了肌肉分解代谢过程。IL-6 诱导 CKD 肌肉萎缩，IL-6 还通过刺激 Stat3 的表达来加速肌肉退化。TNF-α 和 IL-6 这 2 个炎症因子与 CKD 肌萎缩的发生、发展密切相关。

总之，CKD 患者的炎症状态通过增加蛋白质分解代谢、减少蛋白质合成或肌肉祖细胞增殖受损等途径导致肌肉萎缩。

44.2.4 胰岛素抵抗

胰岛素是促进骨骼肌蛋白合成代谢的一种激素。胰岛素缺乏会促进肌肉分解代谢。胰岛素抵抗（insulin resistance，IR）是导致代谢综合征的主要因素。IR 在 CKD 患者中很常见，尤其在终末期肾病（ESRD）患者中更常见。即使在肾功能正常的 CKD 患者中也能检测到 IR。

CKD 引起 IR 的细胞机制尚不清楚。可能的机制是 CKD 诱导的炎症，激活肌肉中的信号转导与转录激活因子 3（Stat3）。Stat3 在多种组织中表达，调节胰岛素信号转导。我们发现，CKD 小鼠肌肉中 Stat3 增加，激活的 Stat3 刺激 Fbxo40 的表达上调。Fbxo40 是一种肌肉特异性的 E3 泛素连接酶，它与泛素结合，刺激泛素-蛋白酶体系统（UPS）上调，导致胰岛素受体底物 1（IRS1）降解，从而导致 IR；肌肉蛋白质分解的增加，促进 CKD 小鼠肌肉质量的损失。抑制 Stat3 可以改善骨骼肌胰岛素信号转导。敲除 CKD 小鼠骨骼肌中肌肉特异性 *Stat3*，使 CKD 小鼠的葡萄糖耐受性得到改善[23]。CKD 患者的肌肉 IR 也与肌肉线粒体功能改变有关。CKD 的进展与肾脏胰岛素敏感性的丧失有关。骨骼肌也会因肾衰竭而失去胰岛素敏感性。IR 与 CKD 患者的机体代谢调节、肾功能的下降都密切相关[24]。在非糖尿病的维持性血液透析（MHD）患者中，IR 的程度和肌肉蛋白质分解之间有显著的关联。IR 可能是导致 MHD 患者肌萎缩的一个重要因素[25]。

44.2.5 miRNA 的新作用

miRNA（miR）是一种小 RNA，它与信使 RNA（mRNA）3′非翻译区的互补序列结合。这种相互作用可以促进 mRNA 的降解，也可以抑制 mRNA 向蛋白质的转化。

与对照组小鼠相比，CKD 小鼠肌肉中的 miRNA 有显著差异，其中 miR-1、miR-133、miR-206、miR-181d、miR-434-5p、miR-455-3p、miR-496 显著增加，miR-23a、miR-27a、miR-29a、miR-29b、miR-124a、miR-187、miR-

199b、miR-376a、miR-486 显著减少[26]。miRNA 参与了 CKD 引起的骨骼肌萎缩的调节，CKD 引起的骨骼肌萎缩过程中，miR-1、miR-133 和 miR-206 的增加是对 IGF-1/PI3K/Akt 通路的负调控。相反，miR-23a、miR-27a 和 miR-486 减少则能调节肌萎缩标志物（atrogin-1）的表达。miR-133 通过作用于 IGF-1 和 IGF-1R 而影响成肌细胞增殖分化[27]。

44.2.6 慢性肾脏病-肠道-骨骼肌代谢轴的分子机制

（1）IGF-1/PI3K/Akt 信号通路

CKD 中菌群失调所致的代谢变化主要通过抑制 IRS-1 和阻断 IGF-1/PI3K/Akt 信号通路，造成胰岛素抵抗，而受阻的信号通路下游的 Akt 磷酸化水平随之降低并下调 mTOR，从而加速去磷酸化 FoxO 合成，使蛋白质分解增加，抑制肌肉组织蛋白质合成。因此，CKD 患者骨骼肌萎缩与其肠道菌群失调引起胰岛素抵抗密切相关。

（2）脂多糖/Toll 样受体/NF-κB 信号通路

这是 CKD 骨骼肌萎缩的另一条特殊通路。CKD 诱导肠道菌群失调引起脂多糖增多，激活了该通路。作为 Toll 样受体主要的下游靶点，NF-κB 在骨骼肌萎缩中亦起着关键作用[28]。此外，脂多糖激活后，还可通过 p38 丝裂原活化蛋白激酶（MAPK）上调 atrogin-1 和 MuRF1 引起骨骼肌的显著萎缩[29]。

（3）硫酸吲哚酚对骨骼肌蛋白起负向调节作用

在 CKD 患者中观察到尿毒症毒素、甲状旁腺激素、糖皮质激素和血管紧张素Ⅱ水平的增加都对肌肉质量和耐力产生负面影响。在蛋白质结合的尿毒症毒素中，硫酸吲哚酚对骨骼肌蛋白起负性调节作用。当肠道屏障功能遭到破坏后，肠道菌群产生的毒性代谢产物会大量进入血液循环中。色氨酸衍生物硫酸吲哚酚即是其中之一。血清硫酸吲哚酚浓度升高不仅与肾功能下降密切相关，还能作用于肌肉组织，抑制成肌细胞的增殖和肌小管形成。硫酸吲哚酚不仅能增加促炎因子（TNF-α 和 IL-6）水平，还可以上调肌肉生长抑制素。TNF-α 可通过 p38MAPK 激活 atrogin-1 和 MuRF1，促进蛋白质分解。IL-6 则通过下调 IRS-1 而引起骨骼肌萎缩。肌肉生长抑制素主要通过与其特异性受体 ActRIIB 结合后降低 Akt 磷酸化，从而起到抑制肌组织蛋白质合成的作用。此外，肌肉生长抑制素还可通过激活 SMAD 信号通路引起蛋白质分解。硫酸吲哚酚也会损害线粒体功能[30]。

44.2.7 肾-脂肪-骨骼肌的交互作用

肾脏可以调节甲状旁腺激素（PTH），甲状旁腺激素通过其在脂肪组织中的受体参与肌肉萎缩。原发性和继发性甲状旁腺功能亢进症患者均可出现骨骼肌萎缩。原发性甲状旁腺功能亢进症的骨骼肌萎缩可通过降低甲状旁腺激素逆转，说明两者间存在因果关系。

44.3 慢性肾脏病骨骼肌萎缩治疗新进展

44.3.1 有氧运动

有氧运动可减少血中促炎症因子，促进蛋白质的合成；通过上调 mTOR 的表达，抑制骨骼肌蛋白降解，减弱泛素-蛋白酶体系统（UPS）的激活；通过改善线粒体功能逆转 CKD 患者的肌萎缩[31]。与单纯有氧运动相比，在有氧运动的基础上，增加阻力运动可以使 CKD 患者的肌肉质量和力量得到更大提升[32,33]。

总之，有氧运动通过减少肌肉蛋白质水解和促进肌肉蛋白质合成以抑制 CKD 引起的肌肉损失。有氧运动可能是治疗 CKD 患者肌肉萎缩的一种合适的方法。

44.3.2 针灸加低频电刺激

虽然运动能防止骨骼肌重量减少，但患有严重疾病的患者往往无法坚持锻炼。对于卧床不起或坐轮椅的患者，需要采取安全地抑制肌肉萎缩的疗法。针灸加低频电刺激（electroacupuncture，ACU/LFES）简称电针，是将一根针插入人体特定的"穴位"，然后接上低频电流，刺激骨骼肌收缩，是一种通过刺激肌肉收缩来复制运动益处的针灸技术。电针设备简单、操作简便、价格便宜，患者易于接受。电针也是一种相对安全的治疗方式。

温州医科大学附属第一医院肾内科的研究团队用电针刺激小鼠双后肢肌肉的足三里和阳陵泉穴，ACU/LFES 使骨骼肌释放含有 miR-181 的外泌体进入血循环,miR-181d-5p 通过外泌体的运输,到达肾脏。在肾脏,miR-181 抑制血管紧张素原的产生,减少血管紧张素的产生和增加肾血流(RBF),改善肾小球滤过率[7]。电针通过上调 IGF-1 信号通路改善肌肉代谢状态,增加肌肉损伤修复能力,进而减缓 CKD 所致骨骼肌萎缩[34]。

44.3.3 尿毒素吸附剂

AST-120 是一种尿毒素吸附剂,用于抑制肠道对吲哚,以及甲酚和食品衍生的高级糖基化终产物的吸收。尿毒症毒素,特别是吲哚硫酸酯,被认为是导致 CKD 慢性炎症的主要因素,已知可导致骨骼肌损伤。现有的动物和体外研究表明,AST-120 通过维持线粒体功能和减少氧化应激对肌肉萎缩具有预防作用。

44.3.4 维生素 D

维生素 D 缺乏被证明与胰岛 β 细胞分泌胰岛素减少有关,维生素 D 参与胰岛素抵抗过程。维生素 D 缺乏也会降低蛋白质合成,减少肌肉中维生素 D 受体的表达,改变细胞内钙流量,导致肌肉细胞功能改变。因此,适当补充维生素 D 可以改善肌肉功能。

44.3.5 中草药

苍术三号(atractylenolide Ⅲ)是苍术根状茎的主要活性成分。苍术三号通过氧化应激介导的 PI3K/Akt/mTOR 途径减轻 CKD 的肌肉萎缩[35]。黄芪是一种著名的中草药,毛花素是黄芪的主要生物活性物质。毛花素通过调节 AMPK/SKP2/CARM1 信号通路,抑制 CKD 患者骨骼肌萎缩的自噬和氧化应激[36]。芒柄花素(formononetin,FMN)是一种生物活性的异黄酮类化合物,黄芪含有 FMN。FMN 通过调节肌肉生长抑制素介导的 PI3K/Akt/FoxO3a 通路和卫星细胞功能,改善 CKD 患者的肌肉萎缩[37]。

44.4 总结

CKD 是一种慢性分解代谢疾病,其特点是肌肉萎缩和肌肉力量下降。对 CKD 患者肌肉萎缩的分子机制已经有了一些认识。肌肉中蛋白质降解和合成之间的持续不平衡引起肌肉肌力的损失,导致肌肉萎缩。目前对 CKD 患者肌肉萎缩的干预研究很少,研究领域仍处于初级阶段。肌萎缩增加了 CKD 患者并发症和病死率的风险,增加对患者生活质量的负面影响,有必要进一步研究骨骼肌和肾脏交互作用的机制,为 CKD 患者肌肉萎缩提供新的临床和生物学证据,指明新的治疗方向。

(苏 震 徐玉兰)

参考文献

1. RONDON-BERRIOS H, WANG Y, MITCH W. Can muscle-kidney crosstalk slow progression of CKD? [J]. J Am Soc Nephrol, 2014, 25(12): 2681-2683.
2. SHINSUKE H, YASUHIRO I, SATOSHI A, et al. Akt1-mediated fast/glycolytic skeletal muscle growth attenuates renal damage in experimental kidney disease [J]. J Am Soc Nephrol, 2014, 25(12): 2800-2811.
3. ROCA-RIVADA A, Al-MASSADI O, CASTELAO C, et al. Muscle tissue as an endocrine organ: comparative secretome profiling of slow-oxidative and fast-glycolytic rat muscle explants and its variation with exercise [J]. J Proteomics, 2012, 75(17): 5414-5425.
4. PENG H, WANG Q, LOU T, et al. Myokine mediated muscle-kidney crosstalk suppresses metabolic reprogramming and fibrosis in damaged kidneys [J]. Nat Commun, 2017, 8(1): 1493.
5. PAN Y J, ZHOU S J, FENG J, et al. Urotensin Ⅱ induces mice skeletal muscle atrophy associated with enhanced autophagy and inhibited irisin precursor (fibronectin type Ⅲ domain containing 5) expression in chronic renal failure [J]. Kidney Blood Press Res, 2019, 44(4): 479-495.
6. JIANG S L, OH D S, DOROTEA D, et al. Dojuksan ameliorates tubulointerstitial fibrosis through irisin-mediated muscle-kidney crosstalk [J]. Phytomedicine, 2021, 80: 153393.
7. SU Z, YUANYANG G, YUMAN S, et al. Electrically stimulated acupuncture increases renal blood flow through exosome-carried miR-181 [J]. Am J Physiol Renal Physiol, 2018, 315(6): F1542-F1549.
8. ZHANG A, LI M, WANG B, et al. miRNA-23a/27a attenuates muscle atrophy and renal fibrosis through muscle-kidney crosstalk [J]. J Cachexia Sarcopenia Muscle, 2018, 9(4): 755-770.
9. LILIANA-MONICA B, BJARNE-MAGNUS I, MICHAEL H, et al. Unilateral renal ischaemia in rats in-

duces a rapid secretion of inflammatory markers to renal lymph and increased capillary permeability [J]. J Physiol, 2016,594(6):1709-1726.

10. WANG H, WANG B, ZHANG A, et al. Exosome-mediated miR-29 transfer reduces muscle atrophy and kidney fibrosis in mice [J]. Mol Ther, 2019,27(3):571-583.

11. ZHANG A, WANG H, WANG B, et al. Exogenous miR-26a suppresses muscle wasting and renal fibrosis in obstructive kidney disease [J]. FASEB J, 2019,33(12): 13590-13601.

12. XIAONAN W, ZHAOYANG H, JANET D K, et al. Decreased miR-29 suppresses myogenesis in CKD [J]. J Am Soc Nephrol, 2011,22(11):2068-2076.

13. ROSENBERGER J, KISSOVA V, MAJERNIKOVA M, et al. Body composition monitor assessing malnutrition in the hemodialysis population independently predicts mortality [J]. J Ren Nutr, 2014,24(3):172-176.

14. SABATINO A, CUPPARI L, STENVINKEL P, et al. Sarcopenia in chronic kidney disease: what have we learned so far? [J]. J Nephrol, 2020, Epub ahead of print.

15. DE S R, RIZZATTI G, INGRAVALLE F, et al. Skeletal muscle-gut axis: emerging mechanisms of sarcopenia for intestinal and extra intestinal diseases [J]. Minerva Gastroenterol Dietol, 2018,64(4):351-362.

16. ESPOSITO P, VERZOLA D, PORTA E, et al. Myostatin in the arterial wall of patients with end-stage renal disease [J]. J Atheroscler Thromb, 2020,27(10): 1039-1052.

17. BATAILLE S, CHAUVEAU P, FOUQUE D, et al. Myostatin and muscle atrophy during chronic kidney disease [J]. Nephrol Dial Transplant, 2020, Epub ahead of print.

18. ANIORT J, STELLA A, PHILIPPONNET C, et al. Muscle wasting in patients with end-stage renal disease or early-stage lung cancer: common mechanisms at work [J]. J Cachexia Sarcopenia Muscle, 2019,10(2):323-337.

19. LIU X, YU R, SUN L, et al. The nuclear phosphatase SCP4 regulates FoxO transcription factors during muscle wasting in chronic kidney disease [J]. Kidney Int, 2017, 92(2):336-348.

20. ZHANG L, CHEN Q, CHEN Z, et al. Mechanisms regulating muscle protein synthesis in CKD [J]. J Am Soc Nephrol, 2020,31(11):2573-2587.

21. ZHANG Y, LIU Y, BI X, et al. Therapeutic approaches in mitochondrial dysfunction, inflammation, and autophagy in uremic cachexia: role of aerobic exercise [J]. Mediators Inflamm, 2019,2019:2789014.

22. SU Z, KLEIN J D, DU J, et al. Chronic kidney disease induces autophagy leading to dysfunction of mitochondria in skeletal muscle [J]. Am J Physiol Renal Physiol, 2017,312(6):F1128-F1140.

23. ZHANG Y Y, GU L J, HUANG J, et al. CKD autophagy activation and skeletal muscle atrophy-a preliminary study of mitophagy and inflammation [J]. Eur J Clin Nutr, 2019,73(6):950-960.

24. ZHANG L, CHEN Z, WANG Y, et al. Stat3 activation induces insulin resistance via a muscle-specific E3 ubiquitin ligase Fbxo40 [J]. Am J Physiol Endocrinol Metab, 2020,318(5):E625-E635.

25. CARRE J E, AFFOURTIT C. Mitochondrial activity and skeletal muscle insulin resistance in kidney disease [J]. Int J Mol Sci, 2019,20(11):2751.

26. DEGER S M, HEWLETT J R, GAMBOA J, et al. Insulin resistance is a significant determinant of sarcopenia in advanced kidney disease [J]. Am J Physiol Endocrinol Metab, 2018,315(6):E1108-E1120.

27. ROBINSON K A, BAKER L A, GRAHAM-BROWN M P M, et al. Skeletal muscle wasting in chronic kidney disease: the emerging role of microRNAs [J]. Nephrol Dial Transplant, 2020,35(9):1469-1478.

28. WANG X H, PRICE S R. Going micro in CKD-related cachexia [J]. Nephrol Dial Transplant, 2020,35(9): 1462-1464.

29. JENNIFER F M, BRENDA J S, DEREK T H, et al. STAT3 promotes IFNγ/TNFα-induced muscle wasting in an NF-κB-dependent and IL-6-independent manner [J]. EMBO Mol Med, 2017,9(5):622-637.

30. PASSEY S L, BOZINOVSKI S, VLAHOS R, et al. Serum amyloid a induces toll-like receptor 2-dependent inflammatory cytokine expression and atrophy in C2C12 skeletal muscle myotubes [J]. PLoS One, 2016, 11(1):e0146882.

31. WATANABE H, ENOKI Y, MARUYAMA T. Sarcopenia in chronic kidney disease: factors, mechanisms, and therapeutic interventions [J]. Biol Pharm Bull, 2019,42(9):1437-1445.

32. BHATIA D, CAPILI A, CHOI M E. Mitochondrial dysfunction in kidney injury, inflammation, and disease: potential therapeutic approaches [J]. Kidney Res Clin Pract, 2020,39(3):244-258.

33. WATSON E L, GOULD D W, WILKINSON T J, et al.

Twelve-week combined resistance and aerobic training confers greater benefits than aerobic training alone in nondialysis CKD [J]. Am J Physiol Renal Physiol, 2018, 314(6):F1188-F1196.

34. HU L, KLEIN J D, HASSOUNAH F, et al. Low-frequency electrical stimulation attenuates muscle atrophy in CKD — a potential treatment strategy [J]. J Am Soc Nephrol, 2015, 26(3):626-635.

35. WANG M, HU R, WANG Y, et al. Atractylenolide Ⅲ attenuates muscle wasting in chronic kidney disease via the oxidative stress-mediated PI3K/Akt/mTOR pathway [J]. Oxid Med Cell Longev, 2019, 2019:1875471.

36. HU R, WANG M Q, LIU L Y, et al. Calycosin inhibited autophagy and oxidative stress in chronic kidney disease skeletal muscle atrophy by regulating AMPK/SKP2/CARM1 signalling pathway [J]. J Cell Mol Med, 2020, 24(19):11084-11099.

37. LIU L, HU R, YOU H, et al. Formononetin ameliorates muscle atrophy by regulating myostatin-mediated PI3K/Akt/FoxO3a pathway and satellite cell function in chronic kidney disease [J]. J Cell Mol Med, 2021, 25(3):1493-1506.

肾脏病与营养治疗

45.1 营养物质的正常代谢
  45.1.1 糖类
  45.1.2 脂类
  45.1.3 蛋白质
45.2 慢性肾脏病营养物质代谢异常的原因
  45.2.1 酸中毒
  45.2.2 炎症
  45.2.3 胰岛素抵抗
  45.2.4 激素和因子变化
  45.2.5 氧化应激
45.3 蛋白质能量耗竭
  45.3.1 蛋白质能量耗竭的判断标准
  45.3.2 流行病学
  45.3.3 治疗
45.4 急性肾损伤与营养代谢
  45.4.1 蛋白质高分解
  45.4.2 治疗导致的营养物质丢失
  45.4.3 分解代谢加强
  45.4.4 急性肾损伤的营养治疗
45.5 慢性疾病与饮食的相关性
  45.5.1 高血压和食盐摄入
  45.5.2 糖尿病
45.6 能量供给要求
45.7 蛋白尿和低蛋白饮食
45.8 慢性肾脏病患者的运动要求
45.9 慢性肾脏病患者的微量元素补充

  肾脏在维系人体循环与器官功能以及体内平衡中起关键作用,主要负责调节激素的合成,多肽、低分子量蛋白质的降解,排泄废物和水,维持内环境的稳定。随着肾小球滤过率(GFR)的下降,蛋白质能量耗竭的发生率升高,这一状况延续到维持性透析。营养支持到营养治疗的概念已不仅仅指提供机体对于宏观和微量营养素的需求,更重要的是利用营养素特殊的药理作用来调节炎症状态、纠正氧自由基清除系统的异常以及提高机体免疫力,营养治疗已逐渐成为精细化、精准化治疗的一部分。

45.1 营养物质的正常代谢

  营养物质主要指糖类[1]、蛋白质和脂肪,它们可以为细胞和器官生长提供必需的物质,用以生长发育和维持生命。

45.1.1 糖类

  细胞代谢利用最多、最普遍的单糖为己糖,主要是葡萄糖、半果糖、甘露糖;另一类为戊糖,构成了DNA和RNA。ABO血型的特异性糖蛋白是最为重要的寡糖,淀粉为植物多糖,糖原为动物多糖。纤维是不被消化的糖类,存在于植物之中。食物中糖类的消化始于口腔淀粉酶,经胰腺淀粉酶、肠上皮低聚糖酶在回肠以葡萄糖、半乳糖、果糖形式被吸收。含高直链淀粉的膳食可使餐后血糖峰值降低,且有饱腹感;纤维素含量高的膳食也有比较高的饱腹感,影响可持续到次日早晨;不可消化的纤维在结肠发酵成短链脂肪酸,抑制肝脏葡萄糖的产生和口服葡萄糖的转化。

  血糖生成指数是指进食同等数量的糖类2 h后

的血糖曲线与纯葡萄糖吸收曲线的比值。人体内血糖生成指数存在变异性。血糖负荷是指某一食物中糖类的量与血糖生成指数的乘积,能提供胰岛素需求量。对肥胖者,在获得相同能量的情况下,食用低血糖生成指数的膳食组体重增长少,随访一年没有明显改变。大量研究表明,低血糖生成指数的膳食可对血糖、血脂和心血管风险带来益处,但也有一些试验结果相左,这与血糖检测方法有关,毛细血管样本变异低于静脉采样标本。

45.1.2 脂类

脂类包含脂肪、固醇、脂溶性维生素等,充当细胞膜结构,参与信号系统和储存能量。胰液和胆汁对脂肪消化很重要。人体含量最多的脂类是三酰甘油(甘油三酯)。脂肪酸分为饱和不饱和脂肪酸2种,亚油酸、亚麻酸属于必需不饱和脂肪酸。胆固醇是哺乳动物细胞膜的基本组成物质,参与维持正常细胞的结构和功能,膳食中以自由形式和酯化形式存在。植物中虽含有植物固醇,但与动物体内的固醇有本质区别。脂类消化离不开胃脂肪酶、胰脂肪酶和胆固醇脂水解酶,形成一酰甘油(甘油一酯)游离脂肪酸后,与胆固醇构成混合物,通过细胞膜脂质部分进入细胞内。在细胞内,三酰甘油降解为脂肪酸,然后通过β氧化产生乙酰辅酶A,进入三羧酸循环产生能量。如能量过剩,葡萄糖则通过乙酰辅酶A转换为脂肪酸储存于体内,这一反应是单向的。在能量匮乏时,机体只能通过糖异生来获取葡萄糖,此时的糖异生共有2种途径:①从甘油到丙酮酸到葡萄糖,产生的葡萄糖量少;②另一条通路是由肝脏诱导乙酰辅酶A形成酮体,输送到其他组织生成ATP,酮体增多就会产生代谢性酸中毒。

45.1.3 蛋白质

蛋白质是三大营养素中唯一含氮的有机化合物,是DNA和RNA的主要原料。氨基酸是蛋白质的基本成分,人体共有20种氨基酸,其中9种为必需氨基酸。西方饮食每日有70~100 g蛋白质,另有35~200 g内源性蛋白。摄入及内源性的蛋白质在胃蛋白酶、胰分泌蛋白水解酶的作用下,70%转化为蛋白质寡肽,30%转化为游离氨基酸,通过肠上皮顶端细胞上的特殊转运蛋白跨膜吸收。偶有膳食蛋白质以整体形式通过黏膜表面囊泡或上皮细胞间内化作用吸收,这可能导致过敏或者特异性反应。蛋白质和糖类一样,种类不同,吸收快慢有差异,分别称为慢速或快速蛋白,进餐后胰岛素抑制蛋白质水解,刺激肌肉蛋白质合成。慢速蛋白的合成和分解速度动态变化,有利于获得更高的合成速度,以维持肌肉的容量。与糖、脂肪一起进餐时,快速蛋白的吸收率下降。

45.2 慢性肾脏病营养物质代谢异常的原因

随着慢性肾脏病(CKD)进展,健存肾单位溶质排泄量增加,但此作用被损毁的肾单位抵消。许多溶质,如肌酐、尿素氮、磷、硫、尿酸、氢离子、有机酸、胍类、吲哚、多胺,微量元素锌、铜、铁等逐渐堆积,结果导致部分激素(如睾酮)缺乏或对刺激无法应答[如胰岛素抵抗、红细胞生成素(EPO)抵抗],部分激素(如催乳素)过量。随肾病进一步发展,肾脏对钠、钾、磷和水的调节能力衰退,最终丧失。

45.2.1 酸中毒

酸中毒[2]是由于具有产氨作用的肾小管上皮细胞功能异常,氢离子分泌障碍,膳食硫酸盐和磷酸盐蓄积。急性肾损伤(AKI)、异体肾移植等都存在肾小球、肾小管缺血,导致远端小管泌酸能力下降、泌钾能力缺失。肾脏病饮食改良(MDRD)研究发现CKD 3~4期减少蛋白质摄入量,血碳酸氢钠浓度就增高。给予碳酸氢钠片(每片含8 mEq钠和碳酸氢根)2~3片,每日3次,使血[HCO_3^-]到达目标值24 mmol/L,蛋白质降解率随之减少。酸中毒可以通过胰岛素/胰岛素样生长因子-1(IGF-1)途径抑制磷脂酰肌醇-3-激酶(PI3K)的活性,阻碍胰岛素与其受体相互作用,导致胰岛素抵抗。而纠正酸中毒和低蛋白饮食有助于改善胰岛素抵抗。透析患者中也发现,随透析次数增加,酸中毒纠正,食欲改善。

45.2.2 炎症

炎症是终末期肾病(ESRD)的另一明显特征,肾功能丧失的过程伴随着炎症的发现,而血液透析过程不仅不能完全改善炎性代谢异常,还可能促使白细胞介素-6(IL-6)、纤维蛋白原和C反应蛋白(CRP)等炎症因子增加。血液与透析膜、透析液生物不相容性是造成炎症的可能机制。

45.2.3 胰岛素抵抗

ESRD患者中普遍存在胰岛素抵抗。ESRD患者肌肉细胞中胰岛素介导的葡萄糖吸收减少,导致代偿性胰岛素分泌增加;由于自身胰岛素缺陷无法完全代偿,导致胰岛素抵抗的发生。肾功能受损和糖代谢异常孰先孰后,目前不明确。胰岛素抵抗和高血糖可引起内皮功能障碍、激活肾素-血管紧张素系统(RAS)、增强氧化应激,继而导致心血管疾患。因此,对于ESRD患者应通过检测空腹葡萄糖、葡萄糖耐量试验,检测糖化血红蛋白(HbA1c)水平等尽早明确胰岛素抵抗和高血糖,以便采取对策。晚近研究发现,维生素D不足也会导致葡萄糖代谢受损。糖尿病伊始可使用维生素D干预,但长期效果有待进一步观察。约1/3的胰岛素前体-胰岛素原经肾脏降解,另外2/3的胰岛素由肝脏和肌肉清除。在CKD患者,免疫反应法测得的高胰岛素水平多半是胰岛素原和C肽,而非活性胰岛素。CKD中葡萄糖异常发生在外周,是受体后缺陷造成的,低蛋白饮食和运动可以改善这种异常。

另外,代谢性酸中毒和胰岛素抵抗均可抑制脂蛋白脂酶和肝脏三酰甘油脂肪酶的活性,导致含三酰甘油的脂蛋白分解异常。ESRD时脂质过氧化产物、不饱和醛反应产物、氧化型硫醇的过量与心血管事件的发生密切相关。

45.2.4 激素和因子变化

(1) 一氧化氮(NO)

NO是一种血管舒张因子,具有抗动脉硬化作用。CKD患者体内NO含量降低会导致高血压的发生;而异常升高的NO水平则会引起透析患者透析中低血压的发生。

(2) 甲状腺激素

ESRD患者存在低甲状腺素水平,往往不伴有基础代谢率降低,除非有确凿证据,否则无须补充。

(3) EPO

肾脏合成减少及骨髓抵抗导致CKD患者贫血的发生,目前争论的焦点是何时补充以及血红蛋白(Hb)靶目标值。

(4) 甲状旁腺激素(PTH)

CKD时,低钙血症、高磷血症、1,25-二羟胆钙化醇水平下降,维生素D和钙敏感受体改变而升高,主要由甲状旁腺驱动和肝脏降解降低所致[3]。血中有全段、羧基段、氨基段的PTH,PTH羧基段降解依赖肾小球的滤过,氨基段分解包括肾小球滤过和肾小管排泌,故血中前者含量高于后者。全段PTH经肝脏和肾脏2个部位降解,血中存在无活性的降解产物,可采用放射免疫分析法检测。CKD时伴随肾脏1α-羟化酶作用的降低,骨化三醇水平降低;由于蛋白尿、皮肤合成减少、乳制品摄入减少等原因,25-(OH)$_2$D水平降低。除此之外,CKD时升高的成纤维细胞生长因子-23(FGF-23)也抑制1α-羟化酶活性。上述种种因素均导致骨化三醇水平下降。骨化三醇除了维持骨的作用外,尚有抑制RAS、降低血压、调节免疫和细胞增殖、减少蛋白尿的功效。晚近还发现骨化三醇可降低心血管并发症的风险。

(5) 催乳素

CKD患者中80%的女性、30%的男性催乳素水平升高,除引起过度泌乳外,其他作用不明。

45.2.5 氧化应激

CKD 3~4期氧化应激生物标志物水平升高。这与白细胞激活释放髓过氧化物酶(MPO),使过氧化氢中氯化物转变成次氯酸,催化氧化应激[4] 有关。肾移植、血液透析对抗氧化治疗有一定作用。血液透析可以清除氧化溶质,但当血液暴露于透析膜,或脂多糖从非无菌性透析液通过透析膜反向渗漏时可造成明显炎症,也产生了新的氧化物。总体而言,血透并没有长效减弱氧化应激。硒是谷胱甘肽过氧化物酶的底物,参与防御氧化应激。胃肠道吸收下降和血透会导致硒缺失,硒水平低下则导致红细胞和血小板功能下降。由于缺少硒中毒的标准,故不建议补充。血透患者维生素E水平的高低报道不一。补充维生素E后能部分抵消铁剂引发的氧化应激反应。氧化应激过程的同时促进了晚期糖基化终产物(AGE)的产生,AGE与AGE受体相互作用产生IL-6,IL-6又间接导致肝脏中CRP产生过量。炎性因子抑制胰岛素受体-1相关PI3K,激活了泛素蛋白酶,导致肌肉蛋白分解。谷氨酰胺有保护胃肠道屏障功能和肾功能,维持免疫功能和抗氧化作用。

45.3 蛋白质能量耗竭

CKD时,蛋白质分解大于合成,造成蛋白质能量耗竭(PEW)。PEW 产生的机制与酸中毒导致蛋白质合成分解同步降低以及炎症反应，炎症因子 IL - 6、IL - 1 以及肿瘤坏死因子- β(TNF - β)等产生增加有关。在 CKD 晚期和维持性血液透析 (maintenance hemodialysis, MHD)阶段，由于尿毒症毒素、感染、透析器的生物不相容、长期血透导管、非无菌透析液等因素激活炎性因子，使原本处于活跃状态的炎症反应又上了一个台阶。TNF - α 和酸中毒都可通过泛素蛋白酶蛋白水解途径分解蛋白质。胰岛素抵抗和缺乏也参与了 PEW 的发生，是晚期 CKD 患者分解代谢的促进者，胰岛素受体- 1 相关 PI3K 抑制直接导致肌肉蛋白分解，糖尿病者胃轻瘫导致恶心、呕吐、肠道细菌过度增长也加剧了蛋白质消耗。所以，2 型糖尿病患者远比非糖尿病患者有更强的肌肉分解和 PEW。另外，尿毒症患者瘦素水平的上升及电解质如钾、磷[5] 水平的紊乱也是导致 PEW 的因素。对于 CKD 3～4 期的患者而言，将磷控制为每日 800～1 000 mg，需要坚持低蛋白饮食。血透对磷的清除有限，采用综合策略(使用磷结合剂、应用维生素 D、充分透析、选择低磷/蛋白质饮食)控制高磷血症十分必要。在蛋白质摄取与高磷矛盾时，应保证蛋白质摄取。

45.3.1 蛋白质能量耗竭的判断标准

(1) 血清白蛋白水平

血清白蛋白水平是评定营养状况的主要指标，由于其易受炎症、感染、容量负荷增加、创伤等因素的干扰，一度被认为是反映疾病和炎症状态而非反映营养状况；血清转铁蛋白和白蛋白一样受到各种因素干扰。

(2) 人体成分分析测量

人体成分分析测量可以用来诊断蛋白质消耗和监测营养治疗。肾衰竭患者体内水、钠蓄积可干扰生物电阻抗和双能 X 线吸收仪的检测，导致结果的复杂性。

(3) 主观全面评定(SGA)、综合营养指数(CNI)、营养不良炎症评分(MIS)

这些测量方法可以提供一般人群的营养评估。但 SGA 由于不能评估轻至中度 PEW、缺乏内脏蛋白储备评定、敏感性差等原因，应用受限。MIS 将机体组成、营养及炎症指标结合，反映了并发疾病和功能状况。需要每 3 个月测量体重、血清白蛋白、前白蛋白、胆固醇，每 6 个月进行一次体格测量、膳食回顾和 SGA 评估。

(4) 体格检查

体格检查包括体重、体重指数(BMI)、上臂围、皮皱厚度测量，方法简单易行，缺点是缺乏敏感性。

45.3.2 流行病学

40% 的血液透析患者存在 PEW。HEMO 研究发现，有 29% 的患者白蛋白水平<35 g/L(3.5 g/dL)；DOPPS Ⅱ研究发现 20.5% 的患者血白蛋白水平<35 g/L(3.5 g/dl)。结合 SGA 评分，中度 PEW 达到 7.6%～18%，重度为 2.3%～11%。腹膜透析患者每日净摄入葡萄糖 100 g 左右，造成胰岛素抵抗或者糖耐量异常。葡萄糖的吸收使得患者食欲降低，妨碍蛋白质和富含其他营养素的食物摄入；腹透液导致腹内压力增加，产生的饱腹感及糖尿病者本身存在的胃轻瘫也会导致厌食。腹膜透析过程中蛋白质和氨基酸随腹膜液的丢失导致患者存在营养不良及 PEW，腹膜高转运特性的患者表现尤为显著，在这类患者中蛋白质流失高达 30 g/d。鉴于腹膜透析蛋白质的额外丢失，蛋白质补充量每日每千克体重应达到 1.2～1.3 g，而且高生物价蛋白(肉、禽、鱼、蛋和奶制品)至少占 50%。ADEMEX 研究发现，高的腹膜透析剂量并不能改善营养指标，分析结果时要注意尿素清除指数(Kt/V)与标准化蛋白氮呈现率(nPNA)之间数学上的联动关系。

45.3.3 治疗

(1) 充分透析

透析剂量应达到每周 Kt/V>1.2。

(2) 纠正酸中毒

每周 3 次的血液透析，仅能替代正常肾功能的 25%，不能完全纠正酸中毒，应补充碳酸氢钠片使 $[HCO_3^-]$ 达标(>24 mmol/L)。

(3) 限制钠盐摄入

腹膜透析的患者应限制钠盐的摄入，以减少超滤对蛋白质丢失的影响。

(4) 药物

在儿童患者应用生长激素可有获益，但在 MHD 成年患者长期使用的安全性未能验证。醋酸甲地孕酮是一种甾体孕激素的食欲促进剂，有抑制 IL - 6 和 TNF - α 的作用，临床上成功用于纠正人免疫缺陷病毒(HIV)和肿瘤患者的恶病质，用于透析

PEW 患者后能增加体重、提升白蛋白、改善皮肤褶皱厚度，但因其抑制下丘脑-垂体-肾上腺轴，导致性功能减退和血栓形成的风险而限制其应用。苯丙酸诺龙是一种同化激素，能够改善人体成分和增强体能。

（5）运动

MHD 患者抗阻力训练配合口服或者肠外营养可使患者获得正蛋白平衡和改善炎症标志物。

45.4 急性肾损伤与营养代谢

AKI 是一种系统性炎性反应综合征，由于排泄功能和营养素代谢过程在短时间内发生改变，造成机体不能耐受的体液和电解质变化[6]。AKI 时可依据尿素氮算出蛋白质的摄入量，若超出饮食处方中蛋白质量的 20%，提示存在分解代谢。

45.4.1 蛋白质高分解

AKI 时蛋白质高分解的原因很多：①骨骼肌释放过量氨基酸，肝糖异生和尿素氮生成增加；②蛋白质合成过程中存在氨基酸利用缺陷，细胞内氨基酸池失衡；③肾功能丧失导致胰岛素抵抗和酸中毒，蛋白质合成受限，分解加速。与慢性肾衰竭的胰岛素抵抗不同，给 AKI 患者提供胰岛素尚能维持正常血糖浓度。另外，补充硒可抵抗氧化反应，也能在一定程度上改善临床症状。

45.4.2 治疗导致的营养物质丢失

连续性肾脏替代治疗（CRRT）氧化应激是缺血性和中毒性肾小管损伤的主要机制。CRRT 的持久治疗和大量的液体转换使膜和血液相互作用产生炎性反应，可持续至透析结束后数小时。CRRT 过程还会导致能量丧失、底物（如乳酸、枸橼酸、葡萄糖）负荷过量、营养物质（如氨基酸、维生素、硒）丢失、电解质（如磷、镁）紊乱、蛋白质被清除。CRRT 治疗 24 h 氨基酸丢失 5～15 g，蛋白质丢失高达 10 g。

45.4.3 分解代谢加强

提供常规营养底物并不能逆转分解代谢，补充谷胱甘肽、酮酸、三酰甘油等会导致更严重的炎性反应，补充抗炎因子如 ω-3 脂肪酸或增加透析时间也不能纠正高分解状态。在实验中有效的同化激素如胰岛素、生长激素等，应用于临床往往不能奏效。可喜的是阻断泛素蛋白酶体蛋白水解系统可以在某种程度上抑制肌肉蛋白的分解代谢。

45.4.4 急性肾损伤的营养治疗

（1）能量供给

能量供给[7]不应超过实际需要量，能量轻度不足比过度带来的并发症要少。一般选择 83.7～125.6 kJ(20～30 kcal)/(kg·d)，即使败血症也不应超过 125.6 kJ(30 kcal)/(kg·d)。血糖升高是胰岛素抵抗和肝糖异生的结果，将血糖控制在 4.4～6.1 mmol/L(80～110 mg/dL)，对患者和肾脏的生存率有利，应谨防低血糖的发生。非高分解患者蛋白质供给 0.97～1.3 g/(kg·d)，危重患者可增至 1.4～1.70 g/(kg·d)，当蛋白质供给超过 1.7 g/(kg·d) 时，含氮废物增加，还有高氨血症的风险，同时促进肌肉蛋白质降解，加重尿毒症并发症。

（2）补充营养

肠内营养可以维持胃肠道功能并保护肠黏膜屏障。当血尿素氮（BUN）<800 mg/L 时，初始给予口服蛋白质 0.6 g/(kg·d)，可逐步增加到 0.8 g/(kg·d)，血透者增加到 1.0～1.2 g/(kg·d)。由于 AKI 损害了肠蠕动，肠内脂类吸收延迟，常需要肠外营养。肠外营养应含葡萄糖 3～5 g/(kg·d)，葡萄糖具有缺氧情况下被所有脏器代谢的优点，但过量的高糖、高脂会增加感染的发生率。人造脂肪乳的降解类似于极低密度脂蛋白（VLDL），AKI 酸中毒时抑制了脂肪酶，使脂肪乳清除下降 50%。因而推荐脂肪乳的供给量为 1 g/(kg·d)。脂肪乳具有高能量、低渗透压的优点，可提供必需脂肪酸，使高血糖风险较低，二氧化碳（CO_2）生成少，但当高脂血症、严重酸中毒、弥散性血管内凝血（DIC）、低氧血症时需缓慢静脉输注。肠外营养素不含电解质，易造成低钾、低磷，应适量补充。晚近发现，ω-鱼油脂肪乳具有抗感染作用，可直接作为供能底物利用。在缺氧、缺血状态下，输注氨基酸或葡萄糖加剧肾脏损害。甘氨酸、精氨酸有保护肾小球和肾小管的作用。

总之，AKI 存在蛋白质和能量分解，合并的基础病变可以发展为多脏器功能衰竭。替代治疗本身不能改善高分解代谢，还会导致营养底物的流失，AKI 时由于肾功能下降、体液滞留、毒素蓄积、营养物质丢失，营养方案有别于其他危重症，营养支持首选口服,肠外是有益的补充。

45.5 慢性疾病与饮食的相关性

45.5.1 高血压和食盐摄入

研究发现不同人群盐的消耗均值与血压呈正比[8]。常人摄入的盐在较大范围内波动,引起的细胞外液变化<1 kg、血压变化<10%,这部分人称为"盐抵抗"者;另有一部分人,即便摄入盐小幅变化,血压也会出现较大幅度的改变,这类人称为"盐敏感"者。评估盐敏感性一般采用连续3天,每日进食150 mmol钠,然后4 h静脉滴注0.9%NaCl 2L,之后3天每日给予钠10 mmol、呋塞米40 mg,每日3次,比较高盐和低盐负荷时血压的变化。盐负荷末血压较基础血压升高>0.67 kPa(5 mmHg),或者减盐末血压较基础血压增高>1.33 kPa(10 mmHg),即可判断为盐敏感。盐敏感者使用利尿剂和限盐后,盐敏感性会更高;肾功能下降的患者盐敏感性增加。原发性肾小管间质性疾病的患者因不能保留NaCl,血压始终正常。美国一项研究[9]显示,盐的摄入与各种原因高血压导致的死亡风险密切相关。正常人在盐摄入从20 mmol增加到200 mmol时,肾血流量增加、GFR不变、滤过分数降低,远端小管对钠离子重吸收减少,近端小管对钠和水的重吸收也减少。血浆肾素、醛固酮、儿茶酚胺水平下降,回心血量增加;心房利尿钠肽(ANP)增加,减少集合管吸收钠。由于肾对水排泄滞后,细胞外液和血浆容量增加到一定程度,盐抵抗者通过外周血管阻力减少而抵消了容量的增加,盐敏感者则不能。肾调钠能力只有GFR<15 mL/(min·1.73 m^2)才显现,但通过限钠避免液体负荷过多来防止充血性心力衰竭的策略是可行的。

摄入盐的多寡一定程度上决定了蛋白尿的多寡、血压的水平、心血管事件的发生率和严重程度,控制盐摄入和使用利尿剂成为高血压临床治疗的首选。CKD属于盐敏感者,CKD中晚期不能通过快速改变肾小管对钠排泄来达到平衡,限盐可导致短期GFR降低。肾病综合征者出现大量蛋白尿、低胶体渗透压,钠摄入增加则尿蛋白排出增多,加剧患者体重的增加和外周水肿的发生,单纯限盐对肾病综合征水肿的消除作用不明显。

呋塞米可使尿钠分泌增加,导致钠负平衡,但作用时间仅4~6 h[10]。其后,钠和水被充分保留,抵消了先前的短时效应,这就是利尿剂不能替代限盐的缘由。噻嗪类和保钾类利尿剂作用时间较长,效果优于呋塞米。在没有水肿的情况下,应用利尿剂1~3天后可降低1 kg的体重;在伴有水肿时,利尿剂负钠平衡作用持续数天。在高盐情况下,鲜有降压药物能将血压降到理想水平(钙通道阻滞剂除外)。临床上难治性高血压(应用3种降压药仍存在高血压者)多与持续高盐摄入和利尿剂用量不足相关。在MHD患者还需考量"干体重"是否达标。限盐对肾素-血管紧张素-醛固酮系统(RAAS)抑制剂发挥降压及降尿蛋白的作用尤其重要。

为了阻断"盐敏感"性高血压以及增强降压药物的效应,延缓肾病进程,减少心血管并发症的风险,推荐常人摄盐量为80~120 mmol/d,盐敏感者为100 mmol/d,对于难治性高血压和水肿、肾病综合征患者限盐需更加严格。限盐难点在于让患者能食之有味,否则难以持久,为此可在食物中添加香葱、紫苏、姜、蒜、咖喱等,但不推荐用氯化钾代替氯化钠。

24 h尿钠检测是评估钠摄入是否达标的常用方法。做该检查前1周内不应改变膳食结构,不用利尿剂,不做剧烈的有氧运动,遇发热、腹泻、回肠造瘘手术应停止收集检测。如果钠盐摄入未达标,需在更改饮食后1个月,再次进行24 h检测。收集完整尿液,用尿肌酐来校正,女性24 h尿钠/肌酐范围为14~22 mg/kg,男性为20~25 mg/kg。对于使用利尿剂的患者,应该在稳态下收集尿液。如果尿钠超标,要在饮食调整后1个月复查。美国国立卫生研究院"终止高血压饮食疗法(dietary approach to stop hypertension,DASH)"研究[11]发现膳食疗法能显著降低正常血压和轻度高血压,在DASH基础上限盐效果更好。用家庭血压测定和24 h动态血压检测来评估患者的血压准确度更高。MHD患者透析间期体重增加不应超过其干体重的3%~4%,一般应<1 000 mL+尿量(mL)/前日,透析减轻体重改变是评估血透者钠盐摄入是否合理的另一指标。

45.5.2 糖尿病

2型糖尿病[12]已然成为导致肾病和ESRD的重要原因。糖尿病分为1型和2型,1型病因是自身免疫,2型是胰岛素抵抗。近年来1型、2型糖尿病的流行病学特征出现了一些变化,有10%的老年糖尿病是自身免疫疾病所致的1型,而2型中年轻肥胖者也不少见,患病率增高部分是遗传的结果。简而言之,远古人类为适应食物匮乏,出现胰岛素抵抗和储存脂肪为人类提供不时之需;在当今过多能量供给和缺乏运动的环境中,遗传优势转化为劣势——胰岛素抵抗、向心性肥胖、血脂异常,高血压因此而生。澳大利亚的研究人员曾将患糖尿病的土著送回旷野恢复先辈的生活,数周后高血糖和高血脂逆转。最新的研究发现,糖类摄入总量比种类的选择更为重要,不同糖类引起的血糖反应不同,摄入时应参考食物生糖指数。在糖尿病早期,控制血糖可以改善血脂异常,若进入蛋白尿或者肾病综合征期则难度增大。在高血糖情况下,蛋白质合成代谢降低、分解代谢增加,造成负氮平衡。在这种背景下,是否强调低蛋白饮食值得商榷。糖尿病伴发盐敏感性高血压十分常见,为此,美国高血压预防检测评估和治疗联合委员会建议每日摄盐(氯化钠)≤6 g。一些观察性研究认为,适度摄入酒精可以降低ESRD的风险,但饮酒的同时服用降糖药物会带来低血糖的风险。DN的本质是微血管病变,早期表现为微量蛋白尿,给予血管紧张素转换酶抑制剂(ACEI)和血管紧张素受体阻滞剂(ARB)治疗可以延缓甚至逆转肾脏病的进展,一旦出现大量蛋白尿,进展到ESRD的平均时间只有7年。糖尿病也可影响肾脏大血管,表现为肾脏缩小、GFR降低、蛋白尿减轻。HbA1c可以反映4~6周的平均空腹血糖水平,CKD患者应定期监测。但要注意,当CKD并发贫血应用EPO和铁剂时,由于红细胞半衰期改变,HbA1c数值偏低。

(1) 限钠降血压

如前文所述,糖尿病患者盐敏感性高,钠盐摄入量从20 mg增加到200 mg则血压升高0.40 kPa(3 mmHg)。可能的原因为:①胰岛素是抗利钠激素;②在高血糖情况下,通过葡萄糖转运体增加了近端小管钠的重吸收。进入肾病蛋白期,对盐的敏感性倍增,液体量扩张。此刻最佳的治疗就是限盐并联合使用利尿剂和ARB。在限盐和利尿剂使用过程中,应谨防低容量。对于左心室肥厚或合并自主神经病变者,因无法通过血管收缩来维持血压稳定,患者往往出现心率加快、低钾、代谢性碱中毒等低容量表现,病死率增加,所以收缩压不应低于16.0 kPa(120 mmHg)。

(2) 限制蛋白质摄入,降低肾小球囊内压

在DN早期,如患者摄入动物蛋白能量占总能量20%以上,尿中白蛋白排泄率明显增高。糖尿病进展的重要因素之一是高血压,降压靶目标为16.7~10.0 kPa(125/75 mmHg)以下。利尿剂的作用效果依赖其在肾小管中的游离浓度,蛋白尿多则利尿剂的剂量需要增加;当蛋白尿>1 g/24 h,配合低盐、低蛋白饮食联合用ARB效果会更好。对于醛固酮逃逸者可以合用醛固酮受体抑制剂。关于糖尿病低蛋白饮食的有效性莫衷一是,MDRD研究[13]发现给予患者极低蛋白饮食,可延缓透析开始的时间。对于20例1型糖尿病患者的研究中,一组给予蛋白0.6 g/(kg·d),磷500~1 000 mg,钠2 000 mg;另一组给予蛋白1 g/(kg·d),两组蛋白尿的差异有统计学意义,但组内差异大;但当蛋白降到0.6 g/(kg·d)时,患者肌肉强度减少、脂肪量增加、全身亮氨酸减少,说明低蛋白饮食有营养不良的风险,而后者是心血管疾病死亡的危险因素。几乎所有的研究均提示低蛋白饮食可减少蛋白尿,但对GFR的影响结论不一。另一方面,在GFR降低时,血糖波动导致升高或降低均有可能发生,必须密切监测血糖。肾功能减退容易发生低血糖,可能与胰岛素半衰期延长、瘦素浓度增高导致厌食以及磺脲类药物潴留等有关。GFR下降,血糖升高则与尿糖排泄途径受阻,胰岛素抵抗加重,血透使得胰岛素敏感性倍增,瘦素等食欲抑制剂被清除,胃轻瘫致食物排空延迟等有关。

(3) 准确评估肾功能

临床使用肌酐检测肾功能方便易行,但值得注意的是,在老年、女性、消瘦的糖尿病患者中,用此方法会严重低估肾功能,造成误判。用Cockroft-Gault和MDRD公式可以计算GFR,联合尿蛋白排泄率评估肾功能比较可靠。肾移植后高血糖是由于胰岛素分泌不足、代谢增加以及靶器官与胰岛素之间的失衡所致。肾衰竭导致的胰岛素代谢减弱,在移植肾功能恢复后,原有的不平衡就会暴露。因此,所有准备移植的患者移植前需进行口服葡萄糖耐量试验(OGTT),以鉴别隐性糖尿病和移植后的高血糖。对隐性糖尿病患者,通过饮食和运动,阻止其发展为显性糖尿病。对于可变因素,如丙型肝炎病毒(HCV)阳性的患者应使用药物治疗。在三联抗排异方案中,小剂量糖皮质激素对血糖影响小,如果给予<20 mg/d的泼尼松血仍高,提示糖代谢受损;环孢素A对糖代谢有不利影响,在一项大型国际随机对照试验(RCT)研究中发现,应用他克莫司者比应用环孢素A者有更高的移植后高血糖和空腹血

糖。对于移植高血糖患者应控制能量摄入,总能量 7 534.5～8 371.7 kJ(7 531～8 368 kJ)/d(1 800～2 000 kcal/d),糖类 130～180 g/d,避免服用浓缩糖。在肾移植初期,由于每日糖皮质激素和能量不同,采用短效胰岛素调整血糖。手术应激消退后,根据饮食和激素量,采用基础胰岛素＋餐前胰岛素联合的治疗方案,当 24 h 胰岛素用量<20 U 时可改口服药物治疗。磺脲类药物可直接刺激胰腺 β 细胞,对餐后和空腹血糖有利;第 2 代磺脲类药物列格奈类主要经肝脏代谢,可用于肾功能各个阶段,因此口服首选。二甲双胍经肾小管排出体外,在晚期肾衰竭患者中有导致乳酸酸中毒的危险。胰高血糖素样肽-1 受体激动剂(艾塞那肽)每日注射 2 次,降低胃排空抑制食欲,降低体重,低血糖发生率低。口服制剂西格列汀,每日 100 mg(1 粒),可改善空腹和餐后血糖。上述 2 种降糖药都在 CKD 患者中需要调整剂量。

(4) 调控血脂

CKD 脂代谢异常的特征是高三酰甘油血症,VLDL、低密度脂蛋白(LDL)上升,高密度脂蛋白(HDL)降低[14]。肾病综合征时,由于脂蛋白基因型不同,分解代谢个体差异及合用多种药物,最终导致表型差异,50% 的患者表现为总胆固醇、LDL 胆固醇升高,三酰甘油升高;1/3 的患者单纯胆固醇升高;另有 4% 的单纯高三酰甘油血症患者。CKD 时由于蛋白尿漏出,VLDL 功能缺陷,分解减少;LDL 不能与血管内皮结合,合成增加。肾病患者还存在脂蛋白(a)[Lp(a)]的合成增加导致血 Lp(a)升高,高 Lp(a) 与冠状动脉和脑动脉硬化有关。肾病综合征患者的血脂异常与心血管疾病之间的关系尚不明晰,由于血脂异常随肾病好转而好转,且多数研究样本量小,存在选择偏倚及干扰因素,因此无法得出结论。血透患者常存在高三酰甘油和低 HDL 血症。腹膜透析者胆固醇、三酰甘油、LDL 和 Lp(a)水平往往更高,与腹透液蛋白质丢失和葡萄糖吸收相关。肾移植患者由于固有疾患,加上使用免疫抑制剂,以胆固醇、LDL、三酰甘油升高为多见,HDL 多正常。绝大部分 CKD 患者在进展至 ESRD 前,常由于血脂异常死于心血管事件。心血管疾病也是透析患者的首位死亡原因,占 44%,其中心肌梗死占 22%。血脂异常是透析患者中心血管疾病主要危险因素,一般人群冠心病的发生率与血清胆固醇水平呈线性相关,而在血透患者,两者的关系则呈"U"形曲线,

LDL<2.6 mmol/L(100 mg/dL)者比 5.2～6.5 mmol/L(200～250 mg/dL)者的死亡风险高。这一关系需要综合研判,因为低 LDL 者往往存在炎症和营养不良等混杂因素。一项为期 21 年 419 例患者参与的前瞻性研究结果显示[15],吸烟、高血压、高三酰甘油血症是心血管疾病的危险因素。另一项随访 6.1 年,针对 154 例肾移植患者的研究发现,患者的病死率与三酰甘油和总胆固醇水平没有关系。多项 CKD 1～4 期的降脂治疗研究,如普伐他汀研究(PPP)、ASCOT 研究、氟伐他汀 30 个试验荟萃分析和 VA-HIT 研究等都显现出他汀类降脂治疗有利于降低心血管疾病的发生率。CKD 2～3 期的患者效果好于正常肾功能组,但在 CKD 5 期,尤其伴有糖尿病的研究中结论不一致。一项将 1 255 例 CKD 5 期的糖尿病患者随机分配到他汀组和安慰剂组的临床研究,观察 4 年后发现,他汀组致死性脑血管事件的发生率更高,因而得出 CKD 5 期糖尿病患者不宜服用他汀类药物的结论。另一项纳入 2 012 例肾移植患者,随访 5～6 年的研究也没有发现他汀组与非他汀组的差别。一项荟萃分析结果提示,降脂治疗可轻度延缓肾功能减退。

肾移植后高脂血症以高胆固醇血症和 LDL 升高为主[16]。肾脏病生存治疗工作组(KDOQI)将高脂血症归入心血管疾病的独立危险因素,建议胆固醇靶目标<200 mg/L,LDL<100 mg/L。移植患者的高脂血症与药物因素有一定相关性,西罗莫司可导致 40% 患者出现高三酰甘油,呈剂量依赖性,停药后血脂异常可以恢复;糖皮质激素主要通过增加胰岛素抵抗、降低 LDL 受体活性、损害脂蛋白脂酶、增加 β-羟-β-甲戊二酸单酰辅酶 A(HMG-CoA)还原酶活性、增加肝脂蛋白合成等造成血脂异常,减撤激素是有效的防治策略;环孢素 A 与他克莫司相比,更易导致高脂血症,研究提示它可抑制脂蛋白脂酶的活性,使 VLDL 和 LDL 清除受损,具有剂量和时间依赖性。肾移植患者使用的环孢素浓度受细胞色素 P450 代谢药物的影响,即使应用不经细胞色素 P450 代谢的氟伐他汀,仍会导致环孢素浓度增加 2 倍,需引起足够重视。目前没有健康人脂肪摄入的推荐量,肾病患者脂肪摄入量与常人无异,占总能量 20%～35%。钙调磷酸酶抑制剂(CNI)方案肾移植患者的荟萃分析表明,鱼油可以改善舒张压和 HDL。对于 BMI>27,合并高脂血症者,在能量限制和使用不饱和脂肪酸的条件下,摄入植物蛋白、大

豆蛋白和 ω-3 脂肪酸的鱼油,对防治动脉硬化有益。

血脂评估需要空腹一晚或血透治疗 12 h 后,感染、心肌梗死、免疫抑制剂使用均可以影响检测结果。使用他汀类药物需要每隔 6 周检测一次肝功能,遇到肌肉酸痛者尚需检测肌酸激酶。CKD 4 期的患者,他汀类药物剂量减半。高三酰甘油血症(>13 mmol/L)的治疗首选贝特类,烟酸为次选;LDL>2.6 mmol/L,存在 PEW,给予低蛋白饮食要注意监测。降 LDL 治疗应避免同时使用贝特类和他汀类药物,对于 LDL<2.6 mmol/L 伴高三酰甘油血症,烟酸可作为备选。胆酸螯合剂(bile acid sequestrant,BAS)在肾移植者中因干扰免疫抑制剂吸收而不推荐。改变生活方式包括低脂饮食、增加活动量等也十分重要。聚砜膜高通量透析器能降低血脂。Sharp 试验联合应用依折麦布和他汀类药物在 CKD 3～5 期和肾移植的患者中取得了良好的效果和安全性。

(5)减重

超重肥胖是营养失衡的另外一种表现形式[17],是糖尿病、心血管疾病、CKD 共同的危险因素。腹型肥胖等同于高血压、高血脂、高血糖。非糖尿病肥胖代谢综合征的患者 9 年发生 CKD 的比率比常人高 50%。

1)检测方法 肥胖按 BMI 来定义,但 BMI 是基于各种组织(脂肪和瘦体)比例相近的原理计算而得,因而不能区分体内各组分的差异。为弥补这一不足,提出肥胖肌肉衰减症的概念,通过测量瘦体重(lean body mass,LBM)来准确判断患者预后。腰围及腰臀比与 CT 检测内脏脂肪数量有很强相关性,反映向心性肥胖和腹型肥胖的程度。

2)病因 遗传占 70%;部分透析患者因治疗致疲惫少动,因而能量消耗降低;一些药物如类固醇和胰岛素的应用也会促进肥胖。

肥胖患者通常伴发高血压和蛋白尿,进而加速肾病发展,肥胖本身还会引发肾小球疾病如局灶性节段性肾小球硬化症(FSGS)。需要强调的是,脂肪组织具有激素内分泌作用,可释放生物活性蛋白,调节体重和能量平衡,引起胰岛素抵抗、脂质紊乱、炎性反应。随着肾脏功能的减退,脂肪细胞因子(如瘦素、脂联素和内脂素)出现蓄积。瘦素最初被认为是摄食调节因子,最近大多数研究提示其与机体炎性反应相关。尿毒症营养不良的动物研究发现,阻断瘦素信号转导,可以缓解营养不良。但在人体研究中结果相反,低瘦素水平的患者内在能量消耗和脂肪丢失多,预后反而差。脂联素可以改善肝脏和外周组织对胰岛素的敏感性,与其他因子不同,脂联素随脂肪组织增多而减少[18],高的脂联素水平则是慢性肾脏病和充血性心脏病死亡的危险因素。

3)腹膜透析与肥胖 一项美国队列研究[19]显示,腹透患者每日可从腹膜透析液吸收 100～200 g 葡萄糖,有 34% BMI>28 的腹透患者属于高转运者,为达到超滤目标,需要应用更高浓度葡萄糖腹膜透析液,因而导致葡萄糖吸收增加,继而患者体重进一步增加。与腹膜透析不同,维持性血液透析患者中高 BMI 者病死率低,具有生存优势,这可能与肥胖者尿毒症毒素分布容积增高、负荷降低有关。腹膜透析者肥胖与预后的关系比较复杂。研究发现,体重稳定者的脂肪组织比例随透析时间增加而增加,如果不增加预示瘦体组织减少;肥胖者易患腹膜炎和导管失功;超滤量大,残余肾功能丧失更快;肥胖与心血管疾病有共同的危险因素等,这些使得腹膜透析结局影响因素的判断显得极其复杂。

4)肾移植与肥胖 肾移植患者可能存在 2 种情况:①移植前肥胖。来自 USRDS 数据库的结果提示,BMI 与移植肾存活时间呈负相关,但移植肾失功与肥胖的因果关系目前尚不清楚。BMI 过低者也面临同样的问题。对 BMI 过低的患者可先行替代治疗,待营养状况改善,BMI 提升到一个合理区间再进行移植的策略可能更有利于改善长期预后。②移植后肥胖。移植后一年内体重增加>5% 为移植后肥胖,与肾功能改善后食欲提升、饮食限制的解除、免疫抑制剂(如激素、钙调神经磷酸酶抑制剂、抗增殖药物)的使用等因素有关。体重增加使高血压、高脂血症以及高血糖的发生率增加,而这些都是心血管疾病的独立危险因素。虽然目前缺乏前瞻性研究的结果,但减重就能减少心血管疾病危险因素,进而提高移植肾存活率已成共识。移植后新发糖尿病的发生率为 2%～53%,筛查格外重要,筛查对象包括肥胖、HCV(+)、多囊肾者,通过 OGTT 可发现糖尿病和糖尿病前期的患者。对于糖尿病前期患者需要控制能量摄入量,为 7 534.5～8 371.7 kJ(1 800～2 000 kcal)/d,提倡低脂饮食并结合运动以减少显性糖尿病的发生率。若采取上述方法不能控制 BMI,应给予胰脂肪酶抑制剂(奥利司他)或中枢食欲抑制剂(西布曲明)控制摄食和体重。一项研究表明,即使没有药物干预,积极宣教也能使患者意识到体重增加的危害,主动改变饮食习惯,达到减重的效果。近年来提倡生酮饮食(高脂低糖类),但现在的主流观点认为,生酮饮食减轻的主要是水分而非脂肪,减重主要是控制摄入的总能量。生酮饮食对于血脂异常患者,尤其要注意心血管安全性。BMI降低是不良预后的指标,但主动控制体重的结局尚无定论。

5) 结石与肥胖 饮食和肥胖是导致肾结石高发的主要原因。草酸钙结石是最常见的肾结石。以往认为高钙饮食会引起尿结石[20],晚近研究发现,高钙饮食非但不会引起尿结石,相反可结合肠道内草酸,减少结石的发生。奶制品因含有某些抑制结石形成的因素对人体有利。数项大型前瞻性临床研究得出结论:60岁以上患者的结石发生与食物钙含量无关,药物补钙的结石风险增高20%,主要是由于非进餐时段服用含钙制剂,不能结合草酸而导致草酸钙结石的生成。在补充钙剂时应检测治疗前后24 h的尿钙含量。体内草酸高也是导致结石易发的原因,体内代谢产生增加、饮食中维生素C含量增加及生物利用度低都会导致草酸水平升高。可应用色谱分析法及毛细管电泳法测定草酸。草酸的胃肠道吸收程度受不同因素影响而有所波动,肠道内的产甲酸草酸杆菌能降解草酸,而饮食中的某些蔬菜,如甜菜和菠菜等草酸含量高,应限制摄入。肾小管钙的重吸收受多种因素影响,如钠的重吸收降低则远端小管钙的重吸收相应减少。限制钾的摄入会使枸橼酸重吸收增加,枸橼酸能抑制尿草酸钙结石的形成。另外,膳食组成的不同也会影响尿钙的排泄。动物蛋白分为乳制品和非乳制品,后者提供酸负荷,增加尿钙排泄,而植酸(肌醇六磷酸)存在于高纤维食物(谷类)中,可在小肠中与钙结合,在尿液中能抑制钙盐结晶的形成。性别影响结石的发生也有所报道,如摄入同量的蔗糖,女性较男性易形成结石,而果糖对于结石的影响则没有性别差异。如前所述,维生素C可代谢为草酸,每日服用维生素C 2 000 mg,可导致尿草酸排泄增加22%,因此不建议超量补充维生素C。维生素B_6是草酸代谢的辅助因子,适当补充可减少女性肾结石患病率。保持每日尿量2L以上可以减少结石的发生率。咖啡因和酒精抑制抗利尿激素(ADH),茶叶仅含少量草酸,上述饮品都不会增加结石发生的概率;相反,果汁、果糖汽水会增加结石发生风险,应避免饮用。DASH研究发现,食用水果、蔬菜、坚果、豆类加上低

脂乳制品和低钠食物可以降低高血压,对降低结石的发生也有利。

45.6 能量供给要求

可通过3天饮食日记来评估能量的摄入。非透析及透析患者的能量消耗与常人无异。透析前患者多采用低蛋白饮食,保证充足的能量非常重要,一般125.6～146.5 kJ(30～35 kcal)/(kg·d),活动量越大,能量需求越多。进入MHD,透析促发的分解代谢可持续到透析结束后2 h,因而推荐60岁的MHD患者,能量摄入应达到146.5 kJ(35 kcal)/(kg·d);>60岁者,以125.6～146.5 kJ(30～35 kcal)/(kg·d)为宜。欧洲最佳指南则推荐125.6～167.4 kJ(30～40 kcal)/(kg·d)。腹膜透析因存在葡萄糖的吸收,因此对于肥胖者总能量摄入应控制在104.6 kJ(25 kcal)/(kg·d)。

营养补充的方式,在透析期间以口服为首选,肠道外为次选[21]。纳入18项研究(其中5项RCT)的荟萃分析发现,口服方式可以增加能量和蛋白质的摄入,使白蛋白水平提升0.23 g/L,没有电解质紊乱的发生。在一项开放性研究中,28例连续性CAPD患者接受口服营养制剂6个月,PEW发生率低,各项体质指标均有好转。推荐口服营养素的使用时间在透析前1 h或透析最初的几小时,这样可以避免呕吐。透析中肠外营养(intradialytic parenteral nutrition, IDPN)也是安全有效的。近期的研究显示,IDPN可以将负氮平衡转化为正平衡,额外增加非脂肪组织,适用于糖尿病患者、有胃病者,但停用后效果不能持久[22]。有研究将IDPN与口服营养进行了前瞻性对照研究,为时2年,2组在能量和蛋白质一致的情况下,同样有效;白蛋白水平与病死率和住院率呈负相关。

药物干预能量摄入的研究不多。己酮可可碱可以阻断TNF-α,在CKD 3～4期患者中改善整体蛋白平衡。其他如沙利度胺(反应停)、过氧化物酶增殖体激活受体拮抗剂、IGF-1等仍在进一步的验证中。食物促进剂(如醋酸甲地孕酮)可以通过减少IL-6和转化生长因子-α(TGF-α)促进食物摄入,但有增加血栓风险的不良反应。苯丙酸俊龙是一种同化激素,可增加使用者的股四头肌面积及体力活动能力。

45.7 蛋白尿和低蛋白饮食

蛋白尿可激活近端小管钠-氨基酸共转运体,引起高代谢和氧化应激。低蛋白饮食(low protein diet,LPD)可以改善5/6肾大部切除大鼠肾脏的血流动力学变化。低蛋白饮食在减轻GFR和蛋白尿的同时,也减轻磷蓄积,改善肾性骨病。同时降低钠摄入后还可使收缩压和舒张压降低28%。研究发现LPD可以减少红细胞丙二醛,改善氧化应激。从以上结果可见蛋白尿的不利影响和LPD的益处。饮食治疗的目标在于减少含氮废物的堆积,改善代谢紊乱,防止蛋白质储备的丧失,延缓CKD进展。由于大多数尿毒症症状是由蛋白质代谢产生,在采取LPD同时,也减少了硫、磷、钾、钠的摄入,对包括代谢性酸中毒、肾性骨营养不良、高钾血症和高血压带来益处。随着蛋白质摄入的减少,氨基酸氧化降低,机体充分利用膳食提供的必需氨基酸效能增加。饥饿时,蛋白质主要从骨骼肌转化为氨基酸,用于肝脏糖异生,这就是LPD必须有足够糖类供能的缘由。只要能量摄入足够,LPD治疗不会造成患者PEW。胰岛素是蛋白质合成的主要调节激素,糖尿病患者尽早应用胰岛素有利于促进蛋白质合成。尿蛋白>3.5 g/24 h的肾病综合征患者采用LPD[0.6 g/(kg·d)],依然能够在减少蛋白尿的情况下保持血白蛋白水平的稳定;对于尿蛋白>15 g/24 h和应用糖皮质激素类药物的患者,蛋白质摄入应放宽到0.75 g/(kg·d)。移植初期由于手术应激、伤口修复、大剂量糖皮质激素的使用,患者处于负氮平衡,此时推荐蛋白质摄入在1.3~1.5 g/(kg·d),能量保证146.5 kJ(35 kcal)/(kg·d)。移植维持期推荐饮食蛋白质控制在1 g/(kg·d),同CKD 2~3期,以减少高蛋白饮食对肾小球高滤过的影响。

70岁以上人群的饮食量较年轻群体自然降低15%。研究发现,植物蛋白能更好地降低蛋白尿。植物蛋白比动物蛋白吸收率低10%,且需要消耗更多能量。大豆中所含的异黄酮是一种植物雌激素,有研究提示,给予CKD大鼠大豆蛋白后可以降低GFR和肾脏组织学的改变,延缓CKD进展。亚麻籽木脂素中含有不饱和脂肪酸,也具有降低GFR、延缓肾脏病进展的作用。在不限制饮食蛋白总量的情况下,应用ACEI类药可以使尿蛋白不增,如采用低蛋白饮食,则既能降尿蛋白又能降血脂。研究表明,在能量充足、必需氨基酸充分的情况下,LPD[0.3 g/(kg·d)]联合酮酸饮食不会发生营养不良。

蛋白质的组成应保证50%为高生物价的动物蛋白。在CKD 3~4期,当蛋白质摄入从1.1 g/(kg·d)限制到0.7 g/(kg·d)时,3个月内人体发生适应性反应,身体组成保持不变。在能量保证的前提下,CKD患者可以调整蛋白质代谢,适应LPD的需要。在MHD患者,即便采用LPD和低能量饮食,体格测量和双能X线吸收测量(DEXA)检测都没有异常,LPD对肾功能的影响尚无定论。众多研究由于蛋白质摄入量和种类不同,食物中磷、钠、能量和水不同,研究对象服用的药物不同,结果并不一致。判断患者LPD的依从性,可将饮食蛋白质量与计算氮摄入量做个对比,相差在20%以内可认为依从性较高。通过饮食日记统计能量摄入,通过Harris Benedict公式计算能量消耗。在GFR<15 mL/(min·1.73 m^2)时,饮食调整应更频繁。一般3~4个月的LPD方能观察到效果。最近的临床试验和荟萃分析[23,24]结果有:①意大利的一项研究,将465例GFR<60 mL/(min·1.73 m^2)的患者按蛋白质摄入量分为1 g/(kg·d)组和0.6 g/(kg·d)组,能量均为125.6 kJ(30 kal)/(kg·d),随访2年后肾脏存活率仅有轻微差异。②CKD 4~5期的患者,分为3组:蛋白质0.6 g/(kg·d)+磷800 mg组,蛋白质0.6 g/(kg·d)+磷1 000 mg+磷结合剂组,没有磷和蛋白质限制组,观察18个月后,3组间没有发现肌酐值的差异。③在CKD 4期非糖尿病患者的一项研究中发现,蛋白质摄入0.3 g/(kg·d)+酮酸组和蛋白质摄入0.6 g/(kg·d)组,两者肾功能没有差异,但前者进入透析患者明显减少。④对1 900例患者展开的研究显示,蛋白质摄入量低可使GFR下降每年延缓0.53 mL/(min·1.73 m^2),但低蛋白饮食降低糖尿病蛋白尿的效果不明显。⑤另一项研究中,将蛋白质摄入分为0.8 g/(kg·d)组和0.55 g/(kg·d)组,随访18个月,前者有13/211例死亡,后者仅9/212例死亡,代谢指标蛋白质限制组更佳。⑥MDRD研究中的亚组研究显示,给予GFR 25~55 mL/(min·1.73 m^2)的患者不同蛋白质摄入量[1 g/(kg·d)和0.6 g/(kg·d)],观察2年GFR改变没有差别;但在GFR 13~24 mL/(min·1.73 m^2)的患者中,将蛋白质摄入分为0.6 g/(kg·d)和0.3 g/(kg·d)+酮酸2组,后者GFR下降更慢。⑦一项共纳入超过1 400例患者(LPD753例,

对照组741例)的荟萃分析发现,LPD组肾脏病死亡率减少39%。⑧在一项胰岛素依赖型糖尿病患者的研究中,设定常规蛋白摄入组和低蛋白摄入组[0.6 g/(kg·d)],实际2组蛋白摄入量分别是1.02 g/(kg·d)和0.89 g/(kg·d),观察4年,2组的蛋白尿没有差别,但低蛋白组肾脏病死亡率减少36%,说明在CKD 3~4期的患者中,将蛋白摄入降低到0.6~0.8 g/(kg·d)对延缓肾脏病进展到ESRD是有利的。

45.8　慢性肾脏病患者的运动要求

运动是能量消耗的主要因素,是能量平衡的关键组成。运动可以降低心血管事件、糖尿病、高血压、结肠癌、抑郁症的发病风险,且降低效果与运动强度呈正相关[25]。运动强度以代谢当量为单位,1个代谢当量是指静息状态能量消耗,轻度运动一般指能量消耗<4个当量,老年人<3个当量,中度运动指能量消耗4~6个当量,剧烈运动指能量消耗>6个当量。运动分为有氧运动(如步行、骑自行车)和抗阻运动(如使用力量训练机、举重物等),前者可改善心肺功能。运动时强调身体活动强度的相对量而非绝对量。

肾病患者属于极度缺乏运动的人群,开始透析后患者肌肉丢失、身体功能下降,进一步加剧运动的缺乏。CKD 3~5期的患者,低峰值氧耗量仅为年龄匹配正常人的50%~60%;肾移植者是同龄人的70%,运动训练后可以达到常人的低峰值耗氧量,而MHD患者即便运动也不能达到常人水平。在制订活动方案时,要综合考虑患者骨骼、肌肉、心血管等方面的问题,以保障患者安全为前提,建议将运动纳入常规治疗计划。

CKD患者由于甲状旁腺功能亢进,骨骼、肌肉损伤较普通人群增加,心血管事件也高发,制订运动计划时要分几个步骤:①首选评估心血管事件和骨骼、肌肉损伤的风险,对于近期发生过心肌梗死、未控制心律失常、不稳定型心绞痛、主动脉狭窄、主动脉夹层瘤、心力衰竭以及收缩压>26.7 kPa(200 mmHg),舒张压>16.0 kPa(120 mmHg)的患者,运动疗法列为禁忌。②规划运动方案,由低活动量开始,逐渐过渡到30 min的中等强度运动,每周至少3次。适度的运动对损伤有保护作用,规律运动者较久坐不动、突然剧烈运动者发生心肌梗死或猝死的风险明显降低。③运动前充分热身,研究发现充分的身体活动热身可降低25%~50%的运动心血管风险。有医生主张血透中开展运动,以改善透析效能,减少低血压肌肉痉挛,同时节省时间,但需要全程医护监控。在透析治疗以外的运动也需循序渐进。抗阻力运动同有氧运动一样,从小的量开始。老年患者的运动应保证每周2天,每日至少10 min,以柔韧活动、防跌倒、保持和改善平衡运动为主。运动强调连续性,如有中断应尽快恢复。

45.9　慢性肾脏病患者的微量元素补充

微量元素主要通过肾脏排泄,肾衰竭时容易蓄积。另外,某些元素如铁、锌、铜等与蛋白质结合,随尿蛋白一起排出体外,体内含量降低。微量元素可以在透析液与血液之间通过透析膜弥散,透析患者可能存在微量元素缺乏,但目前评估CKD患者微量元素的水平尚有难度,原因是CKD患者微量元素经尿排出能力受损,而透析中微量元素排除量随透析模式不同而不同,最终的净效应不甚清楚。

缺铁在慢性肾衰竭中普遍存在,尤其是血液透析患者。缺铁与透析过程中膜的结合、促红细胞生成素作用生成Hb过程中的消耗有关,体内对铁的需求量大。维持性血液透析或腹膜透析患者的转铁蛋白饱和度应达到30%~50%,铁蛋白浓度保持400~800 μg/L为宜。另一方面,临床中为纠正贫血,过度使用静脉铁剂的现象时有发生。铁过多需要使用去铁胺,去铁胺虽可同时清除铝,但不良反应是易导致真菌感染。CKD患者血清锌水平降低,红细胞内锌含量高,一些报道称补锌可改善味觉和辅助/抑制T细胞的功能。硒对谷胱甘肽过氧化物酶是必须,它参与防止组织的氧化应激损害。ESRD患者硒水平低下,主要是由于吸收受损及透析过程中的丢失。低硒可致红细胞、血小板半衰期缩短,甲状腺功能改变。某些治疗方式可导致维生素缺乏,如血液滤过透析(HDF)可以去除水溶性维生素。其中维生素B_6可以降低草酸,还可以稳定红细胞谷氨酸-谷丙转氨酶活性指数。大剂量维生素B_6和叶酸还可用来治疗过高的同型半胱氨酸,检测红细胞转氨酶活性系数是衡量维生素B_6缺乏的指标。研究发现[26],在2 000例高同型半胱氨酸水平的CKD4~

5期患者中,用叶酸和维生素B_6治疗均可有效降低同型半胱氨酸水平,但没有降低心血管或者总体死亡率。大剂量维生素C会增加草酸的生成,因此维生素C摄入不宜>60 mg/d。叶酸可以减少分叶核白细胞,提升网织红细胞的计数,改善血管内皮细胞的功能,红细胞叶酸水平还与抑郁情绪相关。肾衰竭患者补充水溶性维生素是安全的,但不推荐补充维生素A。

(张汝忠)

参考文献

1. ALSAHLI M, GERICH J E. Renal glucose metabolism in normal physiological conditions and in diabetes[J]. Diabetes Res Clin Pract, 2017,133:1-9.
2. BRITO A I, O'LONE E, KAUSHIK T, et al. Acidosis:progression of chronic kidney disease and quality of life [J]. Pediatr Nephrol, 2015,30(6):873-879.
3. YAMAMOTO S, FUKAGAWA M. Uremic toxicity and bone in CKD[J]. J Nephrol, 2017,30(5):623-627.
4. BJøRKLUND G, CHIRUMBOLO S. Role of oxidative stress and antioxidants in daily nutrition and human health[J]. Nutrition, 2017,33:311-321.
5. VERVLOET M G, SEZER S, MASSY Z A, et al. The role of phosphate in kidney disease[J]. Nat Rev Nephrol, 2017,13(1):27-38.
6. JOANNIDIS M, DRUML W, FORNI L G, et al. Prevention of acute kidney injury and protection of renal function in the intensive care unit:update 2017:expert opinion of the working group on prevention, AKI section [J]. Intensive Care Med, 2017,43(6):730-749.
7. SABATINO A, THEILLA M, HELLERMAN M, et al. Energy and protein in critically Ill patients with AKI:a prospective, multicenter observational study using indirect calorimetry and protein catabolic rate [J]. Nutrients, 2017,9(8):107-112.
8. DERKACH A, SAMPSON J, JOSEPH J, et al. Effects of dietary sodium on metabolites:the dietary approaches to stop hypertension (DASH)-sodium feeding study[J]. Am J Clin Nutr, 2017,106(4):1131-1141.
9. COOK N R, APPEL L J, WHELTON P K. Sodium intake and all-cause mortality over 20 years in the trials of hypertension prevention[J]. J Am Coll Cardiol, 2016, 68(15):1609-1617.
10. BRAAM B, TALER S J, RAHMAN M, et al. Recognition and management of resistant hypertension [J]. Clin J Am Soc Nephrol, 2017,12(3):524-535.
11. SACKS F M, SVETKEY L P, VOLLMER W M, et al. Effects on blood pressure of reduced dietary sodium and the dietary approaches to stop hypertension (DASH) diet, DASH-sodium collaborative research group[J]. N Engl J Med, 2001,344(1):3-10.
12. FRANZ M J, BANTLE J P, BEEBE C A, et al. Nutrition principles and recommendations in diabetes [J]. Diabetes Care, 2004,27(Suppl 1):S36-S46.
13. LEVEY A S, GREENE T, BECK G J, et al. Dietary protein restriction and the progression of chronic renal disease:what have all of the results of the MDRD study shown? modification of diet in renal disease study group [J]. J Am Soc Nephrol, 1999,10(11):2426-2439.
14. WAHL P, DUCASA G M, FORNONI A. Systemic and renal lipids in kidney disease development and progression [J]. Am J Physiol Renal Physiol, 2016,310(6):F433-F445.
15. KASISKE B L. Hyperlipidemia in patients with chronic renal disease[J]. Am J Kidney Dis, 1998,32(5 Suppl 3):S142-S156.
16. RAZEGHI E, SHAFIPOUR M, ASHRAF H, et al. Lipid disturbances before and after renal transplant[J]. Exp Clin Transplant, 2011,9(4):230-235.
17. HUTFLESS S, GUDIUNE K A, MARUTHUR N, et al. Strategies to prevent weight gain in adults:a systematic review[J]. Am J Prev Med, 2013,45(6):E41-E45.
18. FANG H, JUDD R L. Adiponectin regulation and function[J]. Compr Physiol, 2018,8(3):1031-1063.
19. EKART R, HOJS R. Obese and diabetic patients with end-stage renal disease:peritoneal dialysis or hemodialysis? [J]. Eur J Intern Med, 2016,32:1-6.
20. PREZIOSO D, STRAZZULLO P, LOTTI T, et al. Dietary treatment of urinary risk factors for renal stone formation. a review of CLU working group[J]. Arch Ital Urol Androl, 2015,87(2):105-120.
21. OJO O, BROOKE J. Recent advances in enteral nutrition [J]. Nutrients, 2016,8(11):709.
22. BOHL C J, PARKS A. A mnemonic for pharmacists to ensure optimal monitoring and safety of total parenteral nutrition:i am full[J]. Ann Pharmacother, 2017,51(7):603-613.
23. KASISKE B L, LAKATUA J D, MA J Z, et al. A meta-analysis of the effects of dietary protein restriction on the rate on the rate of decline in renal function[J]. Am J Kidney Dis, 1998,31(6):954-961.

24. KO G J, OBI Y, TORTORICI A R, et al. Dietary protein intake and chronic kidney disease[J]. Curr Opin Clin Nutr Metab Care, 2017, 20(1): 77 - 85.
25. PAN B, KIM Y S, XUN P O, et al. Exercise training modalities in patients with type 2 diabetes mellitus: a systematic review and network meta-analysis[J]. J Behav Nutr Phys Act, 2018, 15(1): 72 - 79.
26. NURSALIM A, SIREGAR P, WIDYAHENING I S. Effect of folic acid, vitamin B6 and vitamin B12 supplementation on mortality and cardiovascular complication among patients with chronic kidney disease: an evidence-based case report[J]. Acta Med Indones, 2013, 45(2): 150 - 156.

46 线粒体代谢在肾脏病理生理过程中的研究进展

46.1 线粒体的结构和能量生成
46.2 线粒体的调控
 46.2.1 线粒体生成
 46.2.2 线粒体分裂和融合
 46.2.3 线粒体自噬
46.3 线粒体在肾脏病中的研究进展
 46.3.1 先天性线粒体病的肾脏表现
 46.3.2 其他

线粒体是细胞内能量代谢中心，除了产生 ATP 为细胞生理活动供能以外，线粒体还为细胞内脂质、蛋白质和 DNA 的合成提供前体物质；与此同时，线粒体活动过程中产生的活性氧、钙离子及其他代谢产物也可以作为信号分子，调控细胞的基因表达及生理活动[1-3]。在人体中，肾脏仅次于心脏，成为第二大耗能及高代谢水平的器官[4]。肾脏小管上皮细胞存在丰富的、功能各异的通道和转运体，不断重吸收原尿中葡萄糖，以及各种电解质离子等，尤其是在近端小管[4,5]。这些过程是由离子浓度差驱动的，而离子浓度梯度的维持需要消耗大量 ATP。因此，线粒体的稳态对于肾脏正常的生理过程至关重要。越来越多的研究发现，线粒体异常参与了很多肾脏病的病理过程。本文将回顾线粒体的结构功能及其调控和线粒体在肾脏病中的研究进展。

46.1 线粒体的结构和能量生成

线粒体是卵圆形的细胞器，具有双层膜结构，内膜和外膜之间的区域称为内外膜间隙。一个细胞内含有数目众多的线粒体。线粒体含有环状双链 DNA，可以复制、转录、编码一些重要的线粒体复合体蛋白，但大部分线粒体复合体蛋白以及所有调控线粒体的蛋白还是由核 DNA 编码的。一个线粒体内有多个拷贝的线粒体 DNA。线粒体 DNA 可以编码 37 个基因，包括 13 个线粒体复合体中的亚基、22 个 tRNA 和 2 个 rRNA[6]。

线粒体最主要的功能是生产 ATP，为细胞生物活动供能。细胞质中生成的丙酮酸进入线粒体基质，转变为乙酰辅酶 A（acetyl-CoA），经过三羧酸循环（tricarboxylic acid cycle，TCA），生成 3 分子 NADH、1 分子 FADH2 和 1 分子 ATP。尽管三羧酸循环本身并不能产生很多 ATP，但该过程中生成的 NADH 和 FADH2 作为电子载体，可以被线粒体电子传递链利用，经过氧化磷酸化生成大量 ATP。电子传递链是位于线粒体内膜上的一系列蛋白复合体，包括复合体Ⅰ~Ⅴ。复合体Ⅰ又称为 NADH 脱氢酶，可以将 NADH 氧化为 NAD$^+$，同时将电子传递到辅酶 Q。复合体Ⅱ又称为琥珀酸脱氢酶，可以将 FADH2 中的电子传递到辅酶 Q。辅酶 Q 携带电子经过复合体Ⅲ，即细胞色素 c 还原酶，将电子转移到细胞色素 c，使其变为还原型细胞色素 c。还原型细胞色素 c 在复合体Ⅳ（即细胞色素 c 氧化酶）中，将电子转移给最终的电子受体 O_2，使其形成 H_2O。在电子传递的过程中，复合体Ⅰ、Ⅲ和Ⅳ不断将质子从线粒体基质泵到线粒体内外膜间隙中，从而形成一个质子电化学梯度。在复合体Ⅴ（又称 ATP

合成酶)中,这些质子顺着浓度梯度,从膜间隙返回基质中,该化学渗透作用驱动 ADP 被磷酸化为 ATP[7](图 46-1)。1 分子葡萄糖经由氧化磷酸化可以生成 32 分子 ATP,是机体能量供应的主要来源。

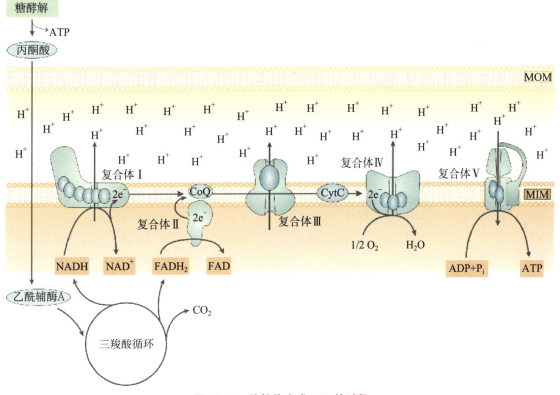

图 46-1 线粒体生成 ATP 的过程

引自:BHARGAVA P, SCHNELLMANN R G. Mitochondrial energetics in the kidney [J]. Nat Rev Nephrol,2017,13(10):629-646.

除了氧化磷酸化,细胞内能量代谢还依赖另一种类型——糖酵解。糖酵解可以发生在缺氧或有氧的条件下。葡萄糖通过细胞膜表面的转运体进入胞质中,经过一系列酶促反应,生成丙酮酸,该过程中有 2 分子 ATP 产生。在氧气充足的情况下,丙酮酸进入线粒体,开启三羧酸循环及氧化磷酸化,提供丰富的能量;而在氧气缺乏时,丙酮酸在细胞质中经乳酸脱氢酶生成乳酸[8,9]。尽管糖酵解供能效率很低,1 分子葡萄糖只产生 2 分子 ATP,但在很多肿瘤细胞中,即使是在氧气充足的条件下,糖酵解仍然是肿瘤细胞优先选择的能量来源,这个现象在 1950 年第 1 次被瓦尔堡(Warburg)观察到,被命名为 Warburg 效应[10,11]。

46.2 线粒体的调控

线粒体是一个动态变化的细胞器,其在细胞内的稳态有赖于一系列调控措施,包括线粒体生成、线粒体融合、线粒体分裂以及线粒体自噬。这些过程之间精细的平衡和协作,使得线粒体正常运作,及时适应环境的变化。

46.2.1 线粒体生成

线粒体生成是指生成新的、有功能的线粒体,增加 ATP 的生成,以适应细胞能量需求的增加。线粒体生成由一系列转录共激活因子和转录共抑制因子共同调节的[12,13]。其中过氧化物酶体增殖物激活受体γ辅助激活因子1α(PGC-1α)是研究最为广泛的。有一项研究特异性敲除了肾单位中 *PGC-1α*,并用正常饮食和高脂饮食分别饲喂对照小鼠和 *PGC-1α* 敲除小鼠,然后比较4组小鼠肾脏的转录本表达谱。发现,无论是正常饮食还是高脂饮食,*PGC-1α* 敲除后小鼠肾脏中与氧化磷酸化、三羧酸循环相关的基因均明显降低。提示 *PGC-1α* 在肾脏中通过增加线粒体相关基因的转录而促进线粒体的功能和代谢[14]。在体外实验中,PGC-1α过表达可以减轻氧化损伤所导致的线粒体失调,更进一步证实PGC-1α对线粒体稳态的重要性[15]。过氧化物酶增殖体激活受体(peroxisome proliferator-activated receptor,PPAR)和雌激素相关受体(estrogen related receptor,ERR)是核受体,可以被脂肪酸和甾体类激素(如雌激素)激活,进而结合在靶基因特异反应元件上发挥作用[16]。PGC-1α可以和这些核受体直接结合,共激活下游基因,包括氧化磷酸化和脂肪酸氧化等[17,18]。

线粒体转录因子A(mitochondrial transcription factor A,TFAM)是核编码的蛋白,通过结合在线粒体DNA上调节线粒体基因的表达。它既可以序列特异性地结合,也可以序列非特异性地结合。TFAM特异性结合在线粒体DNA启动子区域时,可以促进线粒体DNA的转录,增加线粒体基因的表达,也可以帮助线粒体DNA复制的启动。当TFAM非特异性地结合在线粒体DNA上时,可以帮助线粒体DNA包装和压缩,维持基因组稳定。TFAM可以决定线粒体DNA的含量。TFAM敲除后,细胞内线粒体DNA含量减少,线粒体编码的基因表达减少。而在很多疾病状态以及衰老时,线粒体DNA减少是很常见的表现,提示TFAM在其中发挥了重要作用。而且,*TFAM* 也是 *PGC-1α* 的一个下游基因[19,20]。

46.2.2 线粒体分裂和融合

如前所述,线粒体是一个动态变化的细胞器,在不同代谢状态下,线粒体可以通过融合和分裂来调整线粒体形态和大小,维持稳态。

线粒体分裂是指一个完整的线粒体分裂成2个独立的线粒体。线粒体融合是指2个线粒体结合在一起,形成一个线粒体。在正常情况下,这2个过程处于平衡状态。当该过程相关基因缺失或突变后,会导致疾病的发生。比如,线粒体融合相关基因 *OPA1* 的突变导致常染色体显性遗传视神经萎缩[21-23]。通常来说,融合会增加线粒体氧化磷酸化,而分裂会减少氧化磷酸化[24,25]。过度的融合和过度的分裂都与疾病的发生、发展相关[26]。

融合包括2个线粒体外膜和线粒体内膜的融合。调控融合的基因包括线粒体融合蛋白1(mitofusin 1,MFN1)、MFN2和OPA1。MFN1和MFN2位于线粒体外膜上,介导外膜的融合;而OPA1位于线粒体内膜上,介导内膜的融合。融合使得线粒体形态变长,维持氧化磷酸化[27]。敲除 *MFN2* 会导致辅酶Q缺乏(而辅酶Q是电子传递链中必不可少的电子载体)、电子传递链失调,使ATP生成减少[28]。

线粒体分裂对于清除受损线粒体是非常重要的。线粒体的分裂是由动力蛋白1样蛋白(dynamin 1-like protein,DRP1)介导的。当细胞暴露于营养过剩的环境或受到氧化应激后,DRP1从细胞质转移到线粒体外膜,开启分裂[29]。DRP1在线粒体外膜聚集,形成一个环状结构包绕线粒体,将线粒体分开[30]。DRP1的活性也受到翻译后修饰的调节,如磷酸化、泛素化等[31]。

46.2.3 线粒体自噬

线粒体自噬可以及时清除受损或异常的线粒体,避免其对细胞产生损伤。在大多数细胞中,线粒体自噬是由PINK1-PARKIN通路调节的[32]。PINK1是位于胞质中的一种激酶,生理情况下被运送到线粒体内降解[33]。因为蛋白质运输到线粒体内是依赖于线粒体膜电位的,因此线粒体的去极化将导致PINK1在线粒体外膜积累。PINK1在外膜磷酸化一些蛋白质,介导募集E3连接酶PARKIN[34-36]。PARKIN泛素化线粒体外膜的蛋白质如MFN1和MFN2等的赖氨酸残基,使得线粒体被自噬体识别并降解[37-39]。

线粒体自噬受到多方面的调控。当营养充足时,mTOR磷酸化ULK1,使其功能失活,抑制自噬;而当营养缺乏时,mTOR活性降低,ULK1去磷酸化,介导线粒体自噬发生[40]。当能量应激时,AMPK被激活,抑制mTOR,进而介导ULK1激活,促使自噬发生[41]。此外,低氧也可以诱导线粒体自噬。低氧可以诱导低氧诱导因子(HIF-1),进而增加BNIP3的表达。BNIP3是位于线粒体外膜的跨膜蛋白,可以破坏线粒体膜电位并和LC3作用,介导线粒体自噬[42,43]。

46.3 线粒体在肾脏病中的研究进展

46.3.1 先天性线粒体病的肾脏表现

广义的先天性线粒体病指任何直接或间接引起线粒体氧化磷酸化障碍的先天性疾病,包括线粒体 DNA 异常、核 DNA 异常、其他与线粒体 DNA 稳态相关的基因异常[44]。先天性线粒体病最常见的病变发生在中枢神经系统及骨骼肌,肾脏也往往存在一些异常表现,包括小管病变、间质性肾炎、囊肿性疾病或肾小球病变。其中,局灶性节段性肾小球硬化症(FSGS)最为常见[45]。在先天性线粒体病中,肾脏症状通常不会单独出现,而是作为多系统异常的一部分;在极少数情况下,患者是以肾功能首发异常而就诊。在临床中,如患者同时具有神经肌肉症状和肾脏异常,那么应警惕先天性线粒体病的可能。一般而言,先天性线粒体病起病较早,出生后数周至数年内起病[45]。

(1) 肾小管病变

范科尼(Fanconi)综合征被报道存在于一些线粒体病患儿中,如亚急性坏死性脑脊髓病(Leigh disease)、皮尔逊(Pearson)综合征等。更为常见的小管病变是仅涉及部分重吸收功能受损,如肾小管性酸中毒、氨基酸尿、葡萄糖尿、巴特(Bartter)综合征或以上几种的结合[44]。小管病变常常由于表现轻微,或被神经系统症状所覆盖,而无法被识别。突变的致病基因较为多变,既有来源于核 DNA,也有来源于线粒体 DNA,且临床表现也多种多样。目前发现 *BCS1L*、*UQCC2*、*FBXL4* 基因的突变,常常导致肾小管性酸中毒。此外,2 个家族性线粒体异常所致肾小管失调也有报道。第一个是由线粒体异亮氨酸 tRNA 基因突变所致,表现为低镁血症[46],该病的遗传模式遵循母系遗传,临床表现为低镁血症、高胆固醇血症或高血压。该家族母系成员,近一半的人血镁水平低,且伴有尿镁排泄增加和尿钙排泄减少。另一个是由 EHHADH 突变所致,表现为常染色体显性遗传的范科尼综合征,伴有明显的肾脏失磷和失碳酸氢盐[44]。

(2) 肾小球病变

目前已发现 2 种主要的线粒体异常导致的肾小球病变,分别继发于基因突变导致的辅酶 Q10 合成障碍以及线粒体 DNA 3 243 位点 A>G 碱基突变。肾小球病变可以单独存在,或作为全身多系统疾病的一部分。在大多数的病例中,患者表现为激素抵抗的蛋白尿或肾病综合征,伴或不伴有血尿,最终进展为慢性肾衰竭,而在肾活检中呈现为 FSGS 的病理表现,电镜下有时能看到足细胞中大量异常线粒体的存在。目前发现了 9 种基因异常导致辅酶 Q10 缺乏,而其中 *CoQ2*、*PDSS2*、*PDSS1*、*CoQ6* 和 *ADCK4* 这几种基因的突变和肾小球病变有关[47]。而 mtDNA 3 243 A>G 突变往往存在于线粒体脑肌病伴高乳酸血症和卒中样发作(MELAS)患者中,肾脏受累较少见[48]。80% 肾脏受累的患者存在一定程度的耳聋,因此常和 Alport 综合征混淆,在临床上需加以鉴别。对由辅酶 Q10 合成障碍导致病变,早期识别是具有重要意义的,因为一部分患者对口服补充辅酶 Q10 具有良好的反应性,对这部分患者给予早期诊断、早期治疗,可能预防将来出现的不可逆病变[44]。

46.3.2 其他

(1) 急性肾损伤

近端肾小管是 AKI 的主要损伤部位,而近段肾小管又是线粒体最为丰富、线粒体功能最为活跃的部位,因此很多研究关注了近段肾小管线粒体代谢在 AKI 中的作用。在多种 AKI 后,均观察到近端肾小管内线粒体形态发生明显变化,如线粒体肿胀、线粒体嵴扁平、线粒体碎片化[49];与此同时,在 AKI 小鼠模型中,发现肾脏 ATP 含量减少、活性氧自由基增加、细胞色素 c 释放增加等[44]。在多种 AKI 动物模型中,均观察到线粒体相关蛋白表达降低、线粒体功能紊乱[44,50]。

此外,AKI 中经常观察到线粒体的断裂或碎片化,提示线粒体的动态变化参与了肾脏损伤。有研究发现 AKI 时,线粒体动力相关蛋白 DRP1 移位到线粒体外膜[51],而 DRP1 的激活可以进一步促进线粒体分裂和凋亡[52]。DRP1 的抑制剂 Mdivi-1 通过抑制线粒体分裂,减轻了急性肾损伤的严重程度[51]。特异性敲除小鼠肾小管上皮细胞中的 *DRP1* 基因后,对缺血再灌注所造成的肾脏损伤有保护性作用,敲除小鼠与野生型小鼠相比,肾脏损伤程度、炎症反应、氧化应激水平等均明显减轻[53],提示 DRP1 介导的线粒体分裂是促进急性肾损伤的重要机制之一。

正常情况下,受损的线粒体不断被机体清除,而新的线粒体不断生成,从而维持线粒体数目的稳定。PGC-1α是目前已知的促进线粒体生成的主要蛋白。作为一种转录共激活因子,PGC-1α可以激活PPARγ等转录因子,调节线粒体相关蛋白的转录合成。在AKI小鼠模型中,PGC-1α的表达受到抑制,而肾脏损伤修复后,PGC-1α的表达又有所恢复[50]。在脓毒性急性肾损伤小鼠模型中,*PGC-1α*敲除小鼠血尿素氮更高,肾脏损伤更重[54];而体外培养的肾小管上皮PGC-1α过表达后,氧化损伤减轻。有研究发现,长效肾上腺素β受体激动剂福莫特罗可通过诱导PGC-1α的表达来减轻AKI[55]。PGC-1α对于AKI的保护机制尚不完全清楚。帕里克(Parikh)团队研究发现,肾小管上皮特异性过表达PGC-1α的转基因小鼠对多种AKI模型均具有一定抵抗能力,表现为更高的生存率和更好的肾功能、肾小管损伤减轻以及肾脏灌注良好。而该转基因小鼠合成NAD的通路均明显升高,脂肪酸代谢增加,提示PGC-1α的肾脏保护作用与促进NAD合成代谢相关[56]。综上所述,这些研究表明PGC-1α对于AKI肾功能的恢复是至关重要的。

SIRT3是线粒体特异性去乙酰化酶,和线粒体功能密切相关,对线粒体电子传递链、ATP生成、脂肪酸β氧化等都有正性作用。在AKI小鼠模型中,近端肾小管上皮细胞内SIRT3的减少和肾功能的恶化及小管的损伤程度相关。在体外培养的肾小管上皮细胞中,顺铂诱导的损伤可以被SIRT3过表达所缓解[57],而SIRT3敲除可以进一步加重顺铂诱导的AKI动物模型[58]。

研究发现,线粒体自噬在缺血性急性肾损伤中被激活。当特异性敲除近端肾小管中的自噬调节因子*ATG7*和*ATG5*后,肾脏损伤加重,氧自由基生成增多,细胞凋亡增加[59,60]。在缺血性急性肾损伤中,近端肾小管PINK1/Parkin介导的线粒体自噬水平升高,而特异性敲除*Pink1*后,自噬水平下降,肾小管损伤加重,炎症反应加重[61,62]。这些结果都提示我们线粒体自噬可以减轻AKI的严重程度。

此外,有研究提示,线粒体损伤不仅参与AKI的进程,决定了AKI的严重程度,也决定损伤后近端肾小管上皮再生修复的能力。AKI时线粒体功能受抑,细胞通过提高糖酵解能力来代偿;在修复再生期,如果线粒体功能恢复良好,那么肾小管上皮得以修复,如果线粒体功能持续受抑,形成不可逆转的损伤,那么肾小管将生长停滞,逐渐萎缩[49]。

近年来,线粒体损伤和炎症的关系备受关注。在AKI中,炎症激活是很常见的病理生理现象。AKI中的炎症反应并不是由外源性病原微生物激活的,而是由内源性物质引发的。cGAS-STING通路可以感知细胞内释放出的DNA并诱发免疫反应。有研究团队发现在顺铂诱导的AKI模型中,线粒体受损,线粒体DNA得以泄漏到胞质中,激活cGAS-STING通路,诱发炎症反应,加重肾脏损伤。*STING*敲除小鼠在给予顺铂后,肾脏损伤程度较野生型对照小鼠明显减轻,炎症反应大大减弱。同样,体外培养的肾小管上皮细胞也证实了上述现象[63]。

(2)常染色体显性遗传多囊肾脏病

常染色体显性遗传多囊肾脏病(autosomal dominant polycystic kidney disease, ADPKD)是一种很常见的肾脏遗传性疾病,也是导致终末期肾病的主要病因之一。该病是由*PKD1*或*PKD2*基因突变导致的。主要表现为双侧肾脏数量不等的、不断进展的囊肿形成及肾功能恶化。囊肿形成和生长的具体机制尚不明确,但最近的一系列研究提示线粒体代谢的异常具有重要作用。囊壁细胞的代谢行为和肿瘤细胞具有很多相似性,它们都表现为"Warburg效应",即在有氧的情况下,细胞优先将葡萄糖通过糖酵解方式转化为乳酸,而非进入三羧酸循环[64]。有研究者通过比较*PKD1*突变的多囊肾患者和对照组的肾脏转录组表达差异,发现氧化磷酸化相关通路明显降低[65]。此外,在*PKD1*突变动物模型中,肾脏细胞的耗氧率是明显低于对照组的[66]。与此同时,在PKD细胞及动物模型中,核编码的线粒体基因及调控线粒体再生的基因均显著下降[65]。PPARα、PGC-1α是和脂肪酸氧化以及氧化磷酸化的调节因子,在ADPKD模型中,这2种蛋白的表达均在囊壁细胞内受到抑制[67,68]。

除了线粒体功能的改变,囊壁细胞线粒体的结构也明显异常。南岳(Nangaku)团队利用透射电镜观察了2种ADPDK动物模型肾脏中的线粒体,第1种模型为快速进展的Ksp-Cre PKD1flox/flox小鼠,第2种为缓慢进展的Han:SPRD Cy(Cy/+)大鼠。这2种模型的囊肿囊壁细胞内线粒体肿胀,线粒体嵴消失,线粒体分裂增多,并且线粒体DNA拷贝数也随病程进展而逐步减少。PGC-1α是线粒体再生的主要调节因子,该团队也发现ADPKD动物模型中肾脏 PGC-1α 表达量明显减低。同样地，体外培养 ADPKD 患肾分离出的囊壁细胞也呈现出异常的线粒体形态及线粒体 DNA 缺乏[69]。该团队推测线粒体功能的异常导致了氧化应激增加，从而启动疾病发生、发展，因此他们在体外培养的囊壁细胞中加入了线粒体特异性抗氧化剂 MitoQ，该药物在减少过氧化物的同时降低了细胞的增殖速率，进一步验证了他们的猜想。也有研究者发现在 ADPKD 小鼠模型中，肾脏线粒体碎片化，与之相伴的是促分裂蛋白 DRP1 的表达升高，而使用 DRP1 抑制剂 Mdivi-1 可以减轻囊肿病变，延缓疾病进展[70]。

基于上述观察性的研究，哈斯（Haase）等通过特异性敲除小鼠肾脏上皮细胞 *TFAM* 基因，构建了肾脏上皮细胞线粒体损伤的模型。TFAM 是促进线粒体 DNA 复制和转录的重要转录因子，其基因敲除导致肾脏上皮细胞内线粒体含量减少，线粒体结构紊乱，多个电子传递链蛋白质缺失，细胞氧化磷酸化水平降低。而在 *ADPKD* 患者和小鼠模型中，也均发现 TFAM 和相关电子传递链蛋白质在囊壁细胞中明显减少。该团队发现 TFAM 敲除小鼠呈多囊肾的表型，肾脏正常结构消失，并由随着年龄增长而增大、增多的囊肿代替，肾功能逐步恶化，小鼠寿命显著缩短[71]。该研究更为直观地阐明了线粒体异常可能是多囊肾的病因之一。

另一项研究发现 miRNA-17 在多个多囊肾模型中表达增加，且其表达量与疾病严重程度相关，与此同时，RNA-seq 结果显示与线粒体代谢相关的通路均在多囊肾模型中降低，尤其是 PPARα；将 *miRNA-17* 敲除后，多囊肾明显减轻，生存率大大提高，线粒体通路的异常也得到了纠正，提示 miRNA-17 通过抑制线粒体代谢而促进囊肿发生、发展；*Pparα* 敲除加速了多囊肾模型的疾病进展，而使用了 PPARα 激动剂可以改善多囊肾小鼠的表型，从而进一步证明线粒体代谢异常在多囊肾疾病发展中的重要作用[72]。

（3）糖尿病肾病

糖尿病肾病中，活性氧自由基增多和高血糖状态均可以使线粒体代谢发生改变[73]，糖尿病肾病小鼠模型中，足细胞内线粒体分裂增多[74]。提示线粒体的动态变化在糖尿病肾病中发挥一定的作用。在体外培养的足细胞中，高糖培养基可以磷酸化 DRP1 特殊丝氨酸位点，使其向线粒体移位，进而增加线粒体分裂[75]。有研究发现，糖尿病肾病中 ROCK1 信号通路被激活，并磷酸化 DRP1，促进线粒体分裂，而 ROCK1 特异性敲除可以改善线粒体分裂并减轻肾脏损伤[76]。在 db/db 糖尿病模型中，特异性敲除足细胞内 *DRP1* 可以明显减轻糖尿病肾病的表型，包括白蛋白尿、系膜基质增宽及足突融合[75]。将 *DRP1* 第 600 位丝氨酸残基突变，使其无法被磷酸化，可以明显改善糖尿病肾病小鼠模型的病理表现及生化表现[77]。此外，使用 DRP1 的抑制剂 Mdivi-1 也可以保护足细胞，延缓糖尿病肾病进展。除了促分裂蛋白增加，融合蛋白的减少也参与了糖尿病肾病中的线粒体动态紊乱。糖尿病患者融合蛋白 MFN2 减少，肾脏过表达 MFN2 的大鼠，对 STZ 诱导的糖尿病肾病有一定的抵抗作用，表现为肾脏较对照组小，ROS 生成减少，病理改变减轻[78]。线粒体生成在糖尿病肾病中也有一定作用。在多种糖尿病肾病模型中，如 STZ 诱导的糖尿病大鼠、db/db 小鼠等，均观察到 PGC-1α 水平的显著下调[79]。在体外培养的人足细胞中，高糖可以抑制 PGC-1α 的表达[80]。而在体外培养的系膜细胞中特异性高表达 PGC-1α 可以改善高糖所致的系膜细胞损伤[79]。

（4）肾脏纤维化

肾脏纤维化是各种慢性肾脏损伤的终末期共同通路。因此线粒体功能失调对各种原发疾病中的恶化作用，都将加重肾脏最终的纤维化过程。此外，线粒体异常对于纤维化本身也有直接影响。达菲尔德（Duffield）团队于 2018 年发表的文章中，比较了轻度纤维化慢性肾脏病患者和严重纤维化慢性肾脏病患者肾脏的转录，发现严重纤维化的肾脏中线粒体氧化磷酸化相关的基因均明显下调，而糖酵解相关的基因明显上调。该现象在 UUO 小鼠肾脏分离出的间质细胞中同样得到了验证[81]，提示纤维化时肾脏间质细胞内线粒体功能受损。苏斯塔克（Susztak）团队同样分析了具有肾脏纤维化患者的肾脏标本，发现和线粒体相关的基因均明显下调，且线粒体相关基因的表达量与 eGFR 呈正相关。通过免疫组化，他们发现线粒体转录调节蛋白 TFAM 的表达量在纤维化肾脏的上皮细胞中明显减少。上述现象同样存在于不同方式诱导的小鼠肾纤维化模型中。因此，他们构建了远端肾小管上皮细胞 *TFAM* 敲除小鼠，这些小鼠肾脏中线粒体缺乏，且产生了明显的肾脏纤维化的表型，伴随大量炎症细胞浸润和氮质血症。随后他们进行了一系列机制探究，发现 *TFAM* 敲除的细胞质中有线粒体 DNA 的异常集聚,并激活了前述提及的 cGAS-STING 通路,诱发炎症反应。STING 的敲除减轻了小鼠肾脏纤维化的表型,提示肾脏中线粒体异常可以通过过度激活免疫系统而导致纤维化[82]。

肾脏小管细胞中 Notch 信号通路异常激活可以导致肾脏纤维化,且该小鼠模型已被广泛应用,成为研究肾纤维化的工具小鼠之一。有研究发现,Notch 异常激活使得肾脏中 PGC-1α 和脂肪酸氧化相关的基因表达减少,而在该小鼠中过表达 PGC-1α 可以增加肾脏中线粒体含量并减轻纤维化[83]。线粒体动态异常在肾脏纤维化中也有所研究。肾纤维化的患者和单侧输尿管阻塞(UUO)小鼠的肾脏间质细胞中,均观察到线粒体缩短变圆、分裂增加。DRP1 抑制剂 Mdivi-1 明显挽救了 UUO 小鼠肾脏的线粒体形态,改善了纤维化程度[84]。

46.4 总结与展望

线粒体的稳态对于肾脏正常生理功能至关重要。基因突变所导致的线粒体病可表现为肾脏结构和功能的异常,这提示临床医生在临床诊疗工作中需多加注意,予以鉴别。线粒体损伤也参与了多种急性和慢性肾脏病的发生、发展,对于疾病转归有一定影响。因此,以线粒体为靶点的药物也许会为肾脏病患者带来福音,这有待于我们更多的研究。

(关 楠 郝传明)

参考文献

1. DAUTREUX B, TOLEDANA M B. ROS as signalling molecules: mechanisms that generate specificity in ROS homeostasis [J]. Nat Rev Mol Cell Biol, 2007, 8(10): 813-824.
2. TORMOS K V, ANSO E, HAMANAKA R B, et al. Mitochondrial complex Ⅲ ROS regulate adipocyte differentiation [J]. Cell Metab, 2011, 14(4): 537-544.
3. WEINBERG S E, SINGER B D, STEINERT E M, et al. Mitochondrial complex Ⅲ is essential for suppressive function of regulatory T cells [J]. Nature, 2019, 565 (7740): 495-499.
4. OCONNOR P M. Renal oxygen delivery: matching delivery to metabolic demand [J]. Clin Exp Pharmacol Physiol, 2006, 33(10): 961-967.
5. GUAN Y, HAO C, CHA D R, et al. Thiazolidinediones expand body fluid volume through PPARgamma stimulation of ENaC-mediated renal salt absorption [J]. Nat Med, 2005, 11(8): 861-866.
6. BHARGAVA P, SCHNELLMANN R G. Mitochondrial energetics in the kidney [J]. Nat Rev Nephrol, 2017, 13(10): 629-646.
7. GAUTHERON D C. Mitochondrial oxidative phosphorylation and respiratory chain: review [J]. J Inherit Metab Dis, 1984, 7(Suppl 1): 57-61.
8. ROGATZKI M J, FERGUSON B S, GOODWIN M L, et al. Lactate is always the end product of glycolysis [J]. Front Neurosci, 2015, 9: 22.
9. KIM J W, TCHERNYSHYOV I, SEMENZA G L, et al. HIF-1-mediated expression of pyruvate dehydrogenase kinase: a metabolic switch required for cellular adaptation to hypoxia [J]. Cell Metab, 2006, 3(3): 177-185.
10. VANDER-HEIDEN M G, CANTLEY L C, THOMPSON C B. Understanding the warburg effect: the metabolic requirements of cell proliferation [J]. Science, 2009, 324(5930): 1029-1033.
11. SPENCER N Y, STANTON R C. The warburg effect, lactate, and nearly a century of trying to cure cancer [J]. Semin Nephrol, 2019, 39(4): 380-393.
12. SCARPULLA R C, VEGA R B, KELLY D P. Transcriptional integration of mitochondrial biogenesis [J]. Trends Endocrinol Metab, 2012, 23(9): 459-466.
13. SCARPULLA R C. Metabolic control of mitochondrial biogenesis through the PGC-1 family regulatory network [J]. Biochim Biophys Acta, 2011, 1813(7): 1269-1278.
14. SVENSSON K, SCHNYDER S, CARDEL B, et al. Loss of renal tubular PGC-1alpha exacerbates diet-induced renal steatosis and age-related urinary sodium excretion in mice [J]. PLoS One, 2016, 11(7): e0158716.
15. RASBACH K A, Schnellmann R G. PGC-1alpha overexpression promotes recovery from mitochondrial dysfunction and cell injury [J]. Biochem Biophys Res Commun, 2007, 355(3): 734-739.
16. HUANG P X, CHANDRA V, RASTINEJAD F. Structural overview of the nuclear receptor superfamily: insights into physiology and therapeutics [J]. Ann Rev Physiol, 2010, 72: 247-272.
17. VEGA R B, HUSS J M, KELLY D P. The coactivator PGC-1 cooperates with peroxisome proliferator-activated receptor alpha in transcriptional control of nuclear genes encoding mitochondrial fatty acid oxidation enzymes [J]. Mol Cell Biol, 2000, 20(5): 1868-1876.

模型中肾脏 PGC-1α 表达量明显减低。同样地，体外培养 ADPKD 患肾分离出的囊壁细胞也呈现出异常的线粒体形态及线粒体 DNA 缺乏[69]。该团队推测线粒体功能的异常导致了氧化应激增加，从而启动疾病发生、发展，因此他们在体外培养的囊壁细胞中加入了线粒体特异性抗氧化剂 MitoQ，该药物在减少过氧化物的同时降低了细胞的增殖速率，进一步验证了他们的猜想。也有研究者发现在 ADPKD 小鼠模型中，肾脏线粒体碎片化，与之相伴的是促分裂蛋白 DRP1 的表达升高，而使用 DRP1 抑制剂 Mdivi-1 可以减轻囊肿病变，延缓疾病进展[70]。

基于上述观察性的研究，哈斯（Haase）等通过特异性敲除小鼠肾脏上皮细胞 *TFAM* 基因，构建了肾脏上皮细胞线粒体损伤的模型。TFAM 是促进线粒体 DNA 复制和转录的重要转录因子，其基因敲除导致肾脏上皮细胞内线粒体含量减少，线粒体结构紊乱，多个电子传递链蛋白质缺失，细胞氧化磷酸化水平降低。而在 *ADPKD* 患者和小鼠模型中，也均发现 TFAM 和相关电子传递链蛋白质在囊壁细胞中明显减少。该团队发现 TFAM 敲除小鼠呈多囊肾的表型，肾脏正常结构消失，并由随着年龄增长而增大、增多的囊肿代替，肾功能逐步恶化，小鼠寿命显著缩短[71]。该研究更为直观地阐明了线粒体异常可能是多囊肾的病因之一。

另一项研究发现 miRNA-17 在多个多囊肾模型中表达增加，且其表达量与疾病严重程度相关，与此同时，RNA-seq 结果显示与线粒体代谢相关的通路均在多囊肾模型中降低，尤其是 PPARα；将 *miRNA-17* 敲除后，多囊肾明显减轻，生存率大大提高，线粒体通路的异常也得到了纠正，提示 miRNA-17 通过抑制线粒体代谢而促进囊肿发生、发展；*Pparα* 敲除加速了多囊肾模型的疾病进展，而使用了 PPARα 激动剂可以改善多囊肾小鼠的表型，从而进一步证明线粒体代谢异常在多囊肾疾病发展中的重要作用[72]。

（3）糖尿病肾病

糖尿病肾病中，活性氧自由基增多和高血糖状态均可以使线粒体代谢发生改变[73]，糖尿病肾病小鼠模型中，足细胞内线粒体分裂增多[74]。提示线粒体的动态变化在糖尿病肾病中发挥一定的作用。在体外培养的足细胞中，高糖培养基可以磷酸化 DRP1 特殊丝氨酸位点，使其向线粒体移位，进而增加线粒体分裂[75]。有研究发现，糖尿病肾病中 ROCK1 信号通路被激活，并磷酸化 DRP1，促进线粒体分裂，而 ROCK1 特异性敲除可以改善线粒体分裂并减轻肾脏损伤[76]。在 db/db 糖尿病模型中，特异性敲除足细胞内 *DRP1* 可以明显减轻糖尿病肾病的表型，包括白蛋白尿、系膜基质增宽及足突融合[75]。将 *DRP1* 第 600 位丝氨酸残基突变，使其无法被磷酸化，可以明显改善糖尿病肾病小鼠模型的病理表现及生化表现[77]。此外，使用 DRP1 的抑制剂 Mdivi-1 也可以保护足细胞，延缓糖尿病肾病进展。除了促分裂蛋白增加，融合蛋白的减少也参与了糖尿病肾病中的线粒体动态紊乱。糖尿病患者融合蛋白 MFN2 减少，肾脏过表达 MFN2 的大鼠，对 STZ 诱导的糖尿病肾病有一定的抵抗作用，表现为肾脏较对照组小，ROS 生成减少，病理改变减轻[78]。线粒体生成在糖尿病肾病中也有一定作用。在多种糖尿病肾病模型中，如 STZ 诱导的糖尿病大鼠、db/db 小鼠等，均观察到 PGC-1α 水平的显著下调[79]。在体外培养的人足细胞中，高糖可以抑制 PGC-1α 的表达[80]。而在体外培养的系膜细胞中特异性高表达 PGC-1α 可以改善高糖所致的系膜细胞损伤[79]。

（4）肾脏纤维化

肾脏纤维化是各种慢性肾脏损伤的终末期共同通路。因此线粒体功能失调对各种原发疾病中的恶化作用，都将加重肾脏最终的纤维化过程。此外，线粒体异常对于纤维化本身也有直接影响。达菲尔德（Duffield）团队于 2018 年发表的文章中，比较了轻度纤维化慢性肾脏病患者和严重纤维化慢性肾脏病患者肾脏的转录，发现严重纤维化的肾脏中线粒体氧化磷酸化相关的基因均明显下调，而糖酵解相关的基因明显上调。该现象在 UUO 小鼠肾脏分离出的间质细胞中同样得到了验证[81]，提示纤维化时肾脏间质细胞内线粒体功能受损。苏斯塔克（Susztak）团队同样分析了具有肾脏纤维化患者的肾脏标本，发现和线粒体相关的基因均明显下调，且线粒体相关基因的表达量与 eGFR 呈正相关。通过免疫组化，他们发现线粒体转录调节蛋白 TFAM 的表达量在纤维化肾脏的上皮细胞中明显减少。上述现象同样存在于不同方式诱导的小鼠肾纤维化模型中。因此，他们构建了远端肾小管上皮细胞 *TFAM* 敲除小鼠，这些小鼠肾脏中线粒体缺乏，且产生了明显的肾脏纤维化的表型，伴随大量炎症细胞浸润和氮质血症。随后他们进行了一系列机制探究，发现 TFAM 敲除的细胞质中有线粒体 DNA 的异常集聚,并激活了前述提及的 cGAS-STING 通路,诱发炎症反应。*STING* 的敲除减轻了小鼠肾脏纤维化的表型,提示肾脏中线粒体异常可以通过过度激活免疫系统而导致纤维化[82]。

肾脏小管细胞中 Notch 信号通路异常激活可以导致肾脏纤维化,且该小鼠模型已被广泛应用,成为研究肾纤维化的工具小鼠之一。有研究发现,Notch 异常激活使得肾脏中 PGC-1α 和脂肪酸氧化相关的基因表达减少,而在该小鼠中过表达 PGC-1α 可以增加肾脏中线粒体含量并减轻纤维化[83]。线粒体动态异常在肾脏纤维化中也有所研究。肾纤维化的患者和单侧输尿管阻塞(UUO)小鼠的肾脏间质细胞中,均观察到线粒体缩短变圆、分裂增加。DRP1 抑制剂 Mdivi-1 明显挽救了 UUO 小鼠肾脏的线粒体形态,改善了纤维化程度[84]。

46.4　总结与展望

线粒体的稳态对于肾脏正常生理功能至关重要。基因突变所导致的线粒体病可表现为肾脏结构和功能的异常,这提示临床医生在临床诊疗工作中需多加注意,予以鉴别。线粒体损伤也参与了多种急性和慢性肾脏病的发生、发展,对于疾病转归有一定影响。因此,以线粒体为靶点的药物也许会为肾脏病患者带来福音,这有待于我们更多的研究。

（关　楠　郝传明）

参考文献

1. DAUTREUX B, TOLEDANA M B. ROS as signalling molecules: mechanisms that generate specificity in ROS homeostasis [J]. Nat Rev Mol Cell Biol, 2007, 8(10): 813-824.
2. TORMOS K V, ANSO E, HAMANAKA R B, et al. Mitochondrial complex Ⅲ ROS regulate adipocyte differentiation [J]. Cell Metab, 2011, 14(5): 537-544.
3. WEINBERG S E, SINGER B D, STEINERT E M, et al. Mitochondrial complex Ⅲ is essential for suppressive function of regulatory T cells [J]. Nature, 2019, 565(7740): 495-499.
4. OCONNOR P M. Renal oxygen delivery: matching delivery to metabolic demand [J]. Clin Exp Pharmacol Physiol, 2006, 33(10): 961-967.
5. GUAN Y, HAO C, CHA D R, et al. Thiazolidinediones expand body fluid volume through PPARgamma stimulation of ENaC-mediated renal salt absorption [J]. Nat Med, 2005, 11(8): 861-866.
6. BHARGAVA P, SCHNELLMANN R G. Mitochondrial energetics in the kidney [J]. Nat Rev Nephrol, 2017, 13(10): 629-646.
7. GAUTHERON D C. Mitochondrial oxidative phosphorylation and respiratory chain: review [J]. J Inherit Metab Dis, 1984, 7(Suppl 1): 57-61.
8. ROGATZKI M J, FERGUSON B S, GOODWIN M L, et al. Lactate is always the end product of glycolysis [J]. Front Neurosci, 2015, 9: 22.
9. KIM J W, TCHERNYSHYOV I, SEMENZA G L, et al. HIF-1-mediated expression of pyruvate dehydrogenase kinase: a metabolic switch required for cellular adaptation to hypoxia [J]. Cell Metab, 2006, 3(3): 177-185.
10. VANDER-HEIDEN M G, CANTLEY L C, THOMPSON C B. Understanding the warburg effect: the metabolic requirements of cell proliferation [J]. Science, 2009, 324(5930): 1029-1033.
11. SPENCER N Y, STANTON R C. The warburg effect, lactate, and nearly a century of trying to cure cancer [J]. Semin Nephrol, 2019, 39(4): 380-393.
12. SCARPULLA R C, VEGA R B, KELLY D P. Transcriptional integration of mitochondrial biogenesis [J]. Trends Endocrinol Metab, 2012, 23(9): 459-466.
13. SCARPULLA R C. Metabolic control of mitochondrial biogenesis through the PGC-1 family regulatory network [J]. Biochim Biophys Acta, 2011, 1813(7): 1269-1278.
14. SVENSSON K, SCHNYDER S, CARDEL B, et al. Loss of renal tubular PGC-1alpha exacerbates diet-induced renal steatosis and age-related urinary sodium excretion in mice [J]. PLoS One, 2016, 11(7): e0158716.
15. RASBACH K A, Schnellmann R G. PGC-1alpha overexpression promotes recovery from mitochondrial dysfunction and cell injury [J]. Biochem Biophys Res Commun, 2007, 355(3): 734-739.
16. HUANG P X, CHANDRA V, RASTINEJAD F. Structural overview of the nuclear receptor superfamily: insights into physiology and therapeutics [J]. Ann Rev Physiol, 2010, 72: 247-272.
17. VEGA R B, HUSS J M, KELLY D P. The coactivator PGC-1 cooperates with peroxisome proliferator-activated receptor alpha in transcriptional control of nuclear genes encoding mitochondrial fatty acid oxidation enzymes [J]. Mol Cell Biol, 2000, 20(5): 1868-1876.

18. HUSS J M, KOPP R P, KELLY D P. Peroxisome proliferator-activated receptor coactivator-1alpha (PGC-1alpha) coactivates the cardiac-enriched nuclear receptors estrogen-related receptor-alpha and -gamma. Identification of novel leucine-rich interaction motif within PGC-1alpha [J]. J Biol Chem, 2002, 277(43): 40265-40274.
19. KANG I, CHU C T, KAUFMAN B A. The mitochondrial transcription factor TFAM in neurodegeneration: emerging evidence and mechanisms [J]. FEBS Lett, 2018, 592(5): 793-811.
20. PICCA A, LEZZA A M. Regulation of mitochondrial biogenesis through TFAM-mitochondrial DNA interactions: Useful insights from aging and calorie restriction studies [J]. Mitochondrion, 2015, 25: 67-75.
21. ALEXANDER C, VOTRUBA M, PESCH U E, et al. OPA1, encoding a dynamin-related GTPase, is mutated in autosomal dominant optic atrophy linked to chromosome 3q28 [J]. Nat Genet, 2000, 26(2): 211-215.
22. DELETTRE C, LENAERS G, GRIFFOIN J M, et al. Nuclear gene OPA1, encoding a mitochondrial dynamin-related protein, is mutated in dominant optic atrophy [J]. Nat Genet, 2000, 26(2): 207-210.
23. CHAN D C. Fusion and fission: interlinked processes critical for mitochondrial health [J]. Annu Rev Genet, 2012, 46: 265-287.
24. ROSSIGNOL R, GILKERSON R, AGGELER R, et al. Energy substrate modulates mitochondrial structure and oxidative capacity in cancer cells [J]. Cancer Res, 2004, 64(3): 985-993.
25. MISHRA P, CARELLI V, MANFREDI G, et al. Proteolytic cleavage of Opa1 stimulates mitochondrial inner membrane fusion and couples fusion to oxidative phosphorylation [J]. Cell Metab, 2014, 19(4): 630-641.
26. BERTHOLET A M, DELERUE T, MILLET A M, et al. Mitochondrial fusion/fission dynamics in neurodegeneration and neuronal plasticity [J]. Neurobiol Dis, 2016, 90: 3-19.
27. ROMANELLO V, SANDRI M. Mitochondrial quality control and muscle mass maintenance [J]. Front Physiol, 2015, 6: 422.
28. MOURIER A, MOTORI E, BRANDT T, et al. Mitofusin 2 is required to maintain mitochondrial coenzyme Q levels [J]. J Cell Biol, 2015, 208(4): 429-442.
29. LIESA M, SHIRIHAI O S. Mitochondrial dynamics in the regulation of nutrient utilization and energy expenditure [J]. Cell Metab, 2013, 17(4): 491-506.
30. MEARS J A, LACKNER L L, FANG S, et al. Conformational changes in dnm1 support a contractile mechanism for mitochondrial fission [J]. Nat Struct Mol Biol, 2011, 18(1): 20-26.
31. VA DER BLIEK A M, SHEN Q, KAWAJIRI S. Mechanisms of mitochondrial fission and fusion [J]. Cold Spring Harb Perspect Biol, 2013, 5(6): a011072.
32. EIYAMA A, OKAMOTO K. PINK1/Parkin-mediated mitophagy in mammalian cells [J]. Curr Opin Cell Biol, 2015, 33: 95-101.
33. GREENE A W, GRENIER K, AGUILETA M A, et al. Mitochondrial processing peptidase regulates PINK1 processing, import and Parkin recruitment [J]. EMBO Rep, 2012, 13(4): 378-385.
34. NARENDRA D P, JIN S M, TANAKA A, et al. PINK1 is selectively stabilized on impaired mitochondria to activate Parkin [J]. PLoS Biol, 2010, 8(1): e1000298.
35. VIVES-BAUZA C, ZHOU C, HUANG Y, et al. PINK1-dependent recruitment of Parkin to mitochondria in mitophagy [J]. Proc Natl Acad Sci USA, 2010, 107(1): 378-383.
36. MATSUDA N, SATO S, SHIBA K, et al. PINK1 stabilized by mitochondrial depolarization recruits Parkin to damaged mitochondria and activates latent parkin for mitophagy [J]. J Cell Biol, 2010, 189(2): 211-221.
37. TANAKA A, CLELAND M M, XU S, et al. Proteasome and p97 mediate mitophagy and degradation of mitofusins induced by Parkin [J]. J Cell Biol, 2010, 191(7): 1367-1380.
38. YOULE R J, NARENDRA D P. Mechanisms of mitophagy [J]. Nat Rev Mol Cell Biol, 2011, 12(1): 9-14.
39. SARRAF S A, RAMAN M, GUARANI-PEREIRA V, et al. Landscape of the PARKIN-dependent ubiquitylome in response to mitochondrial depolarization [J]. Nature, 2013, 496(7445): 372-376.
40. EGAN D F, SHACKELFORD D B, MIHAYLOVA M M, et al. Phosphorylation of ULK1 (hATG1) by AMP-activated protein kinase connects energy sensing to mitophagy [J]. Science, 2011, 331(6016): 456-461.
41. TOYAMA E Q, HERZIG S, COURCHET J, et al. Metabolism. AMP-activated protein kinase mediates mitochondrial fission in response to energy stress [J]. Science, 2016, 351(6270): 275-281.
42. ZHANG J, NEY P A. Role of BNIP3 and NIX in cell

death, autophagy, and mitophagy [J]. Cell Death Differ, 2009,16(7):939-946.

43. HANNA R A, QUINSAY M N, OROGO A M, et al. Microtubule-associated protein 1 light chain 3 (LC3) interacts with bnip3 protein to selectively remove endoplasmic reticulum and mitochondria via autophagy [J]. J Biol Chem, 2012,287(23):19094-19104.

44. EMMA F, MONTINI G, PARIKH S M, et al. Mitochondrial dysfunction in inherited renal disease and acute kidney injury [J]. Nat Rev Nephrol, 2016,12(5):267-280.

45. EMMA F, BERTINI E, SALVIATI L, et al. Renal involvement in mitochondrial cytopathies [J]. Pediatr Nephrol, 2012,27(4):539-550.

46. WILSON F H, HARIRI A, FARHI A, et al. A cluster of metabolic defects caused by mutation in a mitochondrial tRNA [J]. Science, 2004,306(5699):1190-1194.

47. SCHIJVENS A M, VAN DE KAR N C, BOOTSMA-ROBROEKS C M, et al. Mitochondrial disease and the kidney with a special focus on CoQ(10) deficiency [J]. Kidney Int Rep, 2020,5(12):2146-2159.

48. FINSTERER J, FRANK M. Renal involvement in MELAS [J]. Med Clin (Barc), 2017,149(7):314.

49. LAN R, GENG H, SINGHA P K, et al. Mitochondrial pathology and glycolytic shift during proximal tubule atrophy after ischemic AKI [J]. J Am Soc Nephrol, 2016,27(11):3356-3367.

50. FUNK J, SCHNELLMANN R G. Persistent disruption of mitochondrial homeostasis after acute kidney injury [J]. Am J Physiol Renal Physiol, 2012,302(7):F853-F864.

51. BROOKS C, WEI Q, CHO S G, et al. Regulation of mitochondrial dynamics in acute kidney injury in cell culture and rodent models [J]. J Clin Invest, 2009,119(5):1275-1285.

52. CHO S G, DU Q, HUANG S, et al. Drp1 dephosphorylation in ATP depletion-induced mitochondrial injury and tubular cell apoptosis [J]. Am J Physiol Renal Physiol, 2010,299(1):F199-F206.

53. PERRY H M, HUANG L, WILSON R J, et al. Dynamin-related protein 1 deficiency promotes recovery from AKI [J]. J Am Soc Nephrol, 2018,29(1):194-206.

54. TRAN M, TAM D, BARDIA A, et al. PGC-1α promotes recovery after acute kidney injury during systemic inflammation in mice [J]. J Clin Invest, 2011, 121(10):4003-4014.

55. JESINKEY S R, FUNK J A, STALLONS L J, et al. Formoterol restores mitochondrial and renal function after ischemia-reperfusion injury [J]. J Am Soc Nephrol, 2014,25(6):1157-1162.

56. TRAN M T, ZSENGELLER Z K, BERG A H, et al. PGC1α drives NAD biosynthesis linking oxidative metabolism to renal protection [J]. Nature, 2016,531(7595):528-532.

57. PERICO L, MORIGI M, BENIGNI A. Mitochondrial sirtuin 3 and renal diseases [J]. Nephron, 2016,134(1):14-19.

58. MORIGI M, PERICO L, ROTA C, et al. Sirtuin 3-dependent mitochondrial dynamic improvements protect against acute kidney injury [J]. J Clin Invest, 2015,125(2):715-726.

59. KAUSHAL G P. Autophagy protects proximal tubular cells from injury and apoptosis [J]. Kidney Int, 2012,82(12):1250-1253.

60. MEI S, LIVINGSTON M, HAO J, et al. Autophagy is activated to protect against endotoxic acute kidney injury [J]. Sci Rep, 2016,6:22171.

61. ZHAO C, CHEN Z, XU X, et al. Pink1/parkin-mediated mitophagy play a protective role in cisplatin induced renal tubular epithelial cells injury [J]. Exp Cell Res, 2017,350(2):390-397.

62. TANG C, HAN H, YAN M, et al. PINK1-PRKN/PARK2 pathway of mitophagy is activated to protect against renal ischemia-reperfusion injury [J]. Autophagy, 2018,14(5):880-897.

63. MAEKAWA H, INOUE T, OUCHI H, et al. Mitochondrial damage causes inflammation via cGAS-STING signaling in acute kidney injury [J]. Cell Rep, 2019,29(5):1261-1273.e6.

64. ROWE I, CHIARAVALLI M, MANNELLA V, et al. Defective glucose metabolism in polycystic kidney disease identifies a new therapeutic strategy [J]. Nat Med, 2013,19(4):488-493.

65. SONG X, DI GIOVANNI V, HE N, et al. Systems biology of autosomal dominant polycystic kidney disease (ADPKD): computational identification of gene expression pathways and integrated regulatory networks [J]. Hum Mol Genet, 2009,18(13):2328-2343.

66. PADOVANO V, KUO I Y, STAVOLA L K, et al. The polycystins are modulated by cellular oxygen-sensing pathways and regulate mitochondrial function [J]. Mol Biol Cell, 2017,28(2):261-269.

67. PODRINI C, CASSINA L, BOLETTA A. Metabolic reprogramming and the role of mitochondria in polycystic kidney disease [J]. Cell Signal, 2020, 67:109495.
68. LAKHIA R, YHESKEL M, FLATEN A, et al. PPARα agonist fenofibrate enhances fatty acid β-oxidation and attenuates polycystic kidney and liver disease in mice [J]. Am J Physiol Renal Physiol, 2018, 314(1):F122-F131.
69. ISHIMOTO Y, INAGI R, YOSHIHARA D, et al. Mitochondrial abnormality facilitates cyst formation in autosomal dominant polycystic kidney disease [J]. Mol Cell Biol, 2017, 37(24):e00337-17.
70. CASSINA L, CHIARAVALLI M, BOLETTA A. Increased mitochondrial fragmentation in polycystic kidney disease acts as a modifier of disease progression [J]. FASEB J, 2020, 34(5):6493-6507.
71. ISHII K, KOBAYASHI H, TAGUCHI K, et al. Kidney epithelial targeted mitochondrial transcription factor A deficiency results in progressive mitochondrial depletion associated with severe cystic disease [J]. Kidney Int, 2021, 99(3):657-670.
72. HAJARNIS S, LAKHIA R, YHESKEL M, et al. microRNA-17 family promotes polycystic kidney disease progression through modulation of mitochondrial metabolism [J]. Nat Commun, 2017, 8:14395.
73. FLEMMING N B, GALLO L A, WARD M S, et al. Tapping into mitochondria to find novel targets for diabetes complications [J]. Curr Drug Targets, 2016, 17(12):1341-1349.
74. COUGHLAN M T, NGUYEN T V, PENFOLD S A, et al. Mapping time-course mitochondrial adaptations in the kidney in experimental diabetes [J]. Clin Sci (Lond), 2016, 130(9):711-720.
75. AYANGA B A, BADAL S S, WANG Y, et al. Dynamin-related protein 1 deficiency improves mitochondrial fitness and protects against progression of diabetic nephropathy [J]. J Am Soc Nephrol, 2016, 27(9):2733-2747.
76. WANG W, WANG Y, LONG J, et al. Mitochondrial fission triggered by hyperglycemia is mediated by ROCK1 activation in podocytes and endothelial cells [J]. Cell Metab, 2012, 15(2):186-200.
77. GALVAN D L, LONG J, GREEN N, et al. Drp1S600 phosphorylation regulates mitochondrial fission and progression of nephropathy in diabetic mice [J]. J Clin Invest, 2019, 129(7):2807-2823.
78. TANG W X, WU W H, ZENG X X, et al. Early protective effect of mitofusion 2 overexpression in STZ-induced diabetic rat kidney [J]. Endocrine, 2012, 41(2):236-247.
79. GUO K, LU J, HUANG Y, et al. Protective role of PGC-1α in diabetic nephropathy is associated with the inhibition of ROS through mitochondrial dynamic remodeling [J]. PLoS One, 2015, 10(4):e0125176.
80. IMASAWA T, OBRE E, BELLANCE N, et al. High glucose repatterns human podocyte energy metabolism during differentiation and diabetic nephropathy [J]. FASEB J, 2017, 31(1):294-307.
81. LEMOS D R, MCMURDO M, KARACA G, et al. Interleukin-1β activates a MYC-dependent metabolic switch in kidney stromal cells necessary for progressive tubulointerstitial fibrosis [J]. J Am Soc Nephrol, 2018, 29(6):1690-1705.
82. CHUANG K W, DHILLON P, HUANG S, et al. Mitochondrial damage and activation of the STING pathway lead to renal inflammation and fibrosis [J]. Cell Metab, 2019, 30(4):784-799.e5.
83. HAN S H, WU M Y, NAM B Y, et al. PGC-1α protects from notch-induced kidney fibrosis development [J]. J Am Soc Nephrol, 2017, 28(11):3312-3322.
84. WANG Y, LU M, XIONG L, et al. Drp1-mediated mitochondrial fission promotes renal fibroblast activation and fibrogenesis [J]. Cell Death Dis, 2020, 11(1):29.

 朊粒蛋白在肾脏缺血再灌注损伤中的保护作用

47.1 概述
47.2 细胞朊粒蛋白及其生理功能
47.3 细胞朊粒蛋白在肾脏缺血再灌注中的保护作用

47.1 概述

正常细胞朊粒蛋白（cellular prion protein，PrP^C）是由 PRNP 基因编码的一种附着于细胞表面能结合铜离子的糖蛋白，主要存在于中枢神经系统，在其他外周器官包括肾脏也有少量表达[1]。源于 PrP^C 构象转变引起的错误折叠所致的羊瘙痒病朊粒蛋白（misfolded scrapie prion protein，PrP^{SC}）可引起一组人及其他哺乳动物的致死性朊粒病（又称朊病毒病）[2,3]。动物朊粒病包括羊瘙痒病、传染性水貂脑病、麋鹿和骡鹿慢性消耗病和牛海绵状脑病等。人类朊粒病既可是 PRNP 基因突变所致家族性的，还可以是外源感染性的，更多是未知原因的散发性的。人类朊粒病主要包括克-雅病（Creutzfeldt-Jakob disease）、库鲁病（Kuru disease）、格斯特曼综合征（Gerstmann syndrome）、致死性家族性失眠症（fatal familial insomnia）、变异性蛋白酶敏感朊粒病（variably protease-sensitive prionopathy，VPSPr）等[4]。目前对 PrP^C 的生理功能仍然知之甚少。虽然 PRNP 敲除（PRNP$^{-/-}$）小鼠未表现明显的生理生化改变和寿命异常[5]，但对各种应激如缺血、行为损伤或炎症更敏感，并表现出早衰特质[6]，提示 PrP^C 对维持正常机体功能是不可或缺的。已有研究表明，PrP^C 在神经元和非神经元细胞中均发挥重要生理功能，如细胞运输[7,8]、铜离子摄取[9]、细胞黏附[10]、信号转导[11]和神经元存活[12]等。同时，发现 PrP^C 可以通过抑制氧化应激保护神经元[13,14]。在体内局灶性脑缺血后，PrP^C 的表达上调，且与病变的严重程度呈正相关，PRNP$^{-/-}$ 小鼠的梗死面积明显大于野生型（WT）小鼠，而腺病毒介导的 PRNP 过表达可以减轻大鼠脑缺血性损伤并改善神经功能障碍[15—20]。这些发现均提示 PrP^C 在缺血性脑损伤中发挥保护作用。最近的一项体外研究报道，PrP^C 过表达可减少缺血再灌注（IR）引起的心肌细胞氧化应激和死亡，而 PrP^C 的缺失会增加氧化应激[21]。本课题组前期研究也发现 PRNP 敲除加重 IR 诱导的肾小管上皮细胞氧化应激及肾脏损伤[22]。由此可见，PrP^C 可通过抑制细胞的氧化应激，在中枢及外周组织的缺血再灌注损伤（IRI）中发挥保护作用。

47.2 细胞朊粒蛋白及其生理功能

PrP^C 的编码基因 PRNP 位于 20p13 染色体。该基因高度保守，由 3 个外显子组成，编码 253 个氨基酸序列，简称 PrP[23]。在这 253 个氨基酸中，残基 1～22 构成 N 端信号肽，而残基 232～253 构成 C 端疏水肽。PrP^C 分子在粗面内质网（ER）进行如下翻译后修饰：去除 N 信号肽和 C 末端疏水肽，在残基 N-181 和 N-197 处添加 N-连接聚糖，在残基 C-179 和 C-214 之间形成二硫键，并在残基 231 处添加糖基磷脂酰肌醇锚（glycosylphosphatidyl inositol anchor，GPI 锚）。经过内质网合成和修饰后，由 209 个氨基酸组成的成熟 PrP^C 通过高尔基体转运到细胞膜上。残基 23～124 形成柔性 N 末端结构

域,而残基125~228构成球形结构域。组装后三级结构由3个α螺旋、1个反平行的β折叠和1个C末端结构域组成[24,25]。N末端包含形成八肽重复区域的8个富含甘氨酸的残基(PHGGGWGQ),重复5~6个。该八肽重复序列可与Cu(Ⅱ)及其他2价阳离子[26-28]结合,被认为是朊粒蛋白(PrP)抑制氧化应激的重要机制[29-31]。

PrP^C主要位于细胞膜上,借助C末端的GPI将其锚定至细胞外质膜的脂质筏(lipid rafts)上。PrP^C在中枢神经系统表达丰度最高,也广泛分布于中枢以外的多种组织中,包括心脏、肌肉、淋巴组织、肾脏、胃肠道、皮肤和内皮组织等[32-36]。在中枢神经系统,PrP^C不仅在神经元有表达,在神经胶质细胞也适度表达[37,38]。PrP^C的数量在突触前和突触后神经元相近。此外,PrP^C在中枢神经系统的表达还具有区域特异性[39,40],主要表达包括嗅球、纹状体、海马和前额叶皮质在内的特定区域。在小鼠CA1和海马齿状回中采用电子显微镜进行的定量超微结构研究显示,朊粒蛋白主要定位于分泌途径,且优先选择内体和质膜。在新皮层,海马和丘脑神经元的胞质中也发现了PrP^C,但小脑神经元的胞质中不存在PrP^C。另有研究表明,在胞质溶胶中表达的PrP^C具有神经毒性,且可能与朊粒病相关[41]。在中枢神经系统内可观察到PrP^C与多巴胺能神经元共定位,表明其参与多巴胺的稳态构成,并可能在朊粒病的发病过程中起一定作用[42]。

PrP^C的生理功能目前尚未完全阐明。对PrP^C及其功能的有限了解来自使用动物模型进行的研究、体外实验以及流行病学研究。PrP^C可与Cu(Ⅱ)高亲和力结合,是一种运铜蛋白,也被认为是一种抗氧化剂,可减少细胞中的活性氧[29,30]。此外,在肾脏,PrP^C通过介导铁离子内吞,促进肾小管上皮重吸收铁离子,发挥铁还原酶作用[43]。福特(Ford)及其团队[44]发现,在γ-氨基丁酸(γ-aminobutyric acid,GABA)能神经元中PrP^C高表达,在去甲肾上腺能、谷氨酸能、胆碱能和血清素能神经元中也存在一定水平的表达,表明PrP^C参与神经传递过程。PrP^C锚定在细胞膜脂质筏上,参与细胞间连接和信号转导[4,29]。PrP^C可与层粘连蛋白(一种结构性基底膜糖蛋白)相互作用,从而有助于调节神经组织的形成[45]。也有研究发现PrP^C在肠上皮是桥粒的组成成分[46],在肾脏与闭锁小带(zonula occludens,ZO)-1共同构成小管上皮间紧密连接[43]。脂质筏是细胞膜上富含胆固醇和鞘磷脂的脂质有序结构域,可富集许多参与细胞内信号转导的蛋白质,形成信号分子复合体。在神经元和肿瘤细胞均发现PrP^C可与细胞膜上表皮生长因子受体(EGFR)相互结合,形成EGFR信号分子复合体,调节下游的细胞外信号调节激酶1/2(ERK1/2)和蛋白激酶(Akt)信号通路,促进细胞增殖[47,48]。此外,PrP^C还是整个神经生发过程中细胞分化和神经元前体增殖的积极调节剂[48]。有些研究提示$PRNP^{-/-}$小鼠未表现出明显的异常发育表型。然而,也有研究发现$PRNP^{-/-}$小鼠一些神经系统异常,如昼夜节律失调、认知和嗅觉缺陷以及免疫学改变。此外,据报道$PRNP^{-/-}$小鼠可出现核因子-κB(NF-κB)水平升高,铜/锌超氧化物歧化酶(Cu/Zn SOD)活性水平降低和p53活性降低[49];PrP^C可通过上调P-糖蛋白增强肿瘤细胞耐药性,从而增加胃癌风险[50,51],提示PrP^C在肿瘤发生中也可能发挥一定的作用。

47.3 细胞朊粒蛋白在肾脏缺血再灌注中的保护作用

IR是急性肾损伤(AKI)的主要原因。各种临床情况如肾移植、肾动脉重建、心脏骤停和休克等均可造成肾脏IRI而导致AKI。肾脏IRI的主要特征是急性肾小管损害,表现为刷状缘缺失,肾小管上皮扩张或空化、凋亡以及坏死[52]。肾脏IRI是一个复杂的病理生理过程。肾血流量的严重减少引起ATP消耗,导致细胞损伤,进而无法维持跨细胞膜的生理离子梯度。损伤的严重程度取决于局部缺血的持续时间和随后灌注恢复情况。然而,血流恢复本身也会造成进一步的组织损伤。含氧血液的再灌注导致氧自由基的产生,进而引起脂质过氧化,多糖解聚和脱氧核糖核苷酸降解;受损的内皮细胞肿胀并释放血管收缩剂导致血管平滑肌细胞无法松弛、血管渗透性增加,白细胞和血小板被捕获并积聚在微循环和组织中,导致灌注的逐渐丧失和进一步的组织损伤[53,54]。为了证实朊粒蛋白在肾脏IRI和损伤后修复过程中的作用,我们应用WT和$PRNP^{-/-}$小鼠双侧IR(缺血30 min,再灌注1、2和3天)以及单侧肾IR(缺血45 min,再灌注3、7、14或30天)模型,比较分析肾功能、肾小管损伤以及小管间质纤维化改变。

氧化应激是IR诱导AKI重要机制,阐明氧化剂/抗氧化剂平衡相关的因素有助于进一步理解AKI的发病机制。我们在WT和$PRNP^{-/-}$小鼠双侧IR的研究中发现PrP^C与氧化应激、线粒体呼吸链复合物和ERK信号通路相关。在WT小鼠,IR诱导PrP^C高表达(再灌注后第2天尤甚);而$PRNP^{-/-}$与WT小鼠相比,血清肌酐水平更高,肾脏损害更严重,硝基酪氨酸和羧甲基赖氨酸(carboxymethyl lysine,CML)的免疫染色强度更高而线粒体呼吸链复合物Ⅰ和Ⅲ显著降低。免疫印迹(Western blot)分析显示,$PRNP^{-/-}$与WT小鼠IRI后第1天肾脏中血红素加氧酶(heme oxygenase,HO)-1水平均显著增加;在再灌注后第2天和第3天,WT小鼠肾脏中HO-1减少至与假手术小鼠相似的水平;然而,尽管$PRNP^{-/-}$小鼠肾脏中HO-1水平在再灌注后第2天和第3天也有所减少,但仍显著高于WT小鼠。有趣的是,免疫组化结果提示HO-1表达量在$PRNP^{-/-}$与WT小鼠IR后显著升高,而在$PRNP^{-/-}$小鼠表达量显著低于WT小鼠。进一步研究发现,在WT小鼠IR后ERK磷酸化程度逐步持续升高,而在$PRNP^{-/-}$小鼠,胞外信号调节激酶(extracellular signal-regulated kinase,ERK)磷酸化程度在再灌注后的第1天迅速升高(高于WT小鼠),第2天短暂减低(低于WT小鼠),第3天又升高(与WT小鼠相当)。我们在WT和$PRNP^{-/-}$小鼠单侧肾IR的研究中发现$PRNP^{-/-}$小鼠与WT小鼠相比,在肾脏损伤后更早出现纤维化($PRNP^{-/-}$小鼠再灌注后第3天即出现肾小管间质纤维化,而WT小鼠在第7天才出现相似程度的纤维化),随着再灌注时间延长,$PRNP^{-/-}$小鼠表现出更严重的肾小管间质纤维化(数据未发表)。为了进一步阐明PrP^C发挥肾脏保护作用的分子机制,我们在肾双侧IR后的第2天,提取肾脏组织蛋白,进行蛋白质组学分析发现WT小鼠IR后,在急性损伤的后期(再灌注后48 h),EGFR、DNA损伤修复因子——复制蛋白A(replication protein A,RPA)、微小染色体维持蛋白(minichromosome maintenance,MCM)2、4、6和细胞周期调节蛋白——周期蛋白依赖性激酶(CDK)1、2表达量显著升高,而在$PRNP^{-/-}$小鼠,EGFR进一步升高,但是RPA、MCM、CDK水平却明显降低(数据未发表)。这些发现提示PrP^C在肾脏IRI中的作用及其可能涉及的信号转导途径等若干问题。

HO-1是一种限速酶,可催化血红素降解为胆绿素并最终降解为胆红素,在此过程中释放一氧化碳和游离铁[55,56]。在近端肾小管细胞,氧化应激上调并激活HO-1[57,58],活化的HO-1具有细胞保护和抗感染作用[57-59]。HO-1是肾小管上皮抗氧应激的重要分子,HO-1缺乏患者的肾小管上皮细胞氧化应激产物高级糖基化产物CML和戊糖苷含量显著升高[60]。对于我们研究中出现的免疫印迹(Western blot)和免疫组织化学结果相反的现象,目前尚无明确解释。但不能排除免疫印迹法可同时检测到失活和活化的HO-1,而免疫组织化学仅能检测到活化的HO-1,由此推测PrP^C可能参与HO-1的激活。PrP^C缺失无法有效激活HO-1来抑制氧化应激损伤,因此$PRNP^{-/-}$小鼠表现出更严重的肾功能障碍和结构损伤。我们的研究也证实$PRNP^{-/-}$小鼠氧化应激反应更严重。这些结果均提示,PrP^C的肾脏保护作用与其抗氧化应激功能密切相关。

线粒体是氧化应激反应的主要部位[61]。线粒体电子传递系统异常导致超氧化物阴离子的形成,进而引起SOD增加和过氧化氢的产生[62,63]。有人提出过氧化物阴离子增加和过氧化氢的产生是由于通过线粒体呼吸链的电子流减少,特别是线粒体呼吸链复合物Ⅰ(CⅠ)或复合物Ⅲ(CⅢ)的抑制[64]。此外,线粒体CⅢ是呼吸链中超氧化物产生的主要部位之一[65]。我们研究发现,肾IRI降低了WT和$PRNP^{-/-}$小鼠肾脏CⅠ、CⅡ和CⅢ的水平,$PRNP^{-/-}$小鼠CⅠ和CⅢ水平显著低于WT小鼠,而CⅡ的水平则显著高于WT小鼠。这一发现表明,$PRNP^{-/-}$小鼠肾IRI后的过度氧化应激反应与CⅠ和CⅢ下降有关。

近年来研究发现,PrP^C与EGFR及其下游ERK通路的调控密切相关。在神经元和肿瘤细胞均发现PrP^C可与细胞膜上EGFR相互结合,形成EGFR信号分子复合体,调节下游的ERK1/2和Akt信号通路,促进细胞增殖[47]。在神经和牙髓干细胞,PrP^C可促进EGFR激活,而EGFR通过负反馈调节抑制PrP^C表达[66]。在上皮细胞中,PrP^C在脂质筏支架reggie蛋白微域中聚簇,并激活跨膜衔接蛋白Src家族酪氨酸激酶,Src激酶活化是EGF激活EGFR所必需的,同时也介导细胞膜内吞,造成EGFR内化[67]。内化是EGFR通路的负反馈调节机制。为了防止持续的信号转导,EGFR与配体如EGF结合后,同时启动快速内化和溶酶体降解[68]。因此,PrP^C在EGFR信号通路的调控中发挥双向调节作用，一方面在细胞膜上与 EGFR 结合促进 EGFR 活化，另一方面促进其内化，以防 EGFR 过度激活，以此维持 EGFR 通路的平衡。我们的蛋白质组学研究结果也提示肾 IRI 后 WT 和 $PRNP^{-/-}$ 小鼠 EGFR 表达量均增加，$PRNP^{-/-}$ 小鼠增加程度高于 WT 小鼠。然而，PrP^C 和 EGFR 通路在肾脏 IR 中的作用还有待深入探讨。

ERK 是 EGFR 通路的重要下游分子之一。斯普迪(Spudich)等观察到，在 $PRNP^{-/-}$ 小鼠大脑缺血性损伤后 ERK1/2 迅速激活并导致神经元死亡[69]。然而，也有研究提示脑内注射 ERK1/2 的抑制剂可阻断过表达 PrP^C 在缺血性脑损伤中的保护作用[70]。这 2 项研究之间的差异可能表明 IRI 过程中，PrP^C 对 ERK 通路具有双向调控作用[71]。在肾脏，氧化剂可通过 ERK 通路引起线粒体功能障碍和坏死，肾毒性药物通过激活 ERK 介导肾上皮细胞的凋亡[72-76]。然而，ERK 通路的激活也加速了肾小管上皮细胞的修复，并抑制了 IRI 或单侧输尿管梗阻后纤维化的进展[55,77]。我们研究也发现 PrP^C 的过表达、EGFR/ERK 通路的改变主要发生在 IR 后 2 天，而 IR 后 2 天是肾脏损伤由急性向慢性化转变的转折点。由此我们推测 PrP^C 及其下游通路除了影响 IR 急性期损伤外，在 AKI 的慢性化转变中也发挥重要作用。我们应用单侧肾 IR 和单侧输尿管梗阻(UUO)模型也确实发现 $PRNP^{-/-}$ 小鼠与 WT 小鼠相比，在损伤后更易发生肾小管间质纤维化。同时，我们的蛋白质组学结果也提示 PrP^C 在肾 IRI 后的 DNA 修复中发挥重要作用。

肾小管是重吸收和分泌的主要场所，肾小管上皮细胞耗能和耗氧量极高，对缺血、缺氧、药物毒性等损伤因素极为敏感，是 AKI 发生时首要的损伤靶细胞，同时，肾小管上皮细胞又具有很强的自我修复能力。在未受损伤的肾脏中，大多数近端小管上皮处于休眠状态(细胞周期为 G_0 期)。而一旦受到损伤，受损的 DNA 会促发 DNA 损伤修复反应(DNA damage response, DDR)，唤醒细胞进入周期(G_1、S、G_2、M 期)以对抗损伤导致的凋亡、坏死，其中部分细胞会停滞在 G_2/M 期。这种细胞周期停滞是适应性的、可逆的，以便有时间修复受损的 DNA，防止 DNA 突变传播[78]。然而，当 DNA 修复不良，持久阻滞在 G_2/M 期的上皮细胞会释放纤维化细胞因子(如 TGF-β)等导致间质纤维化。因此，促进肾小管良性修复和再生、减轻肾小管损伤，是抑制 AKI 慢性化转归的重点。

越来越多的研究提示肾小管上皮细胞损伤后的非适应性修复反应(maladaptive renal injury responses)是导致慢性肾脏病(CKD)的关键环节，而 DDR 异常与肾小管非适应性修复密切相关。然而，DDR 调控机制并不清楚。为了保护基因组的完整性，细胞拥有一个称为 DDR 的精巧网络，检测 DNA 损伤，延迟细胞周期进程并促进 DNA 修复。如果 DNA 损伤完全修复，细胞将重新获得完整基因组以维持生命和功能；否则，未修复的 DNA 损伤会引起持续的 DDR 信号转导，使细胞周期停滞，最终导致细胞的非适应性修复。DDR 可以分为 3 个主要阶段：①DNA 损伤的"传感器"检测结构异常的 DNA 并启动信号转导反应。在哺乳动物细胞中已知的 DDR 传感器主要包括共济失调毛细血管扩张突变(ataxia-telangiectasia mutated, ATM)和 ATM-Rad3 相关(ATM and Rad3-related, ATR)激酶。②激活的 ATM/ATR 磷酸化"介体转导"蛋白激酶，如细胞周期检测点激酶(checkpoint kinase, CHK)，以放大 DDR 信号。③"介体转导"蛋白激酶磷酸化"效应子"如 CDK，引发决定细胞命运的多种机制，包括 DNA 修复、细胞周期 G_2/M 期停滞和细胞死亡等[79]。

多种损伤因素如 IR、顺铂和对比剂等均可导致肾小管上皮细胞 DNA 损伤[80]。2010 年，邦文特(Bonventre)及其团队首次报道肾脏损伤可激活 ATM 介导的 DDR，导致肾小管细胞停滞在 G_2 期，合成和分泌大量Ⅳ型胶原蛋白 α1(collagen type Ⅳ alpha 1, COL4A1)和 α-平滑肌肌动蛋白(α-SMA)。而阻断 ATM 通路，抑制 DDR，可以减轻 G_2/M 期停滞，抑制肾纤维化[81]。随后他们又发现 CKD 患者磷酸化的 ATR 和组蛋白变体 H2AX(phosphorylation of histone variant H2AX, γH2AX, DDR 重要的调节蛋白之一)表达量增加，且 ATR 的表达量与肾脏纤维化程度呈反比；特异性敲除近端肾小管的 ATR，反而诱导肾小管 G_2/M 期阻滞，导致非适应性修复，进而加重肾纤维化[82]。有学者发现 ATM 介导的 DDR 具有肾小管上皮细胞保护作用，而大量 γH2AX 则预示着严重的 DNA 损伤[83]。我们的研究也发现，WT 小鼠肾脏 IRI 后，DNA 修复相关因子 RPA、MCM2、MCM4、MCM6、CDK1、CDK2 表达量均显著升高。PRA 与单链 DNA 结合后可募集 ATR 到 DNA 损伤部位,将其磷酸化并激活[84]。激活的 ATR 可进一步活化 MCM 促进 DNA 修复[85]。而 CDK1、CDK2 是细胞周期重要调节蛋白[78]。这些证据均表明 IR 启动了 DDR 机制,这是肾脏的一种自我保护机制。然而,在 $PRNP^{-/-}$ 小鼠,该保护机制受到了抑制,这可能是其容易发生肾小管间质纤维化的原因。事实上,确有研究报道 PrP^C 高表达可以抑制顺铂诱导的肾小管上皮细胞 DDR 和细胞周期停滞[86]。CKD 患者血和脂肪间充质干细胞 PrP^C 水平均减低,而褪黑素(melatonin)、牛磺熊去氧胆酸(tauroursodeoxycholic acid,TUDCA)、低氧预处理可以通过提高 PrP^C 水平,增加 CDK2 表达量,促进细胞增殖[87]。然而,PrP^C 调节 DDR 的机制目前仍不明确。EGFR/ERK 通路是 DDR 的重要调控机制。激活 EGFR 通路可通过增加增殖细胞核抗原(proliferating cell nuclear antigen,PCNA)的表达,促进 DNA 修复和细胞增殖[88]。在乳腺癌细胞,低氧可通过激活 EGFR 通路,进而磷酸化 ATR、Chk1、γH2AX 诱导 DDR[89]。同时,γ射线也能通过激活 EGFR/ERK 通路,磷酸化 ATM、ATR、Chk1 和 Chk2,进而介导乳腺癌细胞 DDR 和 G_2/M 周期阻滞[90]。PrP^C 是否通过作用于 EGFR 及其下游通路进而调节肾小管上皮细胞 DDR 促进肾小管修复,是一个值得深入探讨的问题。

综上所述,PrP^C 在肾脏 IR 诱导的肾小管上皮细胞的损伤及修复过程中均发挥重要作用。在急性期,PrP^C 主要通过抑制细胞内氧化应激发挥保护作用;在慢性期,PrP^C 通过促进 DNA 修复,抑制细胞周期组织,进而抑制肾小管间质纤维化发生(图 47-1)。而我们的研究结果也提示 PrP^C 肾脏保护机制可能与其对 EGFR/ERK 通路的调节有关。然而,仍需要大量的研究来阐明 PrP^C 在肾脏病中的作用和机制,这不仅有利于拓展我们对肾脏病病理生理机制的认识,也有利于为改善 AKI 的长期预后提供新的干预靶点。

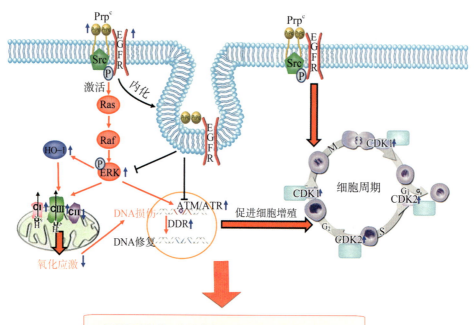

图 47-1 PrP^C 肾脏保护机制示意图

PrP^C 与 EGFR 形成信号分子复合物,一方面促进 EGFR/ERK 信号通路的激活,另一方面通过介导 EGFR 内化,抑制 EGFR 的持续过度激活,以此维持 EGFR 通路的稳定。IRI 诱导肾小管上皮细胞氧化应激,细胞 HO-1 表达下调,线粒体呼吸链复合物被抑制,超氧化物产生,而超氧化物可进一步引起 DNA 损伤。IR 同时诱导 PrP^C 表达上调,PrP^C 过表达可促进 EGFR/ERK 激活,EGFR 通路不但可以抑制氧化应激反应,还可以诱导 DNA 修复反应,促进 DNA 修复和增殖。同时,PrP^C 对 EGFR 通路的内化作用又避免了 EGFR/ERK 信号通路持续活化所导致的过度修复和纤维化。由此可见,IR 诱导 PrP^C 表达上调是肾小管上皮的自我保护机制,不但可以减轻细胞损伤,同时也减轻因过度修复所致的肾小管间质纤维化。

(宋娜娜　王泽瑞　邹文泉)

参考文献

1. KRETZSCHMAR H A, STOWRING L E, WESTAWAY D, et al. Molecular cloning of a human prion protein cDNA[J]. DNA, 1986, 5(4):315-324.
2. BOLTON D C, MCKINLEY M P, PRUSINER S B. Identification of a protein that purifies with the scrapie prion[J]. Science, 1982, 218(4579):1309-1311.
3. PRUSINER S B. Prions[J]. Proc Natl Acad Sci USA, 1998, 95(23):13363-13383.
4. DAS A S, ZOU W Q. Prions: beyond a single protein [J]. Clin Microbiol Rev, 2016, 29(3):633-658.
5. HIRSCH T Z, MARTIN-LANNERÉE S, MOUILLET-RICHARD S, et al. Functions of the prion protein[J]. Prog Mol Biol Transl Sci, 2017, 150:1-34.
6. BÜELER H, FISCHER M, LANG Y, et al. Normal development and behaviour of mice lacking the neuronal cell-surface PrP protein[J]. Nature, 1992, 356(6370):577-582.
7. STEELE A D, LINDQUIST S, AGUZZI A. The prion protein knockout mouse: a phenotype under challenge [J]. Prion, 2007, 1(2):83-93.
8. LEE K S, MAGALHÃES A C, ZANATA S M, et al. Internalization of mammalian fluorescent cellular prion protein and N-terminal deletion mutants in living cells [J]. J Neurochem, 2001, 79(1):79-87.
9. NEGRO A, BALLARIN C, BERTOLI A, et al. The metabolism and imaging in live cells of the bovine prion protein in its native form or carrying single amino acid substitutions[J]. Mol Cell Neurosci, 2001, 17(3):521-538.
10. PERERA W S, HOOPER N M. Ablation of the metal ion-induced endocytosis of the prion protein by diseaseassociated mutation of the octarepeat region[J]. Curr Biol, 2001, 11(7):519-523.
11. GRANER E, MERCADANTE A F, ZANATA S M, et al. Laminin-induced PC-12 cell differentiation is inhibited following laser inactivation of cellular prion protein[J]. FEBS Lett, 2000, 482(3):257-260.
12. MARTINS V R, GRANER E, GRACIA-ABREU J, et al. Complementaryhy-dropathy identifies a cellular prion protein receptor[J]. Nat Med, 1997, 3(12):1376-1382.
13. BOUNHAR Y, ZHANG Y, GOODYER C G, et al. Prion protein protects human neurons against Baxmediated apoptosis[J]. J Biol Chem, 2001, 276(42):39145-39149.
14. BROWN D R, WONG B S, HAFIZ F, et al. Normal prion protein has an activity like that of superoxide dismutase[J]. Biochem J, 1999, 344 Pt 1(Pt 1):1-5.
15. BROWN D R, NICHOLAS R S, CANEVARI L. Lack of prion protein expression results in a neuronal phenotype sensitive to stress[J]. J Neurosci Res, 2002, 67(2):211-224.
16. MCLENNAN N F, BRENNAN P M, McNEILL A, et al. Prion protein accumulation and neuroprotection in hypoxic brain damage[J]. Am J Pathol, 2004, 165(1):227-235.
17. SPUDICH A, FRIGG R, KILIC E, et al. Aggravation of ischemic brain injury by prion protein deficiency: role of ERK-1/-2 and STAT-1[J]. Neurobiol Dis, 2005, 20(2):442-449.
18. WEISE J, SANDAU R, SCHWARTING S, et al. Deletion of cellular prion protein results in reduced Akt activation, enhanced postischemic caspase-3 activation, and exacerbation of ischemic brain injury[J]. Stroke, 2006, 37(5):1296-1300.
19. MITSIOS N, SAKA M, KRUPINSKI J, et al. Cellular prion protein is increased in the plasma and peri-infarcted brain tissue after acute stroke[J]. J Neurosci. Res, 2007, 85(3):602-611.
20. STEELE A D, ZHOU Z, JACKSON W S, et al. Context dependent neuroprotective properties of prion protein (PrP)[J]. Prion, 2009, 3(4):240-249.
21. ZANETTI F, CARPI A, MENABÒ R, et al. The cellular prion protein counteracts cardiac oxidative stress [J]. Cardiovasc Res, 2014, 104(1):93-102.
22. ZHANG B, COWDEN D, ZHANG F, et al. Prion protein protects against renal ischemia/reperfusion injury [J]. PLoS One, 2015, 10(9):e0136923.
23. SPARKES R S, SIMON M, COHN V H, et al. Assignment of the human and mouse prion protein genes to homologous chromosomes[J]. PNAS, 1986, 83(19):7358-7362.
24. ZAHN R, LIU A, LÜHRS T, et al. NMR solution structure of the human prion protein[J]. PNAS, 2000, 97(1):145-150.
25. RIEK R, HORNEMANN S, WIDER G, et al. NMR structure of the mouse prion protein domain PrP(121-231)[J]. Nature, 1996, 382(6587):180-182.
26. BROWN D R, QIN K, HERMS J W, et al. The cellular prion protein binds copper in vivo[J]. Nature, 1997, 390(6661):684-687.
27. STÖCKEL J, SAFAR J, WALLACE A C, et al. Prion protein selectively binds copper (Ⅱ) ions [J].

Biochemistry, 1998,37(20):7185-7193.
28. VILES J H, COHEN F E, PRUSINER S B, et al. Copper binding to the prion protein: structural implications of four identical cooperative binding sites[J]. PNAS, 1999,96(5):2042-2047.
29. DAMBERGER F F, CHRISTEN B, PÉREZ D R, et al. Cellular prion protein conformation and function[J]. PNAS, 2011,108(42):17308-17313.
30. BROWN D R, CLIVE C, HASWELL S J. Antioxidant activity related to copper binding of native prion protein [J]. J Neurochem, 2001,76(1):69-76.
31. AGUZZI A, HEIKENWALDER M. Pathogenesis of prion diseases: current status and future outlook[J]. Nat Rev Microbiol, 2006,4(10):765-775.
32. BENDHEIM P E, BROWN H R, RUDELLI R D, et al. Nearly ubiquitous tissue distribution of the scrapie agent precursor protein [J]. Neurology, 1992, 42 (1): 149-156.
33. HARAGUCHI T, FISHER S, OLOFSSON S, et al. Asparagine-linked glycosylation of the scrapie and cellular prion proteins[J]. Arch Biochem Biophys, 1989,274(1):1-13.
34. HARRIS D A. Trafficking, turnover and membrane topology of PrP[J]. Br Med Bull, 2003,66:71-85.
35. TURK E, TEPLOW D B, HOOD L E, et al. Purification and properties of the cellular and scrapie hamster prion proteins[J]. Eur J Biochem, 1988, 176(1):21-30.
36. FORD M J, BURTON L J, MORRIS R J, et al. Selective expression of prion protein in peripheral tissues of the adult mouse[J]. Neuroscience, 2002, 113(1):177-192.
37. FOURNIER J G. Nonneuronal cellular prion protein[J]. Int Rev Cytol, 2001,208:121-160.
38. SALÈS N, RODOLFO K, HÄSSIG R, et al. Cellular prion protein localization in rodent and primate brain[J]. Eur J Neurosci, 1998,10(7):2464-2471.
39. MIRONOV A, LATAWIEC D, WILLE H, et al. Cytosolic prion protein in neurons[J]. J Neurosci, 2003, 23(18):7183-7193.
40. LAINÉ J, MARC M E, SY M S, et al. Cellular and subcellular morphological localization of normal prion protein in rodent cerebellum[J]. Eur J Neurosci, 2001, 14(1):47-56.
41. MA J, WOLLMANN R, LINDQUIST S. Neurotoxicity and neurodegeneration when PrP accumulates in the cytosol[J]. Science, 2002,298(5599):1781-1785.
42. RIAL D, PAMPLONA F A, MOREIRA E L, et al. Cellular prion protein is present in dopaminergic neurons and modulates the dopaminergic system [J]. Eur J Neurosci, 2014,40(3):2479-2486.
43. HALDAR S, TRIPATHI A, QIAN J, et al. Prion protein promotes kidney iron uptake via its ferrireductase activity[J]. J Biol Chem, 2015,290(9):5512-5522.
44. FORD M J, BURTON L J, LI H, et al. A marked disparity between the expression of prion protein and its message by neurones of the CNS[J]. Neuroscience, 2002,111(3):533-551.
45. GRANER E, MERCADANTE A F, ZANATA S M, et al. Cellular prion protein binds laminin and mediates neuritogenesis[J]. Brain Res Mol Brain Res, 2000, 76(1):85-92.
46. BESNIER L S, CARDOT P, ROCHA B D, et al. The cellular prion protein PrPc is a partner of the wnt pathway in intestinal epithelial cells[J]. Mol Biol Cell, 2015, 26(18):3313-3328.
47. LLORENS F, CARULLA P, VILLA A, et al. PrP(C) regulates epidermal growth factor receptor function and cell shape dynamics in neuro2a cells[J]. J Neurochem, 2013,127(1):124-138.
48. STEELE A D, EMSLEY J G, OZDINLER P H, et al. Prion protein (PrPc) positively regulates neural precursor proliferation during developmental and adult mammalian neurogenesis [J]. Proc Natl Acad Sci USA, 2006, 103(9):3416-3421.
49. BROWN D R, NICHOLAS R J, CANEVARI L. Lack of prion protein expression results in a neuronal phenotype sensitive to stress[J]. J Neurosci Res, 2002,67(2):211-224.
50. DU J, PAN Y, SHI Y, et al. Overexpression and significance of prion protein in gastric cancer and multidrug-resistant gastric carcinoma cell line SGC7901/ADR[J]. Int J Cancer, 2005,113(2):213-220.
51. WANG J H, DU J P, ZHANG Y H, et al. Dynamic changes and surveillance function of prion protein expression in gastric cancer drug resistance[J]. World J Gastroenterol, 2011,17(35):3986-3993.
52. BREZIS M, ROSEN S. Hypoxia of the renal medulla-its implications for disease [J]. N Engl J Med, 1995, 332(10):647-655.
53. ARAGNO M, CUTRIN J C, MASTROCOLA R, et al. Oxidative stress and kidney dysfunction due to ischemia/reperfusion in rat: attenuation by dehydroepiandrosterone [J]. Kidney Int, 2003,64(3):836-843.

54. NOIRI E, NAKAO A, UCHIDA K, et al. Oxidative and nitrosative stress in acute renal ischemia[J]. Am J Physiol Renal Physiol, 2001,281(5):F948-F957.
55. PAT B, YANG T, KONG C, et al. Activation of ERK in renal fibrosis after unilateral ureteral obstruction: modulation by antioxidants[J]. Kidney Int, 2005,67(3):931-943.
56. MAINES M D. Heme oxygenase: function, multiplicity, regulatory mechanisms, and clinical applications[J]. FASEB J, 1988,2(10):2557-2568.
57. ZAGER R A, JOHNSON A C, BECKER K. Plasma and urinary heme oxygenase-1 in AKI[J]. J Am Soc Nephrol, 2012,23(6):1048-1057.
58. NATH K A, BALA G, VERCELLOTTI G M, et al. Induction of heme oxygenase is a rapid, protective response in rhabdomyolysis in the rat[J]. J Clin Invest, 1992,90(1):267-270.
59. NATH K A. Heme oxygenase-1: a provenance for cytoprotective pathways in the kidney and other tissues [J]. Kidney Int, 2006,70(3):432-443.
60. MORIMOTO K, OHTA K, YACHIE A, et al. Cytoprotective role of heme oxygenase (HO)-1 in human kidney with various renal diseases[J]. Kidney Int, 2001,60(5):1858-1866.
61. TÁBARA L C, POVEDA J, MARTIN-CLEARLY C, et al. Mitochondria-targeted therapies for acute kidney injury[J]. Expert Rev Mol Med, 2014,16:e13.
62. MIQUEL J. An update on the oxygen stress-mitochondrial mutation theory of aging: genetic and evolutionary implications[J]. Exp Gerontol, 1998,33(1-2):113-126.
63. KIRKINEZOS I G, MORAES C T. Reactive oxygen species and mitochondrial diseases[J]. Semin Cell Dev Biol, 2001,12(6):449-457.
64. STARKOV A A, FISKUM G. Regulation of brain mitochondrial H_2O_2 production by membrane potential and NAD(P)H redox state[J]. J Neurochem, 2003,86(5):1101-1107.
65. MULLER F L, LIU Y, van REMMEN H. Complex Ⅲ releases superoxide to both sides of the inner mitochondrial membrane[J]. J Biol Chem, 2004,279(47):49064-49073.
66. MARTIN-LANNEREE S, HALLIEZ S, HIRSCH T Z, et al. The Cellular Prion Protein Controls Notch Signaling in Neural Stem/Progenitor Cells[J]. Stem Cells, 2017,35(3):754-765.
67. SOLIS G P, SCHROCK Y, HULSBUSCH N, et al. Reggies/flotillins regulate E-cadherin-mediated cell contact formation by affecting EGFR trafficking[J]. Mole Biol Cell, 2012,23(10):1812-1825.
68. KOSE M. GPCRs and EGFR-Cross-talk of membrane receptors in cancer[J]. Bioorg Med Chem Lett, 2017,27(16):3611-3620.
69. SPUDICH A, FRIGG R, KILIC E. Aggravation of ischemic brain injury by prion protein deficiency: role of ERK-1/-2 and STAT-1[J]. Neurobiol Dis, 2005,20(2):442-449.
70. SHYU W C, LIN S Z, CHIANG M F. Overexpression of PrPC by adenovirusmediated gene targeting reduces ischemic injury in a stroke rat model[J]. J Neurosci, 2005,25(39):8967-8977.
71. SAWE N, STEINBERG G, ZHAO H. Dual roles of the MAPK/ERK1/2 cell signaling pathway after stroke[J]. J Neurosci Res, 2008,86(8):1659-1669.
72. NOWAK G. Protein kinase C-alpha and ERK1/2 mediate mitochondrial dysfunction, decreases in active Na^+ transport, and cisplatin-induced apoptosis in renal cells [J]. J Biol Chem, 2001,277(45):43377-43388.
73. ALDERLIESTEN M, DE GRAAUW M, OLDENAMPSEN J, et al. Extracellular signal-regulated kinase activation during renal ischemia/reperfusion mediates focal adhesion dissolution and renal injury[J]. Am J Pathol, 2007,171(2):452-462.
74. ZHUANG S, SCHNELLMANN R G. A death-promoting role for extracellular signal-regulated kinase [J]. J Pharmacol Exp Ther, 2006,319(3):991-997.
75. ZHUANG S, YAN Y, DAUBERT R A, et al. ERK promotes hydrogen peroxide-induced apoptosis through caspase-3 activation and inhibition of Akt in renal epithelial cells[J]. Am J Physiol Renal Physiol, 2007,292(1):F440-F447.
76. ZHUANG S, KINSEY G R, YAN Y, et al. Extracellular signal-regulated kinase activation mediates mitochondrial dysfunction and necrosis induced by hydrogen peroxide in renal proximal tubular cells[J]. J Pharmacol Exp Ther, 2008,325(3):732-740.
77. JANG H S, HAN S J, KIM J I, et al. Activation of ERK accelerates repair of renal tubular epithelial cells, whereas it inhibits progression of fibrosis following ischemia/reperfusion injury[J]. Biochim Biophys Acta, 2013,1832(12):1998-2008.
78. MOONEN L, D'HAESE P C, VERVAET B A. Epithelial Cell Cycle Behaviour in the Injured Kidney[J]. Inter J Mol Sci, 2018,19(7):e2038.

79. JACKSON S P, BARTEK J. The DNA-damage response in human biology and disease. Nature, 2009,461(7267): 1071-1078.
80. YAN M, TANG C, MA Z, et al. DNA damage response in nephrotoxic and ischemic kidney injury[J]. Toxicol Appl Pharmacol, 2016,313:104-108.
81. YANG L, BESSCHETNOVA T Y, BROOKS C R, et al. Epithelial cell cycle arrest in G2/M mediates kidney fibrosis after injury[J]. Nature Med, 2010, 16(5): 535-543.
82. KISHI S, BROOKS C R, TAGUCHI K, et al. Proximal tubule ATR regulates DNA repair to prevent maladaptive renal injury responses[J]. J Clin Invest, 2019,129(11): 4797-4816.
83. MA Z, WEI Q, DONG G, et al. DNA damage response in renal ischemia-reperfusion and ATP-depletion injury of renal tubular cells[J]. Biochim Biophys Acta, 2014,1842(7):1088-1096.
84. MARECHAL A, ZOU L. RPA-coated single-stranded DNA as a platform for post-translational modifications in the DNA damage response[J]. Cell Res, 2015,25(1): 9-23.
85. COSTER G, DIFFLEY J F X. Bidirectional eukaryotic DNA replication is established by quasi-symmetrical helicase loading[J]. Science, 2017, 357(6348): 314-318.
86. KIM H J, YOON Y M, LEE J H, et al. Protective role of fucoidan on cisplatin-mediated ER stress in renal proximal tubule epithelial cells[J]. Anticancer Res, 2019,39(10):5515-5524.
87. HAN Y S, KIM S M, LEE J H, et al. Melatonin protects chronic kidney disease mesenchymal stem cells against senescence via PrP^{C}-dependent enhancement of the mitochondrial function[J]. J Pineal Res, 2019, 66(1):e12535.
88. RODEMANN H P, DITTMANN K, TOULANY M. Radiation-induced EGFR-signaling and control of DNA-damage repair[J]. Inter J Radiat Bio, 2007,83(11-12): 781-791.
89. SAKI M, MAKINO H, JAVVADI P, et al. EGFR mutations compromise hypoxia-associated radiation resistance through impaired replication fork-associated DNA damage repair[J]. Mole Cancer Res, 2017,15(11): 1503-1516.
90. YAN Y, HEIN A L, GREER P M, et al. A novel function of HER2/Neu in the activation of G2/M checkpoint in response to gamma-irradiation[J]. Oncogene, 2015,34(17):2215-2226.

48 临床数据挖掘的思考

48.1 数据挖掘及其走向临床的必然性
    48.1.1 数据挖掘的主要方法
    48.1.2 临床数据挖掘的意义
48.2 医务人员在数据挖掘中的作用
    48.2.1 医务人员是数据挖掘基础性工程的建设者
    48.2.2 医务人员是数据挖掘算法的主导者
48.3 为数据挖掘时代到来做好准备工作
    48.3.1 数据挖掘技术深刻改变临床工作
    48.3.2 数据意识
    48.3.3 积累高质量的数据
    48.3.4 构建适应数据时代的知识结构
    48.3.5 建立数据驱动业务发展的规划

1943年,美国肾脏生理学家史密斯(Smith)在堪萨斯大学医学院做了一场精彩的学术报告,他在地球演变对物种进化影响的宏大背景下阐述了肾脏形成,指出人类肾脏是应对从海水到淡水再到陆地生存环境变化所形成的器官,是人类维持内环境稳定的最重要器官,没有肾脏就没有今天的人类,肾脏是一刻也不能停止工作的器官。这个报告受到了高度重视,当年即由堪萨斯大学出版社整理出版,60年后的2004年在加拿大卡尔加里大学维塞(Vise)的推荐下又进行了重新发表[1]。作为维持人体内环境稳定的首要器官,肾脏和其他组织、器官和系统(如心血管系统、骨骼系统、消化系统、神经系统等)都存在复杂的相互作用。肾脏自身就是个复杂的系统,与其他器官和系统相互作用则构成了更为复杂的系统。认识和理解像人类肾脏器官这样的复杂系统需要新的研究方法,而近年兴起的数据挖掘技术是研究复杂系统的重要工具[2]。

人类是个独特的物种,从与人类相近的物种获得的研究结果,不足以解释人类的各种功能及背后的运作机制。所以,对人类各种器官和系统功能及机制的认识,应该立足于人类自身。由于受到伦理学的限制,将人类用于科学实验以认识人体及各组织脏器(包括肾脏)的功能及机制是不现实的。在这种情况下,临床常规工作中所获得的数据,成为认识人类及各组成部分功能及相互作用和机制的重要资源。但是,临床数据具有数据量大、组成类型复杂、信息稀疏且冗余、不完整等特点,对这样的数据进行处理,也只能依靠数据挖掘技术[3]。

人体作为复杂的系统,进行科学研究需要数据挖掘,而目前最容易获得并进行人体研究的临床数据所固有的特点也决定了需要数据挖掘技术。更为重要的是,目前开始的临床数据挖掘工作已经显示出强大的应用前景,包括用于诊断、预后预测、不良反应监测、发现疾病新亚型以及诊疗流程优化等[4-7]。一个基于数据挖掘的、由数据推动临床医学发展的新时代已经到来[8]。

笔者所在的课题组从2014年开始进行数据挖掘工作,并和所在医院的其他科室一起尝试将数据挖掘技术运用到临床工作的不同方面。在实际应用过程中,既体验到收获的快乐,也遇到了很多挑战。

收获和挑战都是思考的种子,它们在宽松的学术环境中发芽成长。每个人的思考可能只是一棵智慧的小树,但众人的思考可造就智慧之林。所以,作为数据挖掘爱好者,笔者非常愿意和大家分享在临床实际应用这项技术过程中所产生的一些思考。这些问题包括:什么是数据挖掘?数据挖掘为什么要进入临床?医务工作人员在临床数据挖掘中的地位和作用如何?数据挖掘会给临床带来什么样的改变?在数据挖掘时代医疗从业人员如何应对?

48.1 数据挖掘及其走向临床的必然性

48.1.1 数据挖掘的主要方法

数据就是记录。数据挖掘就是从数据中发现信息。3 种技术的进步使数据挖掘在当下受到了高度重视:一是数据的感知和存储技术发展带来的数据快速积累;二是算力;三是算法[9,10]。笔者认为还要加上一项技术,即互联网技术,特别对一开始并不从事数据科学者(如临床医务人员)来说,互联网上的知识传播,如公开课和各种关于算法讨论的社区,有助于这些人员快速进入数据技术领域。上述 4 种技术还在不断提高,因此,数据挖掘技术必然会飞速发展。

与数据挖掘密切相关的还有 2 个概念,机器学习和人工智能[11,12]。机器学习是指在很少人工干预的情况下系统能主动学习经验。机器学习是数据挖掘的方法之一,它极大提高了数据挖掘的效率。那么,什么是人工智能呢?简言之,人工智能就是人造产品在某种程度上具有了人类特有的智慧特征。这些人造产品可以是硬件,也可以是软件,或者是两者的结合。人工智能可以理解成智慧的外包。所谓的智慧,包括思考和行动,是正确的思考和恰当的反应。人工智能的基础是数据挖掘。数据挖掘,特别是通过机器学习进行数据挖掘所习得的规则和模式是进行人工智能部署的基础。

数据挖掘分为有指导的数据挖掘和无指导的数据挖掘。有指导的数据挖掘是利用可用的数据建立一个模型,这个模型是对一个特定属性的描述。无指导的数据挖掘是在所有的属性中寻找某种关系。具体而言,在数据挖掘所要完成的常见任务中,分类、估值和预测属于有指导的数据挖掘;关联规则和聚类属于无指导的数据挖掘[9,10]。对数据挖掘的常见任务类型(也称为常见方法)简单介绍如下。

(1) 分类

首先构造一个已经分好类的训练集,在该训练集上运用数据挖掘技术,建立一个分类模型,再应用该模型对没有分类的数据进行分类。所谓已经分类的数据,也称为有"标签"的数据。举例来说,人们要对水果进行分类,训练集中会包括很多个水果的测定资料,如大小、形状、颜色、含糖量、酸碱度、等等。关键是每个水果资料还有一个"标签",即它属于何种水果,是苹果、桃子还是梨。用这样的资料作为训练集,通过数据挖掘,能建立对水果进行分类的规则或模式,通过这些规则和模式可以对新的水果(这时候只有各种测定数据而没有给出标签)进行分类。临床上的诊断问题就是一个分类问题。

(2) 估值和预测

估值与分类类似,但估值最终的输出结果,是连续型数值,估值的量并非预先确定。预测是通过分类或估值进行的,通过分类或估值的训练得出一个模型,对于检验样本组而言,该模型具有较高的准确率,可将该模型用于对新样本的未知变量进行预测。对治疗效果和预后的事前判断可以用估值和预测技术来实现。

(3) 聚类

聚类是自动寻找并建立分类规则的方法,它通过判断样本之间的相似性,把相似样本划分在一类。基于临床数据发现疾病的新亚型可以通过聚类技术进行研究[13]。

(4) 相关性分组或关联规则

其目的是发现哪些事情总是一起发生。通过相关性分析,可以为影响疾病发生、发展和治疗效果的因素研究建立新假设,而关联规则的发现可以用于辅助诊断系统的设计。

48.1.2 临床数据挖掘的意义

(1) 临床数据挖掘可助力已知知识的应用和对未知知识的探索

什么样的学科最需要数据挖掘?又有什么样的学科最能从数据挖掘中获益?在笔者看来两者答案都是医学,特别是临床医学。

临床工作包括很多内容,可以分为医疗工作、科研工作、教学工作和管理工作等。但最主要、最具专业特点的是医疗工作,就是对患者进行诊断和治疗,两者从智力活动上讲,就是决策。从数据挖掘的任务(或方法)上讲,就是分类问题。人类有很多种疾病,在获得一个患者的多种信息(如症状、体征和各种检验和检测数据)后,医生必须决定这个患者属于成千上万种可能性疾病中的哪一种或哪几种(多病共存),所以诊断问题可以看成是一个分类问题。同样地,一个疾病有不同的治疗方案,面对一个具体的患者,医生必须选择一种方案,所以治疗问题也是一个分类问题。

人们似乎可以这样认为,对一个有经验的医生,上述的2种分类问题(诊断和治疗)都不是很大的挑战,由此,可以认为,数据挖掘对临床日常工作的影响不大。但是,进行正确的分类,必须知道所涉及的问题有哪些类型。同样,要进行正确和精准诊断和治疗,必须知道所有的疾病,以及所有的治疗方案。这对任何一个医生都是不可能完成的任务。所以,为了解决这些难题,现代医院进行了分科,设立各种专科专病,建立会诊制度,希望通过限定诊疗所需要的知识范围以及集体协作,弥补个人在能力上的不足,但这仍然不能彻底解决问题,误诊和漏诊依然频繁发生。解决个人知识有限问题最有效的办法是引入人工智能辅助诊断系统,而建立这样的系统,需要对现有知识进行总结整理,即数据挖掘。通过对临床数据进行挖掘,形成诊断规则,然后将这些规则形成软件或硬件,进行部署。所以数据挖掘可助力对已有知识更为全面和准确的使用。

通过数据挖掘和人工智能技术,人们可以更好地利用现有知识,但离精准医学还有很大距离。因为现有知识不可能包括所有疾病及其亚型,也不可能涵盖针对所有疾病及其亚型的全部治疗方案。所谓疾病,是生命系统偏离常态,分为可逆和不可逆的。当生命系统偏离常态并相对稳定下来,就形成了疾病状态,病态状态的数量是个庞大的数字,即疾病的种类是个庞大的数字。医疗界在提供医疗服务的同时,也在不断地解决这2个问题(关于病种知识的不足和治疗方案的不完备)。临床医学科学发展史,也是不断解决这2个问题的历史。而数据挖掘对解决这2个问题将起到革命性推动作用,将助力于对未知知识的探索。下文会谈到,生命是个复杂系统,对这样的系统形成完备知识,更需要数据挖掘技术。

(2)数据挖掘技术是认识复杂生命系统的新工具

通过数据挖掘希望获得什么样的信息?当然是掩藏在数据之中的、通过一定的"非平凡"技术处理才能获得的信息。更进一步地讲,是通过简单数据处理技术,如常规统计学所不能获得的信息。这种信息常具有"意料之外"的惊喜,又具有"情理之中"的合理性,而从复杂系统中发现这样的信息无疑是个巨大挑战。

医学是关于生命的科学,更确切地说是关于人体生命活动的科学。生命体是个复杂的系统,由不同的子系统组成,从纵向看(微观到宏观),可以分为不同层级的子系统,包括亚细胞层级(各种细胞器)、细胞层级、组织层级、器官层级,直到解剖学的系统层级;从度量尺度上看,生命体的不同层级跨越了9个数量级,从纳米尺度到米的尺度。从横向看,不同层级的子系统又由各自的组成成分构成,细胞器由不同种类的分子相互作用构成,细胞器之间存在相互作用,细胞与细胞之间存在相互作用,组织与组织之间存在相互作用,器官与器官之间以及解剖学系统与系统之间也存在相互作用。生命还存在跨层级的相互作用,远距离和近距离的相互作用,定向和不定向的相互作用,固有成分和外来成分的相互作用等。事实上,生命体是这个星球上最复杂的系统,没有任何一个人造系统能与之相比。目前对这个系统的了解可能连大海中的一滴水都赶不上。

要理解生命系统,就要解决以下问题:每个层次由哪些成分构成?这些成分之间是如何相互作用的?各个层级彼此之间又是如何作用的?每个层次的系统性特征及其形成机制是什么?

对上面的第一个问题,人们做了大量工作并取得了很大的成绩,主要是各种组学的研究结果。对上面第二和第三个问题,进展很慢,因为涉及的因素太多,传统数据处理技术无能为力。举例来说,现在认为人类的蛋白质大约有30 000种,这些蛋白质之间形成相互作用网络,而对网络系统进行分析只能靠数据挖掘技术。没有数据挖掘技术的发展,会出现数据越多、信息越少或信息混乱的局面,这也是目前组学研究所面临的困境。对上面最后一个问题的回答,更是严峻的挑战,因为系统不是组成系统各个部分的简单相加,系统一旦形成,会"浮现"出系统特有的新特征,这个特征是系统中任何一个独立部分都无法解释的,这也是还原论最失败之处。如神经元连接产生智慧,而智慧这种特征是单个神经元的任何一种生理功能都不能解释的。系统是如何产生其特征的,目前仍然没有研究方法,需要发明新的数据挖掘技术。

生命是个复杂的系统,是多种成分相互作用的网络,基于网络分析的数据挖掘是理解生命的最主要钥匙,特别是在后组学时代[14]。

(3) 数据挖掘可以推进临床医学科学化的进程

只要有人类存在,就会有生老病死。所以,医学实践应该与人类的历史一样长。但将医学实践上升成一门科学的历史并不长,比数学历史短,比物理学和化学的历史也要短,科学化程度也赶不上这些学科。有一个指标能判断一个学科的发达程度,那就是这个学科中有多少数学公式。数学公式是对现象背后的规律进行总结和高度抽象的结果,是对规律认识最简约的表述。一个学科拥有的数学表达式越多,表明人们在这个学科领域对规律的认识越多。除数学自身外,物理和化学中涉及的公式最多,经济学和社会学也有一些,而医学很少,常用的屈指可数。所以,就目前而言,医学还处在以现象描述及简单总结为主的学科起步阶段[2]。从临床现象中发现更多的规律,是医学发展的关键,恰恰在这个关键点上,研究者将依赖数据挖掘。越来越多的人相信,数据挖掘会让人们发现构成人体各个元素之间相互作用的复杂联系,以及这些联系的量化表述,从而提升医学学科的科学化程度,出现数学化的医学(不简单等同于数字化医学)。

48.2 医务人员在数据挖掘中的作用

没有数据就谈不上挖掘,数据是挖掘的基础。关于数据,涉及3个问题:一是数据质量;二是数据存储方式;三是数据获取。医务人员在这方面具有重要的作用。

48.2.1 医务人员是数据挖掘基础性工程的建设者

(1) 一线医护人员是数据质量最重要的建设者

这里讲的数据挖掘是基于临床工作的,也就是对临床常规工作所生成的数据进行挖掘。这一点很重要,因为临床工作非常繁忙,在开展临床工作的同时,再建立额外的数据集,从长期性和可持续性的角度看,是不可能的,所以数据的来源应该基于常规工作。

数据质量指的是所记录数据的特异性和完备性。数据挖掘是要解决一些问题的,要实现这一目标,从理论上讲和这个问题相关的指标都能包括在数据集中,但有两方面的原因使之很难做到。首先,人们不知道所要回答的问题,究竟和哪些指标密切相关,因为医学知识还不够完备,与所要研究问题密切相关的一些关键性指标还处于未知状态。其次,临床工作所记录的数据是围绕患者的诊治进行的,在诊治当时并没有考虑这些数据在未来可能会用于何种问题的挖掘处理。多数情况下,数据挖掘是对既有数据的再利用。数据挖掘的任务和目标是后来设定的,导致临床记录数据的目的与数据挖掘的目标不统一,因此,与数据挖掘任务密切相关的指标并没有纳入临床工作所记录的数据中。每个患者的病情、经济状况以及配合程度存在差异,所以即使是同种疾病的患者,每个患者临床所记录的数据也存在差异,同一指标在数据集中出现缺失是常见的问题。不过,已经发展了处理缺失数据的多种办法,所以,指标缺失如果不超过一定比例(如50%),对数据挖掘的影响并不大。这点和样本数量相对较少的经典临床研究不同。在经典研究中,如果一个患者存在一个指标缺失,这个患者的所有资料都可能失去价值,这个患者只能从研究中剔除。而对数据挖掘来说,特别是数据集观察病例较多时,存在缺失值的病例仍然可以使用,这一点是数据挖掘的优势,也正是基于这一点,临床记录有了挖掘价值。

面对上面的问题,如何保证数据质量?答案是尽可能地记录更多的数据。关于这一点,下文会进行讨论。

(2) 医院管理层和信息部门是临床数据存储方式的设计者和建设者

就数据挖掘而言,理想的数据集应该是整洁的。按EXCEL表的形式来理解,每一行属于同一个患者的资料,每列是不同指标记录。要生成这样整洁形式的数据集,原始数据存储最好是结构化的。目前的情况是,除部分专科病历可用结构化或半结构化方式存储外,大部分的病历都是非结构化的,最好的可能就是达到半结构化水平。随着信息化技术发展,现在不少商业公司正在开发电子病历后结构化技术,将非结构化或半结构化的病历转化为结构化病历。这种转化面临的最大问题是医护人员在记录病历时存在个体化差异,同样一种疾病状态可能用不同的词汇进行描述,而不同的疾病状态又可能用了相似词汇,也就是缺乏标准化的词条及相应的定义。所以,医院管理层和信息部门应该对数据存储方法进行顶层设计。

（3）医疗从业人员应该成为数据可及性的呼吁者和实验者

数据获取的难处,由制度和技术两方面造成。在国家层面,对医疗数据的使用还没有明确的法律规定,患者隐私保护问题也很难处理。从医院层面看,对如何使用医疗数据缺乏明确的规定,跨部门、跨科室使用数据面临障碍。从技术上讲,大多数医院的临床数据是按系统而不是按患者进行存储的,一个患者的数据是分散在住院、门诊、实验室信息系统(LIS)和医学影像存档与传输系统(PACS)等不同系统中的,如果没有部署数据平台和企业总线,按患者进行数据集成是项非常困难的工作。

针对上面的问题,医疗及相关产业从业人员应呼吁国家有关部门尽快制定临床数据使用法规,出台相关制度,规范专业术语使用,以及更多地采用结构化病历。在病历中纳入更多数据,特别是症状和患者个人行为数据,以及应开展的检验和检测项目。

48.2.2 医务人员是数据挖掘算法的主导者

（1）算法及其进一步发展的需要

算法就是解决问题的策略和步骤。策略是思维和方法,步骤是具体过程,在计算机中步骤就成了指令,指令由变量和运算两部分组成,加法是所有运算的基础。不同的指令组成程序。从进程上看,计算机执行程序形成3种情况:向前进展、循环和分叉。

没有算法进步就没有今天的数据挖掘。算法经历了不同阶段,先后出现的比较有影响的为感知机、支持向量机、随机森林法和今天盛行的神经网络法。感知机像一个简单的神经元,因为太简单,基本不能用于临床数据挖掘。支持向量机是升维计算,类似于三维图像重建。影像学检查生成的二维平面图像是将立体脏器不同层面图像进行叠加的结果,效果不是很好,如果进行不同层面扫描,再进行三维重建更能反映体内情况。三维重建就是把二维图像(平面)升到三维(立体)。支持向量机算法与之类似,原始数据可能是多个因素(多维)叠加的结果,通过支持向量机算法,将数据进行升维处理,能更清楚构成数据的因素及关系,支持向量机在临床上用得也不多。

目前在临床数据挖掘方面常用的算法是神经网络法、决策树法、遗传算法、粗糙集法、模糊集法、关联规则法等。

1) 神经网络法　神经网络法模拟生物神经系统的结构和功能,是一种非线性算法,它将每一个连接看作一个处理单元,试图模拟人脑神经元的功能,可完成分类、聚类、特征挖掘等多种数据挖掘任务。神经网络的学习方法主要表现在权值的修改上。

对医学同行来说,神经网络计算是个很容易理解的过程,其中的关键是神经元概念以及神经元之间的连接。在医学上神经元是个细胞,有很多树突和一个轴突。树突接收其他神经元传递来的信号,来自不同神经元的、经树突传入的信号在神经元胞体内进行复合加工,如果经过加工处理后的复合信号达到一定的阈值,则神经元发出一个电脉冲(传出信号),这个传出信号经轴突传至下一个或数个神经元(经由这些神经元上的树突),收到输入信号的这些下游神经元重复上面神经元的过程。人体中枢神经系统就是通过神经元间的连接进行信号传递和加工的。

神经网络计算技术模拟人脑神经元网络,具体来说,整个网络由不同层构成,每一层有不同数量的神经元。第一层的每个神经元接受一个输入,每个神经元将接收到的数值按照不同的权重,输入到第二层的每个神经元,第二层的每个神经元对接受的数值进行复合加工运算,再将计算结果按不同权重输送给第三层的每个神经元,第三层的神经元重复上面第二层神经元的过程,并将计算结果按不同权重输入到第四层的每个神经元……最后一层神经元将计算结果输出,并与数据集中目标值的实际检测结果进行比较,用输出结果和实际结果之间的差值逆向调整一个神经层神经元与上一层神经元之间连接的权重。

神经网络中最重要的是每个神经元对输入数据的计算方式,以及神经元之间的连接方式和权重。目前神经元对输入信息进行处理的常用算法有数种,新的算法还在不断开发过程中。就神经元之间连接方式而言,在全连接神经网络基础上已经发展出不同的变种,如对神经元之间是否出现连接进行随机化处理,对神经元进行跨层连接等。

神经网络算法优点是具有抗干扰、非线性学习、联想记忆功能,对复杂情况能得到精确的预测结果;

通过数学的方法已经证明，两层神经元（每层有多个神经元）可以模拟任何函数，也就是可以发现数据间存在的任何联系（如果这种联系存在的话），这是神经网络方法成为强大算法的理论基础[15]。神经网络法的缺点是不能观察中间的学习过程，具有"黑箱"性，输出结果也难以解释；其次是需较长的学习时间。神经网络计算在临床上较为成功的应用还是在图像处理上，它在解决分类和聚类问题上也表现不俗。值得一提的是，神经网络算法不仅提供了一种强大的数据工具，也为研究者认识智慧提供了路径，毕竟，是连接产生了智慧，而连接中的变异导致创新。

2) 决策树法　决策树是根据对目标变量产生效用的不同而建构分类规则，通过一系列规则对数据进行分类的过程，其表现形式类似于树形结构的流程图。决策树是通过对数据进行连续二分进行分类或回归。举例来说（仅仅是例子），有一些病例资料，每个病例记录了年龄、性别、体重指数以及是否有胰岛素抵抗，现在想根据年龄、性别和体重指数判定是否有胰岛素抵抗，就可以用决策树算法，经过尝试运算建立决策树，通过决策树来判定。如经过运算，把年龄分成2段（≥40岁和<40岁），性别已经分成2类，体重指数分为2段（BMI≥25和<25），决策树可能显示年龄≥40岁、女性且体重指数≥25属于胰岛素抵抗。最典型的算法是ID3算法，在此基础上又提出了C4.5算法。采用决策树法的优点是决策制订的过程是可见的，不需要长时间构造过程，描述简单，易于理解，分类速度快；缺点是很难基于多个变量组合发现规则。决策树法擅长处理非数值型数据，特别适合大规模的数据处理。决策树提供了一种展示类似在什么条件下会得到什么值这类规则的方法。

决策树法中比较强大的，也是目前在临床数据挖掘中常用的为随机森林法，它是在分类树算法基础上发展起来的，是一种集成算法，也是目前机器学习常用的方法。以临床病例数据挖掘为例，随机森林法是在很多病例中随机抽取若干病例，同时在很多指标中随机抽取若干指标，围绕所要解决的问题（如患者分类）建立很多决策树，这些决策树构成所谓的森林，在得到森林之后，当有一个新的病例样本进入的时候，就让森林中的每一棵决策树分别进行判断，看看这个患者应该属于哪一类（对于分类算法），然后看看哪一类被选择最多，就预测这个患者为那一类。在临床数据挖掘中，随机森林法是常用的方法。随机森林法处理离散型数据比较好，也可以处理连续性数据[9,10,16]。对分类预测较好，但对回归分析效果相对较差。

3) 遗传算法　遗传算法模拟了自然选择和遗传中发生的繁殖、交配和基因突变现象，是一种采用遗传结合、遗传交叉变异及自然选择等操作来生成实现规则的、基于进化理论的机器学习方法。它的基本原理是"适者生存"，具有隐含并行性、易于和其他模型结合等性质。其主要优点是可以处理许多数据类型，同时可以并行处理各种数据；缺点是需要的参数太多，编码困难，一般计算量比较大。在某些情况下，遗传算法常用于优化神经元网络，能够解决其他技术难以解决的问题。在临床数据挖掘中，通常会尝试不同的算法，以便发现最优者。

4) 粗糙集法　粗糙集法又称粗糙集理论，于20世纪80年代初提出，是一种新的处理含糊、不精确、不完备问题的数学工具，可以处理数据约简、数据相关性发现、数据意义的评估等问题。其优点是算法简单，在其处理过程中可以不需要关于数据的先验知识，自动找出问题的内在规律；缺点是难以直接处理连续的属性，须先进行属性的离散化。因此，连续属性的离散化问题是制约粗糙集理论实用化的难点。粗糙集理论主要应用于近似推理、数字逻辑分析和化简、建立预测模型等问题[17]。在临床工作中经常遭遇不确定性。拿检测指标来说，有些指标的检测值存在灰色区，超过某个数值可肯定患者为某种疾病，低于某个值可肯定不是某种疾病，但介于两者之间的数值（灰色区）就很难判断。粗糙集法对处理这种灰色区问题有价值，但目前使用粗糙集法进行临床数据挖掘的案例不多。

5) 模糊集法　模糊集法是利用模糊集合理论对问题进行模糊评判、模糊决策、模糊模式识别和模糊聚类分析。模糊集合理论是用隶属度来描述模糊事物的属性。系统的复杂性越高，模糊性就越强，而生命系统就是高度复杂系统。从理论上讲，模糊集法在临床数据挖掘中应该有很好的应用前景。

6) 关联规则法　关联规则法反映了事物之间的相互依赖性或关联性。最著名的算法是Apriori算法。其中心是：首先找出达到最小支持度的所有频集，然后由频集产生强关联规则。最小支持度和最小可信度是为了发现有意义的关联规则而设定的2个阈值。在这个意义上，数据挖掘的目的就是从源数据库中挖掘出满足最小支持度和最小可信度的关联规则。关联规则能发现与疾病发生、治疗效果高度相关的因素。

每一种算法都有其优点和缺点，对一个具体的任务类型，通常建议尝试不同的算法[4,18]。目前的数据挖掘常用算法存在共同的缺点，就是不能进行因果关系的挖掘。事物之间的关系可以分为两类，相关和不相关。相关关系可再分为因果关系和非因果关系。目前来说，数据挖掘能够回答2个因素或多个因素之间是否存在相关关系，但不能回答是否存在因果关系。如何将数据挖掘技术发展到发现因果关系，是数据挖掘技术需要解决的主要任务之一，目前已经有了一些设想和尝试，在2020年6月举办的第二届北京智源大会上，建立发现因果关系的数据挖掘技术（被称为"因果革命"）引起了关注。

（2）医护人员是算法使用的主导者

算法只是一个工具，是用来解决问题的，而问题的提出方是医生和护士，只有医生和护士对所提出的问题才有深刻了解，包括所研究问题的背景、本质及最可能的影响因素，解决问题的关键点等。在整个数据挖掘中，包括算法选择和应用环节，主导者仍然是医护人员而不是数据处理方。用盖房子进行类比，房子主人除了向建筑方提供基本原料（相当于数据）外，还要告诉对方自己希望盖什么样的房子，包括房子的外观、内部分割、每个部分的大小及主要功能等，和施工方共同制订施工方案，并在施工过程中经常到现场，了解施工进展以及施工是否偏离方向。与此类似，委托数据处理方进行数据挖掘，不能将数据一交了事，任由数据挖掘方对数据进行自由探索式的挖掘，医护人员在算法实施过程中要起主导作用。

（3）与算法提供方的合作方式建议

医护人员在算法运用部分主要任务有3个：一是与数据工程师共同合作明确任务类型；二是了解一些算法的基本原理；三是通过和数据处理方有效合作推动数据挖掘工作进程。

这里讲的任务类型，指的是从数据挖掘角度对任务进行分类。如上所述，按照经典教材，数据挖掘任务可以分为分类问题、聚类问题、相关性问题、关联问题。数据挖掘方在明确挖掘目标后，首先要确定的就是任务类型，然后是对数据进行初探，根据任务类型尝试不同的挖掘方法，比较不同挖掘方法所获得的结果，选择最优方法并提供挖掘结果。对挖掘结果的评价是能够进行合理的医学解释，不能获得医学解释的挖掘结果是没有意义的。

在此推荐一个和数据处理方合作进行数据挖掘的工作流程：①在邀请数据挖掘方进入课题组之前，课题组应进行内部讨论，明确数据挖掘方的工作目标；②与数据挖掘方进行初次协商，向对方讲明整个课题的背景、数据挖掘处理的具体目标，初步商讨合作机制，并对数据挖掘工程师进行必要的医学知识培训；③与数据挖掘方签订合作协议，重点是数据保密协定和成果共享方法；④向数据挖掘方提供原始数据，数据挖掘方开始数据初探工作；⑤听取数据挖掘方对数据的描述，数据质量评价，协助对方明确任务类型，共同商定数据挖掘方案，重点是缺失数据处理原则，了解数据挖掘所涉及方法的原理和优缺点；⑥实时跟进挖掘工作进程，并对挖掘的阶段性结果进行生物医学解释，帮助挖掘工程师调整方案；⑦挖掘工作完成后，进行数据挖掘结果的交割，应该从数据挖掘方获取挖掘过程的程序代码，最好是加了文字说明的程序代码。数据挖掘的结果（包括图表和数据）是重要的，代码也很重要，因为越来越多的论文期刊要求在投稿时提供程序代码。另外，获取程序代码可以很容易进行重新分析，调整图表也很容易。

48.3 为数据挖掘时代到来做好准备工作

48.3.1 数据挖掘技术深刻改变临床工作

数据挖掘会给临床带来什么样的改变？用一句话概括，是全面的改变。在此笔者仅以对临床科研的影响为例进行探讨。

临床科研有很长的历史，起源于临床试验。后来由于伦理学的发展，在患者身上直接进行实验和研究受到限制，基础研究方法和模型得以不断进入临床，真正的以患者为对象的临床研究比例下降。数据挖掘技术的应用和发展，将使以临床患者为研究对象的经典临床研究再度兴盛。这种临床研究的数据来源于临床工作，而不是细胞或动物实验或其他基础性研究模型。就临床诊断治疗和发病因素而言，这种临床研究要高于基础研究，因为它更接近人类的真实情况。再次兴起临床研究将改变临床研究的主体力量,主要研究者(PI)将是在临床一线工作的医生和护士,而不是目前在各种实验室进行基础研究的人员。临床研究的数据是临床诊疗过程中产生的数据,是对临床诊疗过程中产生数据的再利用,这种临床研究的投入产出比将极大提高,因为数据来自临床日常工作,基本上不需要额外的资金投入,并且这些数据可以反复用于不同研究,即能不断进行重复利用;更为关键的是因为这种临床数据来自真实的患者,更加接近人类实际情况,也更加接近医学的终极目标和任务,所发现的成果更容易进行临床应用转化。

值得一提的是,从方法学角度看,临床工作具有科研特征。所有的研究都是为了发现规律和利用规律,在方法学上主要是进行系统间的比较,可以是对不同系统的比较,也可以是对同一系统进行干预和不干预的比较,在比较中获得差异,在差异中获得与系统组成和性能相关的知识,并为进一步改进系统(主要是性能)提供基础。如果把每个患者看作是一个系统的话,医护人员每天所从事的临床工作与科研过程非常契合,诊断过程就是不同系统进行比较的过程(一个患者和其他患者或一个患者同群体进行比较),而治疗的过程就是干预,对同一类患者进行不同的治疗,就是不同的干预。由于信息化技术的发展,今天已经能将几乎所有患者的诊断和治疗过程进行记录。对这些记录性数据进行差异比较和分析,就能获得以前所不知道的与疾病发生、与治疗疗效,以及与患者预后相关的因素,从而为疾病发生、诊治和预后因素研究提供全新的假设,引发新的验证性研究,并带来关于疾病发生的新知识,诊断和治疗的新技术,以及对疾病预后更为精确的新预测方法。

对临床工作进行记录由来已久,每家医院的病案室都有成千上万的患者记录。从20世纪90年代开始,对临床过程进行电子化(数字化)记录也在不断推进,为什么以前对这些资料没有进行大规模深度挖掘?主要是以前没有对这些数据进行挖掘的算法。临床工作所记录的数据不仅量大,而且复杂度极高,它的复杂程度高于银行或证券交易数据,高于工厂生产线上产生的数据,也高于交通数据。这种复杂性表现在数据类型多样,既有数字性,又有文字性、图像性甚至有语言录入数据,即使是同一类型的数据,又包括有不同生物学意义的众多指标。处理这样的数据所需要的算法只到最近才陆续出现,并且还有更多的算法即将出现。

48.3.2 数据意识

赢在数据时代要求医护人员要有数据意识,包括对数据重要性的认识和利用数据的意识。

(1) 数据是战略资源

人们在不知不觉中进入了数据时代,在这个时代数据成了资源,成了战略资源。人们信赖历史悠久的医院,是因为这样的医院在运行管理和治疗上有丰富的经验,传统的经验形成过程需要反复观察和比较,而数据挖掘能够快速从海量数据中获得有用信息(如果存在的话),并形成经验。数据越丰富,挖掘获得的信息越多,经验越丰富。而行业经验是医院和科室乃至个人的核心竞争力。所以,数据是竞争力,丰富的数据能带来强大的竞争力。战略性资源就是在竞争中起战略性作用的因素,数据挖掘时代是基于数据的时代,数据成为战略性资源是一种逻辑必然。

(2) 数据的利用意识

数据的价值在于其中包含信息,而信息的作用在于被发现。使用数据的第一步就是数据挖掘。在做好数据保护的基础上,要尽快进行数据挖掘。实际上临床数据是有生命期限的,储存时间越长,使用价值就越低(有研究组已经提出临床数据半衰期的概念)。

48.3.3 积累高质量的数据

数据的信息含量越大,质量越高。临床工作根本性的任务是不断提高诊治水平。高质量的临床数据应该含有与疾病发生、类型、治疗效果和预后相关的信息,特别是目前尚未知晓的影响因素。要包含目前尚未知的因素,最现实的办法就是记录更多的数据,越多越好,特别是患者个体生活和行为因素的数据。

在建立高质量的临床数据方面,要特别重视纳入更多的症状和生活行为指标,对此,目前的重视程度很不够,而这些指标却是非常重要的。首先,正如前所述,生命是个层级系统,疾病对应这个系统的最高层级,是整个个体的系统性功能偏移。多数症状(除局部外)是属于系统性改变的结果,而临床检测指标或者影像学检测发现,多属于细胞、组织或器官的局部改变,所以,从代表系统性改变的角度看,症状比常规的检验检测结果更具有价值。就像一个国家有很多城市和农村地区，要反映一个国家的情况，需要一些在国家层面的指标，而非来自一个城市或一个农村地区的资料。由于分子生物学的兴起，临床有一种倾向，重视一些分子指标而忽略了更能反映整体改变的症状。回顾医学发展史，在早期以及很长一段时间内，临床医学都是以症状为基础，由症状学主导的时代，后来逐步加入了各种检测和检验指标，这种加入过程受到还原论的影响，认为系统的改变可以从构成系统的子系统或元素进行解释。前面已经提到，还原论有其内在缺陷，因为系统的特征并不等于构成系统各个部分特征的简单线性相加，系统一旦形成，会出现一些新的特征，这些特征是组成系统的每个部分所不具备的。描述一个系统，需要用与这个系统对应的指标，从这种意义上讲，描述和认识疾病，需要用和整个人体对应的指标，而不是或仅仅是与构成人体各个部分对应的指标。其次，从花费上讲，获取与症状相关的数据是最经济的，基本不需要成本（除时间外）。尽管在医疗上的投入在增加，并且在一段时间内还会维持一定程度的增长，但医疗上的经济投入会有"天花板"，医学的发展不应该受到制约。这种有限投入和无限发展之间的矛盾，要求改变人们对推动临床医学发展所依赖的数据类型，在这种改变中，症状学资料必然受到重视。最后，增加一个症状学记录，不是简单地增加一个数据点，而是增加了一个维度。增加一个维度对数据挖掘所产生的影响甚大。举例来说，2个维度可以构成一个平面，再增加一个维度不是扩大这个平面的面积（量变），而是形成一个立体实体，与平面相比是质变。

与生活行为相关的数据也很重要。人体是个复杂系统，各种因素形成网络性交互作用，在这个网络中，除极个别节点或信号通路是非常重要、不可或缺的外，对大部分节点或信号通路而言，如果仅是单个节点（或信号通路）出现功能改变的话，不会影响整个网络的运行。这种情况类似于城市交通，对大部分道路或交通路口而言，单条道路或单个路口发生拥堵对整个城市的影响微乎其微，所以，交通拥堵是多条道路或多个路口同时发生障碍的结果。除少数病因非常明确的急性病外，大多数疾病是系统性的功能改变，有效治疗需要同时调整多个受损的功能节点或信号通路，也就是多靶点治疗。从这个意义上讲，即使是所谓的特异性药物，在体内也存在多个靶点（事实也是如此），也正是基于这样的观点和事实，网络药理学才得以在近年兴起。导致大部分疾病，特别是慢性疾病发生的因素，应该是具有系统性作用的因素，而生活行为就是具有系统性、多靶点干预能力的影响因素。影响健康并导致疾病最主要的个体行为包括饮食、运动和休息，针对这些行为收集资料，通过数据挖掘，一定能够发现既往所不知的与疾病相关的因素。今天的临床科研特别注重原创性发现，而这些看似简单的与生活行为相关的平常资料，恰恰是原创性发现的源头。除了饮食、运动和休息这些经典型因素外，随社会发展也出现了一些非经典的、但能影响健康的个体行为因素，如化妆品使用偏好、电子产品使用偏好等。除了这些由个体起决定性作用的生活行为外，还有一些由社会决定的、但影响个体的行为，主要是职业和环境。一个临床数据集包括的生活行为资料越多，挖掘出有价值信息的可能性越大，数据集的潜在价值也越大。

48.3.4 构建适应数据时代的知识结构

随着数据时代不断发展，人可以分为3种：编程序的人、用程序的人和既不编程也不用程序的人。医疗人员成为第3种人的可能性很小，就目前看，成为第一种人也有困难（但不排除未来若干年有越来越多的医疗人员能自编程序，特别是随编程语言不断发展带来学习难度下降时）。鉴于数据挖掘依赖程序，要实现数据挖掘的话，必须将编程能力纳入医院业务能力范围，改变医院从业人员的知识结构。较为现实的办法是构建业务团队，在团队中融入数据工程师。现在，有越来越多的科室为了提升科研能力，开始聘用专职科研人员。在可预见的未来，聘用数据工程师作为科室人员，将成为科室综合实力发展的重要措施。与此同时，对现有科室人员进行数据技术基本知识训练也成为必须。在医学教学中，特别是研究生培养中，应该纳入更多的数据处理能力课程，应该教授算法。就算法而言，笔者很愿意推荐R语言，它是一种专门处理生物学和医学问题的计算机语言[19]，它有数千种处理不同问题的软件包。举例来说，文献发表的速度越来越快，阅读文献成为医护人员巨大的压力，而R语言中就有数个软件包是专门用来挖掘PubMed摘要的，编写几段小程序，调用这些软件包，就能在30 min内"看"完几万篇论文的摘要[20]，制约"阅读"速度的主要因素就是计算机的运转速度和在线资料下载速度了。R语言还有四大优势，第一它是免费的，有了R语言之后,付费软件 SPSS 和 SAS 已经大大萎缩;第二它有强大的统计学功能[21];第三它有强大的讨论社区,在执行中遇到的问题,几乎都能迅速得到解决;第四它有强大的作图功能[22],很多人喜欢上 R 语言,就是从作图开始的。唯一的缺陷,学习 R 语言有一定难度,但有志者事竟成。

48.3.5 建立数据驱动业务发展的规划

数据是战略资源,是因为由数据全面驱动业务发展的时代已经到来。随着医院信息化感知和记录的无处无时不在,每个实体医院在虚拟世界中都将有一个数字孪生体。数据挖掘技术可以对这个在数字世界中存在的医院进行全方位多角度的回顾、评价和前瞻,数据挖掘技术将进化出一个无所不知的"智慧存在",它审视每个流程和每个员工。从医院管理层面来说,基于数据挖掘的信息进行资源配置和流程改造,将成为重要的管理措施,数据信息会成为员工绩效评价的重要依据。在临床一线,基于数据挖掘的辅助诊断和治疗的人工智能系统,将成为医护人员日常工作中最重要的"伙伴"。数据挖掘技术也将源源不断地给研究者提供进行科研探索的新假设和新思路,既往经验和虚拟现实技术的结合,给临床教学工作带来革命性变化。从患者的角度看,因为感知和数据处理技术广泛应用,会让每个患者得到全程精心呵护。通过将既往患者的个体数据和医学数据库进行整合,药物使用和其他治疗措施的利弊将得到全面和科学的评价……临床医学将进入一个这样的良性循环,从既往的数据→挖掘→经验→实践→新的数据→新挖掘→新的经验……我们将比过去任何时代都能更好、更快地总结实践,获得经验,真正出现"天天向上"的医院。

这样的数据驱动业务发展的未来图景,在今天的现实中已经开始浮现,未来已来。对于数据资源极其丰富的行业,在数据时代,临床医学的发展将一日千里。一名医护人员、一个科室或者一家医院要真正成为数据时代的赢家,现在就要进行相应的规划设计,包括用数据全面驱动业务发展的愿景、目标、战略步骤和主要措施,以及时间和经济的投入、长期合作伙伴,等等。但最重要的,还是上面提到的数据意识和使用数据能力。

最后,除了用临床日常工作产生的数据进行挖掘外,将临床数据和基础性组学研究产生的数据相结合,更能丰富人类的医学知识,推动医学发展。就肾脏病学而言,已经建立了肾脏特异性的多个组学数据库[23],利用这些组学数据,结合临床数据,通过数据挖掘技术,一定能不断丰富人们对肾脏这一维持人体内环境稳定最重要器官功能和运行机制的认识。

(张登海)

参考文献

1. VIZE P D, SMITH H W. A homeric view of kidney evolution: a reprint of H. W. Smith's classic essay with a new introduction[J]. Anat Rec A, 2004, 277(2):344 - 354.
2. TATONETTI N P. Translational medicine in the age of big data[J]. Brief Bioinform, 2019, 20(2):457 - 462.
3. MEHTA N, PANDIT A. Concurrence of big data analytics and healthcare: a systematic review[J]. Int J Med Inform, 2018, 114:57 - 65.
4. LUO Y, SZOLOVITS P, DIGHE A S, et al. Using machine learning to predict laboratory test results[J]. Am J Clin Pathol, 2016, 145(6):778 - 788.
5. THAN M P, PICKERING J W, SANDOVAL Y, et al. Machine learning to predict the likelihood of acute myocardial infarction[J]. Circulation, 2019, 140(11):899 - 909.
6. KNAUS W A, MARKS R D. New phenotypes for sepsis: the promise and problem of applying machine learning and artificial intelligence in clinical research[J]. JAMA, 2019, 321(20):1981 - 1982.
7. MURPHREE D H, QUEST D J, ALLEN R M, et al. Deploying predictive models in a healthcare environment-an open source approach[J]. Annu Int Conf Proc IEEE Eng Med Biol Soc, 2018, 2018:6112 - 6116.
8. BEAM A L, KOHANE I S. Big data and machine learning in health care[J]. JAMA, 2018, 319(13):1317 - 1318.
9. TAN P N, STEINBACH M, KUMAR VIPIN 著. 范明,范宏建译. 数据挖掘导论(完整版)[M]. 北京:人民邮电出版社,2010.
10. HAN J, KAMBER M, PEI J 著. 范明,孟小峰译. 数据挖掘概念与技术. 第三版[M]. 北京:机械工业出版社,2016.
11. DANGETI P 著. 机器学习统计学(印影本). 南京:东南大学出版社,2018.
12. RUSSELL S J, NORVIG P 著. 殷建平,祝恩,刘越等译. 人工智能一种现代的方法. 第三版[M]. 北京:清华大学出版社,2013.
13. SEYMOUR C W, KENNEDY J N, WANG S, et al. Derivation, validation, and potential treatment implications of novel clinical phenotypes for sepsis[J]. JAMA, 2019, 321(20):2003-2017.
14. HON C C, CARNINCI P. Expanded ENCODE delivers invaluable genomic encyclopedia[J]. Nature, 2020, 583(7818):685-686.
15. CIABURRO G, VENKATESWARAN B 著. 李洪成译. 神经网络:R 语言实现[M]. 北京:机械工业出版社,2018.
16. 李舰,肖凯著. 数据中的 R 语言[M]. 西安:西安交通大学出版社,2015.
17. GIL-HERRERA, YALCIN A, TSALATSANIS A, et al. Rough set theory based prognostication of life expectancy for terminally ill patients[J]. Annu Int Conf IEEE Eng Med Biol Soc, 2011, 2011:6438-6441.
18. PIESZKO K, HICZKIEWICZ J, BUDZIANOWSKI P, et al. Machine-learned models using hematological inflammation markers in the prediction of short-term acute coronary syndrome outcomes[J]. J Transl Med, 2018, 16(1):334.
19. WICKMAN H, GROLEMUND G 著. 陈光欣译. R 数据科学[M]. 北京:人民邮电出版社,2018.
20. RANI J, SHAH A B, RAMACHANDRAN S. R:an R package with text-mining algorithms to analyse[J]. J Biosci, 2015, 40(4):671-682.
21. 汪海波著. R 语言统计分析与应用[M]. 北京:人民邮电出版社,2018.
22. CHANG W 著. 肖楠,邓一硕,魏太云译. 数据可视化手册[M]. 北京:人民邮电出版社,2014.
23. PAPADOPOULOS T, KROCHMAL M, CISEK K, et al. Omics databases on kidney disease:where they can be found and how to benefit from them[J]. Clin Kidney J, 2016, 9(3):343-352.

图书在版编目(CIP)数据

现代肾脏病临床前沿焦点/林善锬主编. —上海：复旦大学出版社，2021.9(2022.6 重印)
ISBN 978-7-309-15830-4

Ⅰ.①现… Ⅱ.①林… Ⅲ.①肾疾病-诊疗 Ⅳ.①R692

中国版本图书馆 CIP 数据核字(2021)第 147207 号

现代肾脏病临床前沿焦点
林善锬　主编
出 品 人/严　峰
责任编辑/贺　琦

复旦大学出版社有限公司出版发行
上海市国权路 579 号　邮编：200433
网址：fupnet@fudanpress.com　http://www.fudanpress.com
门市零售：86-21-65102580　团体订购：86-21-65104505
出版部电话：86-21-65642845
上海盛通时代印刷有限公司

开本 787 × 1092　1/16　印张 39.5　字数 1250 千
2022 年 6 月第 1 版第 2 次印刷

ISBN 978-7-309-15830-4/R·1897
定价：398.00 元

如有印装质量问题，请向复旦大学出版社有限公司出版部调换。
版权所有　　侵权必究